Kosmetik

W0218038

Kosmetik

Entwicklung, Herstellung und Anwendung kosmetischer Mittel

Herausgegeben von
Wilfried Umbach

2., erweiterte Auflage
77 Abbildungen, 38 Tabellen

Bearbeitet von

Rudolf Bimczok
Alexander Boeck
Volker Böllert
Peter Busch
Klaus Dräger
Peter Finkel
Hubert Flasch
Franz Förg
Dieter Heeb
Michael Heinzel
Klaus-Dieter Hellwege
Walter Hönig
Detlef Hollenberg
Birgit Huber
Wilfried Klein
Dietrich Klötzer
Axel Kramer
Günther Lang
Norbert Leitner
Wolfgang Matthies
Werner Meier
Hinrich Möller
Christian Monnais
Lothar Motitschke
Horst Neufeld
Walter Plöger
Gerhard Josef Schmitt
Werner Schneider
Günther Schneider
Annette Schwan-Jonczyk
Winfried Seidel
Helmut Siemers
Jochen Spengler
Albert Stöffler
Bernd Stroemer
Karl-Heinz Teichert
Sylvia Terlinden
Wilfried Umbach
Eckart Voss
Fritz Weinstrauch
Heinz-Peter Werner
Klaus-Peter Wittern
Peter Wülknitz

1995
Georg Thieme Verlag
Stuttgart · New York

Dr. Wilfried Umbach
Henkel KGaA
40191 Düsseldorf

1. Auflage 1988

Die Deutsche Bibliothek –
CIP-Einheitsaufnahme

Kosmetik: Entwicklung, Herstellung u. Anwendung kosmet. Mittel/hrsg. von Wilfried Umbach. Bearb. von zahlr. Fachkollegen. –
Stuttgart ; New York : Thieme, 1995

NE: Umbach, Wilfried [Hrsg.]

Umschlagbild: Designagentur
Achim Grintsch

Geschützte Warennamen (Warenzeichen) werden *nicht* besonders kenntlich gemacht. Aus dem Fehlen eines solchen Hinweises kann also nicht geschlossen werden, daß es sich um einen freien Warennamen handele. Das Werk, einschließlich aller seiner Teile, ist urheberrechtlich geschützt. Jede Verwertung außerhalb der engen Grenzen des Urheberrechtsgesetzes ist ohne Zustimmung des Verlages unzulässig und strafbar. Das gilt insbesondere für Vervielfältigungen, Übersetzungen, Mikroverfilmungen und die Einspeicherung und Verarbeitung in elektronischen Systemen.

© 1988, 1995 Georg Thieme Verlag,
Rüdigerstraße 14, 70469 Stuttgart
Printed in Germany
Satz: Dr. Ulrich Mihr GmbH,
72070 Tübingen
Druck: Appl, 86650 Wemding

ISBN 3-13-712602-9 1 2 3 4 5 6

Wichtiger Hinweis: Dieses Werk ist von Fachleuten verfaßt worden. Der Benutzer muß wissen, daß bereits der Umgang mit Chemikalien und Mikroorganismen eine latente Gefährdung mit sich bringt. Zusätzliche Gefahren können theoretisch durch unrichtige Mengenangaben entstehen. Autoren, Herausgeber und Verlag haben zwar große Sorgfalt darauf verwandt, daß die Mengenangaben und Versuchsanordnungen dem Stand der Wissenschaft bei Herausgabe des Werkes entsprechen. Trotzdem kann der Verlag jedoch keine Gewähr für die Richtigkeit dieser Angaben übernehmen. Jeder Benutzer ist angehalten, in eigener Verantwortung sorgfältig zu prüfen, ob Mengenangaben, Versuchsanordnungen oder andere Hinweise nach dem Verständnis eines Naturwissenschaftlers plausibel sind. In allen Zweifelsfällen wird dem Leser dringend angeraten, sich mit einem fachkundigen Kollegen zu beraten; auch der Verlag bietet bereitwillig seine Unterstützung bei der Klärung etwaiger Zweifelsfragen an. Dessen ungeachtet erfolgt jede in diesem Werk beschriebene Anwendung auf eigene Gefahr des Benutzers

Vorwort zur 2. Auflage

Die 1. Auflage der vorliegenden Monographie wurde vom Markt sehr gut aufgenommen und ist trotz eines Nachdrucks nun vergriffen.

Statt für einen weiteren Nachdruck entschieden sich Verlag und Herausgeber für eine völlig überarbeitete, aktualisierte und erweiterte Neuauflage.

Die Überarbeitung war vor allem für das Kapitel „Gesetzgebung" erforderlich, da in den sieben Jahren seit der Publikation der 1. Auflage BRD- und EU-weit wesentliche Änderungen in den gesetzlichen Vorschriften für die Herstellung und das Inverkehrbringen kosmetischer Mittel wirksam wurden. Sie betrifft natürlich auch andere wesentliche Teilaspekte, z. B. die Definition des Wirkstoffbegriffs, Angaben zur Toxikologie und Verträglichkeit kosmetischer Mittel, die Rezepturbeispiele, die u. a. durch solche für Haarfärbemittel ergänzt wurden, und natürlich die volkswirtschaftlichen Daten.

Neu aufgenommen wurden die Kapitel „Meßmethoden zur Wirksamkeitsbestimmung kosmetischer Mittel" und „Infektionsprophylaxe in Kosmetik-, Fußpflege- und Frisiersalons".

Für die Neuauflage konnten viele Autoren der 1. Auflage, aber auch zahlreiche neue gewonnen werden, alle mit hoher Kompetenz für ihre jeweiligen Fachgebiete. Ihre engagierte Mitarbeit, bei der sie sich trotz großer beruflicher Beanspruchungen engen Terminvorgaben angepaßt haben, machte es möglich, daß den Benutzern mit dieser Monographie die aktuellsten Informationen zu allen Gebieten der Kosmetik vorgelegt werden können. Dafür bin ich allen zu großem Dank verpflichtet.

Der Text des Buches wurde verlagsseitig durch ein modernes, farbiges Layout übersichtlicher und damit benutzerfreundlicher gestaltet. Dafür und für die gute Ausstattung und Promotion der Monographie danke ich dem Georg Thieme Verlag.

Mein ganz besonderer Dank gilt aber Herrn Dr. Konrad Engelskirchen für viele hilfreiche Anregungen bei der Konzeption der Neuauflage und die sehr kritische Bearbeitung der Manuskripte, die er umsichtig mit hohem Einsatz und größter Genauigkeit und Gewissenhaftigkeit in intensiven Diskussionen mit Autoren und Redaktion durchführte.

Düsseldorf, im September 1995

Dr. Wilfried Umbach

Vorwort zur 1. Auflage

Kosmetik ist ein Thema, das alle angeht. Aber es gibt wenig allgemein gängige Begriffe, die wie der Begriff „Kosmetik" so unterschiedlich ausgelegt werden.

Ist Kosmetik die Kunst, charakteristische Merkmale seines äußeren Ichs in eine Farben- und Formensymphonie eigener oder eigenwilliger Komposition zu tauchen oder ist sie „nur" das Bedürfnis, sich zu pflegen – seiner selbst willen und denen zuliebe, mit denen soziale Kontakte unterhalten werden? Ist Kosmetik Wissenschaft oder Kult? Dient Kosmetik der Gesundheit oder birgt sie Schaden für unsere Gesundheit? So viele Fragen, so viele Antworten.

In dem hier vorgelegten „Werk" waren notabene Wissenschaftler am Werk, jeweils anerkannte Spezialisten auf ihren Fachgebieten. Aber sie haben sich – mit Erfolg, wie ich meine – bemüht, kein „Werk", sondern gut verständliche, ja über weite Strecken leicht oder vielleicht sogar spannend zu lesende Beiträge zu verfassen. Das signalisiert der Titel dieser Neuerscheinung, das unterstreicht die Aufmachung als flexibles Taschenbuch. Auch der Preis macht deutlich, daß mit diesem Buch kein Nachschlagewerk, und schon gar nicht eines allein für den Kosmetik-Fachmann, entstehen sollte. Es soll viele Kosmetik-Interessierte ansprechen. Von der Schülerin und dem Schüler der Oberstufe über Studierende der Pharmazie und Medizin bis zum Unterrichtenden; von den praktisch tätigen Assistentinnen und Assistenten auf medizinischem, chemischem, biologischem, pharmazeutischem und kosmetischem Sektor bis zur Fachkosmetikerin; vom Apotheker und Drogisten bis zum Dermatologen und Kosmetik-Chemiker; von den im Marketing der kosmetischen Industrie Tätigen bis zu den Verantwortlichen in Verbraucherverbänden und Untersuchungsämtern; vom Wissenschaftsjournalisten bis zum Kosmetik-Interessierten schlechthin.

Die Inhaltsübersicht zeigt unser Bestreben, durch fundierte Fachbeiträge das gesamte Spektrum der Kosmetik unter vielerlei Gesichtspunkten abzudecken; nicht zuletzt auch, um den unterschiedlich gelagerten Interessen dieser breiten Zielgruppe gerecht zu werden. Bewußt haben wir dabei auch ein Kapitel „Hygienemittel" eingefügt, auch wenn diese vom Gesetzgeber nicht den kosmetischen Mitteln zugerechnet werden. Sie werden indes vom Lebensmittel- und Bedarfsgegenständegesetz mit abgedeckt.

Ich danke allen Autoren, nicht nur für ihre Bereitschaft zur Mitarbeit und die durchgängige Akzeptanz der Gesamtkonzeption, sondern auch dafür, daß sie sich einer ungewöhnlich engen Termindisposition eingefügt haben, durch die wir sicherstellen konnten, daß unsere Leser mit dieser Monographie in allen Beiträgen aktuelle Informationen erhalten.

Auch im Namen aller Autoren danke ich dem Georg Thieme Verlag, Stuttgart, für die kooperative Zusammenarbeit, die gute, zweckgerichtete Ausstattung des Buches und seine Promotion.

Mein Dank gilt weiter Herrn Dr. Hinrich Möller und Herrn Kurt Siekmann für ihre Unterstützung bei den Redaktionsarbeiten und nicht zuletzt meiner Mitarbeitern, Frau Heike Pfleging, für ihre engagierte Mitarbeit und die perfekte Koordination aller Einzelvorgänge.

Düsseldorf, im August 1988 *Dr. Wilfried Umbach*

Anschriften

Dr. *Rudolf Bimczok*
Wella AG
Berliner Allee 65
64274 Darmstadt

Dr. *Alexander Boeck*
Henkel KGaA
Fragrance Center
Hentrichstraße 17
47809 Krefeld

Dr. *Volker Böllert*
Husumer Straße 37
20249 Hamburg

Dr. *Peter Busch*
Henkel KGaA
40191 Düsseldorf

Klaus Dräger
Procter und Gamble GmbH
Postfach 25 03
65818 Schwalbach

Dipl.-Ing. *Peter Finkel*
Bayer AG
51368 Leverkusen

Dr. *Hubert Flasch*
Procter & Gamble GmbH
Postfach 25 03
65818 Schwalbach

Dr. *Franz Förg*
Henkel KGaA
40191 Düsseldorf

Dieter Heeb
Marthastraße 32
20259 Hamburg

Prof. Dr. *Michael Heinzel*
Henkel KGaA
40191 Düsseldorf

Dr. *Klaus-Dieter Hellwege*
Zahnarzt
Hauptstraße 17
67742 Lauterecken

Walter Hönig
Muelhens KG
Postfach 30 03 69
50773 Köln

Dr. *Detlef Hollenberg*
Henkel KGaA
40191 Düsseldorf

Birgit Huber
IKW
Karlstraße 21
60329 Frankfurt

Dr. *Wilfried Klein*
Beiersdorf AG
20245 Hamburg

Dr. *Dietrich Klötzer*
Henkel KGaA
40191 Düsseldorf

Prof. Dr. *Axel Kramer*
Hygiene-Institut
Universität Greifswald
Hainstraße 26
17493 Greifswald

Dr. *Günther Lang*
Wella AG
Berliner Allee 65
64274 Darmstadt

Dr. *Norbert Leitner*
Procter & Gamble GmbH
Postfach 25 03
65818 Schwalbach

Dr. *Wolfgang Matthies*
Henkel KGaA
40191 Düsseldorf

Dr. *Werner Meier*
Procter & Gamble GmbH
Postfach 25 03
65818 Schwalbach

Dr. *Hinrich Möller*
Henkel KGaA
40191 Düsseldorf

Dr. *Christian Monnais*
L'Oreal
Lab. de Recherche
Appliquée et Développement
66, rue Henri Barbusse
F-92117 Clichy Cédex

Prof. Dr. *Lothar Motitschke*
Marbert GmbH
Bonner Straße 155
40589 Düsseldorf

Horst Neufeld
Scholl Deutschland GmbH
Postfach 13 69
63463 Maintal

Dr. *Walter Plöger*
Henkel KGaA
40191 Düsseldorf

Dr. Dr. *Gerhard Josef Schmitt*
Procter & Gamble GmbH
Postfach 25 03
65818 Schwalbach

Dr. *Günther Schneider*
Beiersdorf AG
20245 Hamburg

Dr. *Werner Schneider*
Henkel KGaA
40191 Düsseldorf

Dr. *Annette Schwan-Jonczyk*
Wella AG
Berliner Allee 65
64274 Darmstadt

Dr. *Winfried Seidel*
Hans Schwarzkopf GmbH
Hohenzollernring 127 – 129
22763 Hamburg

Dipl.-Ing. *Helmut Siemers*
Hans Schwarzkopf GmbH
Hohenzollernring 127 – 129
22763 Hamburg

Dr. *Jochen Spengler*
Wella AG
Berliner Allee 65
64274 Darmstadt

Albert Stöffler
Henkel KGaA
40191 Düsseldorf

Dr. *Bernd Stroemer*
IKW
Karlstraße 21
60329 Frankfurt

Dr. *Karl-Heinz Teichert*
Furchenacker 2
22523 Hamburg

Sylvia Terlinden
Betrix GmbH
Postfach 10 22 80
63268 Dreieich

Dr. *Wilfried Umbach*
Henkel KGaA
40191 Düsseldorf

Dr. *Eckart Voss*
Bayer AG
51368 Leverkusen

Dr. *Fritz Weinstrauch*
Hinterfeld 42 a
41564 Kaarst

Prof. Dr. *Heinz-Peter Werner*
Landeshygiene-Institut
Mecklenburg-Vorpommern
Bornhövedstraße 78
19055 Schwerin

Dr. *Klaus-Peter Wittern*
Beiersdorf AG
20245 Hamburg

Dr. *Peter Wülknitz*
Henkel KGaA
40191 Düsseldorf

Inhaltsverzeichnis

1 Historische Entwicklung der Kosmetik *1*
P. Busch

1.1 Kulturelle und religiöse Einflüsse auf die Kosmetik *1*
1.2 Die Kosmetik in den einzelnen Kulturepochen *3*
Literatur *9*

2 Gesetzgebung und Kosmetik *10*
B. Huber

2.1 Hintergrund *10*
2.2 Die Regelung in der Europäischen Union *10*
2.3 Die deutsche Gesetzgebung *17*
2.4 Andere Gesetzgebungen, Verordnungen und Regelungen *21*
2.5 Naturkosmetik *22*
Literatur *24*

3 Anwendungsgebiete kosmetischer Mittel *25*

3.1 Die Haut *25*
H. Möller, W. Matthies
3.1.1 Aufbau der Haut *25*
3.1.2 Funktionen der Haut *32*

3.2 Die Mundhöhle (Cavum oris) *37*
K.-D. Hellwege
3.2.1 Topographie der Mundhöhle *37*
3.2.2 Orale Gewebsstrukturen *38*
3.2.3 Speicheldrüsen, Speichel *43*
3.2.4 Lebensraum Mundhöhle *44*

3.3 Das Haar *46*
P. Busch, D. Hollenberg
3.3.1 Aufbau und Struktur des Haares *46*
3.3.2 Methoden der Haarforschung *56*
Literatur *57*

4 Kosmetische Wirkstoffe: Wirkung und Wirksamkeit – Ein allgemeiner Überblick *59*
W. Umbach

4.1 Aufgaben und Ziele der Kosmetik und Wirkstoffkosmetik *60*
4.2 Wirkung und Wirksamkeit *61*
4.3 Der kosmetische Wirkstoff *62*

4.4 Nachweis kosmetischer Wirkungen 63
4.5 Exemplarische Darstellung der Wirkungsweisen 64
4.6 Wirkung und Nebenwirkung 66
4.7 Wirkung kosmetischer Mittel auf die Persönlichkeit 68
4.8 Ausblick 68
Literatur 69

5 Meßmethoden zur Wirksamkeitsbestimmung kosmetischer Mittel 71
P. Busch unter Mitarbeit von *P. Wülknitz*

5.1 Messungen am Haar 71
5.2 Messungen an der Haut 80
5.3 Meßmethoden zur Wirksamkeitsbestimmung von Mund- und Zahnpflegeprodukten 88
Literatur 93

6 Kosmetische Mittel zur Reinigung, Pflege und zum Schutz der Haut 94

6.1 Seifen und Syndets 94
W. Schneider
6.1.1 Zusammensetzung von Stückseifen 95
6.1.2 Zusammensetzung von Syndets 99
6.1.3 Sonstige Hautreinigungsmittel auf Seifenbasis 101
6.1.4 Herstellung von Seifen und Syndets 102
6.1.5 Gebrauchsverhalten stückförmiger Seifen und Syndets 104

6.2 Flüssige Wasch-, Dusch- und Badepräparate 106
W. Schneider
6.2.1 Allgemeine Zusammensetzung 106
6.2.2 Spezielle Zusammensetzung 112
6.2.3 Technische Herstellung 117

6.3 Mittel zur Reinigung und Pflege der unreinen Haut 117
E. Voss
6.3.1 Die unreine Haut – Erscheinungsbild und Ursachen 117
6.3.2 Behandlung der unreinen Haut 118

6.4 Hautpflegemittel 121
K.-P. Wittern
6.4.1 Produkttypen 121
6.4.2 Inhaltsstoffe 127
6.4.3 Prüfung von Hautpflegemitteln 131
6.4.4 Zusammensetzung 132

6.5 Intimpflegemittel 136
V. Böllert, W. Seidel
6.5.1 Zusammensetzung 136
6.5.2 Anwendung und Wirkung 138
6.5.3 Bewertung 139

6.6	**Fußpflegemittel** *N. Neufeld*	*140*
6.6.1	Fußschäden	*140*
6.6.2	Fußpflegemittel	*140*
6.6.2.1	Anwendung und Wirkung kosmetischer Fußpflegemittel	*140*
6.6.2.2	Anwendung und Wirkung medizinischer Fußpflegemittel	*143*
6.6.2.3	Zusammensetzung kosmetischer Fußpflegemittel	*144*
6.7	**Lichtschutzmittel** *P. Finkel*	*147*
6.7.1	Historische Entwicklungen	*147*
6.7.2	UV-Strahlung und ihre Wirkung	*149*
6.7.3	Lichtschutzstoffe	*152*
6.7.4	Lichtschutzpräparate	*156*
6.7.5	Anwendung und Wirkung	*161*
6.7.6	Bewertung	*163*
6.8	**Insektenabwehrende Mittel (Repellents)** *P. Finkel*	*164*
6.8.1	Stechmücken und Zecken als Krankheitsüberträger	*165*
6.8.2	Wirkungsweise	*165*
6.8.3	Zusammensetzung von Repellent-Präparaten	*166*
6.8.4	Anwendung von Repellents	*168*
6.9	**Rasiermittel** *F. Förg*	*168*
6.9.1	Mittel für die Naßrasur	*169*
6.9.2	Trockenrasiermittel	*174*
6.9.3	Mittel zur Anwendung nach der Rasur (After-shave-Präparate)	*175*
6.9.4	Herstellung und Verpackung	*177*
6.9.5	Anwendung und Wirkung	*178*
6.10	**Haarentfernungsmittel – physikalische und chemische** *R. Bimczok*	*179*
6.10.1	Allgemeines	*179*
6.10.2	Epilation	*179*
6.10.3	Depilation	*180*
6.10.4	Enzymatische Depilierung	*183*
Literatur		*183*
7	**Kosmetische Mittel zur Zahn-, Mund- und Zahnersatzpflege**	*187*
7.1	**Zahn- und Mundpflegemittel** *W. Plöger, P. Wülknitz*	*187*
7.1.1	Historisches	*187*
7.1.2	Ursache und Prophylaxe von Zahn- und Zahnbetterkrankungen	*189*
7.1.3	Angebotsformen	*193*
7.1.4	Zusammensetzung	*194*
7.1.5	Sicherung der Produktqualität	*207*
7.1.6	Herstellung von Zahncremes	*210*

7.2 Prothesenreinigungsmittel und -haftmittel 211
S. Terlinden
7.2.1 Prothesenreinigungsmittel 211
7.2.2 Prothesenhaftmittel 217
Literatur 218

8 Kosmetische Mittel zur Haarbehandlung 220

8.1 Haarwaschmittel 220
V. Böllert, W. Seidel
8.1.1 Historisches 220
8.1.2 Zusammensetzung 221
8.1.3 Shampoo-Typen und ihre Wirkungen 230
8.1.4 Rezepturbeispiele 234
8.1.5 Anwendung 237
8.1.6 Bewertung und Analytik 237
8.1.7 Herstellung 240

8.2 Haarpflegemittel 241
V. Böllert, H. Siemers
8.2.1 Zusammensetzung 242
8.2.2 Rezepturbeispiele 246
8.2.3 Herstellung 251
8.2.4 Anwendung und Wirkung 253
8.2.5 Bewertung 258

8.3 Haarverformungsmittel 259
G. Lang, A. Schwan-Jonczyk
8.3.1 Historisches 259
8.3.2 Mechanismen der Haarverformung 260
8.3.3 Wasserwellverformung 264
8.3.4 Dauerwellverformung 265
8.3.5 Haarglättungsmittel (Entkräuselungsmittel, Relaxer) 273
8.3.6 Technologische Aspekte 275

8.4 Frisurfestigungsmittel 276
V. Böllert, D. Heeb
8.4.1 Haarfestiger 276
8.4.2 Haarsprays 281

8.5 Haarfarbänderungsmittel 287
Ch. Monnais
8.5.1 Blondiermittel 288
8.5.2 Haarfärbemittel 294
8.5.3 Anwendungsbedingungen für Haarfärbemittel 306
8.5.4 Stabilität und Haltbarkeit 306
8.5.5 Herstellung 307
8.5.6 Toxikologische Aspekte 307
Literatur 308

9	**Kosmetische Mittel für dekorative Anwendungen**	*311*
9.1	**Gesichts-Make-up, Augen-, Lippen- und Nagelpflegemittel** *L. Motitschke*	*312*
9.1.1	Gesichts-Make-up	*313*
9.1.2	Augenpflegemittel	*320*
9.1.3	Lippenpflegemittel	*325*
9.1.4	Nagelpflegemittel	*330*
9.2	**Hautbräunungsmittel** *E. Voss*	*336*
9.2.1	Wirkstoffe und Wirkmechanismen von Selbstbräunern	*337*
9.2.2	Anwendung	*337*
9.2.3	Zusammensetzung von Selbstbräunungspräparaten	*338*
9.2.4	Bewertung	*339*
9.3	**Depigmentierungsmittel** *E. Voss*	*339*
9.3.1	Wirkstoffe und Wirkprinzipien	*340*
9.3.2	Zusammensetzung	*340*
9.3.3	Bewertung	*341*
Literatur		*341*
10	**Kosmetische Mittel zur Beeinflussung des Körpergeruchs**	*343*
10.1	**Duftmittel** *W. Hönig*	*343*
10.1.1	Die Bedeutung des Geruchssinns	*343*
10.1.2	Ursprung und Geschichte der Parfümerie	*346*
10.1.3	Duftstoffe und ihre Gewinnung und Herstellung	*348*
10.1.4	Der Parfümeur	*351*
10.1.5	Duftwässer und Parfums	*352*
10.1.6	Individuelle Parfümwahl	*357*
10.1.7	Aufbewahrung von Parfums	*359*
10.1.8	Zukunftsaussichten der Parfümerie	*359*
10.1.9	Bewertung und Beurteilungskriterien für den Verbraucher	*360*
10.2	**Deodorantien (Desodorantien, Deos, Deomittel)** *P. Finkel*	*360*
10.2.1	Entstehung von Körpergeruch	*361*
10.2.2	Zusammensetzung	*362*
10.2.3	Applikationsformen und Rezepturbeispiele	*365*
10.2.4	Herstellung von Deodorantien	*368*
10.2.5	Anwendung und Prüfmethoden	*369*
10.2.6	Anwendungstechnische Beurteilungskriterien	*370*
10.3	**Antitranspirantien** *P. Finkel*	*371*
10.3.1	Funktion von Antitranspirantien	*371*
10.3.2	Zusammensetzung von Antitranspirantien	*372*
10.3.3	Anwendung und Wirkung	*376*

10.3.4 Prüfmethoden *377*
10.3.5 Bewertung und Besonderheiten *378*
Literatur *379*

11 Hygienemittel *381*

11.1 Historische Entwicklung *381*
F. Weinstrauch

11.2 Medizinische Aspekte der Menstruation *383*
F. Weinstrauch

11.3 Intravaginaler Menstruationsschutz *385*
F. Weinstrauch
11.3.1 Grundstoffe und Tamponaufbau *385*
11.3.2 Herstellungstechnologie *389*
11.3.3 Tamponeigenschaften *390*
11.3.4 Gesetzgebung bei Tampons *391*

11.4 Extravaginaler Menstruationsschutz *392*
N. Leitner
11.4.1 Produktaufbau und Grundstoffe *392*
11.4.2 Herstellungstechnologie *399*
11.4.3 Produkteigenschaften *403*
11.4.4 Gesetzgebung *407*
Literatur *407*

12 Parfümierung kosmetischer Mittel *408*
A. Boeck

12.1 Aufgaben und Kosten *408*
12.2 Parfümierung einzelner Produktgruppen *409*
12.3 Anwendungstechnik: Aufgaben, Tests und Testmethoden *414*
12.4 Duftauswahl *415*
12.5 Sicherstellung der Unbedenklichkeit von Parfümölen *417*
Literatur *417*

13 Mikrobiologische Qualitätssicherung *418*
M. Heinzel, W. Kästner

13.1 Mikrobieller Verderb von kosmetischen Mitteln *418*
13.2 Grundlagen zur Bewertung der mikrobiologischen Qualität kosmetischer Mittel *424*
13.3 Elemente einer mikrobiologischen Qualitätssicherung kosmetischer Mittel *427*
Literatur *432*

14 Infektionsprophylaxe in Kosmetik-, Fußpflege- und Frisiersalons *433*
A. Kramer, H. P. Werner

14.1 Infektionsrisiken *433*
14.2 Bauliche Vorausetzungen und Innenausstattung der Arbeitsstätten *436*

14.3	Maßnahmen der prophylaktischen und gezielten Keimbekämpfung	*438*
14.4	Beseitigung von Abfällen	*444*
14.5	Impfprophylaxe	*445*
14.6	Maßnahmen bei Verletzungen	*446*
14.7	Anleitung und Überwachung	*446*
14.8	Ordnungswidrigkeiten	*447*
Literatur		*447*
15	**Verträglichkeit kosmetischer Mittel**	*449*
15.1	**Toxikologie** *J. Spengler*	*449*
15.1.1	Notwendigkeit toxikologischer Prüfungen	*449*
15.1.2	Toxische Wirkungen	*451*
15.1.3	Art und Umfang toxikologischer Prüfungen	*452*
15.1.4	Prüfung kosmetischer Inhaltsstoffe	*452*
15.1.5	Prüfung auf die Verträglichkeit kosmetischer Mittel	*460*
15.1.6	Risikoabschätzung und Sicherheitsbewertung	*461*
15.2	**Dermatologie** *G. J. Schmitt*	*464*
15.2.1	Barrierefunktion des Hautorgans	*465*
15.2.2	Epidermale Intoleranzreaktionen	*465*
15.2.3	Dermatologische Prüfungen	*468*
15.2.4	Häufigkeit kontaktallergischer Intoleranzreaktionen	*474*
Literatur		*475*
16	**Verpackungen für kosmetische Mittel** *A. Stöffler*	*477*
16.1	Anforderungsprofil und Aufgaben	*477*
16.2	Verpackungsmaterialien und Behältnisse	*479*
16.3	Dekoration von Kosmetikverpackungen	*485*
16.4	Zukunftsaspekte unter Berücksichtigung ökologischer und ökonomischer Anforderungen	*487*
Literatur		*489*
17	**Allgemeine Qualitätssicherung kosmetischer Mittel** *K.-H. Teichert*	*490*
17.1	Entwicklungslinien in der Qualitätssicherung	*490*
17.2	Heutige Trends in der Qualitätssicherung	*491*
17.3	Qualitätssicherung in Konzeption und Entwicklung	*494*
17.4	Qualitätssicherung der Ausgangsmaterialien	*496*
17.5	Fertigprodukte	*503*
17.6	Mikrobiologische Qualitätssicherung	*505*
17.7	Audits	*505*
17.8	Kundenreklamationen	*506*
17.9	Ausblick	*507*
Literatur		*508*

18 Allgemeine Grundprinzipien zur Herstellungstechnologie kosmetischer Mittel 509
D. Klötzer

18.1 Definitionen 509
18.2 Misch- und Homogenisiersysteme 511
18.3 Herstellverfahren 516
Literatur 526

19 Aspekte des Umweltschutzes 527
K. Dräger, H. Flasch, W. P. Meier

19.1 Allgemeine Aspekte 527
19.2 Verpackungen und feste Abfälle 528
19.3 Tenside und Gewässerschutz 532
19.4 Flüchtige Stoffe und Luftemissionen 535
19.5 Kommunikation mit dem Verbraucher zur Optimierung der Umweltqualität 539
Literatur 541

20 Volkswirtschaftliche Aspekte 542
B. Stroemer

20.1 Märkte 542
20.2 Produktionswerte und -mengen 543
20.3 Verbrauchermeinungen und -erwartungen 545
20.4 Entwicklungsprognosen 547
Literatur 548

Abkürzungs- und Akronymverzeichnis 549

Sachverzeichnis 551

1 Historische Entwicklung der Kosmetik

1.1 Kulturelle und religiöse Einflüsse auf die Kosmetik

Kosmetik ist mehr, als nur das Körperäußere zu pflegen und zu verschönern. Kosmetik bedeutete auch immer, auf sichtbare, riechbare und fühlbare Weise der Welt und den Mitmenschen zu begegnen. Diese Art der Begegnung hat mit dem jeweiligen Weltverständnis und dem daraus abgeleiteten Menschenbild zu tun. Damit ist Kosmetik unauflösbar mit Religionen und Kulturkreisen verwoben, mehr noch, sie spiegelt die Grundbefindlichkeiten wie auch die technischen Möglichkeiten des Menschen wider.

Im „Darüberhinaus“ der Religion weigert sich der Mensch, seine biologische Begrenztheit anzuerkennen. Wo wird das deutlicher sichtbar als in den Totenkulten der einzelnen Völker, besonders eindrucksvoll dort, wo das Weiterleben nach dem Tod mit der Unversehrtheit der Körperhülle in Zusammenhang gebracht wird? Die Ägypter der Pharaonenzeit entwickelten aus dieser Vorstellung eine ausgefeilte Nekrokosmetik (◘ 1.**1**, S. 2) mit Balsamierungstechniken, die heute noch Bewunderung hervorrufen.

Die Religion gab über die Jahrtausende hinweg maßgebliche Impulse für die kosmetische Gestaltung. Bei einer Reihe von afrikanischen Völkern werden bei Initiationsriten Mädchen und Jungen im Gesicht oder am ganzen Körper weiß bemalt, um damit das Absterben – den Tod der Kindheit – und daran anschließend die Wiedergeburt zu symbolisieren. In Indien kennzeichnet ein kleiner kreisförmiger weißer Fleck über der Nasenwurzel die Zugehörigkeit zur Brahmanenkaste.

Die gegenseitige Beeinflussung griechisch-idealistischer Philosophie und christlicher Religion erzeugte vielfach Kosmetikfeindlichkeit. Da der Mensch aber gar nicht anders kann, als sich mit seinem Äußeren zu zeigen, also immer auch ein „anthropos kosmetikos“ ist, kam es aus dieser geistigen Konstellation heraus zu charakteristischen Kosmetikhandlungen: Die Tonsur der Mönche galt als Zeichen ihrer Öffnung für das Göttliche; im 11. Kapitel des 1. Korintherbriefes legte Paulus frommen Frauen und Mädchen das Tragen langer Haartrachten nahe. Kreuzritter ließen sich oftmals ein Kruzifix eintätowieren, um sich dadurch im Todesfall ein christliches Begräbnis zu sichern.

Obwohl Kosmetik zweifellos das Ergebnis eines menschlichen Grundgefühls ist, steht sie seit jeher im Kreuzfeuer der Kritik. Warum? Zum einen: Kosmetik hat mit der Herausstellung der Person zu tun. Persönliche Motive oder persönlicher Geschmack aber sind anfechtbar. Eine Veränderung des

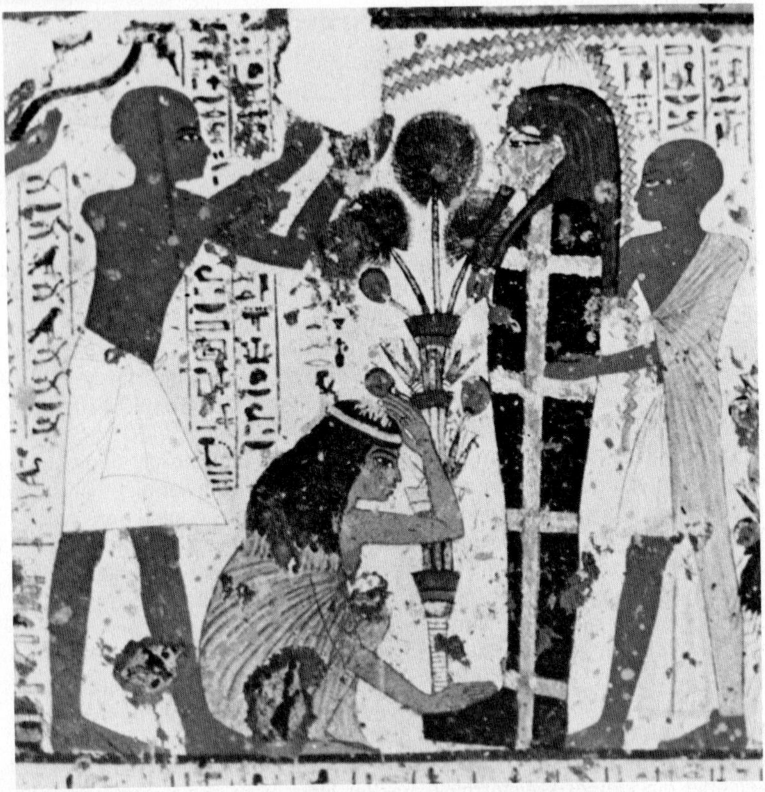

1.1 Grab des Neb-Amun, Theben: Klagende Witwen vor Mumien (aus Hawkes, J., 1977)

Körperäußeren kann als narzißtisch, eitel, wenig anmutend oder sogar häßlich beurteilt werden. In den 60er Jahren unseres Jahrhunderts wurden die „Pilzfrisuren" der Beatles abgelehnt; heute wundert man sich über das irokesenhafte Aussehen der „Punks" oder fürchtet sich vor gewalttätigen glatzköpfigen Rechtsradikalen. Zum anderen: Kosmetik folgt nicht nur großen, über Jahrzehnte beständigen Bewußtseinsströmungen, sondern spiegelt ebenso kurze Modewechsel wider und wird daher gern mit dem Attribut „oberflächlich" gekennzeichnet. Aus alledem leitet sich das Schillernde und zum Widerspruch Reizende der Kosmetik ab. Das Wort „Kosmetik" selbst zeigt diese Ambivalenz. „Ho kósmos" ist im Griechischen die Schönheit, die aus der Ordnung kommt. War im alten Sparta der „kosmetés" noch der hochangesehene Ordner, der, mit erheblichen Rechten ausgestattet, über die gegenseitige Rücksichtnahme zu wachen hatte, so war schon kurze Zeit später derselbe Wortstamm negativ belegt: „He kosmetér" ist die eitle, oberflächliche Putzjungfrau. Diesem Auf und Ab kosmetischer Wertschätzung begegnen wir über die Jahrtausende. Das Mittelalter legt Wert auf die unsterbliche Seele des Menschen und verdammt folgerichtig die Eitelkeit menschlicher Schönheitspflege. Von der Renaissance an beginnt der Mensch, sich von geistlich-klerikaler Vorherrschaft zu befreien, und wird sich selbst zum Maßstab aller Dinge. Dementsprechend legt er größten Wert auf seine äußere Erscheinung. Selbst in unserer rational bestimmten Zeit erleben wir die ambivalente Haltung zur Kosmetik auf Schritt und Tritt. Von jeder Litfaßsäule lachen uns kosmetikgepflegte Menschen an. Wenn es aber darum geht, Sündenböcke für gesellschaftliche Malaisen zu finden, dann steht die Kosmetik an vorderster Front. Tierversuche für die Kosmetik, für menschlichen Luxus also, wer kann das verantworten?!

1.2 Die Kosmetik in den einzelnen Kulturepochen

Kosmetische Praktiken in sehr frühen Kulturen. Aus Funden in Alicante und Lascaux wissen wir, daß schon in prähistorischer Zeit Frauen ihre Gesichter mit roter Farbe bemalten. Ähnliche Praktiken haben sich bei Naturvölkern in Reservaten bis in unsere Tage erhalten; z. B. bemalen sich die Jivaro-Indianer im Amazonasgebiet mit eigenartigen Mustern; die Papuas bemalen ihre Gesichter und schmücken sich mit schillernden Federn von Paradiesvögeln, um ihre Schönheit und männliche Stärke zur Geltung zu bringen.

Mit dem Auftreten der Völker in Indien und im Vorderen Orient nimmt unser Wissen auf dem Gebiet der Kosmetik schlagartig zu. Assyrer, Chaldäer und Babylonier verbrannten in öffentlichen Tempeln oder in Hausschreinen aromatische Substanzen, Harze, spezielle Hölzer oder Riechgummen. Sie legten damit die Anfänge der Parfümerie. Das alte Ägypten könnte man als die Wiege der Kosmetik bezeichnen. Beide Geschlechter dieses alten Kulturvolkes schminkten Lippen und Wangen in verschiedenen Rottönen, zogen die Brauen mit Stibium (Antimon) nach und färbten die unteren Augenlider mit pulverisiertem Malachit. Zur Färbung der Haare waren Henna und Indigo weitverbreitet (▣ 1.2, S. 4). Auch das jüdische Nachbarvolk besaß hohes kosmetisches Wissen. Im Buch Esther wird beschrieben, wie eine atemberaubend schöne junge Jüdin 12 Monate lang für die Brautschau am persischen Hof in Susa vorbereitet wurde: 6 Monate wurde sie jeden Tag mit Myrrhenöl eingerieben, 6 Monate mit Spezereien und anderen Schönheitsmitteln.

Zusammenhang zwischen Pharmazie und Kosmetik in der hellenistischen Periode. Die Unterscheidung zwischen Innerem und Äußerem des Menschen, wie es für die Moderne typisch ist, zwischen nur Ästhetischem und Körperlich-Funktionalem war der Antike fremd. Dementsprechend gab es

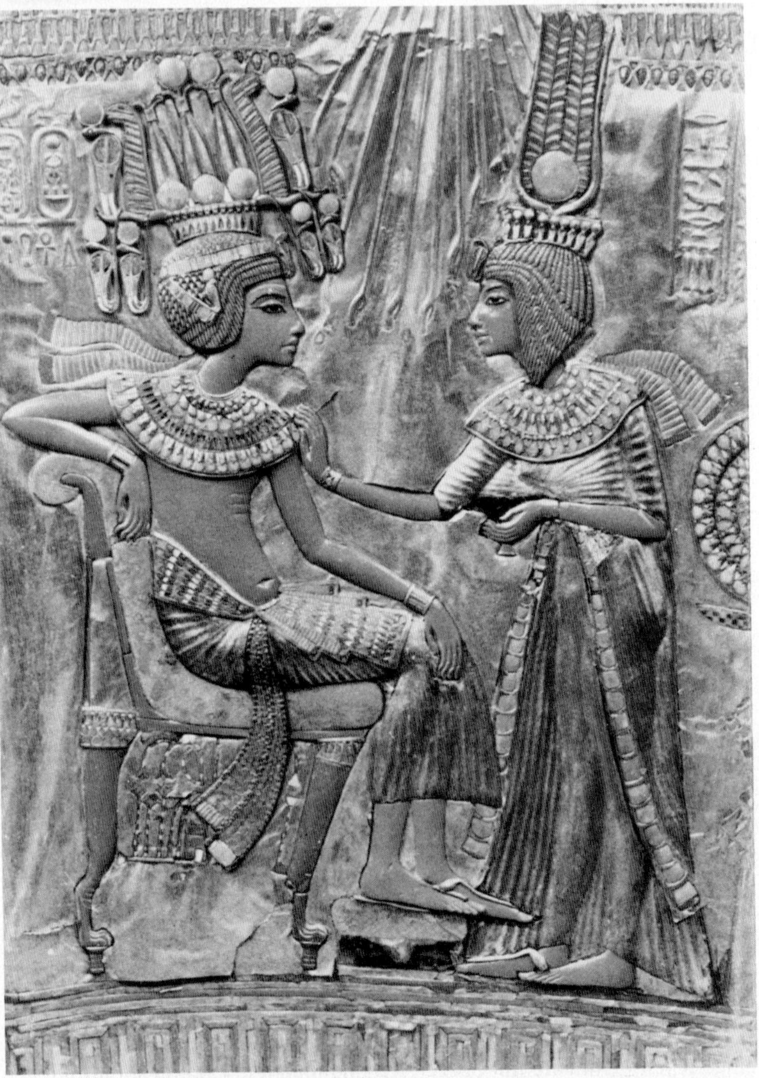

1.2 Letzte Handreichung der Königin Anchsen-Amun bei der Toilette des Königs (aus Desroches-Noblecourt, C., 1963)

zu dieser Zeit auch keine strikte Trennung zwischen Medizin und Kosmetik. Hippokrates von Kos (4. Jh. v. Chr.) – der „Vater der Medizin“ – überliefert in seinem 2. Buch der Abhandlungen über Frauenkrankheiten eine umfangreiche Sammlung kosmetischer Rezepturen, z. B.: Um dem Gesicht ein schönes Aussehen zu verleihen, verreibe man die Leber einer Eidechse mit Olivenöl und streiche sie mit unverdünntem Wein auf. Zur Glättung von Runzeln verreibe man Molybdän in einem steinernen Mörser, gieße abgestandenes Wasser darüber, forme Kügelchen daraus, trockne sie und lasse sie vor dem Gebrauch in Olivenöl zergehen. Bei Haarausfall verreibe man Labdanum zusammen mit Rosen- und Liliensalbe und behandle damit die Kopfhaut.

Athen war Modezentrum und Hochburg der griechischen Kosmetik. Man bezog aus Ägypten und Phönizien Spiegel, Schminktöpfchen, Hautsalben und parfümierte Seifen. Die vornehme Griechin schmückte sich in ausgesuchter Weise für den Gatten. Sie zog sich die Augenbrauen mit Schwärze nach und bemalte die Lippen. Zum blonden Haar wünschte sie sich eine möglichst schneeweiße Haut. Diesem Ziel wurde mit kräftigem Auftrag von Bleiweiß-Schminke nachgeholfen. Sie wußte um die Begrenztheit ihres Tuns; ihre Vorbilder waren die Göttinnen, und so wünschte sie sich, schön zu sein wie Aphrodite, klug wie Athene und tüchtig wie Hera, die Gemahlin des Zeus.

Kosmetik bei den Römern. Im Laufe ihrer Geschichte veränderte sich die Lebensweise der Römer vom Asketisch-Einfachen hin zum Angenehmen, wenn nicht gar zum Luxuriösen. Senat und Kaiser schenkten dem Volk nicht nur Sportplätze zur körperlichen Ertüchtigung, sondern auch großartig ausgestattete Bäder. In diesen Calidarien, „Heißbädern“, trafen sich Clubs von Müßiggängern, Geschäftsfreunden und Sportlern, um sich der Unterhaltung und Körperpflege gleichermaßen zu widmen.

Kosmetik war noch ein fester Bestandteil der Medizin. Plinius der Ältere (24 – 79 n. Chr.) schrieb eine Enzyklopädie, die nicht nur das chemische, botanische und pharmazeutische Wissen der damaligen Zeit zusammenfaßte, sondern auch ausführlich auf kosmetische Formulierungen und Parfümkompositionen einging.

Galenus von Pergammon (129 – 199 n. Chr.), der berühmteste Arzt der damaligen Zeit, erforschte gründlich die Gebiete der Anatomie, Hygiene, Pathologie und Pharmazie und wurde der Begründer der Galenik, also der Kunst der Zubereitungen auf dem pharmazeutischen und kosmetischen Gebiet. Berühmt ist seine Kaltcreme (unguentum refrigerans), die aus 12,5% Bienenwachs, 50% Olivenöl und 37,5% Rosenwasser bestand. Sie war bei römischen Frauen außerordentlich beliebt als Mittel gegen trockene Haut, besonders aber, um die Spuren des Alterns zu mildern.

In Rom war alles erhältlich, was der Schönheit und dem Gepflegtsein diente: Parfums aus dem Osten, die Haare germanischer Sklavinnen, Lippenstifte, Schminken, Bastperücken oder Schönheitspflästerchen aus Ägypten.

Einflüsse des Orients auf die Kosmetik im Früh- und Hochmittelalter. Bei der Verschmelzung von einzelnen Kulturen und Weltanschauungen gewann im Abendland das Christentum die Oberhand. Seine insbesondere in der Zeit der Kirchenväter betonte Leibfeindlichkeit wirkte sich auf die Kosmetik negativ aus. Kaiser Theodosius ging so weit, im Jahr 395 n. Chr. öffentliche Bäder und alle nackt ausgeführten sportlichen Aktivitäten zu verbieten. Die geistliche Führungsschicht wurde ermutigt, kosmetische Mittel (insbesondere Lippenstifte und Rouge) als heidnisch zu verdammen. Eine Frau, die ihr Gesicht bemalte, galt als Hure. Wegen dieser Engstirnigkeit im westlichen Kulturkreis verlagerten sich viele wissenschaftliche Aktivitäten ins Morgenland. Byzanz wurde zur Kulturmetropole; orientalische, vor allem arabische Einflüsse gewannen zunehmend an Bedeutung.

Kaiser Justinian schloß 529 n. Chr. die berühmte, von Plato eingerichtete Akademie in Athen und vertrieb damit die bedeutendsten Professoren seiner Zeit. Viele von ihnen fanden in der indischen Universität in Jundishapar neue Wirkungsmöglichkeiten. Hier vermischten sich abendländische und orientalische Einflüsse und befruchteten die unterschiedlichen Wissensgebiete – auch die Kosmetik und als ein Teilgebiet davon die Zubereitung wertvoller Parfums.

Der Islam, der sich vom 7. Jh. n. Chr. an erstaunlich schnell zu einer Weltreligion entwickelte, zeigte sich weltoffen und zerstörte nicht das, was er vorfand. Indem die großen Werke aus allen Ländern ins Arabische übersetzt wurden, avancierte die arabische Welt zur Hauptträgerin des damaligen Wissens, auch des Wissens auf den kosmetikbezogenen Gebieten der Physiologie, Hygiene, Ernährung, Gymnastik und Massage.

Mit dem Zerfall des islamischen Reichs im 11. Jh. n. Chr. gewann Europa wieder an kultureller Bedeutung. Es wurden neue Universitäten gegründet und viele wissenschaftliche Schriften ins Lateinische übersetzt. Nikolas von Salerno veröffentlichte die erste Pharmacopeia und beschrieb darin 150 Drogen. Immer noch wurden Pharmazie, Medizin und Kosmetik als zusammengehörende Wissensgebiete verstanden.

Trennung der Kosmetik von der Medizin im Spätmittelalter. Mit dem raschen Erkenntniszuwachs und einer allmählichen Entwicklung eines neuen Verständnisses der Wirklichkeit wurden viele Wissensgebiet selbständig, so auch die Kosmetik. Erste Ansätze dazu finden sich bei Henri de Mondeville zu Beginn des 14. Jh. n. Chr. Er schrieb ein großes Lehrbuch der Chirurgie und unterschied darin klar zwischen pathologischen Veränderungen der Haut, die medizinischer Therapie bedürfen, und verschönernden Behandlungen der Haut, für die kosmetische Mittel zuständig sind. Von diesem Zeitpunkt an entwickeln sich Kosmetik und Dermatologie zu unterschiedlichen Disziplinen.

In Europa finden im ausgehenden Mittelalter, ganz besonders aber in der Zeit der Renaissance, auf allen Gebieten tiefgreifende Veränderungen statt. Der Mensch löst sich mehr und mehr von kirchlicher Bevormundung und entdeckt sich selbst. Nahezu alle Gebiete der Wissenschaft und Kunst erfahren eine Blütezeit, auch die Kosmetik. Allerdings ist die Kosmetik noch nicht im modernen Sinn verwissenschaftlicht. Ihr haftet noch immer viel Mysteriöses an; sie ist von magischen und abergläubischen Praktiken durchdrungen und steht der geheimnisumwitterten Lehre der Alchemie nahe. So nimmt es nicht wunder, daß in dieser Zeit viele Scharlatane ihr Unwesen treiben, z. B. Guiseppe Balsame, der Scharen von Gläubigen hinterging, indem er behauptete, er sei im Besitz einer wirksamen Rezeptur zur Erlangung ewiger Jugend.

In Frankreich wird die elegante Lebensführung Ziel aller Wünsche, am stärksten zur Zeit des Sonnenkönigs Ludwig XIV. ausgeprägt. Man trägt immer höhere und verrücktere Perücken, klebt sich Mouches (1.**3**) ins Gesicht, um schöner und interessanter zu erscheinen, und pudert Perücke, Gesicht, Kleider und alle Körperteile. Die oftmals stark parfümierten Puder sollten Körperschmutz und -geruch verbergen, was bei vielen Menschen damals durchaus notwendig war, da sie wochenlang nicht badeten.

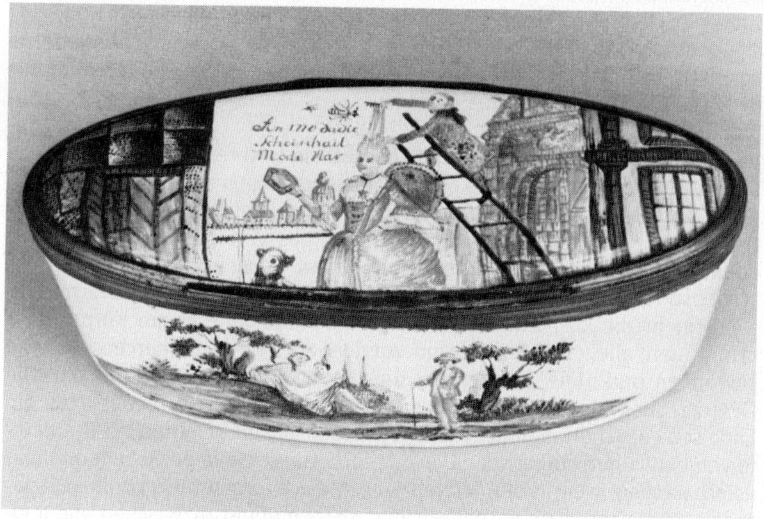

1.3 Mouche-Büchse, Email. (Deutschland, 1770; aus Kloos, W., 1979)

Einfluß von Wissenschaft und Industrialisierung auf die Kosmetik der Neuzeit. Was im ausgehenden Mittelalter bereits angelegt war – die objektive Betrachtungsweise der Welt, die Betonung der menschlichen Vernunft als Instrument für die Verbesserung des Lebens und schließlich die Erhebung des Menschen zum Maß aller Dinge – wird in der Neuzeit ungeheuer gesteigert. Spekulatives Denken wird zurückgedrängt; durch experimentelle Methoden werden gesicherte Erkenntnisse über Welt, Natur und Mensch gesammelt.

Das Wissen auf allen Gebieten nimmt explosionsartig zu. Für die Kosmetik ist der Aufstieg der Chemie von besonderer Bedeutung. Diese liefert Stoffe, die bisher kaum oder gar nicht zugänglich waren. Daher werden Produkte, die früher nur mit größter Mühe und in kleiner Stückzahl produziert werden konnten, zu billigen Gebrauchsartikeln, über die jedermann verfügen kann. Das Zeitalter der Industrialisierung und Vermassung beginnt.

Immer besser gelingt es, das menschliche Äußere im gewünschten Sinne zu pflegen und zu verändern. Chirurgische und prothetische Techniken gewinnen an Bedeutung: Facelifting, Haartransplantation und Kontaktlinsen sind dafür nur einige Beispiele. Eine hochentwickelte Galenik sowie neue chemische Wirkprinzipien ermöglichen in einfacher und sicherer Weise lang erträumte kosmetische Effekte: Haare können permanent gefärbt, blondiert und dauergewellt werden, Sonnenschutzcremes bieten sicheren Schutz vor schädlicher Strahlung, spezielle Abrasionskörper in Zahnpasten reinigen in schonender Weise Zahnoberflächen. Praktisch alle in dem vorliegenden Buch beschriebenen kosmetischen Mittel und Möglichkeiten haben ihren Ursprung in dem Erfindungsgeist der letzten 2–3 Jahrhunderte. Wichtiger als alle neuen technischen Möglichkeiten ist jedoch die Tatsache, daß moderne kosmetische Mittel im Gegensatz zu den „Geheimrezepten" früherer Zeit für die Gesundheit unbedenklich sind.

Veränderte Schwerpunkte für die Kosmetik in unserer Zeit. Die gegenwärtigen Anforderungen an die Kosmetik lassen sich aus der Gesetzeslage ablesen. Kosmetische Mittel werden immer mehr vereinheitlicht und internationalisiert, sie müssen für die Gesundheit des Verbrauchers völlig unbedenklich sein und sollen die Umwelt möglichst wenig belasten. Immer mehr „Lebenswege" kosmetischer Präparate werden in Ökobilanzen ermittelt. Nicht mehr die kosmetische Wirkung des Stoffes, die er am Körper vollbringt, steht allein im Vordergrund, sondern auch ob er ressourcenschonend gewonnen und ohne Schaden für die Umwelt entsorgt werden kann. Die Gesetzgebung will darüber hinaus auch irreführenden Werbeaussagen ein Ende setzen. Schon in naher Zukunft müssen alle ausgelobten Wirksamkeiten objektiv überprüfbar sein. Diese Anforderungen können gestellt und realisiert werden, weil in den letzten Jahren die Informationstechnik sich geradezu explosionsartig entwickelt hat; sie beeinflußt inzwischen alle logistischen, formulierungs-, produktions- und meßtechnischen Vorgänge und gestaltet sie übersehbarer und schneller. Die Entwicklungszeiten für neue Produkte werden kürzer, das Zeitrad dreht sich immer schneller, der Fortschritt wird zur Gewöhnung! Die Fragen jedoch „Wozu?“, „Sollen wir alles tun, was wir können?“, „Was ist der Sinn unserer Aktivität?“ werden immer hartnäckiger gestellt. Ein großer Teil der Bevölkerung verlangt die Rückbesinnung auf überkommene Werte, auf Sinngehalte, die von einem ganzheitlichen Eingefügtsein des Menschen in soziale und welthafte Beziehungen ausgehen. Die Stärke einer modernen Kosmetik wird sich darin erweisen, inwieweit sie sich auf diese Fragestellungen einläßt.

Kosmetik hat zu tun mit der Pflege und der Verschönerung des Menschen. Was ihr im Laufe der Geschichte nicht gelungen ist und was ihr auch in Zukunft nicht gelingen wird, ist die Aufhebung menschlicher Begrenztheit. Sichtbares Zeichen unseres Begrenztseins ist das Altern, gegen das weder Technik noch kosmetisches Verdecken helfen. Hier müssen andere Kräfte freigesetzt werden! Dabei sollte bedacht werden: Die Aufgabe der Kosmetik besteht darin, unsere Person hervorzuheben und zur Geltung zu bringen. Sie hat dann ihr Ziel erreicht, wenn sie uns das werden läßt, was wir sein wollen. Versteht sie sich jedoch als eine menschliche Aktivität, die lediglich unserer Sucht nach „Mehr scheinen wollen“ nachkommt, wird sie sich durch Goethes Faust belehren lassen müssen:

„Du bist am Ende – was du bist.
Setz dir Perücken auf von Millionen Locken,
Setz deinen Fuß auf ellenhohe Socken,
Du bleibst doch immer, was du bist.“

Literatur

Schadewaldt, H. (1975), Zur Geschichte der Kosmetik, Ärztl. Kosmetologie **2**, 74–85.

Paqel, J. (1912), Geschichte der Kosmetik, in Handbuch der Kosmetik (Joseph, M., Herausgeb.), von Veit & Comp., Leipzig, S. 746 ff.

Wall, F. E. (1974), Historical Development of Cosmetic Industry, in Balsam, M. S., Sagarin, E. (Hrsg.), Cosmetics Science and Technology, John Wiley & Sons, New York, S. 37–161.

Kloos, W. (1952), Spiegel der Schönheit, Coriolan GmbH, Hamburg.

Desroches-Noblecourt, C. (1963), Tutench-Amun, Ullstein Verlag, Berlin.

Kloos, W. (1979), Die Sammlung Schwarzkopf im Herrenhaus Steinhorst, Karl Wachholtz, Neumünster.

Hawkes, J. (1977), Bildatlas der frühen Kulturen, Bertelsmann Verlag, Gütersloh.

2 Gesetzgebung und Kosmetik

2.1 Hintergrund

Die Einführung des europäischen Binnenmarktes hat insbesondere auch zum Ziel, in der gesamten Europäischen Union (EU) einheitliche Regelungen zu schaffen. Für kosmetische Mittel besteht eine solche Gesetzgebung in Form der EG-Kosmetik-Richtlinie (EG-KRL) bereits seit 1976. Allerdings ist die Umsetzung dieser Gesetzgebung in den einzelnen Mitgliedstaaten mit unterschiedlicher Schnelligkeit und Gewissenhaftigkeit erfolgt. Während der deutsche Gesetzgeber die Umsetzung sehr exakt vollzogen hat, haben einige andere Länder die EG-KRL bis heute noch nicht vollständig in ihr nationales Recht überführt.

Bisher hatten die Staaten noch die Möglichkeit, einzelne Stoffe selbst zu regeln. Doch auch diese Ausnahme wird in Kürze nicht mehr vorhanden sein, und dann müssen die Mitgliedstaaten bei der Regelung einzelner Stoffe die Schutzklausel ziehen; d. h., sie müssen innerhalb kürzester Zeit den übrigen Mitgliedern der EU und der Europäischen Kommission den Beweis dafür liefern, daß eine von ihnen vollzogene strengere Regelung gerechtfertigt ist. Ist dies nicht der Fall, so muß die Regelung zurückgenommen werden.

Die langjährige Erfahrung mit der EG-KRL hat aber die Gesetzgeber dazu veranlaßt, die Richtlinie zu modifizieren. Dies erfolgte mit der 6. Änderungs-Richtlinie, die eine Vielzahl neuer Auflagen für die Hersteller kosmetischer Mittel mit sich brachte. Diese Regelungen sollen insbesondere die hohen Anforderungen an den gesundheitlichen Verbraucherschutz für kosmetische Mittel weiter verbessern.

2.2 Die Regelung in der Europäischen Union

Die EG-KRL wurde am 27. Juli 1976 erlassen und regelt EU-weit Voraussetzungen für das Inverkehrbringen kosmetischer Mittel. Inzwischen wurde diese Richtlinie mehrfach geändert. Insgesamt sind 17 Anpassungs-Richtlinien und 6 Änderungs-Richtlinien veröffentlicht. Darüber hinaus wurden 5 Richtlinien über Analysenmethoden zur Kontrolle der Zusammensetzung kosmetischer Mittel bekanntgegeben.

Während mit den Anpassungs-Richtlinien Regelungen für in den Anhängen genannte Stoffe getroffen wurden, d. h. Anpassungen an den technischen Fortschritt, z. B. Verbote einzelner Stoffe, wurden mit den Änderungs-Richtlinien prinzipielle Änderungen, z. B. die Modifizierung der Kennzeichnungs-Vorschriften, vorgenommen. Während Änderungs-Richtlinien der Zustimmung des Rates der EU und des Europäischen Parlamentes bedürfen, erfolgt die Verabschiedung von Anpassungs-Richtlinien durch das einfache Verfahren unter Einbeziehung des Anpassungs-Ausschusses.

2.2.1 Definition der kosmetischen Mittel

Im Artikel 1 der EG-KRL ist die Definition kosmetischer Mittel festgelegt:

> **Kosmetische Mittel sind Stoffe oder Zubereitungen aus Stoffen, die dazu bestimmt sind, äußerlich mit den verschiedenen Teilen des menschlichen Körpers (Haut, Behaarungssystem, Nägel, Lippen und intime Regionen) oder mit den Zähnen und den Schleimhäuten der Mundhöhle in Berührung zu kommen, und zwar zu dem ausschließlichen oder überwiegenden Zweck, diese zu reinigen, zu parfümieren, ihr Aussehen zu verändern und/oder den Körpergeruch zu beeinflussen und/oder um sie zu schützen oder in gutem Zustand zu halten.**

Die Definition, die EU-weit mit der 6. Änderungs-Richtlinie geändert wurde, sieht hierbei 6 Verwendungszwecke für kosmetische Mittel vor. Diese sind das Reinigen, das Parfümieren, die Veränderung des äußeren Erscheinungsbildes, die Beeinflussung von Körpergerüchen, der Schutz sowie die Beibehaltung des guten Zustandes. Weist ein Produkt ausschließlich oder überwiegend eine oder mehrere dieser Funktionen auf, so darf es als kosmetisches Mittel vermarktet werden. Somit ergibt sich, daß die Aufmachung des Produktes über seine Einstufung als kosmetisches Mittel entscheidet und nicht – wie oft fälschlich angenommen – seine Zusammensetzung.

Die Definition legt weiterhin die Anwendung kosmetischer Mittel auf die äußeren Teile des Körpers fest. Hierzu zählen die Haut, das Behaarungssystem, die Nägel, die Lippen, die intimen Regionen, die Zähne, die Schleimhäute und die Mundhöhle.

Zur Verdeutlichung, welche Produkte unter diese Definition fallen, wurde mit Anhang I der EG-KRL eine beispielhafte Liste kosmetischer Mittel eingeführt. Hier sind u. a. Haarbehandlungsmittel, Cremes, Emulsionen, Seifen, Parfums, Sonnenschutzmittel, Produkte für die Nagel- und Lippenpflege, Bade- und Duschprodukte sowie verschiedene andere aufgeführt.

2.2.2 Sicherheitsanforderungen

Der Artikel 2 der EG-KRL überträgt die Verantwortlichkeit für die Vermarktung an den Hersteller bzw. Inverkehrbringer des kosmetischen Mittels. Er muß dafür Sorge tragen, daß das Produkt bei normaler oder vernünftigerweise vorhersehbarer Verwendung die Gesundheit des Verbrauchers nicht schädigt. Diese Anforderung verpflichtet den Hersteller einerseits zur Einhaltung der in der EG-KRL festgelegten Vorschriften, z.B. zur Anbringung von Warnhinweisen, und andererseits zur gesundheitlichen Absicherung seines kosmetischen Mittels unter Einbeziehung des toxikologischen und dermatologischen Profils der eingesetzten Rohstoffe sowie unter Berücksichtigung des vorgesehenen Verwendungszwecks (s.a. Kap. 2.3.1.2, S. 18).

2.2.3 Stofflisten

2.2.3.1 Negativliste

Der Gesetzgeber hat mit Anhang II der EG-KRL eine Liste mit Stoffen eingeführt, die in kosmetischen Mitteln nicht enthalten sein dürfen. Diese Liste umfaßt mehr als 400 Stoffe. Einige der Stoffe können als technisch nicht vermeidbare Verunreinigungen über die Rohstoffe in kosmetische Mittel gelangen und somit auch dort nachgewiesen werden. Das Vorkommen solcher Stoffe in Spurenmengen wird geduldet, wobei der Hersteller sich gemäß des Artikels 2 der EG-KRL versichern muß, daß das Produkt die Gesundheit des Verbrauchers nicht schädigt.

2.2.3.2 Liste der eingeschränkt zugelassenen Stoffe

Die Überprüfung der vorliegenden toxikologischen und dermatologischen Unterlagen einzelner Rohstoffe hat den Gesetzgeber veranlaßt, Begrenzungen für den Einsatz dieser Stoffe in kosmetischen Mitteln zu erlassen. Sie dürfen z.B. nur noch in bestimmten Produkten zum Einsatz gelangen und/oder sind in ihrer Einsatzkonzentration beschränkt und/oder das kosmetische Mittel, in dem sie zum Einsatz kommen, muß mit entsprechenden Anwendungsbedingungen oder Warnhinweisen versehen werden. Derzeit sind in dieser Form über 60 Stoffe im Anhang III der EG-KRL aufgeführt. Andere Anwendungsbereiche, als in diesem Anhang festgelegt, sind nicht erlaubt.

2.2.3.3 Positivlisten

Bestimmte Stoffgruppen hat der Gesetzgeber aufgrund ihres toxikologischen und dermatologischen Profils besonderen Regelungen unterworfen. Es wurden Positivlisten für die drei Stoffgruppen *Farbstoffe (Anhang IV)*, *Konservierungsstoffe (Anhang VI)* und *UV-Filter (Anhang VII)* eingerichtet. Diese Stoffe unterliegen einem Zulassungsverfahren, und nur die in den Anhängen aufgeführten Stoffe sind zu dem jeweils genannten Zweck zur Verwendung in kosmetischen Mitteln erlaubt.

Farbstoffe

Im Anhang IV der EG-KRL sind 160 zugelassene Farbstoffe aufgelistet. Die Farbstoffe sind mit ihrer Colour-Index-Nummer in aufsteigender Reihenfolge aufgeführt. Bei jedem Farbstoff ist angegeben, in welchen kosmetischen Mitteln er zum Einsatz kommen darf. Es wird hier unterschieden zwischen vier Anwendungsbereichen:

1. Farbstoffe, die für alle kosmetischen Mittel zugelassen sind.
2. Farbstoffe, die für alle kosmetischen Mittel zugelassen sind, mit Ausnahme derjenigen, die in der Nähe der Augen aufgetragen werden, namentlich der Schmink- und Abschminkmittel für die Augen.
3. Farbstoffe, die nur in kosmetischen Mittel verwendet werden dürfen, welche nicht mit den Schleimhäuten in Berührung kommen.
4. Farbstoffe, die nur in kosmetischen Mitteln verwendet werden dürfen, welche nur kurz mit der Haut in Berührung kommen sollen.

Haarfarbstoffe sind von der Positivliste der Farbstoffe ausgenommen. Sie sind allerdings in den Geltungsbereich der Richtlinie miteinbezogen, d. h., die Mitgliedstaaten dürfen keine eigenen Regelungen für Haarfarbstoffe treffen. Hiermit ist die Basis für die von den Mitgliedstaaten beabsichtigte EU-weite einheitliche Regelung der Haarfarbstoffe geschaffen.

Konservierungsmittel

Der Anhang VI der EG-Kosmetik-Richtlinien regelt derzeit 60 Stoffe, die zum Einsatz als Konservierungsmittel in kosmetischen Mitteln erlaubt sind. Als Konservierungsmittel gelten hierbei solche Stoffe, die kosmetischen Mitteln beigefügt werden, um die Vermehrung von Mikroorganismen zu hemmen. Darüber hinaus dürfen die im Anhang VI mit einem Sternchen versehenen Stoffe zu sonstigen spezifischen Zwecken, die sich aus der Aufmachung des Erzeugnisses ergeben, auch in anderen als in dieser Positivliste vorgeschriebenen Konzentrationen zugefügt werden.

Weiterhin wird in der Präambel dieses Anhangs hervorgehoben, daß andere in der Rezeptur verwendete Stoffe ebenfalls keimtötende Eigenschaften besitzen können, wie z. B. etherische Öle und bestimmte Alkohole, und somit zur Konservierung des kosmetischen Mittels beitragen können. Diese Stoffe sind nicht im Anhang VI aufgeführt.

UV-Filter

Der Anhang VII der EG-KRL regelt die für kosmetische Mittel zugelassenen 21 Ultraviolett-Filter. Sie sind als Stoffe definiert, die das UV-Licht filtern, um die Haut vor bestimmten schädlichen Einwirkungen dieser Strahlen zu schützen. Die Positivliste enthält keine Stoffe, die kosmetischen Mitteln zum Schutz des Erzeugnisses gegen UV-Strahlung zugefügt werden.

2.2.3.4 Zulassungsverfahren

Um die Aufnahme eines Stoffes in eine der Positivlisten zu erreichen oder aber dem Wunsch des Gesetzgebers nach Vorlage der verfügbaren toxikologischen und dermatologischen Daten zu entsprechen, ist ein bestimmtes Verfahren vorgeschrieben. Zunächst muß der Hersteller die Stoffdaten entsprechend den Leitlinien des Wissenschaftlichen Komitees Kosmetologie erstellen und nach einem festgelegten Verfahren bei der Europäischen Kommission einreichen. In den Leitlinien sind die notwendigen Untersuchungen zur Absicherung der Rohstoffe kosmetischer Mittel festgelegt.

Das Wissenschaftliche Komitee Kosmetologie ist ein unabhängiges Beratungsgremium, das sich aus Wissenschaftlern, die von den EU-Mitgliedstaaten benannt sind, zusammensetzt. Es befaßt sich im wesentlichen mit der gesundheitlichen Bewertung der kosmetischen Inhaltsstoffe. Da kosmetische Mittel über einen langen Zeitraum des menschlichen Lebens angewendet werden, sah das Komitee die toxikologische Überprüfung für notwendig an, hielt es aber für günstiger, die Inhaltsstoffe kosmetischer Mittel anstelle der Fertigprodukte selbst zu prüfen, da eine große Vielzahl kosmetischer Mittel auf dem Markt ist, aber die Zahl der Inhaltsstoffe wesentlich geringer ist.

Nach Evaluierung der eingereichten Daten erteilt das Komitee Beurteilungen von „A" bis „D". Erfolgt die Beurteilung mit „A", so wird ein Stoff zur endgültigen Zulassung vorgeschlagen. Für Stoffe mit der Beurteilung „B" und „C" werden noch zusätzliche Unterlagen gefordert; die Beurteilung mit „D" bedeutet meist den Vorschlag zum Verbot des entsprechenden Stoffes.

Diese Beurteilungen gehen an die Ad-hoc-Working-Party. Dort sind Regierungsvertreter der Mitgliedstaaten und von deren Regierungen benannte Sachverständige Mitglieder. Entsprechend der Diskussion werden Regelungsvorschläge an den Anpassungsausschuß weitergeleitet, der über die Anpassungs-Richtlinien entscheidet. Diese werden anschließend im Amtsblatt der EU veröffentlicht.

2.2.4 Kennzeichnungsvorschriften

2.2.4.1 Allgemeine Kennzeichnungsvorschriften

Im Artikel 6 der EG-KRL ist eine Vielzahl von Vorschriften festgelegt, die die Kennzeichnung kosmetischer Mittel betreffen. Die folgenden Angaben müssen hierbei deutlich sichtbar, leicht lesbar und unverwischbar auf der Verpackung und dem Behälter des kosmetischen Mittels angegeben sein:
- die Herstellerangabe,
- der Nenninhalt,
- das Mindesthaltbarkeitsdatum,

- Warnhinweise bzw. Anwendungsbedingungen gemäß den Anhängen der Richtlinie,
- die Chargenkodierung und
- der Verwendungszweck.

Die Angabe des Mindesthaltbarkeitsdatums kann entfallen, wenn das kosmetische Mittel länger als 30 Monate haltbar ist.

2.2.4.2 Vollständige Inhaltsstoffangabe

Auf der Verpackung kosmetischer Mittel muß darüber hinaus ab dem 1. Januar 1997 die Kennzeichnung der zu deren Herstellung verwendeten Inhaltsstoffe erfolgen. Hierzu werden alle Inhaltsstoffe nach einem einheitlichen System in absteigender Reihenfolge angegeben.

Eine Vielzahl auf dem Markt befindlicher kosmetischer Mittel ist bereits nach einem freiwilligen System – **INCI** – gekennzeichnet. INCI steht für **I**nternational **N**omenclature of **C**osmetic **I**ngredients und stellt die Basis einer einheitlichen Nomenklatur für kosmetische Inhaltsstoffe weltweit dar. Die Basis für das INCI-System ist das frühere **CTFA**-System, das über lange Jahre in den USA praktiziert wird und von dem amerikanischen Verband CTFA (**C**osmetic, **T**oiletry and **F**ragrance **A**ssociation) eingeführt worden war.

Mit der Publikation der 1. Auflage der „Blauen Liste“ (s. a. Kap. 4.6) wurde 1988 vorgeschlagen, Inhaltsstoffe kosmetischer Mittel unter Verwendung von Code-Nummern anzugeben, die aus einem bzw. zwei die zugehörige Wirkstoffklasse kennzeichnenden Buchstaben – P für Konservierungsstoffe (preservatives), UV für Ultraviolett-Filter (ultra-violet filters), C für Farbstoffe (colourants) und O für sonstige Inhaltsstoffe (others) – und einer dreistelligen Zahl bestehen. Deren erste und zweite Ziffer kennzeichnen chemisch/allergologisch verwandte Stoffgruppen.

Obwohl diese Codierung eine einfache Möglichkeit ist, die komplizierten, mit Trivialnamen oder unterschiedlichen Nomenklaturen bezeichneten kosmetischen Inhaltsstoffe eindeutig zu identifizieren, wurde diese Alternative der Inhaltsstoffangabe nicht realisiert. Ein Grund u. a. dafür ist, daß sie nur eine begrenzte Anzahl von Stoffen erfaßt.

2.2.5 Inventar

Im Artikel 5a der 6. Änderung der EG-KRL ist die Erstellung eines Inventars mit allen in kosmetischen Mitteln verwendeten Inhaltsstoffe vorgesehen. Das Inventar, das eine beispielhafte Liste darstellt und nicht als Einführung eines Registrierungsverfahrens für kosmetische Mittel zu betrachten ist, soll für jeden aufgeführten Inhaltsstoff eine Vielzahl von Informationen, wie z. B. chemische Bezeichnung, INCI-Name (früherer CTFA-Name), CAS-Nr., EINECS-Nr. etc. enthalten. Das Inventar besteht aus zwei Teilen. Ein Teil soll Riech- und Aromastoffe beinhalten, während im zweiten Teil alle übrigen Stoffe aufgeführt sind. Beide Teile werden auf von der Industrie bereitgestellten Informationen basieren.

Die Listen sollten am 14. Dezember 1994 im Amtsblatt der EU von der Europäischen Kommission veröffentlicht werden. Der Termin wurde allerdings nicht eingehalten; mit einer Verzögerung um ein Jahr ist zu rechnen.

2.2.6 Produktangaben

Als umfangreiche neue Anforderung für die Hersteller kosmetischer Mittel beinhaltet Artikel 7a der 6. Änderung der EG-KRL die Erstellung von Produktangaben für jedes auf dem Markt befindliche kosmetische Mittel ab 1. Januar 1997. Hierzu müssen den zuständigen Behörden an der auf dem Etikett genannten Anschrift vom Hersteller die folgenden Angaben zugänglich gemacht werden:

- Zusammensetzung des Erzeugnisses,
- physikalisch-chemische und mikrobiologische Spezifikationen von Rohstoffen und dem kosmetischen Mittel,
- Herstellung gemäß Kosmetik-GMP,
- eine Sicherheitsbewertung und
- ggf. der Nachweis für die angepriesene(n) Wirkung(en) des kosmetischen Mittels.

Die Sicherheitsbewertung muß unter Berücksichtigung des allgemeinen toxikologischen Profils der Bestandteile, ihres chemischen Aufbaus und dem Grad der Exposition erfolgen. Die Qualifikation des für die Sicherheitsbewertung Verantwortlichen ist auf Personen mit Ausbildung in bestimmten Fachrichtungen wie z. B. der Toxikologie, der Dermatologie etc. beschränkt.

2.2.7 Regelung zu Tierversuchen

Im Artikel 4 der EG-KRL wird mit der 6. Änderung eine neue Vorschrift aufgenommen, die ab dem 1. Januar 1998 den Einsatz von Inhaltsstoffen oder Kombinationen dieser Inhaltsstoffe in kosmetischen Mitteln untersagt, falls sie nach diesem Datum in Tierversuchen zum Zweck der EG-KRL geprüft wurden. Diese Vorschrift gilt auch für Prüfungen am Fertigprodukt. Tierversuche zum Zwecke anderer Richtlinien sind von dieser Regelung nicht betroffen.

Das Verbot kann für einen Zeitraum von mind. 2 Jahren ausgesetzt werden, falls bis dahin keine wissenschaftlich validierten Alternativmethoden zu Tierversuchen zur Verfügung stehen. Diese Alternativen müssen wissenschaftlich gleichrangig sein, um eine Bewertung im Rahmen des Verbraucherschutzes zu ermöglichen. Gemäß dem in Artikel 10 der EG-KRL festgelegten Verfahren ist der Entwurf von Maßnahmen zum Aufschub des Verbotes von der Europäischen Kommission vorzulegen. Vor der Unterbreitung der Maßnahmen muß die Europäische Kommission das Wissenschaftliche Komitee Kosmetologie anhören.

Die Europäische Kommission muß dem Rat der EU und dem Europäischen Parlament einen jährlichen Bericht über den Stand der Validierung von Alternativen zu Tierversuchen vorlegen. Außerdem soll der Bericht Angaben über Anzahl und Art der durchgeführten Tierversuche im kosmetischen Bereich enthalten (s. a. Kap. 15).

Ab dem 1. Januar 1997 müssen darüber hinaus auf der Verpackung gemachte Angaben über Tierversuche aussagen, ob die durchgeführten Versuche mit dem Fertigerzeugnis und/oder den einzelnen Inhaltsstoffen durchgeführt wurden. Dadurch soll irreführende Werbung vermieden werden.

Diese vorgesehenen Maßnahmen entsprechen dem in der Bundesrepublik Deutschland heute bereits herrschenden Rechtszustand.

2.2.8 Giftinformationszentralen

Im Artikel 7 erhalten die Mitgliedstaaten mit der 6. Änderungs-Richtlinie der EG-KRL ab dem 1. Januar 1997 ein Instrument, um die Industrie zur Herausgabe sachdienlicher Auskünfte über die Zusammensetzung von kosmetischen Mitteln an die Giftinformationszentralen zu verpflichten. Die Auskünfte müssen sich auf Behandlungszwecke beschränken.

Die Mitgliedstaaten werden hierzu die zuständigen Behörden benennen, denen diese für eine ärztliche Behandlung notwendigen Auskünfte in Fällen von Vergiftungen vorzulegen sind.

2.2.9 Mitteilungen über Herstellungsorte/Einfuhrorte

Für Hersteller in der EU und Importeure, die kosmetische Mittel in die EU einführen, besteht eine Mitteilungspflicht über den Ort der Ersteinfuhr bzw. Herstellungsorte an die zuständigen Behörden. Diese werden in den offiziellen Organen des jeweiligen EU-Mitgliedstaates veröffentlicht.

2.3 Die deutsche Gesetzgebung

2.3.1 Das Lebensmittel- und Bedarfsgegenständegesetz (LMBG)

In Deutschland wurde die EG-KRL mit der Kosmetik-Verordnung in nationales Recht überführt. Die Kosmetik-Verordnung vom 16. Dezember 1977 ist am 1. Januar 1978 in Kraft getreten. Sie unterliegt dem Lebensmittel- und Bedarfsgegenständegesetz (LMBG), das 1974 aus dem alten Lebensmittelgesetz von 1927 hervorgegangen ist. Bereits in diesem Gesetz über den Verkehr mit Lebensmitteln und Bedarfsgegenständen wurden „Mittel zur Reinigung, Pflege, Färbung oder Verschönerung der Haut, des Haares, der Nägel oder der Mundhöhle“ und Bedarfsgegenstände, die mit Lebensmitteln in Berührung kommen, gleichen Vorschriften unterworfen. Mit dieser Regelung wurde das wichtigste Ziel des Gesetzgebers, nämlich der Verbraucherschutz, bereits zu einem frühen Zeitpunkt in der Gesetzgebung verankert.

Das zweite wesentliche Ziel des Gesetzgebers war der Schutz vor Täuschungen.

Das LMBG regelt in Deutschland den Verkehr mit Lebensmitteln, Tabakerzeugnissen, Bedarfsgegenständen und kosmetischen Mitteln. In §§ 26 und 29 LMBG werden federführend dem Bundesministerium für Gesundheit (BMG) die Ermächtigungen zur Regelung kosmetischer Mittel gegeben. Basierend auf diesen Ermächtigungen hat das BMG die Kosmetik-Verordnung erlassen. In dieser Verordnung sind konkrete Herstellungs-, Behandlungs- und Verkehrsverbote bzw. Verkehrsbeschränkungen für kosmetische Mittel vorgesehen, so z. B. basieren auf § 26 LMBG die in § 4 Kosmetik-Verordnung geforderten Angaben zum Schutz der Gesundheit.

Die letzte Änderung des LMBG vom September 1994 bildet die Ermächtigungsgrundlage zur Umsetzung der Anforderungen der 6. Änderung zur EG-KRL in die Kosmetik-Verordnung.

2.3.1.1 Definition kosmetischer Mittel

Im § 4 des LMBG ist die Definition kosmetischer Mittel festgelegt, die im wesentlichen dem Text der EG-KRL entspricht. Lediglich sind in Deutschland in der Definition Zahnprothesenreinigungsmittel den kosmetischen Mitteln gleichgestellt, d. h., sie unterliegen der Kosmetik-Verordnung. Aus diesem Grund weicht die Kosmetik-Verordnung in einigen speziellen Punkten, die Zahnprothesenreinigungsmittel betreffen, von der EG-KRL ab.

2.3.1.2 Gesundheitlicher Verbraucherschutz

Kosmetische Mittel sind dazu bestimmt, vom Verbraucher über einen langen Zeitraum angewandt zu werden, ohne gesundheitliche Schäden hervorzurufen. Die Anforderung des Artikels 2 der EG-KRL, nur sichere Produkte auf den Markt zu bringen, ist in Deutschland im § 24 LMBG verankert. Der Gesetzgeber spricht in diesem Zusammenhang von bestimmungsgemäßem oder vernünftigerweise vorhersehbarem Gebrauch, die es zu unterscheiden gilt. Die bestimmungsgemäße Anwendung eines kosmetischen Mittels ist z. B. das Reinigen der Zähne mit Zahnpasta oder das Schminken der Lippen mit Lippenstift, also die sachgerechte Anwendung eines kosmetischen Mittels. Bei Anwendung dieser Produkte muß aber damit gerechnet werden, daß Zahnpasta oder Lippenstiftmasse verschluckt werden; dies ist der vernünftigerweise vorauszusehende Gebrauch, bei dem auch keinerlei gesundheitliche Beeinflussungen auftreten dürfen.

2.3.1.3 Schutz vor Täuschung

Beim Schutz vor Täuschung stehen die auf der Packung angegebenen Werbeaussagen bei kosmetischen Mitteln im Vordergrund. Der Gesetzgeber verbietet z. B. im § 27 Abs. 1 Nr. 1 LMBG die Werbung mit nicht wissenschaftlich belegbaren Aussagen, wie z. B. Verjüngung, Regeneration und ähnliche, zum anderen verbietet er im § 27 Abs. 1 Nr. 2 LMBG, durch entsprechende Aussagen auf der Verpackung beim Verbraucher den Eindruck eines sicheren Erfolges zu erwecken, wenn dieser nicht eintreten kann. Diese Vorschriften ergänzen die entsprechenden Regelungen für Lebensmittel oder Heilmittel bzw. das Gesetz gegen unlauteren Wettbewerb.

2.3.1.4 Verbot verschreibungspflichtiger Stoffe

Im § 25 Abs. 1 LMBG ist festgelegt, daß Stoffe, die nach den §§ 48 und 49 des Arzneimittelgesetzes verschreibungspflichtig sind, nicht zur Herstellung kosmetischer Mittel verwendet werden dürfen, es sei denn, sie sind vom Gesetzgeber hierfür ausdrücklich zugelassen. Hierbei handelt es sich um eine spezielle deutsche Regelung, die in keinem anderen EU-Mitgliedstaat in ähnlicher Form vorliegt und daher ein Handelshemmnis für deutsche Hersteller darstellt.

2.3.1.5 Die Überwachung der Vorschriften

Die Überwachung der Vorschriften des LMBG und der Kosmetik-Verordnung sind im 7. Abschnitt des LMBG festgelegt. Die Überwachung unterliegt grundsätzlich dem Landesrecht. Allerdings sind die Durchführung der Überwachung, wie z. B. die regelmäßige Überprüfung und Probenahme, die fachliche Ausbildung des damit beauftragten Personals und dessen Befähigung im § 41 LMBG festgelegt. Dort ist auch festgeschrieben, welche Befugnisse die Beamten bei „Gefahr im Verzug" haben, so z. B. das Betreten von Räumlichkeiten und die Einsicht in geschäftliche Unterlagen. Die Beschreibung der Probenahme erfolgt im § 42 LMBG.

Die Aufgabe der Überwachung vollzieht sich somit zum einen in der Kontrolle kosmetischer Mittel auf die Einhaltung der in der Kosmetik-Verordnung festgelegten Regelungen, wie u. a. die Einhaltung von Höchstkonzentrationen oder die richtige Angabe der Warnhinweise. Hierzu werden Produkte im Handel gekauft und geprüft.

Zum anderen kann ein Überwachungsamt bei einem Verdacht auf gesundheitliche Bedenken – wie z. B. starke Kontamination der kosmetischen Mittels mit Mikroorganismen – Fertigprodukte oder auch Rohstoffe beim Hersteller kosmetischer Mittel entsprechend § 42 LMBG anfordern. Dies ist aber nur dann möglich, wenn der Grund einer gesundheitlichen Gefährdung des Verbrauchers für eine solche Forderung gegeben ist.

2.3.1.6 Die Kennzeichnung kosmetischer Mittel

§ 29 LMBG stellt die Ermächtigungsgrundlage für die Vorschriften zur Kennzeichnung kosmetischer Mittel dar, die in § 5 der Kosmetik-Verordnung umgesetzt sind. Alle Kennzeichnungen müssen deutlich sichtbar, leicht lesbar und nicht verwischbar sein; weitere Kennzeichnungsvorschriften finden sich u. a. in der Fertigpackungs-Verordnung oder in den Technischen Regeln Druckgase (TRG 300).

2.3.2 Die Kosmetik-Verordnung

Die Kosmetik-Verordnung stellt eine fast vollständige Umsetzung der EG-KRL dar. Inzwischen wurden 22 Änderungs-Verordnungen veröffentlicht, die die Anpassungs- und Änderungs-Richtlinien der EG-KRL umsetzen. Die Ermächtigungen zur Umsetzung der 6. Änderungs-Richtlinie wurden bisher zwar im LMBG erteilt, die Änderung der Kosmetik-Verordnung wurde allerdings bisher nicht vollzogen.

Die Anhänge der EG-KRL werden in der Kosmetik-Verordnung als Anlagen bezeichnet. Der deutsche Gesetzgeber hat weiterhin auf die Umsetzung der beispielhaften Liste – Anhang I – der EG-KRL verzichtet. Somit ergeben sich gewisse Differenzen in der Numerierung der Anlagen der Kosmetik-Verordnung. In Deutschland sind die in kosmetischen Mitteln verbotenen Stoffe in Anlage 1 (Negativliste), die eingeschränkt zugelassenen Stoffe in der Anlage 2 aufgeführt. Die Positivliste für Färbemittel enthält Anlage 3. Die Numerierung für Konservierungsstoffe (Anlage 6) und UV-Filter (Anlage 7) ist mit der der EG-KRL identisch.

Aufgrund des mit § 25 LMBG erteilten Verbotes zur Verwendung verschreibungspflichtiger Stoffe sind in der Anlage 2 einige zusätzliche Stoffe aufgeführt.

Im § 5 a der Kosmetik-Verordung sind Analysenmethoden aufgeführt, die bei der amtlichen Kontrolle über die Zusammensetzung von kosmetischen Mitteln zur Anwendung kommen. Diese Methoden sind in der Amtlichen Sammlung von Untersuchungsverfahren nach § 35 des LMBG unter den Nummern K 84.00-1 ff. veröffentlicht.

Hierbei handelt es sich um Umsetzungen von EU-einheitlichen Analysenmethoden, die in 5 Anpassungs-Richtlinien zur Änderung der EG-KRL veröffentlicht wurden.

2.3.3 Empfehlungen

Neben den Regelungen zur Kosmetik-Verordnung gibt es in Deutschland noch eine Vielzahl von Empfehlungen. Einige wenige wurden vom Gesetzgeber veröffentlicht, wie z. B. die Empfehlungen für Sicherheitsanforderungen an kosmetische Inhaltsstoffe aus Körperbestandteilen von Rind, Schaf oder Ziege zur Vermeidung des Risikos einer Übertragung von BSE (Rinderwahnsinn) bzw. Scrapie (Bundesanzeiger Nr. 96 vom 25. 5. 1994).

Die überwiegende Zahl beruht allerdings auf freiwilligen Empfehlungen der Industrie, z. B. die des Industrieverbandes Körperpflege- und Waschmittel (IKW) zum Verzicht auf den Einsatz von Moschus-Xylol oder zur Kennzeichnung aller Inhaltsstoffe kosmetischer Mittel. Bei diesen Regelungen handelt es sich mehrheitlich um Maßnahmen, die aufgrund von besonderen nationalen Gegebenheiten notwendig waren. Einige davon, wie z. B. die Empfehlung zur Vermeidung von Nitrosaminen, wurden später in EU-Recht umgesetzt.

Eine Empfehlung des IKW legt mikrobiologische Grenzwerte für kosmetische Mittel auf eine Gesamtkeimzahl von max. 1000 koloniebildenden Einheiten (KBE) – aerobe Bakterien, Hefen und Schimmelpilze – pro g oder ml fest. Bei kosmetischen Mitteln, die bestimmungsgemäß zur Anwendung im Bereich der Augen und zur Verwendung bei Säuglingen und Kleinkindern bestimmt sind, sollte die Gesamtkeimzahl 100 KBE pro g bzw. ml nicht überschreiten. Zusätzlich zu den genannten Grenzwerten dürfen kosmetische Mittel keine für den Verbraucher schädlichen Mikroorganismen enthalten. Folgende Mikroorganismen dürfen in einer Probe von 10 mg bzw. 10 µl nicht nachweisbar sein (Bestimmung im Plattenverfahren): Pseudomonas aeruginosa, Staphylococcus aureus, Candida albicans und Escherichia coli (s. a. Kap. 13, S. 425).

2.4 Andere Gesetzgebungen, Verordnungen und Regelungen

Neben der Kosmetik-Verordnung gibt es eine Vielzahl von Gesetzen, Verordnungen oder anderen Regelungen, die für alle kosmetischen Mittel bzw. eine bestimmte Gruppe von kosmetischen Mitteln Gültigkeit haben. So gelten z. B. die Forderungen zur biologischen Abbaubarkeit von grenzflächen- und waschaktiven Substanzen aus dem Wasch- und Reinigungsmittelgesetz auch für Inhaltsstoffe von Dusch- und Schaumbädern, Shampoos und Haarkonditionierern. Die Aerosol-Richtlinie, die in Deutschland in den Technischen Regeln Druckgase (TRG 300) umgesetzt ist, gilt auch für kosmetische Sprays. Die Fertigpackungs-Verordnung, das Eichgesetz sowie die Verpackungs-Verordnung (Duales System), die u. a. Vorschriften für Packungsgestaltung, Mengenkennzeichnung, Füllmengen oder Rücknahme von Verpackungen vorsehen, gelten für alle kosmetischen Mittel.

Kosmetische Mittel sind zwar aus dem Chemikaliengesetz und der Gefahrstoffverordnung weitestgehend ausgenommen, jedoch fallen alle Inhaltsstoffe kosmetischer Mittel unter diese Regelung und müssen entsprechend angemeldet bzw. gekennzeichnet werden.

Das Branntweinmonopolgesetz regelt die Verwendung und Vergällung von Alkohol, der in kosmetischen Mitteln zum Einsatz kommt.

Das Tierschutzgesetz, in dem die Regelungen der 6. Änderung der EG-KRL zu Tierversuchen umgesetzt werden, sieht im § 7 Abs. 5 seit 1985 ein Verbot von Tierversuchen zur Entwicklung dekorativer kosmetischer Mittel vor (s. a. Kap. 15, S. 449 f.).

Darüber hinaus gilt für kosmetische Mittel auch die EG-Verordnung zur Einrichtung eines EU-Umweltzeichens. Derzeit werden Umweltzeichen für Haarsprays, Deodorantien, Antitranspirantien und Shampoos diskutiert.

2.5 Naturkosmetik

Die Diskussion über die Definition von Naturkosmetik wird in Deutschland bereits seit einigen Jahren geführt. Während es für Lebensmittel im § 17 Abs. 1 Nr. 4 LMBG eine Regelung gibt, aus der hervorgeht, daß nur unter bestimmten Voraussetzungen Begriffe wie natürlich oder naturrein verwendet werden dürfen, gibt es eine solche Regelung für kosmetische Mittel nicht. Dort ist lediglich der Schutz vor Täuschung gemäß § 27 LMBG in allgemeiner Form festgelegt.

Im Falle von gerichtlichen Auseinandersetzungen werden allerdings immer auch die Erwartungen des Verbrauchers in Betracht gezogen, der von einem Produkt, das als Naturkosmetikum ausgelobt ist, die Vorstellung haben könnte, daß dieses ausschließlich aus in der Natur vorkommenden Stoffen zusammengesetzt ist.

Geht man davon aus, daß ein solches Produkt aus wissenschaftlicher Sicht kaum herstellbar und wünschenswert ist, so müßte eine andere Definition geschaffen werden.

Der Ausschuß Lebensmittelhygiene und Lebensmittelüberwachung der Arbeitsgemeinschaft der Leitenden Medizinalbeamten der Länder (ALÜ) hat sich mehrmals mit der Frage der Definition von Naturkosmetik beschäftigt. So hat er 1985 festgestellt, daß bei Verwendung des Begriffes Naturkosmetik die Verwendung von Konservierungsmitteln als irreführend im Sinne des § 27 Abs. 1 Nr. 3 LMBG zu sehen ist. Auf Basis dieses und weiterer Beschlüsse sind dann bestimmte chemische Überwachungsämter gegen fast alle Hersteller vorgegangen, die Naturkosmetika vermarkten.

Diese Regelung war allerdings insofern unbefriedigend, als insbesondere Naturstoffe besonders anfällig für Mikroorganismenwachstum sind und somit das kosmetische Mittel schnell verkeimen kann, was letztlich zu einer Gesundheitsgefährdung des Verbrauchers führt.

Vor diesem Hintergrund hat das BMG mehrere Anhörungen durchgeführt mit dem Ziel der Festlegung einer – zunächst für Deutschland – einheitlichen Definition von Naturkosmetik. Es wurde dann ein Definitionsvorschlag erarbeitet, der auch von allen Beteiligten – Überwachung, Verbraucherverbände und Industrie – getragen wurde. Gleichzeitig hat das BMG diese Definition den übrigen EU-Mitgliedstaaten vorgestellt. Eine Entscheidung auf EU-Ebene ist aber derzeit noch nicht absehbar.

In Deutschland wird die neue Definition bereits seit geraumer Zeit als Basis für die Beurteilung von Naturkosmetika verwendet. Nach ihr können bestimmte kosmetische Mittel, wie z. B. Sonnenschutzmittel, die UV-Filter der Anlage VII der Kosmetik-Verordnung enthalten, nicht als Naturkosmetika angeboten werden.
Die Definition lautet wie folgt:

Naturkosmetika sind Erzeugnisse, die vorbehaltlich der Ziffern 2 und 3 ausschließlich aus Naturstoffen hergestellt sind. Naturstoffe sind Substanzen pflanzlichen, tierischen oder mineralischen Ursprungs sowie deren Gemische und Reaktionsprodukte untereinander. Für die Gewinnung und Weiterverarbeitung werden nur physikalische Verfahren einschließlich der Extraktion mit Wasser, Ethanol, Glycerin oder Kohlensäure zugelassen. Darüber hinaus sind enzymatische und mikrobiologische Verfahren zulässig, wenn nur in der Natur vorkommende Enzyme oder Mikroorganismen, die nicht auf gentechnischem Wege hergestellt sind, verwendet werden.

In Naturkosmetika können jene natürlichen Riechstoffe eingesetzt werden, die den Bezeichnungen und Definitionen der französischen Norm T 75-006 entsprechen, sowie die darin aufgeführten Stoffe, die durch physikalische Methoden isoliert wurden. Synthetisch rekonstruierte etherische Öle, synthetisch gewonnene naturidentische Riechstoffe und chemisch modifizierte natürliche Rohstoffe werden nicht in Riechstoffkompositionen verwendet, die als natürlich gekennzeichnet sind.

Darüber hinaus ist festgeschrieben, daß Naturkosmetika der EG-KRL entsprechen müssen.

Die folgenden Konservierungsstoffe der Anlage 6 der Kosmetik-Verordnung, bei denen es sich um naturidentische Stoffe handelt, sind zur Konservierung zugelassen, wobei in unmittelbarer Nähe der Angabe „Naturkosmetik“ deutlich der Hinweis „konserviert mit...“ erfolgen muß: Benzoesäure, Propionsäure, Salicylsäure, Sorbinsäure, 4-Hydroxybenzoesäure, Ameisensäure, 2-Phenoxyethanol, Benzylalkohol sowie Ester von Methyl-, Ethyl-, Propyl- und Butylparaben.

Weiterhin können für die Herstellung von Naturkosmetika bestimmte Emulgatoren verwendet werden, die durch Hydrolyse, Veresterung oder Umesterung aus folgenden Naturstoffen gewonnen werden: Fette und Öle, Wachse, Lezithine, Lanolin, Mono-, Oligo- und Polysaccharide, Proteine und Lipoproteine.

Darüber hinaus sollen bei Naturkosmetika bereits vor dem Inkrafttreten einer einheitlichen Kennzeichnung alle Inhaltsstoffe auf der Verpackung, z. B. nach der INCI-Nomenklatur, angegeben werden.

Literatur

Amtliche Sammlung von Untersuchungsverfahren nach § 35 LMBG Band III/1 Allgemeiner Teil – Kosmetika (K), Teil 1, Beuth Verlag GmbH Berlin, Köln.

Berichte des Wissenschaftlichen Ausschusses für Kosmetologie (1983). Dritte Serie. Generaldirektion Umwelt, Verbraucherschutz und nukleare Sicherheit Kommission der Europäischen Gemeinschaften EUR 8794.

Empfehlungen zu speziellen Themen des Industrieverbandes Körperpflege- und Waschmittel, Karlstr. 21, 60329 Frankfurt am Main.

Fiedler, H. P., Kemper, F. H., Lüpke, N.-P., Schulz, H., Umbach, W. (1993) (Herausgeber), Blaue Liste: Inhaltsstoffe kosmetischer Mittel, 2. Aufl., ECV-Editio Cantor Verlag, Aulendorf.

Gesetz zur Neuordnung und Bereinigung des Rechts im Verkehr mit Lebensmitteln, Tabakerzeugnissen, kosmetischen Mitteln und sonstigen Bedarfsgegenständen vom 15. August 1974 (BGBl. I S. 1946) zuletzt geändert am 25. November 1994 (BGBl. I S. 3538–3544).

Loprieno, N. (1992), Guidelines for safety evaluation of cosmetics ingredients in the EC countries, Fd. Chem. Toxic, Vol. **30** (9), 809–815.

Richtlinie des Rates zur Angleichung der Rechtsvorschriften der Mitgliedstaaten über kosmetische Mittel (76/768/EWG) vom 27.7.1976 (Amtsblatt der EG Nr. L 262/169 vom 27.9.1976) zuletzt geändert am 29.6.1994 (EG-Abl. L 181/31 vom 15.7.1994).

Verordnung über kosmetische Mittel vom 26. Juni 1985 (BGBl. I S. 1082), zuletzt geändert am 6. Dezember 1994 (BGBl. I S. 3729–3731).

Ziolkowsky, B. (1994), Naturstoffe – Grüne Produkte – Naturkosmetik. Seifen, Öle, Fette, Wachse, **120** (1), 24–25.

3 Anwendungsgebiete kosmetischer Mittel

3.1 Die Haut

Die menschliche Haut übt als größtes Organ des Menschen zahlreiche lebenswichtige Funktionen aus. Beim Erwachsenen rechnet man im Durchschnitt mit einer Hautoberfläche von 1,8 m^2 und einem Hautgewicht, das ca. 8 – 12% des Körpergewichts beträgt. Neben ihren Schutzfunktionen gegenüber Umwelteinflüssen ist die Haut an verschiedenen Stoffwechsel-, Speicherungs- und Regulationsvorgängen den Körpers beteiligt. Sie ist mit dem übrigen Körper durch den Blutkreislauf sowie durch das Lymph- und Nervensystem eng verbunden. Ihre Beschaffenheit kann erhebliche Unterschiede aufweisen. Diese sind geprägt von der Körperregion, vom Alter, Geschlecht und vom Individuum.

Die Haut ist ein komplexes und multifunktionelles Organ, dessen genaue Kenntnis für kosmetische Behandlungen von wesentlicher Bedeutung ist.

Im folgenden wird daher dieses wichtige Organ unter den Gesichtspunkten Aufbau und Funktionen näher beschrieben. Die Schleimhaut, in die die Haut an allen natürlichen Körperöffnungen übergeht, wird im Kap. 3.2 (s. S. 37 ff.) „Die Mundhöhle" behandelt.

3.1.1 Aufbau der Haut

Die menschliche Haut besteht aus mehreren Schichten, ist mit Blutgefäßen, Nerven und Sinnesorganen ausgestattet und wird von den Hautanhangsgebilden, den Schweißdrüsen und dem Follikelapparat durchdrungen. Eine schematische Übersicht über ihren Aufbau gibt die 3.1.**1**.

3.1.1.1 Epidermis

Als äußerste Schicht bildet die **Epidermis** (Oberhaut) die eigentliche Schutzhülle gegenüber der Umwelt. Ihre Dicke beträgt durchschnittlich 0,1 mm, schwankt – abhängig vom Hautgebiet – zwischen 30 µm und 4 mm und ist an der Fußsohle sowie am Handteller am größten. Die Epidermis ist eng mit dem darunter befindlichen **Corium** (Lederhaut) verzahnt und besteht ihrerseits ebenfalls aus mehreren Schichten (s. 3.1.**2**). In diesem mehrschichtigen Plattenepithel folgen von außen nach innen aufeinander das **Stratum corneum** (abgestorbene Zellen), das **Stratum lucidum,** das **Stratum granulosum,** das **Stratum spinosum** und das **Stratum basale** – die drei letztge-

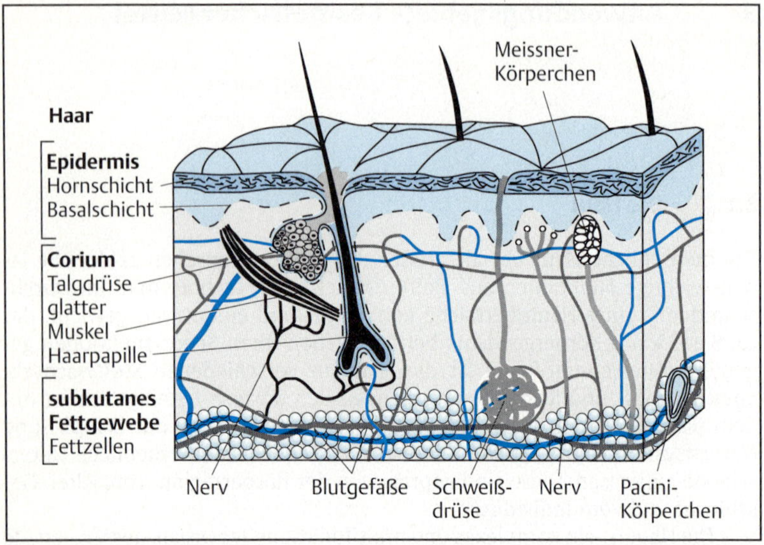

3.1.1 Schematischer Hautschnitt

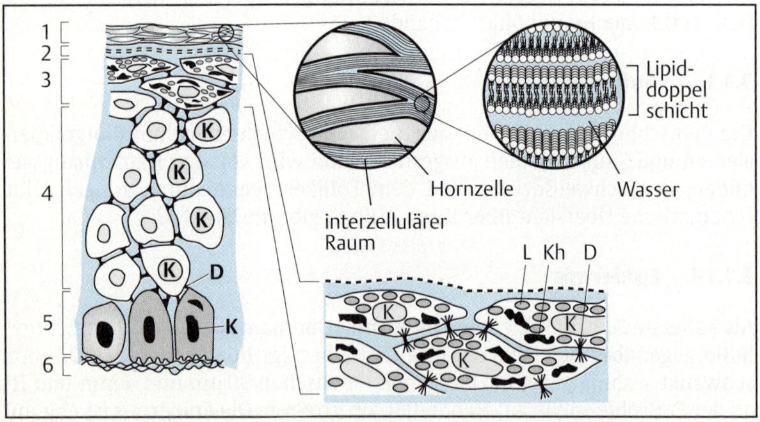

3.1.2 Aufbau der Epidermis (abgeändert nach Nasemann, T. et al., 1983)

1 Stratum corneum
2 Stratum lucidum
3 Stratum granulosum
4 Stratum spinosum
5 Stratum basale
6 Basalmembran
D Desmosomen
K Zellkern
Kh Keratohyalinkorn
L Lamellarkörper

nannten Schichten werden als Stratum germinativum bezeichnet – und die Basalmembran.

Das Stratum corneum stellt das Endergebnis des Keratinisierungsprozesses (Verhornung) der Haut dar.

Dieser Vorgang wird in der untersten Schicht der Epidermis, dem **Stratum basale** (Basalschicht), initiiert, das mitotisch sehr aktiv ist und ständig neue Zellen nachwachsen läßt. Diese wandern innerhalb von 2–4 Wochen unter fortwährender Veränderung an die Oberfläche, bis schließlich über das **Stratum lucidum** (Glanzschicht) das Stratum corneum erreicht wird. Durch regelmäßige Abschilferung der Hornzellen bleibt die mittlere Schichtdicke der Haut erhalten. Diese Zelldifferenzierung ist ebenfalls in ▣ 3.1.2 zu erkennen.

Die durch Mitose aus den **Keratinocyten** der Basalschicht entstandenen Tochterzellen bilden zunächst als Stachelzellen das **Stratum spinosum.** Auf dem weiteren Weg an die Hautoberfläche werden sie zunehmend flacher und überlappen insbesondere in der Oberfläche immer stärker. Der Zellinhalt wird dabei völlig umgewandelt: Mitose-Rate und Wassergehalt nehmen drastisch ab; im **Stratum granulosum** werden Keratohyalinkörper gebildet, die zusammen mit faserigen Proteinen und Cytoplasma-Bestandteilen in den Keratinisierungsprozeß eingehen. Außerdem werden in dieser Schicht **Lamellarkörper** (Keratosomen, Odland bodies) gebildet, die ihre Lipide beim Übergang ins Stratum corneum in den interzellulären Raum entleeren. Am Ende dieses Prozesses sind auch Zellkern und -organellen nicht mehr vorhanden.

Besondere Aufmerksamkeit verdient der Aufbau des Stratum corneum, das ein Verbundsystem aus Korneocyten und Lipidsystem darstellt. In neuerer Zeit wurde die lamellare Struktur dieser interzellulären Lipide und ihre Bedeutung für die Hautbarriere im Detail beschrieben. Die ▣ 3.1.2 zeigt in zweimaliger Vergrößerung Ausschnitte aus dem Stratum corneum. Im ersten Detailbild ist die **lamellare Lipidstruktur** zwischen den Korneocyten dargestellt, während die zweite Vergrößerung das lamellare flüssigkristalline System als Lipiddoppelschicht mit der wäßrigen Phase zeigt. Die Schichtstrukturen können mit der Methode der Röntgen-Kleinwinkelbeugung bzw. der Rasterelektronenmikroskopie erkannt werden. Die Hauptbestandteile der Lipiddoppelschicht sind freie Fettsäuren (zum großen Teil ungesättigt) im Gemisch mit ihren Salzen (ca. 20%), Cholesterin (ca. 14%), Triglyceride (ca. 25%), Kohlenwasserstoffe (ca. 11%) und Ceramide (ca. 18%). Die Ceramide sind Amide des Sphingosins oder seines Hydratisierungsproduktes mit sehr langen Fettsäuren und stellen nichtionische, wenig hydrophile amphiphile Verbindungen dar. Sie kommen nur in der Hornschicht in dieser hohen Konzentration vor und sind von eminenter Bedeutung für die Funktionsfähigkeit der Hautbarriere.

Die mechanische Stabilität der Epidermis resultiert einerseits aus den intrazellulären Keratinfasern (Fibrillen), die aus den Tonofibrillen zusammengesetzt sind, andererseits aus den Desmosomen (interzelluläre Haftstellen) sowie einer Kittsubstanz, dem zuvor beschriebenen lamellaren Lipidsystem zwischen den Zellen. Die Keratinfasern sind bereits in den Basalzellen vorhanden und verfestigen sich auf ihrem Weg zum Stratum corneum.

Das Stratum basale enthält neben den Keratinocyten in geringerer Anzahl auch **Melanocyten.** Deren Verhältnis von ca. 10 : 1 kann in Abhängigkeit von der Hautregion, der Rasse und dem Individuum stark variieren. Melanocyten sind dentritische Zellen. Sie produzieren Pigmentkörner (Melanine) und geben diese über ihre schlauchartigen Fortsätze in die darüberliegenden Stachelzellen ab. In wesentlich kleinerer Anzahl sind noch zwei weitere Zellarten in der Epidermis zu finden, nämlich die Langerhans- und die Merkel-Zellen.

3.1.1.2 Corium

Das Corium (Dermis, Lederhaut) ist mit der Epidermis durch die Basalmembran papillär fest verbunden, stellt ein gut durchblutetes, von Lymphbahnen und Nerven durchzogenes Bindegewebe dar und gewährleistet durch Diffusion die Versorgung der gefäßfreien Epidermis. Auffälliges Strukturmerkmal des Coriums ist das faserige Netzwerk aus Proteinen. Es besteht zum größten Teil aus Kollagenfasern. Elastin- und Retikulinfasern kommen in geringerem Umfang vor.

Die **Kollagenfasern** werden als Tropokollagen in den Fibroblasten synthetisiert und bestehen aus drei spiralförmigen, prolinreichen Polypeptidketten, die nach Hydroxylierung spontan zu einer Tripelhelix assoziieren (s. ▣ 3.1.**3**). Nach Ausschleusen aus den Fibroblasten in den extrazellulären Raum werden weitere Assoziate aus zahlreichen Tripelhelices gebildet. Auf diese Weise entstehen Fibrillen mit typischer Querstreifung. Die Festigkeit des Coriums nimmt allmählich aufgrund intermolekularer Vernetzungen zu.

In menschlichen Bindegeweben kommen insgesamt 11 verschiedene Kollagentypen vor, in der Haut die Typen I, III und IV, Typ IV nur in der Basalmembran.

Die **Retikulinfasern** entsprechen sehr feinen Kollagenfasern; sie sind besonders in embryonaler Haut, in bei der Wundheilung sich bildender Haut, an der epidermal-dermalen Grenze sowie in der Umgebung von Hautanhangsgebilden und Gefäßen zu finden. Daneben ist das Corium von einem weiten Netzwerk aus **elastischen Fasern** (Elastinfasern) durchzogen, deren Anteil ca. 2–4% am Gesamtgehalt der Proteine im Hautbindegewebe beträgt.

Eingebettet sind diese faserigen Proteine in die gallertige **Grundsubstanz,** die aufgrund ihres hohen Wasserbindevermögens mit für den **Hautturgor** (Gewebeinnendruck) verantwortlich ist und als wesentliche Bestandteile makromolekulare Proteoglykan-Hyaluronat-Komplexe enthält. Die Struktur eines derartigen Komplexes des Knorpelgewebes ist in ▣ 3.1.**4** (S. 30) dargestellt. Sein Basismolekül ist die Hyaluronsäure, die mit Protein-

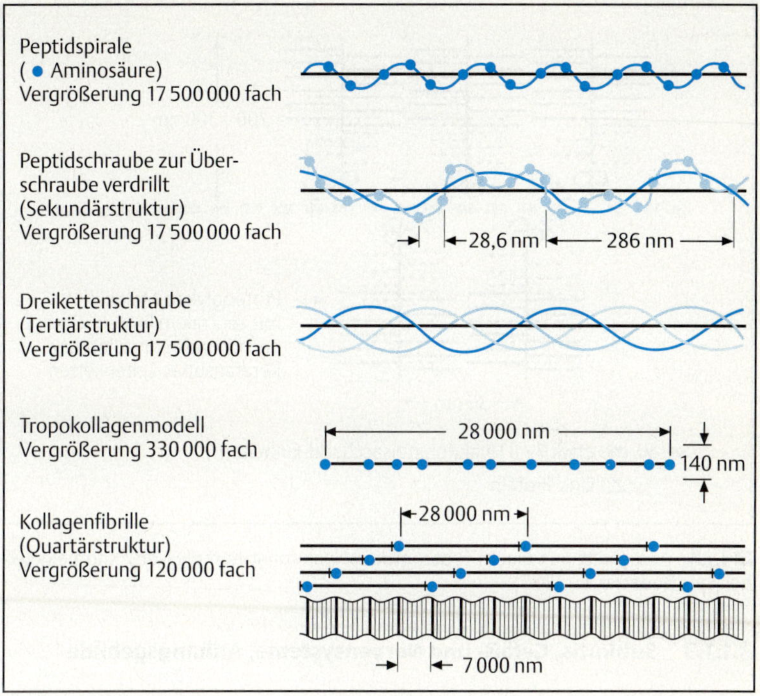

3.1.3 Struktur des Kollagens (nach Herrmann, F., et al., 1973)

ketten seitlich verknüpft ist. Diese wiederum tragen Verzweigungen aus Polysaccharidsulfaten, die im Falle der Haut aus Dermatansulfat bestehen.

Dieses kompliziert zusammengesetzte makromolekulare System wird auch als **extrazelluläre Matrix** bezeichnet und ist nach neueren Erkenntnissen zusammen mit Gewebshormonen über eine Hierarchie von Signalmolekülen entscheidend an der Zelldifferenzierung und -regulation beteiligt. Störungen, z. B. durch Lichtschäden in der Matrix, wirken sich unmittelbar auf die Zellfunktionen aus, die ihrerseits wiederum die Neusynthese von Matrixmolekülen beinhalten können.

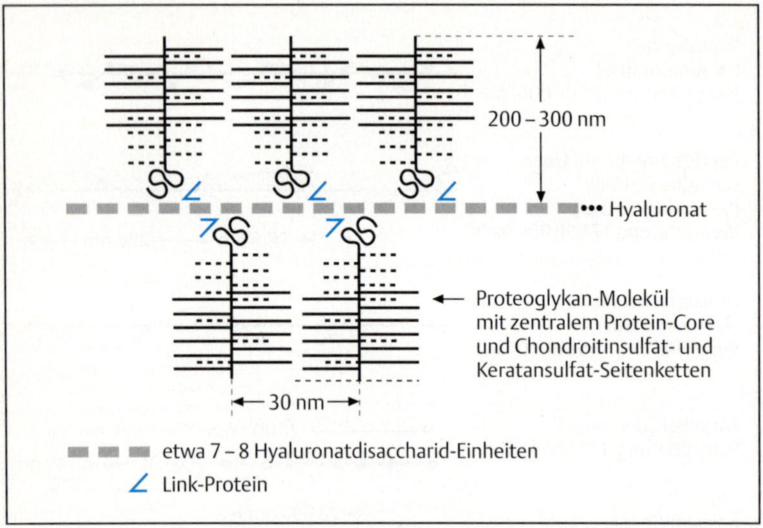

3.1.4 Ausschnitt aus einem Proteoglykan-Hyaluronat-Komplex des Knorpelgewebes (aus Budecke, E., 1985)

3.1.1.3 Subkutis, Gefäß- und Nervensysteme, Anhangsgebilde

Subkutis

Das **subkutane Fettgewebe** (Subkutis) besteht aus einem lockeren, stark dehnbaren Bindegewebe zwischen Corium und Muskeln, Knochen bzw. anderen Strukturen. Es ist nicht scharf vom Corium abgetrennt, enthält Agglomerate von Fettzellen (s. 3.1.1, S. 26) und ist in seiner Ausdehnung stark variabel. Bei Unterernährung verschwindet es fast, bei Fettleibigkeit kann es dagegen außerordentlich voluminös werden.

Gefäßsysteme

Die Haut wird im wesentlichen von zwei Blutgefäßnetzen versorgt, zum einen von einem tiefer an der dermal-subkutanen Grenze gelegenen und zum anderen von einem oberen, im papillären Corium befindlichen System. Das letztere verfügt über sehr feine Kapillaren, die auch der Versorgung der gefäßlosen Epidermis dienen. Im tiefer gelegenen Gefäßnetz ermöglichen zahlreiche arteriovenöse **Anastomosen** (Gefäßverbindungen) eine besondere Art der Blutzirkulation. Sie dienen der Wärme- und Druckregulation. Daneben ist die Haut von einem ausgedehnten Lymphgefäßsystem durchzogen.

Nervensysteme

Die menschliche Haut ist mit zahlreichen Nerven ausgestattet (s. ◘ 3.1.**1**, S. 26). Man unterscheidet zwei Arten, und zwar die sensorischen (zerebrospinalen) Nerven, die äußere und innere Hautreize wie Berührung, Spannung, Schmerz, Wärme und Kälte wahrnehmen, und die autonomen (vegetativen) Nerven, die die Gefäße, Hautanhangsorgane sowie die glatten Muskeln zum Aufrichten der Haare kontrollieren. Als besonders ausgebildete Sinnesorgane sind die Meissner-Körperchen an der epidermal-dermalen Grenze sowie die auf Druck reagierenden Pacini-Körperchen im tiefen Corium hervorzuheben. In der Haut sind ca. 1 Million Sinneskörperchen verteilt.

Anhangsgebilde

Follikelapparat. Der Follikelapparat besteht aus dem Haarbalg (Follikel) mit trichterförmiger Öffnung, dem Haarschaft, der im tiefen Corium verankerten Haarwurzel, einer Talgdrüse im oberen Corium, die in den Follikel mündet, dem glatten Muskel (Musculus arrector pili) sowie dem Gefäß- und Nervennetz zur Versorgung der einzelnen funktionalen Einheiten (s. ◘ 3.1.**1**, S. 26). Einzelheiten über den Aufbau des Haares sind im Kap. 3.3 „Das Haar" dargestellt. Über den Aufbau der **Nägel** wird im Kap. 9.1.4 „Nagelpflegemittel" (S. 330ff.) berichtet.

In diesem Kapitel wird als Teil des Follikelapparates nur auf die **Talgdrüsen,** von denen ca. 2 Millionen nahezu über die gesamte Haut verbreitet sind, genauer eingegangen. Ihre größte Dichte erreichen sie auf der Kopfhaut und der Stirn, während auf Handteller und Fußsohle keine Talgdrüsen vorhanden sind. Aus den Talgdrüsen stammt der größte Teil des Hautoberflächenfetts (Sebum), das zum geringeren Teil auch aus dem Hornfett, einem Nebenprodukt der Keratinisierung, besteht. Seine durchschnittliche Zusammensetzung wird in ◘ 3.1.**1** wiedergegeben. Die Talgdrüsen werden den ho-

◘ 3.1.**1** Durchschnittliche Zusammensetzung des Hautoberflächenfetts von 17 Personen (aus Downing, D. T. et al., 1969)

Fett-bestandteile	Massengehalt (%) Mittelwert	Bereich
Triglyceride	41,0	19,5–49,4
Wachsester	25,0	22,6–29,5
Fettsäuren	16,4	7,9–39,0
Squalen	12,0	10,1–13,9
Diglyceride	2,2	1,3–4,3
Cholesterinester	2,1	1,5–2,6
Cholesterin	1,4	1,2–2,3

lokrinen Drüsen zugeordnet, weil sie ihr Sekret durch proliferierende Sebocyten (Talgdrüsenzellen) erzeugen. Je nach ihrer Aktivität unterscheidet man zwischen öligem (seborrhoischem) und trockenem (sebostatischem) Hauttyp. Gloor konnte bei der Talgdrüse eine zirkadiane Periodik feststellen; nachts ist die Talgproduktion am geringsten.

Schweißdrüsen. In der menschlichen Haut sind etwa 3 Millionen Schweißdrüsen vorhanden. Ihre verknäuelten Schläuche befinden sich im tiefen Corium und in der Subkutis. Sie winden sich spiralig durch die Epidermis und münden an der Hautoberfläche (s. ◘ 3.1.**1**, S. 26). Man unterscheidet zwei Arten, und zwar die ekkrinen und die apokrinen Schweißdrüsen. Die **ekkrinen Schweißdrüsen** stellen die eigentlichen Schweißdrüsen dar. Sie produzieren den wäßrigen Schweiß und sind über den gesamten Körper verteilt, besonders dicht auf der Oberfläche der Handteller, Fußsohlen, Achseln und Stirn. Ihre Schweißsekretion (Perspiratio sensibilis, Schwitzen) wird durch autonome Nervenfasern gesteuert. Die großen **apokrinen Schweißdrüsen** kommen in den Achselhöhlen, am Warzenhof und in der Genitalregion vor. Sie sezernieren lipidhaltige Duftstoffe in die trichterförmigen Öffnungen von Haarfollikeln und prägen den typischen Geruch eines Individuums.

3.1.2 Funktionen der Haut

3.1.2.1 Schutzfunktionen

Barrierefunktion

Die wohl wichtigste Funktion der Haut ist die Aufrechterhaltung einer effizienten **Barriere,** die den Organismus, der ja in hohem Maße Wasser enthält, in einer weniger feuchten Umwelt vor Austrocknung schützt. Bewirkt wird dieses durch die spezifische Leistung der Epidermis, die mit dem permanenten Aufbau des Stratum corneum ein System einer Matrix aus hydrophilem **Keratohyalin**material und interkorneocytären **Lipid-Doppel-Schichten** schafft, das den gesamten Körper überzieht. Im Mittelpunkt steht der **Korneocyt,** der auf seinem Reifungsweg vom Stratum basale zum Stratum granulosum verschiedenste Stoffwechselleistungen übernimmt, so auch die Produktion von Barrierelipiden, und im Stadium des Absterbens später selbst den Hauptbestandteil der Matrix darstellt. Endstadium der Korneocytenentwicklung sind kernlose, abgeflachte Keratohyalinschuppen, die durch das Lipidmembransystem verklebt sind (s. ◘ 3.1.**2**, S. 26).

Dieses System stellt im wesentlichen eine physikalische Barriere gegen hydrophile Substanzen dar, kann aber aufgrund seiner engen und mehrschichtigen Struktur gleichermaßen auch von lipophilen Substanzen nur schwer passiert werden. Die in den Lamellarkörpern gebildeten Barrierelipide werden in den reifenden Schichten des Stratum granulosum von hydrolytischen Enzymen gespalten, so daß es zum Umbau von polaren Lipiden (Phospholipide, Sphingomyeline) zu stärker unpolaren Lipiden (Cholesterin, freie Fettsäuren, Ceramide etc.) kommt. Störungen der Lamellarkörper müssen somit zwangsläufig zu einer Veränderung der Barriere in Struktur oder Funktion führen, was sich in einer erhöhten Rate an abdampfendem Wasser darstellt (TEWL = transepidermal water loss).

Gleichzeitig wirkt die Barriereschicht des Stratum corneum als **Schutzeinrichtung** gegen Aufnahme und Penetration von außen kommender Stoffe. In Abhängigkeit von der Expositionszeit, der chemischen Beschaffenheit, der Konzentration, der Molekülgröße, der Ladungsverhältnisse etc. wird die Passage in und durch die Haut unterschiedlich stark erschwert. Bei erkrankter Haut, bei einer an essentiellen Fettsäuren armen Diät oder bei atopischem Ekzem ist die Lipidzusammensetzung verändert und die Barrierefunktion beeinträchtigt. Eine akute oder chronische Störung der Permeabilitätsbarriere führt ihrerseits wieder zu einer gesteigerten Aktivität der Korneocyten im Sinne einer Zunahme der Zellproliferation und der Lipidsynthese. Künstliche Okklusion geschädigter Hautareale kann diese Synthesesteigerung wieder hemmen.

Oberflächenlipide, die sich aus den beschriebenen Hautfetten und Sekreten der talg- und schweißsezernierenden Drüsen zusammensetzen, bilden mit Schweiß und wasserlöslichen Bestandteilen der Haut einen **Oberflächenfilm,** der ebenfalls die Geschmeidigkeit des Stratum corneum und das Oberflächenmilieu beeinflußt. Ein schwach saures **Puffersystem** kann bei gesundem Hautzustand saure bzw. basische Agenzien im pH-Bereich von 4–8 abpuffern.

Mechanischer Schutz

Druck-, Stoß- und Scherkräfte können in erstaunlichem Maße durch das **Stratum corneum** allein oder im Verbund mit den tieferen Hautschichten abgefangen werden. Im Falle von Abschürfungen oder tieferen Verletzungen werden durch Aktivierung des Gerinnungssystems ein Wundverschluß ermöglicht und durch Aktivierung der Mitoserate der corialen und epidermalen Zellen schnell eine Regeneration herbeigeführt. Größere Druck-, Dreh- oder Scherkräfte werden über die Verzahnung der Epidermis mit dem **Corium** an tiefere Hautschichten weitergegeben. Dort werden durch retikulär verspannte elastische Fasersysteme elastische und durch Kollagenfasern haltende und stabilisierende Funktionen übernommen. Auch dem subkutanen Fett kann je nach seiner Lokalisation und Dicke eine erhebliche mechanische Schutzwirkung zukommen.

Immunabwehr

Die Haut erfüllt Schutzfunktionen auch im Sinne einer **Immunfunktion.** Eindringende Fremdstoffe oder Erreger werden durch in der Haut situierte Immunzellen verschiedener Art erkannt und bekämpft. Bis etwa 10% der Zellen in der Haut können dem Immunsystem entstammen und als unspezifisch (Makrophagen) oder spezifisch agierende Zellen (verschiedene T-Lymphocyten) fremdes Material oder Keime adsorbieren, transportieren und eliminieren, wodurch für den Gesamtorganismus eine wichtige Schutzfunktion übernommen wird.

Die funktionell größte Bedeutung in der Haut hat die **Langerhans-Zelle,** eine dendritische Zelle, die meist suprabasal lokalisiert ist und besonders kleinmolekulare Antigene aufnimmt. Sie prozessiert diese als Haptene (Teilantigene) unter Bindung an Peptide zu Vollantigenen, wandert zum regionalen Lymphknoten und präsentiert das Antigen dort den **Lymphocyten.** Das führt zur Proliferation und Differenzierung der Lymphocyten. Es resultieren spezifisch sensibilisierte Lymphocyten-Subpopulationen, z. B. **T-Suppressorzellen, T-Helferzellen** oder **cytotoxische Lymphocyten,** mit unterschiedlichen Eigenschaften.

Ein anderer Weg der immunologischen Abwehr geht über das **B-Zellsystem** und **spezifische Antikörper.** Antigene können nach Aufnahme über den Luft- oder Blutweg auch durch Bindung an Antikörper, die im Blut zirkulieren, neutralisiert und präzipitiert werden. Die mikrobielle Besiedelung der Haut wird wahrscheinlich mit Hilfe des B-Lymphocytensystems von durch Plasmazellen produzierten spezifischen Antikörpern reguliert.

Allergiereaktionen (s. a. Kap. 14.2 „Dermatologie“) sind Ausdruck einer gesteigerten Antwortbereitschaft des Organismus auf den Kontakt mit einem Fremdstoff als Folge einer vorangegangenen Exposition mit dem Stoff und einer erfolgten Sensibilisierung dagegen. Relevant für den Umgang mit kosmetischen Mitteln sind hauptsächlich zwei Reaktionstypen. Je nach Reaktionstyp und immunologischem Mechanismus werden Soforttypreaktionen (Typ 1), die antikörpervermittelt ablaufen und bei denen es zu einer IgE- (Immunglobulin-E-) regulierten Ausschüttung von Entzündungsmediatoren kommt, von Spättypreaktionen (Typ 4) unterschieden, bei denen sensibilisierte T-Lymphocyten allergentragende Zellen angreifen und auflösen. Die letztere Reaktionsform wird klinisch auch als Ekzemtyp bezeichnet und ist die relevanteste Ursache für kontaktallergische Hautveränderungen.

Das Eindringen von Fremdstoffen kann auch zu **entzündlichen Abwehrreaktionen** führen, die bei chemischen Stoffen je nach Stoffart durchaus unterschiedlich sein können und über eine Aktivierung verschiedener Mediatorsysteme ablaufen. Unspezifische Freisetzung von Mediatorsubstanzen (z. B. Histamin) ist auch durch direkte Stoffeinwirkung möglich und kann eine allergische Reaktion imitieren **(pseudoallergische Reaktion).**

Mittels der auf und in der Haut in unterschiedlicher Verteilung und Menge vorhandenen Enzyme (z. B. Cytochrom P-450, Transferasen, Epoxidhydrasen etc.) können chemische Stoffe umgebaut bzw., z. B. im Falle freier Radikale, auch in ihrer schädlichen Wirkung neutralisiert werden.

Schutz vor UV-Strahlen

Gegen **UV-Strahlung** besitzt die Haut spezifische und unspezifische Schutzmöglichkeiten. Insbesondere UV-B-Strahlung (280 – 320 nm), in geringerem Maße auch UV-A-Strahlung (320 – 400 nm), können zum großen Teil reflektiert oder absorbiert und in Wärme umgewandelt werden. Nach längerer Bestrahlung reagiert die Haut mit einer Zellproliferation und Gesamtverdikkung der Epidermis (Lichtschwiele) sowie mit vermehrter Bildung von Melanin (Schutz von Corium und Subkutis). Melanin ist ein Stoffwechselprodukt der Melanocyten, dendritischer Zellen, die in den Melanosomen die Aminosäure Tyrosin über eine Tyrosinase in Dihydroxyphenylalanin (DOPA) umwandeln und zu Melanin oxidativ polymerisieren (s. a. Kap. 6.7.2.2 u. 6.7.**1**). Nach Transport dieses Polymeren in die nächstgelegenen Keratinocyten findet eine Aggregation und Ablagerung statt. Unterschiede zwischen verschieden pigmentierten Menschenrassen bestehen sowohl in der Produktion als auch im Abbau von Melanosomen. Melanin ist als Polymer ein intraepidermaler Sonnenschutz und gleichzeitig ein Sauerstoffradikalfänger. Es wird deshalb vermutet, daß seine Funktion außerdem im Abfangen des mutagen und carcinogen wirkenden Singulettsauerstoffes für umliegende Keratinocyten und Langerhans-Zellen besteht. Ein leistungsfähiges Reparatursystem beseitigt darüber hinaus enzymatisch durch Lichtwirkung aufgetretene Veränderungen an den Chromosomensträngen.

Wärmeregulation

Während die epidermalen Schichten nur über Diffusionsprozesse ernährt werden, besitzt das Corium eine Anbindung an das Gefäßsystem. Coriale Gefäße können durch ein Shuntsystem (Ventilsystem) feinreguliert werden, so daß der Blutfluß gesteigert oder abgesenkt und über diesen Weg eine Thermoregulation vorgenommen werden können. Über das Schweißdrüsensystem können bei Bedarf mehrere Liter Schweiß pro Tag abgegeben werden, wodurch über Verdunstungskälte (Verdampfungsenthalpie) ein Schutz des Organismus gegen Überhitzung gewährleistet wird. Kälteschutz kann über eine Drosselung der peripheren Shunts zur Verminderung der peripheren Durchblutung und des damit verbundenen Wärmeverlustes sowie durch die Isolationswirkung des Unterhautfettgewebes erreicht werden.

Die genannten Drüsen stehen insgesamt unter Kontrolle des vegetativen Nervensystems. Positive Reize für das ekkrine Drüsensystem sind nicht nur erhöhte Temperatur, sondern auch emotionale Erregung und geschmackliche Stimuli.

3.1.2.2 Metabolismus

Der Stoffwechsel hauteigener Zellen entspricht im wesentlichen dem anderer Körperzellen, aber mit besonderen Aktivitäten der Cytochrom-P450-Isoenzyme. Das ist insofern von Bedeutung, weil diese Enzyme nicht selten Rezeptoren für durch die Haut resorbierte Stoffe darstellen und am Metabolismus teilnehmen. Als spezifische Umsetzung ist die Vitamin-D-Synthese in den oberen Hautschichten zu nennen: Sie verläuft aus Vorstufen als photochemischer Prozeß und ist für einen gesunden Knochenmetabolismus essentiell.

Über die **Speicherung** von Fett und fettlöslichen Stoffen (Vitamin A und E) ist die Haut in der Lage, wesentliche Depotfunktionen für den Gesamtorganismus zu übernehmen. Im Bedarfsfall können so je nach individueller Situation z. T. erhebliche Energiereserven bereitgestellt werden.

Die besonderen Membraneigenschaften der Haut haben in den letzten Jahren auch die therapeutische Nutzung von Depotfunktionen interessant werden lassen. So wurden transdermale Systeme entwickelt, die eine verzögerte, aber direkte Abgabe von Stoffen in den Organismus unter Umgehung der Leberpassage ermöglichen. So können Pharmaka, die durch Metabolismus in der Leber inaktiviert würden, in gesteuerter Menge verfügbar gemacht werden (Beispiel: transdermale Applikation von Nitraten oder Hormonen).

3.1.2.3 Wahrnehmungs- und Sozialfunktionen

Die **Sinnesfunktionen** der Haut sind neben der Barrierefunktion wahrscheinlich die wichtigsten Funktionen für den Organismus. Eingelagerte Rezeptorsysteme für Wärme, Kälte und Schmerz, Tastrezeptoren für grobe und feine taktile Reize helfen zur Orientierung in der Umwelt und stellen über Nervenbahnen verschiedener Systeme den Kontakt zwischen Außenwelt und innerer Informationsverarbeitungszentrale her.

Eng damit verbunden ist die **soziale Funktion** der Haut. Über ihr Erscheinungsbild trägt sie erheblich zu zwischenmenschlichen Beziehungen und zum Selbstwertgefühl des Individuums bei. Indem die Haut über ihr allgemeines Aussehen Eindrücke über Alter, sozialen Status – „verbrannte" Haut des Landarbeiters, „weiße" Haut der Lady – und Gruppenzugehörigkeit (Tätowierungen etc.) des einzelnen vermittelt, ist sie auch entscheidend am psychosozialen Wohlbefinden des Individuums beteiligt. Farbveränderungen, Auftreten von spezifischen akut oder chronisch entzündlichen Reaktionen sowie Veränderungen in Turgor und Spannkraft können dem Arzt diagnostischer Wegweiser auf ein systemisches Leiden sein und im sozialen

Umfeld Mitgefühl oder Abstand erzeugen. So ist die Haut in vielerlei Hinsicht Perzeptions- und Interaktionsorgan mit mannigfaltiger Funktion, das eine hohe psychosoziale Aufmerksamkeit erfährt, die sich auch in der weitverbreiteten und intensiven Verwendung kosmetischer Mittel widerspiegelt.

3.2 Die Mundhöhle (Cavum oris)

Die Mundhöhle erfüllt mit ihren Strukturen eine Vielzahl von Aufgaben. Reizaufnahmen und Reizverarbeitung ihrer Nervenrezeptoren setzen komplexe nachgeschaltete Regelkreise in Gang. Die **Geschmacksknospen** stimulieren den Speichelfluß. Sie lösen, noch bevor ein Speisebrocken verschluckt wird, die Magensaftsekretion aus. Der Tastsinn der Zunge leitet den Schluckreflex der Kaumuskulatur ein. Mit ihrem Geschmackssinn durchmustert sie die aufgenommene Nahrung. Aus der Mischung süßer, saurer, salziger und bitterer Geschmackswahrnehmungen läßt sie erkennen, ob eine Speise bekömmlich ist oder verworfen werden sollte.

Die Zähne übernehmen während des Kauakts die Aufgabe makroskopischer Druckaufnehmer. Sie leiten den Kaudruck an feinste Nervenendigungen im Zahnbett weiter. Die Meldung dieser Druckrezeptoren steuert feinfühlig die Bewegungen der Kaumuskulatur. Der Mund, die Zunge sowie die mimische Muskulatur des unteren Gesichtsdrittels drücken wie kein anderer Körperteil die Gefühlswelt des Menschen aus.

3.2.1 Topographie der Mundhöhle

Der **Mund** ist in einen Raum gegliedert, der nach oben vom harten und weichen Gaumen, seitwärts von der Wangenschleimhaut und den Zähnen, nach unten von der Zunge und dem **Mundboden** und nach hinten durch die Rachenenge begrenzt wird. Dieser Raum wird bei geschlossener Zahnreihe in zwei Bereiche, den Mundvorhof (Vestibulum oris) und die eigentliche Mundhöhle (Cavum oris proprium) unterteilt (s. 3.2.**1**, S. 38).

Der **Mundvorhof** befindet sich zwischen der Wangenschleimhaut und den Lippen einerseits sowie den Kieferfortsätzen und den Zahnreihen andererseits. Seine Schleimhäute liegen bei geschlossenem Mund dicht aneinander. Sie bilden kapillare Spalten, die von einer großen Zahl kleiner und von wenigen großen **Speicheldrüsen** befeuchtet werden.

Im Bereich der oberen Mahlzähne ergießt die große, paarig angelegte **Ohrspeicheldrüse** (Glandula parotis) einen dünnflüssigen (serösen) Speichel in den Mundvorhof. Während die Wangen- und Lippenschleimhäute durch ihre Verbindung zu den Muskelfasern der mimischen Muskulatur des Gesichts stark beweglich sind, geht die Schleimhaut an den Kieferfortsätzen in das feste und unverschiebbare Zahnfleisch (Gingiva) über.

Die **Mundhöhle** im engeren Sinn erstreckt sich von den Rückflächen der Zähne bis zur Rachenenge. Den weichen Mundhöhlenboden füllt der

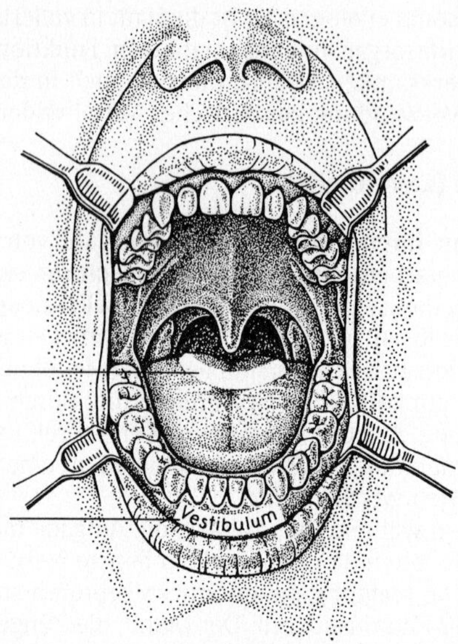

3.2.1 Die Mundhöhle (Cavum oris; nach Schumacher, G. H., Schmidt, H., 1983)

große Zungenmuskel. Von seiner Unterfläche zieht das elastische Zungenbändchen zum Unterkiefer. Das Dach der Mundhöhle wird durch den **Gaumen** geformt. Sein vorderer Anteil ist hart und knöchern. Nach hinten geht der Gaumen in das weiche, muskuläre Gaumensegel über, dessen Mitte das Zäpfchen (Uvula) markiert. Seitlich vom weichen Gaumen formen zwei Muskelzüge einen vorderen und einen hinteren Gaumenbogen. In ihren Nischen liegen die Gaumenmandeln.

3.2.2 Orale Gewebsstrukturen

3.2.2.1 Zähne (Dentes) und Zahnhartgewebe

Das menschliche Gebiß besteht aus mehreren Zahngruppen. Ihre variable Formgebung ergibt sich aus den unterschiedlichen Aufgaben der Zähne während des Kauakts.

Keilförmige **Schneidezähne** (Dentes incisivi) dienen der Abbeißfunktion. Die mit starken Wurzeln im Alveolarknochen verankerten Eckzähne (D. canini) führen infolge ihrer prominenten Stellung und Form die Seitwärtsbewegungen des Unterkiefers. **Backenzähne** (D. praemolares) und **Mahlzähne** (D. molares) übernehmen das Zerquetschen und Zerkleinern der Nahrung.

Der vollständige Zahnstatus des menschlichen Dauergebisses besteht im Ober- bzw. Unterkiefer jeweils aus 4 Schneide-, 2 Eck-, 4 Backen- und 6 Mahlzähnen. Die Gesamtzahl der Zähne des bleibenden Gebisses beträgt somit $2 \times 16 = 32$ Zähne; Abweichungen in Form und Über- oder Unterzahl kommen gelegentlich vor.

Im Milchgebiß fehlen die Mahlzähne der erwachsenen Bezahnung. An Stelle der Backenzähne stehen 4 Milchmolaren. Das Milchgebiß des Menschen umfaßt dementsprechend nur 20 Zähne.

Zahnaufbau

Der gesunde Zahn besteht aus der frei in die Mundhöhle ragenden **Zahnkrone** und der im Kieferknochen verankerten Zahnwurzel (s. ◘ 3.2.**2**). Am Übergang von **Zahnwurzel** zur Zahnkrone – entlang der Schmelz/Zement-Grenze (Zahnhals) – umschließt der Zahnfleischsaum die Zähne wie ein Dichtungsring. Während die Zahnkrone den vielfältigen Wechselwirkungen der Mundhöhle ausgesetzt ist, liegt die Zahnwurzel geschützt in der keimfreien Innenwelt des menschlichen Körpers. Der Übergangsbereich von der Zahnwurzel zur Zahnkrone hat große Bedeutung für die Erhaltung der parodontalen Gesundheit. Hier, an der Nahtstelle zwischen bakteriell belebter Außenwelt und keimfreier Innenwelt, entscheiden sich die Erhaltung par-

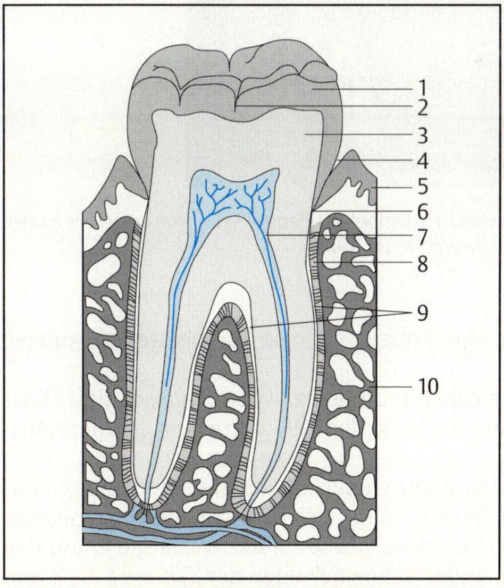

◘ 3.2.**2** Zahnaufbau: **1** Zahnschmelz, **2** Zahnfurche, **3** Zahnbein, **4** Zahnfleischfurche, **5** Zahnfleischsaum, **6** Schmelz-Zementgrenze, **7** Zahnmark, **8** Zahnbett mit Sharpeyschen Fasern, **9** Wurzelzement, **10** Alveolarknochen

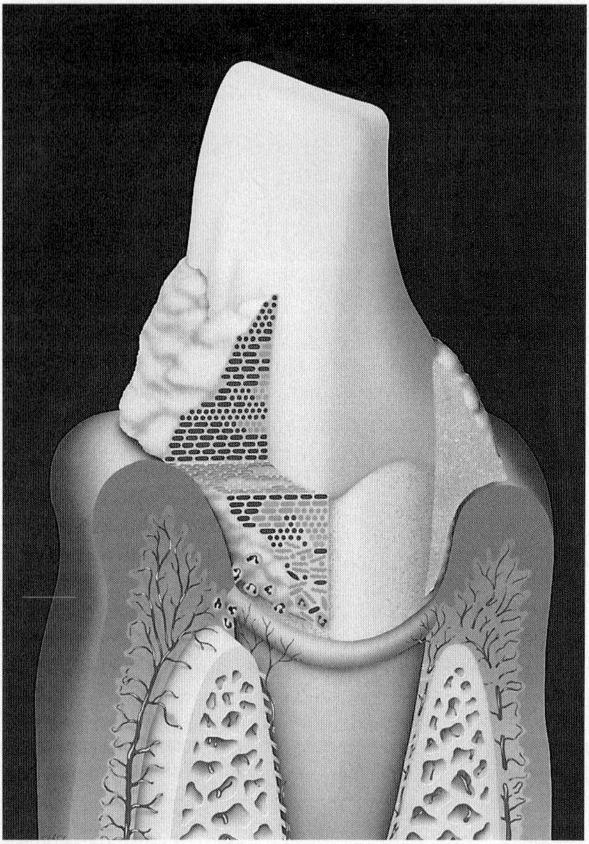

3.2.3 Der mehrere Tage alte weiche Zahnbelag (Plaque) setzt sich aus einer bakteriellen Mischflora zusammen. (Hellwege, K. D., 1987)

odontaler Gesundheit oder die Entstehung von Zahnbetterkrankungen (3.2.3 und 3.2.4).

Die Zahnhartgewebe der Zähne bestehen aus dem Zahnschmelz (Enamelum), dem Zahnbein (Dentinum) und dem Wurzelzement (Cementum).

Zahnschmelz (Enamelum). Der Zahnschmelz ist das am stärksten mineralisierte, härteste und sprödeste Zellprodukt des menschlichen Organismus. Er bedeckt die Zahnkronen in unterschiedlicher Stärke. Während er auf den Höckern der Kauflächen und an den Schneidekanten der Zähne ca. 2–3 mm

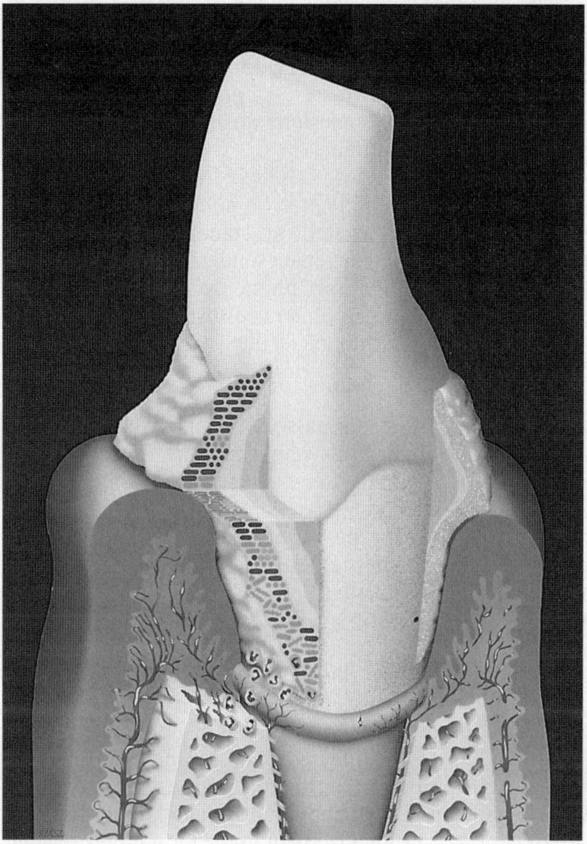

◘ 3.2.**4** Der weiche bakterielle Zahnbelag (s. ◘ 3.2.**3**) ist die Voraussetzung für die Bildung harten, mineralisierten Zahnsteins. Seine Oberflächen sind immer von stoffwechselaktiven Bakterienschichten bedeckt. Bei langandauernder bakterieller Reizung des Zahnfleischsaumes entstehen entzündlich vertiefte Zahnfleisch- und Knochentaschen (Parodontitis). (Hellwege, K. D., 1987)

dick ist, läuft er am Zahnhals in einer dünnen Schmelzfahne aus. Auf den Kauflächen der Backen- und Mahlzähne bilden spaltenförmige Einziehungen die sog. Fissuren. Sowohl die Fissuren als auch die Zahnhälse sind im menschlichen Gebiß kariesgefährdete Risikoflächen.

Der Zahnschmelz hat eine grau-bläulich-gelbe Eigenfarbe. Im wesentlichen ist er transparent, so daß die individuelle Zahnfarbe des Menschen weniger durch die Farbe des Zahnschmelzes, sondern vielmehr durch die gelbliche Tönung des darunterliegenden Zahnbeins bestimmt wird.

Der Zahnschmelz besteht zu über 95% aus Hydroxylapatit. Die restlichen Schmelzanteile setzen sich aus ca. 2% Wasser, 3% organischen Substanzen sowie Spuren von Natrium, Kalium, Magnesium, Strontium, Selen, Chlorid, Fluorid und anderen Elementen zusammen.

Der Zahnschmelz ist im Gegensatz zum Zahnbein frei von Schmerzempfindungen. Unter den Bedingungen der feuchten Mundhöhle ist er chemisch reaktionsfähig. Der Oberflächenschmelz steht im ständigen Austausch mit dem an Mineralien übersättigten Speichel. Insbesondere dieser **Schutzfaktor Speichel** schafft in der Mundhöhle unter physiologischen Bedingungen ein Milieu, das z.B. nach säurebedingten Mineralverlusten die Remineralisation der Zähne fördert. Fluoride beschleunigen den Wiedereinbau von Mineralien in den Zahnschmelz.

Zahnbein (Dentinum, Dentin). Die Hauptmasse der Zahnhartgewebe bildet das knochenähnliche Zahnbein. Es liegt als gelblicher Kern im Inneren der Zähne. Im Wurzelbereich wird es vom Wurzelzement bedeckt, im Kronenbereich vom Zahnschmelz umschlossen. Das Dentin tritt unter normalen Verhältnissen nicht an die Zahnoberfläche, kann aber durch chemische Erosionen des Zahnschmelzes oder durch mechanische Abrasion, etwa infolge zu intensiver Zahnpflege, freigelegt werden.

Zum Zahninnern grenzt das Dentin an das **Zahnmark,** die **Pulpa.** An der Kontaktfläche zwischen der bindegewebigen Pulpa und dem Zahnbein liegen in einer geschlossenen Zellage die **Zahnbeinbildner (Odontoblasten).** Verletzungen des Zahnmarks reparieren sie durch die Ablagerung neuer Dentinschichten. Jeder Odontoblasten-Fortsatz liegt in einem Dentinkanal von ungefähr 0,002–0,003 mm Durchmesser. Bei kariösen Erkrankungen werden die Dentinkanäle zu Leitbahnen für die Ausbreitung kariogener Mikroorganismen. Sie dringen dem Verlauf der Kanäle folgend in die Tiefe der Zahngewebe vor. Im Gegensatz zu Wurzelzement und Zahnschmelz reagiert das Zahnbein mit heftigen Schmerzreaktionen auf physikalische und chemische Reize.

Der Mineralgehalt des Dentins ist deutlich geringer als der des Zahnschmelzes. Dentin enthält ca. 70% Hydroxylapatit, 15% organische Bestandteile und 15% Wasser.

Wurzelzement (Cementum). Der Wurzelzement überzieht die Zahnwurzel von der Schmelz/Zement-Grenze bis zur Wurzelspitze der Zähne mit einer dünnen, knochenähnlichen Schicht. Seine Stärke variiert. Während er nahe der Schmelz/Zement-Grenze nur 0,05–0,1 mm dick ist, kann er zur Wurzelspitze hin infolge funktioneller Reize wulstig aufgetrieben sein. Der Wurzelzement gehört zum Zahnhalteapparat (Parodontium). Er ist im gesunden Gebiß von den Fasern der Wurzelhaut (Desmodont) umschlossen. Bakterielle Zahnbeläge, die einen Schwund des Zahnfleisches und die Bildung von Zahnfleischtaschen auslösen, aber auch altersbedingte Abbauvorgänge des Parodontiums können den Wurzelzement freilegen. Er verliert seine Vitalität und wird von Mikroorganismen und Schadstoffen durchsetzt. Folgerichtig spielt die Entfernung bakteriell infizierten Wurzelzements eine Schlüsselrolle bei der Gesunderhaltung des Zahnhalteapparates.

3.2.2.2 Zahnhalteapparat (Parodontium)

Weich- und Hartgewebe bilden die funktionelle Einheit des Zahnhalteapparats. Zu den Weichgeweben des Zahnbetts gehören der **Zahnfleischsaum** (marginale Gingiva) und die **Wurzelhaut** (Desmodont). Zu den parodontalen Hartgeweben zählen der Alveolarknochen und der Wurzelzement.

Eine klinisch gesunde Gingiva liegt vor, wenn der Zahnfleischsaum in einem spitzen Winkel gegen den Zahn ausläuft, blaßrosa aussieht und seine Oberfläche im Bereich der befestigten Gingiva eine deutliche Stippelung, vergleichbar der Oberfläche einer Apfelsine, aufweist.

3.2.2.3 Mundschleimhaut (Mucosa)

Die Mundhöhle ist kontinuierlich von einer befeuchteten Schleimhaut (Mucosa) ausgekleidet. Sie besteht generell aus zwei Lagen: einem mehrschichtigen, in der Regel unverhornten **Plattenepithel** und dem darunterliegenden Bindegewebe, der **Lamina propria mucosa.** Sie kann zusätzlich von lockerem Fettgewebe, Speicheldrüsen und Blutgefäßen unterlegt sein und bildet dann eine weitere Lage, die **Lamina submucosa.**

Plattenepithel und Lamina propria mucosa sind deutlich durch eine Basalmembran voneinander abgegrenzt und durch zapfenartige Epithelleisten miteinander verbunden.

Aufgrund der unterschiedlichen Funktionen, die die Mundschleimhaut zu erfüllen hat, unterscheidet man in der Regel drei Bezirke:

- die **mastikatorische Schleimhaut** im Gebiet der Kieferfortsätze und des harten Gaumens,
- die **auskleidende Schleimhaut** im Gebiet der Lippen, Wangen, des Vestibulums, des weichen Gaumens und des Mundbodens,
- die **spezialisierte Schleimhaut** im Gebiet des Zungenrückens.

3.2.3 Speicheldrüsen, Speichel

Die Mundspeicheldrüsen bestehen aus drei paarigen, großen Speicheldrüsen und zahlreichen kleinen Speicheldrüsen, die über die ganze Schleimhaut verteilt sind bzw. als Spüldrüsen am Zungengrund in der Papillae vallatae und Papillae foliatae Geschmacksstoffe fortspülen.

Der von den Speicheldrüsen sezernierte Speichel hat eine unterschiedliche Zusammensetzung.

Speicheldrüsen mit kurzen Ausführungsgängen, wie die Unterkieferdrüse (Glandula submandibularis), die Unterzungendrüse (Glandula sublingualis) sowie die vielen kleinen Schleimhautdrüsen, bilden einen überwiegend schleimigen, fadenziehenden, **mukösen Gleitspeichel.** Er ist reich an Muzinen, die chemisch zu den Glykoproteinen gehören. Muköse Glykoproteine bedecken die Schleimhäute und legen sich als dünner Film – „Pellicle" – auf die Zahnoberflächen. Für die Mundhöhlenphysiologie haben die Glykoproteine sowohl günstige als auch ungünstige Eigenschaften. Vorteilhaft ist ihre Anlagerung an die Zahnoberfläche, indem sie der säurebedingten Zerstörung des Zahnschmelzes entgegenwirken. Dagegen steht allerdings, daß sie gleichzeitig die Basis für die Bildung der Zahnbeläge sind.

Die Ohrspeicheldrüsen sowie einige Drüsenanteile der Unterkieferdrüsen sezernieren einen dünnflüssigen, **serösen Spülspeichel.** Er ist mit Calciumphosphat, Natriumhydrogencarbonat und anderen vorwiegend anorganischen Bestandteilen übersättigt. Der Speichel ist ein bedeutender Schutzfaktor für die Gesunderhaltung der Zahnhartsubstanzen. Er verdünnt und löst zahnschädigende Mono- und Disaccharide und sorgt für ihre rasche Entfernung aus der Mundhöhle. Er neutralisiert durch seine Pufferkapazität die Gärungssäuren der Zahnbelagsbakterien sowie die freien Säuren in Getränken und Speisen und fördert die Remineralisation des Oberflächenschmelzes. Die Schutzfunktionen, die der Speichel in der Mundhöhle erfüllt, werden mit dem Begriff **sekretorische Immunität** beschrieben.

Zwischen Speichelfluß und Kariesanfälligkeit besteht eine enge Wechselwirkung. Je geringer die sezernierte Speichelmenge ist, desto höher ist die Kariesanfälligkeit.

Katastrophal wirkt sich der völlig trockene Mund (Xerostomie) auf die Zahngesundheit aus, so z. B. nach therapeutischen Röntgenbestrahlungen der Speicheldrüsen.

Die vom Menschen produzierte Speichelmenge schwankt mit dem Tag/Nacht-Rhythmus. Während im Verlauf der 7–8stündigen Nachtruhe nur 20 ml Speichel abgegeben werden, beträgt der Speichelfluß tagsüber in Ruhe rund 300 ml (ca. 20 ml/h).

Kauen stimuliert die Speichelsekretion, wobei insbesondere der seröse Speichelfluß um das 10–20fache gegenüber dem Ruhespeichelfluß zunimmt. Die durchschnittliche Fließrate eines stimulierten Speichels beträgt ungefähr 1 ml/min.

3.2.4 Lebensraum Mundhöhle

Das feuchtwarme Milieu der Mundhöhle bietet einer Vielzahl von Bakterien beste Lebensbedingungen. In der bakteriellen Mischflora des Zahnbelags sind bis heute annähernd 300 Bakterienarten nachgewiesen worden. Die

Hartsubstanzen des Gebisses bieten den Mikroorganismen einzigartige Haftflächen und Lebensräume. Anders als die epithelialen Zellverbände der Schleimhäute unterliegen die Zähne keiner ständigen zellulären Erneuerung. Ihre statische Formenvielfalt fördert die bakterielle Besiedlung. In den Nischen der Zahnfleischsäume, der Fissuren und der Zahnzwischenräume finden die Mikroorganismen Ruhezonen für ihre ungestörte und massenhafte Vermehrung.

Der „Boden" für die Entstehung des **bakteriellen Zahnbelags (Plaque)** sind organische Makromoleküle (Glykoproteine) des Speichels. Durch elektrostatische Anziehungskräfte des Zahnschmelzes werden sie in dünner Schicht – dem **Pellicle** – von ihm absorbiert.

Ein optimales Nahrungsangebot sowie eine in der Regel ungenügende Reinigung der rund 100 bakteriellen Schlupfwinkel in den Zahnfleischfurchen, Fissuren und Zahnzwischenräumen begünstigen die starke Vermehrung der Mikroorganismen. Im Verlauf weniger Tage entwickeln sich 200–300 übereinandergeschichtete Bakterienlagen. Während sich die Plaque bei der Primärbesiedlung der Zähne fast ausschließlich aus kugelförmigen Bakterienarten zusammensetzt, dominiert im mehrere Tage alten mehrschichtigen Zahnbelag eine Mischflora mit Faden-Bakterien, z. B. Aktinomyceten-Arten, Stäbchen-Bakterien, z. B. Lactobazillen, und Schrauben-Bakterien, z. B. Spirochäten (s. 3.2.**3**, S. 40). Mit dem schnellen Wachstum und der mikrobiellen Differenzierung des Zahnbelags breitet sich die Plaque entlang der Zahnfleischsäume aus, dringt in die Zahnfleischfurchen ein und löst hier Entzündungen des Zahnfleischsaumes aus. Wissenschaftlich ist zweifelsfrei erwiesen, daß der mikrobielle Zahnbelag ursächlich für die Entstehung von Karies und Zahnbetterkrankungen ist. Im Umkehrschluß ergibt sich daraus, daß im Zentrum jeder vorbeugenden Verhütung der Zahnerkrankungen die gezielte **Plaqueentfernung** steht.

Der bakterielle Zahnbelag ist weich und mit der Zahnbürste abputzbar. Seine Umwandlung in mineralisierten, harten und damit nicht mehr abputzbaren **Zahnstein** beginnt bereits in frühen Bildungsphasen der Plaque. Ausgelöst wird seine Mineralisation durch eine Übersättigung des Zahnbelags mit anorganischen Mineralien, wie insbesondere Calciumphosphat. In der Nähe der Ausführungsgänge der großen Speicheldrüsen schafft der starke Speichelfluß ein Mundhöhlenmilieu, das die Mineralisation besonders fördert. Dementsprechend bildet sich Zahnstein bevorzugt auf den Rückenflächen der Unterkieferschneidezähne sowie wangenseitig auf den Mahlzähnen des Oberkiefers.

Die weiche bakterielle Plaque ist stets die Grundlage für die Zahnsteinbildung. Erste nadelförmige Kristalle entstehen bereits wenige Tage nach der primären Plaquebildung. Sie verdichten sich zu Mineralisationszentren. Langsam, mit einer durchschnittlichen Dauer von 10–20 Tagen, die von individuellen Faktoren wie Speichelfluß, Ernährungsgewohnheiten u. a. m. abhängig ist, durchwachsen sie entlang einer Mineralisationsfront den Zahnbelag.

Aus dem ursprünglich abputzbaren Zahnbelag wird fester Zahnstein. Schicht für Schicht kann er sich zu erheblicher Dicke aufbauen. Immer sind aber die rauhen Oberflächen des Zahnsteins von einer dünnen Schicht stoffwechselaktiver Zahnbeläge bedeckt. Der Zahnstein übernimmt mit seinem langsamen Wachstum eine Trägerfunktion für die aktive Plaque (s. ◘ 3.2.**4**, S. 41). Zahnstein begünstigt somit die Ausbreitung der parodontalen Infektion.

Die häusliche Zahnpflege ist mit Hilfe von Zahnbürste und Zahnseide nicht in der Lage, den mineralisierten Zahnstein von seiner Unterlage zu entfernen. Dies kann nur durch eine **professionelle Zahnreinigung** in der Zahnarztpraxis geschehen.

3.3 Das Haar

Der ganze menschliche Körper mit Ausnahme der Lippen und der Hand- und Fußinnenflächen ist behaart, zum großen Teil allerdings mit kaum sichtbaren Wollhärchen. Im Tierreich haben Haare die wichtige Funktion der Wärmeisolation und Schutzwirkung gegen äußere Einflüsse und fungieren vielfach als Orientierungs- und Tastorgane. Beim Menschen sind diese Aufgaben zurückgetreten. Schutzfunktionen haben nur noch spezielle Haare, z. B. die Haare auf der Kopfhaut (Schutz vor Kälte und UV-Strahlen), in der Nase und im Gehörgang (Zurückhalten von Staubpartikeln). Wegen der vielen Nervenendigungen an der Haarwurzel reagieren Haare empfindlich auf äußere Einflüsse wie Wind oder Berührung und sind daher ein nicht zu unterschätzender Bestandteil des Tastsinnorgans. Die wichtigste Funktion des menschlichen Haares dürfte aber heute darin bestehen, in charakteristischer Weise das Äußere des Menschen mitzugestalten.

3.3.1 Aufbau und Struktur des Haares

Das Haar besteht aus dem frei aus der Haut herausragenden Haarschaft und der in der Haut steckenden Haarwurzel (s. ◘ 3.3.**1**). Die Haarwurzel ist in einer sackartigen Einstülpung, dem Haarfollikel, eingebettet. In der Haarwurzel finden Zellteilungen und biologische Veränderungen statt, der Haarschaft hingegen ist verhornt, keratinisiert und tot.

3.3.1.1 Lebender Teil des Haares

Haare werden ständig neu gebildet. Die biochemischen Reaktionen, die daran beteiligt sind, finden im unteren Teil der Haarwurzel statt. Zur Haarwurzel gehören die zapfenartige Haarpapille und die darüber gestülpte Haar-

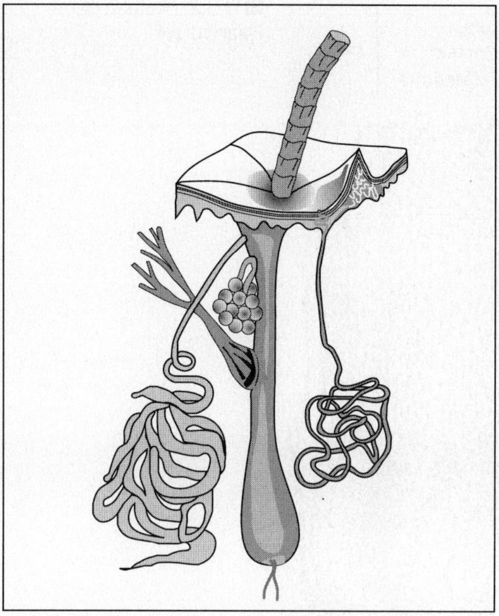

3.3.1 Haarwurzel und Haarschaft

zwiebel, Talgdrüsen, Aufrichtemuskel, Blutkapillaren und ein sie umgebendes Nervengeflecht.

Aufbau der Haarwurzel. Die Haarwurzeln sind einfache Organe, die von der obersten Schicht der Haut bis zur Lederhaut, teilweise sogar bis zum Fettgewebe der Haut reichen (s. 3.3.2, S. 48). An ihrem unteren Ende verdickt sich die Haarwurzel zur ausgehöhlten Haarzwiebel. Sie umschließt ein eiförmiges Inneres, welches mit lockerem zellreichen Bindegewebe ausgefüllt ist und als Haarpapille bezeichnet wird. Im Papillen- und unteren Haarzwiebelbereich findet in den sog. Matrixzellen der Zellaufbau des Haares statt. Über die in die Papille hereinragenden Blutkapillaren werden Nährstoffe geliefert und Abfallprodukte des Zellstoffwechsels abtransportiert. Durch ständige Zellteilung der Matrixzellen wird immer mehr Haarsubstanz gebildet und nach oben gedrückt. Bei dieser Aufwärtsbewegung findet die Zelldifferenzierung in die einzelnen Haarbestandteile statt.

Oberhalb der Zellteilungszone orientieren sich die Zellen und beginnen zu verhornen (zu „keratinisieren"). Sie werden dabei auffällig länger und nehmen Formen an, die für die Bestandteile des sichtbaren Haares charakteristisch sind.

Schon kurz über dem Bereich der Haarpapille können die Strukturmerkmale des Haares erkannt werden: ein innerer Teil, das Haarmark (Medulla),

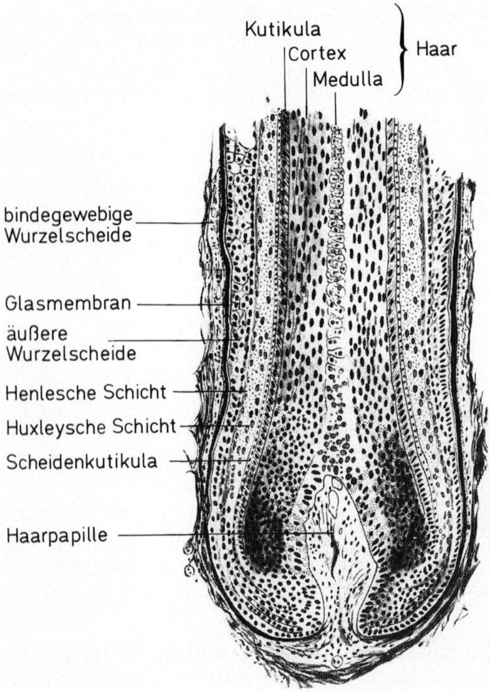

3.3.2 Aufbau der Haarwurzel

das von der Rindensubstanz (Cortex) und der Schuppenschicht (Kutikula) umgeben ist. Das Haar ist ummantelt von der inneren Wurzelscheide, die aus einer inneren einzelligen Wurzelscheidenkutikula, einer mittleren ein- oder zweizelligen Huxleyschen Schicht und einer äußeren einzelligen Henleschen Schicht besteht. Die Henlesche Schicht ist von der äußeren Wurzelscheide umgeben, die ihrerseits von der Glasmembran begrenzt wird. Die äußere Ummantelung bildet eine Bindegewebsschicht; sie wird als äußere bindegewebige Wurzelscheide bezeichnet. Durch die bindegewebige Wurzelscheide ist die Haarwurzel von dem Hautbindegewebe getrennt. Die genauen Funktionen der einzelnen Wurzelscheiden sind unbekannt. Sie spielen vermutlich bei der Ernährung des Haares, damit letztendlich bei dem Wachstum und der endgültigen Form des Haares eine Rolle. Darauf weisen auch die vielen kapillaren Blutgefäße hin, welche die Haarwurzel umgeben.

Die Haarwurzel steckt schräg in der Haut und kann durch den Haarsträubemuskel aufgerichtet werden. Dieser winzig kleine Muskel kann willentlich nicht beeinflußt werden, er reagiert auf Kälte und Gemütsregungen. Die Haarwurzel ist von einem Netz sensibler Nervenfäserchen umgeben.

Diese sind die Ursache dafür, daß Haare sehr empfindlich auf Beeinflussungen von außen – Wind, Zug, Tasten – reagieren.

Im oberen Drittel der Haarwurzel auf ihrer stumpfen Winkelseite liegen eine oder mehrere Talgdrüsen, die in den Haarkanal münden. Die Dichte der Talgdrüsen ist auf der Kopfhaut etwa fünfmal höher als in anderen Regionen der Körperoberfläche. In den Talgdrüsen finden ähnlich wie in der Haarpapille ständig Zellteilungen statt. Die Zellen zersetzen sich und werden zum Talg (Sebum).

Embryonalentwicklung. Etwa in der 8. Entwicklungswoche eines Embryos, zu einer Zeit, in der dessen Haut noch sehr einfach aufgebaut ist, verdichten sich an bestimmten Stellen die Zellen der Haut, stülpen sich nach innen ein und bilden die Haarknospe. Die Haarknospe wächst schräg nach unten und nimmt dabei allmählich eine ausgeprägt zapfenförmige Gestalt an. Die Zellanhäufung verdickt sich knollenartig und wird zum Haarzwiebelzapfen. Dessen unterer Teil wölbt sich nach innen und bildet die Haarpapille. Gleichzeitig ordnen sich am Rande des Haarzwiebelzapfens Zellen um. Sie bilden die Vorläufer der Talgdrüse, des Haarkanals und des Aufrichtemuskels.

Im Zuge der Weiterentwicklung der Haarwurzel differenzieren sich ihre unterschiedlichen Zellverbände zu immer stärker verhornten und verfestigten Gebilden; die eigentlichen Strukturelemente des Haares, Cortex, Medulla und Kutikula, treten in Erscheinung. Auch die Haarfarbe wird in dieser Phase angelegt; die dafür verantwortlichen farbgebenden Pigmente, die „Melanosomen", werden in speziellen Zellen, den Melanocyten, gebildet, die im unteren Teil der Haarzwiebel liegen. Die Haargenese ist im 5. Monat der Embryoentwicklung abgeschlossen.

Wachstumsphasen des Haares. Das Haarkleid aller haartragenden Lebewesen unterliegt einem Wachstums- und Ruhezyklus. Der Haarwechsel kann periodisch, z. B. zu einer bestimmten Jahreszeit, erfolgen und gleichzeitig eine große oder sogar überwiegende Anzahl der Körperhaare betreffen. Beim Menschen werden Haare in asynchroner und individueller Weise ersetzt, wobei die zeitliche Dauer der Wachstums- und Ruhephasen für die Haare der einzelnen Körperregionen außerordentlich verschieden ist.

Man unterscheidet zwischen Wachstums- oder Anagenstadium, Übergangs- oder Katagenstadium und Ruhe- oder Telogenstadium (◘ 3.3.**3**, S. 50). Die Dauer der einzelnen Phasen für Haare unterschiedlicher Körperregionen des Menschen ergibt sich aus ◘ 3.3.**1**, S. 50.

In der Anagenphase wächst das Haar in der schon beschriebenen Weise. Gegen Ende der Anagenphase erreicht die Haarwurzel ihren tiefsten Punkt in der Haut. Das Haar hat dann seine größte Wachstumsintensität erreicht und ist mit der Haarwurzel so fest verankert, daß beim Herausziehen des Haares die inneren und äußeren Wurzelscheiden mit entfernt werden. Nach Beendigung der Wachstumsphase bildet sich das Haar in der Katagenphase

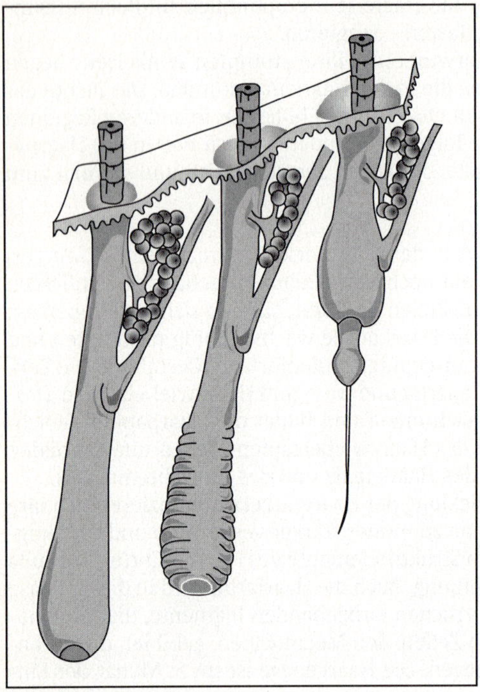

3.3.3 Wachstums- und Ruhestadien des Haares

3.3.1 Dauer der Wachstums- und Ruhephasen von Humanhaaren unterschiedlicher Körperregionen (nach Stüttgen, G., Schaefer, H., 1974)

Körperregion	Phase	Phasendauer (Monate)
Kopfhaut[1]	anagen	24–72
	katagen	0,5
	telogen	3– 4
Augenbrauen	anagen	1– 2
	telogen	3
Bart	anagen	10
	telogen	2
Handrücken	anagen	2,5
	telogen	1,75

[1] In der Anagen-, Katagen-, bzw. Telogen-Phase befinden sich durchschnittlich 85–90, 1 bzw. 9–14% der Kopfhaare.

zurück zum Kolbenhaar. Der untere Teil der Haarwurzel verdickt sich und wandert nach oben, die Papille wird freigesetzt. Die unter dem Haar entstandene Lücke wird durch Zellen der inneren und äußeren Wurzelscheide aufgefüllt – erkennbar als ein mehrere Zellagen dickes runzliges Säckchen, das den Haarkolben umgibt.

Nach Abschluß dieser Phase geht die Haarwurzel in die Telogenphase über. Das Haarende ist jetzt auffällig unregelmäßig und „morchelähnlich" ausgebildet. Der Wachstumszyklus beginnt von neuem. Die Haarwurzel regeneriert und geht in das Anagenstadium über. Das nachwachsende neue Haar stößt das Telogenhaar aus. Dabei wird kein Schmerz empfunden. Da sich von den ca. 100 000 Haaren auf der Kopfhaut etwa 1 % in der Telogenphase befinden, wird täglich eine beträchtliche Zahl von Haaren (im Normalfall 60–80) ausgekämmt.

Die einzelnen Körperhaare wachsen unterschiedlich schnell: Ihr tägliches Längenwachstum beträgt durchschnittlich ca. 0,35 mm bei Kopf-, ca. 0,38 mm bei Bart- und nur 0,16 mm bei Augenbrauenhaaren.

Melanocyten. Die natürliche Haarfarbe des menschlichen Haares wird durch in den Cortex eingestreute braunschwarze bis gelbrote Melaninpigmente verursacht. Die Pigmente werden in speziellen Zellen, den Melanocyten, im unteren Bereich der Haarzwiebel gebildet und streben mit dem Strom der Cortexzellen nach oben. Als gemeinsamer chemischer Vorläufer für die unterschiedlichen Pigmentarten ist die Aminosäure Tyrosin anzusehen. Beim Fehlen des Enzyms Tyrosinase können sich die Pigmente nicht ausbilden, es entsteht farbloses Albinohaar. Auch das Grauwerden des Haares läßt sich auf diese Weise erklären, wobei sich in diesem Fall zusätzlich noch die Zahl der Melanocyten verringert.

3.3.1.2 Keratinisierter (toter) Teil des Haares

Im oberen Drittel der Haarwurzel ist die Verhornung abgeschlossen, die wesentlichen Strukturmerkmale des eigentlichen Haares – des Haarschaftes – sind damit ausgebildet. Man unterscheidet beim Haarschaft die drei Grundkomponenten Medulla, Cortex und Kutikula (◘ 3.3.**4**, S. 52).

Feinstruktur der Medulla. Während die Medulla im Tierreich oft die bedeutungsvolle Aufgabe der Kälteisolation wahrnimmt, ist sie beim menschlichen Haar unwichtig und fehlt insbesondere bei dünnen Haaren nicht selten vollständig. Die Medulla befindet sich in der Mitte des Haares, ist manchmal durchgehend, meist aber durchbrochen und nimmt niemals mehr als ein Drittel der Gesamthaardicke ein.

Feinstruktur des Cortex. Die Hauptkomponente des voll keratinisierten Haares ist der Cortex. Dieser besteht aus einer zylindrischen Anordnung von

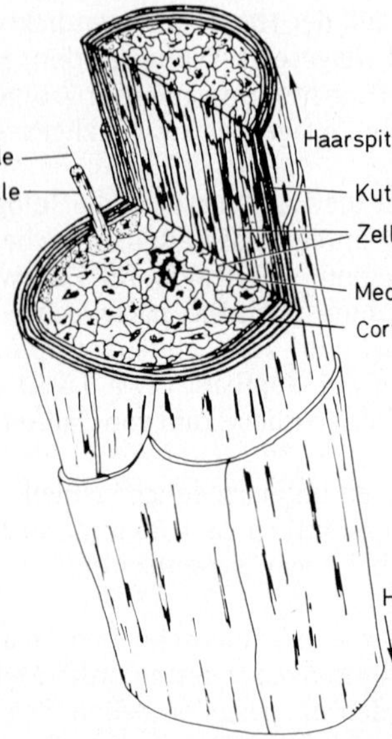

3.3.4 Aufbau des Haarschaftes

dicht gepackten, miteinander verbundenen spindelförmigen Zellen, deren lange Achsen parallel zu der Faserrichtung liegen. Die Zellen sind 50 – 100 µm lang und 3 – 6 µm dick. Sie enthalten mehr oder weniger stark verdrillte fibrilläre Untereinheiten, die in eine amorphe Kittsubstanz (sog. Matrix) eingebettet sind. Jede cortikale Zelle ist von der anderen durch einen Zellmembrankomplex getrennt. Der Zellmembrankomplex unterscheidet sich durch seine chemische Zusammensetzung von den cortikalen Zellen und enthält zu einem beträchtlichen Teil fettartige Lipide.

Feinstruktur der Kutikula. Die aus mehreren Untereinheiten aufgebauten Kutikulazellen sind dünne Plättchen, die ca. 0,5 – 1 µm dick und 45 µm lang und breit sind. Trotz ihres geringen Massenanteils am Haar (nur ca. 10%) hat die Kutikulaschicht die wichtige Aufgabe, das Haarinnere zusammenzuhalten. Verlust von Kutikula – z. B. durch zu heftiges Kämmen oder Bürsten – führt zu Haarbruch und Spliß. Ihre Schutzfunktion kann die Kutikula ausüben, weil sie aufgrund ihrer stark vernetzten chemischen Struktur besonders hart und außerdem widerstandsfähig gegenüber chemischen Einflüssen ist.

In den letzten Jahren konnte die Feinstruktur der Kutikula mit Hilfe der Raster- und Transmissionselektronenmikroskopie weitgehend aufgeklärt werden. Wird die Kutikula in Längsrichtung aufgeschnitten, werden folgende Komponenten sichtbar:

- die außerordentlich cystinreiche und harte A-Schicht,
- die etwas weniger Cystin enthaltende Exokutikula,
- die viel weichere und bei Wassereinfluß zum Quellen neigende Endokutikula, sowie
- der Zellmembrankomplex, dessen chemische Zusammensetzung noch nicht in allen Einzelheiten bekannt ist.

Pigmente. Die auf Basis der Aminosäure Tyrosin aufgebauten Pigmente sind von elliptischer Form, 0,8 – 1 μm lang und 0,3 – 0,4 μm dick. Sie befinden sich in der Regel zwischen den Fibrillen des Cortex und entscheiden über die individuelle Haarfarbe. Wichtig sind dabei nicht nur die chemische Zusammensetzung der Pigmentgranula, sondern auch ihre Zahl, ihre genaue Lage im Cortex und ihre Form. Pigmente von schwarzem Haar besitzen eher die Form von Reiskörnern, während rote Pigmente kleiner, elliptischer und zerfurchter sind.

3.3.1.3 Ethnische Unterschiede

Die einzelnen Menschenrassen unterscheiden sich teilweise deutlich im Aufbau und den Dimensionen ihrer Haare sowie der Verteilung der Haare über die verschiedenen Körperregionen. Der kaum ausgeprägte Bartwuchs bei vielen asiatischen Rassen ist wohlbekannt, Männer bestimmter indianischer Stämme kennen kaum den Haarausfall.

Nur auf das Haupthaar bezogen und von Feindifferenzierungen abgesehen, unterscheidet man drei wesentliche Haartypen: kaukasisch-europäische (europide), asiatische (mongolide) und afrikanische (negride). Während mongolide und europide Haare glatt sind und sich nur in ihrer Dicke deutlich voneinander unterscheiden – mongolide Haare haben, statistisch gesehen, größere Durchmesser –, besitzt negrides Haar eine Reihe von Eigenheiten. Es ist weitaus elliptischer als das anderer Rassen, die großen und kleinen Achsen der Haarquerschnitte unterscheiden sich nicht selten um 100%. Vor allem aber weist negrides Haar entlang seiner Wachstumsrichtung unregelmäßige Windungen auf, wirkt dadurch gekraust und kann zu beträchtlicher Fülle frisiert werden. Aufgrund seiner Struktur ist es mechanischen Beanspruchungen in besonderer Weise ausgesetzt und neigt daher leicht zu Haarbruch.

3.3.1.4 Haaranomalien

Man unterscheidet zwei Gruppen von Haaranomalien: In der ersten Gruppe ist mit der jeweiligen Mißbildung auch erhöhte Haarbrüchigkeit verbunden, während Haare der zweiten Gruppe zwar anomal ausgebildet, gegenüber den täglichen Beanspruchungen aber ebenso widerstandsfähig sind wie normales Haar. Zur ersten Gruppe zählen:

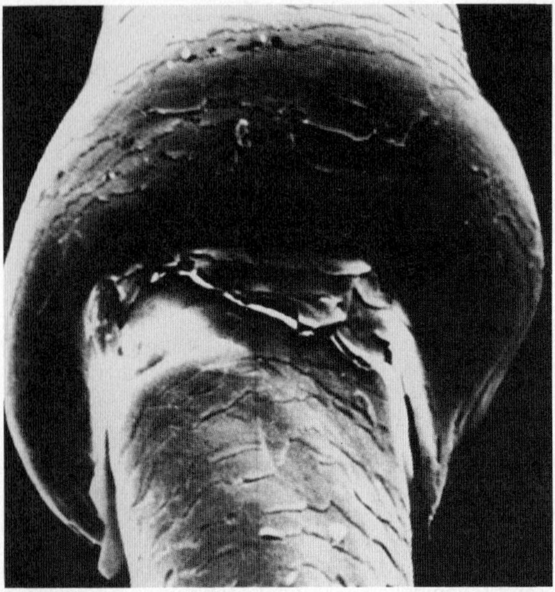

▣ 3.3.5 Bambushaar

Spindelhaare (Monilethrix). Sie sind durch spindelförmige Auftreibungen des Haarschaftes charakterisiert und führen oft zur vollständigen Kahlheit des Kopfes.

Bambushaare (Trichorrhexis invaginata) mit knotigen, kugelgelenkartigen Mißbildungen (s. ▣ 3.3.**5**).

Knötchenhaare (Trichorrhexis nodosa) mit knötchenförmigen bzw. pinselförmigen Aufsplitterungen des Haarschaftes (s. ▣ 3.3.**6**).

Verdrehte Haare (Pili torti). Infolge der engen Windungen flimmert das Haar im reflektierten Licht in auffälliger Weise. Die Haare sind immer sehr brüchig und kurz.

Bajonetthaare. Diese sind überpigmentiert und weisen spindelförmige Anschwellungen einige Millimeter vor ihren fadenförmigen Enden auf. Oftmals ist das Haarende doppelt umgebogen und gleicht daher einem auf ein Gewehr aufgepflanzten Bajonett.

Zur zweiten Gruppe gehören:

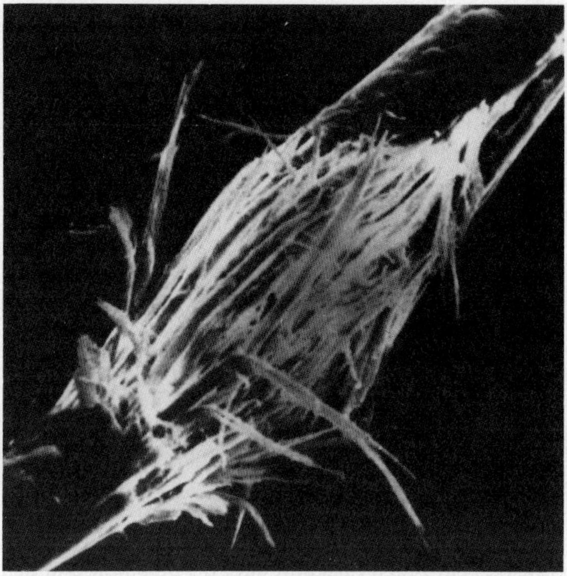

3.3.6 Knötchenhaar

Ringelhaare (Pili anulati). Deren Haarschaft weist im reflektierten Licht helle und dunkle Bänder auf. Die hellen Bänder entstehen durch periodisch angeordnete Gruppen luftgefüllter Hohlräume, die sich in regelmäßigen Abständen in der Medulla finden.

Glaswollehaare. Diese besitzen anstelle des normalen elliptischen Querschnittes dreieckige oder nierenförmige Geometrien. Eintreffendes Licht wird eigentümlich reflektiert, das Haar erhält dadurch ein glaswolleartiges Aussehen.

Pili multigemini. Diese Haare sind dadurch gekennzeichnet, daß mehrere Haarschäfte aus einer einzigen Papille wachsen.

3.3.1.5 Die Haarkeratine

Chemisch gesehen ist Haar außerordentlich komplex zusammengesetzt und besteht zum überwiegenden Teil aus speziellen Eiweißstoffen, den Keratinen. Diese lassen sich unterteilen in extrem schwerlösliche Keratine:

- die schwefelarmen Keratine der Mikrofibrillen des Cortex,
- die schwefelreichen Keratine, die wesentlich die Matrix („Kittsubstanz") zwischen den Makrofibrillen des Cortex bilden,

- die ultraschwefelreichen Keratine, vor allem die der Exokutikula,
- Keratine, die besonders reich an den Aminosäuren Glycin und Tyrosin sind und sich in den verschiedenen Regionen des Haares finden, und
- die enzymlöslichen Keratine, die sich in der Endokutikula, den Zellkernproteinen, in der Medulla, im Zellmembrankomplex sowie in Substanzen zwischen den Makrofibrillen des Cortex finden.

3.3.2 Methoden der Haarforschung

Zur präzisen Erforschung von Haaren bedarf es der interdisziplinären Zusammenarbeit von Chemikern, Biologen, Anthropologen und Medizinern. Das derzeitige Wissen in diesem Forschungszweig ist inzwischen zu einer unüberschaubaren Fülle angewachsen. Es können daher nur einige ganz wichtige Methoden und Arbeitsweisen angedeutet werden.

Physikalische und chemische Methoden. Die Licht-, Elektronen- bzw. die Rasterelektronenmikroskopie liefern Einsichten in Strukturmerkmale, wie z. B. kutikulare Oberflächen, fibrilläre Strukturen des Cortex oder morphologische Eigenarten beim gewundenen negriden Haar. Materialprüfungen, wie Bestimmungen des Elastizitäts-, Biege- und Torsionsmoduls sowie die Überprüfung der Reißfestigkeit, geben Auskunft über die Stabilität und den Zusammenhalt des Cortex.

Chemische Methoden der Haarforschung zielen überwiegend auf die Ermittlung der Zusammensetzung der Keratine in den einzelnen Haarsegmenten. Primärschritt ist bevorzugt die Überführung der in der Regel sehr schwer löslichen Proteine in lösliche Derivate über selektiv verlaufende oxidative, reduktive oder sulfitolytische Spaltungsreaktionen und anschließende Blockierung der dabei freigesetzten sehr reaktiven Thiol-Gruppen durch Carboxymethylierung, z. B. mit Iodessigsäure.

Die resultierenden S-Carboxymethyl-Derivate der Keratinproteine können anschließend, z. B. nach Verfahren der Gelelektrophorese, in Fraktionen mit unterschiedlichem Schwefel-Gehalt aufgetrennt werden.

Klinische Methoden. Für die Untersuchung von Haarwuchs, Haaranomalien bzw. Haarausfall haben sich einige klinische Methoden durchgesetzt, von denen das Trichogramm besondere Erwähnung verdient. Bei dieser Methode wird das Verhältnis von Haaren in der Anagen-, Katagen- und Telogenphase bestimmt. Diese Information hilft bei der Erkennung unterschiedlicher Haarausfallprobleme. Für die genaue Charakterisierung unterschiedlicher Haaranomalien bedarf es einer eingehenden Anamnese bzw. einer zielgerichteten klinischen Diagnose, weil nur auf diese Weise genetische Dispositionen und deren Zusammenhang mit anderen Krankheiten feststellbar sind.

Literatur

Kap. 3.1 Die Haut

Anonym., (1977), Morphologie, Biochemie und Physiologie der Haut, in: Dermatologie (Braun, W., Herausgeb.), 2. Auflage, VEB Verlag Volk und Gesundheit, Leipzig, S. 22 – 34.

Anonym., (1991), Collagen, in Physiology, Biochemistry and Molecular Biology of the Skin, (Goldsmith, L. A., Herausgeb.), 2nd edition, Oxford University Press, New York, Oxford, S. 481 – 508.

Anonym., (1991), 1) Structural and Lipid Biochemical Correlates of the Epidermal Permeability Barrier, 2) The Biochemistry and Function of Stratum Corneum Lipids, in: Advances in Lipid Research, Vol. 24 (Elias, P. M., Herausgeb.), Academic Press Inc., San Diego, New York, Boston, London, Sydney, Tokyo, Toronto, S. 1 – 26, 27 – 56.

Buddecke, E. (1985), Grundriß der Biochemie, Walter de Gruyter Verlag, Berlin, S. 531 – 544.

Downing, D. T., Strauss, J. S., Pochi, P. E. (1969), Variability in the Chemical Composition of Human Skin Surface Lipids, J. Invest. Dermatol. **53,** 322 – 327.

Downing, D. T., Wertz, P. W., Stewart, M. E. (1986), The Role of Sebum and Epidermal Lipids in the Cosmetic Properties of Skin, Int. J. Cosmet. Sci. **8,** 115 – 123.

Fartasch, M., Bassukas, I., Diepgen, T. (1992), Hornschichtstrukturen als Träger der normalen und veränderten Barrierefunktion, in: Empfindliche Haut (Klaschka, F., Herausgeb.), Diesbach Verlag, Berlin, S. 1 – 11.

Freedberg, I. M. (1993), Keratin: A Journey of Three Decades, J. Dermatol. **20,** 321 – 328.

Gebhart, W. (1992), Hautoberflächenepitope und ihre immunologische Kontrolle, in: Empfindliche Haut, (Klaschka, F., Herausgeb.), Diesbach Verlag, Berlin, S. 37 – 41.

Gloor, M. (1986), Tagesrhythmik der Hautoberfläche, Ärztl. Kosmetol. **16**, 300 – 312.

Herrmann, F., Ippen, H., Schäfer, H., Stüttgen, G. (1983), Biochemie der Haut, Georg Thieme Verlag, Stuttgart, S. 111 – 145.

Inohara, S. (1992), Studies and Perspectives of Signal Transduction in the Skin, Exp. Dermatol. **1**, 207 – 220.

Lin, C. Q., Bisell, M. J. (1993), Multi-faceted Regulation of Cell Differentiation by Extracellular Matrix, FASEB J. **7**, 737 – 743.

Merk, H. (1994), Haut, in: Lehrbuch der Toxikologie (Marquardt, H., Schäfer, S., Hrsg.), S. 271 – 286. B. I. Wissenschaftsverlag, Mannheim.

Nasemann, T., Sauerbrey, W., Burgdorf W. H. C. (1983), Fundamentals of Dermatology, Springer-Verlag, Berlin, S. 1 – 14.

Schaaf, F. (1969), Probleme der dermatologischen Grundlagenforschung, Dr. Alfred Hüthig Verlag, Heidelberg, S. 25 – 35.

Slominski, A., Paus, R., Schadendorf, D. (1993), Melanocytes as “Sensory” and Regulatory Cells in the Epidermis, J. theor. Biol. **164,** 103 – 120.

Kap. 3.2 Die Mundhöhle

Feneis, H. (1969), Anatomische Bildnomenklatur, Georg Thieme Verlag, Stuttgart.

Hellwege, K. D. (1994), Die Praxis der zahnmedizinischen Prophylaxe, 3. Auflage; Hüthig Verlag, Heidelberg.

Hellwege, K. D. (1987), Die Wurzelglättung – Instrumentelle und medikamentöse Therapie infizierter Wurzeloberflächen, Quintessenz-Verlag, Berlin.

Kahle, W., Leonhardt, H., Platzer, W. (1986), Taschenatlas der Anatomie, Bd. 2: Innere Organe, Deutscher Taschenbuch Verlag, Stuttgart.

König, K. G. (1987), Karies und Parodontopathien, Georg Thieme Verlag, Stuttgart.

Schröder, H. E. (1982), Orale Strukturbiologie, Georg Thieme Verlag, Stuttgart.

Schumacher, G. H., Schmidt, H. (1983), Anatomie und Biochemie der Zähne, Gustav Fischer Verlag, Stuttgart.

Kap. 3.3 Das Haar

Breathnach, A. A. (1971), An Atlas of the Ultrastructure of Human Skin, Churchill Press, London.

Champion, R. H. et al. (1970), An Introduction to the Biology of the Skin, Blackwell Scientific Publications, Oxford.

Montagna, W., Ellis, R. A. (1958), The Biology of Hair Growth, Academic Press, New York.

Orfanos, C. E. (1979), Haar und Haarkrankheiten, Gustav Fischer Verlag, Stuttgart.

Orfanos, C. E. et al. (1981), Hair Research, Springer Verlag, Berlin.

Robbins, C. E. (1979), Chemical and Physical Behavior of Human Hair, Van Nostrand Reinhold, New York.

Stöhr, Ph. et al. (1969), Lehrbuch der Histologie, Gustav Fischer Verlag, Stuttgart.

Swift, J. A. (1991), Fine details on the surface of human hair, International Journal of Cosmetic Science **13,** 143 – 159.

Zahn, H. (1989), Das Haar aus der Sicht des Chemikers, Chem. unserer Zeit **23,** 141 – 150.

Zviak, Ch. (1986), The Science of Hair Care, Marcel Decker, New York.

4 Kosmetische Wirkstoffe: Wirkung und Wirksamkeit – Ein allgemeiner Überblick

Der Begriff **Wirkstoffkosmetik** – und damit verbunden die Wirkstoffe in der Kosmetik – ist bereits sehr alt und hat im Lauf der Jahrhunderte zahlreiche Bedeutungswandlungen erfahren. Dennoch ist er heutzutage nach wie vor von einer kaum zu übertreffenden Aktualität.

Früher war die Wirkstoffkosmetik sehr von Empirie und Quacksalberei beherrscht. „Wer schön sein will, muß leiden!" Der wohlbekannte Satz stammt aus dieser Zeit und hatte seine volle Berechtigung. Mit der modernen Entwicklung haben sich auch grundsätzliche Veränderungen an der Definition der Kosmetik, der Einstellung der Verbraucher zur Kosmetik, den Beurteilungskriterien und dem Verantwortungsbewußtsein der Produzenten vollzogen. Heute stehen bei der Wirkstoffkosmetik im Vordergrund: wissenschaftliche Durchdringung, Erfassung von Wirkung und Wirksamkeit, toxikologische Bewertung, Verbraucherschutz, Reglementierungen durch den Gesetzgeber und Abgrenzung von der Pharmazie.

Wenn man diese Wandlungen rückblickend betrachtet, so stellen sie sich als eine logische, ja zwingende Entwicklung aufgrund der zunehmend gewonnenen Erkenntnisse in den Bereichen Naturwissenschaft und Medizin unter Einbeziehung der Veränderungen im sozialen Umfeld und des wachsenden Verständnisses für den Schutz des Verbrauchers dar. Da dieser Entwicklungsprozeß noch nicht abgeschlossen ist, werden über die Wirkstoffkosmetik immer wieder intensive und leidenschaftliche Diskussionen geführt, ohne in allen Fällen zu einer einheitlichen Meinung zu gelangen. Nach einem Zitat des Dermatologen Hopf ist „der Begriff **Wirkstoff** unter Fachleuten ein Reizwort".

Im Rahmen dieser Diskussion hört man beispielsweise folgende Schlagwörter: Wirkung, Wirksamkeit, Wirkstoffdefinition, Aufgaben und Grenzen der Wirkstoffkosmetik, Meßmethodik, Werbeaussagen, Nachvollziehbarkeit kosmetischer Effekte durch den Verbraucher, Nebenwirkungen, toxikologische Absicherung, Nutzen und Risiko kosmetischer Mittel, Forderung eines „Null-Risikos", psychologische und psychotherapeutische Effekte, kosmetische Mittel und Attraktivität. Die Aufzählung ist keinesfalls vollständig, sie zeigt jedoch deutlich die Vielfalt der Problemstellungen in der Wirkstoffkosmetik. In einem gestrafften Überblick werden die wesentlichen Schwerpunkte dieses Gebiets der Kosmetik nachfolgend diskutiert, um ein „Gefühl" für die Problematik zu vermitteln.

4.1 Aufgaben und Ziele der Kosmetik und Wirkstoffkosmetik

Die Aufgaben und Ziele der Kosmetik und mit ihr auch der Wirkstoffkosmetik ergeben sich weitgehend aus der Definition der kosmetischen Mittel, wie sie der Gesetzgeber in Artikel 1 der 6. Änderungs-Richtlinie zur am 27. Juli 1976 erlassenen EG-Kosmetik-Richtlinie (EG-KRL) festgeschrieben hat:

> Kosmetische Mittel sind Stoffe oder Zubereitungen, die dazu bestimmt sind, äußerlich mit den verschiedenen Teilen des menschlichen Körpers (Haut, Behaarungssystem, Nägel, Lippen und intime Regionen) oder mit den Zähnen und den Schleimhäuten der Mundhöhle in Berührung zu kommen, und zwar zu dem ausschließlichen oder überwiegenden Zweck, diese zu reinigen, zu parfümieren, ihr Aussehen zu verändern und/oder den Körpergeruch zu beeinflussen und/oder um sie zu schützen oder in gutem Zustand zu halten.

Die Abgrenzung kosmetischer gegen pharmazeutische Mittel leitet sich aus § 2 Arzneimittelgesetz (AMG) ab, der auszugsweise wiedergegeben wird:

> Arzneimittel sind Stoffe und Zubereitungen aus Stoffen, die dazu bestimmt sind, durch Anwendung am oder im menschlichen oder tierischen Körper Krankheiten, Leiden, Körperschäden oder krankhafte Beschwerden zu heilen, zu lindern, zu verhüten oder zu erkennen.

Initiiert von Kligman wird seit 1979 intensiv neben den kosmetischen und pharmazeutischen Mitteln eine zwischen diesen anzusiedelnde neue Stoffklasse diskutiert, die „Cosmeceuticals", deren Name von „cosmetics" und „pharmaceuticals" abgeleitet ist.

Umbach bewertete 1995 aus europäischer Sicht die dadurch entstandene Situation und kam zu dem Schluß, daß die zusätzliche Gruppe der Cosmeceuticals

- juristisch nicht notwendig und
- wissenschaftlich nicht sinnvoll ist.

Über die gesetzliche Definition hinaus ist es auch noch die Aufgabe der Kosmetik bzw. Wirkstoffkosmetik, erwünschte Emotionen und Persönlichkeitsprofilierungen zu erzeugen, um unter anderem auch gesellschaftliche Erfordernisse erfüllen zu können. Gerade dieser Aspekt wird allzu oft nicht ausreichend berücksichtigt.

Welche Wege beschreitet die Wirkstoffkosmetik, um ihre Ziele zu erreichen? Sie sind selbstverständlich sehr zahlreich und beziehen sich auf folgende Aktionsfelder: naturwissenschaftlich/technische Vorgehensweisen, Einflußnahme auf psychische Dispositionen, Einbeziehung natürlicher und umweltbedingter Gegebenheiten bzw. Situationen, wie z. B. Schlaf, Sonne oder sportliche Aktivitäten.

4.2 Wirkung und Wirksamkeit

In Enzyklopädien findet man, daß gemäß der objektiv-kausaldeterministischen Definition nach Klaus und Buhr unter einer Wirkung der Sachverhalt der objektiven Realität verstanden wird, der im Rahmen eines Kausalzusammenhangs von einem anderen Sachverhalt, der Ursache, genannt wird, mit Notwendigkeit hervorgebracht wird. Aus heutiger Sicht ist diese Definition „verengt“ und müßte wie folgt erweitert werden: Eine Wirkung ist das Hervorrufen eines objektiv feststellbaren und/oder subjektiv erlebbaren veränderten Zustands. Die jeweiligen Wirkungsweisen lassen sich in drei verschiedene Gruppen gliedern:

- objektiv meßbar und **einfach** intersubjektivierbar, d.h. intersubjektiv vermittelbar;
- objektiv meßbar und **schwierig,** d.h. nur über komplizierte technische Mittel oder Statistiken intersubjektivierbar;
- subjektiv, d.h. mit der jeweiligen psychischen Disposition des Verbrauchers verknüpft und damit **nicht** bzw. **nicht generell** intersubjektivierbar.

Diese zunächst sehr abstrakt formulierten drei Gruppen werden anhand von Beispielen später noch erläutert.

Im Rahmen der Definition des Begriffs Wirkung soll an dieser Stelle auf eine Publikation von Füllgraf hingewiesen werden, in der **Wirkung** und **Wirksamkeit** klar und eindeutig voneinander getrennt werden. Obwohl sich diese Veröffentlichung nur mit dem Arzneimittelsektor befaßt, kann sie sinngemäß auch auf das Gebiet der Kosmetik übertragen werden. Es handelt sich hier um Schlüsselbegriffe, die weder austauschbar noch beliebig verwendbar sind.

Füllgraf definiert wie folgt:

- Wirkung nennen wir eine Veränderung, die in einem biologischen System durch einen Reiz hervorgerufen wird. Wirkungen (engl. effects) sind also meßbare, fühlbare oder sonst erkennbare Reaktionen ...
- Wirkungen sind im Hinblick auf therapeutische Ziele unspezifisch oder ungerichtet; sie können erwünscht oder unerwünscht sein.
- Wirksamkeit (engl. efficacy) ist demgegenüber ein wertender Begriff, bezogen auf den beabsichtigten Heilerfolg, auf das Ziel also, dessentwegen das Arzneimittel angewandt wird, und das Maß, in dem dieses Ziel erreicht wird ...
- Wirksamkeit ist die Summe aller erwünschten Einzelwirkungen ...

Man sieht, daß Wirksamkeit zu ermitteln schwieriger und anspruchsvoller ist, als Wirkungen zu messen.

4.3 Der kosmetische Wirkstoff

Auf der Basis der erläuterten allgemeinen Definition des Begriffs Wirkung soll nunmehr versucht werden, einen möglichst alle drei Gruppen von Wirkungsweisen umfassenden Wirkstoffbegriff zu finden.

1985 wurde von Umbach ein Wirkstoff für kosmetische Mittel wie folgt definiert:

> **„Substanz in kosmetischen Zubereitungen mit unter Anwendungsbedingungen physikalischer, physikalisch-chemischer, chemischer, biochemischer und/oder subjektbezogener Wirkung, u. a. zur Beeinflussung von Physiologie und/oder Funktion der Haut bzw. Schleimhaut und ihrer Anhangsgebilde sowie der Zähne bei möglichst weitgehendem Ausschluß einer systemischen Wirkung auf den Organismus."**

Diese Definition wurde 1995 von Umbach unter Anpassung an die europäische Rechtsauffassung wie folgt aktualisiert:

„... sowie der Zähne **bei Ausschluß einer signifikanten Wirkung auf den Organismus."**

Mit Hilfe dieser Definition müßte es möglich sein, die Wirkstoffkosmetik in ihrer gesamten Breite zu beschreiben.

Von Scherm ist bereits 1970 darauf hingewiesen worden, daß es in der Kosmetik eine Reihe bewährter und für den jeweiligen Verwendungszweck hervorragend geeigneter Wirkstoffe gibt, die jedoch häufig – bewußt oder unbewußt – nicht als solche bezeichnet oder verstanden werden. Der Grund liegt vor allem darin, daß als Vergleichsbasis für die Wirksamkeit kosmetischer Mittel die Medizin, speziell die Dermatologie, mit ihren Arzneimitteln herangezogen und ohne Abwandlung auf das Gebiet der Kosmetik übertragen wird. Bei einem Arzneimittel ist es im allgemeinen möglich, zwischen dem pharmazeutisch wirksamen Bestandteil und dem pharmazeutisch nicht wirksamen zu unterscheiden. In kosmetischen Präparaten können die unter AMG-Gesichtspunkten definierten Hilfsstoffe sogar vollwertige Wirkstoffe darstellen.

Darauf hingewiesen wird, daß insbesondere bei Hautpflegemitteln die Wirkung des Präparats auf die Haut im allgemeinen viel stärker von der Gesamtformulierung abhängt als von der spezifischen Wirkung eines einzelnen Bestandteils. Man muß daher sehr sorgfältig zwischen der Wirksamkeit einer Einzelsubstanz und der des Gesamtpräparats unterscheiden.

4.4 Nachweis kosmetischer Wirkungen

Aussagen über die Wirkung müssen beweisbar sein. Dies fordert der Gesetzgeber in § 27 des Lebensmittel- und Bedarfsgegenständegesetzes (LMBG), der hier auszugsweise wiedergegeben wird:

> Es ist verboten, kosmetische Mittel unter irreführender Bezeichnung, Angabe oder Aufmachung gewerbsmäßig in den Verkehr zu bringen oder für kosmetische Mittel allgemein oder im Einzelfall mit irreführenden Darstellungen oder sonstigen Aussagen zu werben. Eine Irreführung liegt insbesondere dann vor, wenn kosmetischen Mitteln Wirkungen beigelegt werden, die ihnen nach den Erkenntnissen der Wissenschaft nicht zukommen oder die wissenschaftlich nicht hinreichend gesichert sind.

Während in diesem Artikel im wesentlichen die bewußte Irreführung des Verbrauchers angesprochen wird, geht es in der 6. Änderungs-Richtlinie zur EG-KRL um den Nachweis behaupteter Wirkungen. In Artikel 7a heißt es:

> Der Hersteller oder sein Beauftragter oder die Person, in deren Auftrag ein kosmetisches Mittel hergestellt wird, oder im Fall der Einfuhr der für das Inverkehrbringen des kosmetischen Mittels auf den Gemeinschaftsmarkt Verantwortliche stellen sicher, daß den zuständigen Behörden des betreffenden Mitgliedsstaats zu Kontrollzwecken eine Reihe von Angaben leicht zugänglich ist, u. a.
> der Nachweis der für das kosmetische Mittel angepriesenen Wirkung, wenn dies aufgrund der Beschaffenheit des Erzeugnisses oder der angepriesenen Wirkung gerechtfertigt ist.

Aus gesetzlichen Regelungen geht hervor, daß ausgelobte Wirkungen nachgewiesen sein müssen, und zwar nicht für den Wirkstoff allein, sondern auch für das Fertigprodukt. Diese Forderung kann nicht in allen Fällen ohne weiteres erfüllt werden, abgesehen davon, daß nicht immer geeignete Meßmethoden vorhanden sind bzw. nicht direkt angewandt werden können, wenn es sich – wie bereits ausgeführt wurde – um subjektbezogene Wirkungen handelt.

In diesem Zusammenhang erscheint ein Blick auf den Arzneimittelsektor gerechtfertigt. Einem Arzneimittel, das bei bestimmten Patienten keine Wirkung hervorruft, darf keine Wirkungslosigkeit nachgesagt werden. Der Placebo-Effekt ist bekanntlich nicht zu unterschätzen. In einem „Arbeitskreis der Medizinpublizisten" wurde geäußert, daß die Unwirksamkeit eines Medikaments kaum nachweisbar sei. Man sollte sich daher hüten, der Kosmetik subjektive Wirkungen völlig abzusprechen!

Die Deutsche Gesellschaft der Kosmetik-Chemiker hat für die verschiedenen Produktgruppen eine Methodensammlung zum Nachweis der Wirkung kosmetischer Mittel aufgrund von Literaturdaten erstellt.

Im Fall der subjektbezogenen Wirkungen kann der positive Effekt eines kosmetischen Mittels im allgemeinen indirekt über Verbraucherbefragungen ermittelt werden. Dies ist im Prinzip auch verständlich, denn wie soll sonst eine durch kosmetische Mittel erzielte positive Emotion, wie z. B. „ich fühle mich wohl, ich fühle mich verjüngt, ich fühle mich frisch und sauber, man bewundert meine Haare, ich wirke auf Männer", anders gemessen werden?

Der stringente Nachweis scheitert beispielsweise an unterschiedlichen Erlebnishorizonten des Verbrauchers, der relativ schnell wechselnden Disposition der einzelnen Persönlichkeit und der Undeutlichkeit bzw. Vieldeutigkeit der sprachlichen Begriffe.

Durch Vergleichsteste, die sich an psychophysikalischen Erkenntnissen orientieren, lassen sich oftmals semiquantitative Aussagen ereichen, die durchaus überprüfbar sind.

In einer Reihe solcher Fälle wird der Rückgriff auf technisch meßbare Kriterien bzw. statistische Untersuchungsmethoden versucht, wie z. B. Glätte der Haut, Reißfestigkeit der Haut, Haarfarbe, Kämmbarkeit, Remissionswerte des Zahnschmelzes, epidemiologische Untersuchungen zur Parodontopathie oder Paneltests zur Geruchsakzeptanz. Dies erfolgt in der Hoffnung, damit einen indirekten Zugang zu den positiven Emotionen zu finden.

4.5 Exemplarische Darstellung der Wirkungsweisen

Im folgenden sollen Beispiele für die zuvor abstrakt geschilderten Wirkungsweisen gegeben werden, und zwar jeweils getrennt nach den Wirkorten Haut, Zahn/Mundhöhle und Haar.

Gruppe 1: Objektiv meßbar, **einfach** intersubjektivierbar

Haut	Reinigung Make-up (Gesicht, Lippen, Augen, Nägel) Desodorierung Schweißhemmung UV-Schutz
Zahn/Mundhöhle	Reinigung, Belagsentfernung Anti-Mundgeruchseffekt/Geruchstilgung
Haar	Reinigung Styling (Festigen, Wellen) Farbveränderung (Färben, Blondieren) Entfernung von Schuppen, Antischuppenwirkung Kämmbarkeitsverbesserung, Avivieren

Gruppe 2: Objektiv meßbar, **schwierig** intersubjektivierbar

Haut	Feuchtigkeitsregulation Hautquellung Antifaltenwirkung Hautverträglichkeitssteigerung Parfümierung Effizienz gegenüber Hautunreinheiten
Zahn/Mundhöhle	Antizahnsteineffekt Antikarieseffekt Antiparodontopathieeffekt
Haar	Strukturverbesserung Antisplißeffekt antistatischer Effekt sebostatischer Effekt (Kopfhaar/Haare)

Gruppe 3: Subjektiv, **nicht** bzw. **nicht generell** intersubjektivierbar

Haut	jugendliches Aussehen belebendes Gefühl verbesserter Turgor erotisierender Effekt von Parfums
Zahn/Mundhöhle	Mundgefühl bezüglich Schaum Mundfrische Geschmack
Haar	Haarfall Haarfülle Ästhetik, Erotik der Frisur Effekte bestimmter Naturstoffe, wie Vitamine, Balsam, Kräuter, Seide u.a.

Aus dieser keinesfalls vollständigen Zusammenstellung geht einerseits hervor, daß es derzeit viele Meß- und Prüfmethoden gibt, die es in vitro und auch in vivo ermöglichen, objektiv Effekte zu messen. Andererseits dürfen aber die subjektiv empfundenen Wirkungen nicht vernachlässigt werden, denn sie spielen in der Kosmetik eine – wie allgemein bekannt – nicht zu unterschätzende Rolle. Sie haben unbestreitbar ihre Berechtigung. Hierauf ist auf internationalen Kosmetikkongressen immer wieder hingewiesen worden.

Der Verbraucher kann sehr wohl zwischen unterschiedlichen Produkten differenzieren, selbst wenn objektive Methoden dies nicht ermöglichen. Dies ist auch verständlich, da von ihm die Qualität eines Produkts bewertet wird, die eine Summe verschiedener Parameter ist. Die wiederum ist objektiv nicht meßbar. Daraus folgt, daß Verbrauchertests unumgänglich sind.

Aus dem Geschilderten ist eindeutig erkennbar, welche komplexen Zusammenhänge auf dem Gebiet der kosmetischen Empfindungen bestehen und zu berücksichtigen sind (Placebo-Effekt, Verbalisierung, Überzeugung, Aufmachung, „Atmosphäre" eines kosmetischen Produkts). Jellinek beschreibt dies unter Marketingaspekten besonders deutlich. Als assoziative Faktoren müssen unter anderem berücksichtigt werden: Konsistenz, Duft, Farbe, Verpackung, verbale Aussagen, Name des Herstellers, Preis, Verkaufsstelle, Werbung und Werbemedien. Alle diese Faktoren haben zwar bei einer analytischen Betrachtungsweise nichts direkt mit der eigentlichen Produktwirkung zu tun, bei einer ganzheitlichen Betrachtung hingegen beeinflussen sie die Wirkungserwartung des Verbrauchers. Die subjektive Wirkung setzt sich demnach aus der Wirkungserwartung und der durch Wirkstoffe und Galenik ausgelösten objektiven Wirkung zusammen. Somit beeinflussen sämtliche Kommunikationsfaktoren die subjektive Wirkung eines kosmetischen Mittels und – durch die psychosomatischen Verknüpfungen – auch in gewissem Maß die objektiven Wirkungen.

4.6 Wirkung und Nebenwirkung

Von kosmetischen Mitteln wird gefordert, daß sie gezielt wirken. Nebenwirkungen werden gewöhnlich nicht akzeptiert. Beide Forderungen zugleich sind aber nicht erfüllbar. Was wirkt, hat im allgemeinen auch eine Nebenwirkung. Dieser Zusammenhang ist aus der Pharmazie bestens bekannt.

Zu dem Begriff der Nebenwirkung auf dem Arzneimittelsektor hat sich Füllgraf ebenfalls geäußert:

> Der früher übliche Begriff „Nebenwirkungen" wird mehr und mehr verlassen, weil die Definition dessen, was eine Haupt- und was eine Nebenwirkung eines Arzneistoffes ist, von der jeweiligen Indikation abhängt ... Nebenwirkungen sind weder allgemein noch im Einzelfall zu definieren und abzugrenzen. Der Begriff der **unerwünschten Wirkung** hingegen ist eindeutig, handhabbar und enthält ähnlich wie der der Wirksamkeit zu Recht eine Richtung oder Wertung im Hinblick auf das Ziel der Behandlung ... Im Englischen spricht man heute von Adverse reactions und nicht mehr von Side effects.

Der Begriff der unerwünschten Wirkung läßt sich sinngemäß auch auf kosmetische Problemstellungen übertragen, wobei zwischen **tolerierbarer** und **nicht tolerierbarer** zu unterscheiden ist.

Entscheidend ist, daß das Risiko eines kosmetischen Wirkstoffs auf ein akzeptables Minimum eingeschränkt wird. Die Anforderungen an die Wirkstoffkosmetik sind höher als die an die Pharmazie, da kosmetische Mittel keine Krankheiten bekämpfen und somit das Benefit-Risk-Verhältnis anders angesetzt wird. Unerwünschte Wirkungen werden bei ihr nicht im gleichen

Maß toleriert. Andererseits muß man sich aber darüber im klaren sein, daß es ein Null-Risiko nicht gibt und auch nicht geben kann, da die Reaktionsweise der Menschen zu unterschiedlich ist. Erinnert sei hier nur an die Allergieproblematik.

Zu einer Risikominimierung für die Verwender kosmetischer Mittel können auch detaillierte Informationen über die von einzelnen Inhaltsstoffen ausgehenden (unerwünschten) Nebenwirkungen beitragen.

Diese Informationen gibt in komprimierter Form die „Blaue Liste". Diese beschreibt – nach Wirkstoffklassen und Code-Nummern geordnet (s. Kap. 2.2.4.2) – alle Inhaltsstoffe kosmetischer Mittel, die insbesondere im Zusammenhang mit Überempfindlichkeitsreaktionen bedeutsam sein können, unter Angabe von Daten zur Allergierate, Toxizität nach oraler Aufnahme, zur systemischen Toxizität nach cutaner Resorption und zur lokalen Verträglichkeit.

Zusätzlich sind alle Einschränkungen und Anforderungen aufgeführt, die sich für die einzelnen Inhaltsstoffe aus der Kosmetik-Verordnung ergeben, und zwar:

- zulässige Höchstkonzentrationen des jeweiligen Inhaltsstoffes im Fertigprodukt,
- Einschränkung(en) des Anwendungsgebietes und/oder der Verwendung,
- weitere Einschränkungen und Anforderungen, wie z.B. Reinheitskriterien,
- obligatorische Angaben der Anwendungsbedingungen und Warnhinweise auf der Etikettierung sowie
- Auslauffrist der vorläufigen Zulassung bei noch nicht abschließend beurteilten Inhaltsstoffen, entsprechend der EG-KRL.

Die mit der „Blauen Liste" vorgeschlagene stoffgruppenspezifische Codierung kosmetischer Inhaltsstoffe ermöglicht es dem betroffenen Verwender, sich über die von einem kosmetischen Mittel ausgehenden – insbesondere allergologischen – Risiken zu informieren, ohne sich unverständlich lange, nicht einheitliche und leicht zu verwechselnde chemische Bezeichnungen für einzelne Inhaltsstoffe merken zu müssen.

Der Gesetzgeber formuliert in der 6. Änderungs-Richtlinie zu der am 27. Juli 1976 erlassenen EG-KRL (auszugsweise):

> Die innerhalb der Gemeinschaft in den Verkehr gebrachten kosmetischen Mittel dürfen bei normaler oder vernünftigerweise vorhersehbarer Verwendung die menschliche Gesundheit nicht schädigen …

Im Hinblick auf die unerwünschten Wirkungen wird darauf hingewiesen, daß zwischen den geschilderten objektiven bzw. subjektiven Wirkungsweisen ein Unterschied besteht. Bei den intersubjektivierbaren Wirkungen tritt das Problem der unerwünschten Wirkungen stärker auf als bei den nicht intersubjektivierbaren.

4.7 Wirkung kosmetischer Mittel auf die Persönlichkeit

In den letzten Jahren sind sehr viele Untersuchungen durchgeführt worden, die eindeutig beweisen, daß kosmetischen Mitteln ein hoher Stellenwert für die zwischenmenschlichen Beziehungen zukommt. Bei all diesen Tests bedient man sich inzwischen der Methoden der modernen Meinungsforschung, die – und dies sollte besonders betont werden – reproduzierbare Ergebnisse liefern, so daß sie, aus wissenschaftlicher Sicht betrachtet, verläßlich sind.

Es ist selbstverständlich im Rahmen dieses kurzen Überblicks nicht möglich, auf alle wesentlichen in den letzten 10 Jahren publizierten Untersuchungen näher einzugehen. Hervorragende Arbeiten auf diesem Gebiet haben die Autoren Bergler, Cash, Graham, Graham/Jouhar und Raddatz veröffentlicht. Das Fazit aller Studien lautet, daß aufgrund der Verwendung kosmetischer Mittel der Verbraucher an Attraktivität, lebensbejahender Grundeinstellung, Profilierung der Persönlichkeit, selbstbewußtem Erfolg beim anderen Geschlecht, Teilnahme am soziokulturellen Leben und dergleichen infolge der psychologischen und auch psychotherapeutischen Effekte der Kosmetik gewinnt. Hieran besteht heutzutage kein Zweifel mehr. Den genannten Autoren gilt der besondere Dank der Kosmetikindustrie, da dieses Gebiet vorher noch nie umfassend und systematisch bearbeitet wurde.

4.8 Ausblick

Es wurde versucht, eine gültige Standortbestimmung zur Wirkstoffkosmetik vorzunehmen. Ausgehend von der Erläuterung der Aufgaben und Ziele der Wirkstoffkosmetik, der Definition der Begriffe Wirkung und kosmetischer Wirkstoff und der Situation beim Nachweis kosmetischer Wirkungen wurde über die Darstellung von Wirkungsweisen sowie der Interdependenz von Wirkung und unerwünschter Wirkung der Bogen bis zur Wirkung kosmetischer Mittel auf die Persönlichkeit gespannt.

Eine derartige grundsätzliche Betrachtung läßt erkennen, wie breit das Gebiet der Wirkstoffkosmetik angelegt ist und daß es sowohl mit objektiven als auch subjektiven Elementen matrixartig besetzt ist. Beide haben für sich genommen ihre Vor- und Nachteile. Bei einer meßmethodisch objektiven Vorgehensweise besticht die Eindeutigkeit und unbezweifelbare Vermittlung der Effekte gegenüber dem Verbraucher, wobei aber gegebenenfalls unerwünschte Wirkungen und der Aufbau einer sterilen technischen „Kunstwelt" in Kauf genommen werden. Bei der subjektiven Vorgehensweise hingegen liegt der Vorteil darin, daß der Verbraucher in eine ihm vertraute, natürliche und historisch gewachsene Umwelt einbezogen wird. In diesem Fall wird gegebenenfalls auf die naturwissenschaftliche Eindeutigkeit, d.h. die Intersubjektivierbarkeit, verzichtet.

Die Wirkstoffkosmetik hat sich einem enormen Wandel unterzogen. Früher kannte man praktisch ausnahmslos nur empirische und subjektive Kriterien. Heutzutage überwiegt die objektive Erfassung der kosmetischen Effekte. Zukünftig werden sicherlich bei einer verstärkt ganzheitlichen Betrachtung die subjektiven Faktoren auf Kosten der objektiven an Bedeutung gewinnen.

Für den in der Entwicklung tätigen Kosmetik-Chemiker ergibt sich damit ein Arbeitsfeld, das durch Ausgewogenheit zwischen der naturwissenschaftlich-deterministischen Konzeption einerseits und der subjektbezogenen, nichtmechanistischen ganzheitlichen und systemorientierten Konzeption andererseits gekennzeichnet ist. Die Faszination liegt sicherlich in der gegenseitigen Durchdringung beider Wirk-Konzepte.

Literatur

Anonym (o. J.), Körperpflege, Attraktivität und Lebensqualität – Eine repräsentative Studie zur subjektiven Nutzeneinschätzung der Verbraucher. Industrieverband Körperpflege- und Waschmittel e. V., Frankfurt.

Arbeitskreis der Medizinpublizisten (1977), Ärztl. Praxis **29,** 2624.

Bergler, R. (1981), Psychologie der Verwendung haarfärbender Produkte, Ärztl. Kosmetol. **11,** 99 – 112.

Bundesgesundheitsamt (1981), Empfehlungen des Bundesgesundheitsamtes zur Prüfung der gesundheitlichen Unbedenklichkeit von kosmetischen Mitteln, Bundesgesundheitsblatt **24,** 6, 96 – 99.

Cash, T. F., Cash, D. W. (1982), Women's Use of Cosmetics: Psychosocial Correlates and Consequences, Int. J. Cosmet. Sci. **4,** 1 – 14.

Europäische Gemeinschaften – Kommission: Berichte des Wissenschaftlichen Ausschusses für Kosmetologie (Dritte Serie), EUR 8794.

Fiedler, H. P. (1979), Zum Nachweis der Wirkung kosmetischer Mittel, Ärztl. Kosmetol. **9,** 125 – 126, 193 – 194, 259 – 260, 325 – 326, 381 – 382.

Fiedler, H. P. (1980), Zum Nachweis der Wirkung kosmetischer Mittel, Ärztl. Kosmetol. **10,** 65 – 66, 131 – 132, 205 – 206, 279 – 280, 347 – 348, 419 – 420.

Fiedler, H. P., Ippen, H., Kemper, F. H., Lüpke, N.-P., Schulz, K. H., Umbach, W. (Hrsg.) (1993), Blaue Liste: Inhaltsstoffe kosmetischer Mittel, 2. Aufl., ECV-Editio Cantor Verlag, Aulendorf.

Füllgraf, G. M. (1984), Ein Plädoyer für klare Begriffe, Münch. Med. Wochenschr. **126,** 927 – 928.

Graham, J. A. (1983), The Psychotherapeutic Value of Cosmetics, Cosmet. Technol. **5,** 1, 25 – 26.

Graham, J. A., Jouhar, A. J. (1980), Cosmetics Considered in the Context of Physical Attractiveness: A Review, Int. J. Cosmet. Sci. **2,** 77 – 101.

Graham, J. A., Jouhar, A. J. (1981), The Effects of Cosmetics on Person Perception, Int. J. Cosmet. Sci. **3,** 199 – 210.

Jellinek, J. S. (1986), Kosmetische Wirkungen, verbal und nicht-verbal kommuniziert, Parfüm. Kosmet. **67,** 556 – 561.

Jouhar, A. J., Graham, J. A. (1982), The Psychological Benefits of the Use of Cosmetics, Soap. Cosmet. Perfum. **55,** 326 – 327.

Kemper, F. H. (1982), Wirkstoffe in kosmetischen Mitteln, Goldschmidt informiert **57,** 2, 29 – 33.

Kemper, F. H. (1982), Nutzen und Risiken kosmetischer Wirkstoffe, Riechstoffe, Aromen. Kosmetika **32,** 236–238.

Klaus, G., Buhr, M. (1969), Philosophisches Wörterbuch, Leipzig, VEB Bibliographisches Institut, 74.

Kligman, L. H., Kligman, A. M. (1979), J. Invest. Dermatol. **73,** 354–358.

Lüpke, N.-P. (1993), Kosmetische Mittel: Verbraucherschutz-Aspekte, Teil 1, Gesetzliche Grundlagen, Wirksamkeit und Konservierung.

Poucher, W. A. (Hrsg.) (1993), Cosmetics (Bearbeiter: Butler, H.) in Poucher's Perfumes. Cosmetics and Soaps, 9. Aufl. Chapman & Hall, London.

Raddatz, G. (1981), Die soziale Wirkung von Kosmetik auf die Umgebung, Ärztl. Kosmetol. **11,** 372–387.

Richtlinie des Rates vom 27. 7. 1976 zur Angleichung der Rechtsvorschriften der Mitgliedsstaaten über kosmetische Mittel. In: Rechtssammlung vom Industrieverband Körperpflege- und Waschmittel e. V.

Scherm, A. (1970), Wirkstoffe in der Kosmetik, Cosmetologica **19,** 309–315.

Stüttgen, G. (1981), Benefit und Risk der kosmetischen Mittel, J. Soc. Cosmet. Chem. **32,** 231–245.

Umbach, W. (1985), Active Ingredients in Cosmetics and Toiletries – the Current Situation, Ärztl. Kosmetol. **15,** 336–342.

Umbach, W. (1995), Cosmeceuticals – Ein neuer Weg für die Kosmetik? Vortrag anläßlich des 11. Symposiums der DGK vom 3.–5. 5. 1995 in Hamburg (im Druck).

5 Meßmethoden zur Wirksamkeitsbestimmung kosmetischer Mittel

Aus früheren Zeiten haftet kosmetischen Mitteln oftmals etwas Unwissenschaftliches an, so daß spöttisch behauptet wird: „Kosmetik verkauft vor allem Hoffnung". Anlaß für diese Kritik bilden unseriöse Aussagen, die erstaunliche Effekte für das Körperäußere bis hin zur ewigen Jugend versprachen. Moderne Kosmetik muß nicht nur sicher und verträglich sein, sondern auch objektiv überprüfbare Wirksamkeiten aufweisen. Für die drei grundlegenden Bereiche kosmetischer Anwendungen – Haut, Mundhöhle und Haar – gibt es eine Vielzahl von Meßmethoden, von denen nur einige wichtigere beschrieben werden.

5.1 Messungen am Haar

Von den kosmetischen Substraten sind Haare am einfachsten meßmethodisch zu behandeln, da sie abgeschnitten und dann den unterschiedlichsten Tests unterworfen werden können.

5.1.1 Bestimmungen an Haareinzelfasern

Haardicke. Die Erfassung der Dimensionen von Haaren, d.h. im wesentlichen ihre Dicken und Elliptizitäten, ist wichtig bei der genauen Bestimmung ihrer verschiedenen Materialeigenschaften, wie Zugfestigkeit, Dehnung, Torsions- und Elastizitätsmodul oder Quellung.

Die Dicke der Haarfasern wird optisch mit einem Laserdickenmeßgerät gemessen. Hierzu werden Haarfasern in den Laserstrahl des Meßgerätes gebracht und aus dem Schattenwurf die Dicke bzw. die Elliptizität der Haare bestimmt. Die beiden Meßgrößen hängen vom Alter ab und unterscheiden sich bei den einzelnen Menschenrassen: Haare von Säuglingen sind im Vergleich zu denen Jugendlicher oder Erwachsener sehr dünn; asiatische Haare sind runder und dicker als europäische (s. ◘ 5.**1**, S. 72). Die Haardicke beeinflußt die Haarfülle, Kämmbarkeit, Frisierbarkeit, das Wellverhalten und den Fall der Haare.

Zugdehnungseigenschaften. Zur Beschreibung des Haarzustandes bzw. zur Quantifizierung von Haarschädigungen werden häufig die Zug-Dehnungseigenschaften einzelner Haarfasern bestimmt. Die dabei anfallenden Kraft-Dehnungskurven durchschreiten drei unterschiedliche Bereiche, den

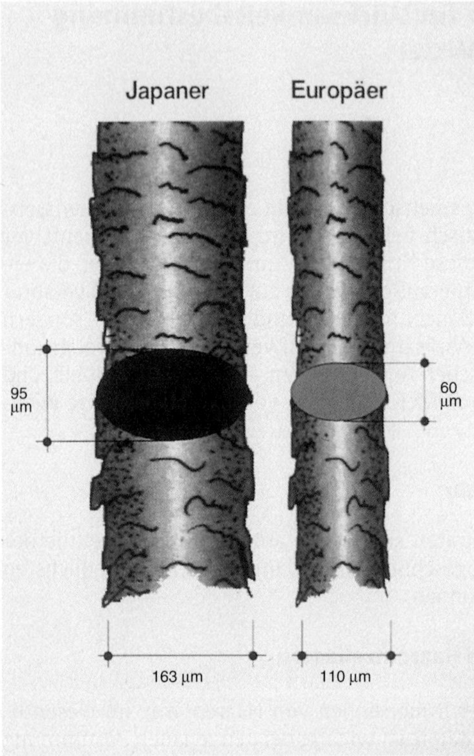

5.1 Unterschiedliche Dicke und Elliptizität bei Haaren von Japanern und Europäern

- elastischen Hook'schen Bereich (bis 5% Dehnung),
- plastischen Bereich (bis ca. 25% Dehnung) und
- nachplastischen Bereich, der durch einen relativ steilen Anstieg der Kraftwerte bis zum Reißpunkt der Faser charakterisiert ist.

Alle drei Bereiche werden zur genaueren Charakterisierung der Haarqualitäten herangezogen (s. 5.**2**). Der Hook'sche Bereich liefert den Elastizitätsmodul, im plastischen Bereich fallen die sog. Indexwerte an, im nachplastischen Bereich bildet der Reißpunkt den wichtigsten Parameter. Aufgrund der unterschiedlichen Festigkeiten, insbesondere der der Kortexanteile, sowie der wechselnden Haardicken ist die Schwankungsbreite der Meßwerte groß. Deshalb ist eine sorgfältige statistische Behandlung der gefundenen Werte unerläßlich. Das Probengut sollte nicht unter 50 Haareinzelfasern liegen. Abrasionsschädigungen, die vor allem die Kutikula betreffen, verändern die Zug-Dehnungswerte nur geringfügig. Chemische Schädigungen der Haa-

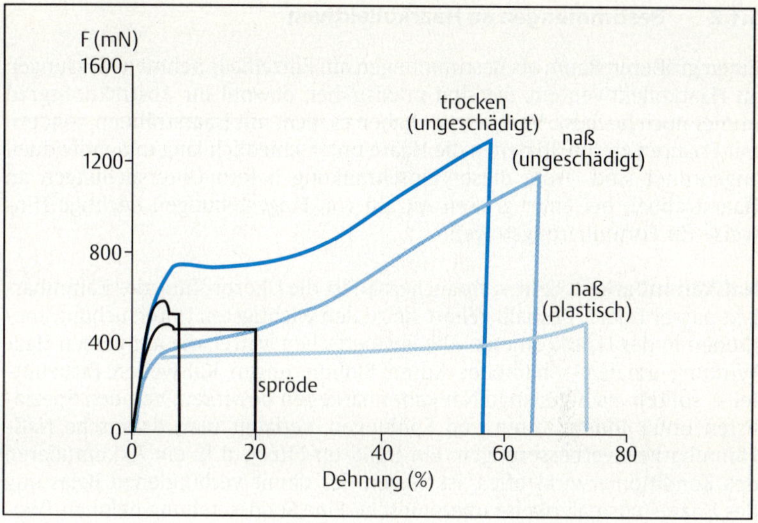

5.2 Zug-Dehnungskurven von normalen, spröden und plastischen Haaren

re durch Kaltwellen, Blondieren und vor allem durch oxidativ und reduktiv wirkende Kombinationsbehandlungen führen zu erniedrigten Reißwerten; Shampoos schädigen Haare kaum. Sehr dünne oder durch vorangegangene chemische Behandlungen vorgeschädigte Haare reagieren auf haarkosmetische Prozeduren empfindlich. Sie sollten daher mit „milden" Shampoos gereinigt werden.

Bestimmung des Biegemoduls. Viele Haar- und Frisurphänomene – Fülle, Fall und Fliegen der Haare, Verformbarkeit, Sprungkraft – stehen in deutlichem Zusammenhang mit dem Biegemodul der Einzelhaare.

Zur Bestimmung des Biegemoduls von Haareinzelfasern hat sich ein roboterisierter und rechnergestützter Versuchsaufbau bewährt (s. 5.3, S. 74). Die einzelne Haarfaser wird in einem akustischen Wechselfeld zum Schwingen gebracht und ihre Resonanzfrequenz bestimmt.

Bei Kenntnis der Länge und des Durchmessers der Faser kann der Biegemodul berechnet werden. Die Apparatur eignet sich zur schnellen Erfassung des Biegemoduls in Abhängigkeit vom Haarzustand, z.B. nach einer Mehrfachblondierung der Haare oder ihrer Behandlung mit glycerinhaltigen Kuren, die den Biegemodul erniedrigen. Erwartungsgemäß reagiert der Biegemodul empfindlich auf Änderungen der relativen Umgebungsfeuchte.

5.1.2 Bestimmungen an Haarkollektiven

Einen größeren Raum als Bestimmungen am Einzelhaar nehmen Messungen an Haarkollektiven ein. Sie sind praxisnäher, obwohl ihr Abstraktionsgrad immer noch hoch ist: Verbraucher haben es nicht mit Haarsträhnen, sondern mit Frisuren zu tun, in denen die Haare unterschiedlich lang und individuell angeordnet sind. Trotz dieser Einschränkung liefern Untersuchungen an Haarsträhnen bei einer großen Anzahl von Fragestellungen wichtige Hinweise für Formulierungsfragen.

Naßkämmbarkeit. Sehr verbrauchernah ist die Überprüfung der Kämmbarkeit nasser Haare. Deshalb gehört sie zu den wichtigsten Untersuchungsmethoden in der Haarkosmetik. Alle kosmetischen Mittel, die am nassen Haar Wirkung erzielen – Shampoos, Kuren, Blondierungen, Kaltwellen, Färbemittel –, sollten auch günstige Naßkämmbarkeiten bewirken. Von den Spezialisten unter ihnen, Kuren und Spülungen, verlangt man drastische Naßkämmbarkeitsverbesserungen. Ein Build-up-Effekt, d.h. ein Akkumulieren des Konditionierwirkstoffes, ist wegen der damit verbundenen Belastung des Haares normalerweise unerwünscht. Eine Sonderstellung nehmen Two-in-one-Shampoos ein, die neben dem Reinigungseffekt oftmals eine Konditionierwirksamkeit aufweisen, die denen von Kuren gleichkommt. Als opti-

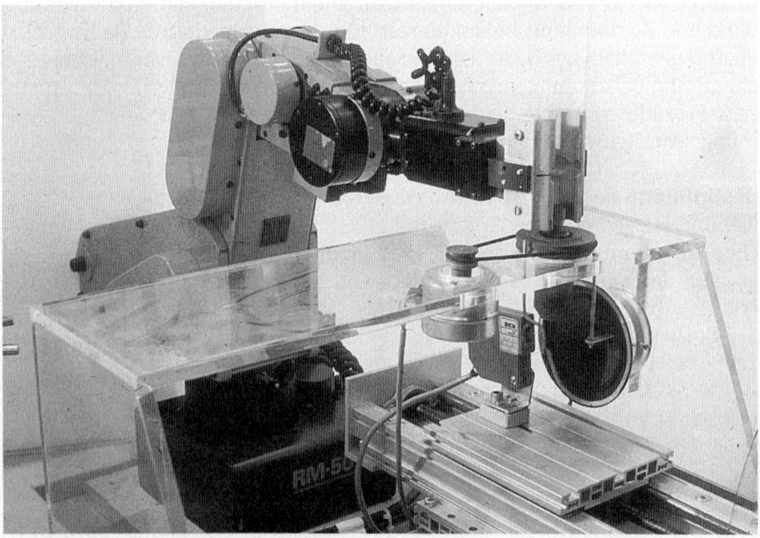

5.3 Automatische Messung des Biegemoduls von Haareinzelfasern

mal können sie nur dann angesehen werden, wenn ihr Akkumulationseffekt gering ist.

Zur Bestimmung der Naßkämmbarkeit kommt möglichst eine automatisierte Apparatur zum Einsatz, die einerseits Routinearbeiten unnötig macht, andererseits den für die statistische Behandlung der Meßergebnisse großen Probendurchsatz gewährleistet (s. 5.**4**). Die Meßergebnisse werden an einen Zentralrechner weitergegeben und dort statistisch ausgewertet. Durch Einbeziehung von Haaren unterschiedlicher Provenienz und Vorschädigung können die Aussagen sicherer gemacht werden und korrelieren dann gut mit Praxisbefunden.

Trockenkämmbarkeit. Die Bestimmung der Kämmbarkeit trockener Haare verläuft ähnlich wie die nasser Haare, mit dem Unterschied allerdings, daß der Meßvorgang klimatisiert verlaufen muß, da die Meßwerte stark von der Umgebungsfeuchte abhängen. Auch hier hat sich eine voll automatisierte Apparatur bewährt, in der gleichzeitig die Trockenkämmarbeit und die elektrostatische Aufladung der Haare gemessen werden können.

Die Trockenkämmbarkeitsmethode liefert eine Reihe wichtiger Informationen zum Interaktionsverhalten der Haarfasern. Insbesondere bei dünnen und schütteren Haaren sind hohe Werte im anfänglichen und mittleren Bereich erwünscht. Derartige Werte bedeuten: Die Haare interagieren mit-

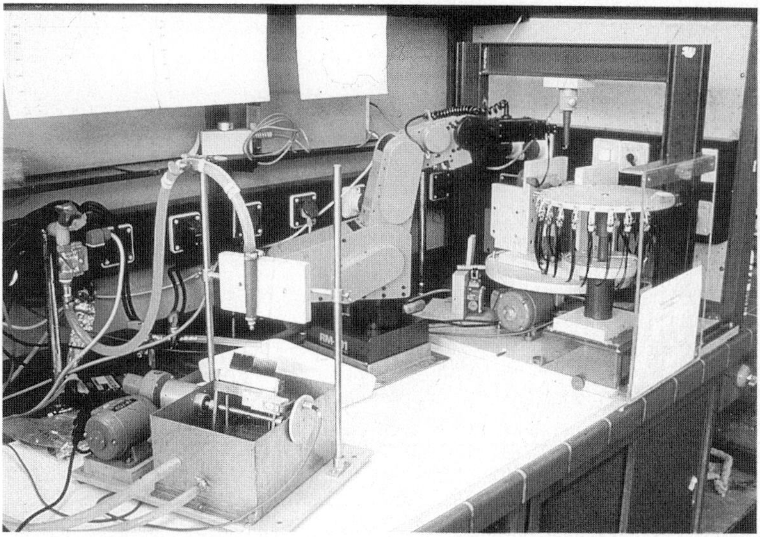

5.**4** Roboterisierte Naßkämmbarkeitsmessung

einander – eine Grundvoraussetzung für haarkosmetische Phänomene wie Haarfülle und Frisierbarkeit. Die Endpeaks der Trockenkämmbarkeitskurven, die mit den Verhedderungen der freien Faserenden korrespondieren, sollen hingegen immer niedrige Werte aufweisen (s. ◘ 5.5).

Durch Einbeziehen avivierender (= gleitverbessernder) Mittel in die Rezeptur werden die Werte im Anfangs-, Mittel- und Endbereich verringert. Das bedeutet: Kuren und Spülungen normaler Zusammensetzung ergeben geringere Interaktionen, verhindern Verhedderungen der Haarenden, liefern aber keine positiven Beiträge zur Frisierbarkeit und Haarfülle. Durch geschickte Formulierung, Einbeziehung bestimmter Polymerer oder Filmbildner kann diesen Negativeffekten begegnet werden.

Elektrostatik. Bei nicht zu hoher Luftfeuchtigkeit laden sich Haare bei kosmetischen Prozeduren wie Kämmen, Bürsten oder Fönen elektrostatisch auf (s. ◘ 5.6). Die Haare stoßen sich gegenseitig ab, fliegen und lassen sich schlecht frisieren. Zu diesen nachteiligen Effekten gesellt sich das Problem der Haarschädigung. Kamm bzw. Bürste und Haar laden sich entgegengesetzt auf und ziehen sich gegenseitig an. Beim Kämmen bilden sich Haarschlaufen und -verknäuelungen, im Extremfall sogar Haarverknotungen; es kann zu beträchtlichen Abrasionsschädigungen kommen. Deshalb ist es im-

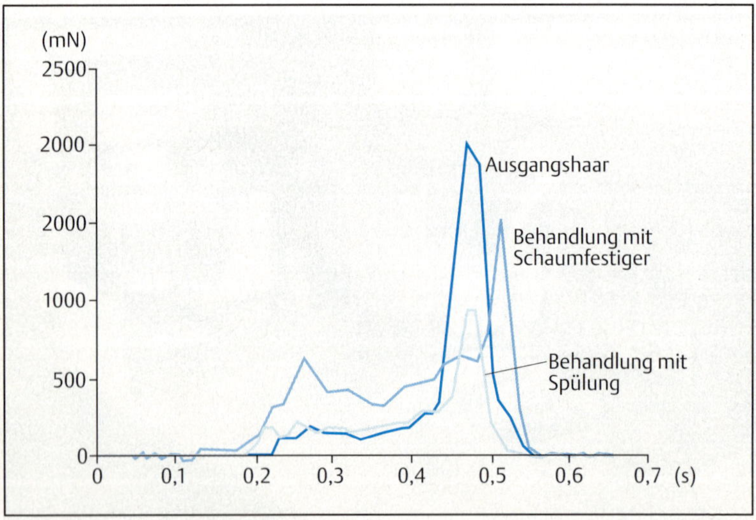

◘ 5.5 Trockenkämmarbeitsmeßkurven in Abhängigkeit von der Vorbehandlung der Haare

mer ratsam, die elektrostatische Aufladung zu verhindern, z. B. durch Behandlung der Haare mit geeigneten Formulierungen. Als Wirkstoffe haben sich fettartige Körper und quartäre Ammonium-Verbindungen bewährt. Dabei ist zu beachten, daß die oftmals in Konditioniershampoos verwendeten quartären **polymeren** Ammonium-Verbindungen eine Erhöhung der elektrostatischen Aufladung bewirken.

Schattenbildmethode zur Haarvolumenbestimmung. Das Volumen von Haarsträhnen vergrößert sich mit zunehmender Luftfeuchte. Als Ursache dafür müssen tordierende und rotierende Bewegungen der Fasern aufgrund innerer Spannungen und Feuchtigkeitsänderungen angenommen werden. Der Effekt ist vom Schädigungsgrad der Haare sowie von der Art aufgebrachter Substanzen abhängig. Er läßt sich in einfacher Weise mit Hilfe der Schattenbildmethode beobachten. Haarsträhnen, von hinten beleuchtet, werfen auf ein weißes Papier einen Schatten, der mit ihrem Volumen korrespondiert (s. ◘ 5.**7**, S. 78). Wird die Umgebungsfeuchte erhöht, vergrößert sich das Volumen in charakteristischer Weise. Die Methode eignet sich u. a., um die Volumenarmut fettiger, strähniger Haare zahlenmäßig zu charakterisieren.

Spliß. Verlieren Haare ihre schützende Kutikulahülle, so splissen sie auf (s. ◘ 5.**8**, S. 79). Man kann den Vorgang, der im alltäglichen Leben Wochen bzw. Monate benötigt, stark verkürzen, indem die Haare in einer speziellen

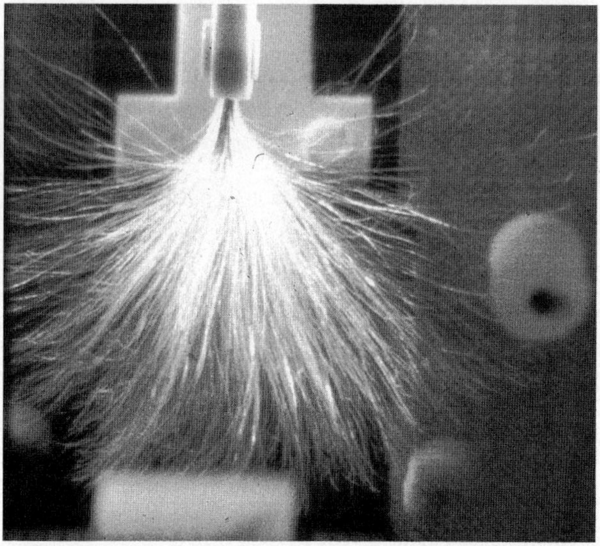

◘ 5.**6** Elektrostatisch aufgeladene Haarsträhne

Kämmapparatur gekämmt und gleichzeitig von unten gestoßen werden. Diese Splißgenese entstammt der Beobachtung des Verbraucherinnenalltags. Haare ab einer gewissen Länge neigen zum Spliß, da ihre Oberflächen durch häufiges Kämmen oder Bürsten abradiert wurden. Ein Aufstoßen der freien Haarenden auf der Schulter beschleunigt den Splißvorgang. Die Schädigung hängt erwartungsgemäß stark vom Haarzustand ab. Blondierte und kaltgewellte Haare splissen leichter als unbehandelte Haare. Durch regelmäßige Behandlung der Haare mit kämmbarkeitsverbessernden Stoffen kann die Splißrate drastisch gesenkt werden.

Eine gewisse Schwierigkeit macht die quantitative Auswertung des Splisses. Der visuelle Eindruck kann nicht ohne weiteres physikalisch nachvollzogen werden. Das Auge registriert nicht die Feinmorphologie des Splisses, sondern lediglich „unschöne Haarenden“, die sich durch ihre Helligkeit, Verfilzung und Verdickung insbesondere an dunklem Haar zu erkennen geben.

Bei diesem Problem hilft die Erkenntnis, daß gesplißte Haare auch immer eine erhöhte Neigung zu Haarbruch zeigen. Die durch Haarbruch verloren gegangene Haarmenge kann mit Hilfe eines speziellen Kapazitätsmeßgerätes nachgewiesen werden. Die Strähne wird durch einen Meßkondensator gezogen und wirkt dabei proportional zu ihrer Haarmasse als Dielektrikum; kleinste Masseunterschiede werden in Form von Spannungssignalen präzise registriert.

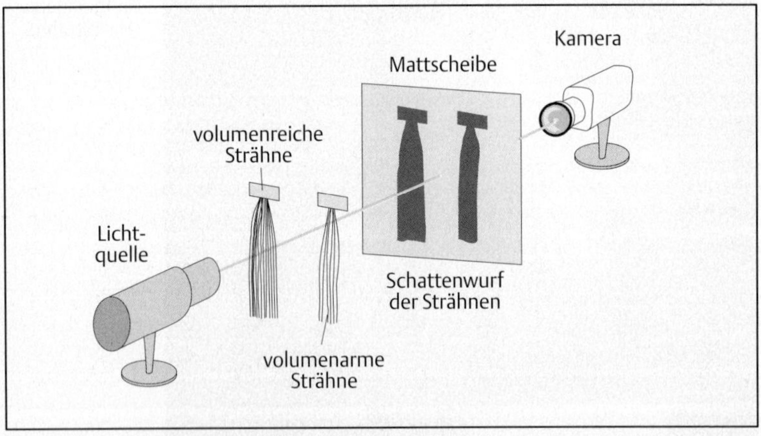

5.7 Schema der Schattenbildmethode

Schwingungsverhalten einer Locke. Für den „Fall“ und die „Sprungkraft“ von Haaren sind Schwingungsvorgänge maßgeblich. Die sie begründenden physikalischen Phänomene sind kompliziert und beinhalten eine große Anzahl von Einzelaspekten wie

- Schwingen einzelner Haarpartien,
- Biege- und Torsionsvorgänge,
- dynamisch-rhythmisches Verhalten der Frisur,
- Erholung der Frisur nach mechanischer Beeinflussung und
- Veränderung der Frisur durch Feuchtigkeitseinflüsse.

Wie für alle Subjektivbefunde gilt auch hier: Eine genaue objektive Wiedergabe derartiger Komplexbegriffe mit Hilfe physikalischer Parameter ist nicht möglich. Teilaspekte hingegen können über ein einfaches Modell quantifiziert werden. Dazu wird eine Locke am Meßkopf eines Zugdehnungsmeßgerätes befestigt. Ein Auslösebügel fährt an der Locke entlang und gibt zu einem bestimmten Zeitpunkt die Strähne frei. Sie wird einer freien, gedämpften Schwingung unterworfen.

Mit Hilfe des rechnergestützten Versuchsaufbaus können die physikalischen Parameter „Streckarbeit“, „Anfangsamplitude“, „Frequenz“ und „Dämpfung“ erfaßt werden. Diese Parameter hängen von gewählten Randbedingungen wie Feuchtigkeit, Haarart und Lockengröße ab und reagieren empfindlich auf die Wirksamkeit einzelner Formulierungen. Erwartungsge-

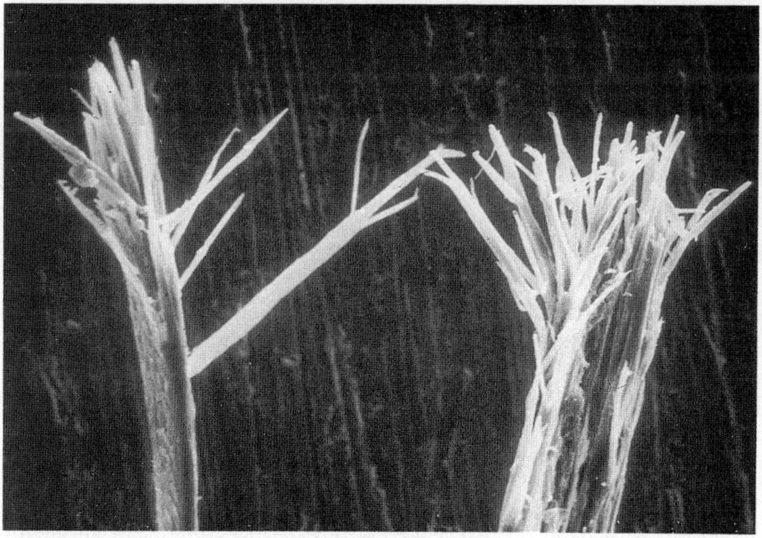

5.8 Gesplißte Haarenden

mäß wird das Schwingungsverhalten besonders deutlich durch Kaltwellen beeinflußt.

Haarglanz. Größte Schwierigkeiten bereitet die exakte Quantifizierung des Haarglanzes und damit auch seine überzeugende Subjektiv-Objektiv-Korrelation. Glanz wird vom Verbraucher in ganzheitlicher Weise registriert; er ist abhängig von der Haarfarbe, Frisurengestaltung, Kopfform, Kleidung, der Beleuchtung und des Teints. Von daher sind eindeutige Objektivbewertungen nicht zu erreichen.

Einige Phänomene sind jedoch unstrittig, z.B. daß frisch gewaschene, ungeschädigte, schwarze und parallel angeordnete Haare besonders stark glänzen, während gekräuselte, oberflächenrauhe Haare eher stumpf wirken.

Von allen Verfahren eignet sich noch am besten die schnelle und ökonomische Glanzbestimmung nach Maeda. Es handelt sich dabei um die Bildanalyse von gekrümmten Haarkollektiven unter genau definierten Beleuchtungsbedingungen, wobei der Blauanteil der hellen Haarfläche zum Rotanteil der dunklen Haarfläche in Beziehung gesetzt wird.

5.2 Messungen an der Haut

In Übereinstimmung mit dem umfangreichen Aufgabenbereich der Haut gibt es eine große Anzahl von Methoden zur quantitativen Bestimmung der Hautfunktionen, die sich in der Dermatologie bewährt haben, und einige, die speziell zum Nachweis kosmetischer Effekte entwickelt wurden.

Oberflächeneigenschaften. Die Oberfläche der Haut mit ihrer unterschiedlichen Farbgebung, ihren Falten und Linienmustern springt als erstes ins Auge. Eine genaue Analyse der Hautfelderung zeigt, daß zwischen Linien (bzw. Falten und Fältchen) ersten, zweiten, dritten und vierten Grades differenziert werden muß. Auch ohne Mikroskop können Längs- und Querfurchungen erkannt werden, die die Haut oftmals in eine Art Rechteck- oder Parallelogrammuster aufteilen. Diese Muster werden nicht selten von diagonalen Furchungen durchkreuzt, so daß dreieckförmige Untereinheiten entstehen. Unter dem Mikroskop können bei höherer Auflösung darüber hinaus auch die Hautlinien dritten und vierten Grades erkannt werden, die Hornzellengruppen bzw. den Hornzellen selbst zuzuordnen sind. Die Furchungen ersten Grades entsprechen mehr oder weniger den sichtbaren Falten. Sie sind über die ganze Tiefe der Hornschicht eingegraben.

Aus der Materialprüfung stammt die Methode der Profilometrie, die zur Quantifizierung der Hautrauhigkeit Verwendung findet. Dazu muß in einer ersten Stufe ein Hautabdruck (Replika) durch Auftragen einer selbsthärtenden Siliconmasse angefertigt werden. Die in das Replika eingedrückte Hautfelderung wird dann mechanisch-elektronisch abgegriffen: Ein an einem Tastarm befestigter Diamant wird über die Replikascheibe geführt, die Hubbewegungen der Tastspitze werden durch ein induktives Meßsystem in elektrische Spannungen umgesetzt, deren Amplituden proportional der Höhen- und Tiefenverteilung der Replikas sind. Es lassen sich etwa 20 unterschiedliche Parameter bestimmen, unter denen die gemittelte Rauhtiefe, die maximale Rauhtiefe, die Wellentiefe und die Peakanzahl pro Meßstrecke als besonders aussagekräftig gelten.

Das Gerät kann auf unterschiedliche Rauhigkeiten eingestellt werden und Informationen zum Mikrorelief (Höhen und Tiefen ca. 20 μm) oder zu tiefen Hautrillen (bis 300 μm) liefern. Die Rauhigkeitswerte hängen extrem von der Meßrichtung ab, d.h., es macht einen großen Unterschied, ob in Richtung der Körperachse oder unter anderen Winkeln vermessen wird. Einzelne Körperstellen wie Stirn, Unterarm und Oberschenkel sowie junge oder alte, trockene oder feuchte Haut ergeben sehr unterschiedliche Werte. Zumindest das Mikrorelief der Haut kann durch Anwendung kosmetischer Formulierungen, z.B. Nachtcremes oder Feuchtigkeitscremes, für eine beschränkte Zeit geändert und optimiert werden.

Statt der mechanisch wirkenden Sensoren kommen auch Abtastsysteme unter Zuhilfenahme von Laserstrahlen zur Anwendung.

Ein spezieller Abtastrhythmus sowie erweiterte Software ermöglichen die Darstellung dreidimensionaler Topographien. Gut erkennbar wird dabei die Abhängigkeit der Hautfelderung vom Alter (s. ◘ 5.**9**, S. 82). Junge Haut ist durch ein stark gegliedertes Netzwerk von feinen Hautlinien gekennzeichnet. Mit steigendem Alter nimmt die Zahl der Hautrillen ab – sie vertiefen sich und werden zueinander parallel. Gleichzeitig „verflacht" die Haut, d.h., die für die junge Haut charakteristischen kleinen und sehr zahlreichen Hügel nehmen an Zahl ab.

Die Zunahme der Rauhigkeit der Haut nach starker UV-Bestrahlung kann über die Profilometrie zahlenmäßig genau erfaßt werden.

Spreitwerte von kosmetischen Mitteln. Ein für die Kosmetik bedeutsamer Oberflächeneffekt ist das Ausbreitungsverhalten pflegender Öle in Substanz oder als Emulsion auf der Haut. Sie spreiten und bestimmen damit die Verteilung der hautkosmetischen Formulierung. Eine Augencreme soll möglichst nicht spreiten, um die Augen nicht zu reizen; eine Bodylotion hingegen soll sich möglichst gleichmäßig auf der Haut verteilen. Die Spreitgeschwindigkeit ist abhängig von den Grenzflächenspannungen zwischen Öl und Haut sowie von der Viskosität und der relativen Molmasse der Öle. Einfluß nimmt auch die Hautbeschaffenheit, genauer gesagt ihre Oberflächentextur. Das ist ein Grund neben vielen anderen, individuell abgestimmte kosmetische Formulierungen für verschiedene Hauttypen unter Einbeziehung klimatischer Voraussetzungen zu entwickeln.

Im hautkosmetischen Labor läßt sich die Spreitgeschwindigkeit über eine Abdruckmethode exakt bestimmen. Dazu wird eine kleine Menge des Öls auf die Unterarminnenseiten von Probanden nach einem stan-

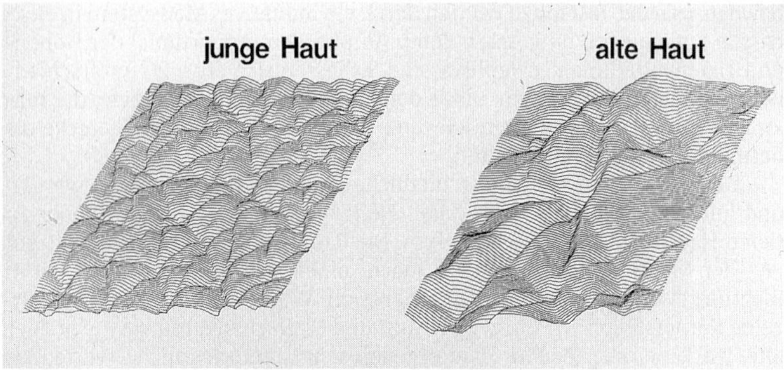

5.9 Topographien von junger und alter Haut

dardisierten Verfahren aufgetragen. Nach 10 min wird die entstandene Spreitfläche mit einem Transparentpapier abgedrückt und ihre Ausdehnung bildanalytisch vermessen (s. 5.**10**).

Da die physikochemischen Voraussetzungen der Spreitung in vielen Einzelheiten erforscht sind, lassen sich die Spreitwerte auch ohne experimentellen Aufwand anhand von Eichkurven erfassen, wenn relative Molmasse, Viskosität und Chemie der Öle bekannt sind.

Die Spreitwerte kosmetischer Öle unterscheiden sich beträchtlich. Es gibt Öle, die weitgehend am Auftragsort verbleiben, z. B. Jojobaöl, und andere Öle, wie Isopropylester oder Siliconöle, die sich außerordentlich schnell ausbreiten.

Hautfarbe. Die Hautfarbe gehört zu den bestimmendsten Körpermerkmalen. Sie wird im wesentlichen von drei Faktoren bestimmt: vom Blutdurchfluß, von den vorhandenen Pigmenten und von der Dicke der Epidermis. Die für die helle oder dunkle Haut verantwortlichen Melanin-Pigmente sind in der Haut ungleichmäßig verteilt und verursachen damit mehr oder weniger ausgeprägte Farbunregelmäßigkeiten. Unter „schöner Haut“ wird zumeist eine fleckenfreie, gleichmäßig pigmentierte Haut verstanden. Hautflecken, Altersflecken und Sommersprossen werden von vielen Menschen als ernste Beeinträchtigung empfunden. Die Kosmetik hilft hier mit Make-up- oder Camouflage-Produkten.

Die Hautfarbe kann mit Kolorimetern (= Farbmeßgeräte) zahlenmäßig erfaßt werden. Es handelt sich bei diesen um spektrophotometrische Geräte, die bei der Messung direkt auf der Haut aufliegen. Ein Lichtstrahl trifft auf die Haut auf und wird in Abhängigkeit von der Farbe der Haut mit verän-

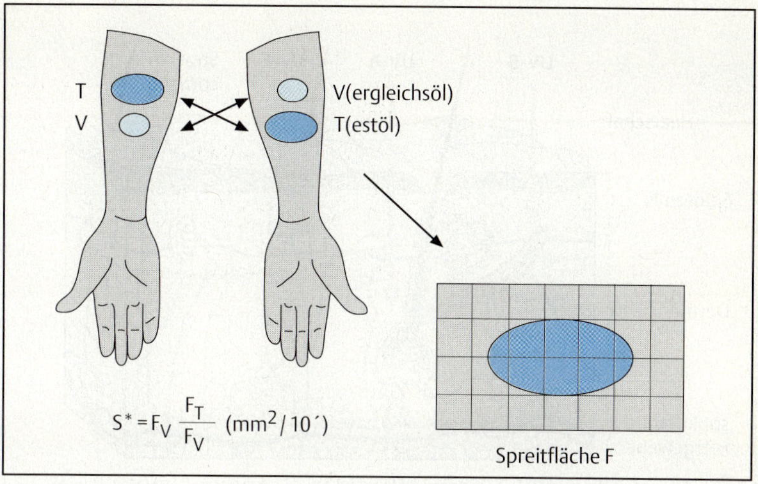

5.**10** Bestimmung des Spreitwertes am Unterarm

derter Wellenlängenverteilung reflektiert. Durch Vergleich des reflektierten Strahls und eines Referenzstrahls kann das Gerät Farbwerte berechnen.

Zur Erfassung fleckenförmiger Unregelmäßigkeiten ist allerdings die Bildverarbeitung besser geeignet. Mit ihr lassen sich altersabhängige oder jahreszeitlich bedingte Farbunregelmäßigkeiten erfassen. Dieselbe Methode ermöglicht auch Aussagen zum Hautglanz. Fettige, glänzende Haut, manchmal nur in bestimmten Bereichen des Körpers, z.B. in der Nähe des Nasenflügels, wird oft als störend empfunden.

Da die Hautfarbe sehr stark das menschliche Aussehen beeinflußt, wird häufig versucht, sie nach eigenen Vorstellungen zu ändern: sie zu bleichen, wenn sie zu dunkel ist, oder sie durch UV-Bestrahlung – im Sonnenlicht oder unter der Höhensonne – zu bräunen, wenn sie zu blaß erscheint. Das UV-Licht stimuliert die Melanin-Synthese und damit die Pigmentation der Haut, es schädigt sie aber auch, indem es tiefgreifende Veränderungen vor allem in der tiefer gelegenen Dermis (Lederhaut) auslöst (s. 5.**11**, S. 84). Von daher ist der Schutz der Haut vor Lichteinwirkung ein wichtiges kosmetisches Thema. Die hierbei zur Anwendung kommenden Lichtschutzfilter absorbieren UV-Licht in bestimmten Wellenbereichen und wandeln es in für die Haut weniger gefährliche Wärme um.

Die Beurteilung der Wirksamkeit von Lichtschutzpräparaten erfolgt über den Lichtschutzfaktor, dessen genaue Ermittlung in einer Colipa-Methode beschrieben ist. Zur Charakterisierung der Lichtschutzfaktoren in der dermatologischen Praxis werden der Rücken oder andere Körperregionen

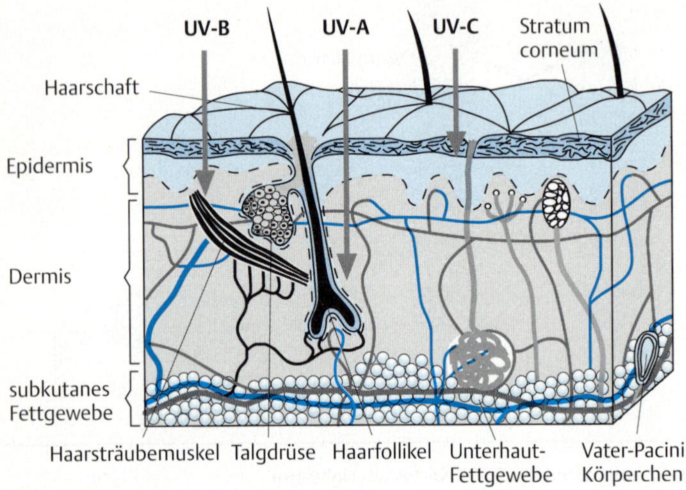

5.11 Eindringtiefe von UV-Licht in die Haut

der Probanden in Felder geteilt und unterschiedlichen UV-Bestrahlungsintensitäten ausgesetzt. Mögliche Erythemwirkungen werden durch Verwendung von Lichtschutzpräparaten verzögert.

Hauttemperatur und Hautdurchblutung. Die physiologische Körpertemperatur beträgt 37 ± 0,5 °C. Mit wachsender Entfernung vom Wärme produzierenden Körperkern nimmt die Temperatur ab, so daß die Haut nur noch eine Temperatur zwischen 33,0 und 34,5 °C aufweist.

Die Temperatur reagiert auf innere Stimuli und äußere Einflüsse, insbesondere auf die Umgebungstemperatur. Bei starker Muskeltätigkeit oder emotionaler Erregung steigt die Hauttemperatur. Gemessen werden kann die Hauttemperatur mit Kontaktthermometern oder – noch eleganter – mit der Infrarotthermographie. Hierbei wird die von der Haut emittierte Infrarotstrahlung mit Hilfe eines Linsenspiegeldetektors erfaßt. Die gefundenen Temperaturbereiche können in einem Thermogramm farbig wiedergegeben werden und zeigen dann mehr oder weniger gut durchblutete Körper- und Hautregionen an.

In der Kosmetik spielt die Temperaturmessung der Haut bisher nur eine untergeordnete Rolle. Verwendung findet sie zur Objektivierung von Kälteschutzcremes, die bei den behandelten Körperstellen eine geringere Wärmeabstrahlung bewirken.

Irritationen der Haut haben eine vermehrte Durchblutung an den betreffenden Stellen zur Folge. Sie kann über die sog. Laserdopplerflowmetrie bestimmt werden. Das Meßprinzip beruht auf der Reflexion eines Laserstrahls durch bewegte Blutzellen, insbesondere durch Erythrocyten. Zur Durchführung der Messung wird mittels eines Lichtleiters monochromatisches Laserlicht auf die Hautoberfläche gestrahlt. Das Licht dringt etwa 1 mm tief in die Haut ein. In Abhängigkeit des Blutflusses findet eine Verschiebung der Streulichtfrequenz statt. Das reflektierte Licht wird durch Photodetektoren erfaßt und über eine nachgeschaltete Elektronik als relativer Blutfluß angezeigt. Die Methode ist so empfindlich, daß sie auf Irritationen anspricht, die für das Auge noch nicht als Rötung sichtbar werden.

Da die Blutmikrozirkulation vom Klima, von der emotionalen Disposition, der Medikamenteneinnahme und sogar der Nahrungsaufnahme der Probanden abhängt, ist eine umfangreiche statistische Behandlung der Testergebnisse erforderlich.

Mechanische Eigenschaften. In der subjektiven Erfahrung ist gesunde und ansprechende Haut nicht hart oder spröde, wirkt auch nicht ausgetrocknet oder unangenehm gespannt, sondern fühlt sich im Gegenteil weich und geschmeidig an.

Die objektive Bestimmung der Weichheit stößt auf beträchtliche Schwierigkeiten, da die Subjektivbegriffe „weich“ bzw. „geschmeidig“ zu undeutlich sind. Schon allein aus anatomischen Gründen wirkt die Haut in den verschiedenen Körperbereichen unterschiedlich geschmeidig und elastisch, an der Stirn anders als an der Wange, am Unterarm anders als im Handteller.

Zur Quantifizierung der Weichheit eignen sich noch am besten das Torsionsmeßgerät und das Cutometer. Der Meßkopf des Torsionsmeßgerätes wird durch Aufbringen einer Klebefolie mit der Hautoberfläche fest in Verbindung gebracht und unter Vorgabe eines bestimmten Drehmoments zu einer kleinen Drehbewegung veranlaßt. Dabei wird die oberste Hautschicht geringfügig verdreht. Die Verdrehbarkeit ist von der Festigkeit – dem Turgor – der Haut abhängig. Junge Haut ist fest, leistet großen Widerstand und kehrt nach Beendigung des Verdrehungsvorgangs sofort in die Ausgangslage zurück (s. ◘ 5.**12**, S. 86). Die Verdrehbarkeitswerte sind weiterhin spezifisch für die einzelnen Körperregionen, unterscheiden sich bei Mann und Frau und hängen stark vom Feuchtigkeitsgehalt der äußersten Hautschicht ab. Je feuchter die Haut ist, umso geringere Verdrehungskräfte werden registriert, desto langsamer findet auch die Haut zu ihrem Ausgangspunkt zurück. Eine genaue Analyse des Verdrehungsvorgangs zeigt, daß die Methode nicht nur Informationen über den Zustand der Epidermis, sondern auch der darunter liegenden Dermis liefert.

Das Cutometer mißt die Weichheit, Geschmeidigkeit oder auch Festigkeit der Haut nach einem anderen Prinzip, indem die Hautoberfläche durch

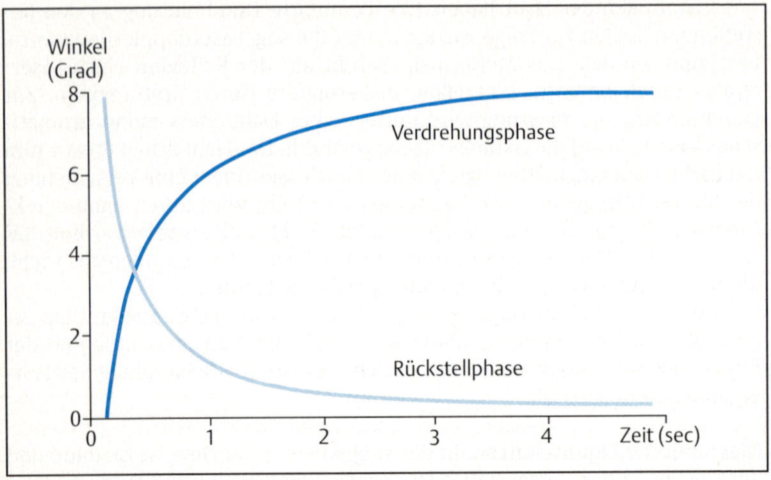

5.12 Verdrehungskurven von junger, fester Haut

einen definierten Luftunterdruck in eine spezielle Sonde gezogen wird – die Eindringtiefe der Haut in die Sonde wird optisch registriert. Werden die dabei registrierten Meßkurven analysiert, können elastische und plastische Anteile identifiziert werden. Junge Haut ist, einem stark aufgeblasenen Luftballon ähnlich, sehr elastisch, wird beim Ansaugvorgang nur wenig verformt und kehrt nach Beendigung des Ansaugvorgangs sofort in die ursprüngliche Form zurück. Alte Haut ähnelt – extrem gesprochen – eher einer Knetmasse, enthält also einen hohen Plastizitätsanteil.

Wasserhaushalt. Zu den wichtigsten Aufgaben der Haut als Barriere gehört es, den Körper vor dem Eindringen oder vor dem Verlust von Stoffen zu schützen.

Quantifiziert werden kann die Barrierewirkung über die Bestimmung des transepidermalen Wasserverlustes (TEWL). Dabei handelt es sich um die Abdunstung von Wasser aus dem Körperinneren ohne Einbeziehung des Wasserverlustes beim Schwitzen. Seit 1977 steht dafür das Evaporimeter als bequemes Meßinstrument zur Verfügung. Die Meßsonde des Evaporimeters ist ein Teflonrohr mit zwei Temperatur- und Feuchtigkeitssensoren, die in geringem Abstand übereinander befestigt sind. Da das Rohr nach oben offen ist, wird das Mikroklima unmittelbar über der Haut durch die Messung nur minimal beeinflußt. Die beiden Sensorpaare ermitteln den Dampfdruckgradienten der Haut in der Diffusionszone zwischen den beiden Sensorpaaren.

Mit EDV-Unterstützung kann aus den Meßwerten die Wasserabgabe (in g) pro Quadratmeter der Haut und Stunde errechnet werden.

Die Bestimmung des TEWL-Wertes hat sich als außerordentlich informativ erwiesen und kann zur Diagnose rissiger oder schrundiger Haut, zur Bestimmung der Verträglichkeit chemisch verschiedenartig aufgebauter Tenside und der Okklusionswirkung von Vaseline oder Nachtcremes herangezogen werden. Im Vergleich zu dem von hellhäutigen Menschen ist der TEWL-Wert bei dunkelhäutigen erhöht; über die verstärkte Verdunstung wird eine günstigere Temperaturregelung erreicht. Seltsamerweise verändert sich der TEWL-Wert über das Lebensalter nur wenig, auch sind nur minimale Unterschiede zwischen den Geschlechtern zu finden.

Für die Schönheit und Gepflegtheit der Haut ist der Wasseranteil in der obersten Hautschicht von größter Bedeutung. Man kann ihn in einem begrenzten Umfang durch Einbringen von Feuchtigkeitsregulatoren günstig beeinflussen. Für seine Messung gibt es mehrere Methoden, wobei sich das bequem zu handhabende Corneometer besonders bewährt hat. Es handelt sich dabei um einen Streukondensator, dessen Kapazität durch die dielektrischen Eigenschaften des Stratum corneum mitbestimmt wird. Leider kann man bis heute noch nicht zwischen dem Wassergehalt in den Hornzellen (Korneocyten) und den Interzellulärräumen unterscheiden. Außerdem ist man noch weit davon entfernt zu verstehen, welche Rolle freies, lose gebundenes und fest gebundenes Wasser spielen, wie sich der Wasseranteil mit fortschreitendem Alter verändert, wie Feuchtigkeitsregulatoren und das damit veränderte Wassergleichgewicht das topographische Aussehen und die Elastizität der Haut bestimmen. Wenig verstanden und schlecht meßbar ist weiterhin der Wassergehalt der Dermis. Man weiß nur, daß die gealterte Dermis mit ihren stark veränderten Kollagenbündeln weniger wasseraufnahmefähig ist als die junge Dermis.

Bestimmung der Oberflächenlipide. Man unterscheidet zwischen internen Lipiden, die bei der Barrierewirksamkeit der Hornhaut maßgeblich beteiligt sind, und dem Hautoberflächenfett. Das Hautoberflächenfett besteht im wesentlichen aus einem Gemisch von Talgdrüsenlipiden, Wasser und abgeschilferten Hornzellen (s. ▣ 3.1.**1**, S. 31). Es ist somit keine einheitliche Substanz, in seiner Zusammensetzung individuell verschieden und an den einzelnen Körperstellen in unterschiedlicher Menge vertreten. Es wird im wesentlichen über zwei Methoden bestimmt: Bei der Sebumeter-Methode wird ein 0,1 mm starkes mattiertes Kunststoffband unter einem bestimmten Druck auf die Hautoberfläche gepreßt. Die durch Fettaufnahme zunehmende Lichtdurchlässigkeit des Kunststoffbandes kann mit einem Photometer quantifiziert werden. Die Messung ist sehr einfach und hat sich bewährt. Man findet z. B., daß die Talgsekretion im Kindesalter gering ist, in der Pubertät zunimmt und im Alter wieder kleiner wird. Die Talgproduktion ist weiterhin geschlechtsabhängig.

Eine andere Methode zur Bestimmung der Sebumproduktion ist die Sebutape-Methode, bei der ein spezieller Klebefilm verwendet wird, der mit einer außerordentlich hohen Anzahl sehr kleiner Vertiefungen versehen ist. Das Sebum sammelt sich beim Auflegen des Films auf die Haut in diesen Mikroporen und wird bildanalytisch ausgewertet.

Die Sebutape-Methode ist empfindlicher als die Sebumeter-Methode und kann zwischen den verschiedenen Regionen des Gesichtes – Nase, Wangen, Kinn sowie Stirn – und damit zwischen normaler, fettiger Haut und Mischhaut unterscheiden.

Quellungsmessungen. Für die Bewertung hautkosmetischer Formulierungen dienen möglichst praxisnahe in vivo-Untersuchungen an Probanden. Einige experimentelle Fragen lassen sich jedoch besser in vitro an Hautsubstraten untersuchen. Dafür ist insbesondere die Schweinehaut geeignet, weil sie in wichtigen Eigenschaften der menschlichen Haut ähnelt. An ihr kann der Einfluß von Tensiden auf die Haut über Quellungsmessungen schnell und zuverlässig festgestellt werden.

Durch die Wechselwirkung der Tenside mit den Proteinen der Hornschicht wird deren Quellfähigkeit in spezifischer Weise verändert. Dabei spielen osmotische Phänomene eine entscheidende Rolle.

In einem Standardverfahren werden isolierte Schweineepidermisstreifen in Tensidlösungen getaucht und die Anteile festgehaltenen Wassers durch Auswägen bestimmt. Die Tenside bewirken in Abhängigkeit von ihrer chemischen Struktur eine mehr oder weniger ausgeprägte Quellung der Hautstreifen. Aniontenside erhöhen die Quellwerte – besonders stark Natriumlaurylsulfat, weniger ausgeprägt Alkylethersulfate. Dagegen wird die Quellung durch nichtionische Tenside kaum beeinflußt. Amphotenside können in Abhängigkeit vom gewählten pH-Wert die Quellwerte sogar vermindern. Als Vergleich dient immer die Behandlung der Hautstreifen mit reinem Wasser.

Starke Quellungen sind meist unerwünscht, weil sie die Hornschicht der Haut stark strapazieren und das Austragen von Inhaltsstoffen wie Feuchtigkeitsfaktoren und hautinternen Lipiden fördern. Der Quellungstest kann bei Aniontensiden auch als einfacher Vortest für Hautirritationen Verwendung finden: je höher die Quellung, desto ungünstiger die Hautverträglichkeit.

5.3 Meßmethoden zur Wirksamkeitsbestimmung von Mund- und Zahnpflegeprodukten

Attraktive Zähne sind ein wichtiges Persönlichkeitsmerkmal für jeden Menschen. Von daher kommt der Zahnpflege eine wichtige Aufgabe zu. Für viele Menschen ist aber der Hauptauslöser für eine regelmäßige Mund- und Zahnpflege die Beseitigung unangenehmer Erscheinungen, wie Plaque auf den Zähnen, Zahnfleischbluten oder schlechter Mundgeruch, bzw. die Hoffnung, den unangenehmen Besuch beim Zahnarzt verschieben zu können. In einem gewissen Sinn stellt die Mundhöhle für viele Menschen eine „Tabuzone" dar, ihre Pflege soll unauffällig, schnell und möglichst kostengünstig erfolgen.

Trotz ihrer Klassifizierung als kosmetische Mittel sind Mund- und Zahnpflegemittel in der Lage, wesentliche klinisch relevante Vorteile für den Benutzer zu erbringen. So sind diese Produkte geeignet, die Kariesanfälligkeit von Zähnen deutlich zu senken, die Entwicklung und Verstärkung entzündlicher Vorgänge auf dem Zahnfleisch zu reduzieren, verfärbte Beläge auf den Zähnen zu beseitigen oder die Bildung von Zahnstein zu reduzieren.

Es genügt nun leider nicht, bestimmte Wirkstoffe in Zahnpflegeprodukte einzuarbeiten, um ein bestimmtes Leistungsprofil zu erhalten. Oftmals sind die Inhaltsstoffe nicht miteinander kompatibel, oder die Lagerung der Zahnpflegeprodukte führt zu einer unvertretbaren Abnahme der Wirkstoffe.

Um die einwandfreie Wirkung dieser Produkte sicherzustellen und auch neue, leistungsfähige Wirkstoffe einsetzen zu können, ist eine Vielzahl von Labormethoden und klinischen Tests entwickelt worden.

Es gibt zwar noch keine internationale Norm, die festlegt, welche Methoden für die Prüfung bestimmter Effekte geeignet bzw. erforderlich sind; die von den Herstellern angewandten sind aber zum großen Teil international standardisiert. Der endgültige Beweis für die Wirksamkeit von Mund- und Zahnpflegeprodukten erfolgt in klinischen Studien. Da diese sehr oft zeitaufwendig und kostenaufwendig sind, greift man bei Entwicklungen neuer Pflegemittel meist auf Laboruntersuchungen zurück.

5.3.1 Labortests

Untersuchungen zur Antikarieswirkung. Der wichtigste Wirkstoff gegen Karies ist das Fluorid. Insofern sind Messungen der Fluorid-Verfügbarkeit, des Eindringens von Fluorid in den Zahnschmelz und der Härtung des Zahnes durch Fluorid besonders wichtig.

Die Bestimmung des Fluorid-Gehaltes in Zahnpflegemitteln erfolgt ökonomisch und sicher über spezielle ionenselektive Elektroden. Voraussetzung dafür ist die Aufarbeitung des Zahnpflegemittels in Abhängigkeit vom Fluorid-Typ. Enthalten die Produkte Monofluorphosphat, ist ein saurer Aufschluß erforderlich, um aus dem gebundenen Fluor freies Fluorid zu erhalten. Die Bestimmung des verfügbaren Fluorids ist besonders wichtig, da nur dieser Anteil wirksam ist. Fluorid, das durch Pasteninhaltsstoffe fest gebunden ist, trägt nicht zur Wirkung bei.

Die Wirkung des Fluorids auf den Zahnschmelz kann entweder dadurch bestimmt werden, daß man die Fluorid-Menge mißt, die nach Behandlung mit Zahnpflegemitteln kurzfristig in den Oberflächenschmelz eindringt, oder die Zunahme der Zahnhärte bei Zähnen mit Karies im Anfangsstadium bestimmt. Die Zahnhärte kann durch den Eindruck eines rautenförmig geschliffenen Diamanten gemessen werden, der mit einem bestimmten Gewicht in die Oberfläche gedrückt wird (sog. Vickers-Härte). Unter dem Mikroskop kann man die große Diagonale des Eindrucks messen – sie korreliert mit der Eindruckhärte.

Effekte am Zahnschmelz und Dentin. Bei der Reinigung der Zähne bringen besonders die Putzkörper der Zahnpflegemittel meßbare Effekte, die mit nachfolgenden Methoden bestimmt werden können.

Die Abrasion von Dentin kann mit der sog. RDA-Methode (**r**adioactive **d**entin **a**brasion) quantifiziert werden. Bei dieser Methode wird Humandentin im Kernreaktor mit Neutronen bestrahlt und anschließend in einer genormten Putzmaschine mit Zahnbürste und Zahncremeaufschlämmung behandelt. Die Menge an radioaktivem Material, das oberflächlich entfernt wurde, kann dann gemessen werden.

Analog läßt sich die Abrasion von Zahnschmelz nach der sog. REA-Methode (**r**adioactive **e**namel **a**brasion) erfassen.

Auch die Reinigung verhärteter gefärbter Zahnbeläge, z.B. Raucherbeläge, ist im Labortest gut meßbar. Dazu werden unter Zuhilfenahme der Methode nach Stookey Rinderzähne quadratisch ausgesägt und in einer Brühe, die u.a. Bakterien, Schleimstoffe und Tee enthält, künstlich angefärbt. Diese Zähne können anschließend mit einer Putzmaschine gereinigt werden. Die Aufhellung der Zähne wird mit einem Farbmeßgerät quantitativ verfolgt.

Eine weitere Bestimmungsmethode mißt die Oberflächenrauhigkeit von Zahnschmelz. Bestimmte Putzkörper können Oberflächen aufrauhen, andere hingegen wirken eher polierend. Die Messung der Oberflächenrauhigkeit erfolgt am besten mit einem Profilometer, dessen Diamanttaster die Erhöhungen und Vertiefungen der Zahnoberfläche in elektrische Spannungen umsetzt und dadurch die Erstellung eines Zahnprofils ermöglicht. Normalerweise wird der mittlere Rauhigkeitsgrad vor und nach der Behandlung bestimmt. (s. ◘ 5.**13**).

Remineralisierende Effekte. Die Remineralisierung einer frühen kariösen Stelle (Initialkaries) ist sehr wichtig, um die Entstehung von Karies zu verhindern. Bestimmte Labortests erlauben in Vorscreeningstudien diese Effekte, die z.T. durch Zahnpflegeprodukte, aber auch durch den menschlichen Speichel bewirkt werden, zu messen. Es sind allerdings nur grobe Trendaussagen möglich, weil sich die physiologische Komplexität der Mundhöhle nicht ausreichend simulieren läßt.

Bewährt hat sich eine Methode, die Humanzähne alternierend in De- und Remineralisationsbädern (und dazwischen mit Wirkstofflösungen, die z.B. Fluorid enthalten) behandelt. Die Demineralisationslösung ist üblicherweise unter Einbeziehung von Milchsäure sauer eingestellt und „laugt“ den Zahn aus, indem sie ihm Calcium- und Phosphat-Ionen entzieht; die Remineralisationslösung führt diese Minerale über eine entsprechende Salzmischung wieder zu. Durch die Anwendung der Mikroradiographie wird die

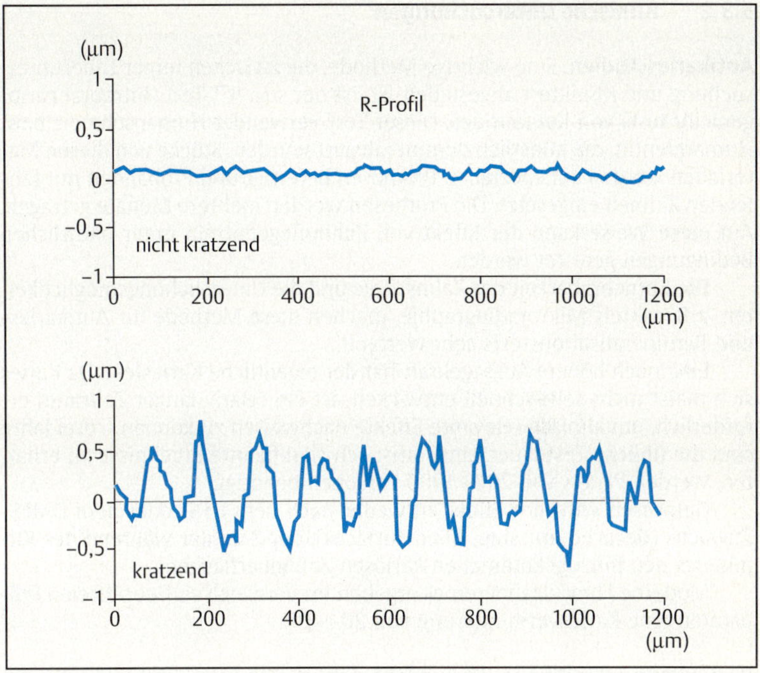

5.13 Polier- bzw. Kratzwirkung nach Behandlung mit Zahnpasten

Mineraldichte in den äußeren Schmelz- oder Dentinschichten erfaßt. Fluorid spielt bei der Remineralisation eine wichtige Rolle.

Antizahnsteinwirkung. Zahnstein ist verhärtete Plaque, die vor allem große Mengen an Calciumphosphat in kristalliner Form enthält. Die Aufgabe von Antizahnsteinwirkstoffen besteht im wesentlichen darin, daß sie den Aufbau solcher Calciumphosphat-Kristalle (Hydroxylapatit) auf der Zahnoberfläche stören.

Zur Messung des Antizahnsteineffektes solcher Wirkstoffe nutzt man die Tatsache, daß bei der Bildung von Hydroxylapatit ein Proton frei wird; die Geschwindigkeit der Kristallbildung kann daher durch Messung der Bildungsgeschwindigkeit des Protons verfolgt werden. Antizahnsteinsubstanzen reduzieren die Kristallwachstumsgeschwindigkeit.

5.3.2 Klinische Untersuchungen

Antikariesstudien. Eine wichtige Methode, die zwischen reiner Laboruntersuchung und Kliniktest angesiedelt ist, ist der sog. ICT-Test (**i**ntraoral **c**ariogenicity **t**est) von Koulourides. Dieser Test verwendet Humanschmelz bzw. Humandentin, die künstlich demineralisiert wurden. Stücke von diesen Materialien werden auf speziellen Prothesen befestigt und Probanden mit fehlenden Zähnen eingesetzt. Die Prothesen werden mehrere Monate getragen. Auf diese Weise kann der Effekt von Zahnpflegemitteln unter natürlichen Bedingungen getestet werden.

Die Entnehmbarkeit des Zahnstücks und die Untersuchungsmöglichkeiten, z.B. mittels Mikroradiographie, machen diese Methode für Antikaries- und Remineralisationstests sehr wertvoll.

Eine noch höhere Aussagekraft hat der eigentliche Kariestest. Da Karies sich meist nicht sehr schnell entwickelt, ist ein relativ langer Zeitraum erforderlich, um klinisch relevante Effekte nachweisen zu können – drei Jahre sind die übliche Testdauer. Um statistisch signifikante Ergebnisse zu erhalten, werden Panels von 200–1000 Personen benötigt.

Gemessen wird der Effekt entweder nach dem DFS- oder dem DMFS-Zuwachs (**d**ecayed, **m**issing, **f**illed **s**urfaces), der Zahl der während des Kliniktests neu hinzugekommenen kariösen Zahnoberflächen.

Moderne Fluoridzahncremes ergeben im Vergleich zu fluoridfreien Präparaten eine Kariesverminderung von 20–40%.

Bestimmung der Plaque. Plaque läßt sich im Kliniktest am besten quantifizieren, indem man vor der Untersuchung die Plaque mit Fluorescein oder Erythrosin anfärbt. Nach bestimmten Indizes (Silness-Löe, Quigley-Hein, Harrap) läßt sich die Plaque semiquantitativ bestimmen und erlaubt statistische Differenzierungen.

Durch professionelle Verwendung normaler Antiplaquezahncremes kann der normale Plaquebelag um bis zu 80% reduziert werden.

Effekte am Zahnfleisch. Was mit Labormethoden nicht einfach zu messen ist, aber im klinischen Test relativ kurzfristig überprüft werden kann, sind der Einfluß von Mund- und Zahnpflegeprodukten auf das Zahnfleisch bzw. Effekte wie Zahnfleischbluten oder Zahnfleischentzündungen. Der Zahnarzt kann mit einer parodontalen Sonde bei Berührung des sog. Gingivaepithels leichte Spontanblutungen auslösen, die schon geringfügige Entzündungen erkennen lassen. In klinischen Tests, die zwischen zwei Wochen und mehreren Monaten dauern können, kann er unter Zuhilfenahme bestimmter Meßindizes – z.B. dem **S**ulcus-**B**lutungs-**I**ndex (SBI) von Mühlemann und Son oder der **S**ulcus **f**luid **f**low **r**ate (SFFR) – die Entwicklung dieser Parameter verfolgen und klinisch differenzieren.

Zahnfleischentzündungen im frühen Stadium können durch regelmäßige und gründliche Anwendung von Zahnpflegemitteln bereits im Verlauf von zwei Wochen sehr stark reduziert werden.

Antizahnsteineffekte. Die Effekte von Antizahnsteinwirkstoffen werden klinisch im Zeitraum von 3–6 Monaten an Personen mit ausgeprägter Zahnsteinbildungstendenz getestet. Spezielle Indizes, die die Ausdehnung des Zahnsteins messen, z.B. der Volpe-Manhold-Index, ermöglichen hier eine exakte Quantifizierung.

Antizahnsteinwirkstoffe erreichen bei regelmäßiger Anwendung eine Reduzierung der Zahnsteinneubildung um bis zu 40%.

Literatur

Kap 5.1 Messungen am Haar

Busch, P. (1989), Subjektive und objektive Methoden in der Haarkosmetik, Ärztl. Kosmetol. **19,** 270–315.

Maeda, T., Okada, M., Hara, T. (1992), Hair Luster, Measured by Color Image Analysis, Cosm. Toil. **107,** 53–59.

Robbins, C. R. (1978), Chemical and Physical Behavior of Human Hair, Van Nostrand Reinhold Company, New York.

Zviak, C. (1986), The Science of Hair Care, Marcel Dekker Inc., New York.

Kap 5.2 Messungen an der Haut

Busch, P., Schumann, K., Verbeek, H. (1992), Die Entwicklung der Hautkosmetik in den letzten 25 Jahren, Parf. Kosmet. **73,** 62–70.

Colipa Sun Protection Factor Test Method, ref. 94/289 – October 1994.

Friberg, S. E. (1990), Micelles, microemulsions, liquid crystals, and the structure of stratum corneum lipids, J. Soc. Cosmet. Chem. **41,** 155–171.

Harrison, R. J., McMinn, R. M. H. (Hrsg.) (1983), Biological structure and function, Cambridge University Press, Cambridge, New York.

Hatzis, J. (1991), Skin surface profile technique and its applications, Int. J. Cosmet. Science **13,** 281–291.

Nazzaro-Porro, M., Passi, S., Boniforti, L., Belsito, F. (1979), Effects of Aging on Fatty Acids in Skin Surface Lipids, J. Invest. Dermat. **73,** 112–117.

Zeidler, U. (1985), Über das Spreiten von Lipiden auf der Haut, Fette Seifen Anstrichmittel **87,** 403–408.

Kap 5.3 Messungen an den Zähnen

DIN 50 133, Bl. 2 (Dez. 1972), Härteprüfung nach Vickers, Prüfkraftbereich 1,96–49 Newton (Kleinlastbereich).

Hefferren, J. J. (1976), A Laboratory Method for Assessment of Dentrifrice Abrasivity, J. Dent. Res. **55,** 563–573.

Mühlemann, H. R., Son, S. (1971), Gingival Sulcus Bleeding – A Leading Symptom in Initial Gingivitis, Helv. Odontol. Acta **15,** 107–113.

Stookey, G. K., Burkhard, T. A., Schemehorn, B. R. (1976), In vitro Removal of Stain with Dentrifrices, J. Dent. Res. **61,** 1236–1239.

6 Kosmetische Mittel zur Reinigung, Pflege und zum Schutz der Haut

6.1 Seifen und Syndets

„Der Seifenverbrauch ist zugleich ein Maßstab für die Kultur eines Landes."
Justus von Liebig (1803 – 1873)

Seifen haben derzeit am deutschen Gesamtkosmetikmarkt wertmäßig einen Anteil von ca. 3 %, mengenmäßig von ca. 11 %.

Im Vergleich zu den flüssigen Dusch- und Badepräparaten ist bei den Seifen im Laufe der letzten Dekaden eine rückläufige Mengenentwicklung zu beobachten, während die Flüssigpräparate sich (noch) im Aufwärtstrend befinden (s. ▦ 6.1.**1**).

Hautreinigung ist Basis jeder kosmetischen Anwendung. Reinigung – das bedeutet sowohl objektiv Entfernung von Umweltschmutz, Hautschuppen, Schweißrückständen und Keimen als auch subjektiv die Erhöhung des psychischen und physischen Wohlbefindens, ganz im Sinne der Weltgesundheitsorganisation-(WHO-)Definition für „Gesundheit" vom 22. 7. 1946:

Gesundheit ist der Zustand des völligen körperlichen, geistigen und sozialen Wohlempfindens und nicht nur das Freisein von Krankheit und Gebrechen.

Beliebtes kosmetisches Mittel für die Hautreinigung ist weiterhin das klassische Seifenstück in seinen verschiedenen Ausführungsformen. Allein in Deutschland werden Jahr für Jahr mehrere 100 Millionen Seifenstücke verwendet, meist in Form von Feinseife oder Toiletteseife, vereinzelt auch als Kernseife. Flüssige oder pastöse Seifenzubereitungen sind nur noch selten anzutreffen.

Seife gehört zu den ältesten Schönheitspflegemitteln der Menschheit. Erste Formulierungen für pastöse Seifen finden sich auf Tontafeln, die aus dem Zweistromland zwischen Euphrat und Tigris aus der Zeit um 2500

▦ 6.1.**1** Produktionsmengen (1000 jato) 1954 bis 1993 von Seifen bzw. Dusch- und Badepräparaten in der BRD (nach Angaben des Statistischen Bundesamtes)

	1954	1974	1984	1993
Seifen	79	77	72	63
Dusch-/Badepräparate	–	60	90	162

v. Chr. stammen. Daß Seife auch heute, ca. 4500 Jahre später, nicht aus dem täglichen Leben des Menschen wegzudenken ist und in einer lebendigen Vielfalt angeboten wird, zeigt ihren bleibenden Wert.

Neben der klassischen Seife befinden sich seit einigen Jahrzehnten mit den Syndets auch feste und flüssige Hautreinigungsmittel auf dem Markt, die sich in ihrer Zusammensetzung von der Seife grundsätzlich unterscheiden und im Kap. 6.1.2 behandelt werden.

6.1.1 Zusammensetzung von Stückseifen

Seife entsteht bei der Reaktion („Verseifung") eines Fettes oder daraus gewonnener Fettsäuren bzw. Fettsäuremethylester mit Natron- oder Kalilauge. Seife ist chemisch das Alkalisalz von Fettsäuren.

Als Neutralfette werden üblicherweise Rindertalg bzw. Palmöl im Gemisch mit Kokosöl oder Palmkernöl und – seltener – andere natürliche Öle oder Fette bei der Seifenfabrikation eingesetzt, wobei die Qualität der Ausgangsfette mitbestimmend für die Güte der daraus gewonnenen Seife ist. Wichtig für die Auswahl der Fette ist die Verteilung der Kettenlängen (s. ▣ 6.1.**2**) der entsprechenden Fettsäuren. Erwünscht sind vor allem C_{12-18}-Fettsäuren. Da Lauratseife besonders gut schäumt, werden das laurinreiche

▣ 6.1.**2** Fettsäureanteile (in %) der Neutralfette zur Seifenherstellung (nach Thoma, A., 1976)

<table>
<tr><th>Fettsäure</th><th>Kokosöl</th><th>Palmkernöl</th><th>Palmöl</th><th>Rindertalg</th></tr>
<tr><td>Octancarbonsäure (Caprylsäure)</td><td rowspan="2">13</td><td rowspan="2">7</td><td>–</td><td>–</td></tr>
<tr><td>Decancarbonsäure (Caprinsäure)</td><td>–</td><td>–</td></tr>
<tr><td>Dodecancarbonsäure (Laurinsäure)</td><td>45–50</td><td>47–52</td><td>–</td><td>–</td></tr>
<tr><td>Tetradecancarbonsäure (Myristinsäure)</td><td>13–19</td><td>16</td><td>1–2</td><td>3–6</td></tr>
<tr><td>Hexadecancarbonsäure (Palmitinsäure)</td><td>8–9</td><td>6–9</td><td>45</td><td>25–38</td></tr>
<tr><td>Octadecancarbonsäure (Stearinsäure)</td><td>2–3</td><td>2–3</td><td>4–6</td><td>15–28</td></tr>
<tr><td>Octadecencarbonsäure (Ölsäure)</td><td>5–8</td><td>10–18</td><td>33</td><td>26–50</td></tr>
<tr><td>Octadecadiencarbonsäure (Linolsäure)</td><td>1–3</td><td>1–3</td><td>10</td><td>1–3</td></tr>
</table>

Kokosöl oder das ähnlich aufgebaute Palmkernöl in höheren Anteilen (bis zu 50% der Neutralfette) für Seifen verwendet, bei denen viel Schaum bei der Benutzung erwünscht ist.

Die Natriumsalze der genannten Fettsäuregemische sind fest, die Kaliumsalze dagegen weich und pastös. Aus diesem Grunde werden als Laugenkomponenten zur Herstellung fester Seifen vorzugsweise Natronlauge, für die flüssiger oder pastöser Seifen vorzugsweise Kalilauge verwendet. Bei der Verseifung wird das Verhältnis von Lauge zu Fett(säure) so gewählt, daß maximal ein Laugenüberschuß von 0,05% im fertigen Seifenstück vorhanden ist.

Da Seifen aus Fetten und Ölen gewonnen werden, die ungesättigte Fettsäuren (z. B. Öl- oder Linolsäure) enthalten, müssen sie vor Verderb durch Luftsauerstoff (Ranzigwerden durch Autoxidation) geschützt werden, z. B. durch Zusatz von Antioxidantien und Komplexierungsmitteln (Sequestrantien).

Antioxidantien dienen als „Fänger" für autoxidativ wirksame Sauerstoff-Radikale. Beispiele für Antioxidantien sind Ascorbylpalmitat, Vitamin E und *tert.*-Butylhydroxytoluol (BHT).

Komplexierungsmittel, z. B. Salze der Nitrilotriessigsäure, der 1-Hydroxyethan-1,1-diphosphonsäure und der Ethylendiamintetraessigsäure, binden Spuren von Schwermetallen, z. B. Eisen- und Kupfer-Ionen, die den oxidativen Verderb von Seifen katalytisch beschleunigen, zu nahezu unlöslichen Komplexen.

Zusätze wie Glycerin bzw. Natriumchlorid fungieren als Feuchthaltemittel bzw. zur Verbesserung der Verarbeitbarkeit von Seifen. Art und Mengen von speziellen Zusätzen, die unter Beachtung der europäischen Gesetzgebung erfolgen, orientieren sich an den gewünschten Leistungen der Seifen.

Im folgenden werden die wichtigsten Seifenarten beschrieben.

Toiletteseifen. Diese Produktkategorie besitzt mengen- und verbreitungsmäßig die stärkste Bedeutung. Toiletteseifen enthalten etwa 20 – 50% Kokosöl im Fettansatz, sind leicht überfettet (bis 5%) und angenehm parfümiert (bis 2%). Als Überfettungsmittel (Ziel: Rückfettung der gereinigten Haut) können Fettsäuren (z. B. Stearinsäure), pflanzliche Öle (z. B. Avocadoöl), Partialglyceride (z. B. Glycerinstearat), Lanolin, Lecithin und andere fettähnliche (lipophile) Substanzen verwendet werden. Feuchthaltemittel, wie Glycerin oder Lactate, wirken einer zu starken Austrocknung entgegen. Die Zugabe von Konservierungsmitteln ist aufgrund der deutlichen Alkalität im Normalfall nicht erforderlich.

Für diese Seifenart charakteristische Zusammensetzungen gehen aus der folgenden Rahmenrezeptur für stückförmige Toiletteseife hervor.

Rahmenrezeptur: Toiletteseife

Inhaltsstoffe	*Massengehalt (%)*
Natriumseife aus Talg	60,00
Natriumseife aus Kokosöl	27,00
Glycerin	2,00
Parfümöl	3,00
Kochsalz	0,50
1-Hydroxyethan-1,1-diphosphonsäure, Tetranatriumsalz	0,30
α-Tocopherol (Vitamin E)	0,10
Pigment Yellow 1	0,02
spezifische Zusätze, Wasser	ad 100,00

Kernseifen. Darunter werden Seifen verstanden, die im Vergleich zu Toiletteseifen meist deutlich weniger Kokosöl im Fettansatz, mehr Wasser, keine Rückfetter bzw. sonstige kosmetische Zusätze enthalten und nur einfach parfümiert sind. Sie werden im Haushalt verwendet. Moderne Nachfolgerin der Kernseife ist die sog. Haushaltsseife, die in ihrer Grundzusammensetzung der Toiletteseife entspricht, aber in ihren Zusätzen einschließlich Parfümierung bewußt sparsam gehalten ist.

Rezepturbeispiel: Kernseife

Inhaltsstoffe	*Massengehalt (%)*
Natriumseife aus Talg	60,00
Natriumseife aus Kokosöl	10,00
Natriumchlorid	0,50
Ethylendiamintetraessigsäure, Tetranatriumsalz	0,30
Parfümöl	0,50
Wasser	ad 100,00

Transparentseifen. Diese sind Stückseifen von ansprechender Ästhetik mit mehr oder minder starker Lichtdurchlässigkeit und Durchsichtigkeit, bei denen es sich, vereinfacht ausgedrückt, um erstarrte unterkühlte Seifenlösungen handelt, deren Kristallisation durch hohe Zusätze an Glycerin, Zucker, Ethanol u. a. verhindert worden ist. Im Kokosfettsäure-Gehalt liegen Transparentseifen eher relativ niedrig.

Luxusseifen zeichnen sich durch exklusive Parfümierung und Verpackung aus. Hierzu wird ein normaler Fettansatz mit hohen Parfümanteilen (bis zu 5%) verwendet. Noch höhere Parfümanteile können zu schlechtem Verband bzw. zu zu weicher Seife führen. Bei der Auswahl der Duftstoffe muß besonders auf ihre Beständigkeit im alkalischen Seifenmilieu geachtet werden. Das gilt naturgemäß in gleicher Weise für alle Inhaltsstoffe der klassischen Seifen.

Deoseifen entsprechen Toiletteseifen mit einem Gehalt an Wirkstoffen gegen Körpergeruch. Die desodorierende Wirkung beruht auf der Hemmung des Wachstums der Bakterien, die den Schweiß unter Bildung von Körpergeruch zersetzen. Als Wirkstoffe in Deoseifen haben sich u. a. 3,4,4'-Trichlorcarbanilid, 2,2,4'-Trichlor-2'-hydroxydiphenylether und 3,7,11-Trimethyl-2,6,10-dodecatrien-1-ol bewährt.

Cremeseifen sind Toiletteseifen mit besonders hohem Anteil an rückfettenden, die Haut cremenden Substanzen. Günstig ist die Kombination der Rückfetter mit einem vergleichsweise hohen Anteil von Kokosöl im Fettansatz. Zu den am häufigsten eingesetzten cremenden Zusätzen zählen Fettsäuren (z. B. Stearinsäure), Lanolin und Vaseline.

Babyseifen sind gut überfettete Toiletteseifen, die allenfalls schwach parfümiert sind. Spezielle Zusätze, wie Kamillenbestandteile (α-Bisabolol, Kamillenextrakt), tragen ebenfalls zur Milde dieser Produktkategorie bei.

Hautschutzseifen sind Toiletteseifen mit Zusätzen an rückfettenden und speziellen Substanzen, z. B. Proteine (hydrolysiertes Kollagen) oder Milchbestandteile (Lactose, Milchprotein), welche die entfettende Wirkung von Seifen vermindern und den Hautzustand nach dem Waschen günstig beeinflussen. Auch diese Seifen sind eher schwach parfümiert.

Abrasivseifen sind Seifen mit Zusatz an abradierenden Substanzen zur Beseitigung von grobem Schmutz oder von Hautunreinheiten. Das Ausmaß der Abrasivwirkung kann durch Art und Konzentration des Abrasionsmittels festgelegt werden. Mandelkleie, Polyethylenpulver und Aprikosenkernmehl finden als solches Verwendung.

Schwimmseifen sind Seifen, deren spezifisches Gewicht auf weniger als 1 g/cm^3 eingestellt worden ist und die daher auf Wasser schwimmen. Die Herabsetzung der Seifendichte kann durch Einarbeitung von Luft bei der Herstellung der Stücke oder durch einen im Inneren des Seifenstückes eingeschlossenen Hohlkörper (z. B. einen Tischtennisball) erreicht werden.

Natriumseife stellt, wie beschrieben, das Salz einer starken Lauge (Natronlauge) mit einer schwachen Säure (Fettsäure) dar. Derartige Salze hydrolysieren in wäßriger Lösung unter Bildung von Hydroxid-Ionen. Diese Reaktion ist die Ursache dafür, daß Seifenlösungen alkalisch reagieren. Der sich beim Waschen mit Seifen einstellende pH-Wert der Seifenlösung liegt bei ca.

8 bis 10. Durch diese **Alkalität** wird der normale pH-Wert der Haut, der bei 5 bis 6 liegt, etwas in Richtung des Neutralpunktes (pH-Wert ≈ 7) verschoben. Normale Haut ist in der Lage, durch hauteigene Puffersubstanzen den alten pH-Zustand innerhalb einiger Minuten wiederherzustellen. Bei vorgeschädigter oder allgemein empfindlicher Haut kann es aber über eine zu lange Quellung der Haut zu Austrocknungserscheinungen oder Irritationen kommen. Diese Seifenunverträglichkeit tritt allerdings recht selten auf.

Als nachteilig bei Seifen muß außerdem die Bildung von **Kalkseife**, das sind Calcium- und Magnesiumseifen der Fettsäuren, in hartem Wasser angesehen werden. Kalkseife hinterläßt unschöne Ränder an Waschbecken und Badewannen sowie eine leicht stumpfe Haut. Kalkseife kann auf der Haut unter ungünstigen Bedingungen im Einzelfalle zu Hautproblemen führen.

Vor allem diese beiden Nachteile der Seife – Alkalität und Empfindlichkeit gegen Wasserhärte – haben zur Entwicklung der sog. Syndets (**syn**thetic **det**ergent) geführt, die im folgenden Abschnitt beschrieben werden.

6.1.2 Zusammensetzung von Syndets

Syndets unterscheiden sich grundsätzlich von herkömmlichen Seifen in ihrer Zusammensetzung. Sie enthalten als Schaum- und Reinigungskomponenten waschaktive Substanzen (Tenside), die durch chemische Synthese gewonnen werden. Seifen dagegen sind – wie beschrieben – Salze natürlicher Fettsäuren. Als Tenside für Syndets werden vorzugsweise die biologisch leicht abbaubaren Fettsäureisethionate, Fettsäure-*N*-methyltauride, Sulfobernsteinsäurehalbester und Fettalkoholsulfate eingesetzt.

Daneben spielen Monoglyceridsulfat und Ethercarboxylate vereinzelt eine Rolle. Die anionaktiven Tenside werden mit Gerüstsubstanzen, Rückfettern und sonstigen Zusätzen zu Formulierungen kombiniert, die sich nach Seifentechnologien verarbeiten lassen und Stücke ergeben, die sich „seifenähnlich", aber ohne die bereits erwähnten Nachteile der Seife verhalten. Sie schäumen bei jeder Wasserhärte und besitzen eine hervorragende Reinigungskraft. Ihr pH-Wert ist breit – z. B. von 4 – 10 – einstellbar.

Gewöhnlich ist aufgrund der intensiveren Reinigungs-/Entfettungskraft der Syndettenside der Anteil an reinigendem Tensid im Syndet deutlich geringer, der an Überfettungsmitteln deutlich höher als der in der Seife, ohne daß das Schaumvermögen der Syndetstücke herabgesetzt wird.

In letzter Zeit haben auf dem deutschen Syndetmarkt Syndets an Bedeutung gewonnen, die ohne Fettalkoholsulfat formuliert sind. Sie zeichnen sich durch eine besonders hohe Hautverträglichkeit aus.

Daß sich Syndets gegenüber Toiletteseifen trotz ihrer spezifischen Vorteile nicht stärker durchgesetzt haben, liegt im wesentlichen an Kostengründen. Im Vergleich zu Seifetensiden sind alle relevanten Syndettenside in ihren Rohstoffkosten mehrfach höher, was auf den Preis der konfektionierten Syndetstücke deutlich durchschlägt.

Für Syndets typische Zusammensetzungen vermitteln die nachfolgenden Rahmenrezepturen.

Rahmenrezeptur: Syndet auf Basis Fettalkoholsulfat

Inhaltsstoffe	*Massengehalt (%)*
Natriumlaurylsulfat	30
Natriumkokoylisethionat	15
Sulfobernsteinsäurelaurylester, Dinatriumsalz	10
Cetylstearylalkohol	10
Stearinsäure	10
Maisstärke	10
spezifische Zusätze, Farbstoffe, Parfümöl, Wasser	ad 100

Rahmenrezeptur: Syndet ohne Fettalkoholsulfat

Inhaltsstoffe	*Massengehalt (%)*
Natriumkokoylisethionat	40
Sulfobernsteinsäurelaurylester, Dinatriumsalz	20
Paraffin	10
Stearinsäure	10
Kartoffelstärke	10
spezifische Zusätze, Farbstoffe, Parfümöl, Wasser	ad 100

Halbsyndets oder **Combars.** Das Marktsegment Halbsyndets oder Combars (abgeleitet von **Com**bination **Bar**), das sind Stücke, die sowohl Seife als auch Syndettenside enthalten, ist in letzter Zeit durch Produktneueinführungen ebenfalls belebt worden. Combars enthalten 10–80% Seife. Sie stellen für die Kriterien Schaumvermögen, Hautgefühl, Verträglichkeit und Kosten einen Kompromiß zwischen reinen Seifen und reinen Syndets dar.

Rahmnrezeptur: Combar

Inhaltsstoffe	*Massengehalt (%)*
Natriumkokoylisethionat	50
Stearinsäure	20
Natriumseife aus Talg und Kokosöl	20
Kokosfettsäuren	5
spezifische Zusätze, Farbstoffe, Parfümöl, Wasser	ad 100

Beim Waschen mit Combars stellt sich, abhängig von ihrem Seifengehalt, ein pH-Wert von ca. 7–9 ein.

6.1.3 Sonstige Hautreinigungsmittel auf Seifenbasis

Feste Zubereitungen. Eine Sonderform fester Seifen stellen die Seifenblättchen dar, die z. B. auf Reisen platzsparend und für den Einmalgebrauch vorteilhaft verwendbar sind. Um sie herzustellen, werden entweder eine geeignete Natriumseife sehr dünn ausgewalzt oder eine Seifen-/Syndetformulierung auf ein (wasserlösliches) Trägermaterial aufgetragen. Bei dieser Zubereitungsform wird außer der Hautreinigung keine kosmetische Zusatzleistung geboten.

Flüssige Zubereitungen. Neben den stückförmigen Seifen spielen in begrenztem Umfang auch flüssige Produkte auf Seifenbasis in der Hautreinigung eine Rolle. Generelle Unterschiede zwischen beiden Applikationsformen bestehen zum einen im Gehalt an fettsaurem Salz (Seife) und in der Art des Kations der Lauge. Flüssige Seifen enthalten ca. 10–25% Kaliumseife (Seifenstücke dagegen ca. 75–90% Natriumseife). Vorteilhaft bei den flüssigen Produkten ist allgemein die hygienisch unbedenkliche Dosierung aus Flasche oder Spender bei Gemeinschaftsanwendungen. Neben speziellen Zusätzen enthalten sie u. a. Glycerin als Feuchthaltemittel, Stearinsäureglyceride als Rückfetter und Ethylenglykoldistearat als Perlglanzgeber.

Rahmenrezeptur: Flüssige Seife

Inhaltsstoffe	*Massengehalt %*
Kokosfettsäure, Kaliumsalz	15
Kaliumoleat	3
Glycerin	5
Glycerylstearat	1
Ethylenglykoldistearat	2
spezifische Zusätze, Komplexierungsmittel, Duft-/Farbstoffe, Wasser	ad 100

Pastöse Zubereitungen. Wichtige Vertreter dieser Produktgruppe sind die Schmierseifen und die Waschpasten. Beide Kategorien spielen in der pflegenden Kosmetik keine Rolle. **Schmierseifen** bestehen zu ca. 40–50% aus Kaliumseifen, aus Soja-, Oliven- oder Erdnußöl. **Waschpasten** enthalten außer Seife auch abradierende Zusätze, Lösungsmittel und Reinigungsverstärker. Sie dienen im Handwerks- und Hobbybereich zur Entfernung fettig-öliger Verschmutzungen.

Rahmenrezeptur: Handwaschpaste

Inhaltsstoffe	*Massengehalt (%)*
Kaliumseifen	ca. 14
Fettalkoholsulfate	5
Kaolin	20
Holzmehl	20
Verdicker, Lösungsmittel, Duftstoffe, Wasser	ad 100

6.1.4 Herstellung von Seifen und Syndets

Im folgenden wird vor allem die Herstellung stückförmiger Seifen erläutert. Syndet-Stücke werden analog zu den Seifen konfektioniert, die speziellen Vorgemische durch Vermischen, Homogenisieren und Granulieren aus den verschiedenen Ausgangsstoffen hergestellt. Die Fertigung von flüssigen Seifen ist demgegenüber vergleichsweise einfach. Auf die Beschreibung des entsprechenden Prozesses wird hier verzichtet.

Früher bestand das Herstellen von Seifen in der handwerklichen Kunst des Seifensieders, der in großen Kesseln über viele Prozeßschritte und Tage hinweg vom Fett zur Seife gelangte, die abschließend mit einfachen Mitteln zum Stück verformt wurde. Heute stellt die Seifenherstellung einen ausgereiften technologischen Prozeß dar, der zumeist über automatisierte und kontinuierlich durchgeführte Fertigungswege vom Ausgangsstoff zum konfektionierten Seifenstück führt (s. ◘ 6.1.**1**).

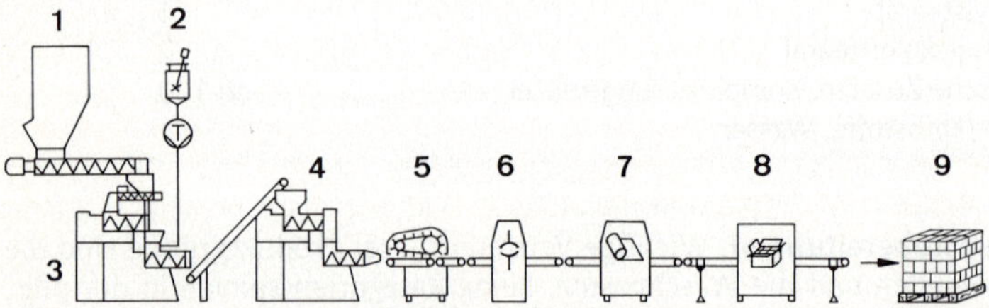

◘ 6.1.1 Stückseifen-Konfektionierlinie.
1 Seifengranulatsilo
2 Vorratsbehälter mit Dosierpumpe für Farbe, Parfum, und Additive
3 Mischer
4 Seifenstrangextruder
5 Seifenstrangschneider
6 Seifenformpresse
7 Verpackungsautomat für Einzelstücke
8 Kartonierautomat
9 Palettierung

Verseifung. Man arbeitet heute im wesentlichen nach drei unterschiedlichen Verseifungsverfahren (s. 6.1.**2**), der Verseifung von

- Neutralfett (Triglycerid),
- Fettsäuren und
- Fettsäuremethylestern.

Welches Verfahren im einzelnen gewählt wird, hängt wesentlich von der Verfügbarkeit der Ausgangsstoffe und davon ab, ob für die entstehenden Nebenprodukte, Glycerin (im Neutralfett-Prozeß) bzw. Methanol (im Methylester-Prozeß), eine geeignete wirtschaftliche Nutzung bzw. Rückführung bestehen.

Alle drei Verfahren führen zu qualitativ hochwertigen Seifen, vorausgesetzt, die Qualität der Ausgangsprodukte und die Güte der jeweils nachgeschalteten Reinigungsstufen entsprechen notwendigen Anforderungen. An-

a Verseifung von **Neutralfett** (Triglycerid)

$$\begin{matrix} CH_2OCOR \\ | \\ CHCOR \\ | \\ CH_2OCOR \end{matrix} + 3\,NaOH \longrightarrow 3RCO_2Na + \begin{matrix} CH_2OH \\ | \\ CHOH \\ | \\ CH_2OH \end{matrix}$$

Neutralfett + *Natronlauge* ⟶ *Seife* + *Glycerin*

b Verseifung von **Fettsäuren**

$$RCO_2H + NaOH \longrightarrow RCO_2Na + H_2O$$

Fettsäure + *Natronlauge* ⟶ *Seife* + *Wasser*

(aus Triglycerid durch Spaltung gewonnen)

c Verseifung von **Fettsäuremethylestern**

$$RCO_2CH_3 + NaOH \longrightarrow RCO_2Na + CH_3OH$$

Fettsäure-methylester + *Natronlauge* ⟶ *Seife* + *Methanol*

(aus Triglycerid durch Umesterung mit Methanol gewonnen)

R = z.B. $C_{11}H_{23}$

6.1.**2 a–c** Wege vom Fett zur Seife

tioxidantien und Komplexierungsmittel werden häufig bereits während des Verseifungsprozesses zugefügt, um die Seife von Beginn an optimal gegen Verderb zu schützen. Am Ende der Verseifung liegt eine pumpfähige Seifenmasse vor, die durchschnittlich 63% gebundene Fettsäure und ca. 32% Wasser enthält. Vor ihrer Weiterverarbeitung wird im anschließenden Trocknungsprozeß ein Teil des Wassers entfernt.

Trocknung. Am weitesten verbreitet ist die Vakuumtrocknung, bei der die Seifenmasse in Röhrenwärmeaustauschern aufgeheizt und anschließend über eine Sprühdüse auf die Innenwand eines unter Vakuum befindlichen zylindrischen Behälters versprüht wird. Dabei verdampft ein Teil des Wassers. Die auf ca. 13% Wassergehalt getrocknete Seifenmasse wird über Schneckenextruder durch eine Lochscheibe mit rotierendem Messer ausgetragen und in Granulat (sog. „Seifennudeln") überführt. Vor der Weiterverarbeitung erfolgt für mind. 24 h eine Zwischenlagerung im Seifensilo.

Konfektionierung. Zu den Seifennudeln werden in Mischaggregaten (Kneter oder Mischextruder) die gewünschten Seifenzusätze (Parfums, Farbstoffe etc.) homogen eingearbeitet. Anschließend wird über Schneckenwellenextruder verdichtet, plastifiziert und ein endloser Strang erzeugt. Dieser Strang wird durch Schneider kontinuierlich in Strangabschnitte (sog. Rohlinge) geteilt; diese werden auf Hochleistungs-Prägestanzen mit hoher Leistung (bis zu 400 Stücke/min) zum fertigen Seifenstück verformt.

Moderne Verpackungsautomaten umhüllen das Seifenstück anschließend mit Packstoff (Wickler, Faltschachtel) zum Schutz und für den Transport. Nach Weiterverpackung in Versandkartons und Palettierung zum Transport können die Seifen das Herstellerwerk Richtung Lager bzw. Handel verlassen, sobald das Laboratorium für die laufende Qualitätsüberwachung von Rohstoffen, Zwischen- und Fertigprodukten die Auslieferungsfreigabe erteilt hat.

Eine Besonderheit stellt die Produktion von **marmorierten Seifen** dar. Mit Hilfe spezieller, meist patentrechtlich geschützter Verfahren ist es möglich, einfarbige Seifen durch Zudosierung von andersfarbiger Seifenmasse oder Farblösung mehrfarbig zu mustern und damit optisch zu verschönern.

Durch enorme Anstrengungen bei der Automatisierung aller einzelnen Prozeßschritte ist es der Seifenindustrie gelungen, die Kosten für das Seifenstück seit Jahrzehnten trotz jährlicher Inflationsrate auf nahezu gleichbleibendem Niveau zu halten.

6.1.5 Gebrauchsverhalten stückförmiger Seifen und Syndets

Bei den stückförmigen Hautreinigungsmitteln stehen Reinigungsleistung, Hautschonung, Duft und Ergiebigkeit für den Verbraucher im Mittelpunkt. Die **Reinigungsleistung** ist aufgrund des konzentrierten Angebots an waschaktiver Seife bzw. waschaktiven Syndet-Tensiden im Normalfall sichergestellt, wobei Syndets für Problemanschmutzungen die stärkere Reinigungswirkung bieten. Als (nicht zwingend notwendiges) Indiz für die Reinigungskraft wird vom Verbraucher häufig das Schaumvermögen des Stückes angesehen. Die Schaumkraft von Seifen und Syndets läßt sich am verläßlichsten im kontrollierten Handwaschtest durch ein Expertenpanel beurteilen.

Die **Hautschonung** wird beim Syndet durch Art und Menge der Tenside und durch die zugefügten Pflegesubstanzen festgelegt. Abgesicherte Informationen darüber gewinnt man in umfangreichen Gebrauchstests an Probandenkollektiven. Seifen und Syndets gehören zu den weitverbreiteten kosmetischen Basisprodukten, deren Hautverträglichkeit keine besonderen Probleme bereitet. Aus dermatologischer Sicht werden Seifen eher für die normale bis trockene Haut, Syndets aufgrund ihrer betonten Reinigungsleistung für die normale bis fettige, z.B. jugendlich-unreine Haut, empfohlen. Die Übergänge zwischen beiden Produktkategorien sind aber, bedingt durch die großen Möglichkeiten bei der Auswahl der Tenside und Zusätze, gleitend.

Die **Dufterhaltung** von sorgfältig formulierten und hergestellten Seifen und Syndets ist normalerweise über Jahre hinweg gewährleistet; intensive und haftende Duftnoten bewahren naturgemäß ihre Strahlungskraft länger als leichte, dezente Parfümierungen.

Die **Ergiebigkeit,** wichtiges Kriterium für den preisbewußten Verbraucher, hängt im wesentlichen ab von Alter und Zusammensetzung der Stücke, ihrer Herstellungstechnologie und von der Art der Aufbewahrung bei Gebrauch. Die Löslichkeit einer Formulierung in Wasser beeinflußt direkt die Ergiebigkeit eines Stückes. Syndets sind häufig leichter in Wasser löslich als Seifen, sie werden schneller verbraucht; verstärkt dann, wenn das Syndetstück nach der Benutzung ungünstig abgelegt wird. Zu empfehlen ist generell die Ablage von Seifen und Syndets auf speziellen Ablagen am Waschbecken, beispielsweise auf Seifenigel oder an Magnethaltern. Die gleiche Aufbewahrung ist auch für Luxusseifen zu empfehlen, um den unerwünschten Effekt einer Rißbildung am Stück durch wiederholtes Waschen und Wiederantrocknen zu vermeiden.

Seifenstücke verlieren nach ihrer Herstellung nach und nach etwas von ihrem Restwassergehalt von anfangs 12–14%. Eine verpackte Toiletteseife von 100 g Frischgewicht wiegt bei normaler Aufbewahrung im Lager, Geschäft oder Haushalt nach einigen Monaten nur noch etwa 90–95 g. Das Seifenstück ist bezogen auf den Wirkstoff Seife konzentrierter geworden, der Gewichtsverlust stellt somit für den Verbraucher keinen Nachteil dar.

Seife – aus nachwachsenden Ausgangsstoffen herstellbar, kompakt, mit geringem Verpackungsaufwand, wirtschaftlich für den Verbraucher – hat gute Chancen, auch im 21. Jh. einen hervorragenden Platz unter den Basis-Körperpflegemitteln einzunehmen.

6.2 Flüssige Wasch-, Dusch- und Badepräparate

„Gesegn' euch das verdiente heiße Bad!"
J. W. Goethe, Faust, 2. Teil

Am Anfang der Menschheitsgeschichte stand die Körperreinigung mit Wasser in Quelle, Bach und See. Die erste Badewanne soll Pasiphae, die Gemahlin des kretischen Königs Minos und Mutter des sagenhaften Minotaurus, benutzt haben (ca. 2000 v. Chr.).

Die Badekultur entwickelte sich bei Griechen und Römern stetig fort. Die römischen Thermen sind eindrucksvolle Beispiele hierfür. Im Mittelalter badete man gesellig in öffentlichen Badehäusern, bis die Ausbreitung von Seuchen und venerischen Krankheiten dem munteren Treiben – und dem Hygienebewußtsein der Menschen – für lange Zeit ein Ende setzte.

Die Lust an der Körperhygiene im 20. Jh. wurde stetig verstärkt, als seit den 60er Jahren neben der Seife auch flüssige Reinigungsmittel mit neuentwickelten synthetischen Tensiden formuliert werden konnten, die im Badezimmer mehr Vielfalt und Convenience boten und den Nachteil der Seife, in hartem Wasser schlechter zu schäumen sowie Kalkseifenablagerungen zu bilden, nicht aufwiesen.

Baden und Duschen sind aus unserem täglichen Leben nicht mehr wegzudenken. Besonders Duschbäder haben in den letzten Jahren stark an Bedeutung gewonnen. Die schnelle, oft tägliche „funktionale" Reinigung und Erfrischung hat in unserer modernen Zeit mit vielfachen Aktivitäten bei Sport und Hobby das eher „emotionale" Baden in Muße, das neben der Reinigung häufig vor allem der Entspannung dient, in den Hintergrund gedrängt. Das spiegelt sich wider (s. ▣ 6.2.**1**) in den seit 1985 enorm angestiegenen Umsatzzahlen für Dusch- und Badepräparate.

6.2.1 Allgemeine Zusammensetzung

Das Marktsegment flüssige Wasch- Dusch- und Badepräparate umfaßt im wesentlichen folgende Produktkategorien:
- Waschlotionen,
- Duschbäder,

▣ 6.2.**1** Umsatzzahlen (Mio. DM) für Dusch- und Badepräparate in der Bundesrepublik Deutschland (Quelle: Nielsen)

	1985	1990	1992	1993
Duschbäder	168	351	605	687
Badezusätze	208	206	295	295
Gesamt	376	557	900	982

- Schaumbäder,
- Ölbäder und
- Scrub-Präparate.

Feste Badekristalle und sprudelnde Badetabletten spielen nur eine sehr untergeordnete Rolle. Sie bestehen im wesentlichen aus anorganischen Salzen. Der Sprudeleffekt wird beispielsweise durch Freisetzen von Kohlendioxid bei der chemischen Reaktion von Natriumhydrogencarbonat mit Weinsäure beim Auflösen der Tabletten erreicht. Derartige Präparate besitzen kaum eine Reinigungswirkung, die über die von Wasser allein hinausgeht. Aufgrund ihrer vergleichsweise geringen Bedeutung wird auf eine detaillierte Beschreibung dieser festen Badepräparate verzichtet.

Heute stehen für die schnelle Reinigung am Waschbecken geeignete Waschlotionen, zum täglichen Duschen eine Vielfalt von Duschbädern sowie für das erholsame Bad schäumende und cremende Badepräparate zur Verfügung. Sie zeigen im Aufbau viele Gemeinsamkeiten, sind aber im Hinblick auf die Anwendung im Detail spezifisch zusammengesetzt.

Die flüssigen Hautreinigungspräparate sind im wesentlichen nach einem mehr oder weniger einheitlichen Grundraster zusammengesetzt; ihre Inhaltsstoffe bzw. Funktionen können aber je nach Produkttyp und Produktaussage quantitativ unterschiedlich ausgeprägt sein (s. ◨ 6.2.**2**).

Tenside. Da die Reinigung der Haut die primäre Anforderung an die Hautreinigungsmittel ist, spielen die waschaktiven Substanzen, die sog. Tenside, bei ihnen eine zentrale Rolle. Sie sorgen, bedingt durch ihren spezifischen Molekülaufbau mit jeweils einer hydrophilen (wasseranziehenden) und einer hydrophoben (wasserabstoßenden) Gruppierung im gleichen Molekül

◨ 6.2.**2** Allgemeine Zusammensetzung von flüssigen Hautreinigungsmitteln

Inhaltsstoffe	Funktion
Tenside	Hautreinigung
Lipide	Rückfettung
Verdicker/Gelbildner	Konsistenzgeber
Hautkonditioniermittel	Hautpflege
Feuchtigkeitsspender	Schutz vor Austrocknung
Parfümöle	Duft
Farbstoffe	ästhetische Farbgebung
organische Säuren	pH-Einstellung
Konservierungsstoffe/ Antioxidantien	Produktschutz

für die Herabsetzung der Oberflächenspannung des Wassers, die Benetzung der Haut, die Erleichterung der Schmutzentfernung und -emulgierung, ein leichtes Abspülen und, je nach Wunsch, für die Schaumregulierung.

Wasch-, Dusch- und Badeprodukte enthalten zumeist Mischungen aus anionischen, amphoteren (zwitterionischen) und nichtionischen Tensiden. Deren Auswahl orientiert sich in erster Linie an deren Hautmilde und gewünschter kosmetischer Leistung sowie an Umweltaspekten, wie ressourcenschonender Gewinnung aus nachwachsenden Rohstoffen. Daneben spielen Schaumvermögen, Formulierbarkeit und ein günstiges Leistungs-/Kostenverhältnis eine wesentliche Rolle. Die schnelle und weitgehende biologische Abbaubarkeit ist selbstverständliche Voraussetzung für ihren Einsatz.

Tenside, die in flüssigen Hautreinigungsmitteln des Marktes mehr oder weniger häufig verwendet werden, gehören folgenden Tensidklassen an:

6.2.1.1 Wichtige Tenside

Anionische Tenside

Sulfate	
$RO(CH_2CH_2O)_nSO_3Na$	Fettalkoholethersulfate
$ROSO_3Na$	Fettalkoholsulfate
$RCONH(CH_2CH_2O)_nSO_3TEA$	Amidethersulfate
Sulfonate	
$RO(CH_2CH_2O)_nCOCH_2CH(COONa)\ SO_3Na$	Sulfosuccinate
$RCOOCH_2CH_2SO_3Na$	Fettsäureisethionate
$RCH_2CH{=}CHCH_2SO_3Na$ / $RCH_2CHOHCH_2CH_2SO_3Na$	Olefinsulfonate
Carboxylate	
$RO(CH_2CH_2O)_nCH_2COONa$	Ethercarboxylate
$RCONHCH(COONa)CH_2CH_2COONa$	Acylglutamate
$RCONHC(HR)CONHC(HR)COOK$	Eiweiß/Fettsäure-Kondensationsprodukte

Amphotere Tenside

$RCONHCH_2CH_2CH_2N^+(CH_3)_2CH_2COO^-$	Alkylamidobetaine
$RCONHCH_2CH_2N(CH_2COONa)CH_2CH_2OCH_2COONa$	Alkylamidoglycinate

Nichtionische Tenside

$RO(CH_2CH_2O)_nH$	Fettalkoholethoxylate
$RCONHCH_2CH_2OH$	Fettsäuremonoethanolamide
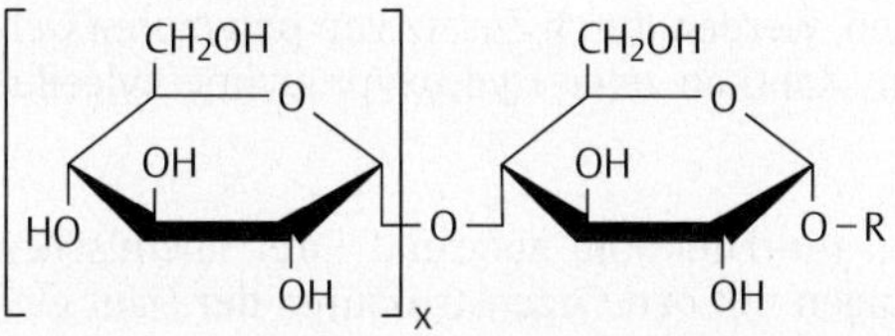	Alkylpolyglycoside (APG)

R steht in der Regel für einen Fettalkyl-Rest. Durch Kombination von Tensiden können Hautverträglichkeit sowie Schaumvermögen und -beschaffenheit der Produkte gezielt beeinflußt werden.

In deutschen und mitteleuropäischen Dusch- und Badeprodukten weitverbreitet sind primär Tensidmischungen aus Fettalkoholethersulfat, häufig kombiniert mit einem weiteren Aniontensid, und Alkylamidobetain. Fettalkoholsulfate spielen für diese Produktklassen im mitteleuropäischen Raum nur noch sehr vereinzelt eine Rolle. Von den nichtionischen Tensiden gewinnt das Laurylpolyglucosid aufgrund seiner Hautmilde und rein pflanzlichen Rohstoffbasis aus Kokosöl und Stärke steigende Bedeutung.

Rückfettungsmittel. Bei diesen handelt es sich um lipophile (fettähnliche) Substanzen, die während des Wasch-/Reinigungsvorgangs von der Haut sorbiert werden und dadurch einer durch die oberflächenaktiven Bestandteile der entsprechenden kosmetischen Mittel verursachten Entfettung der Haut entgegenwirken. Beispiele für Rückfettungsmittel, auch Rückfetter oder Überfettungsmittel genannt, sind wasserlöslich eingestellte Triglyceride, (ethoxylierte) Partialglyceride, Fettsäurealkanolamide, Fettsäurepolyglykolester, geradkettige oder verzweigte Fettsäuren und Fettalkohole sowie Lanolin- und Lecithin-Derivate.

Bei ihrer Auswahl ist darauf zu achten, daß sie das Schaumverhalten der Formulierungen nicht zu stark beeinträchtigen.

Verdickungsmittel/Gelbildner. Die Einstellung der gewünschten, für die Anwendung vorteilhaften Konsistenz (Viskosität) der Präparate kann auf verschiedenen Wegen erfolgen. Als verdickende Zusätze haben sich Fettalkoholethoxylate, Fettsäurealkylolamide, ethoxylierte Glucoseester, ethoxylierte Partialglyceride oder Kochsalz bewährt. Zuviel Kochsalz in einer auf Fettalkoholethersulfat basierenden Formulierung kann aber in das Gegenteil umschlagen, das Produkt wird immer niedriger viskos und kann im Extremfall separieren.

Eine andere Möglichkeit der Verdickung besteht darin, die viskositätserhöhende Wirkung von Tensidgemischen auszunutzen. Alkylbetaine und Alkylpolyglykoside verdicken in geringen Zusätzen Formulierungen auf Basis Fettalkoholethersulfat.

Strukturviskose Produkte mit Gelcharakter, die sich beispielsweise zur Anwendung aus der Tube eignen, werden durch Zusatz von polymeren Gelbildnern (z.B. Polyacrylsäuren, Xanthan oder Hydroxypropylmethylcellulose) erhalten.

Hautkonditioniermittel haben die Funktion, aufgrund ihrer chemischen Struktur polare Wechselwirkungen mit den Gegenstrukturen der Haut einzugehen und substantiv aufzuziehen. Dadurch kommt es zu spürbarer Hautglättung. Außerdem werden durch sie die taktilen Schaumeigenschaften für den Verwender nachvollziehbar verbessert.

Vertreter dieser Gruppe von Zusatzstoffen sind Protein-Derivate, z.B. Kollagen- oder Seidenhydrolysate und Milchproteine, Siliconverbindungen, z.B. Polydimethylsiloxane, oder kationische Polymere, z.B. Guaranhydroxypropyltrimethylamoniumchlorid oder Copolymere von Acrylamid mit *N,N*-Dimethyl-*N,N*-diallylammoniumchlorid (Polyquaternium-7) bzw. von *N*-Vinylpyrrolidon mit *N,N*-Dimethyl-*N*-ethylaminoethylmethacrylat (Polyquaternium-11). Der Zusatz dieser kationischen Substanzen kann über eine Komplexbildung mit Aniontensiden auch zu einer verbesserten Hautverträglichkeit der Gesamtformulierung führen.

Feuchtigkeitsspender. Jeder Reinigungsvorgang führt zu einer partiellen Entfernung von Hautlipiden und wasserlöslichem „Natural moisturizing factor" (NMF). Dadurch kann es, besonders bei intensiver Hautwäsche, zu unerwünschten Austrocknungserscheinungen kommen. Um diesen entgegenzuwirken, werden einerseits die Basisrezeptur so gewählt, daß die Elution von Hautinhaltsstoffen möglichst gering bleibt, andererseits Substanzen zugefügt, die den Feuchtigkeitsgehalt der Haut stabilisieren. Dazu zählen beispielsweise Aminosäuren, Glycerin, Alkali-Salze der Pyrrolidoncarbonsäure oder Milchsäure und Sorbit, aber auch rückfettende Lipidsubstanzen.

Parfümöle. Die Parfümierung dient als Anreiz für Kauf und Wiederkauf des Produktes für den Verbraucher und führt zu psychischem Wohlbefinden. Außerdem wird der evtl. Eigengeruch der Tenside und sonstiger Inhaltsstoffe der Rezeptur überdeckt. Parfümfreie Produkte, die sich vereinzelt auf dem Markt befinden, können deshalb nur sehr (eigen-)geruchsarme Rezepturkomponenten enthalten.

Wichtig bei der Auswahl der Parfümierung ist neben der Akzeptanz auch die Stabilität von Duft und Farbe im Produkt und in der Verpackung sowie eine möglichst geringe Beeinflussung der ausgewählten Produkteinfärbung durch die Eigenfarbe des Parfümöls.

Farbstoffe. Die europäische Gesetzgebung läßt nur eine begrenzte Anzahl von Farbstoffen für den Einsatz in kosmetischen Mitteln zu. Welche davon in Wasch-, Dusch- und Badepräparaten eingesetzt werden, hängt von der Vorgabe, der Eigenfärbung der Basisformulierung, dem pH-Wert des Produktes und den Stabilitätsanforderungen ab. Ihre Einsatzkonzentrationen im Produkt liegen zumeist im Bereich von 0,0001 – 0,01%.

Perlglanzmittel und **Trübungsmittel** verleihen Tensidprodukten eine spezielle ästhetische Optik, sind aber keine Farbstoffe im Sinne der Kosmetikgesetzgebung. Vielfach hierfür genutzt wird wegen seiner besonderen Kristallstruktur Glykoldistearat. Mit einem Styrol-Acrylat-Copolymer erzielt man eine milchige Trübung ohne Perlglanzeffekt.

Organische Säuren. Vielfach werden der pH-Wert der Formulierungen auf den pH-Wert der Haut (ca. 5 – 6) eingestellt und diese z. B. als „pH-hautneutral" ausgelobt. Die pH-Wert-Einstellung erfolgt zumeist mittels Weinsäure oder Zitronensäure. Hierfür genügen im Normalfall Zugaben von 0,1 – 0,5% dieser Säuren. Zitronensäure wirkt darüber hinaus auch komplexierend auf Schwermetallspuren.

Konservierungsstoffe. Die wasserhaltigen Tensidprodukte müssen im Sinne des Verbraucherschutzes gegen mikrobiellen Verderb geschützt werden. Hierfür eignen sich als Konservierungsstoffe Zusätze von antimikrobiellen Substanzen, die gegen Bakterien, Hefen oder Schimmelpilze abtötend bzw. zumindest vermehrungshemmend wirksam sind. Zugelassene Stoffe sind in Art und maximaler Einsatzkonzentration in der europäischen Kosmetikgesetzgebung geregelt. Das Spektrum der in der Praxis verwendeten Stoffe für flüssige Tensidprodukte umfaßt vor allem organische Säuren und ihre Derivate, z. B. Benzoe-, Salicyl- und Sorbinsäure und Methylparaben, sowie organische Halogen-Verbindungen, z. B. 1,2-Dibrom-2,4-dicyanobutan, 2-Brom-2-nitro-1,3-propandiol (Bronopol) und 5-Brom-5-nitro-1,3-dioxan. Formaldehyd und Formaldehyd-Abspalter, z. B. 1,3-Bis-(hydroxymethyl)-5,5-dimethyl-2,4-imidazolidinon, sind bei einer zulässigen Höchstkonzentration von 0,2% (deklarationspflichtig bei Konzentrationen über 0,05%) in Dusch- und Schaumbädern ebenfalls zugelassen.

Einige der in Körperpflegemitteln erlaubten Konservierungsmittel sind auch zur Konservierung von Lebensmitteln zugelassen (Parabene, Benzoesäure, Sorbinsäure).

Die Auswahl der Konservierungsstoffe orientiert sich an dem Leistungsprofil, der Löslichkeit, der Kompatibilität mit Tensiden und Zusätzen, dem pH-Wert und, last but not least, an ihrem Verträglichkeitsprofil in der Gesamtformulierung.

Konservierungsmittelfreie Produkte nutzen die „selbstkonservierende" Wirkung hoher Tensidkonzentrationen oder von Parfümölen bzw. die Verringerung der Wasseraktivität (a_W-Wert) durch Zusätze von Sorbit, Glycerin u. a.

Antioxidantien schützen vor oxidativem Verderb und können aufgrund ihres chemischen Aufbaus radikalischen Sauerstoff unschädlich machen und so seinen Angriff auf Lipide, Parfümöle, ungesättigte Inhaltsstoffe etc. weitgehend verhindern. Zu den kosmetisch wirksamsten Antioxidantien zählen Vitamin E (α-Tocopherol) und Butylhydroxytoluol (BHT). Vitamin E beugt auch der evtl. Bildung von Nitrosaminen bei gleichzeitigem Vorliegen entsprechender Diamin-/Nitro-Gruppierungen im Kosmetikprodukt vor.

Komplexierungsmittel. Oxidativ katalytisch wirkende Schwermetallspuren (z.B. Eisen, Kupfer) werden mit sog. Komplexierungsmitteln (Sequestranten) durch Bildung eines stabilen Komplexes maskiert. Diese Stoffe (Natriumsalze der Ethylendiamintetraessigsäure oder der Editronsäure) können über die Komplexierung von Metall-Ionen innerhalb von Bakteriensystemen auch die Konservierung des kosmetischen Mittels günstig beeinflussen.

Neben den beschriebenen Inhaltsstoffen können die speziellen Ausführungen der flüssigen Wasch-, Dusch- und Badeprodukte spezifische Inhaltsstoffe enthalten, wie z.B. Pflanzenextrakte, Vitamin-Derivate, hautberuhigende oder -vitalisierende Zusätze, Kühlsubstanzen, abrasive Zusätze oder etherische Öle.

6.2.2 Spezielle Zusammensetzung

Eine aktuelle Übersicht zu Rahmenrezepturen für tensidhaltige Hautreinigungsprodukte findet sich bei *A. Domsch,* Die kosmetischen Präparate, Bd. II, 4. Aufl. 1992.

Für **Waschlotionen** charakteristische Zusammensetzungen veranschaulichen folgende Rezepturbeispiele.

Rezepturbeispiel: Handwaschlotion

Inhaltsstoffe	*Massengehalt (%)*
Myristylalkohol · 2 EO-sulfat	10,0
Kokosamidbetain	2,0
Kokosamid · 5 EO	2,0
Laurylalkohol · 3 EO	2,0
Ethylenglykoldistearat	1,0
kationisches Cellulose-Derivat	0,5
Parfümöl	0,5
Konservierungsmittel	q.s.
Farbstoffe	q.s.
pH-Korrigens	q.s.
sonstige Zusätze, Wasser	ad 100,0

Rezepturbeispiel: Gesichtswaschlotion

Inhaltsstoffe	*Massengehalt (%)*
$C_{12\text{-}14}$-Fettalkoholsulfosuccinat	6,0
Laurylpolyglucosid (APG)	4,0
Fettsäure/Protein-Kondensat	2,0
Kokosfettsäuremonoglycerid · 7 EO	3,0
Glucosedioleat · 120 EO	1,0
Parfümöl	0,3
Konservierungsstoffe	q. s.
pH-Korrigens	q. s.
sonstige Zusatzstoffe, Wasser	ad 100,0

Waschlotionen dienen in erster Linie der gezielten Reinigung von Gesicht, Händen oder der Intimregionen. Das Schwergewicht liegt bei ihnen auf der Verwendung sehr milder Tenside in niedriger Konzentration. Ihre Parfümierung sollte dezent sein, auf Farbstoffe kann bei ihnen verzichtet werden. Für die Handwäsche am Waschbecken eignet sich ihre Anwendung als Pumpdispenser oder in einer anderen leichtbedienbaren Verpackung besonders gut.

Duschbäder. Hohe Verträglichkeit, gutes Schaumvermögen, ein angenehmer, erfrischender Duft und die gleichzeitige Pflege der Haut sind besondere Kriterien dieser Produktklasse. Einen besonders ausgeprägten Pflegeeffekt besitzen sog. Cremeduschbäder, die bei geeigneter Formulierung für den Verbraucher die Leistungen von Duschbad und Pflegelotion verbinden können und deshalb auch als 2-in-1-Produkte bezeichnet werden.

Duschbäder haben im Normalfall Viskositäten von ca. 3000–10 000 mPa · s. Diese Viskositäten erlauben einerseits eine gute Verteilbarkeit des Produktes mit schnellem Anschäumen und sind andererseits hoch genug, um eine einwandfreie Anwendung per Hand oder Waschtuch zu ermöglichen.

Die Leistung von Duschbädern kann z. B. über bildanalytische Untersuchungen („Pflege") und Evaporimeter-/Corneometer-Messungen des Wasserhaushaltes der Haut („Moisturizing") oder im breitangelegten Praxisgebrauchstest (Schaum, Hautgefühl, Milde, Duft etc.) bestimmt werden.

Für Duschbäder typische Zusammensetzungen gehen aus den folgenden Rezepturbeispielen hervor.

Rezepturbeispiel: Duschbad

Inhaltsstoffe	*Massengehalt (%)*
C_{12-14}-Fettalkohol · 2 EO-sulfat	8,0
C_{12-14}-Fettalkoholsulfosuccinat	4,0
Kokosamidbetain	2,0
Kokosfettsäuremonoglycerid · 7 EO	3,0
Glycerinmonolaurat	2,0
Eiweißhydrolysat	1,0
Ethylenglykoldistearat	1,0
Parfümöl	1,0
Konservierungsstoffe	q. s.
Farbstoffe	q. s.
pH-Korrigens	q. s.
sonstige Zusätze, Wasser	ad 100,0

Rezepturbeispiel: 2-in-1-Duschbad

Inhaltsstoffe	*Massengehalt (%)*
C_{12-14}-Fettalkohol · 2 EO-sulfat	15,0
Laurylpolyglucosid (APG)	5,0
Sojaöl	2,0
2-Octyldodecanol	4,0
C_{16-18}-Fettalkohol · 20 EO	5,0
Diglycerinmonostearat · 4 EO	4,0
Parfümöl	1,5
Konservierungsstoffe	q. s.
pH-Korrigens	q. s.
sonstige Zusatzstoffe, Wasser	ad 100,0

Duschbäder unterscheiden sich von Schaumbädern generell durch einen etwas niedrigeren Tensid- und Parfumgehalt. Sie enthalten zumeist wenig Farbstoff und aufgrund ihrer konzentrierten Anwendung auf der nassen Haut höhere Pflege-/Rückfetteranteile.

Die Dosierung des Duschbades sollte sich in erster Linie nach dem individuellen „Verschmutzungsgrad" richten. Zu hohe Wassertemperaturen und ein zu langes Duschen sind im Sinne der Hautschonung wenig sinnvoll und zu vermeiden. Häufigduscher sollten besonders milde Duschpräparate, sparsam angewendet, benutzen und die Duschdauer kurz halten. So werden weder die Haut noch die Wasserressourcen bzw. der Geldbeutel (für Wasserkosten) überbeansprucht. Die verbrauchte Wassermenge je Duschanwendung liegt bei durchschnittlich 20–50 l (zum Vergleich: Händewaschen 1–5 l, Baden 100–200 l).

Das Schaumvermögen von Duschbädern läßt sich am besten im in vivo-Gebrauchstest an einer genügend hohen Zahl von Probanden beurteilen. Mechanische Schaummethoden (z.B. Reib- oder Schlagschaumverfahren) haben sich nicht bewährt, da sie nur begrenzt praxisrelevante Aussagen erlauben.

Schaumbäder. Das Wohlbefinden während und nach dem Baden resultiert aus der kombinierten Wirkung von Wassertemperatur (Poren werden geöffnet, Zellstoffwechsel wird angeregt) und „Auftrieb" im Wasser (scheinbarer Gewichtsverlust entspannt die Muskulatur und stimuliert die Blutgefäße) mit den speziellen kosmetischen Leistungen des gewählten Badezusatzes (Duft, Reinigung, Schaum, Pflege).

Die günstigste Badetemperatur richtet sich nach dem angestrebten Ziel. Baden bei 36–38 °C führt zu Entspannung, tiefere Temperaturen sind „Muntermacher". Höhere Temperaturen eignen sich zum intensiven Aufwärmen, ermüden aber. Die Badedauer sollte 15– max. 20 min nicht überschreiten, um ein zu starkes „Auslaugen" der Haut und ggf. eine zu intensive Belastung des Kreislaufs zu vermeiden.

Eine für Vertreter dieser Produktklasse charakteristische Zusammensetzung wird aus folgendem Rezepturbeispiel deutlich.

Rezepturbeispiel: Schaumbad

Inhaltsstoffe	*Massengehalt (%)*
C_{12-14}-Fettalkohol · 2 EO-sulfat	10,0
Laurylalkohol · 11 EO-carboxylat	4,0
Kokosamidbetaindiacetat	2,0
Kokosmonoethanolamid	2,0
Kokosfettsäuremonoglycerid · 7EO	5,0
Parfümöl	2,0
Konservierungsstoffe	q. s.
Farbstoffe	q. s.
pH-Korrigens	q. s.
sonstige Zusatzstoffe, Wasser	ad 100,0

Das erwünschte Schaumvolumen kann über den Zeitpunkt der Zugabe des Badepräparates gesteuert werden. Wird es zum einlaufenden Badewasser dosiert, resultieren – abhängig von der Einlaufgeschwindigkeit des Wassers – üppige Berge von Schaum; in die weitgehend gefüllte Wanne gegeben, beschränkt sich die Schaumbildung des Präparates auf eine leichte Schaumkrone.

Schaumbäder enthalten im Normalfall im Vergleich zu Duschbädern mehr Tensid, einen höheren Parfumanteil und mehr Farbstoff, falls eine Badewasseranfärbung erwünscht ist. Die Viskosität eines Schaumbades soll sich an der schnellen Auflösbarkeit des Produktes im Badewasser orientieren. Die meisten Produkte haben Viskositäten von 2000–10000 mPa · s.

Ölbäder. Diese kosmetischen Mittel bieten ein Maximum an Pflege und Rückfettung während des Badens und sind, da Lipide den Schaum sehr stark herabsetzen, praktisch nicht oder allenfalls schwach schäumend. Je nach Aufbau des Produktes können die Pflegeöle im Badewasser milchig dispergiert oder als dünner Film auf der Wasseroberfläche angereichert sein. Ölbäder sind häufig intensiv parfümiert. Zur günstigsten Badedauer gilt das für die Schaumbäder ausgeführte.

Rezepturbeispiel: Ölbad

Inhaltsstoffe	*Massengehalt (%)*
Laurylalkohol · 2 EO	10,0
Paraffinöl	20,0
2-Octyldodecanol	20,0
Isopropylmyristat	25,0
C_{8-10}-Fettsäuretriglycerid	20,0
Parfümöl	3,0
Farbstoffe	q. s.
sonst. Zusätze	ad 100,0

Scrub-Präparate. Die reinigende Wirkung von Tensidpräparaten kann durch Zugabe von leicht abrasiv wirkenden Zusätzen noch gesteigert werden. Derartige Produkte, als Scrub-, Peeling- oder Exfolations-Präparate bezeichnet, entfernen abgestorbene Hautschüppchen, massieren die Haut und sorgen für eine verbesserte Hautdurchblutung. Als Abrasiva kommen natürliche oder synthetische Produkte zum Einsatz. Form, Größe und Härte dieser Abrasivzusätze und die Zusammensetzung der Basisrezeptur bestimmen die kosmetische Leistung und die Eignung für den speziellen Hauttyp.

6.2.3 Technische Herstellung

Trotz der komplexen Zusammensetzung der flüssigen tensidhaltigen Hautreinigungsmittel ist ihre technische Herstellung vergleichsweise unkompliziert und erfolgt zumeist im Kaltverfahren durch Mischen der einzelnen Komponenten bis zur homogenen Verteilung. Augenmerk ist dabei der Reihenfolge der Zugabe der Komponenten zu schenken, um hochviskose, kaum noch weiterverarbeitbare Gelphasen zu vermeiden. Es kommen sowohl kontinuierliche Dosierpumpenverfahren als auch diskontinuierliche Kesselverfahren zur Anwendung (zu technischen Details wird auf Kap. 18 verwiesen).

6.3 Mittel zur Reinigung und Pflege der unreinen Haut

Unter unreiner Haut wird i. a. eine meist fettige, Mitesser und vereinzelte Pickel enthaltende Haut verstanden, die quasi einen Übergangszustand von der gesunden normalen Haut zu der krankhaft veränderten Aknehaut darstellt. Die Übergänge zwischen den drei Hauttypen sind meist fließend.

6.3.1 Die unreine Haut – Erscheinungsbild und Ursachen

Hauptsächlich während der Pubertät stimulieren androgene Hormone die Lipidsekretion und führen – bei männlichen Jugendlichen mehr als bei weiblichen – zu fettiger Haut, also zu Haut mit erhöhter Talgproduktion, zur Seborrhoe. Natürlich wird diese vor allem dort sichtbar, wo sich besonders viele Talgdrüsen befinden, also im Gesicht und auf dem oberen Rücken.

Die Seborrhoe wird häufig noch von einer Verhornungsstörung im Follikel begleitet. Bei dieser werden statt der losen Hornzellen, die mit dem Talgstrom abtransportiert werden können, feste Hornlamellenverbände gebildet, die den Talgdrüsenausgang verstopfen. Zahlreiche Mikroorganismen, insbesondere *Propionibacterium acnes* und *Pityrosporum*-Arten nutzen diesen idealen Nährboden und zersetzen den Talg zu Glycerin und freien Fettsäuren. Letztere wiederum wirken irritierend auf die Talgdrüsen und regen sie zu erhöhter Prokuktion an. Auch die Follikelwandung wird durch die freien Fettsäuren geschädigt oder zerstört, so daß der gesamte Follikelinhalt in das umgebende Gewebe gelangen kann und dort Entzündungen hervorruft (Pusteln, Knoten, Zysten).

Die stark erweiterten, gefüllten Talgdrüsen werden als **Komedonen** (Mitesser) bezeichnet. Bei den **geschlossenen Komedonen** ist der Follikeltrichter zwar erweitert, nicht jedoch die Mündung des Follikels an der Hautoberfläche: Unter der Haut ist ein weißes Pickelchen sichtbar.

Bei **offenen Komedonen** ist auch der Follikelausführungsgang maximal erweitert. Durch Schmutzanlagerung und durch Sauerstoff-Kontakt verfärbt sich der Follikelinhalt schwarz.

Da Komedonenhaut stark durch Akne gefährdet ist, die insbesonders bei massiver Sekundärinfektion oft nur narbig ausheilt, sollte auf die Reinigung, Pflege und Behandlung der unreinen Haut größte Sorgfalt verwendet werden. In den meisten Fällen kann auf diese Weise das optisch wenig ansprechende Bild von Aknenarben durch Anwendung kosmetischer Mittel verhindert werden.

6.3.2 Behandlung der unreinen Haut

Aus dem Erscheinungsbild und den Ursachen der unreinen Haut ergeben sich die folgenden Grundsätze ihrer Behandlung mit kosmetischen Mitteln:

- schonende gründliche Reinigung,
- Peeling von Hornschichtverdickungen sowie
- Behandlung mit wenig fettenden Pflegeprodukten, ggf. unter Zusatz antibakterieller und entzündungshemmender Wirkstoffe.

6.3.2.1 Reinigungsprodukte und Behandlungsmethoden

Diese Mittel sollten schwach sauer (pH-Wert ca. 5) eingestellt sein, um einerseits antibakteriell wirksam zu sein und andererseits einen leicht austrocknenden Effekt zu erzielen. Syndets sind hier die Mittel der Wahl. Eine große Auswahl von Fettalkoholethersulfaten, kombiniert mit z. B. Sulfosuccinaten und Betainen, erlaubt heute eine sehr gründliche, aber dennoch schonende Reinigung der unreinen Haut.

In schwierigen Fällen, bei fettiger, verhornter Haut, sollten sog. Peeling-Präparate, abrasiv wirkende, meist Polyethylenpartikel enthaltende Reinigungsprodukte, eingesetzt werden.

Sehr wohltuend sind **Peeling-Masken** auf Basis fettabsorbierender Mineralien, die zusätzlich eiweißspaltende Enzyme zur schonenden Ablösung der obersten Hornschichtlagen enthalten.

Eine **Dampfbehandlung** zur Entfernung von Mitessern sollte nur von entsprechend geschultem Personal durchgeführt werden, da bei unsachgemäßer Behandlung die Umwandlung des Mitessers in ein Akneknötchen die Folge sein kann.

UV-Bestrahlung der Haut wirkt sebosuppressiv und ist deshalb mitunter vorteilhaft für die unreine Haut. Sie sollte aber nur nach Rücksprache mit einem Dermatologen durchgeführt werden.

6.3.2.2 Pflegeprodukte

Als Pflegeprodukte für die unreine Haut sind insbesondere Präparate auf Basis von O/W-Emulsionen mit schnell einziehenden und nicht glänzenden Fettkomponenten oder aber fettfreie Gele gut geeignet.

Zur Unterstützung der Pflege können diese antibakteriell, keratolytisch oder entzündungshemmend wirkende Substanzen enthalten. ▣ 6.3.1 (s. S. 119) gibt eine beispielhafte Übersicht über solche Wirkstoffe.

6.3.1 Wirkstoffe gegen unreine Haut

Wirkstoffe	chemische Struktur	Wirkung		
		anti-bakteriell	kera-tolytisch	entzün-dungs-hemmend
Salicylsäure	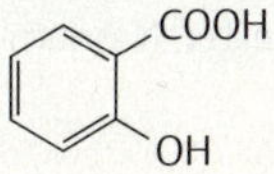	•	•	
Schwefel	S	•	•	
Harnstoff	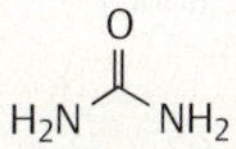	•	•	
Triclosan	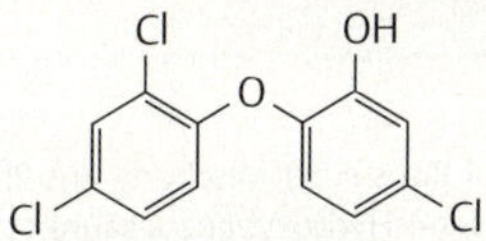	•		
Kamillenextrakt bzw. -wirkstoffe, z. B. α-Bisabolol	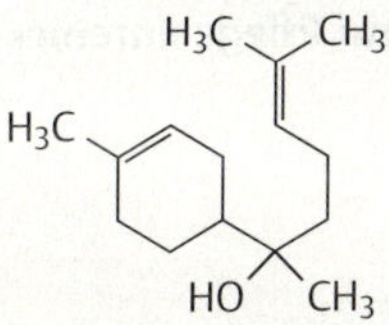			•
Allantoin	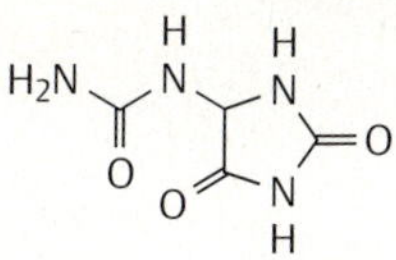		•	•

6.3.2.3 Rezepturbeispiele

Reinigungs- und Pflegeprodukte für die unreine Haut sollten keine komedogene Substanzen, wie z. B. Isopropylmyristat oder Natriumlaurylsulfat, enthalten. Inhaltsstoffe wie dünnflüssiges Paraffin, Siliconöle, Acetyl- und Stearylalkohol sowie Glycerin und Propylenglykol wirken nicht komedogen.

Für kosmetische Mittel zur Reinigung und Pflege der unreinen Haut typische Zusammensetzungen gehen aus den nachfolgenden Rezepturbeispielen hervor.

Rezepturbeispiel: Waschcreme für unreine Haut

Inhaltsstoffe	*Massengehalt (%)*
Sulfobernsteinsäuremonolaurylester, Natriumsalz, 40%ig (Rewopol SB F12)	50,00
Stearinsäure	3,00
Wasser, entmineralisiert	36,75
Glycerin	5,00
(Hydroxypropyltrimethylammoniumchlorid)-hydroxypropylguaran (Jaguar C162)	0,45
Natriumchlorid	4,00
Phenonip[1]	0,30
Parfümöl	0,50

[1] Flüssiges Konservierungsmittel auf Basis einer Mischung aus Phenoxyethanol und Methyl-, Ethyl- und Propylestern der 4-Hydroxybenzoesäure

Rezepturbeispiel: O/W-Creme zur Pflege unreiner Haut

Inhaltsstoffe	*Massengehalt (%)*
Schwefel, gefällt	5,00
mittelkettige Triglyceride	5,00
Laurinsäurehexylester	20,00
Cetylstearylalkohol/Natriumcetylstearylsulfat	15,00
Methyl-*p*-hydroxybenzoat	0,20
Triclosan	0,20
Allantoin	0,20
Wasser	54,30
Parfümöl	0,10

Rezepturbeispiel: Peeling-Creme für unreine Haut

Inhaltsstoffe	*Massengehalt (%)*
Cetylstearylalkohol/Natriumcetylstearylsulfat 9/1	9,60
Cetylstearylalkohol	4,00
Paraffin, dünnflüssig	12,00
4-Hydroxybenzoesäurepropylester	0,10
Wasser, entmineralisiert	53,30
Glycerin	5,00
4-Hydroxybenzoesäureethylester	0,10
4-Hydroxybenzoesäuremethylester	0,30
Polyethylenpulver	15,00
Parfümöl	0,20
2-Phenoxyethanol	0,40

6.4 Hautpflegemittel

Hautpflegemittel sind Produkte zur Pflege und Reinigung der Haut. Hautpflege hat zum Ziel, die Haut geschmeidig zu halten, sie so schonend wie möglich zu reinigen und ihre Hornschicht bei aufgetretenen Schäden in ihrem natürlichen Regenerationsvermögen zu unterstützen bzw. deren Barriereeigenschaften wiederherzustellen.

Die Annahme, daß ein Gemisch aus Talgdrüsenlipiden, abgeschilferten Hornzellen und Wasser als ein einfacher Wasser-Lipid-Mantel die eigentliche Hautbarriere darstellt, hat sich als überholt erwiesen. Die Haut ist kein isoliertes Organ, sondern ist mit anderen Gewebeschichten in Funktion und Aufbau verbunden. Daraus entstehen die komplexen Anforderungen an die Zusammensetzung eines Hautpflegemittels, dessen Entwicklung ein genaues Verständnis des Aufbaus und der Funktionen der Haut (s. Kap. 3.1) voraussetzt, wenn eine optimale Produktleistung erreicht werden soll.

6.4.1 Produkttypen

In Abhängigkeit vom Applikationsort, z. B. auf der Körper- oder Gesichtshaut, werden unterschiedliche Typen – Emulsionen (Cremes, Lotionen und Milche), Salben, Gele, Öle, Balsame oder Sera – von Hautpflegemitteln verwendet, die wiederum nach ihrem Anwendungszweck (Pflege, Reinigung) unterschieden werden.

Emulsionen sind Abmischungen aus Ölen bzw. öllöslichen Substanzen und Wasser bzw. wasserlöslichen Komponenten. Sie stellen den bei weitem wichtigsten Produkttyp der Hautpflegemittel dar.

Ein wesentliches Unterscheidungsmerkmal der Anbietungsformen der Hautpflegemittel sind ihre Viskosität bzw. Konsistenz.

Cremes und **Salben** sind im Bereich von Raum- bis Hauttemperatur streichfähig, während **Lotionen** und **Milche** eher fließfähig sind.

Diese Zubereitungen enthalten üblicherweise 1–10% Emulgatoren, 5–50% lipophile Bestandteile (Öle, Fette, Wachse) und 50–90% hydrophile Substanzen (Wasser, wasserlösliche Bestandteile).

Bei **Gelen** handelt es sich um halbfeste, mehr oder weniger transparente Systeme, bei denen der sog. Gelbildner ein dreidimensionales Netzwerk ausbildet, in dem eine Flüssigkeit immobilisiert ist. Diese typische Struktur der Gele ist am anschaulichsten mit der eines wassergetränkten Schwamms zu vergleichen, bei dem das Wasser die Flüssigkeit und der trockene Schwamm den Gelbildner symbolisieren. Die klaren bis opaken **Hydrogele** bestehen primär aus Wasser, wasserlöslichen Substanzen und Verdickern bzw. Gelbildnern. Werden zusätzlich Lipide eingearbeitet, so erhält man die leicht cremig aussehenden **Hydrodispersionsgele.** Dagegen sind **Oleogele** frei von Wasser und enthalten Lipide als flüssige Komponenten.

Öle enthalten nur lipidlösliche Rohstoffe und gehören zu den ältesten Hautpflegemitteln.

Balsame und **Sera** sind nicht eindeutig definierte Produkttypen.

Emulsionen

Aufgrund der besonderen Bedeutung der Emulsionen für den Bereich der Hautpflegemittel werden die Grundlagen der Emulsionstheorie im folgenden näher ausgeführt.

Unter Emulsionen versteht man im allgemeinen ein heterogenes System, das aus zwei miteinander nicht oder nur begrenzt mischbaren Flüssigkeiten besteht, die üblicherweise als Phasen bezeichnet werden. Die eine liegt dabei in Form von Tröpfchen vor (disperse oder innere Phase), während die andere Flüssigkeit eine kontinuierliche (kohärente oder äußere) Phase bildet. Liegen Öltröpfchen fein verteilt in Wasser vor, so handelt es sich um eine **Öl-in-Wasser-Emulsion** (**O/W**-Emulsion, z. B. Milch), deren Grundcharakter durch Wasser geprägt ist. Bei der **Wasser-in-Öl-Emulsion (W/O-**Emulsion, z. B. Butter) handelt es sich um das umgekehrte Prinzip, wobei hier der Grundcharakter vom Öl bestimmt wird. Außer den Emulsionen mit einer reinen inneren Phase gibt es auch solche, bei denen die innere Phase selbst wiederum als Emulsion vorliegt. Man bezeichnet solche Emulsionen allgemein als Polyphasenemulsionen bzw. als mehrfache oder **multiple Emulsionen** (z. B. **W/O/W**-Emulsionen).

Lichtmikroskopische Aufnahmen von W/O- bzw. O/W- bzw. W/O/W-Emulsionen zeigen die ◘ 6.4.**1**–6.4.**3** (s. S. 123 f.). In den O/W- bzw. W/O/W-Emulsionen (s. ◘ 6.4.**2** bzw. 6.4.**3**) wird die Tröpfchenstruktur der

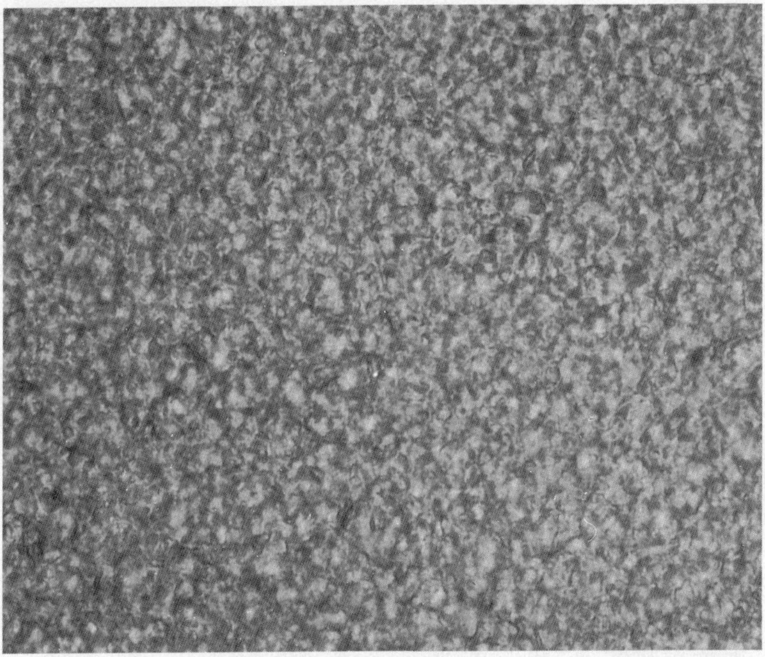

6.4.1 Lichtmikroskopische Aufnahme einer W/O-Emulsion

diskontinuierlichen Phase deutlich sichtbar. Das ist bei W/O-Emulsionen i.a. nicht der Fall, da bei ihnen die Tröpfchengröße meistens kleiner ist als das Auflösungsvermögen eines Lichtmikroskops.

Der Teilchendurchmesser variiert in Emulsionen beträchtlich und liegt bei kosmetischen Emulsionen im Bereich von ca. 0,1 – 50 µm. Der Begriff **Makroemulsionen** wird benutzt, um diese von den **Mikroemulsionen** abzugrenzen, bei denen die Teilchen kolloidal verteilt vorliegen (ca. 10 – 100 nm). Bei Mikroemulsionen handelt es sich in der Regel um flüssige Vielkomponentensysteme des Typs Wasser-Öl-Tensid-Elektrolyt. Für den Bereich der Hautpflegemittel sind sie wegen ihrer überwiegend mangelhaften Hautverträglichkeit von geringer Bedeutung. Makroemulsionen sind im Gegensatz zu Mikroemulsionen thermodynamisch instabile Systeme, die nur als stabil in bezug auf die Zeit betrachtet werden dürfen.

Der Stabilität einer Emulsion wirken Aufrahmen bzw. Sedimentation, Aggregation und Koaleszenz entgegen, die letzten Endes zur Trennung der Emulsion führen können. Diesen Instabilitätsphänomenen möglichst effektiv entgegenzuwirken, ist ein entscheidender und schwieriger Schritt im

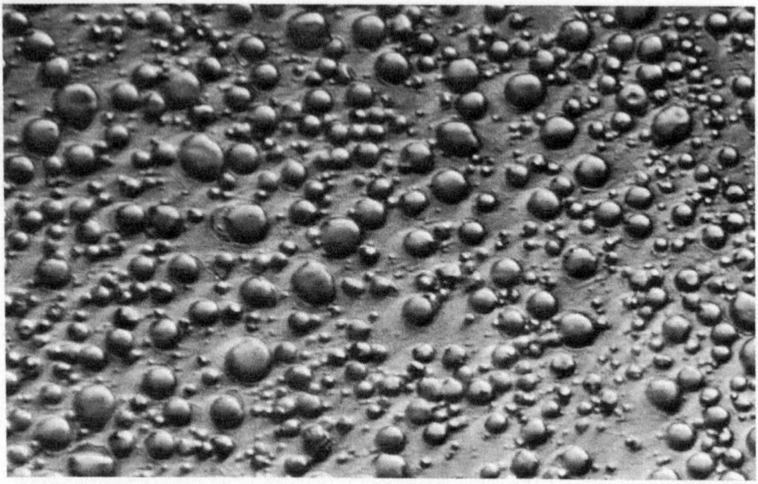

6.4.2 Lichtmikroskopische Aufnahme einer O/W-Emulsion

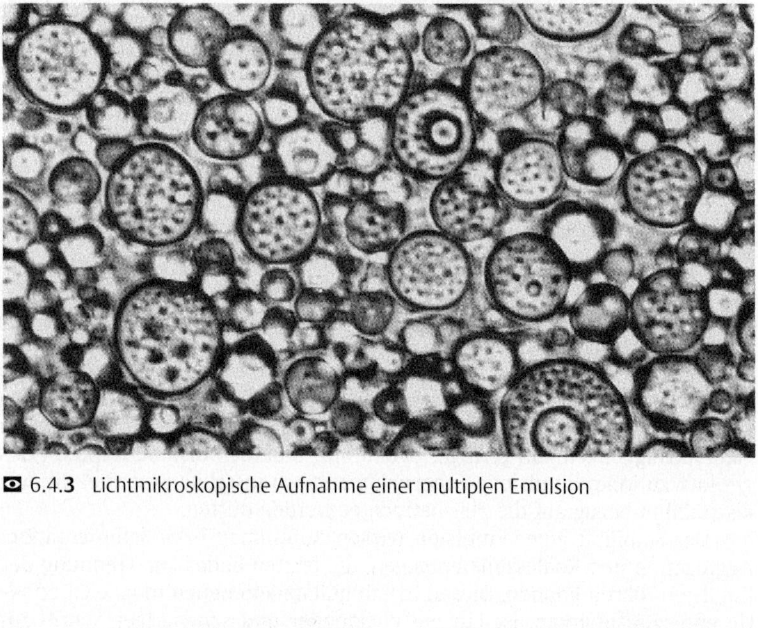

6.4.3 Lichtmikroskopische Aufnahme einer multiplen Emulsion

Rahmen der Formulierung von Hautpflegeemulsionen. Kompliziert wird das Ganze dadurch, daß es bis heute keine geschlossene Emulsionstheorie gibt. Vielmehr gibt es nur Annäherungen, die jedoch keine vollständige Zustandsbeschreibung erlauben. Beispielsweise beschreibt die **DLVO-Theorie** die elektrostatische Abstoßung gleichsinnig aufgeladener Tröpfchen in Emulsionen. Die Betrachtung enthält Annahmen über das Oberflächenpotential der emulgierten Tröpfchen **(Zeta-Potential).** Jedoch läßt sich mit dieser Theorie die komplexe Realität von Hautpflegeemulsionen nur zum Teil erfassen.

Emulsionen von zwei ineinander nicht mischbaren Flüssigkeiten, die durch Rühren oder Schütteln hergestellt werden, trennen sich schnell wieder in zwei Phasen. Um eine große und stabile Oberfläche erreichen zu können, müssen grenzflächenaktive Stoffe, sog. Tenside bzw. **Emulgatoren,** zugegeben werden. Diese Stoffe weisen einen amphiphilen Molekülaufbau auf, bestehend aus einer polaren bzw. hydrophilen sowie einer apolaren bzw. lipophilen Gruppe. Emulgatoren setzen die **Grenzflächenspannung** zwischen den Phasen herab und bilden an der Phasengrenze Öl/Wasser Grenzflächenfilme aus. Dadurch wird dem irreversiblen Zusammenfließen (Koaleszenz) der Tröpfchen entgegengewirkt. Ein bewährtes Mittel der Wahl zur Stabilisierung von Emulsionen ist der Einsatz von Emulgatorgemischen.

Neben den Emulgatoren werden noch andere Stabilisatoren verwendet, die beispielsweise die Viskosität der Emulsion erhöhen und als **Schutzkolloid** wirken. Aber auch der **Verteilungsgrad der inneren Phase** (Tröpfchengröße) sowie die Differenz der **Dichte** der Phasen beeinflussen die Emulsionsstabilität. Wie schon erwähnt, spielt bei Emulgiervorgängen die **Ladung** an der Grenzfläche eine wichtige Rolle, besonders bei der Verwendung von ionischen Emulgatoren. **Sterische Effekte,** bei denen die räumliche Annäherung von Tröpfchen durch die Ausbildung einer räumlichen Schutzschicht verhindert wird, sind dagegen vorherrschend bei nichtionischen Emulgatoren und W/O-Emulsionen.

Eine stabilisierende Wirkung können **feinstverteilte Feststoffteilchen** haben, wobei es zu einer Anreicherung des festen Stoffes an der Phasengrenze Öl/Wasser in Form einer Schicht kommt und somit das Zusammenfließen der dispersen Phase verhindert wird. Von wesentlicher Bedeutung sind dabei nicht die chemischen Eigenschaften, sondern vielmehr die Oberflächeneigenschaften der Feststoffpartikel.

Neuere Erkenntnisse führten in letzter Zeit zu einem besseren Verständnis praxisrelevanter kosmetischer Emulsionen. Dabei geht man davon aus, daß die im Überschuß eingesetzten Emulgatorengemische **lamellare flüssigkristalline Phasen** bzw. **komplexe kristalline Gelphasen** ausbilden können. Die **Gelnetzwerktheorie** nimmt Abstand von der traditionellen Betrachtungsweise über den Aufbau von O/W-Emulsionen, die sich auf ein Modell von zwei nicht miteinander mischbaren Flüssigkeiten beziehen. Vielmehr werden Stabilität und physikochemische Eigenschaften solcher Emulsionen auf die Ausbildung von viskoelastischen Gelnetzwerken zurückgeführt. Die Feinstruktur eines solchen Netzwerks setzt sich bei einer O/W-Emulsion, bestehend aus einem beispielsweise ionischen Emulgator, grenzflächenaktiven mittelkettigen Fettalkoholen, Paraffinen sowie Wasser, aus vier Phasen zusammen (s. ◘ 6.4.4):

1. kristalline Gelphase, die aus einer Mischung des ionischen Emulgators und der Fettalkohole in Form von Doppelschichten aufgebaut ist (a); diese sind durch interlamellar fixiertes Wasser voneinander getrennt (b),
2. lipophile Gelphase aus den überschüssigen Fettalkoholen (c),
3. Bulkwasserphase (d) sowie
4. dispergierter Ölphase (e).

Das so aufgebaute Gelnetz trägt wesentlich zur Stabilisierung der Emulsion bei. In ähnlicher Weise können in W/O-Emulsionen lipophile Gelphasen stabilisierend wirken.

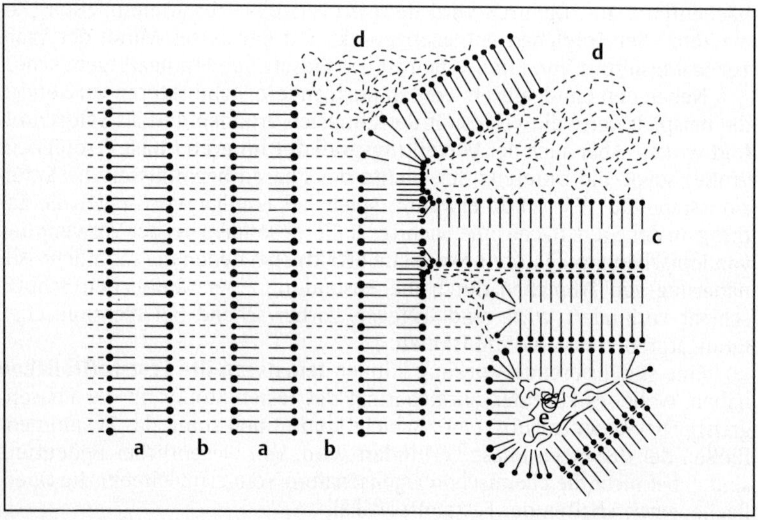

◘ 6.4.4 Schematische Darstellung der Gelstrukturen einer O/W-Emulsion bestehend aus einem ionischen Emulgator, grenzflächenaktiven mittelkettigen Fettalkoholen, Paraffinen sowie Wasser

6.4.2 Inhaltsstoffe

6.4.2.1 Emulgatoren

Emulgatoren können entsprechend ihrem hydrophilen Molekülteil in ionische (anionische, kationische, amphotere) und nichtionische untergliedert werden.

Das bekannteste Beispiel eines **anionischen Emulgators** ist die Seife, als die man gewöhnlich die wasserlöslichen Natrium- oder Kaliumsalze der gesättigten und ungesättigten höheren Fettsäuren bezeichnet. Für Emulsionen werden Abmischungen aus Fettsäuren und deren Salzen eingesetzt. Weitere gebräuchliche Vertreter sind Alkylsulfate (z. B. Natriumcetearylsulfat) und Alkylphosphate (z. B. Cetylphosphat).

Wichtige Vertreter der **kationischen Emulgatoren** sind die quartären Ammonium-Verbindungen. Ebenso wie die **amphoteren Emulgatoren** werden sie jedoch relativ selten zur Formulierung von Hautpflegeemulsionen verwendet.

Nichtionische Emulgatoren finden breiten Einsatz in Hautpflegeemulsionen. Der hydrophile Molekülteil besteht häufig aus Glycerin, Polyglycerin, Sorbitanen, Kohlenhydraten bzw. Polyoxyethylenglykolen und ist meistens über Ester- und Ether-Bindungen mit der lipophilen Komponente verknüpft. Diese besteht üblicherweise aus Fettalkoholen, Fettsäuren sowie Isostearinsäure. Durch Variation beispielsweise des Fettsäurerestes und der Anzahl und Länge der Polyoxyethylenglykol-Kette lassen sich Lipophilie und Hydrophilie in weiten Grenzen verändern. Das erklärt auch die große Anzahl unterschiedlicher Emulgatoren, die in marktüblichen Hautpflegeemulsionen zu finden sind. Traditionelle nichtionische Emulgatoren sind beispielsweise die Glycerinmonodistearate bzw. deren Ethoxylate sowie die Mono-, Di- und Trifettsäureester der Sorbitane und ihre entsprechenden ethoxylierten Derivate (Polysorbate).

Entscheidend für die Stabilität einer Emulsion ist die richtige Auswahl der aus lipophilen und hydrophilen Molekülteilen aufgebauten Emulgatoren. Die Auswahl ist deshalb so schwierig, weil die Charakteristiken aller im System enthaltenen Stoffe zu berücksichtigen sind. Der **HLB-(Hydrophilic-lipophilic-balance-)Wert** ist ein erstes Hilfsmittel bei der Entwicklung von Hautpflegeemulsionen, welches die Auswahl von vorwiegend nichtionischen Emulgatoren erleichtert. Der HLB-Wert stellt ein Maß für die Wasser- bzw. Öllöslichkeit von Emulgatoren dar. Seine Skala reicht in der Regel von 1 – 20. Substanzen mit niedrigem HLB-Wert (< 10) sind im allgemeinen gute W/O-Emulgatoren; hydrophilere Substanzen mit höheren HLB-Werten fungieren als O/W-Emulgatoren.

6.4.2.2 Lipophile Bestandteile

Die lipophile Phase einer Körperpflegeemulsion enthält üblicherweise eine Mischung aus **Ölen, Fetten** und **Wachsen.** Sie stellt das „Herz" einer Hautpflegeemulsion dar, da die produktbestimmenden Eigenschaften wie Hautpflege und Hautgefühl durch die Zusammensetzung dieser Phase wesentlich beeinflußt werden. Beispielsweise bestimmt die Spreitfähigkeit, d. h. die Verteilbarkeit einer Ölkomponente auf der Haut, das Fettigkeitsgefühl einer Hautpflegeemulsion. So werden **Nachtcremes** häufig mit schwerer spreitenden Ölen (gehaltvolleres Hautgefühl) hergestellt als **Tagescremes,** die sich durch einen Gehalt an überwiegend leicht spreitenden Ölen und einen höheren Wasseranteil auszeichnen.

Entsprechend der zentralen Bedeutung der Öle, Fette und Wachse wird eine sehr breite Palette dieser Substanzen kommerziell angeboten. Gebräuchlich sind **feste, halbfeste** und **flüssige Kohlenwasserstoffe** (z. B. Paraffinöl, Vaseline), **natürliche Öle** und **Wachse** (z. B. Weizenkeimöl, Bienenwachs), **teilweise hydrierte** sowie **modifizierte Triglyceride** (z. B. partiell hydriertes Kokosfett bzw. Caprylcaprinsäuretriglycerid), **Fettsäureester** (z. B. Cetylpalmitat, Octylstearat) und Silicone (Dimethicone, Cyclomethicone).

6.4.2.3 Hydrophile Bestandteile

Die Wasserphase als ein wesentlicher Bestandteil kosmetischer Hautpflegemittel enthält in der Regel entsalztes Wasser, das mikrobiell von hoher Qualität sein muß. Weitere Bestandteile sind üblicherweise wasserbindende Substanzen als Feuchthaltemittel **(Humectants** bzw. **Moisturizer).** Hierzu zählen Polyole wie Glycerin und Sorbit, ethoxylierte Polyole und hydrolysierte Proteine. Weitere Anwendung finden Komponenten des natürlichen Feuchthaltefaktors der Haut, des **Natural Moisturizing Factor** (NMF), wie z. B. Harnstoff und bestimmte Aminosäuren.

6.4.2.4 Additive

Folgende Additive sind für die Produktstabilisierung und Produktleistung kosmetischer Hautpflegemittel von besonderer Bedeutung:

- **Antioxidationsmittel** (z. B. Vitamin E) zur Stabilisierung von oxidationsempfindlichen Ölen, Fetten und Wachsen,
- **Konservierungsmittel** (z. B. Methylparaben) zum Schutz gegen mikrobiellen Befall der Produkte (Verbraucherschutz),
- **Chelat-Bildner** (z. B. EDTA) zum Komplexieren von Spurenmengen bestimmter Metall-Ionen,
- **Coemulgatoren** (z. B. Cetylalkohol) zur Stabilisierung von Emulsionen,
- **Säuren** (z. B. Citronensäure) und **Basen** (z. B. Natronlauge) zur pH-Regulierung,

- **Verdickungsmittel** (z. B. Polyacrylate) zur Regulierung der Viskosität,
- **Lichtschutzfilter** zum Schutz lichtempfindlicher Rohstoffe sowie
- **Parfümöle** zur Einstellung gewünschter Duftnoten.

6.4.2.5 Wirksubstanzen

Von entscheidender Bedeutung für die Pflegeleistung eines Hautpflegemittels ist in aller Regel die Produktbasis. Darunter versteht man die Produktform und die sich daraus ableitende erforderliche Rohstoffabmischung. Sie stellt sozusagen das Rückgrat der Formulierung dar. Die darüber hinaus eingearbeiteten Wirkstoffe bzw. speziellen Inhaltsstoffe sollen einen zusätzlichen Nutzen erbringen. Sie können aber nur dann ihre Eigenschaften voll entfalten, wenn sie in optimaler Weise die sorgfältig entwickelte Rezepturbasis ergänzen bzw. in ihrer Produktleistung unterstützen.

Bekanntes Beispiel sind die **Lichtschutzfilter,** die bei geeigneter Verwendung vor einem Sonnenbrand schützen. Aber auch in hochwertige Tagesgesichtspflegeprodukte können Lichtschutzfilter eingearbeitet werden, weil selbst eine geringe Sonnenexposition neben einer Pigmentierung einen Lichtschaden in der Haut bewirken kann, der z. T. nicht vollständig repariert werden kann und somit zu einer verstärkten Hautalterung führt.

Häufig eingesetzte spezielle Inhaltsstoffe sind **Pflanzenextrakte** (z. B. Aloe-vera- oder Kamillen-Extrakte), spezielle **pflanzliche Öle** (z. B. Avocado-, Jojoba-, Nachtkerzenöl), **Biopolymere** (z. B. Hyaluronsäure, Chitin- und Kollagen-Derivate), Bestandteile der **epidermalen Lipide** sowie unterschiedliche **Vitamine** bzw. **Provitamine** (z. B. Panthenol).

Von Bedeutung sind weiterhin Substanzen, welche die schädlichen Einflüsse von Sauerstoff auf die Haut, besonders in Verbindung mit Sonnenstrahlen, minimieren, z. B. das fettlösliche α-**Tocopherol** (Vitamin E). Dieses in der Natur vorzugsweise in biologische Membranen eingebaute Antioxidans unterbricht Lipidradikal-Kettenreaktionen unter Bildung des relaltiv stabilen Tocopheroxyl-Radikals.

Als Wirkstoffe gelten auch Hydroxycarbonsäuren, **AHA (alpha hydroxy acids),** deren wasserlösliche Vertreter („Fruchtsäuren") schon relativ lange wichtiger Bestandteil bestimmter Hautpflegeprodukte sind. Den noch nicht vollständig geklärten kosmetischen Effekt der AHA kann man sich etwa so vorstellen, daß durch sie „lockere" Hornzellen gelöst werden und deren Neubildung normalisiert wird. Zu berücksichtigen ist jedoch, daß in Abhängigkeit vom pH-Wert und der Konzentration AHA auch eine Art chemisches Peeling bewirken und ein Brennen auf der Haut hervorrufen können.

Zunehmende Verwendung finden auch spezielle Trägersysteme, wie z. B. **Liposomen** (s. ◘ 6.4.5), mikroskopisch kleine Fetthohlkügelchen, deren Wandungen aus einer oder mehreren Phospholipid-Doppelschichtmembranen aufgebaut sind und deren Inhalt aus einer wäßrigen Phase besteht. Man unterscheidet „leere" Liposomen, bestehend aus einer Hülle mit wäßrigem

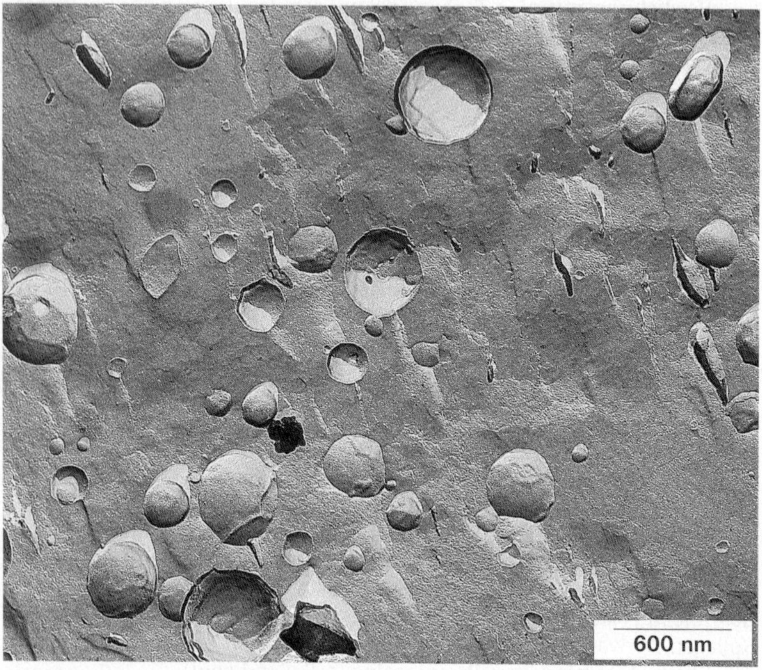

6.4.5 Elektronenmikroskopische Aufnahme eines Liposomen-Präparates (gefriergebrochen und mit Pt/C bedampft) (S. Pfeiffer und S. Wiesner, Beiersdorf AG, Hamburg)

Inhalt, und „beladene" Liposomen, deren wäßrige Phase mit wasserlöslichen Wirkstoffen angereichert ist und/oder deren Hülle begrenzt hydrophobe Wirkstoffe enthält.

Neuere Rezepturentwicklungen basieren auch auf Niosomen und Nanoparts als Trägersysteme.

Bei **Niosomen** ist das Phospholipid durch ein nichtionisches Tensid ersetzt. **Nanoparts** (Nanobodies, Nanospheren) enthalten einen lipophilen Kern, der von einer monomeren Lecithin-Membran umhüllt ist. Sie stellen gewissermaßen das Umkehrprinzip der Liposomen dar.

6.4.3 Prüfung von Hautpflegemitteln

6.4.3.1 Hautverträglichkeit

Sehr gute Hautpflegeprodukte zeichnen sich durch eine einwandfreie Hautverträglichkeit aus; die Produkte lösen **keine Hautirritation** aus, d.h. keine objektiv beobachtbare (z.B. Erythembildung) bzw. subjektiv beschreibbare (z.B. Brennen) Entzündung der Haut. Sie dürfen **keine allergische Reaktion** verursachen.

Neben den unbedingt erforderlichen **dermatologischen Verträglichkeitsprüfungen** von Hautpflegeprodukten unter ärztlicher Kontrolle wird immer öfter zusätzlich mit Hilfe von **Zellkulturen** die Hautverträglichkeit von kosmetischen Rohstoffen bzw. Endformulierungen bewertet. Diese Untersuchungen werden nicht am lebenden Körper, sondern unter standardisierten Bedingungen in vitro durchgeführt. Beispielsweise ermöglicht der **RBC (red blood cell) Assay** durch die Beobachtung der Lysis der roten Blutkörperchen und anderer biochemischer Parameter einen Rückschluß auf die Verträglichkeit tensioaktiver Substanzen.

6.4.3.2 Produktleistung

Die objektive Produktleistung von Hautpflegemitteln wird im Rahmen von umfangreichen **biophysikalischen Tests** ermittelt. Dabei applizieren Probanden unter standardisierten Bedingungen die entsprechenden Produkte auf definierte Hautareale. Bestimmt wird beispielsweise der Wassergehalt in der Hornschicht **(Hautfeuchtigkeit)** und die Abgabe von Wasser durch die Hornschicht hindurch **(TEWL – transepidermal water loss)**. Von wesentlicher Bedeutung ist auch die Ermittlung der Mikrotopographie des Stratum corneum **(Hautglätte)**.

Die moderne Hautforschung ermöglicht somit einen immer genaueren Einblick in die Funktionsweise der Haut bzw. der Hornschicht. Auch wird immer deutlicher, daß das ästhetische Erscheinungsbild der Haut und auch ihre mechanischen Eigenschaften wie Weichheit und Glätte ganz wesentlich vom Zustand ihrer äußersten Schicht mitbestimmt werden. Begriffe wie **trockene Haut** erscheinen in einem neuen Umfeld. Beispielsweise korreliert der Wassergehalt der Hornschicht nicht ohne weiteres mit dem Aussehen der Haut. Die Ursache für trockene Haut liegt häufig nicht in einem Wassermangel begründet. Vielmehr ist die Fähigkeit der Haut gestört, insbesondere die der Hornschicht, Wasser in ausreichender Menge festzuhalten.

Neben den objektiven Parametern, die sich aus der Verträglichkeit und Pflegeleistung der Rohstoffe ableiten, bestimmen auch **sensorische Eigenschaften,** wie beispielsweise die Verteilbarkeit auf der Haut sowie das Einzugsvermögen in die Haut, die Produktzusammensetzung und die Produktform. Die ästhetische Beurteilung der Hautpflegemittel und des Hautzustandes während bzw. nach Produktanwendung geschieht im Rahmen organoleptischer und visueller Begutachtungen von kosmetischen Anwendungstests.

6.4.3.3 Stabilitätstests

Hautpflegemittel müssen nach gesetzlicher Vorschrift mind. 30 Monate haltbar sein. Stabilitätsmindernd können sich **mikrobiologische, chemische** und **physikalische Einflüsse** auswirken.

Bakterien und Pilze können beispielsweise beim Benutzen durch den Verbraucher in das Hautpflegemittel gelangen. Daher muß die mikrobiologische Bewertung besonders gewissenhaft durchgeführt werden; das geschieht meistens im Rahmen von sog. **mikrobiologischen Belastungstests.** Auch die Überprüfung der Beständigkeit der Wirkstoffe und des Parfums sowie der Verträglichkeit mit dem Verpackungsmittel muß sorgfältig durchgeführt werden.

Zur Bestimmung ihrer Kälte- und Wärmestabilität werden die Produkte umfangreichen Lagerungstests bei unterschiedlichen Temperaturen unterworfen. Weiterhin wichtig ist auch die genaue Bewertung ihrer Fließeigenschaften (Rheologie).

6.4.4 Zusammensetzung

Typische Zusammensetzungen häufig verwendeter Hautpflegemittel gehen aus den nachfolgenden Rezepturbeispielen hervor.

Rahmenrezeptur: O/W-Lotion

Inhaltsstoffe	*Massengehalt (%)*
Stearinsäure	1,5
Sorbitanmonostearat	1,0
Sorbitanmonooleat	1,0
Paraffinöl, subliquidum	7,0
Cetylalkohol	1,0
Polydimethylsiloxan	1,5
Glycerin	3,0
Polyacrylsäure	0,15
Natriumhydroxid	0,2
Parfümöl	q. s.
Konservierungsmittel	q. s.
Wasser, demineralisiert	ad 100,0

Die Viskosität derartiger stearatstabilisierter Emulsionen läßt sich leicht mittels traditioneller Konsistenzgeber, z. B. Fettalkohole sowie Salze der Polyacrylsäure, einstellen.

O/W-Cremes sind häufig mit Glycerinmonostearat als Emulgator ausgerüstet. Als Coemulgator kann Cetylphosphat fungieren.

Rahmenrezeptur: O/W-Creme

Inhaltsstoffe	*Massengehalt (%)*
Glycerinmonostearat	2,0
Cetylalkohol	3,0
Paraffinöl, subliquidum	15,0
Vaseline	3,0
Caprylcaprinsäuretriglycerid	4,0
Octyldodecanol	2,0
hydriertes Kokosfett	2,0
Cetylphosphat	0,4
Glycerin	3,0
Natriumhydroxid	q. s.
Parfümöl	q. s
Konservierungsmittel	q. s.
Wasser, demineralisiert	ad 100,0

Die Emulsionsgrundlage dieser O/W-Creme ist sehr variationsfähig; sie ist z. B. gegen polare Komponenten relativ unempfindlich. Das Hautgefühl einer derartigen Creme läßt sich gezielt durch die Auswahl der Lipidkomponenten steuern und einstellen.

Die Zahl der bekannten Rahmenrezepturen und der auf dem Markt befindlichen W/O-Cremes und -Lotionen ist weitaus kleiner als die der O/W-Emulsionen. Sicherlich ist die relativ kleine Zahl an verfügbaren W/O-Emulgatoren dafür verantwortlich. Aber auch die für den Laien leicht erkennbare beginnende Phasentrennung, z. B. in Form einer Ölabscheidung, ist ein ganz wesentlicher Grund für die vergleichsweise geringe Zahl an Produkten auf W/O-Basis. Dies ist um so erstaunlicher, wenn man die guten hautpflegenden Eigenschaften der W/O-Emulsionsprodukte mit berücksichtigt. Als Beispiel für eine W/O-Lotion wird eine Rezeptur mit gängigen Fettsäureester-Derivaten als Emulgatorenkombination aufgeführt:

Rahmenrezeptur: W/O-Lotion

Inhaltsstoffe	*Massengehalt (%)*
Glycerinsorbitan-Fettsäureester	2,0
Polyethoxy-Fettsäureester	2,0
Isopropylisostearat	5,0
Paraffinöl, subliquidum	7,0
Isopropylpalmitat	4,0
Triglycerid, flüssig	3,0
Glycerin	4,0
Magnesiumsulfat·7 H_2O	0,7
Parfümöl	q. s.
Konservierungsmittel	q. s.
Wasser, demineralisiert	ad 100,0

Die Grundlage dieser W/O-Lotion zeichnet sich durch eine gute Elektrolytbeständigkeit und Viskositätsregulation aus.

Rahmenrezeptur: W/O-Creme

Inhaltsstoffe	*Massengehalt (%)*
PEG-7-hydriertes Ricinusöl	4,0
Wollwachsalkohol	1,5
Bienenwachs	3,0
Triglycerid, flüssig	5,0
Vaseline	9,0
Ozokerit	4,0
Paraffinöl, subliquidum	4,0
Glycerin	2,0
Magnesiumsulfat·7 H_2O	0,7
Konservierungsmittel	q. s.
Parfümöl	q. s.
Wasser, demineralisiert	ad 100,0

Öle sind sicherlich eine der ältesten Produktformen für die Hautpflege. Ihre Anwendungszwecke sind entsprechend vielfältig. Bei der Zusammensetzung der Öle hat sich der Einsatz von Pflanzen- (z. B. Mandel-, Avocadoöl) und Paraffinölen durchgesetzt. Bei aus derartigen Ölen aufgebauten Produkten müssen besondere Vorkehrungen gegen Ranzidität getroffen werden.

Rahmenrezeptur: Hautpflegeöl

Inhaltsstoffe	*Massengehalt (%)*
Paraffinöl, subliquidum	10,0
Mandelöl	25,0
Avocadoöl	25,0
α-Bisabolol	0,2
Antioxidans	q. s.
Parfümöl	q. s.
Caprylcaprinsäuretriglycerid	ad 100,0

Rahmenrezeptur: Hautpflegehydrogel

Inhaltsstoffe	*Massengehalt (%)*
Polyacrylsäure	0,7
Sorbit	2,0
Glycerin	3,0
Polyethylenglykol 400	5,0
Ethanol	1,0
Natriumhydroxid	q. s.
Konservierungsmittel	q. s.
Parfümöl	q. s.
Wasser, demineralisiert	ad 100,0

Fügt man einem derartigen Hydrogel eine geringe Menge einer lipophilen Komponente zu (z. B. Triglycerid, flüssig), so erhält man den Prototyp eines **Hydrodispersionsgels:**

Rahmenrezeptur: Hydrodispersionsgel

Inhaltsstoffe	*Massengehalt (%)*
Polyacrylsäure	0,7
Sorbit	2,0
Glycerin	3,0
Polyethylenglykol 400	5,0
Triglycerid, flüssig	2,0
Ethanol	1,0
Natriumhydroxid	q. s.
Konservierungsmittel	q. s.
Parfümöl	q. s.
Wasser, demineralisiert	ad 100,0

Oleogele als Hautpflegemittel sind relativ einfach aufgebaut:

Rezepturbeispiel: Oleogel

Inhaltsstoffe	*Massengehalt (%)*
Silica	10,0
Olivenöl	60,0
Avocadoöl	10,0
2-Octyldodecanol	20,0

6.5 Intimpflegemittel

Die **Intimkosmetik** hat in Europa erst seit relativ neuer Zeit Bedeutung erlangt. Vermutlich hat dies gesellschaftliche, möglicherweise sogar religiöse Gründe. Erst mit dem steigenden Körperbewußtsein und der offeneren Betrachtungsweise der Sexualität in den 60er Jahren entstand ein Bedarf an spezifischen Produkten für die Intimpflege und -reinigung. Es ist kein Zufall, daß sich die Entwicklung dieser Produkte der von Deomitteln anschloß. Die Verwendung von Deomitteln für den Intimbereich, insbesondere von Deosprays mit hohem Gehalt an Ethanol, führte häufig zu Schleimhautreizungen und legte die Herstellung entsprechender milder Deosprays ohne Alkohol nahe. Die Verwendung von Seife für die Reinigung des Intimbereichs erwies sich als wenig geeignet, da sie den Selbstreinigungsmechanismus der Scheide stören kann und durch Verschiebung des pH-Wertes in den alkalischen Bereich das Bakterienwachstum fördert. Aus diesem Grund wurden milde und an den sauren pH-Wert des Vaginalbereichs angepaßte Formulierungen für Intimwaschlotionen und Intimwaschtücher ausgearbeitet. In den letzten Jahren verlieren die Intimpflegemittel wieder an Bedeutung. Die Ursache hierfür ist wohl in dem Angebot an milden Hautreinigungs- und Hautpflegemitteln und dem häufigen Duschen zu sehen.

Angebotsformen für Intimpflegemittel sind Intimwaschlotionen, Intimwaschtücher und Intimsprays.

6.5.1 Zusammensetzung

Wirkstoffe. Die wichtigsten Wirkstoffe aller Intimpflegemittel sind **keimhemmende Stoffe.** Sie müssen toxikologisch und dermatologisch außerordentlich zuverlässig abgesichert sein. Die wichtigsten Vertreter der eingesetzten Bakterizide sind Chlorhexidin (1,1'-Hexamethylenbis[5-(4-chlorphenyl)-biguanid]) als Digluconat oder Diacetat und Phenoxyethanol, während Triclosan (2,4,4'-Trichlor-2'-hydroxydiphenylether) in Deutschland an Bedeutung verloren hat. Hemmend auf die Aktivität der schweißzersetzenden

Bakterien wirkt Triethylcitrat, das durch unspezifische Esterasen auf der Hautoberfläche hydrolysiert wird.

Weitere Wirkstoffe sind **waschaktive Substanzen,** die sich durch besonders gute Haut- und Schleimhautverträglichkeit auszeichnen. Die wichtigsten in Intimreinigungsmitteln eingesetzten Tenside sind Alkylethersulfate, Alkylethercarboxylate, Eiweiß-Fettsäure-Kondensate, Sulfobernsteinsäureester, Acyltauride, Amidopropylbetaine, Amphodiacetate, Aminoxide und Alkylpolyglycoside (APG).

Hilfsstoffe. Für alle Intimpflegemittel werden öl- bzw. wachsartige **Rückfetter** verwendet, um die Verträglichkeit der Mittel noch zu verstärken. Eingesetzt werden ethoxylierte Fettalkohole, Fettsäureester wie Isopropylmyristat und – meist ethoxylierte – Polyol-Fettsäureester wie Glycerin- und Sorbitan-Fettsäureester.

Um den pH-Wert der Intimpflegeprodukte dem des Vaginalbereichs (4,5 – 5,0) anzupassen, werden **Mittel zur pH-Wert-Einstellung**, z. B. Citronen-, Wein-, Milch-, Äpfel-, Sorbin-, Benzoe- und Salicylsäure, eingesetzt. Für die Intimwaschlotionen werden ansonsten die gleichen Hilfsstoffe wie bei den Duschprodukten und Haarwaschmitteln verwendet.

Bei den Intimwaschtüchern spielt das verwendete **Tuchmaterial** eine wichtige Rolle.

Für Intimsprays werden als **Treibmittel** Propan/Butan und Dimethylether verwendet, auf Fluorchlorkohlenwasserstoffe wird inzwischen verzichtet. Wichtig ist, daß Treibmittel gewählt werden, die keine starken Abkühlungseffekte verursachen. **Parfümöle** und **Farbstoffe** spielen eine nicht so wesentliche Rolle wie bei anderen kosmetischen Produkten. Man versucht, mit möglichst geringen Mengen auszukommen, um völlig reizarme und dezente Produkte zu erhalten.

Rahmenrezeptur: Intimwaschlotion

Inhaltsstoffe	*Massengehalt (%)*
Alkylethersulfat, 28%ig	25
Amphodiacetat, 40%ig	10
Aminoxid, 30%ig	5
Polyol-Fettsäureester	2
Chlorhexidindigluconat, 20%ig	1
Kamillenextrakt	1
Citronensäure bis pH-Wert 5	
Hilfsstoffe, Wasser	ad 100,0

Die Viskosität dieser sehr gut verträglichen Waschlotion kann relativ niedrig gehalten werden.

Rahmenrezeptur: Tränkflüssigkeit für Intimwaschtücher

Inhaltsstoffe	*Massengehalt (%)*
Alkylethercarboxylat, 22%ig	1,2
Polyol-Fettsäureester	8,0
Chlorhexidindigluconat, 20%ig	1,2
Milchsäure, bis pH-Wert 4,5	
Hilfsstoffe, Wasser	ad 100,0

Zur Herstellung von Intimwaschtüchern werden Vliestücher aus Zellstoff oder Mischgeweben mit der Waschtuchlösung getränkt und in aluminiumbeschichtete Folien verdunstungsgeschützt eingeschweißt. Neben einzeln verpackten Tüchern sind auch Spenderpackungen erhältlich. Wegen der mikrobiologischen Anfälligkeit der Zellstofftücher selbst kann ein zuverlässiges Produkt nur bei ausreichender Konservierung und hygienisch absolut einwandfreier Herstellung erhalten werden.

Rahmenrezeptur: Intimspray

Inhaltsstoffe	*Massengehalt (%)*
Isopropylmyristat	4,0
Phenoxyethanol	0,4
Hilfsstoffe, Treibgas	ad 100,0

Die Herstellung von Intimsprays erfolgt in gleicher Weise wie die von Deosprays.

6.5.2 Anwendung und Wirkung

Der **äußere Intimbereich** ist relativ faltenreich und besitzt im besonderen Maß Haut/Schleimhaut-Grenzen. Er ist mit apokrinen und ekkrinen Schweißdrüsen sowie an den Schleimhäuten zusätzlich mit schleimproduzierenden Drüsen besetzt. Er kommt mit Körperausscheidungen wie Harn und Faeces in Berührung. Die Haut der Intimregionen ist wie die an anderen Beugestellen des Körpers (Achselhöhle, Ellenbeuge) von zarter Beschaffenheit und besonders reizempfindlich. Da die Feuchtigkeitsabgabe nicht nur durch die starke Fältelung der Haut, sondern zusätzlich auch durch die Kleidung behindert wird, ist in den Intimregionen ein ideales Klima für die Vermehrung von Mikroorganismen gegeben (Mikroorganismen kommen in allen Hautbereichen vor, sie werden als Standortflora bezeichnet). Der Abbau der Ausscheidungsprodukte ekkriner und besonders apokriner Drüsen durch

Mikroorganismen im Intimbereich erfolgt schnell und führt zu unangenehmen Gerüchen, die sich zu den körpereigenen Gerüchen addieren.

Intimwaschlotionen ermöglichen eine sehr weitgehende Entfernung aller Ausscheidungsprodukte und wirken darüber hinaus keimhemmend. Durch die zum Einsatz kommenden milden Waschsubstanzen, antimikrobiellen Wirkstoffe und Hilfsstoffe zur Verbesserung der Hautverträglichkeit sowie die saure Einstellung der Produkte werden auch geringste Reizungen vermieden. Eine intensive Nachspülung mit Wasser, die auch alle Tensidreste optimal entfernt, sollte allerdings nach der Anwendung von Intimwaschlotionen erfolgen.

Intimwaschtücher enthalten in der Tränkflüssigkeit einen hohen Anteil an Rückfettern und sind ebenfalls sauer eingestellt. Durch den Zusatz von antimikrobiellen Mitteln und deren Verbleib im äußeren Intimbereich werden das weitere Wachstum von Mikroorganismen und damit eine Neubildung von Zersetzungsstoffen der Ausscheidungsprodukte verzögert. Die Anwendung von Intimwaschtüchern ist für die pflegende Reinigung zwischen Waschungen vorgesehen. Sie ersetzt jedoch nicht die Reinigung mit einer Waschlotion und Wasser. Es versteht sich, daß die Tücher nur einmalig verwendet werden.

Die Verzögerung des Keimwachstums ist die wesentliche Aufgabe der **Intimsprays.** Durch Zusatz von pflegenden Substanzen wie Fettsäureestern und Auswahl des richtigen Treibmittels sowie Verzicht auf alkoholische Formulierungen wird sichergestellt, daß Reizungen der Schleimhäute vermieden werden. Intimsprays ersetzen kein Waschen des Intimbereichs.

6.5.3 Bewertung

Wichtige Kriterien für die Qualität von Intimpflegemitteln sind ihre Verträglichkeit und Wirksamkeit. Haut- und Schleimhautverträglichkeit und die antimikrobielle Wirkung werden durch in vitro-Tests sichergestellt. Die Endprüfung erfolgt durch dermatologische Bewertungen im Rahmen von Anwendungstests. Zahlreiche klinische Untersuchungen belegen, daß die bestimmungsgemäße Verwendung von Intimreinigungs- und Intimpflegemitteln nicht zu unerwünschten Reizungen und Nebenwirkungen, z. B. einer einseitigen Verschiebung der Standortflora im Intimbereich, führt.

6.6 Fußpflegemittel

6.6.1 Fußschäden

Weit mehr als die Hälfte aller Erwachsenen klagt heute über Fußbeschwerden. Fußschäden äußern sich anfangs meist in rascher Ermüdung, Brennen und Schweregefühl, oft verbunden mit vermehrter Schweißbildung der Füße. Druck und Reibung durch den Schuh verursachen Hornhautbildung an Zehen und auf der Fußsohle sowie Zehennagelbeschwerden. Folgeerscheinungen sind Hühneraugen, Schwielen, Ballenschmerzen, eingewachsene Nägel, Fußpilz und letztendlich Zehen- und Fußdeformierungen. Diese wiederum können Auswirkungen auf andere Körperteile haben oder sogar Erkrankungen innerer Organe verursachen.

Die beste Vorsorge sind eine regelmäßige Pflege der Füße mit Fußpflegemitteln und das Tragen von Schuhen, in denen sich die Füße wohlfühlen.

6.6.2 Fußpflegemittel

Unter dem Begriff „Fußpflegemittel" werden unterschiedliche Produkte zusammengefaßt, die auf die speziellen Bedürfnisse des Fußes abgestimmt sind. Neben natürlichen und chemisch-pharmazeutischen Präparaten werden Pflaster gegen Hornhaut und Hühneraugen, Druckschutz- und Korrekturmittel sowie Geräte zur mechanischen Hornhautentfernung (Feilen, Hobel, Schwämme) den Fußpflegemitteln zugeordnet. Grundsätzlich sind Produkte gegen Fußprobleme den **medizinischen Fußpflegemitteln** zuzurechnen. **Kosmetische Fußpflegemittel,** wie Bäder, Lotionen, Cremes, Balsame, Puder, Deosprays und Antitranspirantien, dienen der täglichen Reinigung, Pflege und Desodorierung der Füße.

6.6.2.1 Anwendung und Wirkung kosmetischer Fußpflegemittel

Fußcremes bzw. Fußbalsame

Diese Mittel werden zur Pflege von Fuß und Bein und zur Massage der Fuß- und Unterschenkelmuskulatur eingesetzt. Bei trockener Haut sind fetthaltige Balsame vorteilhaft. Nach dem Baden aufgetragen, werden diese beliebten Fußpflegemittel besonders effektiv, da sie eine belebende und erfrischende Wirkung ausüben und der Haut eine angenehme Elastizität vermitteln, die sie vor Wundlaufen sowie Blasen- und Hornhautbildung schützt. Fußcremes wirken außerdem desinfizierend.

Fußbäder

Das wichtigste Kriterium der Fußpflege ist Sauberkeit. Jeden Abend sollten die Füße gründlich gewaschen werden. Dieses kann im Rahmen des allgemeinen Waschens, des Duschens oder Badens erfolgen.

Empfehlenswert ist ein spezielles Fußbad bei 36–40 °C. Fußbäder sollten gut reinigend, erfrischend, belebend, also durchblutungsfördernd, sowie desodorierend und hornhauterweichend wirken. Als Zusatz dienen Fußbadesalze, die nicht nur reinigen, sondern auch pflegen. Spezialfußbäder enthalten schweißhemmende, fungizide und bakterizide Zusätze. Die Durchblutung wird besonders durch Wechselbäder gefördert, die folgendermaßen durchgeführt werden: 3 min heiß, 20–30 s kalt, wieder 3 min heiß usw. bei einer Gesamtdauer von ca. 15 min. Auf jeden Fall muß das letzte Bad kalt sein! Das Behältnis für ein Fußbad sollte tief genug sein, damit das Wasser bis zum Knie reicht (spezielle Fußbadewannen haben diese Höhe). Für Wechselbäder sind unbedingt zwei dieser Behältnisse notwendig.

Produkte zur Nagelpflege

Die Fußnägel sind in der Regel dicker und härter als die Fingernägel. Ihr Wachstum ist mit ca. 1 mm in 14 Tagen langsamer als das der Fingernägel. Das bedeutet, daß die Fußnägel alle 4–5 Wochen verkürzt werden müssen. Im Gegensatz zu den Fingernägeln werden sie nicht oval oder spitz, sondern grundsätzlich nach der Zehenform (also fast gerade) geschnitten oder gefeilt. Nur so wird das schmerzhafte „Einwachsen" vermieden. Das Verkürzen erfolgt am besten nach dem Fußbad mit einer Nagelzange. Für das Feilen gibt es spezielle Fußnagelfeilen.

Die Nagelhaut kann mit Nagelhautentferner beseitigt werden. Im Gegensatz zur Maniküre darf sie aber auch geschnitten werden. Zur Verschönerung der Fußnägel dient Nagellack, mit dem grundsätzlich die Nagelplatte voll auslackiert wird. Als Lack sollte stets der gleiche Farbton wie der für die Fingernägel verwendet werden. Um den Lack ohne Beschädigung trocknen lassen zu können, empfiehlt es sich, zwischen die einzelnen Zehen eine Nagellackierhilfe zu stecken. Die Nagellackierhilfe besteht aus einem Teil aus Schaumgummi mit vier Einbuchtungen und verhindert, daß ein Zeh den anderen berührt.

Produkte zur Hornhautentfernung

Zu starke Hornhaut kann schmerzhaft sein und zu Hautrissen führen. Sie muß deshalb regelmäßig entfernt werden. Dies geschieht mechanisch durch Raspeln (Hornhautfeile), Hobeln (Hornhauthobel) oder Schmirgeln (Hornhautfeile aus Haifischhaut, Bimsstein, harte, trockene Kunststoffschwämme). Die Hornhautfeile wird auf jeden Fall vor dem Fußbad benutzt, das Schmirgeln ist bei erweichter Hornhaut erfolgreich, wogegen das Hobeln vor oder nach dem Fußbad möglich ist. Das Hobeln muß vorsichtig durchgeführt werden, da die Gefahr besteht, daß die Haut zu weit abgetragen wird und stark blutende und schmerzhafte Verletzungen verursacht werden. Eine sanfte Hornhautentfernung ermöglichen die sog. **Rubbelcremes.** Die Hornhaut kann auch chemisch mit Hilfe von Cremes (Schälkuren), Hornhautpflastern oder flüssigen Hühneraugenmitteln aufgeweicht werden.

Hautrisse werden vermieden und beseitigt durch regelmäßige Hornhautentfernung und tägliches Einreiben der Füße mit Fußcreme. Bei schmerzhaftem Druck verhornter Hautstellen können Hornhautringe Linderung verschaffen. Mit diesen kann auch der Hornhautbildung vorgebeugt werden.

Desodorierende Produkte

An den Füßen befinden sich ekkrine Schweißdrüsen, die tätig werden, sobald die Hauttemperatur 31 °C übersteigt. Durch enges Schuhwerk, schlecht durchlässiges und nicht aufsaugendes Schuhmaterial (z. B. Kunstleder, Gummi) oder Strümpfe aus synthetischem Material wird ein Temperaturanstieg begünstigt. Da der abgesonderte Schweiß nicht verdunsten kann, entsteht eine „Treibhausatmosphäre". In diesem Milieu (feuchtwarm) sind die schweißzersetzenden Bakterien besonders aktiv, so daß ein intensiver unangenehmer Geruch entsteht. Diesen Geruch nehmen Schuhe und Strümpfe an. Deshalb sind als erste Gegenmaßnahmen zu ergreifen: Tragen von Lederschuhen (vor allem solche mit Lederbrandsohle), von Baumwoll- oder Wollstrümpfen und tägliches Wechseln von Schuhen und Strümpfen.

Dem Fußschweiß – und den damit verbundenen Geruchsproblemen – kann durch die Verwendung von **Deomitteln** und **Antitranspirantien** wirksam begegnet werden.

Diese müssen in ihrer Zusammensetzung und Darreichungsform auf eine Verhütung der bakteriellen Prozesse der Schweißzersetzung bzw. -bildung ausgerichtet sein. Die Anwendung sollte ein- bis zweimal täglich erfolgen. Deomittel und Antitranspirantien wirken außerdem adstringierend und beugen einer übermäßigen Schweißbildung vor. Um Hautinfektionen und Fußpilzbefall vorzubeugen, werden bei ihnen antiseptische Eigenschaften vorausgesetzt, mit denen auch eine langanhaltende desodorierende Wirkung erreicht wird.

Als weitere Maßnahmen sind Deofußbäder zu empfehlen, die desodorierend und leicht gerbend wirken. Auf keinen Fall sollte Seife verwendet werden, da diese alkalisch reagiert und somit die schon durch den Schweiß verursachte Hautquellung noch weiter verstärkt. Außerdem wird durch Seife das Wachstum von schweißzersetzenden Bakterien begünstigt, die sich im alkalischen Milieu verstärkt vermehren. Als Zusatz zum Fußbad sind deshalb auch schwache Säuren, wie z. B. Milch- oder Essigsäure, geeignet.

Sehr praktisch in der Anwendung sind Fußsprays, die eine sehr starke desinfizierende und desodorierende Wirkung haben. Die Schuhe können mit Schuhsprays ausgesprüht werden, die durch ihre bakterizide Wirkung die Entwicklung von Schweißgeruch einschränken.

Fußpuder

Diese werden nicht nur nach dem Fußbad, sondern auch morgens zum Schutz vor Schweißbildung, Fußgeruch und Fußpilzinfektion, besonders zwischen den Zehen, angewendet. Das Einstreuen in Strümpfe und Schuhe bewirkt angenehme Frische. Fußpuder sollen hautglättend, kühlend, antiseptisch und desodorierend wirken. Außerdem werden von ihnen schweißhemmende, feuchtigkeitsaufsaugende und hornhauterweichende Eigenschaften erwartet.

6.6.2.2 Anwendung und Wirkung medizinischer Fußpflegemittel

Neben den genannten kosmetischen werden auch medizinische Fußpflegemittel zur Linderung bzw. Behebung gravierender Fußbeschwerden verwendet. Es handelt sich dabei um Mittel gegen Hühneraugen bzw. Fußpilzerkrankungen und Nagelfalztinkturen

Hühneraugenmittel

Ein Hühnerauge entsteht, wie die Hornhaut, durch Druck. Es ist also eine Hornschwiele, die zapfenartig nach unten wächst und durch Druck auf die nervenreiche Lederhaut empfindlich schmerzt. Bei dünner Haut bildet es sich an einem Knochenvorsprung, am häufigsten an der Oberseite der 4. oder 5. Zehe. Charakteristisch ist der dornförmige Fortsatz, der als „Wurzel" in die Tiefe reicht. Das Hühnerauge bildet sich nicht (im Gegensatz zur Hornhaut durch Abstoßen, wenn der Druck von außen nachläßt) von selbst zurück, sondern es muß einschließlich seiner „Wurzel" entfernt werden. Mit dem Hühneraugenhobel wird es höchstens oberflächlich entfernt, so daß nur momentan der Schmerz nachläßt. Schmerzlindernd wirken auch Druckstellen-Schutzringe, die druckentlastend wirken.

Entfernt werden Hühneraugen mit Hühneraugenpflastern oder flüssigen Mitteln. Vor der Anwendung sollte ein warmes Fußbad genommen werden. Das Hühneraugenpflaster kann 2–3 Tage kleben bleiben, muß allerdings nach jedem Fußbad erneuert werden. Hühneraugenpflaster verschaffen sofortige Schmerzlinderung, weil sie entweder einen Filzring haben oder aufgrund ihrer speziellen Form den Druck mindern. Flüssige Hühneraugenmittel dürfen nicht auf die Haut rund um das Hühnerauge gelangen, da sie dort schmerzhafte Entzündungen hervorrufen. Diese Hautstellen sollten vor Anwendung der Mittel mit Vaseline abgedeckt werden. Das flüssige Mittel trocknet zu einer Art „Pflaster“ auf. Nach 2–3 Tagen wird bei Anwendung beider Mittel ein erweichendes Fußbad genommen und danach versucht, das Hühnerauge herauszuheben. Evtl. muß die Anwendung wiederholt werden.

Fußpilzmittel

„Fußpilze“ sind Mikroorganismen. Durch Barfußlaufen in Duschräumen und Sport- und Badeanlagen kann man sich sehr leicht mit ihnen infizieren. Das führt zu lästigem Juckreiz, insbesondere zwischen den Zehen; die Haut quillt auf, näßt, und es entstehen oft schmerzhafte Ekzeme, die sich über den ganzen Fuß erstrecken können. Seife kann hier keine Abhilfe schaffen, sie begünstigt ganz im Gegenteil das Erweichen der Haut und damit das Fortschreiten der Infektion. Schon beim ersten Auftreten des Fußpilzes muß konsequent gegen ihn vorgegangen werden, um sein weiteres Ausbreiten zu verhindern. Wichtig ist luftdurchlässiges Schuhwerk, denn Wärme und Fußschweiß begünstigen die Vermehrung der Mikroorganismen. Außerdem müssen Strümpfe und Schuhe desinfiziert werden, d. h. mit fungiziden Mitteln behandelt werden. Für die Füße werden Puder, Salben und Flüssigkeiten (letztere als Sprays oder Pinselmittel) mit dieser Wirkung angeboten. Für die Schuhe und Strümpfe gibt es spezielle Puder bzw. Schuhsprays. Bei sehr starker Ekzembildung ist es ratsam, einen Arzt aufzusuchen. Zum Schutz vor Infektionen empfiehlt es sich, in Bädern und ähnlichen Einrichtungen Badeschuhe zu tragen. Auch nach scheinbarer Abheilung ist zu beachten, daß die Pilzsporen noch nach 18 Monaten eine Zweitinfektion hervorrufen können.

Nagelfalztinkturen

Schmerzhafte Verhornungen werden durch tägliches Beträufeln oder Einlegen eines mit einer Nagelfalztinktur getränkten Wattestreifens in den Nagelfalz erweicht. Zum Einwachsen neigende Zehennägel werden in gleicher Weise behandelt. Dadurch werden die Nagelränder weich gehalten und Verletzungen mit nachfolgenden Infektionen im Nagelfalz vermieden. Ein nachhaltiger Behandlungserfolg ist in Verbindung mit einer Nagelkorrekturspange gewährleistet.

6.6.2.3 Zusammensetzung kosmetischer Fußpflegemittel

Typische Zusammensetzungen der unterschiedlichen kosmetischen Fußpflegemittel veranschaulichen ausgewählte Rezepturbeispiele.

Fußcremes und Fußbalsame

Fußcremes sind in aller Regel wasserhaltige Emulsionen; Fußbalsame sind dagegen wasserfrei.

Rezepturbeispiel: Fußcreme

Inhaltsstoffe	*Massengehalt (%)*
Vaseline, weiß	15,0
Paraffinöl	11,0
Stearinsäure	8,5
Cetylalkohol	2,0
Wollfett	1,0
Tris(hydroxymethyl)-aminomethan (Tromethamin)	0,7
Konservierungsmittel	0,5
Parfümöl	0,5
Wasser	60,8

Rezepturbeispiel: Fußbalsam

Inhaltsstoffe	*Massengehalt (%)*
Vaseline, weiß	85
Hartparaffin	5
Lanolin	3
Methylsalicylat	3
Campfer	2
Menthol	1
Eukalyptusöl	1

Fußbäder werden als Badesalze oder flüssige Schaumbäder angeboten.

Rezepturbeispiel: Fußbadbadesalz

Inhaltsstoffe	*Massengehalt (%)*
Natriumcarbonat	40
Natriumhydrogencarbonat	30
Natriumsulfat	15
Natriumperborat	5
Natriumlaurylsulfat	2
Kräuterextrakte, Parfümöle	8

Rezepturbeispiel: Fußpflegeflüssigbad

Inhaltsstoffe	*Massengehalt (%)*
Natriumlaurylsulfat	35,0
Natriumchlorid	2,2
Konservierungsmittel	0,8
Pflanzenextrakte, Parfümöle	2,0
Wasser	60,0

Desodorierende Fußpflegemittel werden meist als Pumpsprays angeboten.

Rezepturbeispiel: Deomittel und Antitranspirans

Inhaltsstoffe	*Massengehalt (%)*
Isopropanol	97,5
Glycerin	1,0
Farnesol Plus	0,5
Parfümöl	0,8
Polysorbat	0,2

Rezepturbeispiel: Rubbelcreme zur Hornhautbeseitigung

Inhaltsstoffe	*Massengehalt (%)*
Hartparaffin	23,0
Bienenwachs	2,0
Stearinsäure	2,0
Cetylstearat	2,0
Glycerinmonostearat	2,0
Pfirsichkernkörnchen	8,1
Tris(hydroxymethyl)-aminomethan (Tromethamin)	0,2
Parfümöl	0,2
Konservierungsmittel	0,5
Wasser	60,0

Die Pfirsichkernkörnchen fungieren als Abrasivum. Rubbelcremes werden so lange auf der Haut verrieben, bis die Hornschicht krümelartig entfernt ist. Eine nicht zu starke Hornhaut bzw. rauhe Haut können mit ihnen beseitigt bzw. geglättet werden.

Rezepturbeispiel: Fußpuder auf Talkum-Basis

Inhaltsstoffe	*Massengehalt (%)*
Talkum	87,5
Aluminiumhydroxychlorid	7,5
Siliciumdioxid	3,0
Salicylsäure	2,0

Die genannten Inhaltsstoffe sollten gleiche Korngrößen haben, um Klumpenbildung vorzubeugen.

6.7 Lichtschutzmittel

6.7.1 Historische Entwicklungen

Von der vornehmen Blässe zur nahtlosen Bräune

Der kosmetische Sonnenschutz erlebte die erste große Revolution in den 30er Jahren dieses Jahrhunderts. Die UV-Filter wurden als Wirkstoffe für die Sonnenschutzmittel entdeckt, und an die Stelle der abdeckenden und oft mit Make-up vergleichbaren (pigmenthaltigen) Produkte traten transparente und dennoch hochwirksame Formulierungen. Das erste Produkt dieser Art war die „delial Salbe", die 1933 von einem Dermatologen in der Münchner Medizinischen Wochenschrift als „vollkommen durchsichtig" und „für Sportsleute von großem Nutzen" beschrieben wurde.

In dieser Zeit vollzog sich ein bedeutsamer gesellschaftlicher Wandel, der sich besonders anschaulich in der Entwicklung der Bademoden widerspiegelt. Die rückenfreie Badekleidung eroberte die Strände, und der „Zwickelerlaß" von 1932 mit seinen Vorschriften zur korrekten preußischen Badekleidung erwies sich als letzter Versuch, das freie Baden als unmoralisch einzuordnen. Während noch zu Anfang des 20. Jahrhunderts die braune Haut ein Zeichen niederen Standes war (Landarbeiter, Seeleute), galt die Bräune später mehr und mehr als Zeichen von Gesundheit und Sportlichkeit. Der bereits zitierte Dermatologe wählte 1933 bezeichnenderweise als Einleitung seines Artikels die Formulierung: „Das Bestreben der Menschen, die gesundheitsfördernde Kraft von Licht, Luft und Sonne auszunutzen, ist in den letzten Jahren beständig gewachsen."

1946 erblickte der Bikini in Frankreich das Sonnenlicht der Welt; als Markenzeichen von Brigitte Bardot verbreitete er sich in den 50er und 60er Jahren geradezu epidemisch. Braune Haut wurde Erfolgsbeleg. Mit der Oben-ohne-Mode und der Duldung des Nacktbadens erreichten in den 70er Jahren die zu bräunenden Hautflächen ein nicht mehr zu übertreffendes Maximum.

Einführung des Lichtschutzfaktors

Mit zunehmender Freizeit und Möglichkeit zu reisen entwickelte sich der Markt der Sonnenschutzmittel. Das Angebot wurde breiter, und die Anforderungen an die Produkte stiegen. Die Produktentwickler befaßten sich intensiv mit Prüfmethoden zur Messung der Schutzleistung von Sonnenschutzmitteln; der von Schulze 1956 definierte Lichtschutzfaktor erwies sich in den folgenden Jahren als geeignetes Maß für ihre Wirksamkeit.

Die breite Deklarierung des Lichtschutzfaktors (LSF, s. S. 151 f.) der Lichtschutzmittel auf ihren Verpackungen begann erst in den 70er Jahren und löste die zweite große Revolution im kosmetischen Sonnenschutz aus. An die Stelle einer ungenauen und nicht definierten Beschreibung der Schutzleistung war eine genaue Zahlenangabe getreten. Der Markt der Sonnenschutzmittel wurde damit für den Konsumenten transparent, denn der Lichtschutzfaktor ist unabhängig von Hersteller, Marke oder Kaufpreis eines Produktes.

Den Technikern gelang es Ende der 70er Jahre, das Spektrum der Lichtschutzfaktoren auf bis zu LSF 20 auszuweiten. Erstmals boten damit Sonnenschutzmittel einen ganztägigen Schutz vor Sonnenbrand. Im Verlaufe der 80er Jahre entwickelte sich eine prosperierende Produktlandschaft, in der neben den verschiedenen Lichtschutzfaktoren zahllose Produktformen zur Befriedigung aller nur denkbaren Konsumentenwünsche entstanden. Der europäische Sonnenschutzmittelmarkt der 90er Jahre zeigt kontinuierliches Wachstum.

Entdeckung der Schattenseiten der Sonne

Seit dem Ende der 80er und Anfang der 90er Jahre beginnt sich eine Veränderung im Umgang mit der Sonne abzuzeichnen. „Braungebrannt" ist out – die „sanfte, leichte Bräune" ist „in". Die Schattenseiten der Sonnenexposition haben eine andere Dimension bekommen. Das Thema Hautkrebs geistert durch die Medien. Unterstützt wird der Trend durch eine sich möglicherweise entwickelnde Verstärkung der UV-Strahlen an der Erdoberfläche als Folge von Umweltveränderungen (Verminderung der Ozon-Schicht). Hauptursachen für die Zunahme des Hautkrebsrisikos sind die gesteigerte UV-Gesamtexposition durch mehr Urlaub, vielfältige Reisemöglichkeiten, geändertes Freizeitverhalten sowie die erhöhte Lebenserwartung. Die Häufigkeit von Hautkrebs zeigt bei allen hellhäutigen Menschen eine steigende Tendenz. In vielen Ländern werden bereits Informationen zur täglichen UV-Bestrahlungssituation im Rahmen der Wetterberichte an die Bevölkerung weitergegeben. Sonnenschutzmittel haben daher heute eine zusätzliche wichtige Aufgabe in der Gesundheitsvorsorge erhalten. Studien haben gezeigt, daß ihre sachgerechte Anwendung nicht nur vor Sonnenbrand schützt, sondern auch das Risiko von Hautkrebserkrankungen deutlich senken kann.

6.7.2 UV-Strahlung und ihre Wirkung

6.7.2.1 Physikalische Grundlagen

Das Sonnenlicht umfaßt ein breites Strahlungsspektrum, von dem nur ein vergleichsweise schmaler Bereich mit Wellenlängen von 400 – 800 nm (1 nm = 10^{-9} m) für das menschliche Auge sichtbar ist (VIS = sichtbares Licht). Oberhalb von 800 nm Wellenlänge schließt sich die IR-Strahlung an (IR = Infrarot). Unterhalb 400 nm liegt die UV-Strahlung (UV = Ultraviolett).

Wegen deren unterschiedlichen physiologischen Wirkungen hat man Anfang des Jh. drei UV-Bereiche mit folgenden Wellenlängen definiert:

- UV-C: 200 – 280 nm,
- UV-B: 280 – 320 nm und
- UV-A: 320 – 400 nm.

Die UV-C-Strahlung wird in der Ozon-Schicht der Erdatmosphäre absorbiert und hat daher für den kosmetischen Sonnenschutz keine Bedeutung. Dies gilt auch für den Fall einer Reduzierung der Ozon-Schicht, die in erster Linie eine Zunahme der UV-B-Strahlung (mit allerdings dramatischen Konsequenzen für Mensch und Umwelt) zur Folge hätte.

Die auf die Erdoberfläche auftreffende Sonnenstrahlung schwankt in ihrer Zusammensetzung sehr stark (s. Kap. 6.7.3). Ein typisches Beispiel zeigt die Anteile der verschiedenen Strahlenbereiche an der Gesamtstrahlung:

- UV-B: 0,4%,
- UV-A: 5,6%,
- VIS: 52,0% und
- IR: 42,0%.

Der relativ kleine Anteil der UV-Strahlung ist im wesentlichen für die durch Sonnenlicht verursachten akuten und chronischen Hautveränderungen verantwortlich.

6.7.2.2 Wirkung auf die Haut

Das Sonnenlicht hat sowohl positive als auch negative Wirkungen auf die Haut und den gesamten Organismus. Bei richtiger Dosierung steigert die Sonnenbestrahlung das Wohlbefinden und die Leistungsfähigkeit. Die Vitamin-D-Synthese wird stimuliert, und schließlich entwickelt sich als Folge der Bestrahlung die begehrte Bräune (Pigmentierung). Sie ist Teil des Eigenschutzes der Haut, der auf einer Vielzahl von Mechanismen beruht. Hiervon sind neben der Pigmentierung insbesondere die Verdickung der Hornschicht (Lichtschwiele), das Dark-Repair-System (enzymatische DNS-Reparatur), Redoxsysteme zur Kontrolle von radikalischen Reaktionen und die Synthese von Urocaninsäure (Urocansäure; 3-[1(3)H-Imidazol-4-yl]-acrylsäure) zu nennen.

Eine übermäßige Bestrahlung führt sowohl zu akuten Schäden (Sonnenbrand) als auch zu chronischen Veränderungen (Hautalterung, Hautkrebs). Der Sonnenbrand (Erythema solare) entwickelt sich überwiegend als Folge der UV-B-Bestrahlung; UV-A-Strahlung hat einen vergleichsweise geringen Einfluß auf seine Entstehung. Er kann von einer leichten Rötung bis hin zur starken Verbrennung mit Blasenbildung auftreten. Da diese Folgen frühestens 4–6 h nach der Bestrahlung absehbar sind, ist es für Gegenmaßnahmen zu spät. Sonnenbrand ist daher Beleg einer akuten Hautschädigung mit durchaus chronischer Relevanz. Mehrere Sonnenbrände – ganz besonders in der Kindheit – erhöhen deutlich das Hautkrebsrisiko. Ursachen hierfür sind häufige Schädigung und fehlerhafte Reparatur der geschädigten Desoxyribonucleinsäuren (DNS) des Zellkerns sowie wahrscheinlich die immunsuppressive Wirkung der UV-Strahlung (Schwächung der Immunreaktion). Als gesichert gilt auch, daß übermäßige UV-A- und UV-B-Exposition zur Hautalterung (Lichtalterung), z. B. in Form von strukturellen Veränderungen des Bindegewebes (aktinische Elastose), beitragen. Während man noch vor einigen Jahren die UV-B-Exposition als wesentliche Ursache für chronische Hautveränderungen ansah, wird heute der UV-A-Strahlung ebenfalls größere Bedeutung beigemessen. Dies gilt insbesondere für deren kurzwelligen, an das UV-B angrenzenden Teil von 320–340 nm.

Pigmentierung der Haut. Die Epidermis der Haut enthält in der untersten Schicht, der Basalschicht, neben den Basalzellen einzelne pigmentbildende Zellen, die Melanocyten (s. Kap. 3.1). Durch UV-Licht werden die Zellen der Basalschicht angeregt, sich schneller zu teilen. Gleichzeitig werden auch die Melanocyten stimuliert und bilden verstärkt Melanin, das in die Keratinocyten (Hornzellen) transportiert und dort als braune Hautfarbe sichtbar wird. Biochemisch läuft dabei die in 6.7.**1** (s. S. 151) vereinfacht dargestellte Reaktion ab: Durch UV-Strahlung wird das Enzym Tyrosinase aktiviert, das die oxidative Umwandlung von Tyrosin in 3-(3,4-Dihydroxyphenyl)-alanin (Dopa) und schließlich in Dopa-Chinon bewirkt. Über weitere Reaktionsschritte entsteht als Polymerisat das Melanin.

Diese vom Tyrosin ausgehende Pigmentneubildung wird überwiegend durch UV-B-Strahlung initiiert und als „indirekte Pigmentierung" bezeichnet. Ihre Entwicklung läuft über mehrere Tage; die so erhaltene Sonnenbräune besteht über einige Wochen.

Bei der „Direkt-Pigmentierung", die mit der Sonnenbestrahlung einsetzt, werden vorwiegend farblose Melanin-Vorstufen durch UV-A-Strahlung zu dunkel gefärbtem Melanin oxidiert. Dieser Oxidationsprozeß ist reversibel. Daher führt die direkte Pigmentierung zu einer Hautbräunung von nur kurzer Dauer, die bei nachlassender Strahlung schnell wieder verschwindet.

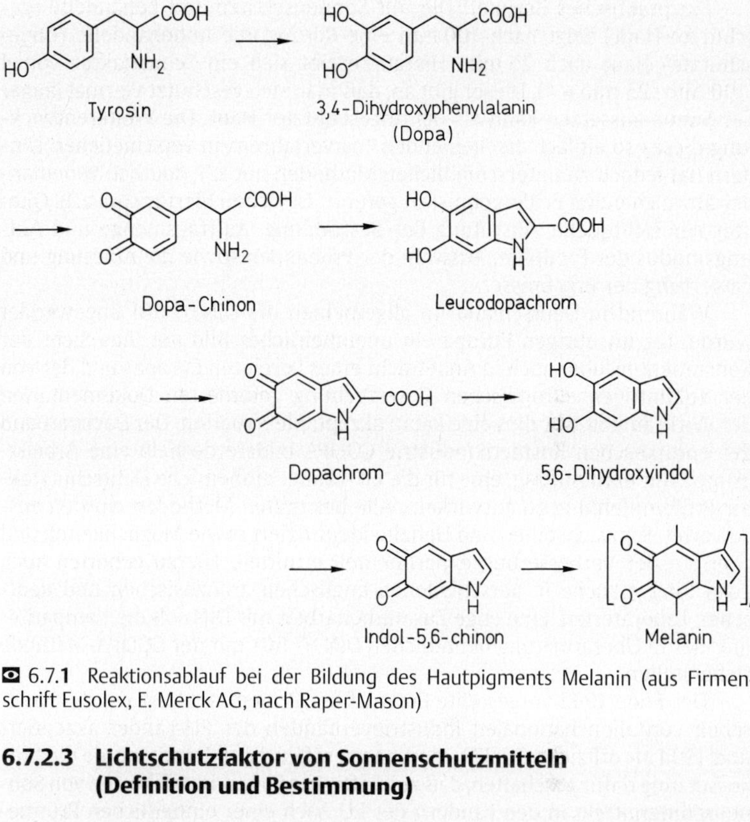

6.7.1 Reaktionsablauf bei der Bildung des Hautpigments Melanin (aus Firmenschrift Eusolex, E. Merck AG, nach Raper-Mason)

6.7.2.3 Lichtschutzfaktor von Sonnenschutzmitteln (Definition und Bestimmung)

Bei den kosmetischen Sonnenschutzmitteln spielt der Lichtschutzfaktor eine zentrale Rolle. Er gilt weltweit als geeigneter Nachweis für die ausgelobte Lichtschutzwirkung. Neben der Bezeichnung Lichtschutzfaktor (Kurzbezeichnung: LSF oder LF) findet man auch häufig die Bezeichnung Sonnenschutzfaktor (SF). Im internationalen Bereich ist die Bezeichnung Sun protection factor (SPF) üblich.

Die Definition des Lichtschutzfaktors und die Grundzüge aller heute bekannten Bestimmungsmethoden basieren auf Arbeiten von Schulze aus den 50er Jahren. Er hat den Lichtschutzfaktor als das Verhältnis der Erythemschwellendosis (**m**inimum **e**rythemal **d**ose, MED) von durch Lichtschutzmittel geschützter zu ungeschützter Haut definiert:

$$LSF = \frac{\text{MED geschützte Haut}}{\text{MED ungeschützte Haut}}$$

Ein praktisches Beispiel: Die mit Sonnenschutzmittel behandelte (geschützte Haut) zeigt nach 100 min eine Rötung, die unbehandelte (ungeschützte) Haut nach 25 min. Hieraus ergibt sich ein Schutzfaktor von 4 (100 min : 25 min = 4). Dieser gibt an, daß man sich geschützt viermal länger der Sonne aussetzen kann als bei ungeschützter Haut. Die Weiterentwicklung dieses so einfach erscheinenden Testverfahrens in verschiedenen Ländern hat jedoch zu unterschiedlichen Methoden mit z. T. deutlich voneinander abweichenden Prüfergebnissen geführt. Ursachen hierfür sind z. B. Qualität der Lichtquelle, Abstufung der Bestrahlung, Auftragsmenge und Auftragsmodus der Produkte, Auswahl der Probanden sowie die Ablesung und Bewertung der Ergebnisse.

Während in Deutschland im allgemeinen die DIN 67 501 angewendet wurde, lag im übrigen Europa ein uneinheitliches Bild vor. Aus Sicht der Konsumenten, aber auch in Anbetracht eines vereinten Europas und der von der zukünftigen europäischen Gesetzgebung geforderten Dokumentation der Wirksamkeit war dies eine kaum akzeptable Situation. Der Dachverband der europäischen Kosmetikindustrie COLIPA bildete deshalb eine Arbeitsgruppe mit dem Auftrag, eine für die EU-Länder einheitliche Lichtschutzfaktor-Prüfempfehlung zu entwickeln. Alle bekannten Methoden wurden ausgewertet, Schwachstellen und Defizite identifiziert sowie Möglichkeiten und Grenzen der Verbesserung experimentell ermittelt. Hierzu gehörten auch zwei Ringversuche in verschiedenen englischen, französischen und deutschen Laboratorien. Eine enge Zusammenarbeit mit DIN soll die Kompatibilität der in Überarbeitung befindlichen DIN 67 501 mit der COLIPA-Methode sicherstellen.

Der Ende 1992 vorgestellte Entwurf der Prüfempfehlung wurde inzwischen von allen nationalen Industrieverbänden der EU-Länder akzeptiert und 1994 als offizielle COLIPA-Methode veröffentlicht. Damit wurde die Voraussetzung dafür geschaffen, daß zukünftig die Lichtschutzfaktoren von Sonnenschutzmitteln in den Ländern der EU nach einer einheitlichen Prüfmethode bestimmt werden.

Derzeit arbeitet die COLIPA-Arbeitsgruppe an Methoden zur Bestimmung der Wasserfestigkeit und an in vivo- und in vitro-Methoden zur Prüfung der Schutzwirkung gegen UV-A-Strahlung. Entsprechende europäische Prüfempfehlungen sind ab 1996 zu erwarten.

6.7.3 Lichtschutzstoffe

Die Lichtschutzwirkung kosmetischer Sonnenschutzmittel basiert auf dem Einsatz von sog. **Lichtschutzstoffen.** Nach ihrer Funktion handelt es sich dabei im weitesten Sinne um Substanzen, welche die (negativen) Folgen einer dermalen UV-Strahlenexposition verzögern, mindern oder verhindern können. Die Berücksichtigung der unterschiedlichen Wirkungsweise von Lichtschutzstoffen ermöglicht eine Einordnung in verschiedene Klassen:

- **Primäre Lichtschutzstoffe** absorbieren (UV-Filter) oder reflektieren (Pigmente, Mikropigmente) die UV-Strahlung auf der Hautoberfläche bzw. im Keratin der Hornschicht.
- **Sekundäre Lichtschutzstoffe** (Antioxidantien) unterbrechen die photochemische Reaktionskette, die nach Eindringen der UV-Strahlung in der Haut ausgelöst wird.

6.7.3.1 UV-Filter

UV-Filter absorbieren die energiereiche UV-Strahlung des Sonnenlichts und geben nach chemisch-physikalischen Wechselwirkungen im Molekül längerwellige und damit energieärmere Strahlung ab. Je nach Absorptionsspektrum unterscheidet man UV-A-Filter, UV-B-Filter und Breitbandfilter. Letztere absorbieren im UV-A- und UV-B-Bereich.

In kosmetischen Sonnenschutzmitteln liegen die UV-Filter in gelöster Form vor. Nach dermaler Anwendung bilden sie auf der Haut und in deren Hornschicht eine unsichtbare Schutzschicht. Dies begründet die hervorragenden kosmetischen Eigenschaften und die hohe Akzeptanz durch den Konsumenten.

Der Einsatz der UV-Filter (hinsichtlich Art, Höchstmenge, Einschränkungen und Warnhinweisen) wird durch die EG-Kosmetik-Richtlinie bzw. der daraus abgeleiteten deutschen Kosmetik-Verordnung geregelt. Die für kosmetische Mittel endgültig bzw. vorläufig zugelassenen UV-Filter sind im Teil 1 bzw. Teil 2 des Anhangs VII der EG-KRL aufgelistet.

In der Regel werden UV-Filter zur Erfüllung von spektralen und formulierungstechnischen Anforderungen als Kombinationen eingesetzt. Die 1993 am meisten verwendeten UV-Filter (Basis: Einsatzhäufigkeit in Formulierungen) waren:
- 2-Hydroxy-4-methoxy-benzophenon
- 2-Phenylbenzimadozol-5-sulfonsäure
- 1-(4-*tert.*-Butylphenyl)-3-(4'-methoxyphenyl)-propan-1,3-dion
- 4-Methoxy-zimtsäure-2-ethylhexylester
- 3-(4'-Methyl)benzyliden-bornan-2-on

Von diesen UV-Filtern sind das Zimtsäure- und das Bornan-Derivat noch vorläufig zugelassen.

6.7.3.2 Pigmente/Mikropigmente

Die wichtigsten in kosmetischen Lichtschutzmitteln verwendeten Pigmente sind Titandioxid und Zinkoxid. Daneben werden in geringem Umfang Eisenoxide, Silicate (Talk) und Bariumsulfat eingesetzt.

Bei hohen Einsatzkonzentrationen kann mit Pigmenten eine vollständige Abdeckung der Haut erreicht werden. Dann reflektieren die Partikel allerdings nicht nur UV-Strahlung (UV-A- und UV-B-Strahlung), sondern auch sichtbares Licht. Dies bewirkt die starke Eigenfärbung pigmenthaltiger Präparate (Make-up-Effekt). Der hohe Feststoffgehalt beeinträchtigt die kosmetischen Eigenschaften, weshalb in der Praxis meist nur geringe Pigmentmengen, mikronisiertes Material bzw. Kombinationen von Pigmenten mit UV-Filtern eingesetzt werden.

Die Lichtschutzwirkung von Pigmenten wird in der Regel auf Reflexions-, Streuungs- und Lichtbrechungseffekte zurückgeführt. Ein mehr oder weniger großer Anteil der Wirkung im UV-Bereich beruht jedoch auf Absorption. Deshalb sind oberflächenaktive Pigmente wie Titandioxid keineswegs als völlig inert zu betrachten, sondern sie sind auch durchaus in der Lage, reaktive Sauerstoff-Spezies (ROS) zu generieren. Dies gilt insbesondere für die feinteiligen Materialien (Mikropigmente) mit besonders großer spezifischer Oberfläche. Erst eine spezielle Behandlung von Kristallgitter und/oder -oberfläche (Coating) der Pigmente führt zu für kosmetische Lichtschutzmittel geeigneten Materialien.

Derzeit werden im kosmetischen Sonnenschutz überwiegend Mikropigmente auf der Basis von ultrafeinem Titandioxid eingesetzt. Ihre Primärteilchengröße liegt im Bereich von 10–60 nm. Bei dieser Partikeldimension wird kaum noch sichtbares Licht reflektiert, und das Wirkungsspektrum verschiebt sich in den UV-Bereich. Dies bedeutet, daß Präparate mit Mikropigmenten in dünn aufgetragenen Schichten weitgehend transparent erscheinen.

Während (grobteilige) Titandioxid-Pigmente (Teilchengröße > 500 nm) im UV-B- und UV-A-Bereich vergleichbar wirken, verschiebt sich das Wirkungsspektrum bei feinteiligem Material mit abnehmender Teilchengröße in Richtung UV-B. Dies zeigt, daß die Absorptions-/Reflektionscharakteristik direkt von Größe und Verteilung der Teilchen abhängt. Für die Realisierung von vorgegebenen Wirkungsprofilen (z. B. ausgewogener UV-B- und UV-A-Schutz) sind daher bestimmte Teilchengrößenverteilungen erforderlich. Erschwerend erweist sich, daß während der Lagerung oftmals Agglomeration, Aggregation und/oder Separation der Pigmentteilchen im Lichtschutzmittel stattfinden. Die Folge der hierdurch modifizierten optischen Eigenschaften kann u. U. eine drastisch verringerte Lichtschutzwirkung sein. Um dies zu vermeiden, ist für pigmenthaltige Präparate eine spezielle Formuliertechnik erforderlich.

Neben Titandioxid wird in zunehmendem Maße feinteiliges Zinkoxid eingesetzt. Dieses Pigment ist durch breite Absorption/Reflexion im UV-A- und UV-B-Bereich, hohe Transparenz und leichte Verarbeitbarkeit bei allerdings vergleichsweise schwacher Wirksamkeit charakterisiert. Deshalb bieten sich für Zinkoxidpigmente in erster Linie Kombinationen mit UV-Filtern und anderen Pigmenten an.

Die Entwicklung von Spezialpigmenten für kosmetische Lichtschutzmittel steht erst am Anfang. Für die Zukunft sind interessante Neu- und Weiterentwicklungen zu erwarten, wobei die Entwicklung von besonders geeigneten Produktsystemen den zukünftigen Stellenwert der Pigmente entscheidend mitbestimmen wird.

6.7.3.3 Antioxidantien

Als Folge der UV-Bestrahlung bilden sich in der Haut verschiedene reaktive Sauerstoff-Spezies (ROS). Diese spielen eine wichtige Rolle als auslösende oder verstärkende Faktoren für zahlreiche biochemische Prozesse. Hierzu gehören Erythembildung, Hautalterung und wahrscheinlich auch die Entstehung von Hautkrebs. Biologische Systeme enthalten deshalb antioxidativ wirkende Substanzen (Radikalfänger, reduzierende Stoffe, Enzyme, Chelat-Bildner), die den „oxidativen Streß" kontrollieren. Beispiele hierfür sind Superoxid-Dismutase, Tocopherole (Vitamin E) und Ascorbinsäure (Vitamin C). Für Vitamin E und C stellt man sich den Wirkungsmechanismus in etwa so vor:

Unter Einwirkung der energiereichen UV-Bestrahlung entstehen freie Sauerstoff-Radikale, die insbesondere die Lipidmembranen der lebenden Zelle angreifen (Lipoperoxidation). Vitamin E wird als bevorzugter Reaktionspartner der Radikale zugunsten der Lipidmembran aufoxidiert. Vitamin C wirkt nicht nur selbst als Antioxidans, sondern auch als Synergist für Vitamin E, da es die oxidierte Form des Vitamin E reduzieren, d. h. dieses regenerieren kann.

Neuere Forschungen haben gezeigt, daß auch die externe Anwendung von antioxidativ wirkenden Substanzen einen (wenn auch vergleichsweise geringen) Beitrag zum Lichtschutz leisten kann. Durch die äußere Anwendung von Antioxidantien in relativ hohen Konzentrationen konnten beispielsweise Lichtschutzfaktoren von 2 – 3 erreicht werden. Da viele der gegen ROS wirksamen Substanzen eine spezifische Aktivität aufweisen und synergistische Effekte von Kombinationen wahrscheinlich sind, ist auf diesem Gebiet noch umfangreiche Forschungsarbeit zu leisten.

Welche Möglichkeiten der Einsatz von Antioxidantien zur Kontrolle der ROS bietet, läßt sich daher heute noch nicht vorhersagen. Bereits abzusehen ist jedoch, daß sie die UV-Filter und Pigmente sicher kaum ersetzen können, aber eine wertvolle Ergänzung zu den primären Lichtschutzstoffe darstellen.

6.7.4 Lichtschutzpräparate

6.7.4.1 Anbietungsformen

Die Bandbreite der Anbietungsformen der kosmetischen Lichtschutzmittel reicht von Ölen über flüssige und cremeförmige Emulsionen bis zu Gelen, Stiften, Sprays und Schäumen. Sie werden mit Lichtschutzfaktoren von 2–30 angeboten. Einige Spezialprodukte haben Schutzfaktoren bis 60.

Am europäischen Markt hatten 1993 Lichtschutzmittel mit einem Lichtschutzfaktor von ≤ 6 bzw. 7–12 bzw. ≥ 13 Anteile von 50–60, 20–30 bzw. 10–15%. Die Bedeutung der Produkte mit hohem Lichtschutzfaktor nimmt weiter zu.

Bei den Produktformen dominierten auf dem deutschen Markt mengenmäßig Milch- (70%) deutlich vor Cremeprodukten (22%) und sonstigen Produktformen.

Die große Bedeutung der Aftersun-Produkte wird aus ihrem Anteil von ca. 15% am Sonnenschutzmittelmarkt deutlich.

Sonnenöle sind meist Mischungen verschiedener Öle mit einem oder mehreren Lichtschutzfiltern und Parfümölen.

Die Ölkomponenten werden nach unterschiedlichen kosmetischen Eigenschaften ausgewählt. Öle, die gut fetten und ein weiches Hautgefühl vermitteln, wie Mineralöle (z. B. Paraffinöle) und Fettsäuretriglyceride (z. B. Erdnußöl, Sesamöl, Avocadoöl, mittelkettige Triglyceride), werden mit Ölen gemischt, die die Verteilbarkeit und das Einziehen der Sonnenöle in die Haut verbessern, die Klebrigkeit verringern und den Ölfilm für Luft und Wasserdampf (Schweiß) durchlässig machen. Hierzu zählen verzweigtkettige Fettsäureester (z. B. Isopropylpalmitat) und Siliconöle (z. B. Polydimethylsiloxan).

Bei Verwendung von Ölen auf Basis ungesättigter Fettsäuren werden Antioxidantien, z. B. α-Tocopherol, zugesetzt, um das Ranzigwerden zu verhindern. Sonnenöle enthalten als wasserfreie Formulierungen in der Regel keine Konservierungsmittel.

Sonnenmilche und **-cremes** werden als Öl-in-Wasser- (O/W-)Emulsionen und als Wasser-in-Öl-(W/O-)Emulsionen hergestellt.

Je nach Emulsionstyp sind die Eigenschaften der Präparate unterschiedlich: O/W-Emulsionen sind auf der Haut leicht verteilbar, sie ziehen meist schnell ein und sind fast immer mit Wasser leicht abwaschbar. W/O-Emulsionen sind schwerer einzureiben, sie fetten die Haut stärker und wirken dadurch etwas klebriger, bewahren aber andererseits die Haut besser vor dem Austrocknen.

W/O-Emulsionen sind meist wasserfest. Bei O/W-Emulsionen entscheiden die Emulsionsbasis, die Auswahl geeigneter Lichtschutzstoffe und ggf.

der Einsatz von Hilfsstoffen (z. B. Polymere) über den Grad der Wasserfestigkeit.

Die Grundlagen von flüssigen und cremeförmigen **O/W-Emulsionen** ähneln in ihrer Zusammensetzung den sonstigen in der Hautpflege üblichen Emulsionen (s. Kap. 6.4).

Sonnenmilche sollen die durch Sonne, Wasser und Wind ausgetrocknete Haut ausreichend fetten. Sie dürfen nicht klebrig sein, da dies in der Hitze und bei Kontakt mit Sand als besonders unangenehm empfunden wird. Übliche Fettkomponenten sind Paraffinöle, Fettsäuren und ihre Mono-, Di- und Triglyceride, Fettalkohole, verzweigtkettige Fettsäureester und Siliconöle.

Die Wasserphase der Emulsionen enthält häufig Glycerin oder Propylenglykol als Feuchthaltemittel und, falls erforderlich, zusätzlich Verdikkungsmittel, wie z. B. Polyacrylate oder Magnesiumaluminiumsilicate. Die Haftung der Sonnenschutzemulsionen auf der Haut soll durch Polymere (z. B. solche auf Basis von *N*-Vinylpyrrolidon) verbessert werden.

Emulsionen können durch Konservierungsstoffe, Antioxidantien, Komplexbildner und Puffer stabilisiert werden. Üblicherweise sind sie auch parfümiert.

An die Stabilität von Sonnenschutzformulierungen werden hohe Anforderungen gestellt, da die Präparate im Auto oder am Strand in der prallen Sonne oft Temperaturen von 50 °C und höher ausgesetzt sind. Dies gilt gleichermaßen sowohl für die Emulsionsstabilität (die Emulsion darf sich nicht in die Fett- und Wasserphase trennen) als auch für die Oxidationsstabilität (die Emulsion darf nicht ranzig werden).

Die Konsistenz der Präparate soll sich über einen weiten Temperaturbereich nur möglichst wenig ändern. Eine Sonnenschutzcreme muß beim Skiurlaub bei Temperaturen um den Gefrierpunkt noch gut aus der Tube entnehmbar und auf der Haut verteilbar sein. Andererseits soll sie in der Hitze am Strand nicht aus der Tube fließen.

W/O-Emulsionen enthalten als Emulgatoren u. a. Glycerinsorbitan-Fettsäureester, Polyglycerin-Fettsäureester oder Sterine vom Typ Wollwachsalkohole bzw. Cholesterol. Die Fettkomponenten sind die gleichen wie die der Sonnenöle und O/W-Emulsionen. Die Konsistenz der Fettphase kann außerdem durch Wachse, wie Hartparaffine und Bienenwachs, oder Aluminiumstearat erhöht werden. Die Wasserphase enthält meist Feuchthaltemittel, z. B. Glycerin, Propylenglykol oder Sorbit, außerdem zur Stabilisierung der Emulsion Magnesiumsulfat oder Natriumchlorid.

Eine etwas abweichende Technologie erfordern die pigmenthaltigen Emulsionen, da neben den beiden flüssigen Phasen noch Feststoffe (z. B. Titandioxid, Zinkoxid) in das System eingebracht werden. Ihre Zusammensetzung und die Herstellung der Formulierung müssen insbesondere die homogene Verteilung der Pigmentteilchen über längere Lagerzeiten gewährleisten.

Sonnenschutzgele basieren meist auf wäßrigen oder wäßrig-alkoholischen Lösungen, die durch einen Hydrogel-Bildner ihre charakteristische Konsistenz erhalten. Als Hydrogel-Bildner werden Polyacrylate oder Cellulose-Derivate eingesetzt. Die Gele enthalten meist Feuchthaltemittel und sind oft unkonserviert aber parfümiert. Um das Parfümöl zu lösen, ist je nach Alkohol-Gehalt der Zusatz eines Lösungsvermittlers (z. B. ethoxyliertes Ricinusöl) erforderlich. Sonnenschutzgele werden empfohlen, wenn die Haut auf die Verwendung von emulgatorhaltigen Sonnenschutzemulsionen mit Pusteln und Pickeln reagiert („Mallorca-Akne"). Gele eignen sich ansonsten wegen mangelnden Schutzes der Haut vor Austrocknung eher für Personen mit fettiger Haut sowie für Surfer, die jegliches Auftragen von Fett wegen der Rutschgefahr auf dem Surfbrett vermeiden wollen.

Eine Weiterentwicklung der Gele stellen die ebenfalls emulgatorfreien **Dispersionsgele** dar, die auch als Balm, Gelcreme oder Geldispersion bezeichnet werden. Bei diesen Formulierungen wird ein öllöslicher UV-Filter in einer Gelmatrix dispergiert. Das stabilisierende Element ist dabei die Gelmatrix selbst. Da die Dispersionsgele meist auch noch geringe Anteile lipophiler Komponenten (z. B. Siliconöl) enthalten, weisen sie im Vergleich zu den Gelen wesentlich bessere kosmetische Eigenschaften auf.

Tropicals sind Hautpflegepräparate ohne oder mit einem niedrig dosierten Zusatz an Lichtschutzstoffen. Sie sind dazu bestimmt, die schon gebräunte und damit geschützte Haut unempfindlicher Personen vor dem Austrocknen und Abschuppen durch Sonne, Wind und Wasser zu bewahren. Die Präparate sind deshalb im Hinblick auf eine besonders gute Hautpflege formuliert. Ihr Anteil an Ölen ist relativ hoch. Traditionellerweise enthalten diese Produkte häufig natürliche Fette und Öle, welche die Bezeichnung „Tropical" unterstützen, wie Kokosöl, Kakaobutter oder Palmkernöl. Auch bei der Parfümierung herrschen Düfte vor, die an tropische Früchte und Gewürze erinnern, wie z. B. Kokos und Vanille.

Sunblocker sind üblicherweise Sonnenschutzmittel mit Schutzfaktoren von 15 und höher. Sie eignen sich insbesondere für empfindliche (hellhäutige) Personen bei intensiver bzw. lang anhaltender UV-Exposition. Da eine einheitliche Definition für „Sunblocker" fehlt, diskutiert der europäische Dachverband der Kosmetikindustrie – COLIPA – eine Empfehlung für einen Schutzfaktor 20 als Untergrenze für Sunblocker. Noch offen ist, ob auch der UV-A-Schutz in die Definition eingeschlossen wird.

Aftersun-Präparate sind dazu bestimmt, die Haut nach dem Sonnenbaden zu kühlen und ihr Feuchthaltevermögen zu verbessern. Sie werden meist in Form von flüssigen O/W-Emulsionen mit niedrigem Fettgehalt verwendet. Der durch den relativ hohen Wassergehalt bewirkte Kühleffekt kann durch Zusatz von Alkohol verstärkt werden. Zur Verbesserung des Feuchthaltevermögens der Haut enthalten Aftersun-Präparate meist Feuchthaltemittel wie Glycerin oder Propylenglykol, häufig wird auch Kollagen zugesetzt. Entzündungshemmende Substanzen, z.B. Allantoin, α-Bisabolol, Panthenol oder Aloe-vera-Extrakt, sollen die vom Sonnenbaden gereizte Haut beruhigen und einen leichten Sonnenbrand schneller zum Abklingen bringen.

Manche Aftersun-Präparate enthalten Dihydroxyaceton in niedriger Dosierung zur künstlichen Hautbräunung. Mit ihm soll ein Verblassen der Bräune nach dem Urlaub verzögert werden.

6.7.4.2 Rezepturbeispiele

Für Sonnenschutzpräparate – Lotionen, Gele, Öle und Stifte – typische Zusammensetzungen gehen aus den nachfolgenden Rezepturbeispielen hervor.

Rezepturbeispiel: Sonnenschutzlotion auf Basis einer O/W-Emulsion

Inhaltsstoffe	*Massengehalt (%)*
Glycerylstearat/PEG 100-Stearat	3,00
Cetylstearylalkohol · 20 EO	1,00
Cetylstearylalkohol	1,15
Capryl-/Caprinsäure-Triglycerid	4,00
Dioctylether	5,00
Polydimethylsilicon 100	1,00
Bentone Gel MIO[1]	3,00
Cutina CBS[2]	1,00
4-Methoxy-zimtsäure-2-ethylhexylester	3,00
4-Methoxy-zimtsäure-isoamylester	3,00
3-(4'-Methyl)benzyliden-bornan-2-on	1,00
2-Hydroxy-4-methoxy-benzophenon	0,70
Glycerin, 86%ig	3,00
Magnesiumaluminiumsilicat	1,00
Hydroxyethylcellulose, Natrosol 250 HHR	0,30
Zinkoxid, neutral	5,00
Parfümöl	0,30
Konservierungsmittel	q. s.
Wasser	ad 100,00

[1] Mischung aus Mineralöl, kationisch modifiziertem Hectorit und Propylenglykol
[2] Mischung aus Mono-, Di- und Triglyceriden, Fettalkoholen und Wachsestern

Rezepturbeispiel: W/O-Sonnenschutzlotion

Inhaltsstoffe	*Massengehalt (%)*
Magnesiumstearat	0,50
Aluminiumstearat	0,50
hydriertes Ricinusöl · 7 EO	6,00
hydriertes Polyisobutylen	5,00
Mikrowachs	1,00
2-Ethylhexansäurecetylstearylester	10,00
2-Hydroxy-4-methoxybenzophenon	2,00
4-Bis(polyethoxy)aminobenzoesäure-polyethoxy-ethylester	5,00
α-Bisabolol	0,20
1,2-Propylenglykol	3,00
Parfümöl	q. s.
Konservierungsmittel	q. s.
Wasser	ad 100,00

Rezepturbeispiel: Sonnenschutzöl

Inhaltsstoffe	*Massengehalt (%)*
3-(4'-Methyl)-benzyliden-bornan-2-on	2,50
2-Hydroxy-4-methoxy-benzophenon	5,50
Carpylsäure/Caprinsäure-Triglycerid	15,00
Dibutyladipat	22,50
Isopropylmyristat	7,50
Paraffinöl	47,00

Rezepturbeispiel: Transparentes Sonnenschutzgel

Inhaltsstoffe	*Massengehalt (%)*
4-Methoxy-zimtsäure-2-ethylhexylester	5,00
1-(4-*tert.*-Butylphenyl)-3-(4'-methoxyphenyl)-propan-1,3-dion	1,00
Ethanol	82,50
Hydroxypropylcellulose, Klucel HF	1,50
Acrylat-Copolymer Carboset 514	10,00

Rezepturbeispiel: Sonnenschutz-Stift

Inhaltsstoffe	*Massengehalt (%)*
4-Methoxy-zimtsäure-2-ethylhexylester	7,50
1-(4-*tert.*-Butylphenyl)-3-(4'-methoxy-phenyl)-propan-1,3-dion	2,00
3-(4'-Methyl)-benzylidenbornan-2-on	3,00
hydriertes Ricinusöl	7,50
Oleylalkohol	20,00
Siliconöl	3,50
Mikrowachs	30,00
Mineralöl	5,48
Vaseline	10,00
Ricinusöl	7,50
2,6-Di-*tert.*-butyl-4-methylphenol (BHT)	0,02
Panthenol	0,50
1,2-Propylenglykol	3,00

6.7.5 Anwendung und Wirkung

Beim Sonnenbaden und bei der Anwendung von Sonnenschutzmitteln werden aus Unwissenheit oder Unbedachtsamkeit immer wieder Fehler gemacht, die das Urlaubsvergnügen trüben und gesundheitliche Beeinträchtigungen bis hin zu schweren Verbrennungen zur Folge haben. Einige Ratschläge sollten deshalb beim Sonnen beherzigt werden:

In den ersten Urlaubstagen ist die Sonne vorsichtig zu genießen. Der Körper muß sich auf das geänderte Klima einstellen, die Haut hat meist keinen oder nur einen geringen Eigenschutz.

Die Auswahl des Lichtschutzfaktors der Sonnenschutzmittel richtet sich nach der individuellen Lichtempfindlichkeit, der Intensität der Sonnenstrahlung und der Bestrahlungszeit. Je nach Lichtempfindlichkeit werden folgende Hauttypen unterschieden:

Hauttyp I bekommt immer einen Sonnenbrand und bräunt nicht (irischer oder keltischer Typ, mit heller Haut und blondem bis rötlichem Haar, Sommersprossen).

Hauttyp II bekommt schnell einen Sonnenbrand, bräunt kaum (ähnlich Typ I, aber etwas dunkler).

Hauttyp III bekommt manchmal einen gemäßigten Sonnenbrand und bräunt durchschnittlich gut (durchschnittlicher Mitteleuropäer, helle Haut, ohne Sommersprossen).

Hauttyp IV bekommt kaum einen Sonnenbrand und bräunt schnell und tief (weiße oder hellbraune Haut, dunkelbraunes bis schwarzes Haar, dunkle Augen, mediterraner Typ).

Die individuelle Empfindlichkeit hängt neben dem Hauttyp auch davon ab, inwieweit die Haut durch UV-Bestrahlung bereits einen Eigenschutz ausgebildet hat.

Die Intensität der Sonnenstrahlung wird beeinflußt von der Länge des Wegs der Strahlen durch die Erdatmosphäre und ist damit von der Jahres- und Tageszeit, geographischen Breite und Höhe sowie von der Reinheit der Luft abhängig. Heller Sand, Schnee, Wasserflächen und Nebel können über Reflexion die UV-Strahlungsintensität noch beträchtlich erhöhen. Vorsicht ist im Hochgebirge geboten. Die Strahlungsintensität nimmt pro 1000 m Höhenanstieg um ca. 15 – 20% zu, und die niedrigeren Temperaturen führen oft zu Fehleinschätzungen. Auch Kleidung, Sonnenschirm o. ä. bieten keinen absoluten Schutz, da – je nach Material – mehr oder weniger viel UV-Strahlung durchgelassen wird.

Für sehr sonnenempfindliche Menschen vom Hauttyp I oder II wird ein längerer Aufenthalt in intensiver Sonnenstrahlung praktisch nur bei Anwendung von Produkten mit Lichtschutzfaktoren über 15 erträglich. Durchschnittlich empfindliche Mitteleuropäer (Hauttyp III) sollten anfangs für die noch unpigmentierte Haut Produkte mit LSF-Werten ≥ 10 wählen. Bei sehr hohen Strahlungsintensitäten und sonnenentwöhnter Haut, z. B. bei einem Weihnachtsurlaub auf den Malediven, muß der Schutzfaktor sogar noch höher gewählt werden. Unempfindliche Menschen vom Hauttyp IV können meist Sonnenschutzmittel mit niedrigen bis mittleren Schutzfaktoren verwenden (2 – 8, je nach Intensität der Sonnenstrahlung). In Zweifelsfällen gilt es, lieber einen höheren Schutzfaktor zu verwenden.

Das Sonnenschutzmittel sollte immer schon einige Zeit vor dem Sonnenbaden aufgetragen werden. Je nach Präparatetyp dauert die Entwicklung der vollen Wirksamkeit bis zu 15 min. Die Haut am Rande der Badebekleidung sollte besonders sorgfältig, auch wiederholt, eingerieben werden. An diesen Stellen entsteht durch Aussparen beim Einreiben und durch Abrieb sehr leicht ein Sonnenbrand.

Wasserfeste Produkte werden beim Schwimmen nur z. T. bzw. sehr langsam abgewaschen. Wassersportler (Schwimmer, Schnorchler, im Wasser planschende Kinder) sollten daher bevorzugt derartige Produkte verwenden.

In gewissen Abständen ist ein erneutes Auftragen des Sonnenschutzmittels erforderlich. Außer beim Schwimmen geht ein Teil des Sonnenschutzes auch durch Schwitzen sowie durch Abrieb auf Liegen, Decken oder Handtüchern verloren. Gerade von Benutzern wasserfester Mittel wird oft vergessen, daß Wasserfestigkeit nicht Abriebfestigkeit bedeutet und beim Abtrocknen immer ein Teil des Sonnenschutzmittels durch das Handtuch entfernt wird.

Eine besondere Bedeutung hat der Schutz von Kindern. Sonnenbrände im Kindesalter führen zu einer dramatischen Erhöhung des Krebsrisikos (die Haut vergißt nichts!). Babys gehören also nie in die Sonne. Kleinkinder sollten möglichst T-Shirt und Hütchen tragen und häufig mit wasserfesten Produkten behandelt werden. Die Mittagssonne muß wegen der besonders hohen UV-Belastung stets gemieden werden.

Neben dem Schutzfaktor ist auch die Eignung des Präparats für den individuellen Hauttyp zu beachten. Für fettige Haut und Haut mit Neigung zu Mallorca-Akne sind wäßrige Gele bzw. Dispersionsgele gut geeignet. Bei stoffbedingten Allergien (z. B. durch Konservierungsstoffe) können diese verursachenden Substanzen unter Beachtung der Inhaltsstoffdeklaration vermieden bzw. alternative Produkte ausgewählt werden. Bei „Sonnenallergien" (polymorphe Lichtdermatosen) erweist sich oftmals auch die Verwendung von Produkten mit hohen Schutzfaktoren und verstärktem UV-A-Schutz als hilfreich. Vorsicht ist beim Sonnen und gleichzeitiger Verwendung von Arzneimitteln angebracht. Manche Medikamente verstärken die Hautempfindlichkeit, deshalb sind unbedingt der Arzt zu befragen und die Packungsbeilage zu beachten.

Sonnenschutzmittel sind üblicherweise länger als 30 Monate haltbar. Bei kürzerer Haltbarkeit muß die Mindesthaltbarkeit auf der Verpackung angegeben werden. Die Schutzleistung bleibt bei sachgerechter Lagerung uneingeschränkt erhalten. Auch angebrochene Packungen können in der nächsten Saison aufgebraucht werden. Lediglich bei kleinen Restmengen sollte man wegen des möglichen oxidativen Verderbs (Kontakt mit Luftsauerstoff) auf die weitere Verwendung verzichten.

6.7.6 Bewertung

Angesichts der zunehmenden Sonnenexposition als Folge von vermehrter Freizeit, geänderten Lebensgewohnheiten, Massentourismus und nicht zuletzt höherer Lebenserwartung kommt kosmetischen Lichtschutzmitteln eine stetig wachsende Bedeutung zu. Dies gilt nicht nur im Hinblick auf den Sonnenbrand, sondern bezieht sich ebenso auf die lichtbedingte Hautalterung und den Hautkrebs. Klinische Studien haben gezeigt, daß die sachgerechte Anwendung von kosmetischen Lichtschutzmitteln vor Sonnenbrand schützt, vorzeitiger lichtbedingter Hautalterung entgegenwirkt und das Risiko von Hautkrebserkrankungen vermindern kann.

6.8 Insektenabwehrende Mittel (Repellents)

Repellents ist die international gebräuchliche Bezeichnung für Präparate, die zur Abwehr/Vertreibung von Insekten, Zecken und Milben äußerlich angewendet werden. Sie verhindern, daß diese auf der (menschlichen) Haut als Parasiten und Lästlinge aktiv werden.

Das Bedürfnis nach Repellents ist wahrscheinlich so alt wie die Menschheit selbst. Schon aus der Frühgeschichte stammt die Erfahrung, daß das Verbrennen aromatischer oder streng riechender Pflanzen und Hölzer die Insekten vertreibt. Im Ägypten der Antike und im alten Rom behandelte man bereits die Haut mit stark riechenden Substanzen zur **Insektenabwehr.** Im 16. Jh. entdeckte man Hanf und später Knoblauch, Olivenöl, Pennyroyalöl und den Saft roher Tomaten als wirksame Mittel. Bekannte Naturstoffe (s. ◘ 6.8.1) bildeten um die letzte Jahrhundertwende die Grundlage zur Identifizierung und gezielten Anwendung von etherischen Ölen als Repellents. Wegen unzureichender Wirksamkeit, des intensiven Geruchs und mangelnder Verträglichkeit in höheren Konzentrationen finden diese Stoffe nur selten Verwendung. Sie wurden weitgehend durch synthetische Repellents ersetzt, die sich in den letzten Jahrzehnten in millionenfacher Anwendung bewährt haben.

◘ 6.8.1 Naturstoffe mit Repellentwirkung

Anisöl	Lavendelöl
Bergamottöl	Muskatöl
Birkenholzteer	Nelkenöl
Campher	Orangenblütenöl
Citronellöl	Pfefferminzöl
Eukalyptusöl	Poleiöle (Pennyroyalöle)
Geraniumöl	Pyrethrum
Kiefernöle	Thymianöle
Kokosnußöl	Zimtöl

Bis 1986 wurden in der Bundesrepublik Deutschland die Repellents zur Mückenabwehr den kosmetischen Mitteln zugeordnet, während gleichzeitig antiparasitäre Mittel zur Abwehr von Wanzen, Flöhen u. ä. als Arzneimittel angesehen wurden. Seit 1986 handhabt das Bundesgesundheitsamt auch die Mückenvertreibungsmittel als Arzneimittel. Ausgenommen hiervon sind Kombinationsprodukte mit überwiegend kosmetischer Zweckbestimmung (z. B. Hautpflegemittel, Sonnenschutzmittel und Aftersun-Produkte mit insektenvertreibender Wirkung). Die Definition der kosmetischen Mittel auf europäischer Ebene legt allerdings die Zuordnung der Repellents (Hautschutzfunktion) zu den kosmetischen Mitteln nahe. Eine dementsprechende europäische Harmonisierung wird derzeit angestrebt.

6.8.1 Stechmücken und Zecken als Krankheitsüberträger

Mit dem Sommer kommen meist auch die ungeliebten Plagegeister: Fliegen, Bremsen, Ameisen, Milben, Zecken und ganz besonders die Mücken. Normalerweise führen Stiche oder Bisse dieser Parasiten allenfalls zu Quaddelbildung, Rötung und Juckreiz. Vereinzelt kommt es zu meist harmlos verlaufenden Entzündungen. In einigen Regionen Europas besteht allerdings das Risiko einer Infektion durch Zeckenbisse (Borreliosen, Frühsommer-Meningoenzephalitis). Besonders gefährlich sind aber die in den Tropen und Subtropen durch Stechmücken übertragenen Krankheiten wie Malaria, Gelbfieber und Denguefieber.

Insgesamt gibt es nicht weniger als 3000 Stechmückenarten, von denen etwa 100 Krankheiten verbreiten können. Auch die weltweiten Vernichtungsfeldzüge haben den Mücken bisher wenig anhaben können. Der Lebensraum der Mücken reicht von der Nordspitze Finnlands bis zur Südspitze Afrikas. In den Feuchtgebieten Alaskas, Finnlands oder der Sowjetunion treten Mücken in Schwärmen auf, die die Sonne verdunkeln und ein Leben für Mensch und Tier unerträglich machen.

Die männlichen Mücken sind harmlose Vegetarier und begnügen sich mit Nektar von Blumen. Die weiblichen Mücken jedoch benötigen Blut als Proteinlieferant für ihre Brut. Hierzu hat sie die Natur mit einem komplexen Ortungssystem ausgestattet. Die Mücken orientieren sich an Licht, Form und Farbe, Wärme, Luftfeuchtigkeit, Gehalt der Luft an Kohlendioxid und Duftstoffen. Lockstoffe werden in Richtung zunehmender Konzentration aufgesucht. Erreicht ein Insekt nach unmerklichem Anflug das Ziel – die Haut –, beginnt die Nahrungsaufnahme. Der Einstich seines mit Sägezähnen bestückten Rüssels – einer Kombination aus Speichelrohr und Saugrohr – bleibt zunächst unbemerkt, da meistens keine Nervenenden getroffen werden. Dann wird ein Sekret in den Einstich gespritzt, welches eine Erweiterung der Blutgefäße, verstärkten Blutzustrom und später dann den wohlbekannten Juckreiz auslöst. Gleichzeitig verhindern die injizierten Substanzen die Blutgerinnung und damit ein Verstopfen des Saugrohrs. Nach abgeschlossenem Stechakt wird das Insekt dem Lockstoff gegenüber indifferent.

6.8.2 Wirkungsweise

Repellents verdampfen langsam und bilden dicht über der Haut einen Duftmantel, der auf die Insekten abstoßend wirkt. Nach dem Auftragen des Präparats fliegen die Insekten bereits in einiger Entfernung von der Haut wieder ab. Mit sinkender Repellent-Konzentration nähern sie sich dieser mehr und mehr, bis schließlich die Wirkung so weit nachgelassen hat, daß der erste Kontakt bzw. Stich erfolgt.

Die Wirkung von Repellents wird auf ein Ansprechen der für den „Geruchssinn“ verantwortlichen Sensoren der Insekten zurückgeführt. Die Moleküle wirksamer Substanzen passen im sensorischen Geschehen wie ein Schlüssel ins Schlüsselloch. Dabei scheint die räumliche Anordnung von Atomgruppen im Molekül eine entscheidende Rolle zu spielen.

6.8.3 Zusammensetzung von Repellent-Präparaten

Wirkstoffe. Die meisten Repellent-Wirkstoffe gehören zu den Stoffklassen der Amide, Alkohole, Ester und Ether. Sie sind Flüssigkeiten bzw. niedrig schmelzende Feststoffe mit Siedepunkten über 150 °C, die bei Raumtemperatur langsam verdampfen.

Seit den 40er Jahren wurden mehr als 16 000 Stoffe untersucht, die nach Orientierungsversuchen als Repellents wirksam sind. Nur wenige eignen sich zur Anwendung auf der menschlichen Haut. Die heute weltweit gebräuchlichsten Stoffe sind mit Angabe ihrer Struktur und Wirkungsbreite in **6.8.2** aufgeführt. Der Wirkstoff *N,N*-Diethyl-*m*-toluamid (*N,N*-Diethyl-3-methylbenzamid, DEET) gilt als bestes Allround-Repellent. Die Wirkungsbreite und Wirkungsdauer bilden die Basis für den dominierenden Status dieses Repellents, welches schon seit Mitte der 50er Jahre international eingesetzt wird. Seine Anwendung erfolgt üblicherweise in Konzentrationen bis zu 35%.

6.8.2 Übersicht über die gebräuchlichsten synthetischen Repellents (nach Röder, K., Finkel, P., 1992)

Chemische Bezeichnung	Handelsbezeichnung	Struktur	nach Literatur- und Herstellerangaben wirksam gegen
3-(*N*-*n*-Butyl-*N*-acetyl-amino)-propionsäureethylester	Repellent 3535	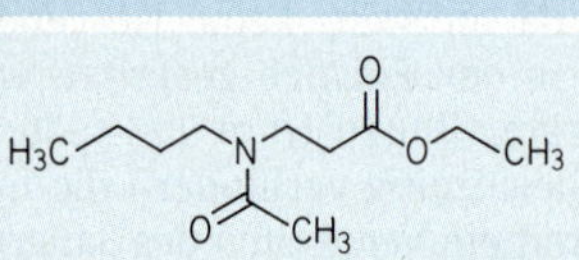	Stechmücken (Aedes aegypti, Anopheles albimanus), Tsetsefliegen (Glossinae), Bremsen (Tabanidae)
N,N-Diethyl-3-methylbenzamid	Meta-Delphene, DEET	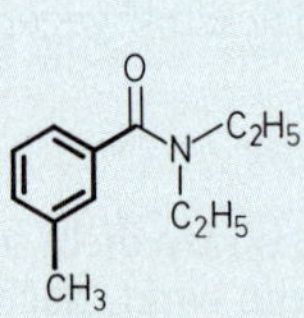	Stechmücken, Stech-, Sandfliegen, Bremsen, Flöhe, Wanzen, Zecken, Milben
Dimethylphthalat[1]	Palatinol M, DMP	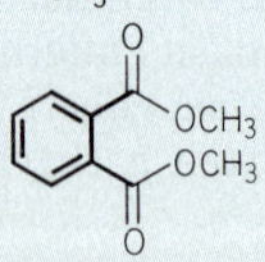	Stechmücken (insbesondere Aedes- und Anophelesarten), Läuse, Zecken, Milben

[1] Dimethylphthalat wird vorwiegend in Kombination mit anderen Repellents angewandt.

Hilfsstoffe. Repellent-Präparate sind in den Produktformen Lösung, Aerosol-Spray, Pump-Spray, Stift, Roller, Emulsion, Gel und als mit Lösung getränkte Tücher (ähnlich den Erfrischungstüchern) im Handel. Lösungen und Sprays bilden den Hauptanteil der Produkte. Beide Produktformen basieren auf alkoholischen bzw. wäßrig-alkoholischen Lösungen. Zur Verbesserung der kosmetischen Wirkung sind fettende Substanzen als Zusätze geeignet (z. B. Siliconöle). Darüber hinaus werden in der Regel Parfümöle eingearbeitet.

Als Aerosol-Treibgase finden z. B. Kohlendioxid, Propan/Butan und Isobutan Verwendung. Bei den Rollersystemen und den Gelen wird die Lösung der Repellents durch Verdickungsmittel in der Viskosität angehoben bzw. vergelt.

Als Grundlage für Repellent-Stifte wird Natriumstearat eingesetzt. Hinzu kommen noch geringe Mengen an Wasser sowie ein- und mehrwertigen (Propylenglykol, Glycerin) Alkoholen und Duftstoffen. Emulsionen enthalten im wesentlichen neben den Wirkstoffen noch Emulgatoren, Fettstoffe, Konsistenzgeber, Wasser und Duftstoffe.

Einen Eindruck typischer Zusammensetzungen von Repellents vermitteln folgende Rezepturbeispiele.

Rezepturbeispiel: Repellent-Lösung bzw. Repellent-Pumpspray

Inhaltsstoffe	*Massengehalt (%)*
DEET	20,0
Ethanol	69,0
Wasser	10,0
Parfümöl	1,0

Rezepturbeispiel: Repellent-Spray

Inhaltsstoffe	*Massengehalt (%)*
DEET	10,0
Dimethylphthalat	10,0
Isopropanol	49,0
Parfümöl	1,0
Treibgas Propan/Butan (15:85)	30,0

6.8.4 Anwendung von Repellents

Durch unsachgemäße Anwendung von Repellents kommt es immer wieder zu Mißerfolgen und Pannen. Folgende Punkte sollte der Anwender deshalb unbedingt beachten: Für eine sichere Repellent-Wirkung müssen alle unbedeckten Hautpartien sorgfältig und lückenlos eingerieben werden. Dünne Textilien werden von Mücken häufig durchstochen und bieten somit keinen ausreichenden Schutz. Repellent-Präparate sollten wegen der Gefahr einer Schleimhautreizung nicht mit Augen, Nase und Mund in Kontakt kommen. Deshalb sind Repellents auch bei Säuglingen und Kleinkindern nicht anzuwenden, da bei diesen ein Verreiben auf die Schleimhäute trotz zunächst korrekten Auftragens nicht auszuschließen ist. Hier sind mechanische Maßnahmen (z. B. Anbringung eines Moskitonetzes) vorzuziehen. Bei kombinierter Verwendung mit anderen Körperpflegemitteln, z. B. mit Körpermilch oder Sonnenschutzpräparaten, sollten Repellents zur Gewährleistung eines ausreichenden Schutzes immer als letzte über diesen Produkten aufgetragen werden. Die Angaben der Hersteller zur Wirkungsdauer sind Durchschnittswerte. In der Praxis variiert die Wirkungsdauer sehr stark in Abhängigkeit von äußeren Bedingungen wie Temperatur, Luftfeuchtigkeit und Wind. Starkes Schwitzen bei Arbeit oder sportlicher Anstrengung kann die Wirkdauer deutlich herabsetzen.

Das Wirkungsspektrum ist von Repellent zu Repellent unterschiedlich. Der am häufigsten verwendete Wirkstoff DEET ist beispielsweise unter anderem wirksam gegen verschiedene Mückenarten, Bremsen, Zecken und Wanzen. Es ist jedoch zu beachten, daß die Wirkdauer gegen die einzelnen Spezies unterschiedlich sein kann. So sind die handelsüblichen DEET-Präparate gegen Mücken etwa 6–8 h wirksam, gegen Zecken jedoch nur etwa 2–4 h. Zum Schutz vor Bienen, Wespen und Hornissen sind derzeit keine ausreichend wirksamen Repellents bekannt.

Die Repellents sind ein wichtiger Bestandteil der Prophylaxe bei Fernreisen in tropische und subtropische Gebiete. Sie gehören wegen der erhöhten Infektionsgefahr bei Insektenstichen unbedingt zur Reiseausstattung, zumal sie am Zielort oftmals nicht erhältlich sind.

Einige Kunststoffe werden von Repellents angegriffen. Ihr Kontakt mit Sonnenbrillenfassungen, Kunststofftaschen und anderen Kunststoffprodukten ist deshalb zu vermeiden. Perlon und Nylon werden von den gebräuchlichsten Repellentprodukten nicht angegriffen. Elastomere, wie sie z. B. bei der Herstellung von Stretch- und Stützstrümpfen Verwendung finden, werden jedoch angequollen bzw. angelöst.

6.9 Rasiermittel

Die vermehrte Bildung männlicher Hormone mit Beginn der Pubertät löst beim Mann Bartwuchs aus, dessen Stärke ethnisch und individuell sehr unterschiedlich sein kann.

Die Rasur des Bartes – das Abschneiden der ca. 0,1 – 0,25 mm dicken Barthaare möglichst direkt an der Oberfläche der Gesichtshaut – unterliegt religiösen, kulturellen und modischen Zwängen. Sie wird, wie z. B. Funde von Schabern aus der Steinzeit oder von Schabmessern aus Bronze oder Kupfer aus altägyptischen Königsgräbern belegen, schon seit vielen Jahrtausenden ausgeübt.

Die Rasur, die entgegen früheren Angaben den Wuchs der Barthaare nicht beeinflußt, wird entweder trocken oder naß durchgeführt. Beide Methoden erfordern neben den rein mechanischen – Rasiermesser und -klingen bei der Naßrasur, elektrische Rasierapparate bei der Trockenrasur – auch kosmetische Hilfsmittel, um ein vom Verlauf und Ergebnis her zufriedenstellendes Rasiererlebnis zu haben.

6.9.1 Mittel für die Naßrasur

Mittel für die Naßrasur werden hauptsächlich verwendet, um die Barthaare aufzuweichen und so den zu ihrem Durchschneiden erforderlichen Kraftaufwand – und damit das unangenehme Ziehen am Haarschaft – zu minimieren.

Das Aufweichen der Barthaare wird durch Wasseraufnahme erreicht, die aber erst bei Entfernung der Sebumschicht der Haare ausreichend schnell verläuft. Naßrasurmittel sollen zusätzlich dazu einen Schmiereffekt auf der Gesichtshaut bewirken, der ein sanfteres Gleiten der Rasierklinge und ein Verhindern von Hautreizungen ermöglicht. Sie werden als **Rasierseifen, schäumende** bzw. **nichtschäumende Rasiercremes, nichtschäumende** bzw. **schäumende Rasiergele** und als **Aerosol-Rasierschäume** angeboten.

Speziell formulierte Produkte erzeugen einen kleinblasigen Schaum, der während des Rasierens feucht bleibt.

6.9.1.1 Rasierseifen

Rasierseifen basieren aus produktions- und anwendungstechnischen Gründen auf Gemischen aus harten Natrium- und weichen, schneller löslichen – und damit auch schneller schaumbildenden – Kaliumseifen. Letztere dominieren im Mischungsverhältnis der Seifen allgemein deutlich.

Stearinsäure ist Hauptfettbestandteil der Seifen, bei deren Herstellung neben Kokos- auch Palmkernöl eingesetzt wird. Bei vorwiegendem Einsatz von Glycerinmonooleat zur Verseifung resultieren transparente Seifensticks. Als Feuchthaltemittel fungiert Glycerin.

Parfümöl (Parfümierung) und Lanolin (Überfettungsmittel) sind weitere wichtige Bestandteile einer Rasierseife.

Rezepturbeispiel: Rasierseife

Inhaltsstoffe	*Massengehalt (%)*
Stearinsäure	50,0
Kokosöl	9,0
Kaliumhydroxid, 40%ig	18,0
Natriumhydroxid, 40%ig	11,0
Glycerin, 86%ig	6,0
Wasser	5,0
Lanolin	0,5
Parfümöl	0,5

Der Grundseifenansatz wird verfahrensabhängig 15 h bei 40 °C zur Nachverseifung gelagert, nach Zusatz von kosmetischen Mitteln – und ggf. eines Bakterizids zur Konservierung bzw. von Titandioxid zur Farbkorrektur – homogenisiert und strangverpreßt.

Als hinsichtlich ihrer Hautfreundlichkeit wichtigste Spezifikation der Rasierseifen muß ein Gehalt von 1 – 2% an freien Fettsäuren eingehalten werden.

6.9.1.2 Schäumende Rasiercremes

Diese Naßrasurmittel wurden ausgehend von Rezepturen für Rasierseifen entwickelt, von denen sie sich hauptsächlich durch einen höheren Gehalt an Wasser und Kaliumseifen unterscheiden. Das wird aus dem folgenden Rezepturbeispiel deutlich.

Rezepturbeispiel: schäumende Rasiercreme

Inhaltsstoffe	*Massengehalt (%)*
Stearinsäure	30,0
Kokosöl	9,0
Kaliumhydroxid, 40%ig	4,7
Natriumhydroxid, 40%ig	3,8
Glycerin, 86%ig	10,0
Wasser	32,3
Kalilauge, 40%ig	4,7
Stearinsäure	5,0
Parfümöl	0,5

In diese Rezeptur können Borsäure (mildes Desinfiziens), Borax (Verseifungshilfsmittel, Wasserenthärter), Wasserglas (Korrosionsinhibitor), Fettsäureisethionate oder -tauride (Kalkseifendispergatoren) und Menthol (sensorisches „Kühlmittel") eingearbeitet werden.

Das Fertigprodukt wird auf einen Gehalt an 2–4% freier Fettsäure eingestellt.

Um diese Rasiercremes in Mischaggregaten für kosmetische Cremes allgemein fertigen zu können, wurde ihr Herstellprozeß in die Schritte Hauptverseifung, Nachverseifung und Abrichtung mit Fettsäuren unterteilt.

Nach der Cremeherstellung in dünnen Plättchen auskristallisierende Stearinsäure vermittelt den Rasiercremes den gewünschten Perlglanzeffekt. Zu starke Stearinsäure-Kristallisation kann zu einer irreversiblen Verflüssigung der Crememasse bei tieferen Temperaturen führen. Die Temperaturinstabilität kann bei partieller Substitution des Stearins durch Isopalmitinsäure vermieden werden.

6.9.1.3 Nichtschäumende Rasiercremes

Diese Naßrasurmittel sind vom Typ her O/W-Emulsionen kompakterer Art, die aufgrund höherer Gehalte an Stearinsäure und Cetyl-/Stearylalkohol „überfettet" sind.

Seifenkation ist das Triethanolammonium-Ion, dessen Stearinsäure-Salz als Emulgator fungiert. An dessen Stelle können auch selbstemulgierende Modifikationen von Glycerinmonostearat oder Gemische aus Cetyl- und Stearylalkohol eingesetzt werden. Andere wichtige Bestandteile sind in der nachstehenden Rezeptur aufgeführt.

Rezepturbeispiel: nichtschäumende Rasiercremes

Inhaltsstoffe	*Massengehalt (%)*
Stearinsäure	19,0
Cetylalkohol	3,0
Lanolin	2,0
Paraffinöl perliquidum	8,0
Wasser	55,3
Glycerin, 86%ig	11,0
Triethanolamin	1,2
Parfümöl	0,5

Durch Zusätze von Siliconölen (bis 1%) kann die Schmier-/Glanzwirkung der Cremes verbessert werden.

6.9.1.4 Aerosol-Rasierschäume

Dieser Produkttyp der Rasiermittel kann prinzipiell als Dispersion einer modifizierten schäumenden Rasiercreme in Treibgasen angesehen werden. Die Stabilisierung dieser Dispersion erfolgt über den Zusatz von Ethoxylaten von Fett-und Wachsalkoholen. Kristalle dieser Alkohole stabilisieren gleichzeitig den Aerosolschaum nach der Applikation gegen ein Zusammensinken.

Als Treibgase wurden ursprünglich Fluorchlorkohlenwasserstoffe verwendet, die aber entsprechend der VOC-Regelung durch Propan oder Butan ersetzt wurden. Die Verwendung dieser Treibgase kann allerdings zu trockneren, gleitfilmärmeren Schäumen führen. Günstige Eigenschaften besitzen Produkte, die nach folgendem Rezepturbeispiel hergestellt werden.

Rezepturbeispiel: Aerosol-Rasierschaum

Inhaltsstoffe	*Massengehalt (%)*
Stearinsäure	6,0
Myristinsäure	1,5
Cetylalkohol	0,5
Paraffinöl	0,5
Lanolin, acetyliert	1,0
Propylenglykol	1,0
Triethanolamin	4,0
Wasser	79,0
Parfümöl	0,5
Treibgas	6,0
Doseninnendruck (bei 20 °C):	*3,4 bar*

Eine Variante dieser Produktart ist der selbsterwärmende (thermogene) Aerosol-Rasierschaum, der in getrennten Kammern der Spraydose Komponenten eines Redoxsystems, z. B. alkalistabilisierte Natriumboranat-Lösung in der einen und Aldehyde, z. B. Hexanon oder Benzaldehyd, in der anderen enthält. Deren Reaktion erwärmt bei ihrer Vereinigung bei der Applikation den Rasierschaum auf Temperaturen bis 40 °C.

Derartige Präparate sind aber wegen möglicher Hautunverträglichkeiten der einzelnen Redoxkomponenten nicht unbedenklich.

6.9.1.5 Nachschäumende Rasiergele

Hierbei handelt es sich zumeist um transparente gelförmige Produkte, die aus einer Einkammer-Druckgaspackung über ein Steigrohr und Abgabeventil auf die Hand aufgebracht werden und beim Verteilen auf der Bartfläche innerhalb von ca 5 s vollständig aufschäumen. Derartige Präparate sind vor allem in den USA sehr beliebt.

Charakteristisch für sie ist ihr Gehalt an wasserlöslichen bzw. wasserquellbaren Polymeren als Verdickungsmittel. Das wird veranschaulicht durch die nachstehende Rahmenrezeptur.

Rahmenrezeptur: Rasiergel

Inhaltsstoffe	*Massengehalt (%)*
Palmitinsäure	6,8
Stearinsäure	1,0
Cetylalkohol	1,0
Sorbit, 70%ig	10,0
1,2-Propylenglykol	3,3
Triethanolamin	4,7
Wasser	67,5
Carboxyvinylpolymer	0,2
Hydroxypropylcellulose	0,1
Propylenglykoldipelargonat	2,2
Parfümöl	0,5
Farbstoff	q. s.
n-Pentan	2,2
n-Butan	0,5

Die Konsistenz des Rasiergels muß sowohl hinsichtlich einer ausreichenden Verschäumungseignung als auch bezüglich der konfektionstechnischen Abfülltaktzahl von lockerer Struktur sein. So werden anstelle von Propylenglykol auch andere verzweigte Diole bei der Auswahl berücksichtigt, z. B. 2-Methylpentan-2,4-diol oder 2-Ethylhexan-1,3-diol.

Das Treibgas wird in die Bulkware in Mengen bis 15% im abgeschlossenen System eingearbeitet. Anstelle von *n*-Pentan und *n*-Butan sind auch Iso- bzw. Neo-Pentan und isomere Butane als Treibgase verwendbar.

Im Zweikammersystem der Druckgasverpackung befindet sich lediglich das Pentan im Wirkstoff, während die äußere Kammer mit niedriger siedendem Treibgas beladen wird.

6.9.1.6 Rasiergele

Basis der Rasiergele sind transparente, hochviskose Lösungen (Gele) von Carboxyvinyl-Polymeren und Polyvinylpyrrolidon in Wasser und Polyalkoholen.

Die in diese Lösungen eingearbeitete eigentliche Wirkstoffmasse ist ähnlich zusammengesetzt wie die der vorstehend beschriebenen nachschäumenden Rasiergele.

6.9.2 Trockenrasiermittel

6.9.2.1 Pre-shave- und Elektro-shave-Präparate

Bei der Trockenrasur muß das Barthaar – im Gegensatz zur Naßrasur – möglichst trocken und steif sein. Dieser Effekt wird durch Aufbringen hochprozentiger alkoholischer Lösungen, die über das Verdunsten der Lösungsmittel azeotrop entwässernd wirken, auf die Barthaare erreicht.

Das dabei zurückbleibende Sebum der Epidermis erschwert das Gleiten der Scherplatine des Elektrorasierers auf der Haut. Dieser Effekt kann durch spreitend wirksame ölige Inhaltsstoffe eines Pre-shave-Präparates gemildert werden. Das kann auch durch Zusätze von das Sebum anlösender Substanzen – früher Fluorchlorkohlenwasserstoffe, heute zyklische Dimethylsiloxane – zum Trockenrasiermittel erreicht werden.

Trockenrasiermittel dürfen keine Substanzen enthalten, z. B. Adstringentien oder Elektrolyte, die auf Metallteile von Trockenrasierern korrodierend wirken können.

Andere potentielle Inhaltsstoffe von Trockenrasiermitteln sind ersichtlich aus dem nachstehenden Rahmenrezeptur.

Rahmenrezeptur: Trockenrasiermittel (pre shave)

Inhaltsstoffe	*Massengehalt (%)*
Ethanol	80,0
Isopropylmyristat	1,5
Siliconöl	0,5
zyklisches Dimethylsiloxan	1,5
Polyvinylpyrrolidon	0,3
Parfümöl	0,6
Farbstoff	q. s.
Saccharin	q. s.
Wasser	ad 100,0

6.9.2.2 Rasieröle

Die sog. Rasieröle sind indirekt auch den Trockenrasiermitteln zuzurechnen. Bei ihnen handelt es sich um Siliconöle, die in Kleinstpackungsgrößen angeboten werden.

Rasieröle werden tropfenweise auf die Rasierklinge aufgebracht, um ihre Gleitfähigkeit zu verbessern.

6.9.3 Mittel zur Anwendung nach der Rasur (After-shave-Präparate)

Zu den kosmetischen Mitteln, die nach der Naß- oder Trockenrasur angewendet werden, gehören Rasierwässer, Rasierlotionen, After-shave-Gele und After-shave-Balsame.

6.9.3.1 Rasierwässer

Klassische Rasierwässer enthalten bis zu 0,5% Parfümöl, gelöst in 40–50%igem wäßrigen Alkohol. An ihre Stelle sind heute vorrangig die Rasierlotionen (After-shave-Lotionen) getreten, die höher gestellte parfümistische Ansprüche erfüllen.

6.9.3.2 Rasierlotionen (After-shave-Lotionen)

Rasierlotionen üben trotz ihrer einfach erscheinenden Formulierungen eine Reihe kosmetischer Funktionen aus: Sie wirken neutralisierend (nach Anwendung von Rasiermitteln auf Seifenbasis), rückfettend und adstringierend, sensorisch kühlend, heilungsfördernd (auf Mikroläsionen der Gesichtshaut), bakterizid und parfümierend.

Eine oder mehrere dieser Funktionen ausübende, bereits traditionelle Inhaltsstoffe von Rasierlotionen sind u. a. Milchsäure-Puffer, Hyaluronsäure, Polyalkohole, Hamamelisextrakte und andere adstringierend wirksame Pflanzenextrakte, Menthol, Kamillenöl, α-Bisabolol, Azulen, Panthenol, phenolische Verbindungen und quartäre Ammonium-Verbindungen, die in geeigneter Kombination in folgende Rezepturgrundlage eingearbeitet werden.

Rezepturgrundlage: Rasierlotion

Inhaltsstoffe	*Massengehalt (%)*
Alkohol	60–70
Parfümöl	1– 2
Farbstoffe	q. s.
Wasser	ad 100

6.9.3.3 After-shave-Gele

Diese kosmetischen Mittel sind transparente Gele auf Basis hochviskoser Lösungen von wasserlöslichen Polymeren (z. B. Carboxyvinylpolymere oder Polyvinylpyrrolidon), deren Lösungsmittel wesentlich langsamer verdunsten als die der Rasierlotionen. Dadurch wird auf den rasierten Gesichtsflächen ein längerer Kühleffekt erreicht.

Die Wirkstoffe der After-shave-Gele entsprechen weitgehend denen der After-shave-Lotionen. Eine für sie typische Zusammensetzung wird aus der folgenden Rahmenrezeptur deutlich.

Rahmenrezeptur: After-shave-Gel

Inhaltsstoffe	*Massengehalt (%)*
Carboxyvinyl-Polymer	1,0
Triethanolamin	1,0
Alkohol	48,0
Parfümöl	0,6
Wirkstoffe	q. s.
Farbstoffe	q. s.
Wasser	ad 100,0

6.9.3.4 After-shave-Balsam

Präparate dieser Produktklasse mit niedrigen Alkohol-Gehalten wurden speziell für Naßrasierer mit unempfindlicher Haut entwickelt. Basis dieser Balsame sind O/W-Emulsionen, die mit den Wirkstoffen von Rasierlotionen ausgerüstet sind.

Eine für sie typische Zusammensetzung veranschaulicht die folgende Rahmenrezeptur.

Rezepturbeispiel: After-shave-Balsam

Inhaltsstoffe	*Massengehalt (%)*
Carboxyvinyl-Polymer	0,2
Triethanolamin	0,2
Alkohol	6,0
Cetyl-/Stearylalkohol, selbstemulgierend	2,5
Diethylenglykolmonostearat	1,0
Isopropylmyristat	1,5
Parfümöl	0,4
Konservierungsmittel	q. s.
Wasser	ad 100,0

6.9.4 Herstellung und Verpackung

Rasierseifen werden im Prinzip durch Verseifen von Fetten, Trocknen der Seifenmasse, Vermischen mit Parfümölen und anderen Zusatzstoffen, Homogenisieren und Extrudieren hergestellt. Zur Herstellung von Rasiersticks wird eine zylindrische Strangpresse mit dem gewünschten Durchmesser verwendet. Von der Seifenmasse werden Stücke bestimmter Länge abgeschnitten und mit Hilfe rotierender Messer an den Enden abgerundet. Je nach der Härte der extrudierten Seife müssen die Sticks durch einen Kühlturm geleitet oder auf Brettern zur Aushärtung gelagert werden. Im Fall von Seifenstücken wird die Seife erst in Klötzchenform gebracht und dann in die gewünschte Form gepreßt.

Schäumende Rasiercremes sind nicht leicht herzustellen. Die Qualität des Rohmaterials, besonders die Zusammensetzung des Fetts, kann sich nachteilig auf die Viskosität der Cremes auswirken. Für die Verseifung sind besonders starke Rührer erforderlich, die so benutzt werden müssen, daß keine Luftblasen eingeschlossen werden. Der Einschluß solcher Blasen beeinflußt die Viskosität und macht es unmöglich, das richtige und gleichmäßige Füllgewicht der Tuben zu erhalten.

Es ist häufig üblich, nach der Herstellung und vor dem Abfüllen Rasiercremes mehrere Wochen zu lagern. Während dieser Zeit finden gewisse physikalische Veränderungen in ihnen statt, die die Bildung einer weicheren Konsistenz und eines Glanzes bewirken.

Rasiercremes werden gewöhnlich in Aluminiumtuben abgefüllt, die innen lackiert sind. Um Korrosionsprobleme zu vermeiden, müssen sie sorgfältig getestet worden sein. Das Abfüllen von Rasiercremes in Kunststofftuben hat sich nicht durchgesetzt. Die Cremes besitzen einen hohen Wassergehalt. Wasserverluste bewirken, daß die Lagerfähigkeit dieser Produkte besonders in heißen Regionen untolerierbar kurz ist.

Nichtschäumende Rasiercremes erfordern gewöhnlich keine mechanische Emulgierung, wenn die zwei Phasen, Öl und Wasser, vermischt werden. Meistens werden sie in zusammendrückbare Aluminiumbehälter abgefüllt.

Das Abfüllen von **Aerosol-Rasierschäumen** erfolgt mit Hilfe der Abfüllvorrichtungen, die in der Aerosol-Industrie für diese Zwecke üblich sind. Das Produkt wird als wäßriges Konzentrat in die offene Spraydose gefüllt; unter Vakuum werden danach das Ventil aufgesetzt und das Treibgas unter Druck eingefüllt. Bei brennbaren Gasen müssen dabei entsprechende Schutzmaßnahmen getroffen werden.

Eine besondere Technik ist beim Abfüllen des Behälters nach dem Beutel/Dose-System für nachschäumende Rasiergele erforderlich. Weil das Konzentrat, das in Beutel gefüllt wird, selbst flüchtige Treibmittel enthält, muß es auf eine Weise hergestellt, gelagert und abgefüllt werden, daß möglichst wenig Treibmittel verloren wird. Es muß entweder in Druckgefäßen oder in der Kälte abgefüllt werden. Alternativ kann das Treibmittel auch zuletzt zugegeben werden.

Alkoholische **After-shave-Lotionen** werden durch einfaches Vermischen hergestellt. Um möglichst klare Lösungen bei den verschiedensten Lagerungsbedingungen zu erhalten, werden die Lösungen oft auf etwa 0 °C abgekühlt, 24 h bei dieser Temperatur gelagert und vor dem Abfüllen noch filtriert. Dadurch werden weniger gut lösliche Inhaltsstoffe des Parfümöls entfernt, doch muß darauf geachtet werden, daß dadurch nicht die Geruchsnote negativ beeinflußt wird. Auch die Qualität des verwendeten Wassers kann auf das Parfümöl und die Stabilität des Produkts einen Einfluß ausüben; daher sollte deionisiertes oder wenigstens chlorfreies Wasser eingesetzt werden. After-shave-Lotionen werden gewöhnlich in Glasflaschen mit geruchssicheren Verschlüssen oder in Plastikgefäße abgefüllt.

Pre-shave-Lotionen werden ähnlich wie After-shave-Lotionen hergestellt. In ihrem Fall ist jedoch das Abkühlen auf 0 °C wegen der etwas anderen Inhaltsstoffe nicht ratsam. Dennoch muß auch bei diesen Produkten sichergestellt sein, daß unter ihren zu erwartenden Lager- und Benutzungsbedingungen keine Niederschlagsbildung erfolgt.

6.9.5 Anwendung und Wirkung

Die Wirkungsweise der Mittel für die Naßrasur wurde einleitend bereits erläutert. Aufgrund zahlreicher Beobachtungen ist festzustellen, daß die meisten Naßrasierer ihren Bart nicht in optimaler Weise auf die Rasur vorbereiten. Sie nehmen sich häufig nicht genug Zeit zum Auftragen dieser Produkte. Durch die modernen Rasierklingen wird dieser Mangel jedoch größtenteils kompensiert. Die Rasur ist wirkungsvoller und angenehmer, wenn die Bartzone mit Wasser und Seife vorgewaschen und vor dem Auftragen des Rasiermittels leicht abgetrocknet wird. Ist für die Anwendung eines Produkts warmes Wasser erforderlich, so sollte es eine angenehme Temperatur besitzen. Rasiersticks können direkt aufgetragen und anschließend mit dem Rasierpinsel auf dem feuchten Hautareal zum Schäumen gebracht werden. Seifenstücke und Rasiercremes müssen mit dem Rasierpinsel aufgetragen werden. Nichtschäumende Rasiercremes werden auf die gewaschene und leicht abgetrocknete Bartzone aufgetragen und mit den Fingerkuppen gründlich verrieben. Rasierschaumpräparate (Aerosol-Rasierschäume) werden auf ein Hautareal aufgetragen und mit den Fingern über die Bartzone verteilt, wobei nicht zu stark gerieben werden sollte, da dies eine Entschäumung bewirkt. Pre-shave-Präparate für die Elektrorasur sollten auf das trokkene Gesicht gebracht werden. Sofort nach dem Verdampfen der Flüssigkeit wird in diesem Fall mit der Rasur begonnen.

6.10 Haarentfernungsmittel – physikalische und chemische

6.10.1 Allgemeines

Frauen und Männer aller Kulturen haben aus sozialen, religiösen und ästhetischen Gründen unerwünschte Körperhaare mit verschiedenen Methoden entfernt. Insbesondere bei den Völkern des Mittelmeerraumes und des Orients galt ein nackter unbehaarter, glatter Frauenkörper als Schönheitsideal. Über Zubereitungen zur Haarentfernung wird in alten Schriften, die bis in die Zeit des 4. Jh. v. Chr. zurückreichen, berichtet.

Unerwünschte Behaarung im Gesicht, an Armen und Beinen sowie im Achsel- und Genitalbereich ist für viele Frauen nicht nur ein kosmetisches, sondern vor allem ein psychologisches Problem, da starke Behaarung als „maskulin" angesehen wird. Das Tragen modischer Kleidung, die Schultern, Arme und Beine unbedeckt läßt, fördert den Wunsch, diese Körperpartien von sichtbaren Haaren zu befreien.

Die einfachste Art der Haarentfernung, nämlich das Abschneiden mit Hilfe von Rasierapparaten, Scheren oder Messern, löst das Problem nur kurzfristig und muß ständig wiederholt werden, zumal „Stoppeln" nicht nur im Gesicht als unangenehm empfunden werden.

Langanhaltende Haarentfernung kann physikalisch durch Herausreißen der Haare oder Zerstören der Haarwurzel **(Epilation)** oder chemisch durch Zerstörung bzw. Auflösung der Haare (**Depilation**) erfolgen.

6.10.2 Epilation

Eine dauerhafte Zerstörung der Haarwurzel kann man mit Hilfe von **Epilationssonden,** die an die Haarpapille gebracht werden, erreichen, wobei diese entweder mittels Gleichstroms elektrolytisch oder durch hochfrequenten Wechselstrom thermisch nachhaltig geschädigt werden. Der Umgang mit solchen Sonden erfordert besondere Erfahrung und hygienische Vorsichtsmaßnahmen, um Schädigungen und Infektionen auszuschließen, und sollte daher nur von geschulten Kosmetiker(inne)n praktiziert werden. Die Benutzung von Epiliersonden und das Ausreißen einzelner Haare mit Hilfe von Pinzetten sind mühsam und zeitaufwendig und werden im allgemeinen auf kleine Körperpartien, insbesondere im Lippen-, Kinn- und Augenbrauen-Bereich, beschränkt. Zur großflächigen mechanischen Epilation werden seit kurzem elektrisch betriebene Geräte angeboten, die mittels geschlitzter rotierender Rollen die Härchen herausreißen.

Die bewährteste Methode zur großflächigen Haarentfernung ist die Anwendung von Adhäsivmitteln **(Epilierwachsen).** Hierbei handelt es sich um klebrige Zubereitungen, die kalt *(Kaltwachse)* oder nach Aufschmelzen im Wasserbad *(Warmwachse)* auf die zu enthaarenden Hautpartien aufgestrichen werden. Für den Einsatz in Kosmetikstudios sind inzwischen auch

Wachspistolen, ähnlich den Heißklebepistolen, auf dem Markt. Die Wachsschicht wird mit Läppchen oder Folien bedeckt. Nach dem Antrocknen reißt man die Läppchen ruckartig ab, wobei die an der Wachsschicht anhaftenden Haare einschließlich der Wurzeln entfernt werden.

Einblicke in typische Zusammensetzungen von Enthaarungswachsen vermitteln die nachfolgenden Rezepturbeispiele.

Rezepturbeispiel: Enthaarungs-Warmwachse

Inhaltsstoffe	*Massengehalt (%)*	
	A	B
Bienenwachs	22	15
Kollophonium	75	80
Cetylpalmitat	3	–
Ricinusöl	–	5

Die Öl- bzw. Wachskomponenten werden aufgeschmolzen. Kollophonium wird portionsweise eingearbeitet. Die Schmelze kann in Formen oder Dosen gefüllt werden.

Rezepturbeispiel: Enthaarungs-Kaltwachs

Inhaltsstoffe	*Massengehalt (%)*
Nitrocellulose, 50%ige Lösung in Ethylacetat	80
Ricinusöl	10
Campher	2
Ethanol	8

Die Komponenten werden vermischt und in Flaschen oder Dosen abgefüllt. Das Kaltwachs wird mit einem Pinsel auf die zu enthaarenden Partien aufgetragen. Nach dem Verdunsten der Lösungsmittel wird der Wachsfilm mit den daran haftenden Haaren abgezogen.

6.10.3 Depilation

Chemische Enthaarungsmittel (Depilatorien) wirken nach dem gleichen Prinzip wie Haar-Dauerwellmittel (s. Kap. 8.3.4). Mit Reduktionsmitteln werden im alkalischen Bereich Peptidbindungen und Disulfidbrücken des Haarkeratins gespalten, so daß die Haare vollständig abgetrennt werden. Da hierbei auch das Stratum corneum angegriffen wird, muß darauf geachtet werden, daß der pH-Wert der Enthaarungsmittel nicht über 12,5 liegt und ihre Einwirkzeit nicht zu lang ist. Ein Kontakt mit Augen und Schleimhäuten ist unbedingt zu vermeiden. Weiterhin sollten die depilierten Hautpartien mit sauren bzw. leicht sauer gepufferten Präparaten nachbehandelt werden.

Während früher vielfach Alkali- und Erdalkali-Sulfide, Stannite, Selenide und sogar Mischungen von Arsentrisulfid mit Kalk verwendet wurden, basieren heutige Depilatorien fast ausschließlich auf Erdalkali- und Alkali-Salzen der Thioglykolsäure bzw. Thiomilchsäure. Diese erlauben eine rasche Ab- bzw. Auflösung der Haare und sind ausreichend hautverträglich. Nachteilig ist ihr typischer Geruch, der sich aber größtenteils durch geeignete alkali- und reduktionsresistente Parfums kaschieren läßt.

Depilatorien werden als Cremes, Lotionen und Aerosol-Schäume angeboten. Man trägt sie etwa messerdick auf die zu behandelnden Hautpartien auf und entfernt sie nach 5 – 10minütiger Einwirkzeit mit Hilfe eines Spatels oder feuchten Tuches. Nach gründlichem Abwaschen mit Wasser ist eine Nachbehandlung der Hautpartien mit neutralisierenden Präparaten ratsam.

Geeignete Verpackungen für Cremes sind lackierte Tuben aus Aluminium bzw. Kunststoff. Für Lotionen kommen Kunststoffflaschen, ggf. mit walzenförmigem Roll-on-Applikator, in Frage. Bei der Auswahl des Materials ist die korrosive Wirkung der Depilatorien zu berücksichtigen.

Für Depilationsmittel typische Zusammensetzungen geben die folgenden Rezepturbeispiele wieder.

Rezepturbeispiel: Depiliercremes

Inhaltsstoffe	*Massengehalt (%)*	
	A	B
Cetearylalkohol	9,0	12,0
Natriumlaurylsulfat	1,0	1,2
Wasser	73,2	61,3
Natriumhydroxid	1,3	–
Calciumhydroxid	12,0	15,0
Thioglykolsäure	3,0	5,0
Propylenglykol	–	5,0
Parfümöl	0,5	0,5

Cetearylalkohol und Natriumlaurylsulfat werden aufgeschmolzen und bei 80 °C in der Hälfte der Wassermenge emulgiert. Die resultierende Emulsion wird auf ca. 30 °C abgekühlt. Die Thioglykolsäure wird in einem Teil des Wassers gelöst; die Lösung wird mit dem Natriumhydroxid als 20%ige Lösung und mit dem Calciumhydroxid versetzt. Die resultierende Lösung und anschließend die restlichen Komponenten werden in die separat hergestellte Emulsion eingearbeitet. Die anfallende Mischung wird abschließend homogenisiert.

Rezepturbeispiel: Depilierlotion

Inhaltsstoffe	*Massengehalt (%)*
Cetearylalkohol	6,0
Natriumcetearylsulfat	2,0
Mineralöl	6,0
Natriumhydroxid	1,0
Calciumhydroxid	10,0
Thioglykolsäure	4,0
Glycerin	5,0
α-Bisabolol	0,1
Parfümöl	0,3
Wasser	65,6

Cetearylalkohol, Natriumcetearylsulfat und Mineralöl werden bei ca. 75 °C aufgeschmolzen und bei 80 °C in der halben Wassermenge emulgiert. Die Emulsion wird unter Rühren auf ca. 30 °C abgekühlt. Die Thioglykolsäure wird separat in einem Teil des Wassers gelöst und anschließend zuerst mit dem Natriumhydroxid als 20%ige Lösung und dann mit dem Calciumhydroxid versetzt. Die resultierende Mischung und dann die restlichen Komponenten werden in die Emulsion eingearbeitet, die abschließend vor dem Austragen aus dem Ansatzbehälter homogenisiert wird.

Rezepturbeispiel: Depilierschaum (Wirkstofflösung)

Inhaltsstoffe	*Massengehalt (%)*
Cetearylsulfat	3,0
Cetearylalkohol	4,0
Siliciumdioxid	0,2
Thioglykolsäure	4,0
Calciumhydroxid	12,0
Glycerin	5,0
Parfümöl	0,4
Wasser	71,4

Cetearylsulfat und Cetearylalkohol werden aufgeschmolzen und bei 75 °C in der halben Menge des Wassers emulgiert. Die Emulsion wird unter Rühren auf ca. 35 °C abgekühlt. In einem separaten Behälter werden Thioglykolsäure und Calciumhydroxid in einem Teil des Wassers gelöst. In die Emulsion werden zunächst diese Lösung, dann die restlichen Inhaltsstoffe eingearbeitet. Anschließend wird homogenisiert. 90% Massenanteile der Wirkstofflösung werden zusammen mit 10% Massenanteilen Propan/Butan als Treibgas in Spraybehälter abgefüllt.

Rezepturbeispiel: Enthaarungs-Nachbehandlungscreme (pH = 4,0)

Inhaltsstoffe	*Massengehalt (%)*
Octyldodecanol	7,00
Mineralöl	8,00
Cetearylalkohol	3,00
Glycerinmonostearat	3,00
Polysorbat 40	2,00
Sorbitanstearat	2,00
Polydimethylsiloxan	1,00
4-Hydroxybenzoesäuremethylester	0,20
Citronensäure	0,03
Parfümöl	0,30
α-Bisabolol	0,50
Glycerin	5,00
Wasser	67,97

Die Ölkomponenten werden bei 80 °C aufgeschmolzen und im auf 75 °C erwärmten Wasser emulgiert. In die auf ca 45 °C abgekühlte Emulsion werden die restlichen Komponenten eingearbeitet. Nach Homogenisieren wird unter Rühren abgekühlt und abgefüllt.

6.10.4 Enzymatische Depilierung

Bestimmte proteolytische *Enzyme* wurden zur Depilation vorgeschlagen, insbesondere *Keratinase*. Aufgrund der hohen Nebenwirkungsrisiken, vor allem hinsichtlich Hautreizungen und Sensibilisierungen, haben sich derartige Produkte allerdings nicht auf dem Markt durchsetzen können.

Literatur

Kap. 6.1 Seifen und Syndets

Braun-Falco, O., Korting, H. C. (1990), Hautreinigung mit Syndets, Springer-Verlag, Berlin, Heidelberg, New York.

Schumann, K., Siekmann K. (1993), Soaps and Syndets, Ullmann, 5. Aufl., Bd. A24, S. 247 – 266.

Fiedler, H.-P., Umbach, W. (1987), Cosmetics and Toiletries, in Falbe, J., Surfactants in Consumer Products, S. 355 – 372, Springer-Verlag Berlin, Heidelberg, New York.

Jungermann, E. (1985), Toilet Bar Soaps, Trends and Technologies, HAPPI **22** (3), 44 – 48, 72, 73.

Milwidsky, B. (1980), Soap and Detergent Technology, HAPPI **17** (1) 42, 44, 46.

Normenausschuß Materialprüfung (1979), Anwendungstechnische Prüfverfahren für Tenside, SÖFW **105,** 433–437.

Osteroth, D. (1987), Seifen, Ullmann, 4. Aufl., Bd. 21, S. 209–226.

Osteroth, D. (1987), Probleme bei der Herstellung von Toilettenseife, SÖFW **113,** 91–94.

Tronnier, H. (1985), Seifen und Syndets in der Hautpflege und -therapie, Ärztliche Kosmetol. **15,** 19–30.

Kap. 6.2 Flüssige Wasch-, Dusch- und Badepräparate

Falbe, J. (1988), Surfactants in Consumer Products, Springer-Verlag, Berlin, Heidelberg, New York.

Domsch, A. (1992), Die kosmetischen Präparate, Bd. II, Augsburg, Verlag Chemische Industrie, H. Ziolkowsky.

Busch, P., Schneider W. (1995), Cosmetic Peeling Preparations – Composition and Action, SÖFW (im Druck).

Cozzoli, O. (1993), Identification and Quantification of Surfactants in Cosmetics, Cosmet. Toiletr. **108** (2), 71–84.

Kap. 6.3 Mittel zur Reinigung und Pflege der unreinen Haut

Fanta, D. (1984), „Unreine Haut" – Möglichkeiten der kosmetischen Beeinflussung. Concept-Symposium, Heidelberg.

Kindl, G., Raab, W. (1988), Licht und Haut, 2. neubearb. Auflage, S. 226, Govi-Verlag, Frankfurt am Main.

Raab, W. (1984), Moderne Methoden der Aknebehandlung, Kosmetik, J. **9,** 8–13.

Sacher, R. (1987), Akne und unreine Haut, Kosmetik, International **5,** 4–11.

Strittmater, Th., Terlinden, S. (1986), Kosmetische Präparate zur Pflege von unreiner Haut, Apoth. J. **8,** 30–34.

Kap. 6.4 Hautpflegemittel

Bhargava, H. N. (1987), The Present Status of Formulation of Cosmetic Emulsions, Drug. Dev. Ind. Pharm. **13**, 2363–2387.

Chandler, J. M. (1993), Water-in-Oil Technology: A Review, Cosmet. Toiletr. **108** (11), 74– 80.

Civille, G. V., Dus, C. A. (1991), Evaluating Tactile Properties of Skincare Products: A Descriptive Analysis Technique, Cosmet. Toiletr. **106** (5), 83–88.

Eccelston, G. M. (1992), Emulsions. In J. Swarbrick, J.C. Boylan (eds.): Encyclopedia of Pharmaceutical Technology, Bd. 5, S. 137–188, Marcel Dekker, New York.

Elias, P. M., (1988), Structure and Function of the Stratum Corneum Permeability Barrier, Drug Dev. Res. **13,** 97 –105.

Gall, Y., Chappuis, J. P. (1994), Skin Care Products for Normal, Dry and Greasy Skin. In R. Baran, H. I. Maibach (eds.): Cosmetic Dermatology, S. 89–110. Martin Dunitz Ltd., London.

Harry, R. G. (1982), Skin Creams. In Harry's Cosmetology, 7th ed., S. 50–73. Leonard Hill Books, London.

Hoppe, U., Lunderstädt, R., Sauermann, G. (1993), Quantification of the Skin's Surface by Digital Signal Processing. In P. J. Frosch, A. M. Kligman (eds.): Noninvasive Methods for the Quantification of Skin Functions, S. 25–41. Springer-Verlag Berlin, Heidelberg, New York.

Idson, B. (1993), Vitamins and the skin, Cosmet. Toiletr. **108** (12), 79–94.

Leveque, J. L., Corcuff, P. (1993), The Surface of the Skin – The Microrelief. In P. J. Frosch, A. M. Kligman (eds.): Noninvasive Methods for the Quantification of Skin Functions, S. 3–24, Springer-Verlag, Berlin, Heidelberg.

Odland, G. (1991), Structure of the Skin, in L. A. Goldsmith (ed.): Physiology, Biochemistry and Molecular Biology of the Skin, 2nd ed., S. 3–62, Oxford University Press, Oxford.

Rieger, M. M. (1992), Skin Constituents as Cosmetic Ingredients, Cosmet. Toiletr. **107** (11), 85–94.

Rieger, M. M. (1994), Cosmetic Use of Selected Natural Fats and Oils, Cosmet. Toiletr. **109** (8), 57–68.

Smith, W. P. (1994), Hydroxy Acids and Skin Aging, Cosmet. Toiletr. **109** (9), 41–48.

Tanaka, M. (1994), Recent Development of Skincare Products in Japan from the Bioscience Standpoint, Fragrance Journal **94** (9), 13–23.

Wertz, P. W., Downing, D. T. (1991), Epidermal Lipids, in L. A. Goldsmith (ed.): Physiology, Biochemistry and Molecular Biology of the Skin, 2nd ed., S. 205–236, Oxford University Press, Oxford.

Wild, J. E. (1993), Biophysical Instrumentation Used to Evaluate Personal Care Products, Cosmet. Toiletr. **108** (9), 71–77.

Kap. 6.5 Intimpflegemittel

Fiedler, H. P. (1978), Intimkosmetik, Sexualmedizin **7**, 43–44.

Janistyn, H. (1973), Intimkosmetik, in: Handbuch der Kosmetika und Riechstoffe, Bd. III, S. 950–956, Dr. Alfred Hüthig Verlag, Heidelberg.

Nolte, H., Eggensberger, H. (1976), Die Wirkung von Intimpflegemitteln aus mikrobiologischer Sicht, Ärztl. Kosmetol. **6,** 192–200.

Sustmann, S. (1982), Intimpflege und Menstruationshygiene beim Sport aus der Sicht der Kosmetikindustrie, Ärztl. Kosmetol. **12,** 309–312, 315.

Kap. 6.7 Lichtschutzmittel

Charlet, E., Finkel, P. (1983), UV-Filter in Sonnenschutzmitteln – Grundlagen und praktische Erkenntnisse, Parfüm. Kosmet. **64,** 186–196.

COLIPA Task Force „Sun Protection Measurement“, SPF Test Method, May 1994.

Domsch, A. (1994), Die kosmetischen Präparate, Band III, Sonnenschutzmittel, S. 403–479, Verlag für Chem. Industrie, H. Ziolkowski, GmbH, Augsburg.

Judin, V. P. S., Solonen, V. T. (1993), Charakteristika von hochleistendem ultrafeinen Titandioxid, benutzt als UV-Schutzfilter, SÖFW **119,** 491–496.

Kindl, G., Raab, W. (1988), Licht und Haut, Govi Verlag, Frankfurt/Main.

Rieger, M. M., Plains, M. (1993), Oxidative Reactions in and on Skin: Mechanism and Prevention, Cosmet. Toiletr. **108** (12), 43–46.

Sayre, R. M., Kollias, N., Roberts, R. L., Baqer, A. (1990), Physical sunscreens. J. Soc. Cosmet. Chem. **41,** 103–109.

Tichy, S. (1993), Transparentes ZnO zum Haut- und Sonnenschutz, SÖFW **119,** 482–486.

Wiskemann, A. (1991), Epitheliom und Melanom, TW Dermatologie **21,** 290–297.

Kap. 6.8 Insektenabwehrende Mittel (Repellents)

Finkel, P., Siemer, E. (1986), Repellents zur dermalen Anwendung, Apoth. J. **8,** 32–37.

Lutz, U., Jaspersen, H.-P. (1982), Repellentien und Insektenabwehr, Dtsch. Apoth. Ztg. **122,** 1539–1545.

Maibach, H. I., Khan, A. A. (1974), Use of Insect Repellents for Maximum Efficacy, Arch. Dermatol. **109,** 32–35.

Röder, K., Finkel, P. (1992), Repellents – Antiparasitäre Mittel zur äußeren Anwendung, pta in der Apotheke **21,** 213–219.

Sixl, W. (1981), Zur Frage der Repellents, Situations- und Literaturübersicht, Zentralbl. Bakteriol. Parasitenkd. Infektionskr. Hyg. Abt. 1 Orig. Reihe B **173,** 397–411.

Kap. 6.9 Rasiermittel

Boulden, M. E. (1992), Low VOCs, Reformulation of Personal Care Products, Cosmet. Toiletr. **107,** 57 – 61.

Brooks, G. J., Burmeister, F. (1990); Preshave and aftershave products, Cosmet. Toiletr. **105** (4), 67 – 69.

Hagers Handbuch der pharm. Praxis (1990), 5. Aufl., S. 214 – 216.

Harry's Cosmetology (1982) 7. Aufl., Chemical Publishing, New York.

Heinig, R. C. (1994), Aufschäumende Gele, SÖFW **120,** 255 – 256.

Spencer, T. S. (1985), Pseudofolliculitis Barbae or Razor Bumps and Shaving, Cosmet. Toiletr. **100** (11), 47 – 49.

Kap. 6.10 Haarentfernungsmittel

Barry, R. (1972), Depilatories, Cosmet. Sci. Technol., **Vol. 2,** S. 39 – 72, 2nd Ed. M. Balsam (ed.), Wiley, New York.

Jellinek, J. S. (1976), Kosmetologie, 3. Aufl., S. 701 – 712, Hüthig-Verlag, Heidelberg.

Wickett, R. R., Mermelstein, R. (1986), Single-fiber stress decay, studies of hair reduction and depilation, J. Soc. Cosmet. Chem. **37,** 461 – 473.

Pugliese, P. T. (1991), Depilatories, Advanced Professional Skin Care, S. 288 – 289, APSC Publishing, Bernville, USA.

Henderson, C. (1992), Clean Living, SPC **65** (7), 28 – 31.

Martini, M., Bobin, F., Burnier, V. (1989), Cire à épiler, Parfumes, cosmetiques, arômes **88,** 93 – 96.

7 Kosmetische Mittel zur Zahn-, Mund- und Zahnersatzpflege

7.1 Zahn- und Mundpflegemittel

7.1.1 Historisches

Zahn- und Mundpflege wurden bereits vor Jahrtausenden betrieben. Abgesehen von dem dadurch bewirkten angenehmeren Mundgefühl, waren die Motive dafür häufig religiöser Natur. Zum Schutz vor Krankheiten bzw. zu deren Heilung mußte man sich der Hilfe überirdischer Wesen bedienen, denen man nur nach entsprechender Waschung des Körpers und der Mundhöhle gegenüber treten durfte. Es kann auch davon ausgegangen werden, daß die bei Krankheiten zu Rate gezogenen Priester oder Ärzte über naturheilkundliche Erkenntnisse verfügten und durch Spülungen oder Einreibungen mit verschiedensten Stoffen Linderung der Mund- und Zahnkrankheiten zu erreichen suchten.

Aus einer Grabkammer in der Nähe der Pyramide von Djosser erfahren wir, daß es bereits um 2600 v. Chr. in Ägypten Ärzte gab, die auf Zahnbehandlung spezialisiert waren, und in den sog. „Sieben Medizinischen Papyri" (um 1900 v. Chr.) wird berichtet, daß die Mundspülung zur üblichen Morgenwäsche gehörte. Als dafür verwendetes Reinigungsmittel wird Natron erwähnt.

Welchen Wert man den Zähnen in Mesopotamien zugeordnet hat, kann man dem Kodex des Hammurabi (ca. 1800 v. Chr.) entnehmen. Für den durch Fremdeinwirkung bedingten Verlust des Auges eines Untergebenen wurden eine Strafe von 1 Mine Silber (505 g), für den Verlust des Zahnes eines Untergebenen eine von einem Drittel dieser Silbermenge festgelegt. Zum Reinigen der aus heutiger Sicht vergleichsweise kostbar eingeschätzten Zähne wird auf einer Tafelinschrift dieser Zeit eine Mischung aus Alaun, Minze und Turu-Aroma empfohlen.

In der im 7. Jh. v. Chr. vom Assyrerkönig Assurbanipal in Ninive zusammengetragenen Bibliothek finden sich in Altbabylonisch (ca. 1800 v. Chr.) abgefaßte Tontafeln, auf denen eine Beschwörungsformel gegen den die Karies verursachenden Zahnwurm beschrieben ist. Eine Mischung aus Emmer-Bier, gebrochenem Malz und Sesamöl wurde während der Beschwörung auf den kranken Zahn gelegt. Es ist auffallend, daß dieser Zahnwurm in fast allen Kulturen, so auch in China und dem vorkolumbischen Amerika sowie im Abendland, in Abbildungen, Schriften und Büchern zu finden ist. Zahnbehandler und Scharlatane nutzten diese populäre Vorstellung aus, um ihre angeblich gegen den Wurm prophylaktisch oder kurativ wirkenden Mixturen an den Mann zu bringen.

Frühe Hinweise auf eine regelmäßige Pflege der Mundhöhle finden wir auch in Indien in den in Sanskrit geschriebenen Veden aus der Zeit um 600 v. Chr. und insbesondere in dem um 400 n. Chr. verfaßten Bower-Manuskript, in dem eine Gurgelwasserrezeptur aus Senf, Bengalpfeffer, Ingwer, alkalischer Asche, Salz und Barringtonia erwähnt wird.

Die Medizin der Altkulturen Ägyptens und Assyriens wurde von den griechischen und römischen Kulturen aufgenommen und beträchtlich weiterentwickelt. Die Mund- und Zahnpflegeanweisungen sahen aber weiterhin Spülen mit Wasser, Abreiben der Zähne mit den Fingern unter Verwendung verschiedenster Zusätze sowie die Benutzung eines Zahnstochers vor. So wird in den hygienischen Vorschriften des in Attika wirkenden Arztes Diokles (ca. 300 v. Chr.) die Zahnreinigung mit den Fingern und dem Saft zerriebener Minze beschrieben; vergleichbare Empfehlungen finden sich auch in den Werken des berühmten römischen Arztes Galenos (2. Jh. n. Chr.). Man kann allerdings annehmen, daß die Zahnpflege generell ausgeübt wurde, da kosmetisch gut aussehende Zähne dem geltenden Schönheitsideal dieser Zeit entsprachen. So lobten die römischen Schriftsteller immer wieder die Schönheit der Zähne ihrer Frauen. Ovid rät in „De arte amandi“, die Zähne fleißig zu putzen und die Mundhöhle mit kaltem Wasser zu waschen.

Im Islam ist es besonders Mohammed (ca. 570 – 632 n. Chr.), der seinen Gläubigen eine strenge Mundreinigung vorschreibt. Als Hilfsmittel wird der Miswak benutzt, ein faserig gekautes Holzstäbchen aus dem wohlriechenden Holz des Zahnbürstenbaums (Salvatora persica). Der Miswak wurde bereits in vorislamischer Zeit bei den Beduinenstämmen verwendet. Mohammed sagt, daß ein Gebet, vor dem man den Miswak benutzt hat, mehr wert ist als 75 gewöhnliche Gebete. Durch diese Vorschriften wird die Zahnpflege bei den Muslimen zu einer rituellen Handlung, und es ist nicht erstaunlich, daß mit der Verbreitung der islamischen Religion die Verwendung des Miswak auch anderen Völkern nahegebracht wurde. Im 10. Jh. n. Chr. war der Perser Rhazes in Bagdad tätig, dessen gesammeltes Wissen nach seinem Tod von seinen Schülern veröffentlicht wurde. Neben der Benutzung des Miswak empfahl er spezielle reinigende Zahnpulver, so zur Behandlung schwarzgefärbter oder schmutziger Zähne eine Mischung aus Osterluzei, Seekrebs- und Muschelasche, Salz zusammen mit Honig gebrannt, Natron, Borax, Bimsstein, Glas, Schmirgel, Wacholderweihrauch, Beifuß und verbranntem wilden Thymian.

Im europäischen Raum war die Epoche von 500 – 1500 n. Chr. trotz der großen politischen, geistigen und kulturellen Umwälzungen eine Zeit ohne wesentliche Fortschritte in der Zahnheilkunde und der Zahnpflege. Hildegard von Bingen (1098 – 1178) erwähnte auch noch den Zahnwurm, rügte in diesem Zusammenhang, daß die Zähne zu wenig gespült werden und gab entsprechende Anweisungen. Auch in dem erstmals ganz der Zahnheilkunde gewidmeten deutschsprachigen Buch eines anonymen Verfassers von 1530 n. Chr. mit dem Titel „Arzney Buchlein“ werden alte griechisch-römische Hygienelehren aufgegriffen, das Spülen nach den Mahlzeiten, die Vermeidung harter Bissen und aller schleimigen, klebrigen und fetten Speisen. Erwähnenswert ist noch, daß 1498 n. Chr. die Zahnbürste als neues Pflegemittel wahrscheinlich aus China eingeführt wurde.

Daran änderte sich auch nichts in der Folgezeit, in der die Zahnheilkunde sich von der Chirurgie loslöste und sich permanent fortentwickelte. Mittels des zwischenzeitlich erfundenen Mikroskops wurde erkannt, daß der Zahnwurm nicht existiert. 1683 entdeckte van Leeuwenhoek im Speichel und im Zahnbelag kleine „Tierchen“, aber es dauerte noch bis zum Jahre 1890, bis Miller veröffentlichte, daß die von den Bakterien des Zahnbelags (Plaque) gebildeten sauren Stoffwechselprodukte für die Entstehung und das Fortschreiten der Karies verantwortlich sind. In der Folgezeit wurde zusätzlich festgestellt, daß andere Bakterien der Plaque Zahnfleischentzündungen verursachen können. Erst damit wurde die Notwendigkeit einer optimalen Mundhygiene zur Gesunderhaltung der Zähne und des Zahnhalteapparats wissenschaftlich begründet sowie die Grundlage zur Entwicklung entsprechender Pflegemittel gelegt.

7.1.2 Ursache und Prophylaxe von Zahn- und Zahnbetterkrankungen

Karies und Zahnbetterkrankungen sind die weltweit verbreitetsten Krankheiten. Karies gab es, wie Kieferfunde beweisen, bereits in der Steinzeit; ihr breites Auftreten ist jedoch erst durch unsere neuzeitlichen Ernährungsgewohnheiten beträchtlich gefördert worden. Speziell die ständige Verfügbarkeit von Zucker in fast allen Kulturgruppen ist dabei ein wichtiger Faktor. Die ◘ 7.1.**1** veranschaulicht den aktuellen Kariesbefall der 12jährigen Kinder weltweit (Stand: 1993) nach dem DMFT-Index. Unter den modernen Industrienationen gehört die Bundesrepublik Deutschland zu den Ländern mit vergleichsweise hoher Kariesrate. Dies drückt sich auch in den Kosten der Krankenkassen für entsprechende Behandlungen in Höhe von jährlich mehr als 10 Mrd. DM aus. Andere Länder wie die USA, die skandinavischen Länder, die Niederlande und die Schweiz schneiden besser ab, was sicher auf die früher begonnene und intensiver durchgeführte Aufklärung und die Nutzung der Zahnbehandlung mit Fluorid als Prophylaxe erklärt werden kann.

Über Zahnbetterkrankungen liegen bisher keine vergleichenden epidemiologischen Untersuchungen vor, diesem Krankheitsbild wird aber wegen seiner zunehmenden Bedeutung heute verstärkt Aufmerksamkeit geschenkt.

Der bakterielle Zahnbelag, in dem zwischenzeitlich 200–300 Bakterienarten nachgewiesen wurden, ist die Hauptursache für die Entstehung von Karies und Zahnfleischentzündungen. Bakterien wie Streptococcus mutans ernähren sich bevorzugt von Zucker und scheiden als metabolische Produkte

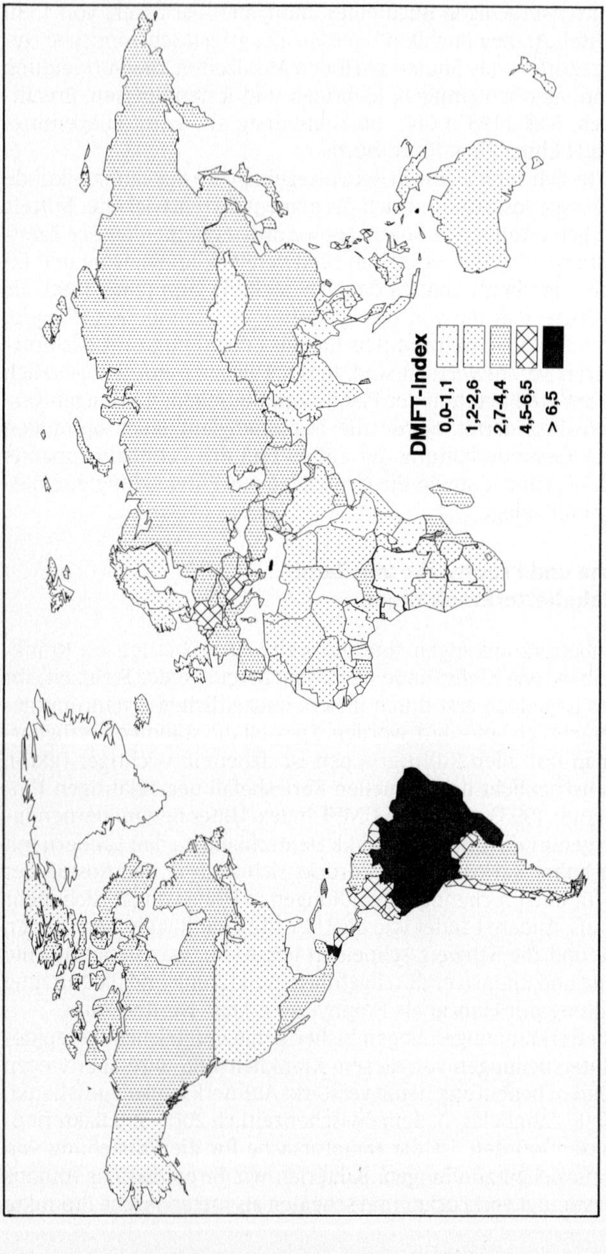

7.1.1 Kariesbefall bei 12 Jahre alten Kindern nach dem DMFT-Index weltweit, Stand 1993 (DMFT = Summe der kariösen, fehlenden und gefüllten Zähne pro Kind)

organische Säuren aus, die den pH-Wert des Zahnbelags absenken und das Mineral Zahnschmelz auflösen (◘ 7.1.2). Kann diese Demineralisation fortschreiten, entsteht Karies, und letztlich droht der Zahnverlust. Andere Stoffwechselprodukte (Endotoxine) von Bakterien können in das Zahnfleisch eindringen und Abwehrreaktionen hervorrufen, die eine Zahnfleischentzündung (Gingivitis) auslösen. Wird die Gingivitis nicht behandelt, so kann dies zur Lockerung der Zähne und letztlich zu Zahnausfall führen. Außerdem ist der bakterielle Zahnbelag Grundlage für die Bildung von Zahnstein, der das Entstehen und Fortschreiten von Zahnbettentzündungen zusätzlich fördert.

Dementsprechend muß zur Gesunderhaltung der Zähne und des Zahnbetts dieser bakterielle Belag ständig durch entsprechende Zahnpflege quantitativ beseitigt werden, was am besten nach den Mahlzeiten erfolgen sollte, da dann auch gleichzeitig die für die Bakterien lebensnotwendigen Nährstoffe ausgespült werden. Die Neubesiedlung einer sauberen Zahnoberfläche mit Bakterien verläuft innerhalb weniger Stunden. Bevorzugte Besiedlungsstellen sind dabei die Zahnzwischenräume und der Zahnfleischsaum. Gibt man diesem Erstbelag Gelegenheit, mehr als einen Tag zu wachsen, sich auszudehnen und zu altern, so werden zunehmend andere gefährliche Bakterienarten eingelagert, und die Menge an Karies sowie Gingivitis auslösenden Stoffwechselprodukten nimmt wesentlich zu. Deshalb ist täglich eine zwei-

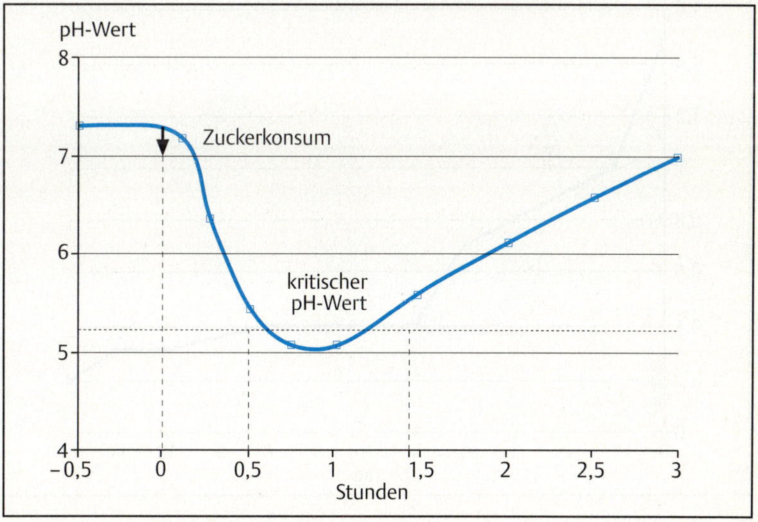

◘ **7.1.2** Veränderung des pH-Wertes von Zahnbelag nach Zuckerkonsum durch bakterielle Säurebildung

malige Zahnreinigung angeraten. Eine zahnmedizinische Grundregel lautet: „Ein stets sauberer Zahn wird niemals krank".

In der Praxis zeigt sich aber, daß insbesondere die Forderung nach der quantitativen Plaquebeseitigung nicht leicht zu erfüllen ist; das ist ein Grund, weshalb trotz aller Aufklärung Karies und Zahnbettentzündungen nach wie vor weit verbreitet sind. Bereitet die Reinigung der glatten, leicht zugänglichen Zahnflächen keine besonderen Probleme, so gibt es doch Zahnzwischenräume, Grübchen (Fissuren) auf den Backenzähnen und Zahnfehlstellungen, die schwerer zugängliche Räume für die Zahnbelagsentfernung darstellen. In klinischen Untersuchungen zeigt sich deshalb immer wieder, daß die Zahnflächen im Bereich der Zahnzwischenräume am häufigsten von Karies befallen sind.

Läßt man Testpersonen ihre Zähne in der ihnen gewohnten Weise reinigen und färbt danach den verbliebenen Zahnbelag an, so zeigt sich, daß kaum jemand die Forderung nach quantitativer Zahnbelagsbeseitigung erfüllt hat. Erst nach ca. zweiwöchigem Training gelingt dies. In dieser Zeit kann durch entsprechende Messungen nachgewiesen werden, daß zu Testbeginn bestehende Zahnbettentzündungen abklingen (s. 7.1.**3**). Etwa 6 Monate nach Trainingsende sind die meisten Testteilnehmer aber wieder in

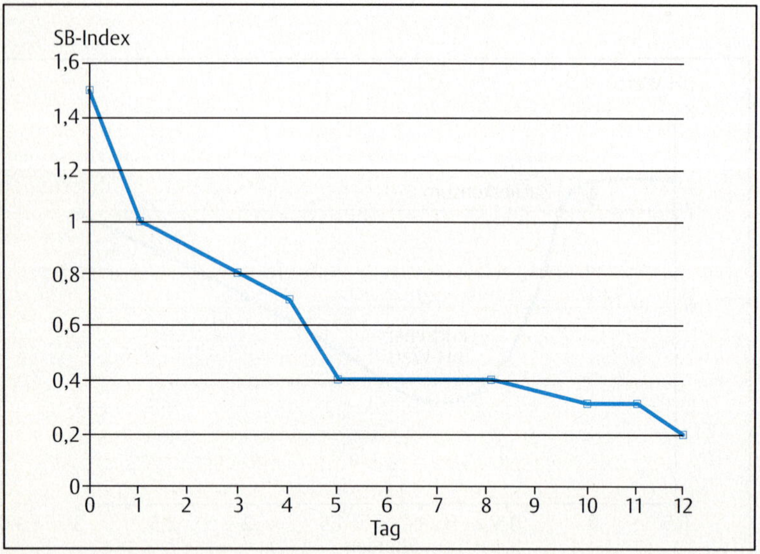

7.1.**3** Abklingen der Zahnfleischentzündung (Gingivitis) bei 12tägiger Reinigung der Zähne mit Zahnbürste und Zahncreme (Kriterium: SB-Index = Sulcus-Blutungs-Index)

ihre alten Gewohnheiten zurückgefallen, und die Gingivitis tritt wieder auf. Wenn man davon ausgeht, daß eine optimale Zahnreinigung von klein auf gelernt und geübt werden muß, damit sie ein Leben lang effektvoll angewandt wird, dann weist dies Eltern eine Aufgabe zu, die noch heute in zu geringem Umfang erfüllt wird.

Da Zahnbelag zu Mundgeruch führen kann und Zähne unschön aussehen läßt, sollten auch die kosmetisch-sozialen Aspekte nicht unterschätzt werden und zu einer gründlicheren Zahnpflege anregen.

Um Karies und Zahnfleischentzündungen einzudämmen, forschte man ab etwa 1900 gezielt nach entsprechenden Wirkstoffen und fügte diese auch Zahnpflegemitteln zu, um eine regelmäßige und effektive Anwendung der Wirkstoffe zu gewährleisten. Eine besondere Bedeutung kommt dabei fluoridhaltigen Produkten zu, mit denen es möglich ist, das Kariesrisiko um ca. 40% zu reduzieren.

7.1.3 Angebotsformen

Aus Kap. 7.1.2 ergibt sich, daß eine Zahnreinigung durch alleiniges Spülen oder Bürsten der Zähne mit Wasser zur quantitativen Belagsentfernung nicht ausreichen kann, denn insbesondere die Zahnzwischenräume werden damit nicht erreicht. Aber auch die Reinigung der Glattflächen mit diesen Mitteln ist nicht leicht, denn die Zahnbelagsbakterien sind in eine viskose und an der Zahnoberfläche gut haftende Matrix aus Polyzuckern eingelagert. Deswegen hat man **Zahnpulver** und die anwendungsfreundlicheren **Zahnpasten (Zahncremes)** entwickelt, die aufgrund der in ihnen enthaltenen oberflächenaktiven Stoffe den Zahnbelag anlösen und dispergieren können und die mittels ihrer Putzkörper eine zusätzliche mechanische Belagsentfernung bewirken. Entsprechend aromatisiert und mit Süßungsmitteln abgerundet sorgen sie für ein angenehmes Mundgefühl und frischen Atem. Ihr guter Geschmack soll auch zur regelmäßigen Anwendung motivieren. Dies trifft insbesondere für **Kinderzahncremes** zu, deren Aromatisierung andererseits aber auch nicht zum Verschlucken anregen soll.

Andere attraktive Angebotsformen sind die den Zahnpasten vergleichbaren **Zahngele,** bei denen der Brechungsindex der enthaltenen Putzkörper und der flüssigen Inhaltsstoffe so aufeinander abgestimmt wurden, daß transluzente oder transparente Produkte gleicher Wirksamkeit entstehen. Außerdem werden **Liquid-** oder **Flüssigzahncremes** angeboten, die aufgrund ihrer Fließfähigkeit einen anderen Anwendungskomfort bieten und sich mit Wasser gemischt auch als **Mundwasser** verwenden lassen.

Es hat sich gezeigt, daß Zahnpasten hervorragende Träger für prophylaktische Wirkstoffe sind (s. Kap. 7.1.4.1), wenn man beachtet, daß diese nicht durch andere Pasteninhaltsstoffe inaktiviert werden.

Zahnpasten, Zahngele und Liquid-Zahncremes sind daher bis heute die prophylaktisch effektivsten und meistverwendeten Zahnpflegemittel.

Insbesondere zur ergänzenden Reinigung der Zahnzwischenräume wird wenigstens einmal wöchentlich die Verwendung von **Zahnseide** empfohlen, mit der man mechanisch verbliebenen Belag entfernen kann. Die Handhabung dieses sehr nützlichen Hilfsmittels erfordert allerdings einige Übung. Auch die Benutzung von Interdentalbürsten, medizinischen Zahnhölzern und modernen Mundduschen kann diesbezüglich unterstützend wirken.

Waren aromatisierte Mundwässer in der Vergangenheit lediglich zur Erfrischung des Mund- und Rachenraums und zur Verbesserung des Mundgeruchs konzipiert, so werden heute Formulierungen angeboten, die Teilaufgaben einer modernen Zahnpflege übernehmen. Es gibt Produkte, die eine plaqueanlösende Wirkung beanspruchen; andere sind Träger von Antikarieswirkstoffen oder antibakteriellen Wirkstoffen zur Plaquebekämpfung.

Wenn keine Gelegenheit zum Spülen oder Putzen der Zähne gegeben ist, so können auch neuartige Kaumassen hilfreich sein, die durch Anregung des Speichelflusses eine verbesserte Zuckerentfernung bewirken und die Säuren des bakteriellen Stoffwechsels kurzzeitig abpuffern. Zusätzlich kann man prophylaktisch wirkende Stoffe beimischen.

Die Verpackungsformen für die genannten Produkte sind vielfältig. Zahncremes werden bevorzugt in Tuben und Spendern angeboten. Die meisten Spender geben bei Betätigung eines Hebels oder Knopfes die notwendige Anwendungsmenge ab. Mundwässer werden häufig in Flaschen mit Dosiereinrichtung geliefert.

7.1.4 Zusammensetzung

Um Zahnpasten oder Zahngele herzustellen, bettet man ihre Inhaltsstoffe (Tenside, Putzkörper, Wirkstoffe, Aromen, Süßungsmittel) in eine Grundlage aus Wasser und Bindemitteln ein. Zum Schutz vor Austrocknung fügt man Feuchthaltemittel und zum Schutz vor Keimbefall gegebenenfalls Konservierungsmittel zu. Die Feineinstellung des Fließverhaltens der Pasten und Gele kann noch den Zusatz von Konsistenzgebern erfordern; zur Verbesserung des Aussehens der Produkte werden häufig Farbpigmente oder lösliche Farbstoffe beigemischt.

Mundwässer in ihrer einfachsten Angebotsform sind wäßrige, meist auch alkoholhaltige aromatisierte Konzentrate oder gebrauchsfertige Lösungen. Zur Einarbeitung nicht wasserlöslicher Substanzen (Aromen, Wirkstoffe) enthalten sie geringe Mengen von Tensiden mit ausgeprägt solubilisierenden Eigenschaften. Neuerdings werden auch Produkte mit Zusätzen angeboten, die den Zahnbelag lösen sollen. Als Wirkkomponente muß man die zusätzlich eingearbeiteten reinigungsaktiven Tenside ansehen. Daneben können Mundwässer gelöste Wirkstoffe enthalten. Fluoride, adstringierende Substanzen und antibakterielle Stoffe sind Wirkstoffe in Marktprodukten. Häufig sind Mundwässer auch eingefärbt.

7.1.4.1 Wirkstoffe

Die Notwendigkeit, Wirkstoffe gegen Karies und Zahnfleischentzündungen zu erforschen und einzusetzen, ergibt sich aus der Tatsache, daß eine quantitative Beseitigung des Verursachers Zahnbelag durch entsprechende Zahnpflegemaßnahmen von der überwiegenden Zahl der Menschen nicht erreicht wird. Die Gründe hierfür sind vielfach. Mangelnde Kenntnis der Zusammenhänge, unzureichende Unterweisung und Erziehung im Kindesalter, zunehmender Zuckerkonsum und die Nachlässigkeit in Wohlstandsgesellschaften, aber sicher auch unzureichende finanzielle Mittel zum Kauf der Pflegeprodukte in sozial schwachen Schichten gehören dazu.

Ansatzpunkte für die Forschung nach Wirkstoffen ergeben sich aus der Kenntnis der Mechanismen für die Entstehung der Zahn- und Mundkrankheiten. Da der bakterielle Zahnbelag Hauptverursacher für die Entstehung von Karies und Zahnbettentzündungen ist, wird man spontan an Wirkstoffe denken, die die Bakterien des Zahnbelags abtöten. Dabei ist jedoch zu berücksichtigen, daß sich in der Mundhöhle andere, nützliche Bakterien befinden, die durch solche Maßnahmen mitbeeinträchtigt werden können. Bei Verwendung der i. a. unspezifisch wirkenden antibakteriellen Stoffe muß daher durch entsprechende klinisch-bakteriologische Untersuchungen sichergestellt werden, daß die natürliche Bakterienflora des Mund- und Rachenraums nicht beeinträchtigt wird. Antimikrobiell wirkende Formulierungen wurden wegen dieser Problematik bisher meist nur kurzzeitig bei medizinischer Indikation angewendet. Neuere Forschungen zeigen jetzt auch Lösungsansätze für eine Langzeitverwendung spezieller Formulierungen.

Den Bakterienstoffwechsel so zu beeinflussen, daß keine oder nur weniger gefährliche Stoffwechselprodukte entstehen, wäre ebenfalls hilfreich. Untersuchungen mit einem Enzymsystem verliefen diesbezüglich zunächst hoffnungsvoll, konnten in der klinischen Prüfung aber nicht so bestätigt werden, daß bisher eine allgemeine wissenschaftliche Akzeptanz erfolgte.

Bakterien werden durch eine viskose Polysaccharid-Matrix zusammengehalten und an der Zahnoberfläche fixiert. Zusätzlich wird personenabhängig die Plaque durch Einlagerung von Calciumphosphat-Mineralien aus dem Speichel in unterschiedlichem Umfang versteinert (Zahnsteinbildung) und damit in direkter Nachbarschaft des Zahnfleischs stabilisiert und schwerer entfernbar gemacht. Nach Wirkstoffen, die diese Zahnbelagsfixierung und -stabilisierung verhindern, wurde und wird geforscht. Zahnpflegemittel mit Antizahnsteinwirkung gehören heute bereits zum Standard.

Hinsichtlich der Bekämpfung von Karies konzentrierte sich die Wirkstoffsuche auch auf Substanzen, welche die Säurelöslichkeit des Zahnschmelzes und die Diffusion der Säuren in den Zahnschmelz reduzieren. Die historisch zuerst gefundenen Wirkstoffe, die umfangreich untersuchten Fluoride, wirken auf diese Weise.

Mit der Zeit erkannte man auch, daß oberflächlich leicht demineralisierter Zahnschmelz (Initialkaries) durch ausreichende Zufuhr von Calcium- und Phosphat-Ionen wieder mit Mineral ausgefüllt werden kann. Dieser als Remineralisation bezeichnete Vorgang ist ebenfalls Ziel eingehender Forschungen.

Als Folge von Zahnfleischentzündungen zieht sich das Zahnfleisch zurück, und der vorher geschützte Zahnhals liegt offen. Dies löst häufig eine erhöhte Empfindlichkeit der Zahnhälse gegenüber äußeren Reizen wie Temperatur oder Säuren aus. In diesen Fällen sind auch Wirkstoffe zur Verminderung der Reize von Interesse.

Selbstverständlich ist jeder Stoff, der einen Wirkstoff in seiner Effektivität verbessert, ein lohnendes Forschungsziel. So hat sich beispielsweise in umfangreichen Labor-, Klinik-und Feldstudien gezeigt, daß bestimmte Antizahnsteinwirkstoffe aus der Klasse der Bisphosphonate in Kombination mit Fluorid eine signifikant bessere Antikarieswirkung ergeben.

Fluoride

Eine herausragende Rolle unter den Antikarieswirkstoffen nimmt das Fluorid ein. Dessen Wirkung wurde 1931 entdeckt. Es war bekannt, daß in räumlich begrenzten Gebieten der Welt gehäuft Menschen mit auffallend geflecktem Zahnschmelz (Dentalfluorose) leben und in diesen Gebieten die Kariesverbreitung vergleichsweise gering war. Der Chemiker Churchill von den Aluminium Research Laboratories konnte mittels spektralanalytischer Untersuchungen an Trinkwasserproben zeigen, daß in diesen Gebieten der Fluorid-Gehalt im Wasser außergewöhnlich hoch ist. Dies war die Geburtsstunde der Fluorid-Prophylaxe, die bis heute weltweit mit hohem wissenschaftlichen Aufwand erforscht und weiterentwickelt wurde. Zahnpflegemittel mit Fluorid oder fluoridabspaltenden Verbindungen sind heute Standard.

Die Wirkung des Fluorid-Anions ist komplexer Natur. In Laboruntersuchungen kann gezeigt werden, daß durch die Anwendung gelöster Fluoride die Säurelöslichkeit des Zahnschmelzes reduziert wird. Fluorid-Ionen werden in den dem Calciumphosphat-Mineral Apatit ähnlichen Zahnschmelz eingelagert. Die so entstehenden Fluoridapatit-Phasen sind gegen Säureangriff resistenter. Lange Zeit war dies der allein diskutierte Wirkungsmechanismus. Später zeigte sich, daß Fluorid in beträchtlichem Umfang die Remineralisation fördert, wenn man übersättigte Calciumphosphat-Lösungen zur Anwendung bringt. Schließlich wirkt es auch auf den Stoffwechsel der Zahnbelagsbakterien und führt zu einer verminderten Säureproduktion. In klinischen Versuchen können diese Effekte nicht immer getrennt voneinander untersucht werden. Die bisher gesammelten Erkenntnisse stützen jedoch das Vorhandensein und Zusammenwirken dieser verschiedenen Mechanismen.

In Europa sind die für Zahnpflegemittel zugelassenen Fluorid-Wirkstoffe durch die EG-Kosmetik-Richtlinie geregelt. Diese begrenzt auch deren maximale Einsatzkonzentration auf 1500 ppm, bezogen auf ihren Fluor-Gehalt. Diese Grenzziehung ergibt sich aus toxikologischen Überlegungen zur Sicherheit der Produkte für Erwachsene und Kinder sowie aufgrund der Ergebnisse vieler klinischer Antikariestests, die eine signifikant bessere Wirkung höherer Einsatzkonzentrationen nicht sicher erkennen lassen. Die meisten marktüblichen Zahncremes enthalten 1000–1450 ppm (0,1–0,145%) Fluorid. Da kleine Kinder häufig zur Kariesprophylaxe auch noch Fluorid-Tabletten einnehmen, werden auch Kinderzahncremes mit geringeren Fluorid-Konzentrationen (250–500 ppm) angeboten, damit die tägliche Gesamtaufnahme an Fluorid individuell gewählt werden kann.

Häufig verwendet wird das in mehrjährigen Kariestests als hochwirksam erkannte Natriumfluorid. Da es mit Calcium-Salzen schnell zu unlöslichem und unwirksamem Calciumfluorid (CaF_2) reagiert, muß man calciumhaltige Rezepturkomponenten bei der Formulierung der Produkte vermeiden. Das betrifft insbesondere Putzkörper wie Calciumcarbonat oder Calciumhydrogenphosphat. Die diesbezüglich inerten Kieselgel-Putzkörper sind für Pasten mit Natriumfluorid daher besonders geeignet. Die Konzentration derartiger Pasten an verfügbarem Fluorid bleibt über Jahre konstant (s. ◘ 7.1.**4**).

Im ebenfalls häufig verwendeten Dinatriummonofluorphosphat (MFP) ist Fluor im Monofluorphosphat-Anion gebunden enthalten. Durch Hydrolyse wird daraus das wirksame Fluorid-Ion gebildet. Die Frage, ob die Hydrolyse bereits beim Zähneputzen im Mund oder später nach Adsorption des Monofluorphosphats am oder im Zahnschmelz erfolgt, bedarf noch der endgültigen Klärung. Die Wirksamkeit des MFP wurde jedenfalls in vielen mehrjährigen klinischen Untersuchungen nachgewiesen. In sachgerecht formulierten Zahncremes mit calciumhaltigen Putzkörpern ist MFP weitgehend stabil. Marktprodukte zeigten nach dreijähriger Lagerung unter europäischen Klimabedingungen nur einen Abfall der Fluorid-Konzentration von 1000 auf 700 ppm (s. ◘ 7.1.**4**). Für Mundwasserformulierungen ist es allerdings weniger geeignet.

Auch die sog. Aminfluoride, die als Gegen-Ionen organische Ammonium-Kationen mit Tensidcharakter haben, und das Zinn(II)-fluorid sind wirksame Fluorid-Wirkstoffe.

In den letzten Jahrzehnten ist in vielen großen klinischen Studien unzweifelhaft nachgewiesen worden, daß die regelmäßige Verwendung fluoridhaltiger Zahncremes die Karies um 20–40% reduziert. Dieser Effekt kann für Einzelpersonen durchaus wesentlich höher sein. Durch zusätzliche Maßnahmen, wie die Verabreichung von Fluorid-Tabletten im Kindesalter, regelmäßige Spülungen mit Fluorid-Mundwässern, die Verwendung von fluoridiertem Speisesalz oder fluoridiertem Trinkwasser, kann die Kariesrate zusätzlich gesenkt werden. Welche dieser miteinander kombinierbaren Anwendungen zu empfehlen sind, richtet sich nach den regionalen Gegeben-

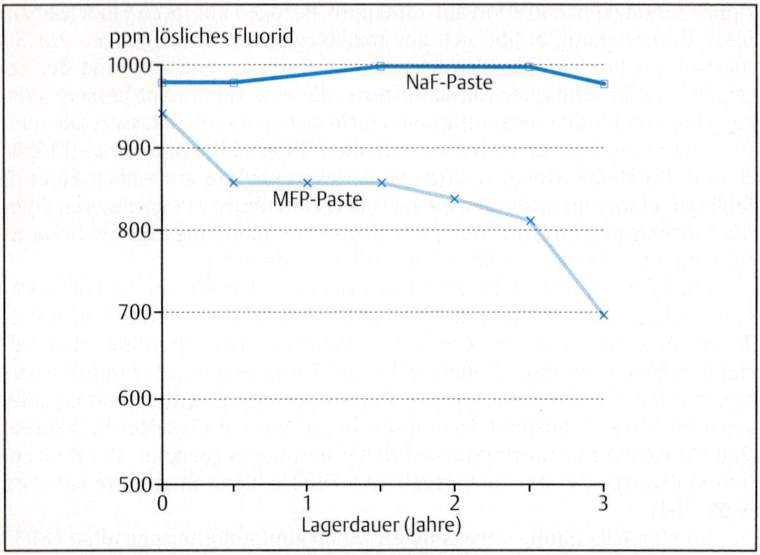

7.1.4 Konzentration des verfügbaren Fluorids von Zahnpasten auf NaF- bzw. MFP-Basis in Abhängigkeit von der Zeit im Lagertest

heiten sowie Lebensgewohnheiten und bedarf der Beratung durch die Gesundheitsbehörden und Zahnärzte.

Bei der Diskussion der Antikarieswirkung von Fluorid-Zahncremes stellt sich auch die Frage nach der Abhängigkeit der Wirkung von der Fluorid-Konzentration und der Art des Fluorid-Wirkstoffs.

Die Bewertung der Ergebnisse umfangreicher Kliniktests zu diesen Fragen läßt die Aussage zu, daß bei 250–1000 ppm bioverfügbarem Fluorid eine eindeutige Dosis/Wirkungs-Beziehung besteht. Der Antikarieseffekt nimmt in diesem Bereich angenähert linear zu. Oberhalb 1000 ppm ist eine derartige Wirkungsbeziehung nicht mehr sicher zu erkennen.

Die Frage nach der besten Fluorid-Verbindung ist schwerer zu beantworten, da selten unterschiedliche Fluorid-Wirkstoffe in gleichen Formulierungen miteinander klinisch getestet und verglichen wurden. Dazu kommt noch, daß zwar die bioverfügbaren Fluorid-Gehalte der Zahncremes zu Beginn der mehrere Jahre laufenden Kliniktests bekannt sind, weniger häufig aber auch die während deren Laufzeit, so daß mögliche Wirkstoffverluste und daraus resultierende Unterschiede nicht in Betracht gezogen werden können. Der gemeinsame Tenor vieler namhafter Kariesforscher in Veröffentlichungen zu dieser Frage ist heute, daß die Bioverfügbarkeit des Fluorid-Wirkstoffs in der Formulierung und dessen Konzentration die entscheidende Rolle spielen und keine Fluorid-Verbindung der anderen nachweislich überlegen ist.

Wirkstoffe gegen Plaquebakterien

Heute in Mundwässern in Konzentrationen von 0,05 – 0,3% bevorzugt eingesetzte antibakterielle Wirkstoffe sind Cetylpyridiniumchlorid, Chlorhexidin, Hexetidine, Domiphenchlorid, Triclosan und Natriumbenzoat. Eine Reihe klinischer Untersuchungen zeigt, daß entsprechende Formulierungen Plaqueneubildung und -wachstum in begrenztem Umfang inhibieren können. Sie helfen, die nach dem Zähneputzen verbliebenen Belagsreste zeitlich begrenzt zu inaktivieren und sind nützlich bei der Verwendung zwischen dem Zähneputzen, können dieses aber nicht ersetzen. Bestimmte Produkte sollen bei Anwendung vor dem Zähneputzen auch die Plaque anlösen und besser entfernbar machen.

Wirkstoffe gegen Zahnsteinbildung

Bestimmte Personen scheiden aus derzeit noch nicht geklärten Gründen aus dem mit Calcium- und Phosphat-Ionen übersättigten, aber durch andere Stoffe in der Zusammensetzung stabilisierten Speichel, Calciumphosphate aus. Diese lagern sich bevorzugt im Zahnbelag ab und bilden den Zahnstein, der nach Alterung in seiner Zusammensetzung dem Zahnschmelz sehr ähnlich ist. Daher würde der Versuch, Zahnstein mit Säuren zu lösen, auch immer zu einer Anlösung und Schädigung des Zahnschmelzes führen. Dieser Mineralablagerung kann man aber mit Stoffen begegnen, die bereits im frühesten Stadium der Kristallkeimbildung eingreifen und via spezifischer Sorption den Keim am Weiterwachsen hindern. Der Sorptionstendenz entsprechend ziehen sie auch auf bereits vorhandene Kristalle auf und inhibieren deren Wachstum.

In klinischen Untersuchungen konnte nachgewiesen werden, daß Azacycloheptan-2,2-diphosphonat (AHP), Pyrophosphate und gewisse Zink-Verbindungen sicher und effektiv zahnsteininhibierend fungieren. In vergleichbaren Zeiträumen werden Reduktionen der Zahnsteinbildung bis 60% erreicht. Dies bedeutet auch, daß die für die Gesunderhaltung des Zahnfleischs notwendigen Zahnsteinentfernungen durch den Zahnarzt weniger häufig durchgeführt werden müssen. Es bedeutet nicht, daß sie gänzlich unterbleiben können.

Wirkstoffe zur Remineralisierung

Zwischen dem Calciumphosphat-Mineral Zahnschmelz und dem an Calcium und Phosphat reichen Speichel besteht ein Gleichgewicht. Kurzzeitige oberflächliche Demineralisationen können aus der Speichelreserve wieder aufgefüllt, quasi ausgeheilt werden. Dieser Vorgang läuft am sauberen Zahn ohne besondere Unterstützung ab. Er kann aber durch bestimmte Stoffe beschleunigt und möglicherweise durch externe Zufuhr von Calcium und Phosphat verbessert werden.

Der wichtigste Remineralisationswirkstoff, das Fluorid, wurde bereits besprochen. Daneben werden dem Calciumglycerinphosphat und auch den Phosphat-Putzkörpern vom Typ Calciumhydrogenphosphat positive Wirkungen zugeschrieben. Daß der auch auf dem Zahnschmelz sorbierende Antizahnsteinwirkstoff AHP in dieses De- und Remineralisationsgeschehen eingreift und daraus seine zum Fluorid additive Antikarieswirkung abgeleitet werden könnte, ist denkbar.

Wirkstoffe gegen sensible Zahnhälse

Liegt der Zahnhals frei und ist das Dentin mit seinen unzähligen Kanälchen (Dentintubuli) offen zugänglich, werden Reize wie warm, kalt, süß und sauer über die flüssigkeitsgefüllten Tubuli an die Nerven weitergeleitet und als Schmerz empfunden. Zur Linderung werden daher Wirkstoffe eingesetzt, die einen direkten Einfluß auf die Reizleitung ausüben. Dazu gehören Kaliumnitrat und Kaliumchlorid in Konzentrationen von 5 – 10%. Andere Wirkstoffe sollen einen Verschluß der Tubuli durch Ausfällungen oder Verstopfung herbeiführen. Solche Stoffe sind Strontiumchlorid und Hydroxylapatit.

In den klinischen Untersuchungen zur Wirksamkeit dieser Verbindungen wird meist das subjektive Schmerzempfinden der Probanden zu Zeiten der Wirkstoffanwendung im Vergleich zu Zeiten der Anwendung des Placebos ermittelt. Da das Schmerzempfinden zu unterschiedlichen Zeiten aber generell nicht immer gleich ist, unterliegen die Meßwerte einer breiten Streuung. Trotzdem kann die Effektivität verschiedener Produkte als klinisch gesichert gelten.

Wirkstoffe zum Schutz des Zahnfleischs

Wie bereits erwähnt, ist der beste Zahnfleischschutz die sorgfältige Reinigung. Ergänzend hierzu sind zahlreiche Substanzen bekannt, die einen hemmenden Einfluß auf Entzündungen ausüben. Die Wirkstoffe der Kamille, das α-Bisabolol und das Chamazulen, sind Beispiele hierfür. Desweiteren sind beispielhaft zu erwähnen Eugenol, Vitamin A und Pflanzenextrakte aus Aloe, Arnika, Calendula, Hamamelis, Myrrhe, Rosmarin und Salbei. Oft sind es auch die Gerbstoffe in diesen Extrakten, die eine entzündungshemmende Wirkung ausüben. Auch adstringierende Stoffe, z. B. Aluminiumlactat, werden zu diesem Zweck eingesetzt.

7.1.4.2 Putzkörper (Poliermittel, Abrasivmittel)

Putzkörper, die je nach Typ und gewünschter Konsistenz des Pflegemittels in Konzentrationen von 15–50% zum Einsatz kommen, sind in der Regel wasserunlösliche anorganische Stoffe. Sie sollen mechanisch den Zahnbelag entfernen, möglichst ohne den Zahnschmelz und, bei evtl. freiliegenden Zahnhälsen, Zement/Dentin durch Abrasion zu schädigen. Da das Abrasionsverhalten der zur Verfügung stehenden Stoffe jeweils durch deren Härte, Korngrößenverteilung und Oberflächenstruktur, aber auch durch die anderen Rezepturbestandteile bestimmt wird, bedarf es bei der Produktentwicklung großer Sorgfalt, um Zahnpasten mit hoher Reinigungsleistung und minimaler Abrasionswirkung zu entwickeln. Messungen der Schmelz- und Dentinabrasivität, des Aufrauh- und Polierverhaltens und der Reinigungsleistung (s. Kap. 5) ermöglichen eine entsprechende Auswahl. Im allgemeinen wird man darauf achten, daß das jeweilige Produkt beim Zähneputzen nicht als unangenehm körnig empfunden wird. Man kann feststellen, daß die heute verwendeten Putzkörper überwiegend Korngrößen kleiner 15 μm aufweisen und weitgehend frei von scharfen Kanten und Ecken sind.

Bevorzugte Putzkörper für Zahnpasten sind Fällungs- und Gelkieselsäuren (amorphes $SiO_2 \cdot H_2O$). Sie können bei der Herstellung in ihren Eigenschaften breit variiert werden und sind besonders gut mit Fluorid-Wirkstoffen verträglich. Außerdem eignen sie sich für die Herstellung von Gel- und Liquidzahncremes. Andere übliche Poliermittel sind Calciumcarbonat ($CaCO_3$), Calciumhydrogenphosphat-Dihydrat ($CaHPO_4 \cdot 2H_2O$), Calciumhydrogenphosphat ($CaHPO_4$), Aluminiumoxid und Aluminiumoxidhydrate ($Al_2O_3 \cdot 3H_2O$), Hydroxylapatit [$Ca_5(PO_4)_3OH$] sowie Natriumaluminiumsilicate, z. B. Zeolith [$Na_{12}(AlO_2)_{12}(SiO_2)_{12} \cdot 27H_2O$]. Als Putzkörper wurde ebenfalls das organische Polymer Polymethylacrylat eingesetzt. Auch weiches, grobkörniges Natriumhydrogencarbonat wird als Poliermittel beansprucht. Es löst sich beim Zähneputzen schnell im Speichel und wirkt dementsprechend nur temporär, weshalb es meist mit anderen Putzkörpern gemischt wird.

7.1.4.3 Weitere Inhaltsstoffe

Zusätzlich zu den Wirkstoffen und Putzkörpern enthalten Zahnpflegemittel weitere für ihre Formulierung, Wirkung und Herstellung wichtige Stoffe, z. B. Tenside, Bindemittel, Feuchthaltemittel, Konsistenzgeber, Aromaöle, Süßstoffe, Konservierungsmittel und Farbstoffe.

Tenside (Schaummittel)

Tenside setzen Grenzflächenspannungen herab. In Konzentrationen unter 2% eingesetzt, begünstigen sie im Rahmen der Zahncremeproduktion die Einarbeitung wasserunlöslicher Stoffe, z. B. die von Aromaölen. Bei Verwendung fördern sie die schnelle und vollständige Auflösung und Verteilung der Zahncreme in der Mundhöhle. Danach unterstützen Tenside die mechanische Zahnbelagsentfernung, insbesondere an den Stellen, die mit der Zahnbürste nur schwer erreicht werden, und verhindern die Wiederablagerung der abgelösten Plaque. Ihren Eigenschaften entsprechend bilden sie beim Putzen mehr oder weniger Schaum, der von den meisten Verbrauchern als angenehm empfunden wird. Da von einem einzigen Tensid alle diese Eigenschaften nicht in optimaler Weise erfüllt werden, setzt man meist Tensidkombinationen ein. Schaummittel, die besonders gut reinigen, werden mit Tensiden (Lösungsvermittler) verarbeitet, die besonders gut solubilisieren.

Da Tenside in die Mundhöhle gelangen und verschluckt werden können, müssen sie schleimhautverträglich und auch toxikologisch unbedenklich sein. Daneben ist Geschmacksneutralität eine wesentliche Forderung an sie. Hohe Reinheit der Tenside wird dadurch zur zusätzlichen Produktanforderung.

Das in Zahnpflegemitteln weltweit am meisten verwendete Tensid mit der toxikologisch und klinisch besten Absicherung ist das Natriumlaurylsulfat, das auch mit erträglichem Aufwand in hoher Reinheit hergestellt werden kann. Als weitere Tenside sind das Natriumlaurylsarkosinat, die Fettsäuretauride, und die sog. Betaine zu nennen. Produkte mit stärker lösungsvermittelndem Charakter sind z. B. ethoxylierte Sorbitanfettsäureester.

Bindemittel (Verdickungsmittel)

Bindemittel sorgen für die gewünschte Struktur der Zahncremes und verhindern, daß sich die Feststoffe und die flüssigen Bestandteile separieren. Die Einsatzmengen liegen meist unter 2%. Verwendet werden hydrophile Kolloide wie die aus Braunalgen gewonnenen Alginate, die aus Rotalgen erhältlichen Carrageenane, Guaran (Guar Gum) aus Guarmehl, Carubin aus Johannisbrotkernmehl, Tragant, Xanthan aus der Fermentierung von Stärke und Cellulose-Derivate (Carboxymethyl-, Hydroxyalkylcellulosen). Auch hochdisperse, pyrogen gewonnene Kieselsäuren werden als Verdickungsmittel eingesetzt.

Hydrophile Kolloide verdicken, weil sie sich durch Wasserstoffbrücken-Bildung räumlich vernetzen. Dabei können sie auch Bindungen zu anderen Zahnpastenbestandteilen wie Putzkörpern aufbauen. Bis sich das endgültige Gleichgewicht eingestellt hat, können Wochen vergehen. Dies muß man bei der Produktentwicklung berücksichtigen und über entsprechende Lagertests und Messung der rheologischen Eigenschaften der Produkte verfolgen (s. Kap. 7.1.6).

Feuchthaltemittel

Da Zahncremebehältnisse nach Gebrauch häufig nicht wieder verschlossen werden, müssen ihre Inhalte vor Austrocknung geschützt werden. Dies erfolgt durch Zusatz von Feuchthaltemitteln wie Glycerin, Sorbit, Xylit oder Mischungen derselben. Je nach Produkttyp liegen die Einsatzkonzentrationen der Feuchthaltemittel bei 10–45%, in transluzenten Gelzahncremes können die Einsatzmengen noch höher sein.

Zusätzlich wirken Feuchthaltemittel kältestabilisierend, was für Transport und Lagerung der Produkte bei tieferen Temperaturen von Bedeutung ist; sie haben schon allein wegen ihrer vergleichsweise hohen Einsatzmengen wesentlichen Einfluß auf die Konsistenz.

Konsistenzgeber

Bei den heute schnell laufenden Zahncremeabfüllanlagen wird vorausgesetzt, daß der Zahnpastenstrang nach Erreichen der Füllmenge der Tuben schnell und gut abreißt. Auch beim Auftragen der Zahncreme auf die Zahnbürste ist dies eine gewünschte Eigenschaft. Mit Zusätzen unterschiedlicher Polyethylenglykole in Mengen von meist unter 1% kann dieses Abreißverhalten optimiert werden.

Aromaöle

Aromaöle werden in Konzentrationen um 1% in Zahncremes, bis ca. 5% in Mundwasserkonzentraten und bis zu 0,5% in gebrauchsfertigen Mundwässern eingesetzt. Zahncremearomen sind meist Mischungen verschiedener natürlicher Aromaöle. Der Weltbedarf an Aromaölen für Zahnpflegemittel liegt bei etwa 5000–6000 t.

Häufig eingesetzt werden z. B. Pfefferminzöle aus der Pflanze Mentha piperita, die bevorzugt in den USA angebaut wird, oder aus Mentha arvensis, die in Südamerika, China und Japan heimisch ist. Für diese Aromaöle ist der hohe Menthol-Gehalt typisch, der eine kühlende Frische vermittelt. Die Pfefferminzöle schwanken je nach Provenienz und Witterung im Erntejahr in ihrer Zusammensetzung. Die folgenden Angaben sind daher nur Richtwerte.

Zusammensetzung (in %) von Öl aus Mentha piperita:

Menthol	50
Menthon	20
Isomenthon	10
Menthylacetat	10
1,8-Cineol	4
Menthofuran	4

Das Mentha-piperita-Öl enthält zusätzlich geringe Mengen an 3-Octanol, Neomenthol, Piperiton, Mono- und Sesquiterpenen.

Die in den westlichen Staaten der USA angebaute Pflanze Mentha crispa liefert das ebenfalls beliebte Krauseminzöl, das ca. 60% Carvon enthält. Andere Basisaromen sind Anisöl aus Pimpinella anisum mit dem Hauptbestandteil Anethol, Fenchelöl (aus Foeniculum vulgare) mit seinem ebenfalls hohen Anethol-Gehalt, Eukalyptusöl (aus Eucalyptus globulus) mit einem Gehalt von ca. 85% 1,8-Cineol, Nelkenöl (aus Eugenia caryophyllata) mit dem Hauptbestandteil Eugenol sowie Zitronenöl (aus Citrus limon) und Wintergrünöl aus der immergrünen Pflanze Gaultheria procumbens, das bis zu 99% Salicylsäuremethylester enthalten kann. Die Kompositionen werden häufig noch durch Gewürz- und Blütenöle, z. B. Rosenöl, Geraniumöl, Zimtöl und Salbeiöl, und Fruchtnoten geschmacklich abgerundet.

Süßstoffe

Ein gebräuchlicher Süßstoff für Zahn- und Mundpflegemittel ist das Natriumsalz des Saccharins. Saccharin hat etwa die 500fache Süßkraft des Zukkers. Im Gegensatz zu diesem ist es nicht kariogen und mit allen anderen Pasteninhaltsstoffen gut verträglich. Konzentrationen von 0,1% sind für eine angenehme Süßung oft ausreichend. Andere Süßungsmittel sind Natriumcyclamat, Acesulfam und Aspartame sowie Glyzyrrhizin.

Konservierungsmittel

Zum Schutz der Produkte während der Herstellung und des Gebrauchs vor bakterieller Kontamination, nachfolgender Zersetzung und dem damit für den Verbraucher verbundenen gesundheitlichen Risiko werden häufig Konservierungsstoffe zugesetzt. Nur die in der Positivliste der Kosmetikverordnung aufgeführten Stoffe dürfen bis zu den dort angegebenen Grenzkonzentrationen verwendet werden.

Am häufigsten werden die Ester der *p*-Hydroxybenzoesäure (Parabene) in Konzentrationen von 0,1 – 0,2%, daneben auch andere Konservierungsmittel (Sorbinsäure, Natriumbenzoat, Chlorhexidindigluconat) eingesetzt.

Farbstoffe

Auch Farbstoffe können nur aus der entsprechenden Positivliste der Kosmetikverordnung ausgewählt werden. In den meisten Fällen sind sie mit den auch für Lebensmittel zugelassenen Farbstoffen identisch. Während für Mundwässer nur wasserlösliche Farbstoffe wie Patentblau V (C.I. 42051), Chinolingelb (C.I. 47005) und Kochenillerot A (C.I. 16255) verwendbar sind, können in Zahncremes auch Farbpigmente eingesetzt werden. Für weiße Produkte eignet sich besonders Titandioxid (C.I. 77891). Werden Zahnpasten beispielsweise mit andersfarbigen Streifen ausgestattet, so müssen Farbpigmente verwendet werden, damit die Farbe nicht in die Umgebung der Streifen eindringen kann und das optische Erscheinungsbild beeinträchtigt.

7.1.4.4 Rezepturbeispiele

Für Zahn- und Mundpflegemittel typische Zusammensetzungen veranschaulichen die folgenden Rezepturbeispiele.

Rezepturbeispiel: Zahncreme auf Kreidebasis

Inhaltsstoffe	*Massengehalt (%)*
Kreide	30,00
Natriumlaurylsulfat	1,45
Natriumcarboxymethylcellulose	0,80
Kieselsäure, pyrogen	2,50
Sorbit, 70%ig	12,00
Glycerin, 86%ig	5,00
Wasser	46,20
Aromaöl	1,00
Natriumsaccharinat	0,15
p-Hydroxybenzoesäuremethylester	0,10
Natriummonofluorphosphat	0,80

Rezepturbeispiel: Gelzahncreme auf Kieselsäure/Natriumfluorid-Basis

Inhaltsstoffe	*Massengehalt (%)*
Kieselsäure, Abrasivtyp	12,000
Kieselsäure, verdickend	8,000
Betain-Tensid	1,500
Xanthan Gum	0,300
Sorbit, 70%ig	35,000
Glycerin, 86%ig	15,000
Wasser	27,068
Natriumsaccharinat	0,100
Aromaöl	0,800
Farbstoff	0,002
Natriumfluorid	0,230

Rezepturbeispiel: Zahncreme gegen Zahnstein

Inhaltsstoffe	*Massengehalt (%)*
Kieselsäure, Abrasivtyp	14,000
Kieselsäure, verdickend	6,000
Natriumlaurylsulfat	1,400
Xanthan Gum	0,400
Carrageenan	0,300
Sorbit, 70%ig	15,000
Glycerin, 86%ig	25,000
Wasser	30,098
Natriumsaccharinat	0,200
Aromaöl	1,000
p-Hydroxybenzoesäuremethylester	0,200
Titandioxid	0,800
Farbstoff	0,002
Tetrakaliumpyrophosphat	4,400
Dinatriumpyrophosphat	1,200

Rezepturbeispiel: Mundwasserkonzentrat

Inhaltsstoffe	*Massengehalt (%)*
Ethanol, 96%ig	55,000
Wasser	39,198
Natriumsaccharinat	0,400
Pfefferminzöl, natürlich	2,500
Nelkenöl, natürlich	0,500
Menthol	2,000
Kamillenextrakt	0,200
Salbeiextrakt	0,200
Farbstoff	0,002

Rezepturbeispiel: Gebrauchsfertiges Mundwasser

Inhaltsstoffe	*Massengehalt (%)*
Ethanol, 96%ig	5,300
Aromaöl	0,200
PEG-40-hydriertes Ricinusöl	0,400
Wasser	93,349
Natriumbenzoat	0,250
Natriumsaccharinat	0,050
Kamillenextrakt	0,200
Salbeiextrakt	0,200
Farbstoff	0,001
Cetylpyridiniumchlorid	0,050

7.1.5 Sicherung der Produktqualität

Die Sicherung der Produktqualität beginnt bereits bei der Produktentwicklung. Der Produktentwickler muß die chemischen und physikalischen Eigenschaften der zum Einsatz vorgesehenen Rohstoffe und des daraus resultierenden Endprodukts berücksichtigen, die vorhandenen Produktionsbedingungen in Erwägung ziehen, die späteren Gebrauchsbedingungen einkalkulieren und die gesetzlichen Regelungen beachten.

So schreibt die Kosmetikverordnung vor, daß kein Produkt in Verkehr gebracht werden darf, das dem Verbraucher in irgend einer Hinsicht schaden kann. Toxikologische, mikrobiologische und ökologische Überlegungen und Prüfungen müssen gegebenenfalls schon im Vorfeld der Produktentwicklung durchgeführt und im Rahmen derselben ständig überprüft werden.

Auch bei Berücksichtigung all dieser Qualitätsparameter bei der Produktentwicklung verbleiben immer noch Risiken, die durch entsprechende Prüfungen im Rahmen der Produktion oder am Endprodukt abgesichert werden müssen. Ein besonderes Risiko dieser Art stellt die bakterielle Kontamination dar. Wegen der Allgegenwart von Bakterien kann trotz entsprechender Vorsichtsmaßnahmen einmal eine Keimbelastung auftreten, die vom Konservierungssystem des Produktes nicht mehr abgefangen werden kann, zumal zum Schutz des Verbrauchers der Zusatz von Konservierungsmittel primär so gering wie möglich gehalten oder gar vermieden werden sollte.

Dementsprechend wird man einerseits vom jeweiligen Entwicklungsprodukt eine Keimzahlbestimmung durchführen, andererseits aber auch sicherstellen, daß Keime bei Befall des Produktes abgetötet werden. Diese Belastungsprüfung ist deshalb auch wichtig, weil das Produkt bei Verwendung durch den Verbraucher immer mit Bakterien in Kontakt kommen kann.

Bei der Keimzahlbestimmung verdünnt man eine Produktprobe so, daß beim Auftrag seiner Lösung auf einen Nährboden die Bakterien vereinzelt sind und nach Bebrütung und entsprechender Vermehrung als Kolonie gezählt werden können. Im Belastungstest wird dem Produkt eine definierte Menge aus einer Mischung relevanter Bakterien zugefügt und festgestellt, in welchem Zeitraum diese abgetötet werden.

7.1.5.1 Qualität und Produktentwicklung

Ein wesentlicher Beitrag zur Qualität ist die Festlegung der Rohstoffspezifikationen, die im allgemeinen aus einem Satz von Kenngrößen bestehen. Dichte, Brechungsindex, Farbzahl, pH-Wert, Schmelzpunkt, Abrasivitäts-, Polier- und Kratzwerte sind beispielhafte Parameter. Eine toxikologische Bewertung der Rohstoffe ist selbstverständlich zu fordern. Auch an eine mögliche bakterielle Kontamination muß gedacht werden, insbesondere wenn man Naturstoffe oder Rohstoffe mit großer Oberfläche einsetzen will.

Die Spezifikationen müssen mit dem zukünftigen Lieferanten abgestimmt werden. Dazu gehört auch ein Abgleich der entsprechenden Prüfmethoden und Analyseverfahren. Um ganz sicher zu gehen, wird der Abnehmer im Falle kritischer Parameter bei Wareneingang bestimmte Prüfungen wiederholen. Dies ist auch dann angezeigt, wenn ein Befall mit Bakterien im Bereich der Möglichkeit liegt.

Ist die Entwicklung der Rezeptur abgeschlossen, werden Stabilitätsprüfungen durchgeführt. Das Produkt wird bei unterschiedlichen Temperaturen, beispielsweise bei –10, 0, 20 und 40 °C über einen Zeitraum von 12–24 Wochen gelagert und in dieser Zeit mehrfach analysiert und begutachtet. Pasteninhaltsstoffe können untereinander oder mit den Behältermaterialien, wie beispielsweise Aluminiumtuben, reagieren. Dies kann bei erhöhter Temperatur schneller erkannt werden. Tendieren Zahnpastenformulierungen zur Phasentrennung, wird auch dies bei höherer Temperatur früher festgestellt. Die Ausdrückbarkeit der Zahncreme aus der Tube oder Spender bei winterlichen Temperaturen kann beeinträchtigt werden, was eine Lagerung bei tieferen Temperaturen erkennen läßt. Auch die Keimbelastbarkeit kann so bei unterschiedlichen Lagerbedingungen verfolgt werden. Lagertests werden ebenfalls mit Mundwässern durchgeführt, u.a., um unerwünschte Trübungen oder Ausfällungen frühzeitig zu bemerken. Zusätzlich werden gefärbte Mundwässer längere Zeit dem Sonnenlicht oder vergleichbarer künstlicher Bestrahlung ausgesetzt, um die Farbstabilität zu prüfen. Mit Farbveränderungen muß aber auch bei Zahncremes in transparenter oder transluzenter Verpackung gerechnet werden.

Parallel dazu wird man bei grundlegend neuen Wirkstofformulierungen toxikologische Untersuchungen mit dem Fertigprodukt durchführen. In Klinikstudien sollte man außerdem sicherstellen, daß der gewünschte prophylaktische Effekt vorhanden ist und das Produkt keine Nebenwirkungen wie

Schleimhautreizungen oder Brennen der Zunge hervorruft. Die Prüfung der Wirksamkeit einer neuen Antikarieszahncreme im klinischen Feldversuch kann beispielsweise inklusive der Vorbereitungszeit und Testauswertung 4–5 Jahre dauern und Kosten in Millionenhöhe verursachen.

7.1.5.2 Qualität und Produktion

Da Zahn- und Mundpflegemittel bei Verwendung stets mit Bakterien in Kontakt kommen können und dieses Risiko durch eine absichernde Produktformulierung ohne Schaden für Produkt und Verbraucher bewältigt werden muß, ist für die Produktion von Zahn- und Mundpflegemitteln eine keimfreie Herstellung und Abfüllung nicht zwingend notwendig. Trotzdem achtet man darauf, daß im Herstellbetrieb eine keimarme Situation herrscht, damit das Konservierungssystem nicht vorbelastet wird.

Zu Beginn der Produktion wird man sicherstellen, daß alle verwendeten Rohstoffe die Spezifikationen erfüllen. Am Ende der Produktion muß man prüfen, ob die Konzentrationen der Wirk- und Inhaltsstoffe den Rezepturvorgaben entsprechen und das Produkt die gewünschten Gebrauchseigenschaften aufweist. Hierfür können zusätzliche Prüfkriterien wie Dichte, pH-Wert und rheologische Kenngrößen von Nutzen sein. Auch die Prüfung auf Keimfreiheit ist geboten.

Von wesentlichem Einfluß auf die Gebrauchseigenschaften von Zahnpasten ist die Viskosität, die das Auspreßverhalten der Paste aus dem jeweiligen Behälter bestimmt. Zahnpasten zeigen in aller Regel ein „pseudo-plastisches“ Verhalten. Sie fließen nicht wie Newtonsche Flüssigkeiten, sondern erst ab einer gewissen Scherkraft tritt Fließverhalten auf. Zudem zeigen Zahncremes meist das Phänomen der „Thixotropie“. Bei der Scherung werden im Produkt labile, dreidimensionale Gerüststrukturen reversibel zerstört, die sich im wesentlichen durch ein Zusammenspiel von Binde-, Verdickungsmittel und Putzkörper im Verlauf der Produktreifung aufgebaut haben. Dies führt dazu, daß bei jeder weiteren Scherbeanspruchung weniger Kraft aufgewendet werden muß. Entsprechend ist eine Zahncreme nach Herstellung und damit verbundener Scherbeanspruchung meist auch dünnflüssiger, was sich für die Abfüllung positiv bemerkbar macht. Bei Lagerung des Produkts werden die Gerüststrukturen neu aufgebaut. Da dieser Strukturaufbau unterschiedlich lange dauert, muß man den „Reifungsprozeß“ genau kennen, um die frisch hergestellte Ware hinsichtlich ihres Qualitätsparameters Rheologie beurteilen zu können.

Zur Messung des Thixotropieverhaltens verwendet man heute meist Rotationsviskosimeter, die „Hysteresekurven“ zur Auswertung liefern.

7.1.6 Herstellung von Zahncremes

Die Herstellverfahren für Zahnpflegemittel richten sich nach der jeweiligen Rezeptur und den sich daraus ableitenden technischen Notwendigkeiten. Daher arbeiten nicht alle Hersteller nach den gleichen Methoden und mit den gleichen Ausrüstungen.

Für Zahncremes gibt es grundsätzlich zwei Arten von Herstellverfahren, das Batch- und das Konti-Verfahren.

Beim Batch-Verfahren werden nacheinander begrenzte Mengen Zahncreme in einem Mischer von beispielsweise 1000 – 2500 l Fassungsvermögen hergestellt. Im Konti-Verfahren wird das Produkt in theoretisch unbegrenzter Menge in einem Durchlauf produziert. Während das Konti-Verfahren besonders zeitgünstig arbeitet, erfordert es andererseits hohe Genauigkeit und technische Präzision. Jede unbemerkte Abweichung an den zahlreichen Dosiersystemen führt zu einer Qualitätsabweichung und damit zum Abbruch des Prozesses. Eine Nachdosierung ist nicht möglich.

Nachfolgend wird die Herstellung einer Zahncreme nach dem Batch-Verfahren beschrieben. Als Beispiel dient die in den Rezepturbeispielen an erster Stelle aufgeführte Formulierung einer Zahncreme auf Basis Kreide (s. S. 205).

In einem 2000-l-Rührwerk, ausgestattet mit Rührer, Homogenisator und Vakuumanlage, werden Feuchthaltemittel, Glycerin und Sorbit vorgelegt. Das Bindemittel Natriumcarboxymethylcellulose wird unter Rühren hinzugegeben. Nacheinander werden in diese Mischung vollentsalztes Wasser, Saccharin, MFP und Konservierungsmittel eingerührt. Zum Quellen des Bindemittels wird die Mischung ca. 15 min gerührt.

Wenn dieser Teilansatz homogen ist, werden mittels Vakuum nacheinander und unter ständigem Rühren der Putzkörper (Kreide), die pyrogene Kieselsäure und das Tensid (Natriumlaurylsulfat) eingesaugt. Das Tensid wird möglichst gegen Ende hinzugegeben, damit die Schaumbildung den Ablauf des Herstellprozesses nicht behindert.

Der Aromastoff wird zuletzt eingesaugt. Das resultierende Gemisch wird dann ca. 15 min unter Vakuum homogenisiert, bis eine vollständige Durchmischung aller Komponenten und eine glatte Struktur erreicht sind.

Nachdem eine Probe des fertigen Ansatzes anhand der Prüfspezifikationen im Prüflabor untersucht und der Ansatz freigegeben wurden, wird die Zahncrememasse entweder direkt über ein Rohrleitungssystem in die Abfüllanlage gepumpt oder zunächst in einen fahrbaren Zwischenbehälter gefüllt.

Vom abgefüllten Produkt werden jeweils Muster gezogen, die von der Qualitätsprüfung auf Einhaltung der vorgegebenen Spezifikationen untersucht werden. Um etwaige später erfolgende Reklamationen überprüfen zu können, werden außerdem einige Muster pro Batch von der Qualitätsprüfung als Rückhaltemuster gelagert.

7.2 Prothesenreinigungsmittel und -haftmittel

7.2.1 Prothesenreinigungsmittel

Eine Zahnprothese muß ebenso gründlich gereinigt und gepflegt werden wie die natürlichen Zähne, da sie vom gleichen Milieu (Mundflora, Speichel) umgeben ist. Hierzu gibt es spezielle Prothesenreinigungsmittel **(Gebißreiniger)**, die als Brausetabletten und Pulver nach Auflösen in Wasser angewendet werden. Aus zahnärztlicher Sicht sollen Prothesenreinigungsmittel eine gründliche Reinigung der Prothesen und eine effektive Keimreduzierung bewirken, gut verträglich mit dem Prothesenmaterial sein und keine gewebeschädigenden Rückstände hinterlassen. Sie sollen darüber hinaus einen angenehmen frischen Geschmack vermitteln.

7.2.1.1 Prothesenmaterialien

Man unterteilt herausnehmbaren Zahnersatz in Partial- oder Teilprothesen, die mit Klammern oder Teleskopkronen am Restgebiß gehalten werden, Total- oder Vollprothesen, die nur von der Schleimhaut des zahnlosen Kiefers (Prothesenlager) getragen werden und Hybrid- oder Druckknopfprothesen, die an einer verbliebenen Zahnwurzel verankert werden. Für die Herstellung von Prothesen werden metallische und nichtmetallische Werkstoffe verarbeitet.

Bei den metallischen Werkstoffen handelt es sich um Edelmetall- oder um Cobalt/Chrom-Legierungen, die für Klammern, Stützelemente und Lote verwendet werden. In seltenen Fällen wird auch die Prothesenbasis aus Metall gefertigt.

Der am häufigsten verwendete Kunststoff für die Prothesenbasis und die künstlichen Zähne ist Polymethylmethacrylat (PMMA). Je nach Verwendungszweck wird das Basis-Monomer Methylmethacrylat heiß- oder kaltpolymerisiert. Dem Polymer können bei Bedarf Weichmacher (z. B. Dibutylphthalat), Vernetzer (z. B. Glykoldimethacrylat), Glasfasern oder Farbpigmente zugemischt werden. Weniger gebräuchlich als Prothesenmaterial sind Polycarbonate, Epoxidharze und Acrylat-Copolymerisate.

Die Zähne können auch aus Dentalkeramik oder Porzellan bestehen.

7.2.1.2 Belagsbildung und Keimwachstum an Zahnprothesen

Ebenso wie auf den natürlichen Zähnen bildet sich auf den künstlichen „Dritten Zähnen“ Zahnbelag (Plaque), der durch die Einlagerung von mineralischen Stoffen aus dem Speichel zu Zahnstein verhärtet (s. Kap. 7.1). Bei ungenügender Reinigung können sich die an sich weißlichen Beläge durch farb- und gerbstoffhaltige Lebensmittel (z. B. Beerenobst, Rotwein, Tee) oder Tabakrauch gelblich bis dunkelbraun verfärben.

In konstruktionsbedingten Vertiefungen der Prothesenbasis, an den Materialübergängen und an den Halte- und Stützelementen von Teilprothesen bleiben leicht Speisereste haften. Sie gehen in Fäulnis über und verursachen Mundgeruch. Hinzu kommt, daß bei Vollprothesenträgern die Schleimhaut von der Prothesenbasis bedeckt und die Selbstreinigung durch Speichelfluß behindert wird. Somit herrschen dort günstige Bedingungen für anaerobe Bakterien und Pilze. Zusätzlich kann infolge geschwächter Abwehrlage des Körpers oder Stoffwechselveränderungen eine Verschiebung der Zusammensetzung der Mundflora zugunsten von pathogenen Keimen eintreten. Hiervon sind ältere Menschen besonders betroffen. Die Folge ist oft eine Entzündung der Mundschleimhaut, die sich durch Mitbeteiligung des Hefepilzes Candida albicans möglicherweise verschlimmert.

Bei Teilprothesen sind die Übergänge von Prothese zu eigenen Zähnen ideale Verstecke für Ablagerungen und Mikroorganismen. Daher ist die Restbezahnung durch Karies und Parodontopathien besonders gefährdet. Regelmäßige Prothesenhygiene ist daher für jeden Prothesenträger oberstes Gebot.

7.2.1.3 Zusammensetzung von Prothesenreinigungsmitteln

Für Prothesenreinigungsmittel typische Inhaltsstoffe sind unter Angabe ihrer Substanzklassen und Wirkweisen in der ▣ 7.2.**1** aufgeführt. Alle Inhaltsstoffe müssen den Reinheitsanforderungen für kosmetische Mittel entsprechen.

▣ 7.2.1 Substanzklassen und Wirkungsweise der Inhaltsstoffe von Prothesenreinigern

Inhaltsstoffe	Substanzklasse	Wirkung
Alkylarylsulfonate Alkylsulfate	Tenside	Emulgieren Dispergieren
Polycarbonsäuren Citrate Edetate	Komplexbildner/ Gerüststoffe	Reinigen
Proteasen	Enzyme	Eiweißspaltung
Peroxoborat Peroxomonosulfat Percarbonat	Per-Verbindungen	Desinfizieren Bleichen Desodorieren
Citronensäure Amidoschwefelsäure	Säuren	pH-Wert-Einstellung
Natriumcarbonat	Alkalisalze	pH-Wert-Einstellung
Natriumhydrogencarbonat	CO_2-Abspalter	Sprudeleffekt

Tenside setzen die Oberflächenspannung des Wassers herab und heben die Beläge von der Prothese ab. Durch ihre emulgierenden und dispergierenden Eigenschaften halten sie die Schmutzpartikel in Lösung. Als oberflächenaktive Substanzen werden vor allem anionische Tenside wie Alkylsulfate, Alkylarylsulfonate und Alkylsulfoacetate eingesetzt.

Nichtionische Tenside, z. B. Fettsäureester oder Fettalkoholether, haben auf die Aniontenside eine synergistische Wirkung zur Verbesserung der Entfernung von lipophilen Verunreinigungen; es kommen Zucker-Fettsäureester wie Saccharosedistearat in Frage, die gute grenzflächenaktive und dispergierende Eigenschaften haben.

Gerüststoffe enthärten das Leitungswasser durch ihre Fähigkeit zur Komplexierung von Calcium- und Magnesium-Ionen. Gut geeignete Gerüststoffe sind Citrate, Polycarbonsäuren oder Zeolithe. Phosphate sind ebenfalls effektiv, werden aber aufgrund ihres negativen Umweltverhaltens nicht breiter eingesetzt.

Chelate binden Eisen-, Mangan- und Erdalkali-Ionen durch Komplexbildung und verbessern die Wirkung von aktivem Sauerstoff, indem sie seinen katalytischen Abbau inhibieren. Sie sind ebenfalls gut geeignet zum Entfernen spezieller Flecken.

Enzyme können als spezifische Wirkstoffe die Reinigungswirkung der Tenside unterstützen. Enzyme, die in Prothesenreinigern benutzt werden, können Proteasen zum Abbau von Proteinen und spezielle Carbohydrasen zum Abbau von Kohlenhydraten der Beläge sein.

Als **keimtötende Komponenten** enthalten handelsübliche Prothesenreiniger 1 – 4% aktiven Sauerstoff, der in wäßriger Lösung aus Peroxo-Verbindungen freigesetzt wird. Aktiver Sauerstoff wirkt gegen Verfärbungen und geruchsbildende Stoffe oxidativ, also bleichend und desodorierend.

In Prothesenreinigern häufig eingesetzte Peroxo-Verbindungen sind Natriumperoxoborat, Kaliummonoperoxosulfat und Natriumpercarbonat. Natriumperoxoborat ist sehr lagerstabil, schnell löslich und enthält mind. 15% aktiven Sauerstoff.

Kaliummonoperoxosulfat, das Salz der Caroschen Säure, ist ein starkes Oxidationsmittel, lagerstabil und mit anderen Rezepturbestandteilen gut verträglich. Caroat, ein Tripelsalz aus Kaliummonoperoxosulfat, Kaliumsulfat und Kaliumhydrogensulfat, enthält 4,5% aktiven Sauerstoff.

Natriumpercarbonat (handelsübliche Produkte haben die Zusammensetzung $2\,Na_2CO_3 \cdot 3H_2O_2$) zerfällt in wäßriger Läsung sofort in Carbonat und aktiven Sauerstoff.

Organische Peroxysäuren sind als bleichende, desodorierende und antibakterielle Mittel ebenfalls geeignet. Sie sind besonders effektiv bei niedrigen Temperaturen. In Prothesenreinigungsmitteln werden u. a. Peroxybenzoesäure als Mono- und 1,12-Diperoxydodecandisäure (DPOA) als Diperoxysäure eingesetzt.

Peroxysäuren können auch in situ gebildet werden, z. B. Peroxyessigsäure bei der Reaktion von *N,N,N,N*-Tetraacetylethylendiamin (TAED) mit Percarbonaten oder Perboraten im alkalischen Bereich.

Zur **Einstellung eines sauren pH-Werts** kommt neben organischen Säuren (Citronensäure, Weinsäure) auch Amidoschwefelsäure (Amidosulfonsäure, Sulfaminsäure) in Betracht. Saure Reiniger wirken zahnsteinlösend.

Alkalien, z. B. Soda, verstärken die reinigende Wirkung. Handelsübliche Prothesenreinigungstabletten sind schwach sauer bis alkalisch (pH-Wert 6,5 – 8). Pulver sind meist stark alkalisch (pH-Wert 10).

Die chemische Wirkung der reinigenden Inhaltsstoffe wird physikalisch durch **Sprudeleffekte** unterstützt, durch die lose anhaftende Partikel mechanisch entfernt werden. In wäßriger Lösung durch schwache organische Säuren aus Natriumhydrogencarbonat freigesetztes gasförmiges Kohlendioxid wirkt in dieser Weise.

Um den Reinigungslösungen ein ästhetisches Aussehen zu geben, verwendet man wasserlösliche **Farbstoffe,** z. B. Indigotin. Diese können gleichzeitig Indikatorfunktion haben, d. h. das Ende der Reinigung durch Farbumschlag anzeigen.

Zur Überdeckung von unangenehmer Geruchsbildung während der Reinigung und zur Erzielung eines frischen Geschmacks der gereinigten Prothese werden als **Aromastoffe** etherische Öle, bevorzugt Pfefferminzöl, zugesetzt, die auf eine Trägersubstanz aufgebracht oder verkapselt sind.

Für Prothesenreinigertabletten typische Zusammensetzungen gehen aus der nachfolgenden Rahmenrezeptur hervor.

Rahmenrezeptur: Prothesenreinigertabletten

Inhaltsstoffe	*Massengehalt (%)*
Natriumperoxoborat	5 – 25
Kaliumperoxosulfat	10 – 30
TAED	1 – 4
Natriumtripolyphosphat	0 – 25
Natriumhydrogencarbonat	10 – 25
Natriumcarbonat	1 – 10
Citronensäure	10 – 20
Natriumdodecylbenzolsulfonat	0,3 – 1
Natriumsulfat, wasserfrei	20 – 25
Indigotin	q. s.
Aromastoffe	0,5 – 3
Tablettierhilfsstoffe	5 – 10

Prothesenreinigungsmittel werden heute fast ausschließlich in Tablettenform verwendet; pulverförmige Produkte haben kaum noch Bedeutung.

Für die Herstellung der Tabletten ist eine Reihe von Hilfsstoffen nötig: Füllstoffe, z. B. Natriumsulfat oder Dextrose, Gleitmittel, z. B. Magnesiumstearat, Fließregulierungsmittel, z. B. kolloidales Siliciumdioxid, und Granulierungsmittel, z. B. hochmolekulares Polyethylenglykol oder Polyvinylpyrrolidon. Solche Hilfsstoffe sind teilweise wasserunlöslich und bleiben als Schwebstoffe in der Reinigungslösung.

7.2.1.4 Herstellung

Die Rohstoffe müssen nicht nur bezüglich ihrer Reinheit kosmetischen Anforderungen genügen, sondern auch bestimmte physikalische Kriterien erfüllen: Korngröße, Stampfvolumen und Restfeuchte sind von wesentlicher Bedeutung.

Die Verarbeitung der hygroskopischen Substanzen muß in klimatisierten Räumen (20 °C, 40% relative Luftfeuchtigkeit) erfolgen, um ein Verbacken der Substanzen und vorzeitige Abgabe von Sauerstoff zu verhindern. Die Anlagen müssen aus Edelstahl sein.

Pulver werden durch Mischen in einem Trommelmischer hergestellt und anschließend in luftdicht schließende Kunststoffdosen abgefüllt. Tabletten stellen komprimierte Pulver dar. Die Herstellung von Brausetabletten ist ein komplexer Prozeß, der entsprechende galenische Erfahrung voraussetzt. Weist das zu tablettierende Gut ein geeignetes Korngrößenspektrum auf, ist Direkttablettierung möglich. Sonst muß es zuerst durch Granulierung in größere Agglomerate überführt werden. Durch „klebende" Materialien, z. B. als alkoholische Lösungen eingesetztes Polyethylenglykol oder Polyvinylpyrrolidon, baut man Granulatkörner auf, die sich zu Ein- oder Mehrschichttabletten verpressen lassen.

Mehrschichttabletten ermöglichen die Kombination unverträglicher Inhaltsstoffe durch Inkorporation in verschiedenen Schichten und zeitlich versetzte Reinigungsabläufe bei der Anwendung.

Verpressen (auf Rundläuferpressen) und Verpacken der Tabletten erfolgen in einem Arbeitsgang. Die Tabletten werden einzeln in Verbundfolie (Kunststoff/Aluminium/Papier) eingesiegelt. Zur Verpackung der Tabletten können Röhrchen aus Kunststoff mit Trocknungsmitteln im Stopfen verwendet werden.

7.2.1.5 Anwendung und Wirkungsweise

Man unterscheidet Schnellreinigungsprodukte, die innerhalb von 10–20 min wirksam sind, und Langzeitreinigungsprodukte, in denen die Prothese 6–8 h (über Nacht) verbleiben muß. Wie die eigenen Zähne reinigt man die „Dritten" nach dem Essen, zumindest aber am Abend. Wenn der Zahnarzt empfiehlt, die Prothese nachts herauszunehmen, kann sie über Nacht in der Reinigungslösung (auch in der von Schnellreinigern) verbleiben.

Zuerst werden die Nahrungsreste mit einer weichen Bürste entfernt. Harte Borsten sind ungeeignet, da sie die Prothesenfläche zerkratzen. Dann legt man die Prothese so in ein Glas oder einen Spezialbehälter mit warmem Wasser (35 – 40 °C), daß sie vollständig bedeckt ist. In kaltem Wasser sind die Präparate unwirksam, zu heißes Wasser schadet dem Prothesenkunststoff. Dann fügt man eine Tablette oder einen Meßlöffel des Pulvers zu. Die Dosierungsanleitung ist einzuhalten, da die Komponenten genau aufeinander abgestimmt sind. Nach der vorgeschriebenen Expositionszeit wird die Prothese herausgenommen und gründlich unter fließendem Wasser abgespült, um alle Rückstände zu entfernen.

In der Lösung werden die Wirkstoffe allmählich freigesetzt. Durch die reinigenden Zusätze werden die Oberflächenspannung des Wassers herabgesetzt, das Wasser enthärtet und die primären Beläge abgelöst. Durch Bindung von Calcium-Ionen wird dem Zahnstein vorgebeugt. Der aktive Sauerstoff wirkt keimtötend, bleicht Flecken und desodoriert durch die Oxidation von Geruchsstoffen. Die Wirkstofflösung dringt auch in die Zahnzwischenräume, Ecken und Ritzen der Zahnprothese ein, in die die Borsten einer Zahnbürste nicht hinkommen. Der Entstehung von Mund- und Gebißgeruch durch Speisereste und Keime, die sich an schwer zugänglichen Stellen verbergen, wird somit wirksam vorgebeugt.

Die freigesetzten Aromastoffe geben der Prothese einen angenehmen Geschmack und sorgen für Frische bei ihrem Wiedereinsetzen.

7.2.1.6 Bewertung

Vor Einführung eines Prothesenreinigungspräparates werden Prüfungen mit Schwerpunkt auf Reinigung, Desinfektion und Materialverträglichkeit durchgeführt. Zur Prüfung der Reinigungsleistung werden künstliche „Anschmutzungslösungen" hergestellt, die der Zusammensetzung der täglichen Nahrung (Proteine, Kohlenhydrate, Fett) entsprechen und zusätzlich besonders färbende Nahrungsbestandteile enthalten.

Die mikrobielle Prüfung (Suspensionstest, Mallmann-Carrier-Test) erfaßt neben den üblichen Indikatorkeimen Escherichia coli, Pseudomonas aeruginosa, Staphylococcus aureus und Candida albicans, Mundkeime wie Streptococcus mutans und salivarius sowie Lactobacillus odontolyticus. Candida albicans ist ein besonders resistenter Mikroorganismus, der orale Probleme verursacht und so ein guter Indikator für eine perfekte Reinigung ist.

Handelsübliche Prothesenreiniger hinterlassen keine meßbaren Rückstände auf der Prothese. Veränderungen des Prothesenmaterials sind auch bei Langzeitanwendung nicht beobachtet worden.

Schnellreinigungsprodukte beugen bei regelmäßiger Anwendung der Entstehung von Zahnstein vor, können aber massiv aufgebauten Zahnstein ohne Korrosion des Materials nicht lösen. Künftige Entwicklungen werden daher auf zahnsteinlösende und plaqueverhütende Wirkstoffe ausgerichtet sein. Spezielle proteinabbauende Stoffe werden vermehrt eingesetzt.

7.2.2 Prothesenhaftmittel

Zu den Pflegemitteln für Zahnprothesen gehören außer den Reinigungsmitteln auch die Haftmittel. Es macht daher Sinn, diese als kosmetische Produkte zu betrachten. Ihr gesetzlicher Status ist aber in Europa nicht einheitlich.

Haftmittel, die als Pulver, Cremes, Folien oder Flüssigkeiten angeboten werden, verbessern durch physikalische Wirkung die Haftung von Prothesen, die trotz bester zahntechnischer Methoden nicht immer ausreichend gegeben ist.

Teilprothesen sind abgestützte Prothesen, die an den natürlichen Restzähnen Halt finden und gegebenenfalls zusätzlich an die Schleimhaut angelagert werden. Dadurch wird der Kaudruck gleichmäßig auf die Kieferschleimhaut und das Zahnbett der Restzähne übertragen. Für ihren Halt sorgen eine physikalische Wechselwirkung zwischen Prothesenbasis, Speichel und Prothesenlager (Grundhalt) sowie eine muskuläre Wechselwirkung zwischen Prothesenkörper und der ihn begrenzenden Muskulatur (muskuläre Stabilisierung).

Dem Speichel mit seinen Kohäsions-/Adhäsionskräften kommt besondere Bedeutung zu. Für eine sichere Haftung muß ausreichend hochviskoser (muköser) Speichel zur Verfügung stehen. Mit zunehmendem Alter tritt aber häufig Mundtrockenheit auf, oder der reichlich gebildete Speichel ist zu dünnflüssig. Auch bei ungünstigen anatomischen Voraussetzungen, z. B. bei stumpfwinkligem Kieferkamm, kann eine ausreichende Anpassung nicht immer erzielt werden.

Besondere Schwierigkeiten treten in den ersten Monaten nach Anpassung einer Vollprothese auf. Die Alveolen sind funktionslos geworden, die Alveolarfortsätze schrumpfen, und es bildet sich ein Hohlraum zwischen Schleimhaut und Prothese. Häufig klagen „Prothesenneulinge“ über ein Fremdkörpergefühl, da sich die empfindliche Schleimhaut erst an die Zahnprothese gewöhnen muß.

Durch ungleichmäßige Druckbelastung beim Beißen und Kauen kann es zu Druckstellen kommen. Solche Druckstellen können ebenso wie Reizungen durch Nahrungspartikel, die sich unter den Prothesenrand schieben, zu Entzündungen führen.

7.2.2.1 Zusammensetzung

Substanzen, die zur Anwendung als Haftmittel geeignet sind, sollen eine möglichst lange Haftdauer besitzen. Sie dürfen nicht schleimhautreizend wirken und müssen toxikologisch unbedenklich, hygienisch einwandfrei und mit Prothesenmaterial verträglich sein. Von Gaumen und Prothese müssen sie sich rückstandsfrei entfernen lassen.

Als **Wirkstoffe** werden **natürliche** und **synthetische Quellstoffe** verwendet. Mit Ausnahme von Natriumalginat haben natürliche Quellstoffe heute nur noch geringe Bedeutung. Die ersten Haftmittel bestanden aus Pflanzengummen auf Polysaccharid-Basis, z. B. Gummi arabicum, Traganth und Karaya-Gummi oder natürlichem Kautschuk. Diese Quellstoffe bilden mit Wasser kolloidale hochviskose Lösungen oder Suspensionen mit plastischen oder pseudoplastischen Eigenschaften.

Synthetische Quellstoffe, die sich als Haftmittel eignen, haben ähnliche Eigenschaften wie natürliche Hydrokolloide. Die heutzutage am häufigsten eingesetzten Polymere sind bestimmte Typen der Natriumcarboxymethylcellulose, hochmolekulare Ethylenoxid-Copolymere, Salze der Poly(vinylether-co-maleinsäure) und Polyacrylamide.

Als **Hilfsstoffe** werden bei pastösen und flüssigen Produkten hydrophobe Grundlagen, insbesondere Kohlenwasserstoffe wie Vaseline oder Paraffinöl, verwendet. Galenisch sind solche Zubereitungen als Suspensionssalben bzw. flüssige Suspensionen aufzufassen. Es können Lebensmittelfarbstoffe oder Aromastoffe zugesetzt werden.

Trägersubstanzen für Haftfolien sind Vliesstoffe, in die der Haftstoff inkorporiert wird. Alle Rohmaterialien müssen pharmazeutische Qualität oder Lebensmittelqualität hinsichtlich chemischer und mikrobiologischer Reinheit haben.

7.2.2.2 Anwendung

Nach dem Reinigen der Zahnprothese trägt man das Haftmittel auf: Pulver werden auf die gesamte Fläche der feuchten Prothesenbasis aufgestreut. Folien werden passend für die Prothesenbasis zurechtgeschnitten und auf die feuchte Prothese aufgelegt. Cremes und Flüssigkeiten werden auf die trokkene Prothese aufgetragen, und zwar in die Vertiefungen, die dem Kieferkamm später aufliegen. Danach setzt man die Prothese ein und drückt einige Sekunden fest an. Mit dem Essen und Trinken sollte man etwas warten. Haftmittel sollten sparsam aufgetragen werden, da ein Überschuß die Haftwirkung beeinträchtigt. Das Haftmittel muß täglich entfernt werden, da es sonst ein Nährboden für Keime wird. Rückstände an Prothese und Gaumen lassen sich leicht mit einem speiseölgetränkten Wattestäbchen beseitigen.

Literatur

Kap. 7.1 Zahn- und Mundpflegemittel

De Paola, P. F., Soparkar, P. M., Triol, C., Volpe, A. R., Garcia, L., Duffy, J., Vaughan, B. (1993), The relative anticaries effectiveness of sodium monofluorphosphate and sodium fluoride as contained in currently available dentifrice formulations, American Journal of Dentistry **6**, Special Issue, 7 – 12.

Einwag, J., Hellwig, P., Hotz, P., Städtler, K., Bößmann, K. (1993), Die relative karieshemmende Wirksamkeit von Aminfluorid und Natriumfluorid in Zahnpasten – Ergebnisse einer Konsensus-Konferenz, Quintessenz **44,** 1697 – 1707.

Emberry, G., Rolla, G. (1992), Clinical and Biological Aspects of Dentifrices. Oxford University Press.

Hellwege, K. D. (1984), Die Praxis der zahnmedizinischen Prophylaxe, Dr. Alfred Hüthig Verlag, Heidelberg.

Hoffmann-Axthelm, W. (1973), Die Geschichte der Zahnheilkunde. Die Quintessenz, Berlin.

McGhee, J. R., Michalek, S. M., Cassell, G. H. (1982), Dental Microbiology, Harper and Row, Philadelphia.

Miller, W. D. (1980), The Micro-Organisms of the Human Mouth. The S.S. White Dental MFG.CO., Philadelphia.

Stookey, G. K., De Paola, P. F., Featerstone, J. D. B., Fejerskov, O., Möller, I. J., Rotberg, S., Stephen, K. W., Wefel, J. S. (1993), A Critical Review of the Relative Anticaries Efficacy of Sodium Fluoride and Sodium Monofluorophosphate Dentifrices, Caries Res. **27,** 337 – 360.

Kap 7.2 Prothesenreinigungsmittel und -haftmittel

Franz, G. (1982), Zahnärztliche Werkstoffe, in Schwenzer, G. (Hrsg.), Zahn-, Mund-, Kiefer-Heilkunde, Bd. 3, Prothetik und Werkstoffkunde, S. 63 – 135, Georg Thieme Verlag, Stuttgart, New York.

Jüde, H. D. (1982), Partielle Prothesen, in Schwenzer, G. (Hrsg.), Zahn-, Mund-, Kiefer-Heilkunde, Bd. 3, Prothetik und Werkstoffkunde, S. 207 – 249, Georg Thieme Verlag, Stuttgart, New York.

Körber, E. (1982), Totalprothesen, in Schwenzer, G. (Hrsg.), Zahn-, Mund-, Kiefer-Heilkunde, Bd. 3, Prothetik und Werkstoffkunde, S. 263 – 328, Georg Thieme Verlag, Stuttgart, New York.

Konietzko, K. H. (1975), Zur Frage der Desinfektion von herausnehmbarem Zahnersatz mittels selbsttätiger Prothesenreiniger, Medizinische Dissertation, Düsseldorf.

Marxkors, R. (1980), Taschenbuch der zahnärztlichen Werkstoffkunde, Hanser Verlag, München.

Niedermayer, W. (1982), Physikalische Grundlage beim Halt der Totalprothese, Dtsch. Zahnärztl. Z. **37,** 708 – 717.

Rödig, B. (1984), Vergleichende Untersuchung von Meßverfahren zur Prüfung von Haftmitteln bei Prothesenträgern, Medizinische Dissertation, Bonn.

Rossiwall, B. (1975), Prothesenkunststoffe in selbsttätigen Reinigungslösungen, Elektronenmikroskopische Untersuchungen, Österr. Z. Stomatol. **72,** 189 – 195.

Schweizer, B. (1974), Zur Frage der Prothesenhygiene unter Berücksichtigung des Prothesenschnellreinigungsmittels COREGA TABS, Medizinische Dissertation, Düsseldorf.

Schwenzer, N., Schmelzle R. (1982), Mundschleimhauterkrankungen, in Schwenzer, G. (Hrsg.), Zahn-, Mund-, Kiefer-Heilkunde, Bd. 4, Konservierende Zahnheilkunde und Mundschleimhauterkrankungen, S. 396, Georg Thieme Verlag, Stuttgart, New York.

Unger, D. (1980), Untersuchung über die Wirksamkeit eines selbsttätigen Prothesenreinigungsmittels, Medizinische Dissertation, Erlangen-Nürnberg.

Weidner-Strahl, S. K. (1984), Klinische Multicenter-Prüfung verschiedener Indikationen für Prothesen-Haftmittel, Quintessenz **8,** 1547 – 1551.

8 Kosmetische Mittel zur Haarbehandlung

8.1 Haarwaschmittel

8.1.1 Historisches

Bei der Körperpflege spielt die **Haarwäsche** eine bedeutende Rolle. Die Reinigung der Haare und der Kopfhaut von körpereigenem Fett, Hautabschilferungen, Schmutz und Gerüchen aus der Umwelt und ggf. von Rückständen anderer Haarbehandlungsmittel entspricht einem Grundbedürfnis des Menschen.

Zur Befriedigung dieses Bedürfnisses stand bis weit in dieses Jahrhundert hinein allein die Seife zur Verfügung. Wegen ihres stark alkalischen pH-Wertes ist sie für die Kopfhaut und die Augenschleimhaut aber wenig verträglich, und aufgrund ihrer Empfindlichkeit gegenüber der Wasserhärte, mit der unlösliche Kalkseifen gebildet werden, entstehen Beläge am Haar; es wird stumpf und glanzlos. Eine saure Spülung im Anschluß an die Haarwäsche – vorzugsweise mit Essig oder Citronensäure – war daher früher praktisch unerläßlich.

1933 kam das erste alkalifreie Shampoo auf den Markt. Es enthielt Alkylsulfate, wirkte dadurch auch in nicht alkalischer Einstellung und war weniger härteempfindlich als entsprechende Seifen-Produkte.

In den 60er Jahren wurden schließlich die Grundlagen für unsere heutigen Shampoos gelegt. Mit der Entwicklung der Alkylethersulfate eroberte eine Tensidklasse mit universell guten Eigenschaften den Markt. Weitere Spezialtenside, die dem steigenden Gesundheits- und Umweltbewußtsein Rechnung tragen, wurden entwickelt, und erstmalig standen auch Kunststoffflaschen in großer Menge zur Verfügung, die dem flüssigen Shampoo, der heute am weitesten verbreiteten Anwendungsform, zum Durchbruch verhalfen, während vorher Pulver und Cremes dominierten.

Heute muß ein Shampoo nicht nur gut reinigen und schäumen, mild und verträglich sowie praktisch und angenehm in der Handhabung sein, es muß auch zur Pflege des Haares oder zur Beseitigung von Haar- und Kopfhautproblemen beitragen. Diese zusätzlichen Wirkungen und der selbstverständlich gewordene Reinigungseffekt sind für ein modernes Shampoo charakteristisch.

Die Marktbedeutung, die **Shampoos** als größte Produktklasse der Haarpflegemittel überhaupt besitzen, ist in ▣ 8.1.**1** aufgezeigt, die die Umsatzzahlen von Shampoos nach Menge und Wert für die Bundesrepublik Deutschland im Zeitraum 1984–1993 enthält.

8.1.1 Shampoo-Umsätze in der Bundesrepublik Deutschland

	1984	1987	1990	1993*
Mengen (in 1 000 l)	47 080	48 500	55 040	70 182
Wert (in Mio. DM)	525	585	715	1 005
Gesamtwert Haarpflegemittel (in Mio. DM)				3 250

* incl. der neuen Bundesländer

8.1.2 Zusammensetzung

Ein Shampoo besteht aus ca. 10–20, in Einzelfällen aus bis zu 30 Rezepturbestandteilen, die ihre Funktion in sehr unterschiedlicher Konzentration erfüllen. Die Inhaltsstoffe, die die wesentliche Produktleistung erbringen, d. h. die Reinigung bewirken, sind die Shampoo-Tenside (Waschrohstoffe). Eine zweite Gruppe umfaßt Hilfsstoffe und eine dritte schließlich Stoffe, die dem Shampoo eine zusätzliche Wirkung vermitteln.

8.1.2.1 Shampoo-Tenside

Produktanforderungen

Die wichtigsten Kriterien, die bei der Auswahl von Tensiden für Shampoos zu berücksichtigen sind, werden nachfolgend erläutert.

Reinigungskraft. Diese basiert auf verschiedenen Einzelkriterien, z. B. auf der Oberflächenaktivität, Netzwirkung, dem Entfettungs-, Solubilisier-, Dispergier- und Emulgiervermögen, dem Kalkseifendispergier- und Schmutztragevermögen und der Ausspülbarkeit der Tenside. Diese Eigenschaften können – weitgehend nach genormten Testmethoden – objektiv bewertet werden. Erwartet wird eine ausreichende Reinigungskraft bei nicht zu starker Entfettungswirkung.

Unempfindlichkeit gegen Wasserhärte. Wichtig ist, daß das Reinigungsvermögen und die weiteren gewünschten Tensideigenschaften sowohl in weichem als auch in hartem Wasser gegeben sind.

Hautverträglichkeit. Die in Shampoos eingesetzten Tenside müssen gut haut- und schleimhautverträglich sein und dürfen daher keine aggressiv reinigende und entfettende Wirkung haben.

Schaumvermögen. Eine gute Reinigungsleistung muß nicht mit starker Schaumbildung verknüpft sein. Dennoch stellen Schaummenge und -qualität der Shampoos beim Waschen wichtige Kriterien für den Verbraucher dar, die von Shampoo-Tensiden erfüllt werden müssen. Möglichkeiten, Schäume in destilliertem oder hartem Wasser und auch in Gegenwart von Testfetten zu messen, bieten die Schlagschaummethode und die Schaumbestimmung nach Ross-Miles (DIN 53 902, Teile 1 und 2) und die Reibschaummethode nach Wilmsmann.

Verdickbarkeit. Ein Shampoo darf nicht so viskos sein, daß es kaum aus der Flasche fließt und schlecht auf dem Haar verteilbar ist. Andererseits soll es nicht so dünnflüssig sein, daß es aus der Hand und vom Kopf herabläuft. Daher müssen die Tenside zusammen mit den übrigen Rezepturbestandteilen auf die gewünschte mittlere Viskosität eingestellt werden können.

Verhalten bei verschiedenen pH-Werten. Reinigungs- und Schaumvermögen, Hautverträglichkeit, Verdickbarkeit und Hydrolysestabilität der einzelnen Tenside sind stark vom pH-Wert abhängig. Die in Shampoos eingesetzten Tenside sollen diese Eigenschaften im neutralen und schwach sauren pH-Bereich optimal entfalten.

Verträglichkeit mit anderen Rezepturbestandteilen. Die ausgewählten Tenside müssen chemisch stabil und mit allen anderen Rezepturbestandteilen verträglich sein, so daß z. B. keine Wirkungsminderungen oder Entmischungen stattfinden.

Biologische Abbaubarkeit. Die in kosmetischen Mitteln eingesetzten Tenside unterliegen dem Waschmittelgesetz und müssen daher die Forderung nach biologischer Abbaubarkeit gemäß den Kriterien der Screening-Tests bzw. Confirmatory-Tests der OECD erfüllen.

Wirkung am Haar. Die Wirkung eines Shampoos am Haar wird zwar durch die weiteren Rezepturbestandteile gezielt beeinflußt, aber bereits entscheidend von den Tensiden mitgeprägt. Daher sind schon bei der Auswahl der Tenside Kriterien wie Kämmbarkeit, Griff, Glanz und statische Aufladung der Haare zu berücksichtigen.

Herstellung, Verfügbarkeit und Preis. Die Tenside sollen nach umweltschonenden Verfahren, möglichst rein, d. h. insbesondere nur mit minimalen Spurengehalten unerwünschter, bei ihrer Synthese unvermeidbar anfallender Verbindungen, wie z. B. 1,4-Dioxan, praktisch ohne Eigenfarbe und Eigengeruch und in gleichbleibender Qualität herstellbar und in großen Mengen und zu günstigen Preisen verfügbar sein.

Technische Verarbeitbarkeit. Die Shampoo-Tenside müssen hochkonzentriert, jedoch flüssig, pumpbar und zur Kaltherstellung großer Volumina Shampoos geeignet vorliegen.

Bevorzugte Shampoo-Tenside

▣ 8.1.2 enthält eine Übersicht über die in Shampoos als Waschrohstoffe eingesetzten **anionischen, amphoteren und nichtionischen Tenside,** von denen die gebräuchlichsten kurz vorgestellt werden (weitere, in der Tabelle nicht aufgeführte nichtionische und kationische Tenside können als Hilfs- bzw. Wirkstoffe dienen).

Alkylsulfate, die ersten und in den USA noch heute überwiegend eingesetzten synthetischen Shampoo-Tenside, besitzen ein gutes Reinigungs- und Schaumvermögen. Nachteilig sind ihre Restempfindlichkeit gegen Wasserhärte, ihre mäßige Verdickbarkeit, schlechte Kältelöslichkeit und nach heutigen Anforderungen zu geringe Hautverträglichkeit. In Kombination mit anderen Tensiden können diese Nachteile jedoch weitgehend ausgeglichen werden.

Alkylethersulfate sind die bedeutendsten Tenside für Shampoos. Durchgesetzt haben sich insbesondere Natriumalkylethersulfate auf Basis von zwei- oder dreifach ethoxyliertem Lauryl- und Myristylalkohol. Sie übertreffen die Alkylsulfate deutlich bezüglich Kalkseifen-Dispergiervermögen, Unempfindlichkeit gegen Wasserhärte, Verdickbarkeit, Kältelöslichkeit und Haut- und Schleimhautverträglichkeit. Sie sind praktisch die einzigen Tenside, die auch als alleinige Waschrohstoffe für Shampoos eingesetzt werden können.

Alkylethercarboxylate mit mittlerem und besonders mit höherem Ethoxylierungsgrad ($n \approx 4-5$ bzw. $n \approx 10$) gehören zu den mildesten Tensiden überhaupt, zeigen aber ein schlechtes Schaum- und Viskositätsverhalten. Sie werden in Kombination mit Alkylethersulfaten und amphoteren Tensiden in Haarwaschmitteln eingesetzt.

Eiweiß-Fettsäure-Kondensate sind besonders gut hautverträgliche und bereits konditionierend wirkende zusätzliche Tenside in Shampoos. Ihre Nachteile liegen in ihrer hohen Konservierungsbedürftigkeit und starken Eigenfärbung sowie ihrem starken Eigengeruch. Als spezieller Antifett-Waschrohstoff ist das Eiweiß-Abietinsäure-Kondensat erwähnenswert.

8.1.2 In Shampoos eingesetzte Tenside

Bezeichnung	Formel[1]	Typ[2]
Alkylsulfate	$RO-SO_3^- M^+$	A
Alkylethersulfate	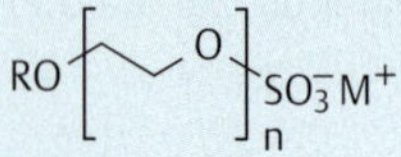	A
Alkylethercarboxylate	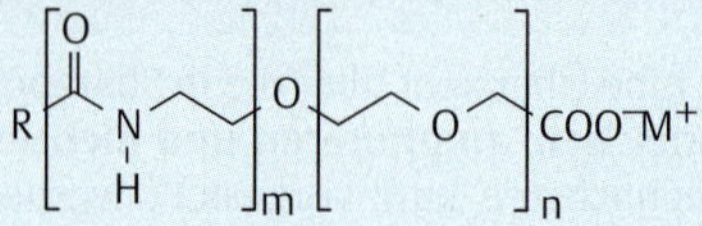	A
Eiweiß-Fettsäure-Kondensate/Aminosäure-Fettsäure-Kondensate	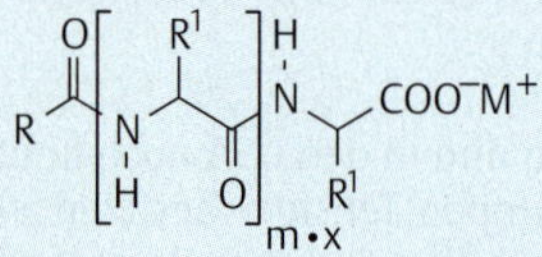	A
Sulfobernsteinsäureester	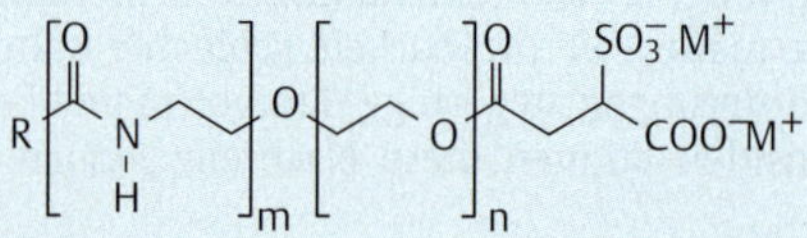	A
Alkansulfonate	$R-SO_3^- M^+$	A
α–Olefinsulfonate	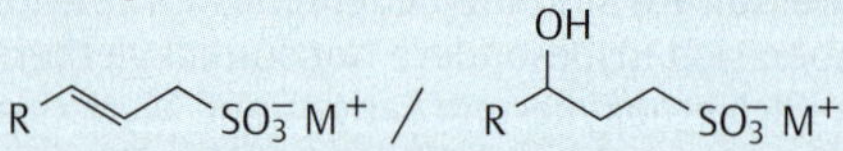	A
Acyltaurine	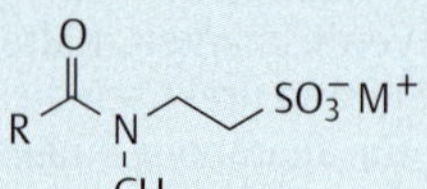	A
Alkyletherphosphate	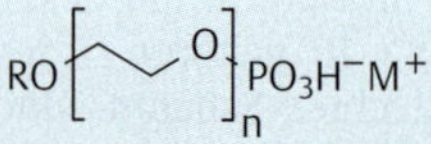	A
Alkylbetaine	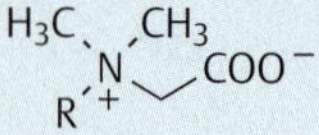	AM

[1] R: Fettalkyl-Rest, R^1: Aminosäure-Rest, M^+: Kationen, *m*: 0 oder 1, *n*: ca. 2 – 10, x >> 1,
[2] A: anionisches Tensid, AM: amphoteres Tensid, N: nichtionisches Tensid

8.1.2 *(1. Fortsetzung)*

Bezeichnung	Formel[1]	Typ[2]
Amidopropylbetaine	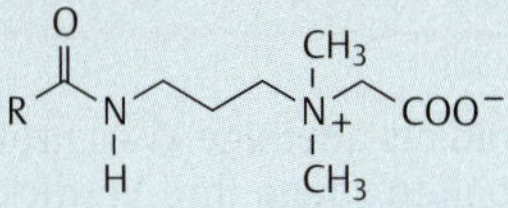	AM
Sulfobetaine	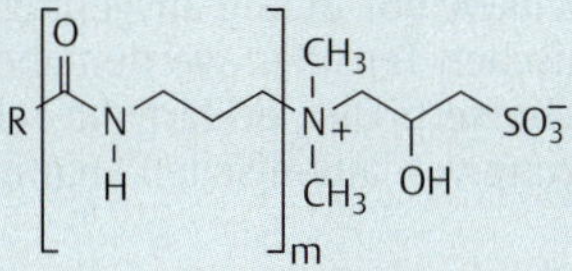	AM
Amphoacetate/ Amphopropionate	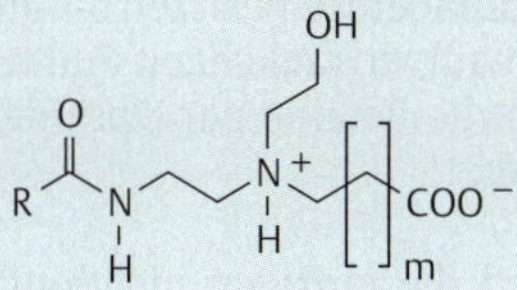	AM
Amphodiacetate/ Amphodipropionate	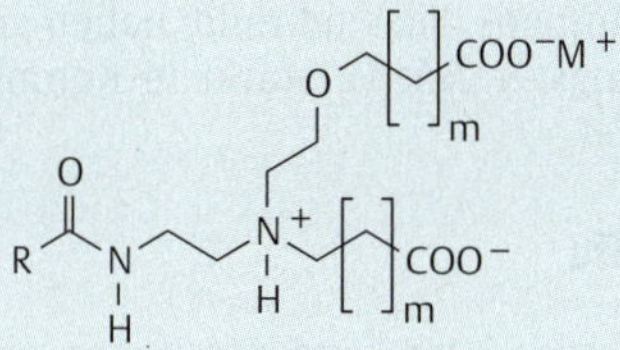	AM
Alkylpolyglykoside	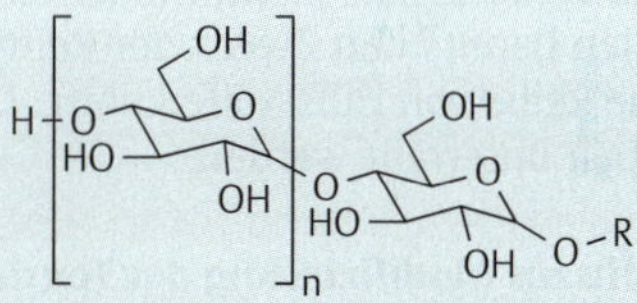	N
Sorbitanetherester	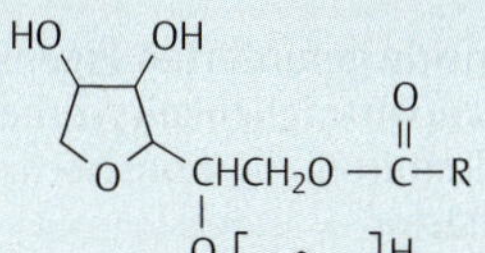	N
Aminoxide	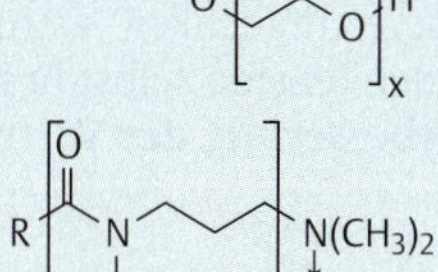	N

[1] R: Fettalkyl-Rest, R^1: Aminosäure-Rest, M^+: Kationen, *m:* 0 oder 1, *n:* ca. 2 – 10, x >> 1,
[2] A: anionisches Tensid, AM: amphoteres Tensid, N: nichtionisches Tensid

Sulfobernsteinsäureester werden als milde und gut schäumende Tenside relativ häufig, wegen ihrer schlechten Verdickbarkeit aber nur zusammen mit anderen anionischen und amphoteren Tensiden und wegen ihrer geringen Hydrolysestabilität nur in neutralen bzw. gut gepufferten Produkten eingesetzt.

Amidopropylbetaine sind als alleinige Waschrohstoffe praktisch unbedeutend, da ihr Schaumverhalten sowie ihre Verdickbarkeit, Haut- und Augenschleimhautverträglichkeit nur mäßig ausgeprägt sind. In Kombination mit verschiedenen anionischen Tensiden werden aber gerade diese Eigenschaften synergistisch verbessert. Dies erklärt die relativ große Bedeutung der Betaine zur Optimierung von anionischen Shampoo-Grundlagen.

Amphoacetate/Amphodiacetate besitzen als amphotere Tenside eine sehr gute Haut- und Schleimhautverträglichkeit und wirken haarkonditionierend. Sie werden ähnlich wie die Betaine zur Optimierung von Alkylethersulfat-Formulierungen eingesetzt.

Alkylpolyglykoside sind die einzigen nichtionischen Waschrohstoffe von Bedeutung für Shampoos. Sie sind mild, haben gute Universaleigenschaften und werden in jüngster Zeit verstärkt in Kombinationen mit anionischen Tensiden verwendet.

8.1.2.2 Hilfsstoffe

Die auf übliche Anwendungskonzentrationen eingestellten wäßrigen Tensidlösungen erfüllen bereits den Zweck der Reinigung; für ein gutes Shampoo ist jedoch eine Reihe von Hilfsstoffen nötig. Diese können je nach Funktion in drei Gruppen unterteilt werden.

Hilfsstoffe zur Modifizierung der Tensidwirkung

Hilfsstoffe, die die für Tenside geforderten Eigenschaften unterstützen bzw. optimieren, sind die Hautverträglichkeitsverbesserer, einschließlich der Rückfetter und Feuchthaltemittel, die Konsistenzregulatoren, Schaumstabilisatoren und Wasserenthärter.

Haut- und Schleimhautverträglichkeit werden entscheidend von der Auswahl und Kombination der Tenside selbst bestimmt, können aber durch verschiedene **Stoffe zur Verbesserung der Verträglichkeit** zusätzlich günstig beeinflußt werden.

Nichtionische Tenside wie ethoxylierte Sorbitanester werden z. B. in Babyshampoos wegen ihrer reizmindernden Wirkung eingesetzt.

Eiweißhydrolysate setzen das Irritationspotential ionischer Tenside durch lockere Komplexbildung mit diesen deutlich herab. Zusätzlich üben sie eine leichte haarpflegende Wirkung aus.

Rückfetter sollen zu starker Entfettung beim Haarewaschen vorbeugen und auf diese Weise die Hautverträglichkeit sowie die Geschmeidigkeit des Haares günstig beeinflussen. Als Rückfetter können u.a. natürliche Öle, Fettsäureester, Alkanolamide oder auch deren ethoxylierte Derivate verwendet werden.

Als **Feuchthaltemittel** werden hauptsächlich Polyole, z.B. Propylenglykol, Glycerin und Sorbit sowie Polyethylenglykole oder Lactate, eingesetzt.

Konsistenzregulatoren ermöglichen die Einstellung der gewünschten Viskosität von Shampoos. **Verdicker,** die durch eine Vergrößerung der Tensidmizellen bzw. durch eine Quellung der Wasserphase viskositätsaufbauend wirken, entstammen chemisch sehr unterschiedlichen Stoffklassen:

- **Elektrolyte,** vorzugsweise Natriumchlorid bzw. -sulfat oder Ammoniumchlorid bzw. -sulfat, bewirken bei einigen ionischen Tensiden schon in geringen Konzentrationen eine starke Viskositätserhöhung. Bei steigender Salzkonzentration treten jedoch nach Überschreiten eines Viskositätsmaximums infolge eines Aussalzeffektes oft Instabilitäten bis hin zu Phasentrennungen unter Viskositätsabfall auf. Auch der Trübungspunkt von Shampoos wird durch größere Salzmengen ungünstig beeinflußt.
- **Alkanolamide,** z.B. Fettsäure-Monoethanolamide, -Diethanolamide oder -Isopropanolamide und einige ihrer Derivate, werden in ihrem Verdickungseffekt verstärkt, wenn sie in Kombination mit Elektrolyten verwendet werden. Alkanolamide wirken in Shampoos zusätzlich als Schaumverbesserer und als Rückfetter. In Deutschland werden Dialkanolamide jedoch wegen ihres synthesebedingten Gehalts an Dialkanolaminen und der damit verbundenen Gefahr der Nitrosamin-Bildung praktisch nicht mehr eingesetzt.
- **Niedrig ethoxylierte Fettalkohole,** z.B. Diethylenglykolmonolaurylether, wirken in Kombination mit Elektrolyten besonders gut als Verdicker. Sie werden in der Bundesrepublik Deutschland teilweise anstelle der Alkanolamide in Shampoos eingesetzt.
- **Hochethoxylierte Ether, Ester und Diester** eignen sich besonders für Shampoos, die sich mit Elektrolyten nicht ausreichend verdicken lassen. Nachteile dieser Verdicker, wie die starke Temperaturabhängigkeit der mit ihnen erzielten Viskosität sowie das unerwünschte gelartige Fließverhalten der mit ihnen verdickten Produkte, lassen sich durch geeignete Formulierung der Haarwaschmittel weitgehend ausgleichen.
- Als **polymere Verdicker** sind Celluloseether zu nennen, mit denen eine unter den üblichen Lagerbedingungen fast temperaturunabhängige Vis-

kosität der Shampoos erzielt werden kann. Wegen einiger gravierender Nachteile in der Verarbeitung und ihrer Stabilität sowie ihrer Elektrolytempfindlichkeit haben die Celluloseether aber nicht den Verbreitungsgrad der vorstehend genannten Verdicker erreicht. Weitere polymere Verdicker wie Polyacrylate und Hydrokolloide finden nur in Spezialfällen Anwendung.

- Verdickende **Dispergiermittel** werden bei den stabilisierenden Hilfsstoffen beschrieben.

Insbesondere bei höher konzentrierten Shampoo-Formulierungen können zur Regulierung der Konsistenz auch **Verdünnungsmittel,** wie z.B. Propylenglykol oder Glycerin, die die Schaumeigenschaften nur wenig beeinflussen, eingesetzt werden.

Geeignete **Schaumstabilisatoren** sind die bereits erwähnten Alkanolamide sowie – über ihre Funktion als **Wasserenthärter** – anorganische Phosphate.

Hilfsstoffe für die Produktstabilisierung

Shampoos müssen einwandfrei herstellbar und mindestens 30 Monate stabil sein. Dies ermöglichen die nachfolgend aufgeführten Hilfsstoffe.

Konservierungsmittel. Als Produkte mit hohen Wassergehalten müssen Shampoos zuverlässig vor Verkeimung geschützt sein. Die wichtigsten dazu eingesetzten Konservierungsmittel sind weltweit Harnstoff-Kondensate, Formaldehyd und *p*-Hydroxybenzoesäureester. In Deutschland dagegen werden die Kombination von Phenoxyethanol mit Methyldibromoglutaronitril und Säurekonservierungen mit Benzoesäure, Salicylsäure und Ameisensäure bevorzugt, während Formaldehyd, Isothiazolinon-Derivate und Nitro-Gruppen enthaltende Konservierungsmittel praktisch kaum noch verwendet werden.

Shampoo-Konzentrate mit hohen Anteilen an Tensiden und niedrigen Wassergehalten können auch **konservierungsmittelfrei** formuliert werden.

Komplexbildner. Da die Rohstoffe und auch die Shampoos selbst überwiegend in Stahlapparaturen hergestellt werden, können die Endprodukte Eisen(-Ionen) in Spurenmengen enthalten. Um zu verhindern, daß diese Verunreinigungen über Reaktionen mit Farbstoffen und Parfümölbestandteilen die Produktqualität nachteilig beeinflussen, werden Komplexbildner wie Salze der Ethylendiamintetraessigsäure bzw. der Nitrilotriessigsäure oder Phosphate zugesetzt. Bei ansteigenden Rohstoff- und Materialqualitäten kann auf die Verwendung dieser Stabilisatoren jedoch zunehmend verzichtet werden.

UV-Absorber. Um die Farben von Shampoos gegen Lichteinfluß zu stabilisieren, können UV-Absorber, wie z. B. Benzophenon-Derivate, eingearbeitet werden.

Antioxidantien. Shampoo-Formulierungen, die oxidationsempfindliche Öle enthalten, werden Antioxidantien, z. B. Ascorbinsäure, α-Tocopherol oder Butylhydroxyanisol, zugesetzt, um Reaktionen der Öle mit Luftsauerstoff zu unterbinden.

Puffer gewährleisten die pH-Wert-Stabilität des Shampoos. Überwiegend verwendet werden Citrat-, Lactat- und Phosphat-Puffer.

Lösungsvermittler werden eingesetzt, um pflegende Öle oder Parfümöle klar in Lösung zu bringen und auch in der Kälte klar in Lösung zu halten. Die gängigsten Lösungsvermittler sind ethoxylierte nichtionische Tenside, z. B. hydrierte und ethoxylierte Ricinusöle.

Dispergiermittel. Wenn im Shampoo unlösliche Wirkstoffe, z. B. Antischuppenwirkstoffe oder Siliconöle, dispergiert und auf Dauer in Schwebe gehalten werden sollen, müssen Dispergiermittel und Verdicker wie Magnesium-Aluminium-Silicate, Bentonite, Fettacyl-Derivate, Polyvinylpyrrolidon oder Hydrokolloide, z. B. Xanthan, eingesetzt werden.

Hilfsstoffe zur Erhöhung des Produktkomforts

Parfümöle sollen einerseits den meist fettartigen Eigengeruch der Shampoo-Grundlage überdecken und andererseits einen angenehmen Duft erzeugen. Sie müssen gut verträglich, tensidstabil und unter Verwendung von Lösungsvermittlern klar einarbeitbar sein und dürfen auch nicht mit anderen Rezepturbestandteilen, wie z. B. den Farbstoffen, reagieren.

Farbstoffe. Zur Einfärbung von Shampoos werden nur für kosmetische Mittel zugelassene Anfärbestoffe verwendet. Sie sind dermatologisch und toxikologisch außerordentlich sicher, z. T. aber nicht sehr lichtecht. Eine Stabilisierung durch Zusatz von UV-Absorbern ist besonders für Färbungen im Rot- und Blaubereich angebracht.

Perlglanzmittel geben Shampoos ein brillantes Äußeres. Der Verbraucher wertet solche Shampoos als besonders gehaltvoll. Als zusätzliche Wirkung leisten Perlglanzmittel einen Beitrag zur Rückfettung. Bei ihnen handelt es sich um in der Shampoo-Formulierung unlösliche Kristallplättchen oder -stäbchen, die das Licht besonders gut reflektieren. Dieser Effekt wird beim Bewegen des Shampoos noch verstärkt. Während früher oft Schwermetallsalze höherer Fettsäuren als Perlglanzmittel eingesetzt wurden, bevorzugt man heute Fettsäureester bzw. -diester von Polyolen, Fettsäurealkanolamid-Derivate oder Mischprodukte aus diesen Komponenten. Wichtige Kriterien der Perlglanzmittel neben Kristallform und -größe sind der Schmelzpunkt – das Perlglanzmittel darf in der Wärme nicht schmelzen oder sich lösen – und die Dichte. Diese muß der der Shampoo-Masse entsprechen, da andernfalls Separationen unvermeidlich sind. Die Erzeugung des Perlglanzes erfolgt entweder, indem entsprechende Rohstoffe in der Hitze aufgeschmolzen und während der Shampoo-Herstellung zugegeben werden, um beim Abkühlen auszukristallisieren, oder indem perlglanzmittelhaltige Rohstoffe, in denen der Perlglanz bereits vom Rohstoffhersteller erzeugt wurde, auf kaltem Wege in eine Shampoomasse eingearbeitet werden.

8.1.2.3 Spezielle Wirkstoffe

Mit den bisher genannten Inhaltsstoffen läßt sich bereits ein komplettes Shampoo formulieren. Spezialshampoos aber, die auf eine bestimmte Haarqualität bzw. auf ein bestimmtes Haar- oder Kopfhautproblem abgestimmt werden sollen, benötigen zusätzlich spezielle Wirkstoffe, um ihre Aufgabe optimal zu erfüllen. Diese Wirkstoffe aus verschiedensten Stoffklassen werden im Kap. 8.1.3 bei den einzelnen Shampoo-Typen näher beschrieben.

8.1.3 Shampoo-Typen und ihre Wirkungen

Shampoos werden über die Variation ihrer Inhaltsstoffe für sehr unterschiedliche Anwendungen, z. B. als Shampoos für normales bzw. trockenes bzw. schnell fettendes bzw. geschädigtes Haar, als Antischuppenshampoo, Babyshampoo und 2-in-1-Shampoo (Shampoo und Spülung in einem), und Anbietungsformen – neben den überwiegend flüssigen Produkten auch als Trockenshampoos – konzipiert.

8.1.3.1 Shampoos für normales Haar

Die Haarwäsche soll Haar und Kopfhaut von dem in Talgdrüsen gebildeten Hautfett, den aus Schweißdrüsen mit Wasser austretenden anorganischen Salzen, Aminosäuren, Harnstoff und Milchsäure, abgeschilferten Hautpartikeln, Umweltschmutz, Gerüchen und gegebenenfalls Rückständen haarkosmetischer Behandlungen befreien. Dabei findet jedoch nur eine ca. 70%ige Entfettung statt. Der verbleibende Lipidgehalt gewährleistet die natürliche Geschmeidigkeit des Haares. **Shampoos für normales Haar** erfüllen ausschließlich diesen Zweck.

8.1.3.2 Spezialshampoos

Da die erfolgreiche Haarreinigung zu einer Selbstverständlichkeit geworden ist, werden an Shampoos je nach Haarqualität oder Kopfhautproblem zunehmend zusätzliche Anforderungen gestellt. Die Wirkungsweise der Shampoo-Typen mit den wichtigsten zusätzlichen Wirkungen bzw. wichtigsten speziellen Zielsetzungen wird nachfolgend beschrieben.

Shampoos für schnell fettendes Haar. Eine erhöhte Fettproduktion der Talgdrüsen der Kopfhaut führt bereits 1–2 Tage nach der Haarwäsche zu einer strähnigen, unansehnlichen Frisur. Öl- und wachsartige Inhaltsstoffe des Hautfettes mindern die Reibung von Haar zu Haar und damit den Frisurenhalt. Das eigentliche haarkosmetische Problem bei schnell fettenden Haaren ist also das vorzeitige Zusammenfallen voluminöser Frisuren. Um dies zu vermeiden, muß man verhindern, daß die Haaroberfläche zu glatt und geschmeidig wird. Dies wird einerseits durch die Tensidgrundlage aus gut reinigenden und besonders wenig substantiv ausgeprägten Waschrohstoffen, häufig unter Verwendung einer speziellen Antifett-Waschsubstanz, einem Eiweiß-Abietinsäure-Kondensat, erreicht, andererseits auch, indem gerbstoffhaltige Pflanzenextrakte, wie z.B. Kräuter- oder Eichenrindenextrakte, zugefügt werden, die eine leichte Aufrauhung der Haaroberfläche bewirken. Zusätzliche Pflegestoffe, die sich zum Hautfett addieren würden, wie rückfettende Substanzen oder auch kationaktive Avivagemittel, werden in Shampoos für schnell fettendes Haar nur mit größter Vorsicht eingesetzt. Volumengebende **Shampoos für feines Haar** können vergleichbar formuliert werden.

Es wird in Veröffentlichungen darauf hingewiesen, daß häufiges Haarewaschen zur Beschleunigung der Talgdrüsenproduktion und damit zum schnellen Nachfetten des Haares führt. In Testreihen in der praktischen Anwendung konnte dies nicht belegt werden. Shampoos gegen schnell fettendes Haar können deshalb so häufig angewendet werden, wie es der Haar- bzw. Frisurenzustand erfordern.

Shampoos für trockenes Haar. Haarqualitäten, die aufgrund einer zu geringen Talgdrüsenproduktion der Kopfhaut nach mehreren Tagen ohne Haarwäsche noch trocken und spröde wirken, benötigen Shampoos mit deutlich höheren Anteilen pflegender Zusätze als solche für normale Haarqualitäten.

Pflegestoffe, die z.B. Kämmbarkeit, Griff, Geschmeidigkeit und Frisierwilligkeit des Haares verbessern sowie Spliß oder das Fliegen des Haares verhindern, stehen in großer Zahl zur Verfügung. Verwendet werden pflanzliche Öle, Lecithin, Lanolin-Derivate, Eiweißhydrolysate, bei denen neben Collagen- und Keratinhydrolysaten heute zunehmend pflanzliche Hydrolysate auf Basis von Soja- oder Weizenprotein bevorzugt werden, Silicone, ethoxylierte Fettalkohole und Fettsäureester und Feuchthaltemittel wie Panthenol, Polyole und Pyrrolidoncarbonsäure-Salze. Polymere kationaktive Avivagemittel auf Basis von Cellulose, Guar, Proteinen, Siliconen und Chitosan verbessern die Haarstruktur besonders effektiv und sind heute die wichtigsten Pflegezusätze in Shampoo-Formulierungen für trockene und auch für geschädigte Haare.

Die Einsatzmengen aller Pflegestoffe müssen dem jeweiligen Haarzustand sehr genau angepaßt werden, da insbesondere kationische Polymere eine hohe Substantivität zum Haar haben und sich daher Pflegeeffekte bei wiederholter Shampoo-Verwendung addieren können. Falls eine solche Überpflege individuell einmal zu einer Beschwerung des Haares bzw. der Frisur führt, ist die zwischenzeitliche Verwendung eines Shampoos ohne spezielle Pflegestoffe ratsam.

Die Möglichkeit, das Problem „trockenes Haar" bzw. „trockene Kopfhaut" durch Einsatz von Wirkstoffen zur Beschleunigung der Talgdrüsenproduktion zu lösen, ist nicht gegeben. Bisher liegen keine ausreichenden Beweise vor, daß eine Beeinflussung der Talgdrüsenproduktion durch äußerliche lokale Behandlung möglich ist.

Shampoos für geschädigtes Haar. Die Struktur des Haares wird im Laufe des Haarwachstums durch mechanische Einflüsse wie Kämmen, Bürsten und vor allen Dingen Toupieren (Kämmen gegen die Wuchsrichtung), durch die Einwirkung von UV-Strahlung bzw. sichtbarem Licht und durch kosmetische Behandlungen, wie Dauerwellen, Blondierung oder Färbung, verändert. Die Schuppenschicht der Haare zeigt von der Wurzel bis zur Spitze ein zunehmend ungleichmäßiges Bild; in Extremfällen ist sie an einigen Stellen völlig abgetragen, und die Haarspitzen sind gespalten (Haarspliß). Geschädigtes Haar kann grundsätzlich nicht mehr in den Zustand des gesunden Haarnachwuchses zurückgeführt werden. Es gelingt aber, diesem Idealzustand hinsichtlich Griff, Glanz und Kämmbarkeit durch Verwendung von Shampoos mit hohen Anteilen an pflegenden Stoffen nahe zu kommen. Eine noch bessere Wirkung als mit einem Shampoo wird mit einer Kurmittelbehandlung nach der Haarwäsche erreicht. Shampoos für geschädigtes Haar enthalten die gleichen Pflegewirkstoffe wie Spezialshampoos für trockenes Haar, allerdings durchweg in höherer Menge. Bei stark geschädigten Haaren ist die Gefahr einer Überpflege, die zu einer Beschwerung mit dem Erscheinungsbild von schnell fettendem Haar führen kann, kaum möglich.

2-in-1-Shampoos sind besonders stark pflegende Shampoos, bei denen durch die Konzipierung als „Shampoo und Spülung in einem" der Zusatznutzen Pflege gleichwertig neben den Grundnutzen Reinigung gestellt wird. Sie haben in den letzten Jahren international bedeutende Marktanteile im Shampoo-Segment gewonnen. 2-in-1-Formulierungen basieren entweder auf hohen Dosierungen von kationaktiven polymeren Avivagemitteln oder auf dem Einsatz von Siliconen, speziell der Kombination eines schwerflüchtigen Silicongummis mit einem flüchtigen Siliconöl, die unter Verwendung spezieller Dispergiermittel und Konsistenzgeber in eine relativ hochdosierte Tensidgrundlage eingearbeitet wird. Die starke Pflegewirkung wird dann durch die Niederschlagung des Silicongummis in feinsten Tröpfchen auf dem Haar während des Verdünnens des 2-in-1-Shampoos bei der Haarwäsche erzeugt.

Antischuppenshampoos. Schuppen auf der Kopfhaut und im Haar, vor allem aber auf der Kleidung, werden als unästhetisch und als Zeichen mangelnder Pflege angesehen. Kosmetische Mittel zur Beseitigung sichtbaren Schuppenbefalls sind vor allem Antischuppenhaarwässer und Antischuppenshampoos. Antischuppenshampoos haben im Vergleich zu Antischuppenhaarwässern den Vorteil, daß sie nicht nur durch entsprechende Wirkstoffe gegen Schuppenbefall die Bildung neuer sichtbarer Schuppen verringern und bei langfristiger Anwendung verhindern, sondern mit der Haarwäsche auch bereits abgeschilferte Schuppen entfernen. Nach dem Ausspülen der Waschflotte bleibt allerdings nur ein geringer, jedoch ausreichender Anteil der Wirkstoffe auf Kopfhaut und Haar zurück. Wirkstoffe, die in der Shampoo-Grundlage dispergiert werden müssen, sind Selendisulfid und Zinkpyrithion, während Climbazol und Pirocton Olamin klar löslich sind.

Diese dermatologisch und klinisch außerordentlich gut abgesicherten Antischuppenwirkstoffe (s. t 8.1.**3**) zeigen alle eine breite wachstumshemmende Wirkung gegen Pilze und Bakterien, wobei insbesondere die fungistatische Wirkung als Ursache der Antischuppenwirkung nachgewiesen werden konnte. Zusätzlich weisen diese Substanzen eine die Abschilferung normalisierende Wirkung auf. Daß sie hochwirksam sind, wurde in Praxistests über einen Anwendungszeitraum von 6 – 8 Wochen vielfach belegt. Der sicherste Beweis ist aber die Tatsache, daß das Problem „sichtbarer Schuppenbefall" längst nicht mehr die Bedeutung hat wie in den 60er Jahren. Offensichtlich steht dem Verbraucher eine entsprechende Anzahl von wirksamen Antischuppenshampoos und -haarwässern zur Verfügung.

Die Grundlage von Antischuppenshampoos entspricht der Formulierung von Shampoos für normales Haar mit gutem Reinigungseffekt. Bei ihrer Anwendung wird häufig empfohlen, erst nach einigen Minuten Einwirkungszeit auszuspülen.

Babyshampoos. Babyshampoos sollen optimal haut- und schleimhautverträglich sein. Aus einem ursprünglich milden Shampoo speziell für Babys ist inzwischen auch ein Shampoo geworden, das vor allem Anwender mit sehr empfindlicher Haut und Täglichanwender bevorzugen.

Kombinationen von Waschrohstoffen mit sehr guter Hautverträglichkeit bilden die Basis dieser Shampoos. Häufig werden zusätzliche Stoffe zur weiteren Verbesserung der Haut- und Schleimhautverträglichkeit und der Pflegeeigenschaften zugefügt, wie z. B. nichtionische Tenside, Eiweißhydrolysate und Kamillenextrakt. Alle notwendigen Hilfsstoffe, wie Konservierungsmittel, Parfümöle, Farbstoffe usw., müssen vordringlich unter dem Aspekt Verträglichkeit und Milde ausgewählt werden.

Shampookonzentrate mit Tensidgehalten von 30–40% basieren auf speziellen Waschrohstoffkombinationen und Konsistenzregulatoren, die die gute Verteilbarkeit und das spontane Anschäumvermögen auch einer kleinen Anwendungsmenge, die z. B. mit Hilfe eines Pumpspenders exakt dosiert werden kann, gewährleisten. Ein besonderer Vorteil ist die Möglichkeit, bei ihnen auf Konservierungsmittel zu verzichten. Shampoo-Konzentrate können für alle Anwendungen formuliert werden.

Trockenshampoos. Ziel der Anwendung von Trockenshampoos ist die Entfernung des Haarschmutzes ohne Zerstörung der Frisur bzw. der Wasserwelle durch eine Naßwäsche.

Trockenshampoos sind keine Shampoos im eigentlichen Sinne, da sie keine Waschrohstoffe enthalten. Ihre Wirkung beruht auf der Adsorptionsfähigkeit und z. T. zusätzlich auf der abrasiven Wirkung verschiedener Pu-

8.1.3 Antischuppenwirkstoffe

Name	chemische Bezeichnung	Formel
Selendisulfid	Selendisulfid	SeS_2
Climbazol	1-(4-Chlorphenoxy)-1-(1H-imidazol-1-yl)-3,3-dimethyl-2-butanon	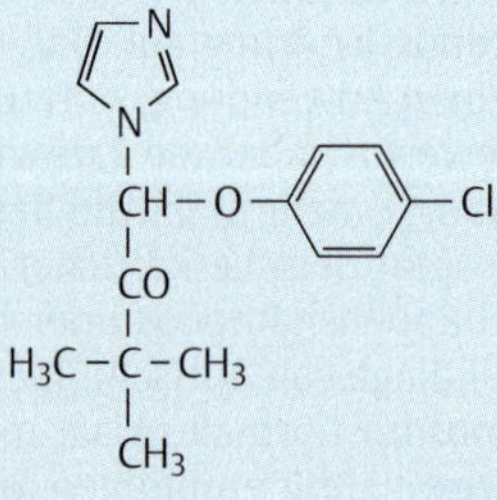
Pirocton Olamin	1-Hydroxy-4-methyl-6-(2,4,4-trimethylpentyl)-2-pyridon, Monoethanolamin-Salz	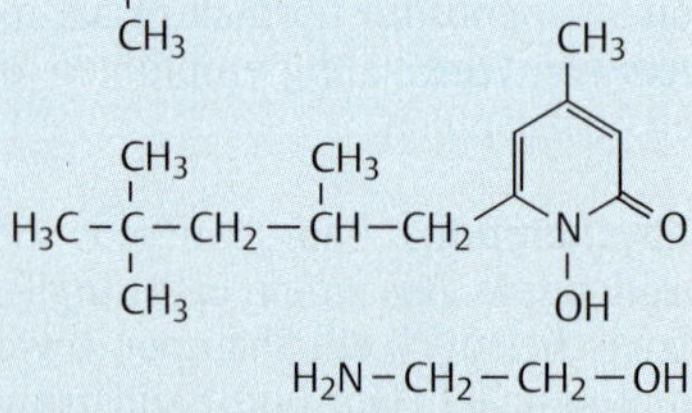
Zinkpyrithion	Zink-2-pyridinthiol-1-oxid	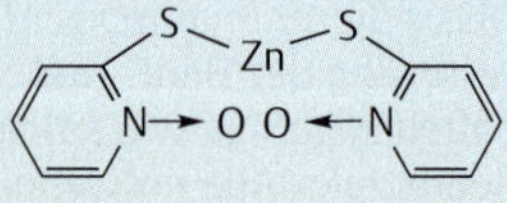

dergrundlagen aus Bentoniten, Kieselgel, Magnesiumcarbonat, Stärke oder Talkum, die, auf das trockene Haar aufgetragen, durch Massieren mit einem Handtuch möglichst fein ins Haar verteilt und nach Aufsaugen des Fettes sorgfältig ausgebürstet werden. Sie werden in Streudosen oder als Aerosole angeboten. Die Trockenhaarwäsche ist lediglich als schnelle Zwischenwäsche zwischen Naßhaarwäschen konzipiert, ihr Reinigungseffekt ist deutlich geringer und weniger ästhetisch.

8.1.4 Rezepturbeispiele

Nachfolgend werden für unterschiedliche Shampoo-Typen Basisrezepturen, die sich im Detail auf die Angabe spezieller Wirkstoffe beschränken, beispielhaft angegeben.

Konservierungsmittel, Farbstoffe, Parfümöle, Perlglanzmittel, Elektrolyte, Puffersubstanzen u. a. spezielle Inhaltsstoffe werden als „Hilfsstoffe" global aufgeführt.

Rahmenrezepturen: Shampoos für normales Haar (A) **bzw. den täglichen Gebrauch** (B)

Inhaltsstoffe	*Massengehalt (%)* A	B
Alkylethersulfat, 28%ig	50	40
Amidopropylbetain, 30%ig	–	5
Sulfobernsteinsäureester, 30%ig	–	5
Eiweißhydrolysat, 50%ig	3	3
Diethylenglykolmonolaurylether	3	3
Propylenglykol	1	1
Hilfsstoffe, Wasser	ad 100	ad 100

Rahmenrezeptur: Shampoo für schnell fettendes Haar

Inhaltsstoffe	*Massengehalt (%)*
Alkylethersulfat, 28%ig	45
Eiweiß-Abietinsäure-Kondensat, 30%ig	5
Eiweißhydrolysat, 50%ig	3
Diethylenglykolmonolaurylether	3
Propylenglykol	1
Kräuterextrakt	1
Hilfsstoffe, Wasser	ad 100

Rahmenrezepturen: Shampoos für trockenes Haar (C) **bzw. geschädigtes Haar** (D)

Inhaltsstoffe	*Massengehalt (%)* C	D
Alkylethersulfat, 28%ig	40	40
Amidopropylbetain, 30%ig	10	10
Eiweißhydrolysat, 50%ig	3	3
Diethylenglykolmonolaurylether	3	3
Propylenglykol	2	2
Weizenkeimöl	0,4	–
kationisches Cellulose-Derivat	–	1
Hilfsstoffe, Wasser	ad 100	ad 100

Rahmenrezeptur: 2-in-1-Shampoo

Inhaltsstoffe	*Massengehalt (%)*
Alkylsulfat, 30%ig	35
Alkylethersulfat, 28%ig	25
Xylolsulfonat	2
Alkanolamid	3
Siliconöl-Kombination	2
Ethylenglykoldistearat	2
Hydroxyethylcellulose	0,5
Cetyl-/Stearylalkohol	1
Wasser	ad 100

Rahmenrezeptur: Babyshampoo

Inhaltsstoffe	*Massengehalt (%)*
Alkylethersulfat, 28%ig	25
Alkylethercarboxylat, 22%ig	10
Amphodiacetat, 40%ig	7
Sorbitanetherester	3
Polyethylenglykoldistearat	2
Hilfsstoffe, Wasser	ad 100

Rahmenrezepturen: Antischuppenshampoos mit Zinkpyrithion (E) **bzw. Piroctton Olamin** (F) **als Antischuppenwirkstoffe**

Inhaltsstoffe	*Massengehalt (%)* E	F
Alkylsulfat, 30%ig	50	–
Alkylethersulfat, 28%ig	–	50
Eiweißhydrolysat, 50%ig	3	3
Alkanolamid	2	–
Diethylenglykolmonolaurylether	–	3
Zinkpyrithion, 50%ig	2	–
Magnesium-Aluminium-Silicat	1	–
Hydroxypropylmethylcellulose	1	–
Piroctton Olamin	–	1
Hilfsstoffe, Wasser	ad 100	ad 100

Rahmenrezeptur: Trockenshampoo

Inhaltsstoffe	*Massengehalt (%)*
Reisstärke	70
Kieselgel	15
Hilfsstoffe	ad 100

8.1.5 Anwendung

Für die Haarwäsche werden ca. 10 g Shampoo im nassen Haar verteilt. Durch kräftiges Reiben mit den Fingerspitzen auf Haar und Kopfhaut bildet sich ein feinblasiger Schaum. Nach kurzer Einwirkzeit wird mit warmem Wasser gründlich ausgespült. Eine Nachwäsche mit einer geringeren Shampoo-Menge kann angeschlossen werden, wird bei steigender Waschfrequenz jedoch zunehmend weniger praktiziert.

8.1.6 Bewertung und Analytik

Die Bewertung von Shampoos erfolgt hinsichtlich ihrer Stabilität, ihrer Produktsicherheit und ihrer Produktleistung.

Stabilitätsprüfungen

Stabilitätsprüfungen unter extremen Lagerbedingungen ermöglichen es den Herstellern, nach relativ kurzer Zeit ein über mehrere Jahre lagerstabiles und verwendungsfähiges Shampoo garantieren zu können. Gängige Tests sind Lagerungen von 3–6 Monaten bei Temperaturen von –20 °C, 4 °C und 40 °C und bei Raumtemperatur im Dunkeln und am Tageslicht sowie zusätzlich sog. Schaukeltests, in denen Shampoos 2–6 Wochen lang im täglichen Wechsel bei Kühlschrank- oder Raumtemperatur und 40 °C bzw. bei Raumtemperatur und – 20 °C gelagert werden. Erweist sich ein Shampoo in diesen Tests in Glasflaschen als stabil, so müssen entsprechende Lagerungen auch in der vorgesehenen Verpackung durchgeführt werden. Erst wenn Shampoo und Verpackung zueinander passen, erfolgt schließlich die Freigabe zur Produktion.

Wichtig für die Verbrauchersicherheit ist auch ein mikrobiologisch einwandfreies Produkt. In **Konservierungsbelastungstests** wird geprüft, ob Shampoos auch bei mehrmaliger Belastung mit allgegenwärtigen Bakterien und Pilzen unter ungünstigen Bedingungen ausreichend, aber nicht überkonserviert sind. Die Stabilität konservierungsmittelfreier Shampoo-Konzentrate wird entsprechend sichergestellt.

Analytik

Die Analytik von Shampoos umfaßt die der Waschrohstoffe und die der übrigen Inhaltsstoffe. Der Gehalt eines Shampoos an waschaktiver Substanz kann in einer ersten Abschätzung mit etwa 60–70% des Trockenrückstands angenommen werden. Genauere Werte liefern die Titration der überwiegend eingesetzten anionischen und amphoteren Waschsubstanzen und die chromatographische Bestimmung der nichtionischen Tenside.

Die sonstigen Inhaltsstoffe von Shampoos werden nach Auftrennung mit Hilfe von Extraktions- oder Chromatographieverfahren in üblicher analytischer Vorgehensweise – i. a. im direkten Vergleich mit bekannten Rohstoffen – qualitativ und gegebenenfalls quantitativ nachgewiesen. Bevorzugte Methoden sind dabei die Dünnschicht-, Gas- und Hochdruckflüssigkeitschromatographie, die IR- und UV-Spektroskopie, die Photometrie sowie mit Einschränkungen die Kernresonanz-, Atomabsorptions- und Massenspektrometrie, aber auch gravimetrische und titrimetrische Verfahren.

Bewertung der Produktsicherheit

Die Ermittlung der Produktsicherheit eines Shampoos erfolgt zunächst über die Bewertung der Daten aller eingesetzten Inhaltsstoffe. Dazu gehören die genaue Spezifikation aller Hauptbestandteile, Nebenbestandteile und Verunreinigungen, die Kenntnis der Synthesewege der Inhaltsstoffe, Daten zur

Haut- und Schleimhautverträglichkeit, zum Sensibilisierungspotential, zur akuten Giftigkeit, Mutagenität, Hautpenetration und zum Akkumulationspotential und Angaben zur biologischen Abbaubarkeit, zur aquatischen Toxizität und zur Wassergefährdungsklasse. Anhand dieser Informationen kann das Shampoo bereits weitgehend sicher beurteilt werden. Zur weiteren Absicherung können Tests mit der Gesamtformulierung durchgeführt werden, z.B. zur genauen Bestimmung der biologischen Abbaubarkeit oder der aquatischen Toxizität.

Haut- und Schleimhautverträglichkeit sollten immer auch mit dem fertigen Produkt überprüft werden, heute jedoch ohne Verwendung des Draize-Tests. Zur Verfügung stehen sowohl in vivo-Tests, wie Pflaster-, Duhring-Kammer- und Unterarm-Badetest, als auch einige in vitro-Methoden, wie z.B. der Red-blood-cell-(RBC-) Test oder der Neutralrottest. Tests zur Ermittlung des Allergiepotentials werden dagegen mit den einzelnen Inhaltsstoffen durchgeführt und brauchen mit Fertigformulierungen nicht wiederholt zu werden.

Bewertung der Produktleistung

Die Bewertung der Produktleistung erfolgt über anwendungstechnische Beurteilungen, biophysikalische Messungen und Anwendungstests. Dabei werden neben der bereits erwähnten Haut- und Schleimhautverträglichkeit folgende Kriterien beurteilt: Verteilbarkeit auf dem Haar, Reinigungseffekt, Schaumanspringen, Schaummenge, Schaumqualität, Naß- und Trockenkämmbarkeit der Haare, Griff des nassen und trockenen Haares, Fliegen der Haare (statische Aufladung beim Kämmen), Glanz, Fülle, Volumen und Beschwerung der Haare sowie Erfüllung der Zusatzwirkungen.

In der **anwendungstechnischen Bewertung** können zwei Shampoos durch **Halbseitenvergleiche** am Kopf bezüglich der vorgenannten Kriterien unter absolut gleichen Bedingungen friseurtechnisch gegeneinander bewertet werden. Die **Verteilbarkeit** auf dem Haar hängt wesentlich vom Fließverhalten, d.h. den rheologischen Eigenschaften, des Shampoos ab. Der gewünschte **Reinigungseffekt** wird heutzutage praktisch von allen Shampoos voll erfüllt; Unterschiede können – wenn überhaupt – nur bei extrem verschmutzten Haaren erkannt werden. Die **Schaumbeurteilung** bei der Haarwäsche bezüglich Anspringen und Menge des Schaums ist im Halbseitenvergleich klar bewertbar. Die Schaumqualität muß nach dem Verbrauchergeschmack beurteilt werden. Ein stabiler, feinporiger, sahniger Schaum gilt als optimal. Hinsichtlich der **Naßkämmbarkeit** der Haare erlaubt der Halbseitenversuch die Erkennung auch kleinerer Unterschiede. Sie ist ein wichtiges Beurteilungskriterium für Shampoos, wenn der Haarwäsche keine Kurbehandlung folgen soll. Die mit verschiedenen Shampoos erreichbare **Trokkenkämmbarkeit** zeigt meist deutlich geringere Unterschiede als die Naßkämmbarkeit und ist deshalb im Halbseitenvergleich schwerer zu differenzieren. Das **Fliegen der Haare** bzw. die statische Aufladung beim Kämmen sind durchweg eindeutig zu beurteilen. Hierbei ist allerdings zu bedenken, daß das Fliegen der Haare sehr stark von der relativen Luftfeuchtigkeit abhängig ist. **Griff, Glanz, Fülle und Volumen** sind schwer quantitativ wertbar, vom geübten Prüfer aber im Halbseitenvergleich ebenso wie die **Beschwerung** der Haare relativ gut einzuordnen.

Die Bewertung der **Wirksamkeit von Antischuppenshampoos und von Shampoos für schnell fettendes Haar** erfolgt im Halbseitenversuch über einen Zeitraum von 6–8 Wochen bei Antischuppenshampoos und 4 Wochen bei Shampoos für schnell fettendes Haar. Neben der visuellen subjektiven Klassifizierung werden bei der Langzeitprüfung von Antischuppenshampoos auch die gravimetrische Bestimmung der Schuppenmenge und die Bestimmung der Schuppengrößenverteilung und der Schuppenanzahl mit Hilfe der Bildanalyse genutzt.

Solche **analytischen Methoden** und **biophysikalischen Messungen,** das sind physikalische Messungen von Effekten an Haut und Haaren nach der Shampoo-Anwendung, können die subjektiven Bewertungen des Halbseitenvergleichs unterstützen. Weitere Beispiele sind die Bestimmung von Naß- und Trockenkämmbarkeit und Dehnungskräften an Haarsträhnen mittels Kraft-Dehnungs-Meßgeräten, die Glanzbestimmung mit Hilfe von Lichtreflexionsmessungen, die bildanalytische Volumenbestimmung von Haarsträhnen und die analytische oder elektronenspektroskopische Bestimmung des Verbleibs von Wirkstoffen auf dem Haar nach der Haarwäsche.

Bestätigt werden die Ergebnisse schließlich durch **Anwendungstests,** die häufig als **kontrollierte Markttests** im Wettbewerbsumfeld durchgeführt werden und die Gesamtakzeptanz des Shampoos – einschließlich seiner Parfümierung – beim Verbraucher sicherstellen sollen.

8.1.7 Herstellung

Die Herstellung von Shampoos erfolgt, indem alle Inhaltsstoffe in der Wärme oder bei Raumtemperatur (Kaltherstellung) in geeigneter Reihenfolge miteinander vermischt werden. Oft ist es zweckmäßig, Rohstoffe separat zu schmelzen, zu lösen oder vorzumischen und dann dem Basisansatz zuzugeben. Nach vollständiger Durchmischung aller Bestandteile werden pH-Wert, Viskosität und weitere „Sollwerte" des Shampoos eingestellt. Danach kann die Abfüllung erfolgen.

Ansatzherstellung (diskontinuierlich). In einem Stahlkessel mit Rührer werden die Waschrohstoffe und die Hauptmenge des Wassers vorgelegt und – wenn erforderlich – auf 60–70 °C erwärmt. Weitere Rohstoffe werden nacheinander zugegeben und bis zur Homogenität verrührt. Feste Rohstoffe (wachsartige Substanzen, Pulver, Farbstoffe) werden geschmolzen bzw. in Wasser oder anderen Rezepturbestandteilen vorgelöst bzw. angeteigt und dann zum Basisansatz gegeben. Einige polymere Pflegestoffe und Verdicker müssen separat in warmem Wasser vorgequollen werden. Das Parfümöl wird gegebenenfalls mit dem Lösungsvermittler vermischt und anschließend eingerührt. Wenn Parfümöl und Konservierungsmittel, die häufig temperaturempfindlich sind, zugegeben werden, darf der Shampoo-Ansatz nicht wärmer als 35 °C sein. Zum Schluß wird der pH-Wert kontrolliert und ggf. mit Citronensäure oder anderen Säuren bzw. Natronlauge oder Aminen auf den gewünschten Wert eingestellt. Da diese pH-Korrektur Einfluß auf die Viskosität hat, wird erst danach die gewünschte Viskosität eingestellt.

Kontinuierliche Herstellung. Die kontinuierliche Herstellung erfolgt als Kaltherstellung. Alle Rohstoffe werden über Kolbenpumpen und über den Hub der Kolben geregelt in einen statischen Mischer gefördert. Die darin eingebauten Labyrinthprofile gewährleisten, daß sich die einzeln zudosierten Rohstoffe auf kürzester Strecke und in kürzester Zeit mischen. Grundforderung bei dieser Art der Herstellung ist, daß alle Rohstoffe bei Raumtemperatur flüssig und pumpbar sind bzw. durch Vorlösen – wie bei der ansatzweisen Herstellung beschrieben – zubereitet werden. Viskosität und pH-Wert des Shampoos werden beim Verlassen des Mischers automatisch gemessen, an die zuständigen Kolbenpumpen zurückgemeldet und nötigenfalls nachgesteuert.

8.2 Haarpflegemittel

Das menschliche Haar ist, sofern keine krankhafte Veränderung vorliegt, gegenüber dem ihm von der Natur gegebenen Zustand nicht zu verbessern. Es ist als stetig nachwachsender Teil der Haut nicht für zeitlich unbegrenzte Haltbarkeit vorgesehen. Dies zeigt sich deutlich beim Vergleich des frisch nachgewachsenen Haares mit den unter Umständen bereits mehrere Monate alten Haarspitzen. Während der in der Nähe der Kopfhaut befindliche Teil des Haares eine völlig intakte, nahezu geschlossene Schuppenschicht zeigt, weist das gleiche Haar mit zunehmendem Abstand von der Kopfhaut eine Schwächung, in extremen Fällen sogar einen völligen Verlust der Schuppenschicht auf. Gespaltene Haarspitzen, der sog. Haarspliß, sind häufig die Folge dieses Phänomens.

Wesentliche Ursachen für diesen Qualitätsverlust des Haares sind der Einfluß des Sonnenlichts, mechanische Beanspruchungen durch intensives Kämmen oder Bürsten und unvermeidliche Nebenreaktionen bei chemischen Prozessen im Verlauf von Haarverformungen, Haarfärbungen und insbesondere Blondierungen.

Ein Ziel der Haarpflege ist es deshalb, den Naturzustand des frisch nachgewachsenen Haares über einen möglichst langen Zeitraum zu erhalten und im Falle seines Verlusts wieder herzustellen. Seidiger Glanz, geringe Porosität und ein angenehmes, glattes Gefühl gelten als Merkmale für natürliches, gesundes Haar. Eine Voraussetzung hierfür ist eine saubere, schuppenfreie und nicht überfettete Kopfhaut.

„Nur gesundes Haar ist schön“, unter diesem Aspekt wurde wohl zu allen Zeiten Haarpflege vorgenommen. Es ist bekannt, daß schon die Griechen und Römer Öle und Fette verwendeten, um dem Haar ein glänzendes Aussehen zu verleihen und Frisuren zu stabilisieren.

Selten war in den vergangenen Jahrhunderten eine klare Trennung bei den unterschiedlichen Zielsetzungen der Haarpflege zu erkennen. Man bediente sich der Mittel, die zur Verfügung standen – Wein, Bier, Pflanzenextrakte, Öle oder Fette –, aber ursprünglich nicht zur Haarbehandlung bestimmt waren. Von systematischer Haarpflege konnte daher nicht die Rede sein.

Mit steigenden Ansprüchen verloren diese Mittel an Bedeutung. Eine systematische Entwicklung von speziell zur Haarpflege bestimmten Präparaten begann gegen Ende des vergangenen Jahrhunderts. In diesem Zeitraum entstanden erste Unternehmen, die Produkte zur Haarpflege im industriellen Maßstab herstellten. Diese Entwicklung führte in unserem Jahrhundert, insbesondere nach dem Zweiten Weltkrieg, zu einer Vielfalt von qualitativ hochwertigen Präparaten sowohl für die allgemeine Haarpflege als auch zur gezielten Behebung von Anomalien des Haares und der Kopfhaut.

8.2.1 Zusammensetzung

Als Haarpflegemittel wird heute eine Vielzahl von Produkten bezeichnet, deren wichtigste Vertreter Vorbehandlungsmittel, Haarwässer und Haarkurmittel sind. Auch Frisiermittel wie Frisiercremes, Frisiergele und Pomaden, die vornehmlich haarpflegende Inhaltsstoffe enthalten, werden den Haarpflegemitteln zugeordnet. Diese Produkte dienen, wie aus den Rahmenrezepturen des Kap. 8.2.2 hervorgeht, verschiedenen Zwecken der Haarpflege und sind daher unterschiedlich aufgebaut. Eine allgemeine Beschreibung der Zusammensetzung, d. h. eine Einstufung der zur Formulierung dieser Produkte erforderlichen Rohstoffe, kann daher nur in relativ grober Form erfolgen.

Am übersichtlichsten ist die Einteilung der Rohstoffe nach ihrem Einsatzzweck. Naturgemäß sind bei einer solchen Zuordnung Überschneidungen unvermeidlich. Beispielsweise können Hilfsstoffe gleichzeitig Wirkstoffe sein, und Wirkstoffe können gleichzeitig die Funktion eines Emulgators erfüllen. In diesen Fällen erfolgt die Zuordnung nach der wesentlichen Funktion, wobei auf den Nebennutzen hingewiesen wird.

Die weitaus größte Zahl der heute in Haarpflegemitteln verwendeten Rohstoffe wurde ursprünglich nicht für dieses Einsatzgebiet entwickelt, sondern von anderen, bereits bekannten Anwendungen übernommen. Dies hat dazu geführt, daß Rohstofflieferanten die kosmetische Industrie als interessanten Absatzmarkt erkannten und sich daher bemühten, ihr Angebot den speziellen Anforderungen der Kosmetik, z. B. in bezug auf Reinheit, Verträglichkeit etc. der Rohstoffe, anzupassen. Diese im Grunde vorteilhafte Entwicklung hat bewirkt, daß einerseits qualitativ hochwertige Rohstoffe zur Verfügung stehen, andererseits aber eine kaum noch überschaubare Anzahl von Rohstoffen angeboten wird. Dem Kosmetik-Chemiker ist daher die Aufgabe gestellt, aus der Vielzahl der Rohstoffangebote nur die wirklich guten auszuwählen und weniger brauchbare zurückzuweisen. Dem Fachmann ist klar, daß sachliche und wirtschaftliche Interessen hier oft auseinanderstreben. Aus diesem Grund ist die Forderung des Gesetzgebers, daß behauptete Wirkungen eines Rohstoffs wissenschaftlich belegt werden müssen, zu begrüßen.

8.2.1.1 Grundstoffe

Aufgabe der Grundstoffe ist es, Trägermasse oder Grundlage des Produkts zu bilden, aus der heraus die für die Wirkung primär notwendigen Substanzen ihren Nutzen möglichst optimal entfalten können. Vielfach sind Grundstoffe auch gleichzeitig Wirkstoffe, wie z.B. Fettalkohole in Haarkurmitteln oder Lösemittel in Haarwässern. Die Grundlage soll eine möglichst einfache und praktische Anwendung des Mittels gewährleisten.

Die wichtigsten Grundstoffe für Haarpflegemittel sind Fettalkohole, Wachse, Paraffine, Vaseline, Paraffinöl und Lösemittel.

Fettalkohole sind gerad- oder verzweigtkettige aliphatische einwertige Alkohole mit 6–22 C-Atomen im Molekül. In der Kosmetik werden vorzugsweise geradkettige Fettalkohole mit einer Kettenlänge von 12–18 C-Atomen verwendet. Diese Fettalkohole sind weiche, farblose Massen, praktisch ungiftig und gut hautverträglich. Mit Ausnahme des Laurylalkohols, der einen leicht blumigen Geruch aufweist, sind die höheren Alkohole praktisch geruchlos. Sie sind in Wasser unlöslich, aber leicht emulgierbar. Wegen dieser Eigenschaften werden Fettalkohole bevorzugt zur Herstellung von Haarkuren und Frisiercremes verwendet, wobei dem Cetylalkohol und dem Stearylalkohol besondere Bedeutung zukommt.

Die Viskosität einer Emulsion auf Basis von Fettalkoholen nimmt mit steigender Kettenlänge der Alkohole zu. Daher ist es möglich, das Fließverhalten eines Haarpflegemittels durch Kombination verschiedener Fettalkohole zu beeinflussen. Entsprechend vorbereitete Fettalkohol-Gemische sind neben den reinen Substanzen im Handel erhältlich.

Ebenso werden Gemische angeboten, die bereits mit geeigneten Emulgatoren versehen sind.

Wachse sind Fettsäureester, die in tierischen und pflanzlichen Produkten vorkommen, aber auch synthetisch hergestellt werden können. Das wohl bekannteste natürlich vorkommende Wachs ist das Bienenwachs, das als Hauptbestandteile Cerin und Myricin enthält. Im heutigen Sinn ist Wachs jedoch ein Oberbegriff für eine Reihe natürlich oder künstlich gewonnener Stoffe, die in der Regel halbfeste, weiße, geruchlose und in Wasser unlösliche Massen darstellen.

Paraffine im kosmetischen Sinn sind weiße, geruchlose Massen aus geradkettigen hochmolekularen Kohlenwasserstoffen. Wegen ihrer den der Wachse vergleichbaren Eigenschaften werden sie auch oft als Erdölwachse bezeichnet.

Vaseline ist ein Gemisch von verzweigtkettigen Paraffinen mit geringem Anteil an zyklischen Paraffinen. Es ist eine weiche, transparente und in Wasser unlösliche Masse mit geringem Eigengeruch, die bei der Aufbereitung des Erdöls anfällt.

Paraffinöl ist ein Gemisch gesättigter flüssiger Kohlenwasserstoffe. Es ist unlöslich in Wasser, aber mischbar mit Fettalkoholen und Wachsen. Es wird als Zusatz in Haarpflegemitteln zur Konsistenzregulierung verwendet.

Lösemittel spielen in der Kosmetik eine erhebliche Rolle. Von der großen Anzahl Lösemittel, die zur Verfügung stehen, hat Ethanol die größte Bedeutung. Es wird zur Herstellung von Haarwässern verwendet, in denen es wegen seiner desinfizierenden Eigenschaften gleichzeitig die Funktion eines Wirkstoffes erfüllt. Das früher in Deutschland wegen seines günstigen Preises häufig verwendete Isopropanol wird heute nur noch in wenigen Produkten eingesetzt.

8.2.1.2 Hilfsstoffe

Hilfsstoffe werden verwendet, um bestimmte Eigenschaften der Haarpflegemittel, z. B. Konsistenz, Temperatur- und Lichtstabilität, Aussehen und Geruch, zu verbessern sowie deren Herstellung zu erleichtern. Zugesetzt werden je nach Bedarf:

- **Emulgatoren,** um die Grenzflächenspannung zwischen zwei an sich nicht mischbaren Phasen so weit herabzusetzen, daß deren feine Vermischung möglich wird; die Auswahl eines geeigneten Emulgators oder eines Emulgatorsystems richtet sich nach der Art der zu emulgierenden Substanzen.
- **Verdickungsmittel,** um die Stabilität von Emulsionen zu erhöhen und deren Viskosität einzustellen.
- **Komplexbildner,** um Schwermetallspuren, die als Verunreinigungen aus Rohstoffen eingeschleppt werden können, zu binden.
- **UV-Absorber,** um die Lichtstabilität der in Haarpflegemitteln enthaltenen Farbstoffe zu verbessern. Daneben sollen sie dem Schutz des Haares vor Lichteinflüssen dienen; eine Wirkung, die schwer nachzuweisen ist.

- **Konservierungsmittel,** um mikrobieller Zersetzung vorzubeugen.
- **Antioxidantien,** um Geruchsveränderungen, die durch Oxidationsvorgänge hervorgerufen werden können, zu verhindern.
- **Farbstoffe,** um Haarpflegemitteln ein ansprechendes Aussehen zu verleihen.
- **Parfümöle,** um Haarpflegemitteln einen angenehmen Duft zu verleihen und Nebengerüche der Rohstoffe zu überdecken.

8.2.1.3 Wirkstoffe

Wirkstoffe sind die Rohstoffe, die in Haarpflegemitteln eingesetzt werden, um eindeutig nachweisbare Wirkungen zu erzielen, wie z. B. ein Antischuppenwirkstoff, der als Bestandteil eines Haarwassers der Schuppenbekämpfung dient.

Die Gruppe der Wirkstoffe für Haarpflegemittel ist sehr umfangreich. Wie bereits erwähnt, wird der kosmetischen Industrie eine große Anzahl von Rohstoffen angeboten, von denen zahlreiche zweifellos vorteilhaft für die gezielte Haarpflege sind. Nicht unerwähnt bleiben dürfen auch diejenigen Rohstoffe, hauptsächlich natürlichen Ursprungs, die bereits seit Jahrhunderten als Haarpflegemittel Verwendung finden, ohne daß ihre Wirkung wissenschaftlich exakt nachgewiesen ist.

Quartäre Ammonium-Verbindungen sind die wichtigste Gruppe der speziellen Wirkstoffe, die zur Herstellung von Haarpflegemitteln verwendet werden. Ohne Übertreibung kann gesagt werden, daß die für gute Haarpflegemittel, insbesondere Haarkuren, wesentlichen Eigenschaften wie Verbesserung von Kämmbarkeit sowie Griff und Verhinderung statischer Aufladung der Haare vornehmlich auf den Einsatz quartärer Ammonium-Verbindungen zurückzuführen sind.

Die Eigenschaften quartärer Ammonium-Verbindungen werden durch die kationische Gruppe einerseits und durch die Art der lipophilen Reste dieser Gruppe andererseits bestimmt. Für die Kosmetik sind nur die Verbindungen, in denen ein bis zwei Reste längerkettige Alkyl-Gruppen, wie Lauryl-, Cetyl- oder Stearyl-Gruppen, und die verbliebenen Reste Methyl-Gruppen sind, von Bedeutung. Produkte dieses Typs werden vorzugsweise als Chloride, Bromide und Methosulfate eingesetzt.

Polymere quartäre Ammonium-Verbindungen sind Makromoleküle, deren wesentliches Merkmal das Vorhandensein mehrerer quartärer Ammonium-Gruppen im Molekül ist. Dadurch wird ihre Haftfähigkeit am Haar deutlich erhöht.

Silicone sind eine sehr umfangreiche Gruppe von synthetischen polymeren Verbindungen, in denen Silicium-Atome über Sauerstoff-Atome ketten-, ring- und/oder netzförmig miteinander verknüpft und die restlichen Valenzen durch Kohlenwasserstoff-Reste abgesättigt sind. Je nach Kettenlänge, Ringstruktur, Verzweigungsgrad und Art der Kohlenwasserstoff-Reste sind Silicone dünn- oder dickflüssig, pastös oder fest. In der Kosmetik spielen nur die flüssigen Silicone eine Rolle.

Silicone sind geruchlos, gut hautverträglich, wasserabweisend und nicht gesundheitsschädlich und gelten als nicht umweltgefährdend. Wegen dieser Eigenschaften werden Silicone gern in Haar- und Hautpflegemittel eingesetzt. Sie schützen Haar und Haut vor schädigenden Einflüssen und wirken frisurstabilisierend. Die Affinität der Silicone zum Haarkeratin kann durch Einbau von Amino-Gruppen in ihre Kohlenwasserstoff-Reste gesteigert werden.

Organische Säuren wie Citronen-, Wein- oder Milchsäure werden sehr häufig in Haarpflegemitteln eingesetzt, um ein saures Milieu einzustellen, das die Wirkung der haarpflegenden Bestandteile begünstigt.

Protein- oder **Eiweißhydrolysate** sind mit Enzymen oder Säuren aufgeschlossene Eiweißkörper. Im Gegensatz zu nicht aufgeschlossenem Eiweiß sind die Hydrolysate in Wasser löslich und somit in Haarpflegemitteln einsetzbar. Bedingt durch ihre enge chemische Verwandtschaft zum Haarkeratin ziehen sie gut auf dieses auf.

Pflanzenextrakte werden in großer Zahl zur Herstellung kosmetischer Präparate angeboten, ohne daß deren Wirksamkeit mit den zur Verfügung stehenden Meßmethoden immer nachweisbar ist. Bekannt ist z. B. die reizlindernde Wirkung der Kamille, deren Extrakt häufig Haarpflegemitteln zugesetzt wird. In diese Gruppe gehören auch Gerbstoffe und Pflanzenöle.

Vitamine werden häufig in Haarpflegemitteln eingesetzt, obwohl ihre haarpflegende Wirksamkeit umstritten ist.

Antischuppen-Wirkstoffe wurden in der Vergangenheit in großer Zahl und in mehr oder minder wirksamer Form angeboten. Seit einigen Jahren stehen jedoch hochwirksame Substanzen, z. B. Pirocton Olamin und Zinkpyrithion (s. ■ 8.1.3, S. 234) zur Verfügung, die praktisch alle früher verwendeten Mittel verdrängt haben. Die nachhaltigste Schuppenbekämpfung ist durch den Einsatz solcher Mittel in Shampoos (s. Kap. 8.1.3) oder Haarwässern möglich.

8.2.2 Rezepturbeispiele

Für die einzelnen Haarpflegemittel typische Zusammensetzungen veranschaulichen die nachfolgenden Rahmenrezepturen für Produkte, die im Haar verbleiben, und solche, die nach ihrer Anwendung ausgespült werden.

8.2.2.1 Haarpflegemittel, die im Haar verbleiben

Vorbehandlungsmittel werden, wie schon der Name sagt, vor bestimmten Behandlungen der Haare eingesetzt. In diesem Zusammenhang spielen jedoch nur Dauerwellbehandlungen eine praktische Rolle. Wesentlicher Bestandteil solcher Dauerwellvorbehandlungsmittel sind monomere oder polymere quartäre Ammonium-Verbindungen. Sie dienen dem Schutz bereits geschädigten Haares vor Angriff durch das Dauerwellmittel. Je nach Intensität des gewünschten Schutzes und abhängig vom vorhandenen Schädigungsgrad des Haares werden Vorbehandlungsmittel in unterschiedlicher Stärke angeboten.

Rahmenrezepturen: Vorbehandlungsmittel zum normalen (A) **und starken** (B) **Schutz der Haare**

Inhaltsstoffe	*Massengehalt (%)*	
	A	B
monomere quartäre Ammonium-Verbindungen	0,5	–
polymere quartäre Ammonium-Verbindungen	–	1,5
Silicone	2,0	–
Konservierungsmittel	–	0,2
Farbstoffe	+	+
Ethanol	2,0	–
Wasser	ad 100,0	ad 100,0

Haarwässer dienten ursprünglich nur dem Ziel, Haarwuchs zu fördern oder zumindest dem Haarausfall vorzubeugen. Heute werden Haarwässer vorwiegend zur Bekämpfung von Schuppen und zur allgemeinen Haarpflege verwendet.

Gelegentlich werden Haarwässern auch geringe Mengen Filmbildner, vorzugsweise Vinylpyrrolidon/Vinylacetat-Copolymere zugesetzt, wodurch eine bessere Frisurengestaltung ermöglicht wird.

Rahmenrezepturen: Haarwässer zur allgemeinen Haarpflege (A) **bzw. gegen Schuppen** (B)

Inhaltsstoffe	*Massengehalt (%)* A	B
Alkohol	40,0	40,0
Antischuppenwirkstoff	–	0,1
Glycerin	2,0	2,0
quartäre Ammonium-Verbindungen	0,2	0,2
Pflanzenextrakt	1,0	–
Vitamine (z. B. Panthenol)	0,1	–
Parfümöl	0,3	0,3
Farbstoffe	q. s.	q. s.
Wasser	ad 100,0	ad 100,0

Frisiercremes sind als Nachfolgeprodukte der früher viel verwendeten Pomaden anzusehen. Sie sind als O/W- und als W/O-Emulsionen im Handel. Sie werden vorzugsweise von Männern zur Frisurengestaltung und -erhaltung verwendet.

Rahmenrezepturen: Frisiercremes auf Basis von O/W- (A) **bzw. W/O-Emulsionen** (B)

Inhaltsstoffe	*Massengehalt (%)* A	B
Wachse, Fettsäureester	30,0	10,0
Paraffinöl	10,0	30,0
O/W-Emulgatoren	10,0	–
W/O-Emulgatoren	–	3,0
Konservierungsmittel	0,2	0,2
Parfümöl	0,3	0,3
Farbstoffe	q. s.	q. s.
Wasser	ad 100,0	ad 100,0

Frisierlotionen sind den Frisiercremes vergleichbar; sie unterscheiden sich von diesen durch eine dünnflüssigere Einstellung.

Frisiergele haben in den letzten Jahren stark an Bedeutung gewonnen. Man unterscheidet hier zwei Typen, und zwar die festigenden **Haargele** und die sog. **Wet-Look-Gele.** In beiden Fällen handelt es sich um gelförmig angedickte **Haarfestiger** mit unterschiedlichem Festigungsgrad. Während bei Anwendung der erstgenannten die Frisurenfestigung im Vordergrund steht, ist bei Anwendung der letztgenannten ein möglichst langanhaltend nasses Aussehen des Haares erwünscht.

Rahmenrezepturen: Haargel (A) **und Wet-Look-Gel** (B)

Inhaltsstoffe	*Massengehalt (%)*	
	A	B
Filmbildner	3,0	1,5
Glycerin	–	3,0
Siliconöl	–	0,5
Verdickungsmittel	0,6	0,6
Lösungsvermittler	0,4	0,4
Konservierungsmittel	0,1	0,1
Parfümöl	0,2	0,2
Farbstoffe	q. s.	q. s.
Wasser	ad 100,0	ad 100,0

Eine modische Besonderheit der Frisiergele sind die sog. **Glittergele.** Das sind Haargele mit Zusätzen an farbigen, kunststoffbeschichteten Aluminiumteilchen, die sich auf dem Haar ablagern. Glittergele sind heute wohl nur noch zur Karnevalszeit erhältlich und gebräuchlich.

Pomaden haben, nachdem sie zwischenzeitlich praktisch vom Markt verschwunden waren, in den letzten Jahren wieder eine gewisse Bedeutung erlangt. Es sind wasserfreie Haarpflegemittel auf Basis von Vaseline. Da reine Vaseline auch durch mehrfaches Waschen nicht rückstandslos aus den Haaren zu entfernen ist, werden dem Produkt Emulgatoren zugesetzt, um die Auswaschbarkeit zu erleichtern.

Rahmenrezeptur: Haarpomade

Inhaltsstoffe	*Massengehalt (%)*
Vaseline	75,5
Paraffin	7,0
Fettalkohol	4,0
Emulgatoren	13,0
Parfümöl	0,5

Schaumkuren werden an dieser Stelle nur der Vollständigkeit halber erwähnt. Die meisten der im Handel befindlichen Produkte enthalten jedoch Filmbildner und sind daher den Schaumfestigern zur Frisurengestaltung und -erhaltung zuzuordnen (s. Kap. 8.4).

8.2.2.2 Haarpflegemittel, die ausgespült werden

Haarspülungen, auch **Haarbalsame, Rinse** oder **Haarkonditioner** genannt, sind die Haarpflegeprodukte, die weltweit die größte Marktbedeutung haben. Es handelt sich bei ihnen ausnahmslos um Produkte auf Basis von O/W-Emulsionen, die aus Fettalkoholen, Emulgatoren, quartären Ammonium-Verbindungen und Wasser aufgebaut sind. Die Produkte enthalten geringe Zusätze organischer Säuren.

Ihre Formulierungen sind in der Regel auf bestimmte Haartypen abgestimmt. Im Handel sind Haarspülungen für normales, für feines und für trockenes bzw. strapaziertes Haar erhältlich, wobei nicht selten weitere Unterteilungen anzutreffen sind. So gibt es z. B. Haarspülungen für längeres Haar, die in ihrem Aufbau weitgehend denen für feines Haar entsprechen, und Haarspülungen für dauergewelltes oder gefärbtes (koloriertes) und blondiertes Haar, die in ihrer Zusammensetzung denen für trockenes und strapaziertes Haar vergleichbar sind. Diese Unterteilung ist zweckmäßig, da eine optimale Haarpflege eine möglichst genaue Dosierung der Wirkstoffe voraussetzt.

Rahmenrezepturen: Haarspülungen für normales (A), **feines** (B) **und trockenes und strapaziertes Haar** (C)

Inhaltsstoffe	*Massengehalt (%)*		
	A	B	C
Fettalkohole	5,0	4,0	5,0
Mineralöl	–	–	1,0
O/W-Emulgatoren	0,5	0,5	0,5
quartäre Ammonium-Verbindungen	2,5	2,0	3,0
Antifettwirkstoff	–	1,0	–
Pflanzenöle	–	–	0,5
Parfümöl	0,4	0,4	0,4
Farbstoffe	q. s.	q. s.	q. s.
Wasser	ad 100,0	ad 100,0	ad 100,0

Zur Pflege stark strukturgeschädigten Haares sind sog. **Kurpackungen** oder **Intensivhaarkuren** im Handel. Ihr Aufbau entspricht etwa dem der Haarspülungen für trockenes und strapaziertes Haar.

8.2.3 Herstellung

Rühren, Mischen und Homogenisieren sind die Prozesse, die zur Herstellung von Haarpflegemitteln durchzuführen sind, wobei die Produkte sehr unterschiedliche Anforderungen stellen. Während es sich bei der Herstellung eines Vorbehandlungsmittels bzw. eines Haarwassers um einen einfachen Lösevorgang handelt, erfordert die Herstellung eines Produktes in Form einer Emulsion oft ein aufwendiges Verfahren.

Grundsätzlich unterscheidet man die Herstellung im Chargenbetrieb und die kontinuierliche Herstellung. Die Auswahl des Herstellungsverfahrens erfolgt primär nach wirtschaftlichen Gesichtspunkten.

Vorteilhaft ist eine Herstellung im Chargenbetrieb, wenn eine Vielzahl von Produkten in relativ kleinen Mengen und größeren Zeitabständen bereitzustellen ist. In diesem Fall ermöglicht der Chargenbetrieb einen raschen Wechsel auf ein anderes Produkt, ohne daß umfangreiche Umrüstungsarbeiten erforderlich werden. Kontinuierliche Verfahren sind dann anzustreben, wenn große Mengen des gleichen Produkts über längere, zusammenhängende Zeiträume herzustellen sind.

Die Auswahl der einzusetzenden Maschinen und Geräte richtet sich nach der Art der herzustellenden Produkte und kann für die einzelnen Gruppen sehr unterschiedlich sein. Größter Wert ist auf eine möglichst leichte Zugänglichkeit der Apparaturen zu legen, damit eine gründliche Reinigung ohne Schwierigkeiten auch von weniger geübten Personen durchgeführt werden kann. Als weitere Forderung ist die Beständigkeit aller produktberührenden Maschinenteile gegen die eingesetzten Rohstoffe zu nennen, damit Wechselwirkungen und dadurch verursachte Verunreinigungen der Produkte mit Bestandteilen des Materials ausgeschlossen sind. Speziell zur Herstellung von Haarpflegemitteln erfüllen rostfreie Stähle aller Sorten sowie zahlreiche Kunststoffe diese Anforderungen. Gegebenenfalls muß ein spezieller Verträglichkeitstest durchgeführt werden.

Es ist eine unabdingbare Forderung, daß bei der Herstellung kosmetischer Präparate eine Verunreinigung der Produkte vermieden wird. Dies gilt nicht nur bezüglich der Auswahl der Maschinen und Geräte, sondern auch für die Auswahl der Rohstoffe. Hierbei ist dem verwendeten Wasser besondere Aufmerksamkeit zu widmen. Der Einsatz von vollentsalztem oder enthärtetem Wasser ist zu empfehlen. Die Herstellung von Emulsionen unter Verwendung von Leitungswasser muß im Einzelfall sorgfältig geprüft werden, da die im Wasser enthaltenen Salze zu Viskositätsveränderungen und Instabilitäten führen können.

Die einfachste Art der Herstellung eines Haarpflegemittels ist das Lösen von Rohstoffen in einem Lösemittel oder einem Lösemittelgemisch, wie dies z. B. bei der Produktion von **Vorbehandlungsmitteln** oder **Haarwässern** erfolgt. In diesem Fall werden die Lösemittel in einem geeigneten Ansatzgefäß vorgelegt und die einzelnen Rohstoffe nacheinander unter Rühren gelöst.

Zweckmäßig ist dabei die Verwendung eines stufenlos regulierbaren Propellerrührwerks. Wärme ist im allgemeinen zur Herstellung solcher Produkte nicht erforderlich. Möglicherweise auftretende Trübungen, die meistens auf das verwendete Parfümöl zurückzuführen sind, lassen sich durch anschließende Filtration beseitigen.

Demgegenüber erfolgt die Herstellung von **Haargelen** in mehreren Stufen, und zwar zweckmäßigerweise in Geräten, bei denen ein einfacher Wechsel der Rührorgane möglich ist. Zunächst wird das Lösemittel, in der Regel Wasser, im Ansatzgefäß vorgelegt und der gelbildende Rohstoff mit Hilfe eines schnellaufenden Propellerrührwerks dispergiert. Sobald sich das Gel zu bilden beginnt, ist das Propellerrührwerk abzuschalten – da dessen Wirkungsgrad nicht mehr ausreicht, um den Ansatz ausreichend zu durchmischen –, und das Einrühren von Luft zu vermeiden. Die weitere Durchmischung erfolgt dann mit Hilfe eines Anker- oder Planetenrührwerks. Dabei werden Filmbildner, Feuchthaltemittel, Farbstoffe, Parfümöl u. a. Rohstoffe zugefügt. Das Parfümöl wird vor Zugabe zumeist mit einem Lösungsvermittler gemischt, um eine trübungsfreie Einarbeitung zu gewährleisten.

Die Herstellung von **Pomaden** auf Basis von Vaseline muß bei einer Temperatur von ca. 80 °C erfolgen. In diesem Fall ist der Einsatz eines heiz- und kühlbaren Ansatzkessels notwendig. Zunächst wird die Vaseline auf ca. 80 °C erwärmt und geschmolzen. Danach erfolgt unter Rühren die Zugabe aller in Vaseline löslichen Bestandteile. Sobald eine homogene Masse entstanden ist, wird der Ansatz unter Rühren auf etwa 60 °C abgekühlt. Nun erfolgt die Zugabe der Emulgatoren und des Parfümöls. Die Entleerung des Kessels muß bei ca. 45 °C erfolgen, da sonst die Masse erstarrt und nur noch unter großen Schwierigkeiten entnommen werden kann.

Zur Herstellung von emulsionsförmigen Haarpflegemitteln wie **Frisiercremes, Haarspülungen** und **Kurpackungen** sind heiz- und kühlbare Ansatzkessel mit Anker- oder Planetenrührwerk erforderlich. Empfohlen wird das Arbeiten unter Vakuum, um das Einrühren von Luft zu vermeiden. Bei sehr hohem Wasseranteil ist es zweckmäßig, die wäßrige Phase vorzulegen; i. a. ist es jedoch günstiger, mit der Fettphase zu beginnen. Die Emulgiertemperatur hängt von der Zusammensetzung der Produkte ab. Zunächst wird die Fettphase zusammen mit den Emulgatoren in den Ansatzkessel gegeben und unter Rühren auf etwa 70 °C erwärmt. Anschließend wird die separat auf gleiche Temperatur gebrachte Wasserphase unter Rühren langsam zugegeben, wobei die Temperatur nicht absinken darf. Nach einer für die jeweilige Rezeptur festgelegten Mischzeit wird unter gleichmäßigem Rühren langsam auf etwa 45 °C gekühlt. Zu schnelles Kühlen kann die Viskosität und die Stabilität der Emulsion nachteilig beeinflussen. Unterhalb von 45 °C erfolgt die Zugabe weiterer Rohstoffe. Temperaturempfindliche Bestandteile, wie vor allem das Parfümöl, werden bei etwa 30 °C zugegeben. Bei manchen Emulsionen kann es erforderlich sein, im Anschluß an die eigentliche Herstellung eine Homogenisierung durchzuführen.

Bei einem kontinuierlichen Herstellungsverfahren müssen alle Komponenten in flüssiger Form vorliegen. Dies kann, sofern die Rohstoffe nicht von Natur aus flüssig sind, durch Auflösen in Wasser bei wasserlöslichen Komponenten oder durch vorheriges Schmelzen bei wachsartigen Stoffen sichergestellt werden. Das Mischen erfolgt in einer Mischstrecke, in die die einzelnen Komponenten im richtigen Mengenverhältnis zueinander aus Vorratsbehältern über Dosierpumpen eingebracht werden. Die so erzeugte Mischung wird über einen Homogenisator in ein Kühlaggregat geführt und darin stufenweise auf die erforderliche Endtemperatur gebracht.

8.2.4 Anwendung und Wirkung

Zur Pflege der Haare und der Kopfhaut werden in der Anwendungsart sehr unterschiedliche Produkte verwendet.

Haarwässer werden ins trockene, nach der Haarwäsche ins vorgetrocknete Haar gegeben und in die Kopfhaut massiert. Frisiercremes, Frisiergele und Pomaden werden ins trockene oder nach der Haarwäsche vorgetrocknete Haar ohne Kopfhautmassage verteilt. Häufig werden auch nur einzelne Haarpartien mit diesen Mitteln behandelt. Haarkurmittel und Kurpackungen werden nach der Haarwäsche, dem Dauerwellen, der Haarfärbung oder der Blondierung im nassen Haar verteilt und, ggf. nach vorgegebener Einwirkzeit, ausgespült.

Aufgabe dieser Produkte ist die Pflege des einzelnen Haares, der Frisur und der Kopfhaut.

Das einzelne Haar und das Haarkollektiv sollen glänzen, sich angenehm anfühlen, nicht fliegen und sich leicht kämmen lassen. Diese Forderungen stehen nicht immer im Einklang mit dem gleichzeitigen Wunsch nach einer gepflegten Haartracht. Insbesondere Frauen wünschen meist eine volumige, nicht eng am Kopf anliegende Frisur. Eine solche Frisur ist aber nur haltbar, wenn die Oberfläche des Einzelhaares nicht zu glatt ist. Haarfestiger, die sich plackenförmig auf dem Haar verteilen, werden verwendet, um die Haaroberfläche leicht aufzurauhen und damit die Reibung von Haar zu Haar zu erhöhen. Dadurch wird ein Zusammenfallen der Frisur verhindert. Sind ein gepflegtes Haar mit angenehmem Griff und Glanz und eine gepflegte Frisur mit Volumen und Haltbarkeit erwünscht, so zwingt dies zu Kompromissen. Die Menge der Substanzen, die der Haaroberfläche Glanz und angenehmen Griff verleihen, muß so gering gehalten werden, daß keine Beschwerung der Haare auftritt, welche die Frisur nach kurzer Zeit zusammenfallen läßt. Die Menge an haarfestigenden Substanzen, die der Frisur durch Erhöhung der Oberflächenreibung des Einzelhaares Halt geben, darf nicht so hoch bemessen sein, daß das Haar glanzlos wird, einen unangenehm rauhen Griff erhält und sich nur schwer kämmen läßt.

Haarpflegemittel erfordern eine sehr gezielte Anwendung. Wann sie vorzugsweise verwendet werden, d. h. in welchem Stadium der Haarbehandlung, ob als Vorbehandlung, Zwischenbehandlung oder Endbehandlung, ist in ▦ 8.2.1 dargelegt. Für Frauen, die eine volumige Frisur mit Hilfe einer Wasserwelle wünschen, können Haarpflegemittel nicht als Abschlußbehandlung zum Einsatz kommen. Alle hier genannten Haarpflegemittel, ausgenommen Pomade, enthalten Wasser und würden die Wasserwelle zerstören. Pomade würde zwar die Wasserwelle nicht angreifen, das Haar aber stark beschweren, was ebenfalls einer volumigen Frisur entgegensteht.

Männer, die ihr Haar selten wasserwellen und keine Haarfestiger verwenden, können dagegen praktisch alle Haarpflegemittel zur Abschlußbehandlung einsetzen. Durch die Menge der Pflegemittel sind Glanz, Griff und Kämmbarkeit zu beeinflussen. Eine zu hohe Menge an Haarpflegemitteln empfiehlt sich allerdings auch bei Männern nicht, es sei denn, eine fettglänzende und eng anliegende Frisur ist erwünscht.

Unter Berücksichtigung dieser Einschränkungen der Haarpflege im Hinblick auf die gepflegte Frisur, insbesondere bei Frauen, ergibt sich folgende Zielsetzung zur Pflege des Einzelhaares und der Kopfhaut: Ein Einzelhaar, das auch in der Haarspitze hinsichtlich Griff, Glanz und Kämmbarkeit der Qualität des Haarnachwuchses entspricht, und eine Kopfhaut, die sich schuppenfrei und nicht fettglänzend darstellt.

▦ **8.2.1** Anwendung verschiedener Haarpflegemittel

Haarpflegemittel	**Anwendung**					
	ohne sonstige haarkosmetische Behandlung	**nach der Haarwäsche (ohne weitere Behandlungen)**	**in Kombination mit Dauerwellen oder Haarfärbung oder Blondierung**		**in Kombination mit Haarfestigern**	
			vorher	**nachher**	**vorher**	**nachher**
Vorbehandlungsmittel	–	–	+	–	–	–
Haarwasser	+	+	–	–	+	–
Frisiercreme	+	+	–	+	–	–
Frisiergel	+	+	–	+	–	–
Pomade	+	+	–	+	–	–
Haarspülung	–	+	–	+	+	–
Kurpackung	–	+	–	+	+	–

\+ zu empfehlen
– nicht zu empfehlen

Insbesondere das beim Erstellen volumiger Frisuren übliche Toupieren führt zu Schäden in der Schuppenschicht bis zum Herausbrechen von Schuppenbruchstücken. In Extremfällen kommt es zu einer Spaltung der Haarspitzen, dem Haarspliß. Der Einfluß von UV-Strahlen des Sonnenlichts, vor allem in Kombination mit Wasser – „trockene Haare" weisen je nach Luftfeuchtigkeit einen Wassergehalt bis zu 15% auf –, führt zu chemischen Veränderungen im Haarkeratin. Bei Dauerwellung, Haarfärbung und Blondierung lassen sich unerwünschte chemische Nebenreaktionen im Haarkeratin nicht gänzlich vermeiden. Die wesentlichste chemische Änderung des Haarkeratins durch die vorgenannten Einflüsse ist die Bildung von Cysteinsäure, die durch Oxidation von Cystin entsteht. Die Menge an gebildeter Cysteinsäure kann als chemisches Maß für die Schädigung des Haares angesehen werden.

Die Inhaltsstoffe von Haarpflegemitteln, die ausgespült werden, sollen diese Schäden nicht spürbar werden lassen.

Die chemischen Veränderungen sind nach dem heutigen Stand der Technik unvermeidlich und irreversibel. Herausgebrochenes Schuppenmaterial kann nicht wieder auf die Haaroberfläche aufgetragen werden. Möglich aber sind eine Glättung der Oberfläche und damit die Herstellung eines Erscheinungsbildes des Haares, das, in bezug auf Glanz und Griff, dem ungeschädigten Haarnachwuchs in Kopfhautnähe weitgehend entspricht. Erreicht werden kann dies durch die Anwendung der vier nachstehend beschriebenen Stoffklassen oder besser durch Verwendung ihrer Kombinationen.

Quartäre Ammonium-Verbindungen. Humanhaarkeratin enthält aufgrund seiner Aminosäuren-Zusammensetzung einen Überschuß an sauren Gruppen, d. h., es weist überwiegend negative Ladungen auf und kann so die positiv geladenen quartären Ammonium-Verbindungen über Salzbindungen spülfest anlagern. Geschädigte Haare enthalten infolge ihres Cysteinsäure-Gehalts eine höhere Anzahl negativ geladener Säuregruppen als ungeschädigte Haare und nehmen deshalb mehr quartäre Ammonium-Verbindungen auf. Monomere quartäre Ammonium-Verbindungen werden bei der Haarwäsche mit anionaktiven waschaktiven Substanzen quantitativ ausgewaschen und hinterlassen anschließend keinen Pflegeeffekt mehr. Seit einigen Jahren werden neben monomeren auch polymere quartäre Ammonium-Verbindungen verwendet. Diese haften wesentlich fester auf dem Haar als die monomeren Substanzen. Grob kann man heute drei Klassen von quartären Ammonium-Verbindungen unterscheiden:

wasserfest	monomer	z. B. Alkyltrimethylammonium-Halogenide
shampoofest	polymer	z. B. quartäre Cellulose-Derivate
behandlungsfest (Kaltwelle, Färbung)	polymer	z. B. Poly(*N*,*N*-dimethyl-3,4-dimethylen-pyrrolidiniumchlorid)

Die shampoofesten quartären Ammonium-Verbindungen ergeben eine verbesserte Kämmbarkeit, die noch nach 3–4 Haarwäschen spürbar ist. Die entsprechende Wirkung der behandlungsfesten polymeren quartären Ammonium-Verbindungen ist sogar noch nach einer Dauerwell- oder einer Färbebehandlung nachweisbar. Quartäre Ammonium-Verbindungen, monomere oder polymere, können somit je nach erwünschter Wirkung und Wirkungsdauer den einzelnen Haarpflegemitteln gezielt zugesetzt werden. Beim Einsatz von polymeren quartären Ammonium-Verbindungen ist ihre Menge so niedrig zu halten, daß nach mehreren Behandlungen möglichst keine Addition und damit keine Beschwerung und kein Strähnigwerden des Haares auftritt. In jedem Fall ist eine auf die Haarqualität abgestimmte Rezepturentwicklung erforderlich.

Fette und **Öle.** Durch das Verteilen geringer Mengen Fette und Öle auf das gewaschene Haar erhält dies eine glatte Oberfläche und einen angenehmen Griff. Das Haar wird gut handhabbar, d. h., es läßt sich leichter durchkämmen und bürsten. Ein Zuviel an Fetten und Ölen führt allerdings leicht zu einer starken Beschwerung und durch Aufnahme von Staub aus der Luft zu glanzlosem Haar.

Silicone haben eine der von Fetten und Ölen vergleichbare Wirkung auf das Haar mit dem Vorteil, daß bei sinnvoller Dosierung eine unerwünschte Beschwerung des Haares praktisch ausgeschlossen ist. Ganz allgemein verbessern Silicone die „Konditionierung" des Haares, darunter sind die Kämmbarkeit und die Frisierbarkeit zu verstehen. Insbesondere Silicone mit Amino-Gruppen in der Seitenkette erfüllen diesen Zweck; sie vermitteln ferner antistatische Eigenschaften, durch die das Fliegen des Haares unterbunden werden kann. Diese Wirkung ist auch nach mehrmaligem Shampoonieren noch feststellbar.

Säuren. Zu Zeiten, als man zur Haarwäsche noch Seife verwendete, setzte man bereits Säuren in Form von Essigsäure- oder Citronensäure-Spülungen zur Nachbehandlung ein. Durch diese Säurespülungen wurden Kalkseifenrückstände entfernt und die Haaroberfläche geglättet. Durch Wasser, insbesondere im wäßrig-alkalischen Medium, wie es z. B. bei der oxidativen Haarfärbung vorliegt, quillt das Haar, die Schuppenschicht spreizt ab. Saure Zusätze führen zu einer Entquellung und zu einer Glättung der Schuppenschicht. Für praktisch alle Haarspülungen wird deshalb eine saure Einstellung empfohlen. Man verwendet schwache Säuren wie Citronen-, Wein- oder Milchsäure.

8.2.4.1 Haarpflegemittel, die im Haar verbleiben

Vorbehandlungsmittel werden vor der Dauerwellung ins gewaschene, handtuchtrockene Haar gegeben. Sie werden eingesetzt, wenn das Haar so stark geschädigt ist, daß bei einer Dauerwellbehandlung mit großer Wahrscheinlichkeit Haarbruch auftritt. Vor anderen Haarbehandlungen werden Vorbehandlungsmittel üblicherweise nicht verwendet. Die in den Rahmenrezepturen angegebenen Inhaltsstoffe stabilisieren das geschädigte Haar so weitgehend, daß es einer erfolgreichen Wellbehandlung wieder zugänglich wird.

Haarwässer werden ins trockene oder vorgetrocknete Haar gegeben und mit den Fingerkuppen kräftig in die Kopfhaut massiert. Wie bereits erwähnt, werden Haarwässer vorwiegend von Männern verwendet. Nach der Haarwasserbehandlung wird das Haar frisiert und getrocknet. Der Wasseranteil macht es auch bei Anwendung auf trockenem Haar möglich, der Frisur beim nachfolgenden Kämmen oder Bürsten die gewünschte Form zu geben.

Neben der Hauptaufgabe der Haarwässer, der „allgemeinen Pflege von Kopfhaut und Haar“, werden mit ihnen spezifische Zielsetzungen, wie z. B. die Schuppenbekämpfung, verfolgt.

Die ursprüngliche Aufgabe der Haarwässer war – und ist auch heute noch – die Erhaltung des Haares. Nach dem derzeitigen Stand des Wissens gibt es keinen Wirkstoff, der durch äußerliche Anwendung den Haarwuchs beschleunigt, die Allopecia androgenetica (männliche Glatzenbildung) verhindert oder gar neues Haarwachstum bei Kahlköpfigen hervorruft. Laut Literatur, insbesondere der Patentliteratur, gibt es zwar Hunderte von haarwuchserzeugenden Stoffen, wie beispielsweise Vitamine, Aminosäuren oder spezielle Kräuterextrakte, einer kritischen Prüfung hat bisher keiner dieser Stoffe standgehalten. Dies gilt auch für hormonähnliche Stoffe, die als Wirkstoffe angeboten werden. Auch der Zusatz von durchblutungsfördernden Wirkstoffen bewirkt kein verbessertes Haarwachstum, wird aber von vielen Verbrauchern wegen des angenehm prickelnden Gefühls auf der Kopfhaut bei der morgendlichen Kopfhautmassage geschätzt.

Die tägliche Behandlung von Haaren und Kopfhaut mit Haarwässern ist trotz kritischer Anmerkungen nach wie vor sinnvoll.

Frisiercremes, Frisiergele und Pomaden. Die Bedeutung von Frisiercremes war mit zunehmender Verwendung von Haarsprays und Haarfestigern stark zurückgegangen, hat jedoch modebedingt heute wieder zugenommen. Für feste, eng am Kopf liegende Frisuren oder zur Fixierung einzelner Haarpartien sind sie sehr gut einsetzbar. Ähnliches gilt für Frisiergele und Pomaden.

8.2.4.2 Haarpflegemittel, die ausgespült werden

Haarspülungen werden im gewaschenen, noch feuchten Haar gleichmäßig verteilt, kurz einmassiert und anschließend sorgfältig ausgespült. Nach dieser Behandlung gleitet der Kamm wesentlich leichter durchs nasse Haar, das anschließend getrocknete Haar fliegt nicht und zeigt eine deutliche Verbesserung von Glanz und Griff. Die Wirkung von Haarspülungen beruht auf der bereits erwähnten Verwendung von quartären Ammonium-Verbindungen, Fetten und Ölen, Siliconen sowie Säuren.

Ihr Pflegeeffekt zeigt sich am deutlichsten an den Spitzen des Haares, wo es durch äußere Einflüsse am stärksten geschädigt ist und entsprechend mehr Pflegestoffe aufnimmt. Die Aussage: „Das Haar nimmt sich, was es braucht", trifft bei Haarkurmitteln, die ausgespült werden, in augenfälliger Weise zu.

Für spezielle Anwendungsgebiete werden zusätzlich Pflegestoffe oder spezifische Wirkstoffe zugefügt, wie z. B. Kräuterextrakte und Antischuppenwirkstoffe. Außerdem wird die Konzentration der Pflegestoffe je nach Zielsetzung variiert. Sie ist bei Haarspülungen für fettiges Haar deutlich niedriger als bei Haarspülungen für strapaziertes Haar. **Kurpackungen,** auch unter dem Namen **Intensivhaarkur** im Handel, werden wie Haarspülungen in das gewaschene, noch feuchte Haar verteilt, jedoch läßt man sie bis zu etwa 10 min einwirken. Meist werden sie zur Pflege stark strapazierten Haares eingesetzt.

8.2.5 Bewertung

Anwendungstechnik. Die praktische Bewertung von Haarpflegemitteln stützt sich auf folgende Kriterien:
- Verteilbarkeit auf dem Haar,
- Ausspülbarkeit,
- Kämmbarkeit des nassen Haares,
- Griff des nassen Haares,
- Kämmbarkeit des trockenen Haares,
- Griff des trockenen Haares,
- Beschwerung des Haares und
- Glanz des Haares.

Verteilbarkeit bzw. Ausspülbarkeit sind Bewertungskriterien, die nur für Haarpflegemittel in Emulsionsform herangezogen werden.

Zur vergleichenden praktischen Bewertung werden Halbseitenversuche durchgeführt. Die zu prüfenden Produkte werden unter absolut gleichen Bedingungen auf die rechte bzw. linke Kopfhälfte aufgetragen und entsprechend ihrer Gebrauchsanweisung angewendet. Die Blindbewertung durch mehrere geübte Beurteiler erlaubt es, bei den Kriterien Verteilbarkeit, Ausspülbarkeit, Kämmbarkeit und Beschwerung auch geringe Unterschiede sicher zu erkennen. Die Beschwerung und die damit zusammenhängende Frisurenhaltbarkeit werden sofort und nach jeder weiteren Behandlung bewertet, um Additionseffekte feststellen zu können.

Für die Bewertung von Glanz und insbesondere Griff ist es erfahrungsgemäß sehr schwer, im Halbseitentest verläßliche Ergebnisse zu erhalten, sofern keine krassen Unterschiede vorliegen.

Ergänzend zu Halbseitenversuchen wurden in den letzten Jahren zunehmend Tests an Strähnen oder auch an Einzelhaaren durchgeführt. Bisher ergibt aber lediglich die Messung der Naßkämmbarkeit an Strähnen aussagekräftigere Werte als der praxisgerechte Halbseitenversuch. Die übrigen Messungen, wie z. B. die Messung des Glanzes oder der Oberflächenreibung an Einzelhaaren, sind bisher zu aufwendig und liefern gegenwärtig noch keine sicheren Daten. Es ist abzusehen, daß durch Kombinationen von ermittelten physikalischen Daten, wie Reibungskoeffizient, Biegemodul und Kompressibilität der Haare, in nicht zu ferner Zukunft verläßliche Aussagen über Kriterien wie Beschwerung, Griff und Frisurenhaltbarkeit gemacht werden können.

Neben der Bewertung im praktischen Versuch erlaubt auch die direkte Beurteilung des Produkts das Erkennen von Qualitätsmerkmalen. Die Viskosität (das Fließverhalten) läßt Rückschlüsse auf Verteilbarkeit und Ausspülbarkeit des Haarpflegemittels zu. Die Beurteilung der Emulsionen hinsichtlich Partikelgröße ermöglicht Stabilitätsvoraussagen.

Die Bewertung des Zusatznutzens in Haarpflegemitteln wie Antischuppen- oder Antifettwirkung wird im Kap. 8.1.6 (s. S. 237 ff.) beschrieben.

Analytik. Die Analyse von Haarpflegemitteln mit Hilfe moderner Analysenmethoden ist prinzipiell möglich. Vor der Identifizierung der Einzelkomponenten mittels Dünnschichtchromatographie (DC), Gaschromatographie (GC), Hochdruckflüssigkeitschromatographie (HPLC), Infrarotspektroskopie (IR) oder Ultraviolettspektroskopie (UV) muß aber eine weitgeheNnde Vortrennung der Komponenten erfolgen. Diese und die Identifizierung der Einzelkomponenten wird dadurch erschwert, daß die Mehrzahl der Rohstoffe keine chemisch reinen Substanzen mit definierter Molmasse sind, sondern Gemische von Molekülen mit unterschiedlicher chemischer Struktur.

8.3 Haarverformungsmittel

8.3.1 Historisches

Der Wunsch, das eigene Aussehen selbst zu bestimmen, das von der Natur vorgegebene Erscheinungsbild zu ändern, ist so alt wie die Menschheit selbst. Die Frisur, das Haarbild, prägt dieses Erscheinungsbild in besonderem Maße. Bilder und Skulpturen aus dem alten Ägypten oder der klassischen

Antike zeigen häufig Locken und gekräuseltes Haar – ein Schönheitsideal. Gegensätzlich sind die Wünsche der Menschen aus Kulturen mit naturgegebenem krausem Haar – hier wurden Mittel gesucht, um die Haare zu glätten.

Fast jede Art der Frisurengestaltung ist untrennbar mit der Verformung der Haare verbunden: von der leichten Änderung der Fallrichtung oder des Standvermögens der Frisur bis zur starken Locke, von der Wasserwelle bis zur Dauerwelle.

Techniken und Hilfsmittel für eine dauerhafte Haarverformung allerdings sind verhältnismäßig jung.

Ein erster Schritt in diese Richtung war sicherlich die Erfindung der Haarondulation durch den Franzosen Marcel Grateau im Jahr 1870. Die Haare wurden bei seinem Verfahren mit einer aufgeheizten Lockenschere verformt. Bei höherer Luftfeuchtigkeit allerdings war die Haltbarkeit der so erzielten Haarwellen sehr unbefriedigend.

Karl Nessler praktizierte 1906 als erster eine „Dauerondulation“ an Haaren, wobei mit Borax-Lösung getränkte Haarsträhnen auf rechtwinklig vom Kopf postierte Spiralwickler gewickelt und mittels einer glühenden Zange einzeln auf 100–200 °C erhitzt wurden. Später machte der Nestlé-Dauerwellapparat mit 16 Heiztuben die Behandlung zwar für den Friseur komfortabler, für die Kundin jedoch war sie nach wie vor eine Tortur.

Das Prinzip der „Heißwelle“ („chemische und thermische Behandlung“) erweiterten Clark und Speakman 1932 durch Anwendung des Reduktionsmittels Sulfit. Hierbei wurden erstmalig gezielt die Quervernetzungsstellen des Haarproteins, die Disulfid-Bindungen, gespalten, um das Haar zu erweichen und verformbar zu machen.

Der Durchbruch für die allgemeine Anwendung von Reduktionsmitteln kam 1940. So wurden neben Sulfit insbesondere Mercaptane, z. B. Thioglykolsäure, als Verformungsmittel bei Raumtemperatur patentiert: die „Kaltwelle“ war geboren. Bis 1957 beanspruchte die Firma Sales Affiliates die Verwendung ammoniakalischer Thioglykolsäure-Lösungen, in Verbindung mit Oxidationsmitteln, zum Fixieren der Haare.

Seit nunmehr 50 Jahren ist dies weltweit das typische Dauerwellverfahren. Es wurde bereits in vielen Variationen praktiziert: z. B. als „Lauwelle“ bei Temperaturen bis zu 80 °C, mit verdünnter Kaltwellösung und Wärmeklammern, als Enzymdauerwelle mit Urease-Pulver oder auch mit salzhaltiger Zwischenbehandlung.

8.3.2 Mechanismen der Haarverformung

Ein Verständnis der bei Verfahren der Haarverformung ablaufenden chemischen und physikalischen Prozesse ist ohne Kenntnis des Haaraufbaus nicht möglich.

8.3.2.1 Chemischer Aufbau der Haare

Die wichtigsten Bausteine des Humanhaares sind die Aminosäuren, deren wichtigste in der 8.3.**1** aufgelistet sind. Diese Aminosäuren sind in den Proteinmolekülen der Keratin-Fasern des Haares amidartig zu Makromolekülen verknüpft.

Die Amid-Struktur und von den Seitenketten der Proteinmoleküle ausgehende inter- und intramolekulare Wechselwirkungen sind für unterschiedliche Bindungsarten zwischen den einzelnen Kettenmmolekülen der Fasern des Haarkeratins verantwortlich.

Diese Bindungsarten – Wasserstoffbrücken-Bindungen, hydrophobe Bindungen infolge von Wechselwirkungen zwischen benachbarten Alkyl-Gruppen, Salzbindungen und Disulfid-Brücken – sind schematisch in der 8.3.**1** (s. S. 263) dargestellt.

Von diesen Bindungen sind naturgemäß die Disulfid-Brücken die beständigsten. Sie resultieren aus der oxidativen Verknüpfung von zwei Cystein-Einheiten zweier benachbarter Proteinmoleküle zu einem Cystin-Baustein.

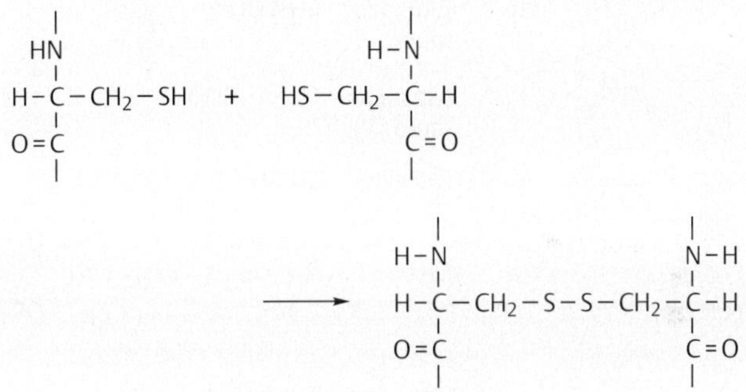

Haarkeratine sind Proteine mit einem außergewöhnlich hohen Anteil (bis zu 10 Gew.-%) Cystin, der u. a. wesentlich ist für charakteristische Eigenschaften des Humanhaares (Elastizität, Unlöslichkeit, aber Quellbarkeit in Wasser).

8.3.2.2 Chemisch-physikalische Grundlagen der Haarverformungsvorgänge

Um Haare zu verformen, müssen sie vorübergehend in einen plastischen Zustand überführt werden. Dazu werden bei einer Wasserwellverformung physikalisch neben Salzbindungen hauptsächlich Wasserstoffbrücken-Bindungen im Kontakt mit Wasser gelöst, die beim Trocknen des verformten

8.3.1 Humanhaar-Aminosäuren der allgemeinen Formel (nach Böllert, V., 1985)

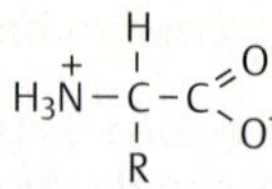

Aminosäure	R	Aminosäure	R
Glycin	H	Lysin	$(CH_2)_4NH_2$
Alanin	CH_3	Arginin	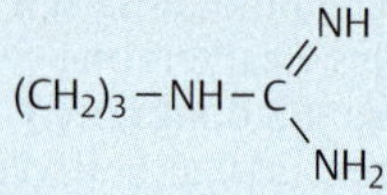
Valin	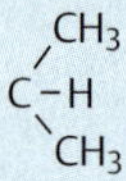		
Leucin	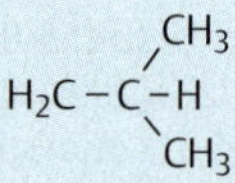	Histidin	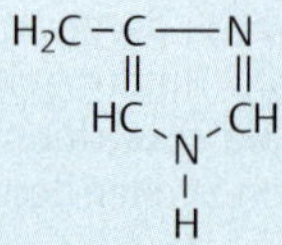
Isoleucin	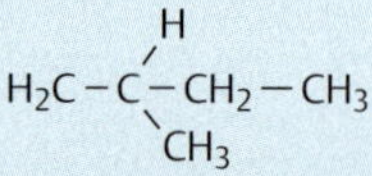	Glutaminsäure	CH_2COOH
Phenylalanin	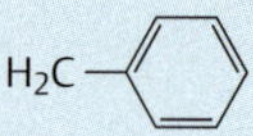	Asparaginsäure	CH_2CH_2COOH
Tyrosin	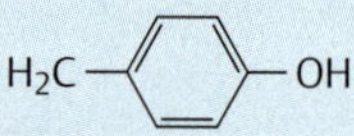	Cystein	CH_2SH
Serin	CH_2OH	Cystin	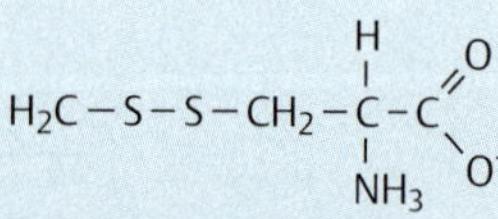
Threonin	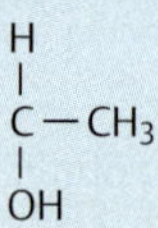	Methionin	CH_2CH_2SH

Haares wieder geschlossen werden. Die dabei erreichte Verformung hält naturgemäß nur bis zum nächsten Wasserkontakt der Haare.

Eine gegen Wassereinfluß stabile Dauerwellverformung kann nur durch chemische Eingriffe in das Haar erreicht werden, die auf eine Spaltung der Cystin-Disulfidbindungen zielen, die nach der Haarverformung wieder geschlossen werden.

Die Spaltung der Disulfidbrücken-Bindungen erfolgt reduktiv, meist unter Einwirkung von Salzen oder anderen Derivaten der Thioglykolsäuren

Disulfid-Bindung

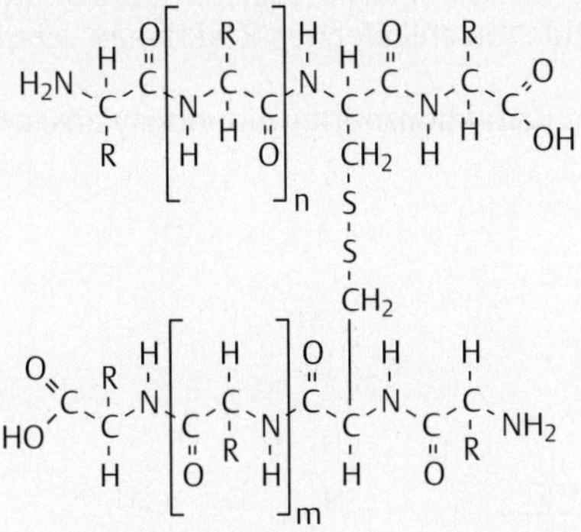

Wasserstoffbrücken-Bindung und hydrophobe Bindung

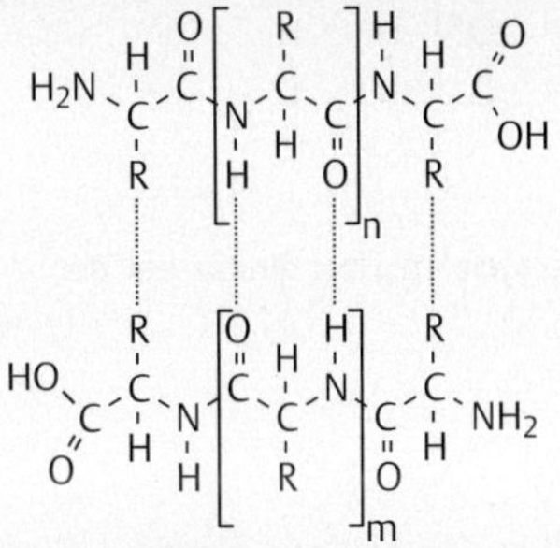

Salz-Bindung

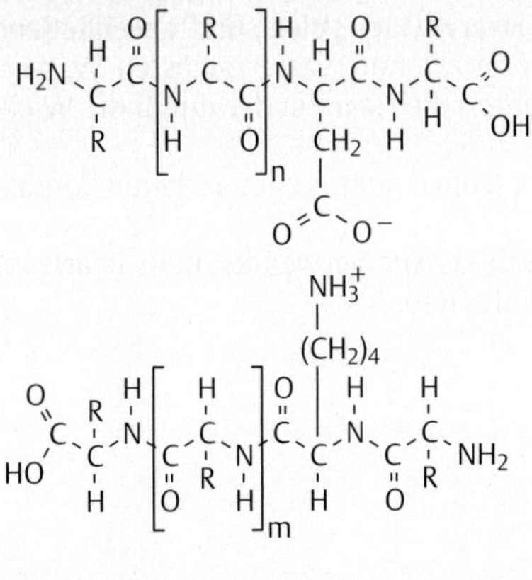

8.3.1 „Vernetzende“ Bindungen im Haarkeratin (nach Böllert, V., 1985).

bzw. Sulfiden. Die Wiederherstellung der Disulfid-Bindungen wird oxidativ, vornehmlich unter Einsatz von Wasserstoffperoxid, durchgeführt. Die bei der Reduktion (mit Thioglykolat) und Oxidation ablaufenden Reaktionen veranschaulicht schematisch ◘ 8.3.2.

Bei der Reduktion wird aus dem Reduktionsmittel Dithiodiglykolsäure gebildet.

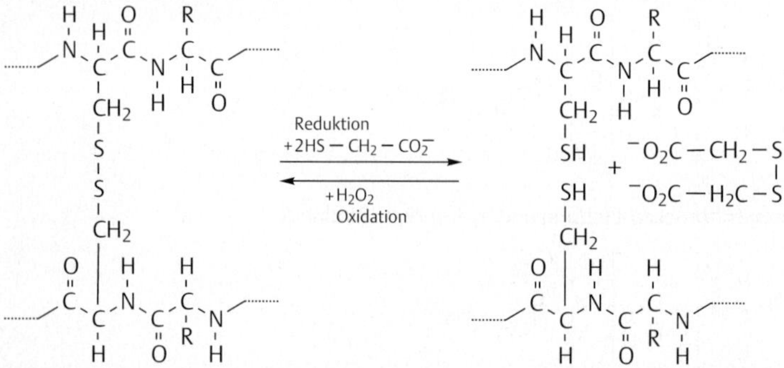

◘ **8.3.2** Öffnen und Schließen der Disulfid-Bindungen im Haarkeratin bei der Dauerwellverformung (nach Böllert, V., 1985).

8.3.3 Wasserwellverformung

Bei einer „Wasserwelle" werden die nassen Haare, die im Vergleich zu trokkenen um ca. 2% in der Länge und um 15% im Querschnitt gequollen sind, im „plastifizierten" Zustand um die Haarwickler gelegt und anschließend getrocknet. Durch Schließen der im Kontakt mit Wasser gelösten Wasserstoffbrücken- bzw. Salzbindungen werden die Haare in der durch die Wickler vorgegebene Form fixiert.

Die so erreichte Verformung bleibt jedoch nur bis zum nächsten Kontakt der Frisur mit Wasser erhalten.

Zur Stabilisierung der „Wasserwell"-Frisur verwendet man haarfestigende Substanzen, i. a. filmbildende Polymere.

8.3.4 Dauerwellverformung

Eine gegen Wasser beständige Verformung der Haare kann nur über chemische Reaktionen am Haarkeratin erreicht werden.

Dazu wird bei der Dauerwellverformung, dem „Dauerwellen", in zwei Verfahrensschritten, einem Reduktions- und einem Oxidationsschritt, vorgegangen:

Reduktionsschritt:

- teilweises, bis zu 45%, Aufbrechen der Disulfid-Bindungen des Cystins im Proteinnetzwerk durch Reduktionsmittel;

Oxidationsschritt:

- Wiederknüpfung von Disulfid-Brücken durch Oxidationsmittel.

Während der Einwirkung von Reduktions- und Oxidationsmitteln laufen im Haar unterschiedliche chemische und wichtige physikalische Prozesse in folgender Reihenfolge ab:

- Das wasserfeuchte, schon vorgequollene Haar wird auf einen Wickler aufgewickelt und mit einer Lösung des Reduktionsmittels getränkt. Während die Spaltung des Cystins zwischen 20–45% des Gesamtcystins zu Cystein fortschreitet, wird eine starke Erweichung der Haarsubstanz herbeigeführt. Der Haardurchmesser nimmt um bis zu 100% zu, und die Haarlänge kontrahiert um ca. 2%. Derart unter Spannung gesetzt, verschieben sich Proteinmoleküle gegeneinander und geöffnete Brückenbindungen finden Reaktionspartner in neuen Positionen.
- In einem Zwischenschritt wird das Reduktionsmittel anschließend mit Wasser gründlich ausgespült. Dabei quillt das Haar durch osmotische Vorgänge zusätzlich.
- Bei der anschließenden Oxidationsmittelbehandlung der Haarfaser mit Wasserstoffperoxid werden meist 85% des vordem gespaltenen Cystins zurückgebildet. Ein Teil des nichtreoxidierten Cysteins kann sich in Nebenreaktionen zu Cysteinoxiden oder Cysteinsäure umwandeln. Die Quellung des Haares geht weitgehend zurück; das Haar erhärtet erneut, nimmt jedoch den ursprünglichen chemisch/physikalischen Zustand nicht vollständig wieder ein.
- Die Haltbarkeit einer Haarlocke kann erhöht werden, wenn mit einem sauren Nachbehandlungsmittel (oder auch Keratinhärter) Well- und Oxidationsmittelreste im Haar neutralisiert, Wasserstoffbrücken reformiert, die Restquellung beseitigt und der Eigen-pH-Wert des Haares wiederhergestellt werden.

Diese Vorgänge können insbesondere durch Quellungs-/Kontraktions- und Erweichungsmessungen am Haar gut nachvollzogen werden.

Die chemischen Redoxvorgänge am Haar stellen reversible Gleichgewichtsreaktionen dar; innerhalb der praktischen Anwendungszeiten von Dauerwellmitteln kommt es jedoch nicht zu einem stabilen Gleichgewicht der Reaktanden.

Nach der Dauerwellbehandlung resultiert ein gelocktes Haar, das innerlich unter Spannung steht, sich thermodynamisch nicht im stabilsten Zustand befindet, neue Aminosäuren enthält und unvollständig quervernetzt ist. Dies führt zur allmählichen, langsamen Relaxation der Verformung, „die Locke hängt sich aus". Denn Ausmaß der Umformung und Haltbarkeit der Locke basieren auf der Änderung der Haarbiegesteifigkeit und können mit dem Verhalten einer Spiralfeder verglichen werden. Dabei zeigt sich, daß die Haltbarkeit mit Zunahme des Haardurchmessers in der 4. Potenz und mit Abnahme des Wickeldurchmessers in der 3. Potenz steigt. Das ist der Grund für die große Bedeutung dieser beiden Wellparameter.

Da das Haarinnere wie auch die Haaroberfläche hydrophiler geworden sind, beschleunigen hohe Luftfeuchte, häufiges Haarwaschen oder auch Kämmen und Bürsten ein langsames „Zurückkriechen" der Haare in die ursprüngliche gestreckte Form.

8.3.4.1 Inhaltsstoffe und Produkttypen von Dauerwellmitteln

Die bei dem Reduktions- bzw. Oxidationsschritt der Dauerwellverformung eingesetzten Präparate bezeichnet man als Wellösungen oder Dauerwellmittel bzw. als Fixiermittel.

Inhaltsstoffe

Wichtige Inhaltsstoffe von Wellösungen sind
- Reduktionsmittel,
- Alkalisierungsmittel und pH-Regulatoren,
- Penetrationshilfsmittel,
- Duftstoffe und Emulgatoren,
- kämmbarkeitsverbessernde Stoffe sowie
- Trübungsmittel und Farbstoffe.

Reduktionsmittel. Das weltweit meistverwendete und problemloseste Reduktionsmittel für die Dauerwelle ist die seit über 50 Jahren bewährte Thioglykolsäure. Häufig eingesetzt werden auch der Thioglykolsäureglycerinester, seltener andere Reduktionsmittel wie Sulfite, Thiomilchsäure, Cystein und Cysteamin. In der Patentliteratur wurden und werden zahlreiche andere Verbindungen als Reduktionsmittel erwähnt, die jedoch aus verschiedenen Gründen, wie schwächerer Umformungswirkung, physiologischer Unverträglichkeit, unangenehmem Geruch und technischer Verfügbarkeit, meist keine praktische Verwendung gefunden haben.

Alkalisierungsmittel. Alkalisierungsmittel dienen zur Neutralisation der eingesetzten Mercaptocarbonsäuren und zusätzlich zum Quellen des Haares. Meist wird Ammoniak verwendet, das zwar einen typischen Geruch aufweist, aber durch seine kleine Molekülgröße sehr gut in das Haar diffundiert. Andere Basen wie Monoethanolamin, Guanidiniumcarbonat oder Alkali-Hydroxide werden aus Gründen der schlechteren Hautverträglichkeit und der Gefahr stärkerer Haarschädigung seltener verwendet.

Zur Einstellung und Konstanthaltung des pH-Wertes (Pufferung) werden Salze wie Ammoniumcarbonat bzw. Ammoniumhydrogencarbonat eingesetzt. Außerdem bewirken sie eine stärkere Umformung bei niedrigen pH-Werten.

Penetrationshilfsmittel. Die sog. „Carrier" oder Penetrationshilfsstoffe sollen eine bessere Umformung bei niedrigem pH-Wert („saure Dauerwelle"), geringerer Reduktionsmittelkonzentration oder schwächer wirksamen Reduktionsmitteln (Sulfit, Cystein) gewährleisten. Häufig wird hierzu Harnstoff eingesetzt, aber auch Glykolether und/oder Alkohole finden Verwendung.

Duftstoffe, Emulgatoren und Tenside. Die besondere Bedeutung von Duftstoffen bei Dauerwellmitteln liegt in der Überdeckung der Eigengerüche der Hauptwirkstoffe (Mercaptane, Amine). Erschwert wird die Auswahl geeigneter Parfümöle durch die hohe Reaktionsfähigkeit vieler Riechstoffe gegenüber den Hauptwirkstoffen, was zu Veränderungen von Geruch oder Wirksamkeit während der Lagerzeit führen kann.

Emulgatoren werden eingesetzt, um die Parfümöle im wäßrigen Medium zu solubilisieren. Einsatz finden vor allem nichtionische Tenside, z.B. hydroxyethylierte Fettalkohole.

Anionische, amphotere und kationische Tenside können eingesetzt werden, um ein gleichmäßigeres Benetzen der Haare durch die Wellösung zu gewährleisten, die Schaumkraft zu erhöhen oder die Kämmbarkeit der Haare zu verbessern.

Kämmbarkeitsverbessernde Stoffe. Zur Verbesserung von Griff und Kämmbarkeit der Haare werden oftmals kationische Polymere eingesetzt. Wie die oben genannten kationischen Tenside ziehen diese auf das Haar auf (verstärkt bei alkalischen pH-Werten durch die höhere anionische Ladung der Haare) und können so Oberflächeneigenschaften wie Reibung und Hydrophilie der Haare verändern. Ähnliche Effekte können durch Silicon-Derivate erzielt werden. Auch der Zusatz von Ölen und Proteinen soll derartig wirken.

Trübungsmittel und Farbstoffe. Trübungsmittel und Farbstoffe dienen der optischen Aufwertung der Produkte. Als Trübungsmittel werden insbesonders wäßrige Polymerdispersionen, z.B. Dispersionen von Polyacrylaten oder Vinylacetat-Ethylen-Copolymerisaten, verwendet. Die Auswahl geeigneter Farbstoffe ist durch gesetzliche Vorschriften, durch Probleme der Stabilität gegenüber den Hauptwirkstoffen und Licht sowie durch die Gefahr des Aufziehens bzw. Anfärbens der Haare erschwert.

Produkttypen

Eine Fülle von Präparaten steht heute zur Verfügung, die sich im pH-Wert, dem verwendeten Reduktionsmittel und der Applikationsform unterscheiden. Dauerwellmittel können als wäßrig klare oder getrübte Lösungen, als verdickte Gele oder Cremes sowie als Aerosolschäume formuliert werden.

Alkalische Dauerwellpräparate. Dauerwellpräparate mit pH-Werten zwischen 9–10 sind vorwiegend bei gesundem und starkem Haar anwendbar. Solche Präparate haben eine hohe Wellwirksamkeit, sind aber heute unüblich, da ihr bis zu 9%iger Thioglykolsäure- und hoher Ammoniak-Gehalt zu Haarschädigung und Geruchsbelästigung führen. Der Zusatz von Dithiodiglykolsäure soll die Haarschädigung verringern. Einige Präparate (wie die in Japan verbreiteten Produkte auf Basis Cystein oder Produkte mit Cysteamin als Reduktionsmittel) müssen allerdings auf einen solch hohen pH-Wert eingestellt sein, um genügend wellwirksam zu sein.

Mildalkalische Dauerwellpräparate. Dauerwellpräparate mit pH-Werten zwischen 7,5–9 stellen heute das Gros der Präparate dar, da sie universell einsetzbar sind. Durch einfache Abstufungen in Reduktionsmittelkonzentration (6–11%) und pH-Wert sind sie für alle Haarstrukturen verwendbar. Ihr Wirkungsablauf ist durch das eingebaute Ammoniak-Puffersystem (Ammoniumhydrogencarbonat) vom Friseur leicht kontrollierbar und erfüllt dessen Wunsch nach unkomplizierter und sicherer Anwendung am Haar ohne Hautreizung.

Saure/neutrale Dauerwellpräparate. Monoglycerinester (früher Monoglykolester) der Thioglykolsäure sind die üblichen Reduktionsmittel für saure/neutrale Dauerwellprodukte. Diese Präparate werden, insbesondere bei vorgeschädigtem Haar, häufig verwendet. Vorteile sind ein haarfreundlicher pH-Wert (6,5–7,5), ein schwächeres Quellvermögen und deshalb geringere Haarschädigung, eine gleichmäßige Kräuselung vom Haaransatz bis zur Spitze und ein angenehmer Griff des Haares. Allerdings erfordert die Hydrolyseempfindlichkeit der Ester eine separate Verpackung dieser Reduktionsmittel.

Aufgrund zunehmender Allergieraten im Friseurhandwerk wird auf den Einsatz von glycerinesterhaltigen Dauerwellpräparaten mehr und mehr verzichtet. Alternativen mit ähnlichen Welleigenschaften existieren bereits auf der Basis von Thioglykolat, gegebenenfalls im Gemisch mit anderen Thiolen.

Sulfithaltige Dauerwellpräparate. Wellmittel auf Sulfit-Basis verformen im pH-Bereich um 7 am besten, werden aber auch mit höheren pH-Werten formuliert. Sie sind geruchsneutral und gut hautverträglich. Deshalb haben sie noch eine begrenzte Bedeutung als Heimdauerwellen, sind jedoch vorzugsweise nur für starke, gesunde Haarqualitäten geeignet. Aufgrund des andersartigen Reaktionsmechanismus bilden sich Bunte-Salze ($R-S-SO_3^-Na^+$) aus, die zu schlechter Fixierbarkeit, rauhem Griff und Haarschädigung führen. Zudem findet oft eine Aufhellung der Haarfarbe statt. Die langsame Reaktion des Sulfits kann man durch Zusatz von Co-Reduktionsmitteln (z. B. Cystein) und die Zugabe von Carriern beschleunigen.

Selbsterwärmende Dauerwellpräparate. Mischt man vor Gebrauch die Reduktionsmittel-Lösung mit geringen Oxidationsmittelmengen, wird die Wellmittellösung durch exotherme Reaktionen erwärmt. Die Erwärmung soll eine erhöhte Anfangsaktivität und ein angenehmes Hautgefühl der Lösung vermitteln und den Einsatz einer Wärmehaube erübrigen. Das schnelle Abkühlen der Lösung und schwer kontrollierbare Starttemperaturen können jedoch zu einem unsicheren Wellergebnis führen.

Schaumdauerwellpräparate. Die Applikation als Schaum ist einfach und effektvoll. Mit dem notwendigen Tensidgehalt des Wellmittels geht jedoch eine schlechtere Haar- und Hautverträglichkeit einher.

Zwei-Phasen-Dauerwellpräparate. Zur strukturgerechten und damit schonenden Umformung von Haaransatz und -spitze dienen 2-Phasen-Präparate.

Die reduktionsmittelärmere flüssige Phase 1 wird auf die leicht verformbaren geschädigten Haarspitzen aufgebracht. Die creme/gelförmige Phase 2 mit höherer Reduktionsmittelkonzentration wird nach dem Aufwickeln der Haare nur am Haaransatz verteilt und bewirkt eine verstärkte Ansatzumformung. Es resultiert ein sehr gleichmäßiges Wellbild vom Ansatz bis zur Spitze der Haare.

Beispiele für typische Zusammensetzungen von Dauerwellmitteln geben die folgenden Rahmenrezepturen.

Rahmenrezepturen: 1-komponentige Dauerwellmittel für normales (A) **und geschädigtes Haar** (B)

Inhaltsstoffe	*Massengehalt (%)* A	B
Ammoniumthioglykolat, 70%ig	14,0	10,5
Ammoniumhydrogencarbonat	5,0	2,5
Ammoniak, 25%ig	1,0	0,8
Propylenglykol	2,0	2,0
Poly(*N*-vinylpyrrolidon-co-styrol)-Dispersion	0,1	0,1
Polydimethyldiallylammoniumchlorid	0,2	0,8
Parfümöl	0,4	0,4
Nonoxynol-10	1,0	1,0
Wasser	76,3	81,9

Die Dauerwellmittel sind nach Mischen der einzelnen Inhaltsstoffe gebrauchsfertig.

Rahmenrezeptur: 2-komponentiges Dauerwellmittel für normales Haar

Inhaltsstoffe	*Massengehalt (%)*
Komponente 1	
Ammoniumhydrogencarbonat	4,5
Ammoniak, 2,5%ig	0,4
Propylenglykol	1,5
Harnstoff	4,0
Polydimethyldiallylammoniumchlorid	0,2
Parfümöl	0,5
4-Nonylphenol 10EO	1,2
Wasser	87,7
Komponente 2	
Thioglykolsäureglycerinester, 90%ig	100,0

Für die Anwendung des 2-komponentigen Dauerwellmittels werden 60 ml der Komponente 1 mit 14 ml der Komponente 2 vermischt.

Fixiermittel

Die wichtigsten Inhaltsstoffe von Dauerwellfixiermitteln sind
- Oxidationsmittel,
- Stabilisatoren,
- pH-Regulatoren

sowie die bereits bei den Wellmitteln genannten Zusatz- und Hilfsstoffe.

Wasserstoffperoxid ist das überwiegend eingesetzte Oxidationsmittel. Je nach Anwendungsart (gebrauchsfertig oder als Konzentrat vor der Anwendung mit Wasser zu verdünnen) liegen die Peroxid-Konzentrationen in Produkten im Bereich von 1–12%. Vorteile des Wasserstoffperoxids sind die schnelle Diffusion des kleinen Moleküls in das Haar und seine Reaktionsfreudigkeit, die physiologische Unbedenklichkeit (Zersetzung durch das körpereigene Enzym Katalase) sowie der ökologische Aspekt (Wasser als Reaktionsprodukt).

Der Nachteil der unzureichenden Stabilität des Wasserstoffperoxids muß durch Einstellen eines sauren pH-Wertes und ggf. durch Zusatz von Stabilisatoren gelöst werden. Zur Einstellung des pH-Wertes (ca. 2–4) werden möglichst oxidationsstabile Säuren wie Phosphorsäure oder deren Derivate eingesetzt; zusätzliche Stabilisatoren wie Phenacetin, Acetanilid sowie Komplexierungsmittel für Schwermetalle sollen die Stabilität weiter verbessern. Wie in den Wellösungen werden auch Duftstoffe und Emulgatoren, Kämmbarkeitsverbesserer, Farbstoffe und Trübungsmittel eingesetzt, jedoch ist die Auswahl durch deren erforderliche Oxidationsstabilität noch schwieriger.

Additionsverbindungen des Wasserstoffperoxids, wie Percarbamid (Harnstoff-Peroxid) oder Natriumperborat ($NaBO_2 \cdot H_2O_2 \cdot 3H_2O$), ermöglichen Fixierprodukte in Form von Pulvern oder Tabletten.

Kalium- und Natriumbromat werden in verschiedenen Ländern ebenfalls als Oxidationsmittel verwendet. Nachteile dieser Bromate sind ihre erforderliche hohe Einsatzkonzentration (6–12%) sowie die langsamere Diffusion in das und Reaktion mit dem Haar. Der pH-Wert bromathaltiger Formulierungen muß über 6 liegen, da sonst Brom-Entwicklung auftritt.

Vorteilhaft ist eine höhere Stabilität der Produkte; auch die gelegentlich bei wasserstoffperoxidhaltigen Präparaten beobachtete Haaraufhellung tritt bei ihrer Anwendung nicht auf.

Wie die Oxidationsmittel mit anderen Inhaltsstoffen von Dauerwellfixiermitteln kombiniert werden, wird aus den folgenden Rezepturbeispielen deutlich.

Rezepturbeispiele: Dauerwellfixiermittel auf Basis von Wasserstoffperoxid (A) **bzw. Natriumbromat** (B):

Inhaltsstoffe	*Massengehalt (%)* A	B
Wasserstoffperoxid, 50%ig	5,0	–
Natriumbromat	–	10,0
Ammoniumdihydrogenphosphat	0,3	–
o-Phosphorsäure	0,1	–
Ethylendiamintetraessigsäure	0,2	–
Harnstoff	–	2,0
Polydimethyldiallylammoniumchlorid	0,3	0,2
Parfümöl	0,2	0,3
Laurylalkohol · 2EO-sulfat	1,0	–
Cetyltrimethylammoniumchlorid	–	0,5
Wasser	92,9	87,0

8.3.4.2 Die praktische Durchführung einer Dauerwellverformung

Um eine Dauerwellverformung zu erreichen, welche die Kundin nachhaltig zufriedenstellt, muß ein Friseur eine genaue Beurteilung der **Haarstruktur** (Haardiagnose) erstellen. In das Verformungsergebnis gehen Haarlänge, Haarstärke (Haardurchmesser) und -elliptizität wesentlich ein. So läßt sich z. B. dünnes oder stark ovales Haar wesentlich schlechter wellen als dickeres Haar.

Umwelteinflüsse und Tragegewohnheiten, aber auch das Färben, Bleichen oder vorhergehende Dauerwellen der Haare verursachen oft eine oxidative und mechanische Schädigung der Haarschäfte und -spitzen, die der Haaransatz nicht aufweist.

Da geschädigtes Haar hydrophiler als ungeschädigtes ist, reißt es schneller und ist leichter dehn-, quell- und verformbar und insgesamt reaktionsfähiger. Deshalb besteht bei ihm die Gefahr „überwellt" zu werden, d. h. einen irreversiblen Elastizitätsverlust und eine hohe chemische Schädigung zu erleiden.

Im Vorfeld einer Dauerwellverformung müssen daher folgende Parameter sorgfältig berücksichtigt werden: Typ und Stärke des Dauerwellpräparates, Anzahl und Stärke der Wickler, die Behandlungstemperatur sowie die Einwirkzeit.

Dicke Wickler (z. B. solche mit einem Durchmesser von 1 cm) werden für großlockige Umformungen und bei langem oder dickem Haar gewählt, dünne Wickler bei schwerer zu wellendem Haar.

Der Vorgang der Dauerwellbehandlung gliedert sich in folgende Hauptschritte:

- Waschen des Haares mit einem gut ausspülbaren Shampoo,
- Vorbehandlung des Haares mit Pflegelösung, die auch als Wickelhilfe fungiert,
- Aufwickeln schmaler Haarpartien auf bis zu 60 Wicklern,
- Applikation der Wellmittellösung (ca. 50 – 100 ml),
- Wärmezufuhr (bei Bedarf) durch Wärmehauben oder -automaten,
- Einwirkzeit von 10 – 30 min,
- Kontrolle der Lockenstärke durch einen „Probewickler",
- Gründliches Ausspülen des Wellmittels mit Wasser,
- Auftragen des schaumförmigen oder flüssigen Oxidationsmittels,
- Einwirkzeit bis zu 10 min und abspülen,
- Nachbehandlung mit einem pflegenden/stärkenden Präparat sowie
- Lufttrocknung oder Trocknung auf größeren Wasserwellwicklern.

Die korrekte Durchführung aller angegebenen Schritte hat wesentlichen Einfluß auf den direkt ersichtlichen Umformungsgrad, die Haltbarkeit der Dauerwelle und den Erhalt der Haarstruktur.

Mißerfolge (überkrauste Haare) stellen sich nicht nur bei falscher Präparatewahl, zu langer Einwirkzeit und zu hoher Temperatur, sondern auch bei unvollständigem Ausspülen von Wirkstoffen und Shampoo-Bestandteilen ein. Tensidreste, Reduktions- und Oxidationsmittelreste im Haar begünstigen irreversible Nebenreaktionen.

8.3.5 Haarglättungsmittel (Entkräuselungsmittel, Relaxer)

Haarglättungsmittel werden zur Entkräuselung von gelocktem Haar angewandt. Sie müssen eine Reihe von Mindestanforderungen erfüllen:

- wirksame Glättung stark gekräuselten Haares, unabhängig vom Haarzustand,
- ausreichender Ölgehalt als Schutz gegen Hautirritationen,
- Temperaturstabilität bis 45 °C,
- gute Auftragbarkeit, ohne Konsistenzänderung,
- leichte Auswaschbarkeit mit lauwarmem Wasser und
- keine übermäßige Schädigung des Haares.

Hierzu kann zum einen ein Produkttyp verwendet werden, der im wesentlichen der Dauerwellbehandlung entspricht, zum anderen werden einfache Produkte auf Basis von Alkali-Hydroxiden eingesetzt.

8.3.5.1 Produkte auf Hydroxid-Basis

Die am häufigsten angewandte Methode, stark gekräuseltes Haar zu glätten, ist seine Behandlung mit Präparaten auf Basis von Natrium-, Kalium-, Lithium- oder Guanidiniumhydroxid, wobei unter Hydrolyse der Peptidbindungen etwa ein Drittel des Cystin-Gehaltes des Haares in Lanthionin umgewandelt wird.

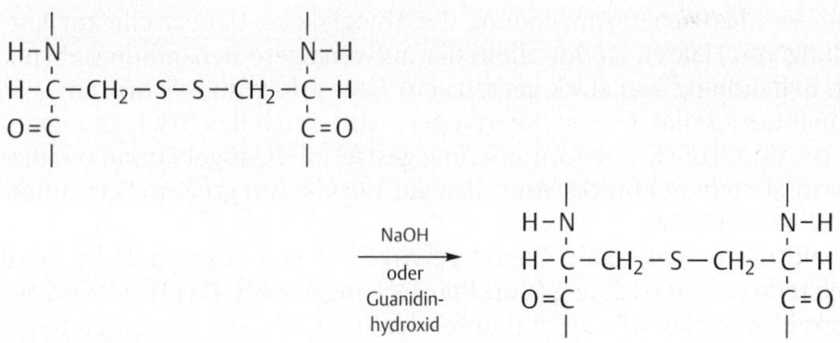

Der ethnische Markt unterscheidet zwischen „Lye-based“-Relaxern auf Natriumhydroxid-Basis und sog. „No-lye“-Relaxern unter Verwendung von Guanidiniumhydroxid, welche weniger hautirritierend sein sollen.

Natriumhydroxid-Entkräuselungsmittel werden entsprechend der vorliegenden Haarqualitäten normalerweise in drei Ausrichtungen formuliert (s. 8.3.**2**).

8.3.2 Ausrichtungen von Entkräuselungsmitteln

Haarstruktur	Ausrichtung	Gehalt an NaOH (Gew.- %)
fein	mild	1,85 – 2,00
mittel	normal	2,00 – 2,25
stark	stark	2,25 – 2,40

Diese Natriumhydroxid-Mengen sind eingearbeitet in ein Gemisch aus Ölen, Wasser, Emulgatoren, Verdickungsmitteln und Conditionern, das eine einfache Handhabung des Präparates unter gleichzeitig hinreichendem Schutz der Kopfhaut ermöglicht.

Guanidiniumhydroxid-Relaxer bestehen aus zwei Komponenten, einer cremigen, die Wasser, Calciumhydroxid, Mineralöl, Emulgatoren und Fettalkohole enthält, sowie einem Aktivator, der eine konzentrierte Lösung von Guanidiniumcarbonat in Wasser darstellt. Vor der Anwendung werden beide miteinander gemischt, wobei Guanidiniumhydroxid gebildet wird.

Da alle relaxerbehandelten Haare im alkalischen Zustand zurückgelassen werden, ist es notwendig, das Haar durch Waschen mit sauren „normalisierenden“ oder „neutralisierenden“ Shampoos wieder in den natürlichen pH-Bereich zu versetzen. Präparate aus Mischungen von anionischen mit amphoteren Tensiden und kationischen Polymeren gelangen hierbei zum Einsatz.

8.3.5.2 Entkräuselungsmittel auf Thioglykolat-Basis

Nachteil der klassischen Anwendung der Thioglykolat-Dauerwelle zur Entkräuselung von Haaren ist vor allem der aufwendigere Behandlungsablauf.

Die Behandlung von stark gekraustem Haar erfolgt in 4 Schritten:

1. Eine reduzierende Creme (Rearranger) wird durch das frisch shampoonierte, durch die Cremeformulierung gestreckte Haar gekämmt, um dieses zu glätten und für das Aufrollen auf Wickler mit großem Durchmesser vorzubereiten.
2. Sobald die reduzierende Creme gewirkt hat und ausgespült ist, wird eine reduzierende Lösung (Curl Booster) angewandt. Das Haar wird gewickelt; man läßt 15 – 20 min unter der Trockenhaube einwirken bevor man ausspült. Diese Vorgehensweise entspricht dem normalen Reduktionsschritt in der Dauerwellverformung von ungekräuseltem Haar.
3. Eine oxidierende Lösung (Neutralizer), z. B. ein Dauerwellfixiermittel auf Natriumbromat-Basis (s. S. 271), verbleibt 15 – 20 min auf dem Haar. Die Wickler werden entfernt und sodann das Haar ausgespült.

4. Glycerin- und propylenglykolhaltige Produkte werden als Post-Perm-Conditioner zur Rückgewinnung der Feuchtigkeit sowie zum leichteren Styling des Haares eingesetzt.

Reduzierende Cremes werden ebenso in Gelform, z. B. unter Verwendung von Polyacrylsäure als Verdickungsmittel, formuliert.

Für Entkräuselungsmittel charakteristische Zusammensetzungen werden aus den Rezepturbeispielen deutlich.

Rezepturbeispiele: Entkräuselungsmittel auf der Basis von Natriumhydroxid (A) **bzw. Thioglykolsäure** (B)

Inhaltsstoffe	*Massengehalt (%)* A	B
Vaseline	3,00	–
Mineralöl	30,00	–
Cetyl/Stearylalkohol	–	7,00
Hexadecanol	1,50	–
emulgierendes Wachs	4,00	–
Cetyl/Stearylalkohol · 25 EO	–	0,50
Sorbitan · 20 EO-Monostearat	2,00	–
PEG150-Monostearat	0,70	–
Propylenglykol	2,50	–
Polydimethyldiallylammoniumchlorid	0,20	0,40
Silicontensid	0,10	0,10
Natriumhydroxid	2,30	–
Ammoniumthioglykolat, 70%ig	–	18,50
Ammoniak, 25%ig	–	0,35
Ammoniumhydrogencarbonat	–	6,50
Parfümöl	0,70	0,30
Wasser, vollentsalzt	ad 100,00	ad 100,00

8.3.6 Technologische Aspekte

Herstellung. Bei der Herstellung und Abfüllung von Reduktions- und Oxidationsmitteln müssen Materialien verwendet werden, die eine Kontamination mit Schwermetall-Ionen ausschließen. Eisen-Ionen verursachen durch Komplexbildung mit Thioglykolsäure und ihren Derivaten eine intensive Rotviolettfärbung von Wellösungen; Schwermetalle wie Eisen, Kupfer und Mangan verursachen eine katalytische Zersetzung von Wasserstoffperoxid. Durch Verwendung von geeignetem Material (Kunststoff bzw. Glas) anstelle von Metall lassen sich entsprechende Risiken minimieren.

Stabilität und Verpackungen. Wellpräparate sind oxidationsempfindlich und werden auch von Luftsauerstoff langsam oxidiert. Um gleichbleibende Produkteigenschaften zu gewährleisten, müssen Verpackungsmaterialien mit geringstmöglicher Sauerstoffdurchlässigkeit (PVC, PET) und Verpackungen mit minimalem Kopfvolumen verwendet werden. Ungeeignete Verpakkungen können durch die Abreaktion des Sauerstoffs im Kopfraum zu Deformationen führen.

Peroxidhaltige Produkte erfordern Verpackungen, die entweder gegen Überdruck stabil sind oder einen Druckausgleich ermöglichen. Die Verpakkungsmaterialien müssen außerdem oxidationsbeständig sein.

Analytik. Die Bestimmung des Reduktions- bzw. Oxidationsmittelgehalts kann in einfacher Weise titrimetrisch durchgeführt werden. Zur Bestimmung von Thioglykolat bzw. -derivaten werden einige Milliliter der angesäuerten Lösung mit 0,1 normaler Iod-Lösung titriert.

Oxidationsmittel können nach Versetzen mit Kaliumiodid/Ammoniummolybdat durch Titration mit 0,1 normaler Natriumthiosulfat-Lösung bestimmt werden.

8.4 Frisurfestigungsmittel

Zur Gestaltung vielseitiger Frisuren verwendet man Haarfestiger, heutzutage meist als Schaumfestiger, um die fertig gestylte Frisur zu erhalten, Haarsprays.

Beide haarkomsmetischen Mittel sind in ihrer Zusammensetzung ähnlich, in ihrer Aufgabe und Anwendung aber sehr verschieden. Haarfestiger werden zur Frisurgestaltung im feuchten Haar verteilt, Haarsprays werden zur Fixierung auf die fertig gestylte Frisur gesprüht. Daß neben dieser üblichen Anwendung von Haarfestigern und Haarsprays auch andere individuelle Anwendungen, wie Ansprühen einzelner Haarsträhnen oder die Verwendung von Haarspray für das Styling im feuchten Haar, zur Frisurgestaltung möglich sind, ergibt sich aus dem gleichartigen Aufbau beider Mittel. Vor allem der Friseur nutzt diese individuellen Möglichkeiten.

8.4.1 Haarfestiger

Haarfestiger machen das Haar frisierwillig und ermöglichen die Gestaltung vielseitiger, haltbarer Frisuren. Als Anwendungsformen für diese kosmetischen Mittel werden neben Schaumhaarfestigern und flüssigen Haarfestigern auch Haarfestigergele angeboten, die – in ähnlicher Zusammensetzung wie erstere, aber ohne oder mit deutlich geringeren Filmbildneranteilen – ebenso wie Frisiercremes, Frisierlotionen und Pomaden den Haarpflegemitteln zugeordnet werden können (s. Kap. 8.2.1).

8.4.1.1 Zusammensetzung

Grundstoffe der Haarfestiger sind **Filmbildner,** z. B. Mischpolymerisate aus Vinylpyrrolidon und Vinylacetat oder neutralisierte Mischpolymerisate aus Vinylacetat und Crotonsäure, und als **Lösemittel** Wasser und Alkohole, vorzugsweise Ethanol. Haarschaumfestiger enthalten zusätzlich Treibmittel wie Propan, Butan oder Isobutan.

Als **Hilfsstoffe** zur Verbesserung der Filmeigenschaften in Wirkung und Handhabung werden Weichmacher, wie Polyethylenglykole, monomere oder polymere kationaktive Substanzen, z.B. Cetyltrimethylammoniumchlorid, Distearyldimethylammoniumchlorid oder Mischpolymerisate aus Vinylimidazoliummethochlorid und Vinylpyrrolidon sowie Eiweißhydrolysate, verwendet.

Parfümöle und Farbstoffe fügt man zur Überdeckung der Rohstoffgerüche und des farblichen Aussehens hinzu. Will man farbliche Effekte auf dem Haar erreichen, werden am Festigerfilm gut haftende Farbstoffe hinzugefügt. Diese Farbstoffe müssen beim Shampoonieren vollständig auswaschbar sein, da eine dauerhafte farbliche Veränderung des Haares nicht erwünscht ist. Farbfestiger spielen im Markt heute nur noch eine wenig bedeutende Rolle.

Substanzen mit **spezieller Wirkung,** wie z.B. UV-Absorber zum Lichtschutz oder Siliconöle zur Glanzverbesserung, werden zusätzlich verwendet. Ihre Wirkung ist allerdings bei Haarfestigern nach dem heutigen Stand des Wissens begrenzt, da das Haar nach oder bei Anwendung von Fönfestigern während des Trocknens mit Kamm und/oder Bürste frisiert wird und damit der für Glanz und Sonnenschutz notwendige möglichst geschlossene Film auf dem Haar beschädigt wird.

Je nach gewünschter Festigkeit der Frisur werden unterschiedlich stark festigende Filmbildner bzw. unterschiedliche Mengenanteile eines Filmbildners eingesetzt. Qualität und Behandlungsart der Haare sind gleichfalls ein Kriterium für die Zusammensetzung der Festiger. Man unterscheidet deshalb Haarfestiger mit schwacher, normaler und starker Festigung sowie Festiger für normales, fettiges und trockenes Haar und Fönfestiger. Für schnell fettendes Haar werden besonders stark festigende Formulierungen eingesetzt, die beim Auskämmen des Festigerfilms aufgenommenen Hauttalg mit dem Festiger vom Haar entfernen und damit die Beschwerung der Haare verzögern.

Haarschaumfestiger finden aufgrund ihrer leichteren und angenehmeren Handhabbarkeit seit Anfang der 80er Jahre zunehmend Anwendung. Ihre Zusammensetzung entspricht, abgesehen vom Zusatz des Treibmittels, weitgehend der Zusammensetzung flüssiger Festiger.

Nachstehend sind Beispiele für die Zusammensetzung von Schaumhaarfestigern und flüssigen Haarfestigern aufgeführt.

Alle Rezepturen enthalten als Filmbildner *N*-Vinylpyrrolidon/Vinylacetat-Copolymere.

Rezepturbeispiele: Schaumhaarfestiger für Fönfrisuren (A), **normale** (B) **und starke Festigung** (C) **bzw. für fettiges Haar** (D)

Inhaltsstoffe	*Massengehalt*			
	A	B	C	D
PVP/VA 55E, 50%ig	2,30	3,80	6,50	7,20
Polyethylenglykol 1500	0,20	0,30	0,52	–
Cetyltrimethyl-ammoniumchlorid	0,15	0,15	0,20	0,12
Parfümöl	0,10	0,10	0,10	0,10
Wasser	87,25	85,65	82,68	67,58
Ethanol	–	–	–	15,00
Propan/Butan (50:50)	10,00	10,00	10,00	10,00

Rezepturbeispiele: flüssige Haarfestiger mit schwacher (A), **normaler** (B) **oder starker Wirkung** (C)

Inhaltsstoffe	*Massengehalt (%)*		
	A	B	C
PVP/VA 64E 50%ig	3,00	4,00	–
PVP/VA 55E 50%ig	–	–	6,00
PVP/VA 73E 50%ig	–	–	–
Cetyltrimethylammonium-chlorid	0,10	0,20	0,01
Propylenglykol	0,30	0,30	0,50
Parfümöl	0,60	0,50	0,50
Ethanol	30,00	30,00	34,50
Wasser	66,00	65,00	58,49

Rezepturbeispiele: flüssige Haarfestiger für normales (D), **fettiges** (E) **oder trockenes Haar** (F) **bzw. für Fönfrisuren** (G)

Inhaltsstoffe	*Massengehalt (%)* D	E	F	G
PVP/VA 64E 50%ig	4,00	–	–	2,00
PVP/VA 55E 50%ig	–	4,00	–	–
PVP/VA 73E 50%ig	–	–	3,50	–
Cetyltrimethylammonium-chlorid	0,05	0,05	0,25	0,10
Propylenglykol	0,10	–	0,70	–
Polypropylenglykol	–	0,20	–	0,10
Parfümöl	0,50	0,50	0,50	0,50
Ethanol	15,00	40,00	35,00	20,00
Wasser	80,35	55,25	60,05	77,30

8.4.1.2 Herstellung

Zur Herstellung der flüssigen Haarfestiger werden die Lösemittel in einem geeigneten Behälter vorgelegt. Die übrigen Inhaltsstoffe werden nacheinander darin gelöst, das Parfümöl zuletzt. Anschließend empfiehlt sich eine Filtration der Haarfestigerlösung.

Zur Herstellung und Abfüllung des Haarfestigerschaums wird die Wirkstofflösung in eine Aerosoldose gefüllt; das Aerosolventil wird aufgesetzt und mittels Clinchzange gasdicht auf die Dose fixiert. Im nächsten Arbeitsgang werden das verflüssigte Treibmittel unter Druck durch das zwangsgeöffnete Ventil in die Dose gefüllt und das Ventil anschließend wieder verschlossen. Zur Sicherstellung der Dichtigkeit werden die gefüllten Aerosoldosen durch ein Wasserbad von ca. 60 °C geführt. Hierdurch wird gewährleistet, daß der Inhalt auf mind. 50 °C erwärmt und der Innendruck so stark erhöht wird, daß Undichtigkeiten an aufsteigenden Gasblasen im Wasserbad erkannt werden können.

8.4.1.3 Anwendung und Wirkung

15–25 ml Haarfestigerlösung oder ca. eine Handvoll Haarfestigerschaum werden je nach Haarfülle und Haarlänge auf das gewaschene und frottierte Haar aufgetragen und gleichmäßig verteilt. Anschließendes Durchkämmen ist zweckmäßig. Dann wird das Haar auf die für die gewünschte Frisur in Form und Stärke geeigneten Wasserwellwickler aufgewickelt und getrocknet, entweder an der Luft oder unter einer Trockenhaube. Nach Abwickeln der Haare wird mit Kamm und Bürste die gewünschte Frisur geformt. Heute wird meist auf das Aufwickeln verzichtet und mit Hilfe einer Fönbürste während des Trocknungsvorgangs frisiert. Mittels Fönen gelingen besonders lockere und schwingende Frisuren.

Der eigentliche Wirkstoff der Haarfestiger ist das Wasser. Es öffnet die im trockenen Zustand dauerhaft stabilen Wasserstoffbrücken-Bindungen, hierdurch quillt das Haar. Beim Trocknungsvorgang schließen sich die der gewählten Form entsprechenden Wasserstoffbrücken-Bindungen und fertigen damit die neu gestaltete Frisur. Auf ihnen beruht die Haltbarkeit der Wasserwelle und damit der Frisur. Wasser und Feuchtigkeit lösen die Wasserstoffbrücken-Bindungen wieder und zerstören so die Frisur.

Funktion der Lösemittel ist neben ihrem Lösungsvermögen für wasserunlösliche Inhaltsstoffe der Haarfestiger die Verkürzung der Trockenzeit, da sie schneller verdunsten als Wasser.

Die Beschwerung der Haare durch Hautfett sowie ein Zuviel an Pflegemitteln mindert die Haltbarkeit der Frisur, das Haar wird strähnig. Hier setzt die eigentliche Wirkung der Haarfestiger an, und zwar nicht aufgrund der Haarverfestigung infolge eines gebildeten festen, gleichmäßigen Films, sondern durch die plaqueförmige Verteilung des Filmbildners auf dem Haar. Wie beim Toupieren wird die Haaroberfläche durch die unregelmäßig verteilten Festigerpartikel aufgerauht, das Vorbeigleiten der Haare aneinander wird erschwert, die Frisur stabilisiert. Im Gegensatz zum Toupieren wird bei der Aufrauhung durch Festigerpartikel die Haaroberfläche nicht geschädigt, nach der nächsten Haarwäsche ist sie durch vollständige Entfernung des Haarfestigerfilms wieder glatt. Neben der unregelmäßigen Verteilung der Filmbildner auf dem Haar trägt Kämmen und Bürsten bei der Frisurgestaltung noch zusätzlich zur Aufrauhung der Haaroberfläche bei; die spröden Filmbildnerpartikel brechen und reißen teilweise. Daß die Verbesserung der Kämmbarkeit durch Zusätze von pflegenden Substanzen nur insoweit sinnvoll ist, wie sie das Arbeiten mit Kamm und Bürste erleichtert, ist bei der beschriebenen Wirkungsweise der Haarfestiger verständlich.

Haarpflegemittel und frisurerhaltende Mittel wirken gegensätzlich. Während es die Aufgabe der Haarpflegemittel ist, das Einzelhaar glänzend, glatt und angenehm im Griff zu machen, sollen die frisurerhaltenden und gestaltenden Haarfestiger die Frisur gegen Feuchtigkeit, Wind und Wetter stabilisieren. Der optimale Haarfestiger enthält als Kompromißlösung soviel an Pflegezusätzen, wie zu einer guten Handhabung nötig ist, aber auch so wenig, daß seine wesentliche Aufgabe, Gestaltung und Erhaltung der Frisur, möglichst wenig beeinträchtigt wird.

8.4.1.4 Bewertung

Der Halbseitenvergleich auf dem Kopf, er garantiert gleiche Haarqualität für die Bewertung, ist heute die noch sicherste Methode zur Beurteilung von Haarfestigern. In zunehmendem Maße werden aber neben dieser praxisnahen Bewertung Prüfmethoden an Haarsträhnen und Einzelhaaren genutzt. In 8.4.1 sind die Prüfmöglichkeiten für Haarfestiger und Haarsprays zusammengefaßt. Die Bewertung der Filmeigenschaften muß, insbesondere während der Entwicklungsarbeiten, einbezogen werden.

8.4.1 Prüfmethoden und Bewertungskriterien für Haarfestiger und Haarsprays

Prüfmethoden physikalischer Eigenschaften	Prüfmethoden an Einzelhaaren	Prüfmethoden an Haarsträhnen	Bewertungskriterien im Halbseitenversuch
Filmeigenschaften – Kleben – Glanz – Härte/Elastizität – Trocknungszeit – Wasserlöslichkeit – Tensid-Löslichkeit Sprühmenge[2] Sprühverteilung[2] Sprühbild[2] Flammstrahllänge[2]	fotografische Bewertung der Verteilung – Elektronenmikroskopie – Rasterelektronenmikroskopie – Zusatz fluoreszierender Stoffe Reibungsmessungen[1]	Aushängeversuche fotografische Bewertung der Filmverteilung fotografische Bewertung der „Punktverschweißung“[2] Kämmbarkeit[1] Auskämmbarkeit des Filmbildners Auswaschbarkeit	Sprüheigenschaften[2] Verteilbarkeit[1] Kämmbarkeit, naß[1] Griff, naß[1] Trocknungszeit Klebrigkeit[2] Härtung Kämmbarkeit, trocken[1] stat. Aufladung[1] Griff, trocken[1] Glanz Rückstände am – Kamm[1] – Haar[1] Frisurenfall[1] Beschwerung[1] Frisurenhaltbarkeit Ausbürstbarkeit Entfettung Auswaschbarkeit

[1] gilt nur für Haarfestiger
[2] gilt nur für Haarsprays

8.4.2 Haarsprays

Haarspray ist das klassische Aerosolprodukt. Im Gegensatz zu allen anderen kosmetischen Sprayprodukten gibt es für Haarsprays keine aerosolfreie Alternative; auch Pumphaarsprays sind Aerosolprodukte.

Haarspray wird als Abschlußbehandlung auf die gestylte Frisur gesprüht, um sie vor Wind, Sonne und Feuchtigkeit zu schützen. Die tägliche Anwendung gleicht die nachlassende Wirkung von Haarfestigern aus.

8.4.2.1 Zusammensetzung

Grundstoffe der Haarsprays sind Filmbildner, Lösemittel und Treibmittel. Als **Filmbildner** werden Polymere eingesetzt, die sowohl hydrophobe als auch hydrophile Gruppen enthalten, um den unterschiedlichen Anforderungen – Schutz vor Feuchtigkeit und gute Auswaschbarkeit – möglichst nahe zu kommen. Die gebräuchlichsten Filmbildner sind Mischpolymerisate aus Vinylpyrrolidon als hydrophile Komponente und Vinylacetat als hydrophobe Komponente, bekannt unter der Bezeichnung PVP/VA. Die Mengenverhältnisse an VP und VA im Mischpolymerisat werden durch Hinzufügen von Zahlen angegeben. PVP/VA 37 steht für 30% VP- und 70% VA-Anteile, PVP/VA 64 für 60% VP- und 40% VA-Anteile. Als Filmbildner werden auch Mischpolymerisate aus Vinylacetat und Crotonsäure eingesetzt. Durch Variation des Neutralisationsgrades der Crotonsäure werden die gewünschten hydrophoben und hydrophilen Eigenschaften des Films erreicht. Seit einigen Jahren spielen Haarsprays mit besonders stark festigenden Filmbildnern, wie beispielsweise Mischpolymerisate aus Octylacrylamid, Acrylaten und Butylaminoethylmethacrylat, unter der Bezeichnung Haarlacke eine zunehmende Rolle. Auch diese Filmbildner sind gut auswaschbar und unterscheiden sich damit deutlich von den Filmbildnern der Anfangsphase der Haarsprays in den 50er Jahren, wie Schellack und Alkyd-Harze, die extreme Festigung und Haltbarkeit der Frisur, der damaligen Mode entsprechend, boten, deren Auswaschbarkeit aber sehr zu wünschen übrig ließ.

Als **Lösemittel** wird heute fast ausschließlich Ethanol verwendet. Das früher häufig verwendete Isopropanol war nur solange von Interesse, wie es deutlich preiswerter war. Als **Treibmittel** werden Propan, Butan, Isobutan und Dimethylether eingesetzt. Pumpsprays enthalten keine Treibmittel. Wasser kann Haarsprays und Pumphaarsprays nur in geringen Anteilen zugefügt werden, da wesentlich höhere Wasseranteile als 10% den Frisurenhalt deutlich mindern. Hierdurch wird die für die Zukunft wichtige Entwicklungsarbeit, flüchtige organische Lösemittel und Treibmittel (volatile organic compounds) einzuschränken, stark erschwert.

Als **spezielle Wirkstoffe** werden UV-Absorber zum Schutz der Haare vor Sonnenbestrahlung und Siliconöle zur Glanzverbesserung verwendet.

Haarsprays werden durchweg parfümiert, um den Eigengeruch der Rohstoffe zu überdecken. Farb- und Leuchteffekte von Haarsprays können durch Farb- und Leuchtstoffzusätze erreicht werden. Derartige Produkte haben aber nur geringe Bedeutung.

Je nach Frisurenwunsch und Haarqualität werden Haarsprays und -lacke für Fönfrisuren, für festhaftende klassische Frisuren, für pflegebedürftiges Haar, für trockenes und strapaziertes Haar und für fettiges Haar angeboten.

Typische Zusammensetzungen von Haarsprays gehen aus den nachstehend aufgeführten Rahmenrezepturen hervor.

Rahmenrezepturen: Haarsprays für normalen Halt der Haare (A), **Fönfrisuren** (B) **und fettiges Haar** (C)

Inhaltsstoffe	*Massengehalt (%)* A	B	C
Mischpolymerisat aus *N*-Vinylpyrrolidon und Vinylacetat, 100%ig	2,0 – 3,0	1,0 – 1,5	–
Mischpolymerisat aus Vinylacetat und Crotonsäure	–	–	2,50 – 3,50
Mischpolymerisat aus *N*-Octylacrylamid, Acrylaten und Butylaminoethylmethacrylat	–	–	–
Aminoalkohol	–	–	0,21 – 0,29
Methylphenylpolysiloxan	–	0,1 – 0,3	–
Lösemittel oder Lösemittelgemisch	19,8 – 39,7	24,8 – 41,7	22,80 – 39,70
Parfümöl	0,2 – 0,3	0,2 – 0,3	0,20 – 0,30
Treibmittel	78,0 – 57,0	73,9 – 56,2	74,29 – 56,21

Rahmenrezepturen: Haarsprays für Haarlack (D) **und für Pumphaarsprays** (E)

Inhaltsstoffe	*Massengehalt (%)* D	E
Mischpolymerisat aus *N*-Vinylpyrrolidon und Vinylacetat, 100%ig	–	4,0 – 6,0
Mischpolymerisat aus *N*-Octylacrylamid, Acrylaten und Butylaminoethylmethacrylat	4,5 – 5,5	–
Aminoalkohol	0,4 – 0,6	–
Methylphenylpolysiloxan	0,1 – 0,2	–
Lösemittel oder Lösemittelgemisch	33,8 – 43,4	95,8 – 93 ,7
Parfümöl	0,2 – 0,3	0,2 – 0,3
Treibmittel	61,0 – 50,0	–

8.4.2.2 Herstellung

Zur Herstellung der Wirkstofflösung sind Ansatzbehälter aus nichtrostendem Stahl (z.B. aus V2A, V4A, V4A extra), Aluminium mit geeignetem Innenschutzlack, glasfaserverstärktem Polyester oder Niederdruck-Polyethylen geeignet. Die Ansatzbehälter müssen so abgedeckt sein, daß auch während des Mischvorganges keine Lösemittelverluste auftreten.

Zum Mischen eignen sich alle geschwindigkeitsregulierbaren Propellerrührwerke, zum Fördern benutzt man Faß- und Behälterpumpen oder Transportgefäße aus rostfreiem Stahl oder Glas. Für die Filtration werden Filterpressen oder Perlongewebe eingesetzt. Alle Geräte müssen explosionsgeschützt ausgelegt sein.

Verfahrensschemen für die Herstellung von Wirkstofflösungen bzw. deren Abfüllung sind aus der ◘ 8.4.1 bzw. ◘ 8.4.2 (s. S. 285) ersichtlich.

Die in der Formulierung angegebenen Mengen Lösemittel oder Lösemittelgemische werden in einem Ansatzbehälter vorgelegt. Die genau gewogenen Filmbildnermengen, spezielle Zusätze und das Parfümöl werden zugegeben und unter Rühren gelöst. Wegen der Gefahr der Ventilverstopfung der Spraydosen durch Fremdkörper ist der Ansatz nach der Herstellung durch ein Perlongewebe mit einer Maschenweite von 0,08 mm zu filtrieren. Falls diese Filtration nicht ausreicht, ist Filtrieren durch eine Filterpresse notwendig.

Für die **Prüfung der Wirkstofflösung** auf rezepturgerechte Zusammensetzung werden Dichte-Waagen oder Pyknometer herangezogen. Ein gewichtskontrollierender Verdampfer prüft den Einsatz der einwandfreien Filmbildnermenge.

Für die **Abfüllung der Wirkstofflösung** in die Aerosolbehältnisse und für die Dosierung des Treibmittels werden Abfüllmaschinen und Treibmitteldosiergeräte benutzt, deren Größe sich nach der jeweils herzustellenden Haarspraymenge richtet. Die Prüfung der Aerosolmischung auf die exakte Einhaltung der vorgegebenen Treibmittelmenge im Verhältnis zur Wirkstofflösung wird mittels Druckprüfung mit einem Feinmeßmanometer und Gewichtskontrolle mit einer Feinwaage durchgeführt.

Bezüglich der Füllmenge und deren zulässigen Toleranzen sind länderspezifische Forderungen und Gesetze zu beachten. Die Füllmenge ist während des Füllvorgangs laufend durch Stichproben zu kontrollieren. Alle verwendeten Maschinen und Geräte müssen nach Abschluß der Abfüllung sorgfältig gereinigt werden.

8.4.2.3 Anwendung und Wirkung

Haarsprays werden als Abschlußbehandlung auf die fertig geformte Frisur gesprüht, um der Frisur dauerhaften Halt gegen Wind und Wetter zu geben. Beim Trocknen bildet sich ein Film auf der Haaroberfläche, der die Haare

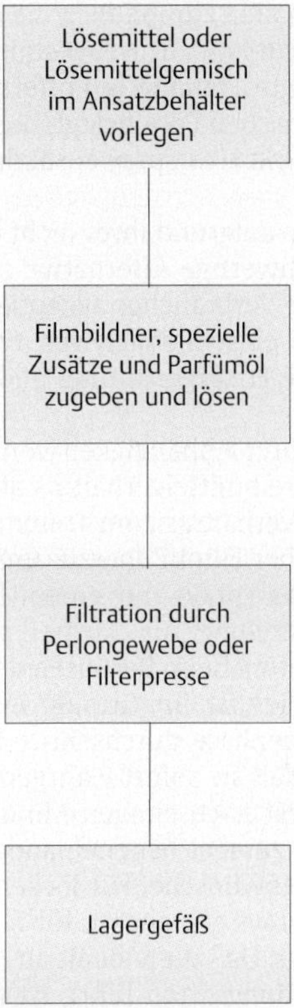

8.4.1 Verfahrensschema der Herstellung von Wirkstofflösungen.

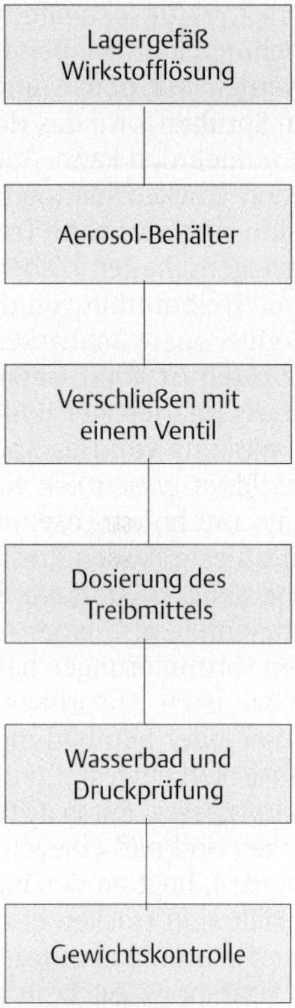

8.4.2 Schema der Abfüllung von Wirkstofflösungen.

miteinander verbindet und sozusagen ein unsichtbares Haarnetz bildet. Da im allgemeinen kurzzeitig nach dem Sprühen nicht mehr gekämmt oder gebürstet wird, ist der Zusatz glanzgebender Mittel sinnvoll. Für kämmbarmachende Zusätze gilt allerdings das gleiche wie für Haarfestiger: ein Zuviel kann die unvermeidliche Beschwerung der Frisur durch Hautfett verstärken. Da die übliche Behandlung mit Haarsprays eine Abschlußbehandlung ist, sind Zusätze von Pflegemitteln zur Verbesserung der Kämmbarkeit im allgemeinen nicht notwendig, es sei denn, sie ergeben Glanz.

Der Zusatz von UV-Absorbern ist bei Haarsprays zweckmäßig, das „unsichtbare Haarnetz“ bildet einen Sonnenschutz fürs Haar.

Haarsprays für schnellfettendes Haar enthalten Filmbildner, die Hautfett gut aufnehmen können. Beim Kämmen und Bürsten zur Neugestaltung der Frisur werden mit dem Filmbildner vermengte Fettanteile entfernt. Beim erneuten Sprühen wird das Haar mit einem frischen Film belegt, der wieder Hautfett aufnehmen kann. Auf diese Weise wirkt Haarspray zusätzlich ähnlich wie ein Trockenshampoo.

Pumphaarsprays ohne Treibmittel werden aufgrund ihrer nicht optimalen Sprayeigenschaften bisher nicht als gleichwertige Alternative zu Haarsprays mit Treibmitteln von der Mehrheit der Verbraucher akzeptiert.

Die gute Auswaschbarkeit der Filmreste einschließlich von Fett- und Schmutzresten ist Voraussetzung für die neue Frisurgestaltung und -erhaltung mittels Haarfestiger und Haarsprays.

Die Wirkung von Haarsprays ist neben ihrer Abhängigkeit von der Art der Filmbildner wesentlich vom Lösemittel-Treibmittelverhältnis abhängig. Haarsprays mit hohen Lösemittelanteilen im Verhältnis zum Treibmittel ergeben mit dieser nassen Einstellung bei gleicher Filmbildnerzusammensetzung eine deutlich stärkere Festigung als Haarsprays mit einem höheren Treibmittelanteil, also einer trockeneren Einstellung. Als Nachteil wird bei trockenen Formulierungen häufig das Klebegefühl beim Berühren der Haare unmittelbar nach Ansprühen empfunden. Dies ist im Grunde eine Täuschung. Bei jeder Filmbildung wird eine Klebephase durchschritten. Diese ist beim trocken eingestellten Spray so kurz, daß sie sofort wahrgenommen wird, beim nassen Spray tritt diese Phase erst nach einigen Minuten ein. Daß trocken und naß eingestellte Haarsprays zurecht nebeneinander angeboten werden, liegt an der Vielfalt der Frisurenwünsche. Für lockeren, fließenden Halt sind trocken eingestellte Haarsprays geeigneter, für fester gewünschte Frisuren naß eingestellte Haarsprays. Daß die Vielfalt an Angeboten von Haarsprays auch zu anderen Anwendungsarten führt, ist naheliegend und verwischt etwas die an sich klare Unterscheidung von Haarsprays und Haarfestigern.

8.4.2.4 Prüfmethoden und Analytik

Auch für Haarsprays ist der praxisgerechte Halbseitenversuch die aussagekräftigste Bewertungsmöglichkeit.

Mit den zu beurteilenden Sprays wird je eine Kopfhälfte besprüht. Zur eindeutigen Abgrenzung wird eine der Kopfform angepaßte Schablone über den Mittelscheitel gehalten. Das Sprühen erfolgt aus einem Abstand von 30 cm auf das gewaschene, getrocknete und frisierte Haar. Mit Stoppuhren werden Sprühzeit und Trocknungszeit exakt bestimmt. Bei Auswahl von Probandinnen mit geeigneten Haarqualitäten für die zu prüfenden Sprays reichen 10 Sprühvergleiche zur Beurteilung von 2 gegeneinander auf je eine Kopfhälfte gesprühte Haarsprays. Wird die Bewertung der in ▪ 8.4.1

(s. S. 282) aufgeführten Kriterien von geschulten Fachkräften durchgeführt, sind bis zu 7 unterschiedliche Bewertungspunkte zu vergeben, z. B.:

+ 2	deutlich im Vorteil gegenüber Vergleichsmuster
+ 1	im Vorteil gegenüber Vergleichsmuster
+ 0,5	leicht im Vorteil gegenüber Vergleichsmuster (wenn überhaupt, nur im Halbseitenvergleich erkennbar)
0	keine Unterschiede gegenüber dem Vergleichsmuster
– 0,5	leicht im Nachteil gegenüber Vergleichsmuster (wenn überhaupt, nur im Halbseitenvergleich erkennbar)
– 1	im Nachteil gegenüber Vergleichsmuster
– 2	deutlich im Nachteil gegenüber Vergleichsmuster

Weitere Prüfmethoden an Einzelhaaren und Haarsträhnen sowie Prüfmethoden physikalischer Eigenschaften sind ebenfalls in ▣ **8.4.1** aufgeführt.

Die Gaschromatographie ist gut geeignet für die qualitative und quantitative Untersuchung der Lösemittel von Haarfestigern und Haarsprays und für die Bestimmung der Treibmittel in Haarsprays.

Die Identifizierung der Filmbildner gelingt am besten mittels Infrarotspektroskopie.

Um spezielle Wirkstoffe nachzuweisen, werden infrarotspektroskopische und dünnschicht- bzw. gaschromatographische Methoden miteinander kombiniert.

Die Kosmetikverordnung schreibt eine Haltbarkeitsdauer der nicht mit Haltbarkeitsdatum versehenen Artikel von 30 Monaten vor. Für alle Packungen, insbesondere aber für Sprayartikel, sind zur Einhaltung dieser Forderung verläßliche Stabilitätstests notwendig. Bewährt haben sich Lagertests über einen Zeitraum von 3 Monaten bei Temperaturen von 40 – 50 °C. Die Erfahrung lehrt, daß diese Testbedingungen der wirtschaftlich nicht praktikablen Prüfzeit von 30 Monaten bei Raumtemperatur in etwa entsprechen.

8.5 Haarfarbänderungsmittel

Schon in der Antike pflegte der Mensch, seinem Haar durch Färben einen besonderen Farbeffekt zu verleihen. Doch erst mit der Entwicklung der synthetischen Farbstoffe gegen Ende des 19. Jh. wurde es möglich, Haarfärbemittel herzustellen und sie einer breiten Anwendung zuzuführen. Beschleunigt wurde diese Entwicklung nicht zuletzt durch Veränderungen der sozialen Stellung der Frau. Man schätzt, daß gegenwärtig fast 40% aller Frauen in den Industrieländern Haarfärbemittel benutzen.

Auch viele Männer verwenden Haarfärbemittel zur Färbung.

Sich die Haare zu färben, entspricht einer ganzen Reihe von Bedürfnissen und Wünschen: z. B. sollen graue Haare verdeckt und natürliche Farbnuancen verändert werden, und zwar ganz oder nur teilweise, dauerhaft oder lediglich vorübergehend.

Diese verschiedenen Anforderungen an die Haarfärbung werden mit Hilfe entsprechend formulierter Blondier- und Haarfärbepräparate sowie angepaßter Anwendungsmethoden erfüllt.

8.5.1 Blondiermittel

8.5.1.1 Mechanismus der Haarblondierung (Haarbleiche)

Das Blondieren der Haare beruht auf der oxidativen Zerstörung ihrer Melanin-Pigmente. Im Fall einer dunklen Haarfarbe müssen dabei Eumelanine und Phäomelanine, bei hellem oder rötlichem Haar im wesentlichen Phäomelanine abgebaut werden. Dies kann mit Hilfe von Wasserstoffperoxid, ggf. unter Zusatz von Ammoniak oder anderen Alkalisierungsmitteln, z. B. Monoethanolamin, sowie von Peroxodisulfaten und Peroxiden erreicht werden. Da die Melanin-Granula in den Kutikula- und besonders in den Cortexzellen der Haare verteilt sind und über Polypeptidreste am Keratin haften, liegen diesen Oxidationsprozessen sehr komplexe chemische Reaktionen zugrunde, die hier nicht diskutiert werden können.

Neben dem Melanin-Abbau finden an den Polypeptidketten des Haares chemische Reaktionen statt, beispielsweise an den Cystin-Brücken, Amid- und Amino-Gruppen sowie an den Wasserstoffbrücken- und Salzbindungen, die zu starken Veränderungen der ursprünglichen Eigenschaften des Haares führen. Das blondierte Haar ist rauher, spröder und schwieriger auskämmbar. Es ist poröser – und deshalb empfindlicher gegen den Einfluß von Feuchtigkeit – und benötigt längere Trocknungszeiten, seine Widerstandsfähigkeit und Reißfestigkeit sind vermindert und seine Dehnungsfähigkeit erhöht. Es adsorbiert leichter Farbstoffe, ist leichter zu dauerwellen und besitzt einen höheren Gehalt an anionischen Gruppierungen, die kationische Substanzen binden können. Bisher konnte noch keine Methode zum starken Blondieren des Haares entwickelt werden, bei der diese unerwünschten Nebeneffekte vollkommen ausgeschaltet werden. Aus diesem Grund sollte das Blondieren – zumindest beim ersten Mal – genau nach den vom Hersteller angegebenen Gebrauchsanweisungen für das eingesetzte Präparat vorgenommen werden.

8.5.1.2 Zusammensetzung

Bei der Heimanwendung bzw. vom Friseur werden als Blondiermittel Wasserstoffperoxid-Zubereitungen in Konzentrationen bis zu 12 bzw. 18% als wäßrige Lösungen eingesetzt. Diese sind i. a. mit Phosphorsäure, Phenacetin,

Acetanilid, 8-Hydroxychinolinsulfat oder Ethylendiamintetraessigsäure stabilisiert.

Anstelle des Wasserstoffperoxids verwendet man gelegentlich auch Harnstoffperoxid-Pastillen, die hinsichtlich ihres Peroxid-Gehaltes 30 bzw. 33%igem Wasserstoffperoxid entsprechen, oder Melaminperoxid. Die wäßrigen Wasserstoffperoxid-Lösungen sind nur sehr schwer gezielt auf das Haar aufzubringen.

Aus diesem Grunde werden mehr oder weniger stark verdickte oxidierende Emulsionen verwendet. Konsistenzgeber dieser Emulsionen sind im wesentlichen längerkettige Fettalkohole. An Emulgatoren werden meist Fettalkoholethoxylate, Alkylsulfate oder Alkylethersulfate sowie Nonylphenol bzw. Nonylphenol-Ethylenoxid-Addukte verwendet.

Diese Zubereitungen werden direkt vor der Applikation mit Ammoniak-Lösungen oder ammoniakhaltigen cremeförmigen Emulsionen vermischt.

Bei der Heimanwendung werden bevorzugt relativ dünnflüssige Wasserstoffperoxid-Lösungen und relativ dickflüssige ammoniakalische Cremes eingesetzt. Zur Intensivierung der Haaraufhellung können zusätzliche Peroxidsulfate, bevorzugt Ammoniumperoxidsulfat, zugemischt werden. Die Applikationsdauer der Blondiermittel beträgt in der Regel 20–30 min. Nach dieser Zeit erfolgt keine wesentliche Aufhellung mehr, partiell bedingt durch fortgeschrittene Zersetzung des Peroxids, z. T. aber auch deshalb, daß die verbliebenen Phäomelanine relativ resistent gegen den Angriff des Oxidationsmittels sind. Höhere Ammoniak-Konzentrationen bewirken deutlicher ausgeprägte Rotreflexe der Haare, aber keinen stärkeren Aufhelleffekt. Man erhöht lediglich das Irritationsrisiko für die Kopfhaut.

Weitere Darreichungsformen für Wasserstoffperoxid sind die **haarfestigenden Lotionen** oder **Pflegelotionen,** die neben haarfestigenden und/oder -pflegenden Polymeren auch 1,8–3% Wasserstoffperoxid enthalten, das zur Aufhellung notwendig ist. Diese Lotionen sind sauer eingestellt und werden nicht ausgespült.

Aufhellende Shampoos sind ammoniakalische, schäumende Lösungen von oberflächenaktiven Stoffen, die unmittelbar vor Anwendung mit 6%igem Wasserstoffperoxid oder einer oxidierend wirkenden, 6% Wasserstoffperoxid enthaltenden Cremeemulsion vermischt werden.

Blondiercremes sind ammoniakalische Cremes (oder monoethanolaminhaltige Cremes mit etwas weniger Aufhellungsvermögen, aber auch weniger geruchsintensiv); sie bestehen aus selbstemulgierenden Wachsen, Fettsäuren oder Lanolin-Derivaten, kationischen oberflächenaktiven Stoffen und quartären Polymeren. Unmittelbar vor der Anwendung werden sie mit einer 6–12%igen Wasserstoffperoxid-Lösung oder -Emulsion gemischt. Die cremige Form der Mischung ermöglicht eine hervorragende Lokalisierung auf dem Haar sowie die Zugabe von Pflegekomponenten.

Die aufhellende Wirkung am Haar ist bei den Cremes deshalb stärker, weil bei ihnen das Verdampfen des Ammoniaks verzögert wird.

Bei den **Blondierpulvern** und **-breien** handelt es sich um Produkte, die eingesetzt werden, um eine starke Aufhellung zu erreichen. Sie enthalten Kalium-, Natrium- oder Ammoniumperoxodisulfat, manchmal auch Magnesium- oder Bariumperoxid. Unmittelbar vor Anwendung werden sie mit einer 12%igen Wasserstoffperoxid-Lösung vermischt. Sie sind stark alkalisch. Ihr hoher pH-Wert wird durch Zusätze von Metasilicaten, Phosphaten oder auch Natriumcarbonaten erreicht. Sie enthalten zusätzlich fein gemahlene mineralische Produkte, z. B. Magnesiumcarbonat oder Magnesiumoxid, sowie Quellmittel, z. B. Carboxymethylcellulose oder pflanzliche Gummen. Der mineralische Bestandteil und die Silicate haben die Aufgabe, die Sauerstoff-Entwicklung zu regeln; Quellmittel sollen das Austrocknen des Breies während der Einwirkzeit verhindern. Diesen Produkten werden manchmal auch schwache Mengen eines blauen oder violetten Farbstoffs hinzugefügt, der die erhaltene Blondierung leicht nuanciert. Direkt vor der Anwendung werden diese Pulver mit einer 12%igen Wasserstoffperoxid-Lösung vermischt, bis man einen geschmeidigen Brei erhält, der sich leicht auftragen läßt und nicht abläuft. Diese Zubereitungen können innerhalb von 50 – 60 min starke Aufhellungen ergeben.

Blondieröle sind Produkte mit einer öligen Konsistenz, die gewöhnlich Ammoniak enthalten und in Mischung mit Wasserstoffperoxid oder einer wasserstoffperoxidhaltigen Cremeemulsion unter Zusatz von Gelbildnern, z. B. Ethylenoxid-Addukte, Polyglycerin-Derivate, Ammonium-Seifen, geeignete Anion/Kation-Komplexe sowie Gemische dieser Substanzen, Gele ergeben.

Die Gele sind einfach aufzutragen. Die Transparenz der Mischungen ermöglicht es, den Verlauf der Aufhellung zu verfolgen; die Produkte trocknen nicht ein. I. a. werden die Gele in Kombination mit Verstärkerpulvern verwendet, die im wesentlichen aus alkalischen Peroxodisulfaten und Natriummetasilicaten bestehen. Diese Kombinationen ermöglichen in 45 – 50 min eine fast ebenso gute Aufhellung wie die Blondierbreie.

Für Aufhellungs- bzw. Blondiermittel für Haare charakteristische Zusammensetzungen gehen aus den nachfolgenden Beispielen hervor.

Bei Blondiermitteln auf Basis Cremeshampoo und Entwickleremulsion werden beide Lösungen unmittelbar vor der Anwendung gemischt, auf das gesamte Haar oder auf den Haaransatz aufgetragen und nach 30 min sorgfältig ausgespült. Ggf. wird nachgewaschen oder mit einem Conditioner nachbehandelt.

Rezepturbeispiel: Aufhellendes Shampoo mit Entwickleremulsion

Cremeshampoo

Inhaltsstoffe	*Massengehalt (%)*
$C_{16/18}$-Fettalkohol-Gemisch	8,0
$C_{12/14}$-Fettalkohol · 2,5 EO	4,0
Laurylalkohol · 10 EO	1,5
Ammoniumsulfat	0,5
Ethylendiamintetraessigsäure, Dinatriumsalz	0,1
Ammoniak, 25%ig	7,0
Parfümöl	0,2
Wasser	78,7

Entwickleremulsion (pH-Wert: ca. 3 – 4)

Inhaltsstoffe	*Massengehalt (%)*
Hexadecylalkohl	3,00
$C_{12/18}$-Fettalkohole · 20 EO	1,00
$C_{16/18}$-Fettalkoholsulfat	1,00
Wasserstoffperoxid, 50%ig	6,00
o-Phosphorsäure, 85%ig	0,50
Acetanilid	0,01
Wasser	88,49

Rezepturbeispiel: Blondiercreme und Entwickleremulsion

Blondiercreme (pH-Wert: ca. 10,5)

Inhaltsstoffe	*Massengehalt (%)*
$C_{12/18}$-Fettalkohol-Gemisch	14,0
2-Octyldodecanol	2,0
$C_{12/16}$-Alkylglucosid	3,0
Oleylcetylalkohol · 10 EO	3,0
Eiweißhydrolysat, 30%ig	5,0
Ammoniumchlorid	0,5
Nitrilotriessigsäure	0,1
Ammoniak, 25%ig	7,5
Pafümöl	0,3
Wasser	64,6

Entwickleremulsion (pH-Wert: ca. 3 – 4)

Inhaltsstoffe	*Massengehalt (%)*
$C_{12/18}$-Fettalkohol-Gemisch	4,00
Paraffinöl perliquidum	1,00
Alkylether ($C_{12/14}$-Fettalkohol · 2,5 EO)sulfat, 25%ig	3,00
Lanolinalkohol · 20 EO	1,00
o-Phosphorsäure, 85%ig	0,50
Acetanilid	0,01
Wasserstoffperoxid, 50%ig	12,00
Wasser	78,49

Blondiercreme und Entwickleremulsion werden unmittelbar vor der Behandlung gemischt und bei bereits blondiertem Haar mit einem Pinsel sorgfältig auf den Haaransatz aufgetragen. Nach einer Einwirkdauer von 30 min wird ausgespült und nachshampooniert.

Rezepturbeispiel: Blondierpulver und zugehörende Wasserstoffperoxid-Entwicklerlösung
Blondierpulver

Inhaltsstoffe	*Massengehalt (%)*
Ammoniumperoxodisulfat	30,0
Kaliumperoxodisulfat	30,0
Natriummetasilicat	18,0
Natriumstearat	10,0
Magnesiumcarbonat	8,0
Eiweißhydrolysat	1,0
Natriumcarboxymethylcellulose	2,5
Ethylendiamintetraessigsäure, Dinatriumsalz	0,5

Entwicklerlösung

Inhaltsstoffe	*Massengehalt (%)*
Wasserstoffperoxid, 50%ig	24,00
o-Phosphorsäure, 85%ig	0,50
Acetanilid	0,01
Wasser	75,49

Blondierpulver und Wasserstoffperoxid-Lösung werden je nach gewünschtem Aufhellgrad im Verhältnis von 1 : 1 bis 1 : 2 gemischt und auf das Haar aufgetragen, wobei ein direkter Kontakt mit der Kopfhaut vermieden werden sollte. Zur Erzielung von Strähncheneffekten wird das Haar entweder mit einer speziellen hakenförmigen Nadel durch eine Plastikhaube gezogen oder von Hand in Partien aufgeteilt und mit der Blondiermischung bestrichen. Die einzelnen Strähnchen werden ggf. in Aluminiumfolie eingewickelt. Nach 30 – 45 min wird ausgespült und sorgfältig nachgewaschen.

Rezepturbeispiel: gelierendes Blondieröl

Inhaltsstoffe	*Massengehalt (%)*
Laurylakohol · 3 EO	75,0
Ammoniak, 25%ig	9,0
Isopropanol	10,0
Parfümöl	0,5
Wasser	5,5

Dieses „Öl" wird vor der Anwendung mit 6 – 18%iger Wasserstoffperoxid-Lösung gemischt und je nach Anwendungsziel auf das gesamte Haar bzw. auf dessen Ansatzbereich aufgetragen. Beim Vermischen von Öl und Wasserstoffperoxid-Lösung resultiert ein transparentes Gel.

Nach einer Applikationsdauer von 30 min wird ausgespült und nachshampooniert.

8.5.1.3 Anwendung

Sollen nur sehr leichte Aufhellungen des Haares erzielt werden, so kommen Produkte zum Einsatz, die nicht ausgespült werden müssen, z. B. Frisierlotionen, Kurlotionen und Wasserstoffperoxid-Lösungen. Für leichte bis mittlere Blondierungen werden Mischungen von ammoniakalischen Shampoos, Gelen und Cremes mit einem Wasserstoffperoxid-Gehalt von 6% benutzt. Starke Aufhellungen werden mit Hilfe von ein oxidierendes Mittel enthaltenden Blondierölen und -pulvern bzw. mit Blondierpulvern und einem oxidierenden Mittel, vermischt mit einer 12%igen Wasserstoffperoxid-Lösung, erreicht.

Spezialeffekte, wie aufgehellte Strähnen oder auch Kammsträhnen, lassen sich durch starke Bleichmittel erzeugen, die 12 – 18%iges Wasserstoffperoxid enthalten.

Vor einer Blondierung darf das Haar nicht gewaschen werden. Die Kopfhaut soll ihre natürliche Sebum-Schutzschicht besitzen, um jedes Irritationsrisiko zu vermindern. Es ist jedoch unerläßlich, die Anwendung durch eine

Kopfwäsche mit einem Shampoo zu beenden. Dieses Shampoo soll möglichst mild sein und einen sauren pH-Wert aufweisen.

Die Anwendung eines Aufhellprodukts muß gezielt erfolgen; es ist nicht notwendig, das Produkt bei einem schon aufgehellten Haar zu benutzen. Man würde nur eine unnötige Schädigung des Haares bewirken.

Schließlich muß beachtet werden, daß die Temperatur beim Blondieren eine bedeutende Rolle spielt. Auch wird der nachgewachsene Teil des Haares viel leichter aufgehellt als seine Längen und Spitzen. Im Falle der Erstanwendung von Blondiermitteln ist es deshalb wesentlich, mit den Längen und Spitzen zu beginnen.

Als **Abziehen** bezeichnet man die Beseitigung einer permanenten oder semipermanenten Haarfärbung. Als **Abziehmittel** werden zum einen Reduktionsmittel wie Hydrogensulfite bzw. Formaldehydsulfoxylate in sauren Lösungen verwendet. Der Nachteil dieser Mittel besteht darin, daß das Haar nach der Behandlung nachdunkelt. Dies wird mit Hilfe einer alkalisch oxidierenden Spülung nach der Reduktion vermieden.

Zum anderen setzt man als Abziehmittel Blondiermittel ein. In jedem Fall jedoch wird das Haar bei dieser Behandlung geschädigt.

8.5.1.4 Verträglichkeit

Es gibt Hinweise zur Unverträglichkeitsreaktion der Haut und der Atmungsorgane bei der Anwendung starker Bleichmittel, wobei bisher jedoch keine Angaben über die biochemischen Vorgänge bei den dabei ablaufenden Reaktionen gemacht werden können. Vor allem bei Präparaten mit Ammoniumperoxodisulfat wurden solche Effekte beobachtet.

Unabhängig davon unternehmen die Hersteller von Blondiermitteln verstärkte Anstrengungen, für die Anwender, insbesondere für Friseure, Pulver zu entwickeln, die weniger stauben. Neue Produkte, durch Granulierung oder Coating gewonnen, wurden in letzter Zeit auf den Markt gebracht.

8.5.2 Haarfärbemittel

Haarfärbemittel auf synthetischer Basis können in drei Gruppen eingeteilt werden: in die direktziehenden temporären, die semipermanenten und die permanenten Färbemittel.

Eine Zuordnung natürlicher Haarfärbemittel zu einer der drei Gruppen ist nicht problemlos möglich.

Ob mit einzelnen Farbstoffen eine temporäre, semipermanente oder permanente Haarfärbung zu erzielen ist, hängt u. a. auch von der Formulierung ab, in die sie eingearbeitet werden bzw. davon, wie diese Formulierungen appliziert werden.

8.5.2.1 Temporäre, direktziehende Haarfärbemittel

Die mit diesen Produkten erreichbare Färbung stellt nur eine vorübergehende Veränderung der vorhandenen Haarfarbe dar. Sie muß deshalb leicht mit Shampoos auszuwaschen sein. Sie wird durch die einfache Ablagerung der Farbstoffe auf der Oberfläche des Haares erzielt; dieser Färbung darf daher kein Ausspülvorgang folgen.

Der Zweck dieser Färbung ist es, die natürliche Haarfarbe leicht zu nuancieren oder wieder zu beleben, eine oxidative oder semipermanente Färbung zu gestalten oder zu erneuern, aus grauen Haaren den Gelbstich zu entfernen sowie gelbe Reflexe, die durch eine Blondierung aufgetreten sind, zu korrigieren.

Die verwendeten Farbstoffe müssen dementsprechend folgende Eigenschaften besitzen: schwache Affinität zum Haarkeratin, leichte Auswaschbarkeit durch ein Shampoo, ausreichende Lichtechtheit und gute Abriebbeständigkeit, um nicht Kleider und Kopfkissen zu verschmutzen.

Die für diese Produkte verwendeten Farbstoffe stammen überwiegend aus der Woll- oder Textilfärbeindustrie. Sie besitzen eine ziemlich hohe relative Molmasse und gehören verschiedenen chemischen Klassen an. Es handelt sich bei ihnen z.B. um Azo-, Triphenylmethan-, Anthrachinon- oder Indamin-Farbstoffe und deren Leuko-Derivate. Sie werden in sehr verschiedenen Produktformen hergestellt.

Bis vor einigen Jahren waren sie noch in Form von wäßrigen oder wäßrig-alkoholischen konzentrierten Lösungen erhältlich, die im Augenblick der Anwendung verdünnt wurden. Heute kommen sie als wäßrig-alkoholische **Lotionen** in den Handel, die anionische Polymere enthalten, wie sie üblicherweise für die Frisurengestaltung verwendet werden (Vinylacetat-Crotonsäure-Copolymere), manchmal mit einem Zusatz an kationischen Polymeren. Eine weitere Präparateform sind die **Kurlotionen,** deren Pflegeeffekt auf dem Zusatz von kationischen oberflächenaktiven Stoffen und/oder kationischen Polymeren beruht. Diese Lotionen können auch als **Schaumaerosole** zum Einsatz kommen.

8.5.2.2 Semipermanente Haarfärbemittel

Diese Färbemittel geben dem Haar stärker ausgeprägte und dauerhafte Nuancen, die bis zu 5 oder 6 Haarwäschen überstehen. Dies wird durch den Einsatz von Farbstoffen erreicht, die eine hohe Affinität zum Keratin besitzen und relativ tief in das Innere der Haarfaser eindringen. Die Aufgaben dieser Färbemittel sind vielfältig: beispielsweise einer Naturfarbe Reflexe hinzuzufügen, graue Haare durch natürliche Reflexnuancen oder Nuancen mit einem leichten Reflex teilweise abzudecken bzw. graue oder weiße Haare vom Gelbstich zu befreien.

Verwendete Farbstoffe

Natürlich wirkende Nuancen auf dem Haar können nicht bei Verwendung eines einzigen Farbstoffs erreicht werden. Es ist deshalb erforderlich, über eine große Anzahl von Farbstoffen zu verfügen. Es ist selbstverständlich, daß diese Farbstoffe sehr ähnliche physikalisch-chemische Eigenschaften besitzen müssen, um Affinitäts-, Selektivitäts- und Stabilitätsunterschiede sowie ein verschiedenartiges Haftvermögen auf dem Haar auszuschließen. Dies ist ein wesentlicher Grund dafür, daß ständig nach noch besser geeigneten Farbstoffen gesucht wird. Die Farbstoffe für die semipermanente Haarfärbung sind zum großen Teil nichtionische oder kationische Stoffe mit niedriger relativer Molmasse und geringer Wasserlöslichkeit, die das Haar durch Eindiffundieren ohne chemische Strukturveränderung färben. Wichtige Vertreter dieser Gruppe von Farbstoffen sind die **Nitrophenylendiamine,** aus denen durch Substitutionsreaktionen zahlreiche weitere Haarfarbstoffe erhalten werden. Zu den Nitro-Farbstoffen gehören auch die **Nitroaminophenole,** die – je nach der Stellung ihrer Nitro- und Amino-Gruppe am Phenol-Ring – Färbungen ermöglichen, die von Gelb über Orange nach Rot übergehen.

Azo- oder Chinonimin-Farbstoffe mit quartären Ammonium-Gruppen besitzen eine hohe Affinität zum Haarkeratin. Sie färben zwar weniger intensiv als die Nitro-Farbstoffe, ermöglichen jedoch Färbungen in allen Nuancen.

In **Lösungsmittelsystemen** wird durch Lösungsmittel wie Glykolether, Cyclohexanol oder Propylenglykol die Keratinaffinität von Farbstoffen bedeutend erhöht, die unter gewöhnlichen Anwendungsbedingungen nur wenig substantiv sind. Der Wirkungsmechanismus dieser Lösungsmittel ist noch nicht völlig geklärt, man vermutet aber, daß sie aufgrund ihrer Dielektrizitätskonstanten den Färbevorgang günstig beeinflussen. In diesen Lösungsmittelsystemen kommen z. B. Dispersionsfarbstoffe zum Einsatz.

Formulierung

Die Formulierung der **direktziehenden Haarfärbemittel** erscheint im Prinzip einfach. Die Farbstoffe werden in einer Shampoo-, Seifen- oder Cremebasis eingesetzt, die stark schäumt und sich vom Haar wieder leicht entfernen läßt. Die Produkte werden auf das gewaschene feuchte Haar aufgetragen und nach 15 – 30 min wieder ausgespült.

Wegen der bereits erwähnten Anforderungen an die Haarfarbstoffe und deren unterschiedlicher chemischen Beschaffenheit ist die Formulierung derartiger Färbemittel jedoch in der Praxis häufig außerordentlich schwierig. Beispielsweise sind zur Erzielung einer bestimmten Farbnuance 8 – 10 verschiedene Farbstoffe erforderlich.

8.5.2.3 Permanente Haarfärbemittel

Die permanente Haarfärbung ist sehr beständig gegenüber der Haarwäsche, Lichteinwirkung und anderen Haarbehandlungsmethoden. Sie ist am weitesten verbreitet und besitzt unter den Haarfärbemitteln einen Marktanteil von 80%. Sie braucht nur, bedingt durch den Haarwuchs, etwa jeden Monat erneuert zu werden.

Bei diesem Färbesystem werden die Farbstoffe direkt auf und im Haar gebildet, und zwar durch chemische Reaktionen, denen die ungefärbten Zwischenprodukte bzw. Vorprodukte unterworfen werden. Es laufen dabei Oxidationsreaktionen und Kupplungsvorgänge bzw. Kondensationen ab, die durch Wasserstoffperoxid in Gegenwart von Ammoniak oder Monoethanolamin hervorgerufen werden. Die Verwendung von Wasserstoffperoxid als Oxidationsmittel ist deshalb erforderlich, weil es nicht nur die Farbstoffbildung initiiert, sondern gleichzeitig auch die Melanin-Pigmente des Haares zerstört und auf diese Weise eine Blondierung hervorruft, weshalb man bei diesem Färbevorgang auch von einer „aufhellenden Färbung" spricht.

Nachfolgend werden die Oxidationsfarbstoffe vorgestellt, die in diesen Haarfärbemitteln eingesetzt werden.

Zu den permanenten Haarfärbemitteln sind prinzipiell auch die sog. selbstoxidierenden Farbstoffe zu rechnen, die bereits durch Luftsauerstoff oxidiet werden.

Oxidationsfarbstoffe

Diese Verbindungen, die im Ausgangszustand keine Farbstoffe im eigentlichen Sinn sind, sondern Farbstoffvorprodukte darstellen, werden ihrer chemischen Beschaffenheit nach in die Oxidationsbasen (**Entwickler**) und in die Nuancierer (**Kuppler**) eingeteilt.

Die **Oxidationsbasen** sind aromatische Verbindungen, die mit mind. zwei elektronenabgebenden Gruppen (Amino- und/oder Hydroxy-Gruppen) kernsubstituiert sind. Sie sind daher leicht oxidierbar. Wichtige Vertreter dieser Basen sind *p*- und *o*-Phenylendiamin, *p*- und *o*-Aminophenol sowie *p*- und *o*-Dihydroxybenzol und zahlreiche Derivate, die sich von diesen Verbindungen – z. B. durch Substitution der Amino-Gruppe durch die Methoxy-Gruppe oder durch den Ersatz des Benzol-Rings durch andere Ringsysteme wie Pyridin, Indol, Chinolin usw. – ableiten. Eine dominierende Stellung als Farbstoffbasen nehmen bei den Oxidationsfarbstoffen jedoch *p*-Phenylendiamin und *p*-Toluylendiamin ein.

Bei den **Nuancierern** handelt es sich ebenfalls um aromatische Verbindungen, die wie die Oxidationsbasen am Ring leicht oxidierbare Gruppen (ebenfalls Amino- und/oder Hydroxy-Gruppen) tragen, jedoch in der *m*-Position. Wichtige Kuppler sind *m*-Phenylendiamin, *m*-Aminophenol und *m*-Dihydroxybenzol.

Der **Mechanismus der Farbstoffbildung** (s. 8.5.1, S. 299) setzt sich aus zwei Teilreaktionen zusammen. Verwendet man als Oxidationsbase eine Monoamin-Verbindung, so werden zunächst durch Oxidation mit Wasserstoffperoxid ein Chinonmonoimin, im Fall einer Diamin-Verbindung ein Chinondiimin gebildet. Diese Chinonimine reagieren im zweiten Reaktionsschritt mit einem Kuppler zu Diphenylaminen, die anschließend zum erwünschten Farbstoff oxidiert werden. Die intermediär gebildeten Diphenylamine können aber auch als Kuppler fungieren und sich mit dem Chinoniminium-Kation der Ausgangsbase verbinden. Man erhält auf diese Weise nach der Oxidation Indamine mit drei Ringen, die eine zweite Gruppe von Oxidationsfarbstoffen darstellen. Durch weitere Kondensationsreaktionen können diese Reaktionsprodukte schließlich noch zu höhermolekularen Farbpigmenten polymerisieren.

Formulierung

Es existieren äußerst zahlreiche Möglichkeiten zur Formulierung von Oxidationshaarfärbemitteln; die Anzahl der mit ihnen zu erzielenden Farbnuancen ist daher sehr groß.

Binäre äquimolare Mischungen von Basen und Kupplern sind die Grundlage jeder Formulierung. Sie werden auf Haarsträhnen mit hohem Grauanteil in Anwesenheit von 6%igem Wasserstoffperoxid und bei einem pH-Wert von 9 aufgetragen. Nach einer Einwirkdauer von 30 min, Waschen und Ausspülen ist es dann möglich, anhand der erhaltenen Ergebnisse durch stufenweise Annäherung die gewünschte Farbnuance aufzubauen. Dies muß jedoch in der für das Endprodukt gewählten Rezepturgrundlage vorgenommen werden, da diese die Affinität der Farbstoffe zum Haarkeratin wesentlich beeinflußt.

Für einen einwandfreien Einsatz von Oxidationsfarbstoffen ist auch ein Zusatz von Antioxidantien (z. B. Sulfite, Thioglykolsäure, Isoascorbinsäure oder Ascorbinsäure) erforderlich, um eine zu rasche Oxidation der Farbstoffkomponenten während der Anwendung zu vermeiden.

Permanenthaarfärbemittel werden in den verschiedensten Formen hergestellt. Sehr verbreitet sind die **Cremehaarfarben,** da sie leicht und gezielt aufgetragen werden können. Die cremige Grundlage macht es möglich, daß in diesen Produkten noch pflegende und die Kämmbarkeit des Haares verbessernde Substanzen eingearbeitet werden können. Als Grundlagen werden ethoxylierte oder sulfatierte Fettalkohole, Fettamide oder ethoxylierte Pflanzenöle eingesetzt. Pflegende Komponenten sind u. a. kationische Polymere oder Lanolin-Derivate.

Haarfärbegele sind Flüssigkeiten mit öligem Aussehen, die beim Mischen mit Wasserstoffperoxid spontan ein Gel ergeben. Wie die Cremes lassen sie sich leicht und gezielt auftragen. Da sie flüssig sind, sind sie leicht zu dosieren. Sie werden auf der Grundlage von Seifen (Ammoniumoleat),

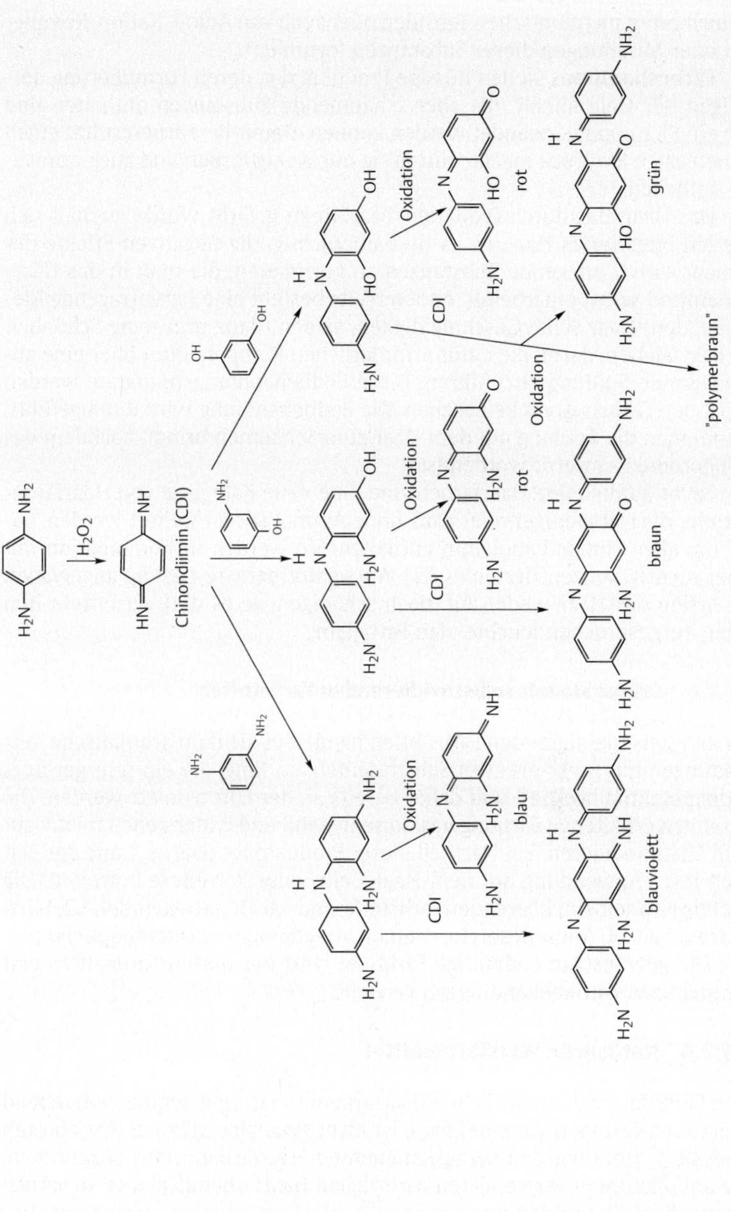

8.5.1 Mechanismus der Farbstoffbildung bei Oxidationsfarbstoffen

ethoxylierten nichtionischen Tensiden oder auch von Anion/Kation-Komplexen oder Mischungen dieser Substanzen formuliert.

Färbeshampoos stellen flüssige Produkte dar, deren Formulierung derjenigen der Gele ähnelt, die aber schäumende Substanzen enthalten und wie ein Shampoo verwendet werden können. Damit ihr Färberesultat einen ästhetischen Eindruck macht, dürfen sie nur wenig färben und auch nur wenig aufhellen.

Das Haar, das durch Oxidationshaarfarben gefärbt wurde, verhält sich wie ein blondiertes Haar. Es ist deshalb wichtig, die negativen Effekte des Färbens durch pflegende Substanzen zu korrigieren, die man in das Haarfärbemittel selbst einarbeitet. Andererseits besteht eine hervorragende Methode, dem Haar seine Geschmeidigkeit, seinen Glanz und seine Schönheit zurückzugeben, darin, die dafür erforderlichen Komponenten über eine abschließende Spülung zuzuführen. Diese Endbehandlungspräparate werden meist den Färbemitteln beigegeben. Die Endbehandlung wird durchgeführt, indem man die Spülung auf dem Haar zum Schäumen bringt, nachdem das Färbeprodukt entfernt worden ist.

Nicht aufhellende Haarfarben sind eine neue Kategorie von Haarfärbemitteln, die mit weniger oder ganz ohne Ammoniak formuliert werden, dafür i. a. aber Monoethanolamin enthalten. Sie werden in Kombination mit einer niedrig konzentrierten ($\leq 3\%$) Wasserstoffperoxid-Lösung angewandt. Sie hellen das Haar weder auf, noch schädigen sie es und vermitteln ihm einen ausgesprochen leuchtenden Farbglanz.

Präparate mit selbstoxidierenden Farbstoffen

Bei den selbstoxidierenden Farbstoffen handelt es sich um aromatische Verbindungen mit mehr als zwei Substituenten am Ring, die ein sehr geringes Redoxpotential besitzen und daher bereits an der Luft oxidiert werden. Die mit ihnen erhaltenen Färbungen sind sehr stabil und widerstehen relativ gut dem Shampoonieren. Ein Nachteil dieser Produkte ist, daß im Laufe der Zeit nach ihrer Anwendung auf dem Haar Gelb- oder Rotreflexe auftreten. Die wichtigsten selbstoxidierenden Farbstoffe sind 5,6-Dihydroxyindol, 1,2,4-Trihydroxybenzol, Aminoresorcin, Aminohydrochinon und Diaminophenol.

Die gewünschte endgültige Farbtiefe wird mit diesen Farbstoffen erst nach einigen Färbebehandlungen erreicht.

8.5.2.4 Natürliche Haarfärbemittel

Eine Einordnung der natürlichen Haarfärbemittel in eine der drei vorstehend genannten Gruppen vorzunehmen, ist nicht zwanglos möglich. Am ehesten sind sie vermutlich den semipermanenten Haarfärbemitteln zuzuordnen. Die am häufigsten verwendeten natürlichen Haarfärbemittel sind sicherlich Henna, Kamille und Indigo.

Der Farbstoff des Henna, 2-Hydroxy-1,4-naphthochinon (Lawson), kann zwar durch wiederholtes Shampoonieren teilweise wieder aus dem Haar entfernt werden, je nach Struktur des gefärbten Haares verbleibt aber ein mehr oder weniger großer, durch Shampoonieren nicht entfernbarer Anteil dieses Farbstoffs permanent im Haar. Möglicherweise ist dieser Anteil durch Ausbildung chemischer Bindungen mit Haarbestandteilen fest verknüpft.

Die durch Oxidation mit Luftsauerstoff bewirkte Bildung von Indigo bei der Anwendung natürlicher Haarfärbemittel, z. B. der von Färbepflanzen, die im Handel unter der Bezeichnung „Henna schwarz“ angeboten werden, führt zu intensiven Farbänderungen. Auf diesem Wege erzielte Färbungen sind ebenfalls nur relativ schwer durch Shampoonieren entfernbar.

Die Farbstoffe aus anderen Färbepflanzen, die in der Kosmetik verwendet werden, z. B. Kamille, Gelbwurzel, Sandelholz und Blauholz, sind zwar strukturell nur z. T. eindeutig identifiziert, aufgrund ihrer Eigenschaften aber im wesentlichen den semipermanenten Färbemitteln zuzuordnen.

Henna, das in den Blättern des Hennastrauches vorkommt, wird als trokkenes Pulver eingesetzt. Es gibt dunklen Haaren einen sehr schönen Kastanienreflex und grauen Haaren eine Orangetönung. Der aus den Hennablättern mit dem Farbstoff zusätzlich extrahierte Gerbstoff vermittelt dem Haar eine gewisse Härte.

Der aus Blütenauszügen der Kamille gewonnene Farbstoff bewirkt eine Gelbtönung der Haare.

Curcumin, Hämatoxylin und Autin sind als natürliche Haarfärbemittel ebenfalls einsetzbar.

8.5.2.5 Zusammensetzung von Haarfärbemitteln

Für Haarfärbemittel charakteristische Zusammensetzungen werden aus den nachfolgenden Rezepturbeispielen deutlich. Chemische Bezeichnungen und Strukturformeln der in diesen Rezepturen mit Handelsnamen genannten synthetischen Farbstoffe sind aus der ▦ **8.5.1** ersichtlich.

Rezepturbeispiel: Tönungsfestiger als temporäres Färbemittel

Inhaltsstoffe	*Massengehalt (%)*
Vinylacetat/Vinylpyrrolidon-Copolymer	3,000
Ethanol	25,000
kationisches Polymer	0,500
Cetyltrimethylammoniumchlorid	0,200
Arianor Stahlblau	0,035
Arianor Siennabraun	0,050
Arianor Mahagoni	0,005
Wasser	71,210

8.5.1 Chemische Bezeichnung und Struktur der in den Rezepturen für Haarfärbemittel und Handelsnamen genannten Farbstoffe

Handelsname	chemische Bezeichnung	Struktur
Arianor Stahlblau	3-[(4-Amino-6-bromo-5,8-dihydro-1-hydroxy-8-imino-5-oxo-2-naphthalen)amino]-*N*,*N*,*N*,-trimethyl chlorid	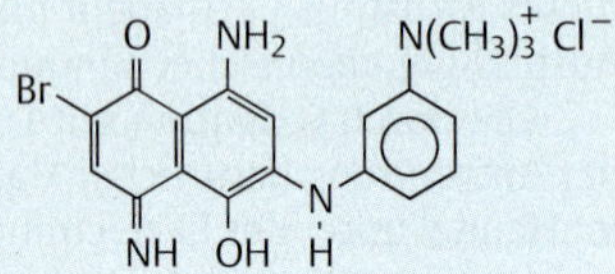
Arianor Siennabraun	1-(3-Nitro-4-amino-phenylazo)-2-hydroxy-7-trimethylammoniumnaphthalin chlorid	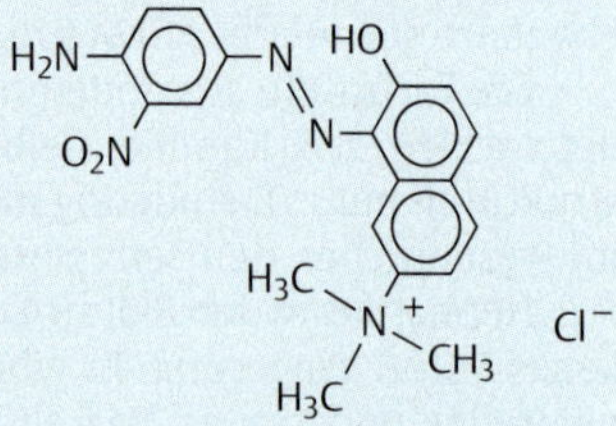
Arianor Mahagoni	[8-(4-Aminophenylazo)-7-hydroxy-2-naphthyl]-trimethylammoniumchlorid	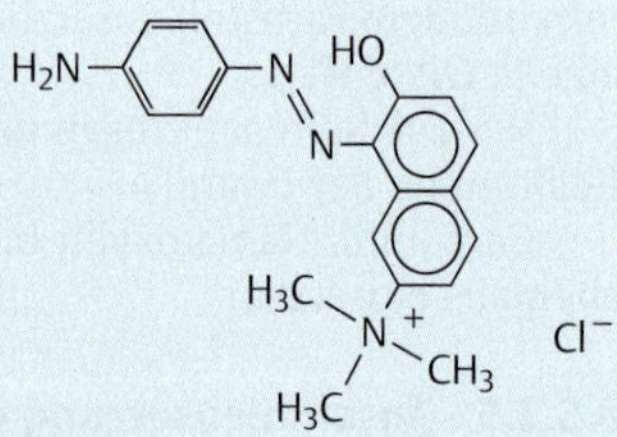
Violett-1,4 D	1,4-Bis-(2'-hydroxyethyl)-amino-2-nitro-benzol	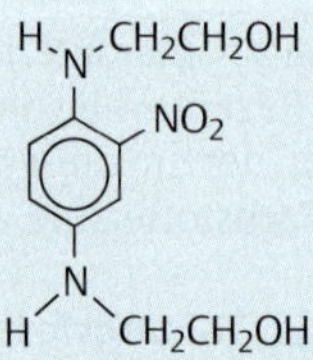
HC-Red 3	2-Nitro-4-amino-1-(2-hydroxyethyl)amino-benzol	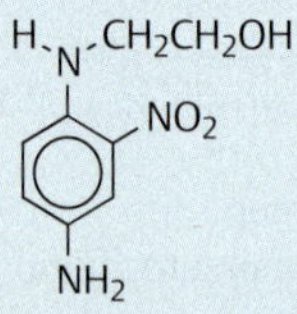
HC-Yellow 2	2-Nitro-1-(2-hydroxyethyl)-amino-benzol	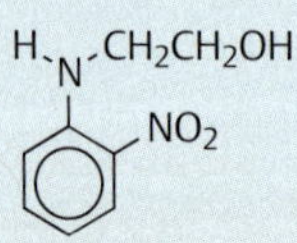

Der Festiger vertieft den natürlichen Farbton der Haare zu einer braunen Nuance. Beim Shampoonieren erhält das Haar seinen ursprünglichen Farbton zurück.

Rezepturbeispiel: pflegende Tönungslotion als semipermanentes Haarfärbemittel

Inhaltsstoffe	*Massengehalt (%)*
Cetylalkohol/Stearylalkohol	3,00
Paraffinöl perliquidum	1,00
hydriertes Ricinusöl · 40 EO	0,30
Cetyltrimethylammoniumchlorid	4,00
Violett-1,4 D	0,25
HC-Red 3	0,25
HC-Yellow 2	0,30
Parfümöl	0,20
Konservierungsmittel	q. s.
Wasser	ad 100,00

Die Lotion wird auf das angefeuchtete, ggf. vorher shampoonierte Haar aufgetragen und nach 15–20 min ausgespült. Je nach Ausgangsfarbe und Aufnahmefähigkeit des Haares resultiert ein hellerer oder dunklerer Mahagoniton.

Kämmbarkeit und Glanz des Haares werden bei Anwendung dieser Tönungslotion verbessert.

Rezepturbeispiel: pulverförmiges natürliches Färbemittel

Inhaltsstoffe	*Massengehalt (%)*
Henna, neutral	60
Henna, rotfärbend	5
Kamillenblüte	20
Schwarztee	12
Johannisbrotkernmehl	3

50 g des Färbemittels werden mit 200 ml heißem Wasser zu einem homogenen Brei vermischt, der nach Abkühlen auf Körpertemperatur auf das Haar aufgetragen wird.

Das Haar wird zum Schutz vor Austrocknung mit einer Plastikhaube bedeckt. Nach einer Einwirkungszeit von 45–60 min wird ausgespült und sorgfältig nachshampooniert.

Bei der Anwendung auf hellblondem Haar entsteht ein weizenblonder Farbton.

Rezepturbeispiel: Färbecreme als permanentes Haarfärbemittel

Inhaltsstoffe	*Massengehalt (%)*
C_{12-18}-Fettalkohol-Gemisch	7,00
Lanolin	1,50
C_{12-18}-Fettalkohole · 20 EO	1,50
Lanolinalkohol · 5 EO	1,00
kationisches Polymer	1,00
Ammoniumsulfat	0,50
Natriumsulfit	0,50
Ethylendiamintetraessigsäure, Dinatriumsalz	0,10
2-Aminomethyl-4-aminophenol, Dihydrochlorid	0,30
5-Amino-2-methylphenol	0,21
2,5-Diaminotoluolsulfat	0,07
Resorcin	0,04
Ammoniak, 25%ig	7,00
Parfümöl	0,30
Wasser	ad 100,00

Die Färbecreme wird im Verhältnis 1 : 1 mit einer 6 oder 9%igen Entwickleremulsion, die in ihrer Zusammensetzung etwa der der bei den aufhellenden Shampoos beschriebenen (s. S. 291) entspricht, gemischt und mit einem Pinsel auf den Haaransatz oder, bei einer Endbehandlung, auf das gesamte Haar aufgetragen. Nach einer Einwirkungszeit von 15 – 25 min wird die Mischung aufgeschäumt und im gesamten Haar verteilt. Nach weiteren 5 – 10 min wird ausgespült und nachshampooniert.

Abhängig von der Ausgangshaarfarbe und der verwendeten Wasserstoffperoxid-Konzentration resultiert ein hellerer oder dunklerer Kupferton.

Rezepturbeispiel: Färbecreme mit „selbstoxidierendem" Farbstoff

Inhaltsstoffe	*Massengehalt (%)*
C_{12-18}-Fettalkohole	5,00
Paraffinöl perliquidum	1,00
Oleylalkohol · 5 EO	1,20
Oleylalkohol · 10 EO	1,20
kationisches Polymer	0,50
Ascorbinsäure	0,20
Ethylendiamintetraessigsäure, Dinatriumsalz	0,10
5,6-Dihydroxyindolhydrobromid	1,00
Parfümöl	0,20
Wasser	ad 100,00

Die Färbecreme wird auf das trockene oder leicht angefeuchtete Haar aufgetragen und nach ca. 15 min ausgespült. Es wird nachshampooniert.

Bei der ersten Anwendung der Färbecreme mit dem Indol-Derivat als „selbstoxidierendem" Farbstoff resultiert eine leichte Vertiefung der Ausgangshaarfarbe im Naturtonbereich. Die mit dieser Färbecreme erreichbare endgültige Farbtiefe der Haare stellt sich erst nach ihrer drei- bis viermaligen Anwendung ein.

Rezepturbeispiel: Haarfärbegel

Inhaltsstoffe	*Massengehalt (%)*
Alkylethersulfat, 25%ig	5,000
Nonylphenol · 4 EO	12,500
Nitrilotriessigsäure	0,100
Isopropanol	12,000
1,2-Propylenglykol	6,000
Natriumsulfit	0,500
Ölsäure	7,000
Laurylalkohol	7,000
Ammoniumsulfat	0,250
Eiweißhydrolysat, 30%ig	5,000
2-Amino-2-methylpropanol	7,500
2-Amionmethyl-3-amino-6-methoxy-pyridindihydrochlorid	0,025
1,4-Diaminobenzol	0,210
Resorcin	0,080
4-Chlorresorcin	0,060
2-Methylresorcin	0,020
Wasser	ad 100,000

Das beim Zusammengeben der Inhaltsstoffe resultierende wasserdünne Gemisch wird im Verhältnis 1 : 1 mit einer der bei den Blondiermitteln angegebenen Entwickleremulsionen – Wasserstoffperoxid-Gehalt: z. B. 6% – versetzt. Dabei entsteht ein Gel. Dieses wird bei einer Erstbehandlung auf das gesamte Haar, bei einer Folgebehandlung gezielt auf das nachgewachsene Haar aufgebracht. Je nach der gewünschten Farbintensität läßt man 10–30 min einwirken und spült anschließend das Färbemittel sorgfältig aus.

Es resultieren Haarfarbtöne im Mittel- bis Dunkelblondbereich.

8.5.3 Anwendungsbedingungen für Haarfärbemittel

Je nach dem Typ der Coloration sind die Anwendungsbedingungen sehr unterschiedlich und werden zusätzlich noch von der Intensität der gewünschten Färbung beeinflußt. Beispielsweise genügen 10–15 ml einer färbenden Frisierlotion, die einige 10 mg Farbstoff enthalten, wenn das Produkt nicht ausgespült wird. Von einem semipermanenten Färbeprodukt werden 30–40 ml eingesetzt. Es bleibt 15–30 min auf den Haaren und wird anschließend ausgespült. Ein Oxidationsfärbemittel wird in einer Menge von 50–60 g mit einer bestimmten Menge Wasserstoffperoxid vermischt, wobei die Menge an oxidierendem Mittel verschieden ist. Es bleibt 30 min auf den Haaren und muß anschließend nicht nur ausgespült, sondern gründlich gewaschen werden. Es ist absolut unnötig, eine Einwirkdauer von 30 min zu überschreiten. Die Einwirkzeit von nicht aufhellenden Haarfarben wird mit 15 min angegeben.

Die Häufigkeit der Anwendung variiert auch produktabhängig. Temporäre Haarfärbemittel können theoretisch nach jeder Haarwäsche wieder angewendet werden. Semipermanente Haarfärbemittel widerstehen 5–6 Shampoo-Wäschen. Oxidationsfarben sollten erst dann wieder verwendet werden, wenn die Haare so weit nachgewachsen sind, daß eine Wiederholung der Färbung unbedingt erforderlich ist. Im Durchschnitt beträgt das Haarwachstum etwa 1 cm pro Monat.

8.5.4 Stabilität und Haltbarkeit

Es ist unbedingt erforderlich, daß Haarfärbepräparate eine hohe Lagerstabilität besitzen. Dies gilt insbesondere für die verwendeten Farbstoffe, die häufig nur in geringen Mengen in diese Produkte eingearbeitet werden. Ist die Lagerstabilität eines Haarfärbemittels geringer als 30 Monate, so muß auf seiner Verpackung ein Verfalldatum angebracht werden. Die Haarfärbungen müssen gegen Lichteinwirkung, Waschen, Schweiß und Abrieb eine ausreichende Stabilität besitzen. Dies gilt besonders dann, wenn sie zur Erzeugung dauerhafter Haarfärbungen bestimmt sind. Von wesentlicher Bedeutung ist auch, daß in den Haarfärbemitteln nur Farbstoffkomponenten verwendet werden, deren Haltbarkeit und chemische Widerstandsfähigkeit keine wesentlichen Unterschiede aufweisen, damit die Farbnuancen auf dem Haar und die erzeugten Lichtreflexe sich nicht im Laufe der Zeit verändern oder durch andere Haarbehandlungsmethoden, wie beispielsweise durch Dauerwellen, negativ beeinträchtigt werden.

8.5.5 Herstellung

Haarfärbemittel werden in Form von Lotionen, Cremes, Ölen oder Gelen hergestellt. Daher sind ihre Produktionsverfahren so unterschiedlich, daß keine allgemeine Herstellungsmethode für diese Produkte beschrieben werden kann. In anderen Beiträgen dieser Monographie wird über die Herstellung der verschiedenen aufgeführten Präparateformen berichtet. Das dort Gesagte trifft im wesentlichen auch für Haarfärbemittel zu.

8.5.6 Toxikologische Aspekte

Gegen die Verwendung von Oxidationshaarfarben wurden, hauptsächlich wegen ihres allergieauslösenden Potentials, Bedenken geäußert. Die meisten Länder regelten die Anwendung deshalb durch Warnhinweise oder besondere Vorsichtsmaßnahmen. Nach den Rechtsvorschriften der Mitgliedstaaten der EU für kosmetische Mittel sind einige der oxidativen Haarfarbstoffe Einschränkungen hinsichtlich der Höchstkonzentration oder des Anwendungsbereichs unterworfen. Hinweise für die Durchführung eines Allergietests sind gemäß den europäischen Rechtsvorschriften nicht mehr notwendig, während sie hingegen in den USA immer noch empfohlen werden. Es muß jedoch erwähnt werden, daß *p*-Verbindungen trotz ihrer bekannten sensibilisierenden Wirkung nur sehr wenige allergische Reaktionen hervorrufen, sofern sie sachgemäß angewendet werden.

Von Dermatologen in verschiedenen Ländern Europas durchgeführte Erhebungen zeigen, daß die wichtigste *p*-Verbindung, *p*-Phenylendiamin, zwar zu allergischen Reaktionen führt, jedoch von den getesteten Rohstoffen für Haarfärbemittel nicht derjenige mit der höchsten allergieauslösenden Wirkung ist.

Einige der heute in Haarfärbemitteln eingesetzten Farbstoffe wurden auf ein mögliches carcinogenes Potential untersucht. Selbst wenn diese im Tierversuch in ausgesprochen hohen Mengen oral verabreicht wurden, konnte keine carcinogene Wirkung festgestellt werden. Untersuchungen, bei denen mit dem lokalen Auftragen der Haarfarbstoffe eher den Bedingungen einer normalen Anwendung entsprochen wurde, brachten hinsichtlich der toxikologischen Wirkung keine gegenteiligen Ergebnisse.

Die Ergebnisse dieser Tierversuche werden durch epidemiologische Studien bestätigt. Zahlreiche Wissenschaftler untersuchten verschiedene Personengruppen und das Auftreten von Krebs mit widersprüchlichen Ergebnissen. Eine kürzlich von der International Agency for Research on Cancer durchgeführte Literaturstudie kam zu dem Ergebnis, daß Haarfärbemittel nicht mit einem erhöhten Krebsrisiko in Verbindung gebracht werden können. Eine weitere prospektive Untersuchung der American Cancer Society, die 1983 begonnen wurde und fast 600 000 Frauen einbezog, zeigte ebenfalls, daß Haarfärbemittel kein Risiko für die Verwender darstellen.

Literatur

Kap. 8.1 Haarwaschmittel

Cannell, J. S. (1985), Fundamentals of Stability Testing, Int. J. Cosmet Sci. **7**, 291 – 303.

Domsch, A., Pospischil, H., Schuster, G., Tronnier, H. (1980), Kosmetisch-dermatologische Wirkungen von Eiweißhydrolysaten, Parfüm. Kosmet. **61**, 325 – 330.

Domsch, A. (1992), Die kosmetischen Präparate, 4. Aufl., Bd. II, Tensidhaltige Systeme, S. 177–257, Verlag für chem. Industrie, H. Ziolkowsky KG, Augsburg.

Futterer, E. (1985), Untersuchungen zur Wirksamkeit löslicher Antischuppenwirkstoffe, Ärztl. Kosmetol. **15**, 421 – 435.

Gesetz über die Umweltverträglichkeit von Wasch- und Reinigungsmitteln vom 20. August 1975, BGBl, S. 2255, und Verordnung über die Abbaubarkeit anionischer und nichtionischer grenzflächenaktiver Stoffe in Wasch- und Reinigungsmitteln, BGBl, 1977 I, S. 244.

Hunting, A. L. L. (1982) Shampoo Thickeners, Cosmet. Toiletr. **97**, 53 – 63.

Hunting, A. L. L. (1983), Encyclopedia of Shampoo Ingredients, Micelle Press, Inc., Cranford.

Kästner, W., Frosch, P. J. (1981), Hautirritationen verschiedener anionaktiver Tenside im Duhring-Kammer-Test am Menschen im Vergleich zu in vitro- und tierexperimentellen Methoden, Fette Seifen Anstrichm. **83**, 33 – 46.

Robbins, C. R. (1994), Interactions of Shampoo and Conditioning Ingredients with Human Hair, in Chemical and Physical Behavior of Human Hair, 153 – 232, Springer-Verlag, New York.

Wilmsmann, H. (1964), Schaumbildung von Tensiden mit einer Reibschaummethode, Fette Seifen Anstrichm. **66**, 955 – 961.

Zviak, C., Vanlerberhge, G. (1986), Scalp and Hair Hygiene-Shampoos, in: Zviak, C. (Hrsg.), The Science of Hair Care, S. 49 – 86, Marcel Dekker, Inc., New York.

Kap. 8.2 Haarpflegemittel

Corbett, J. F. (1976), The Chemistry of Hair Care Products, J. Soc. Dyers Colourists **8**, 285 – 303.

Futterer, E. (1985), Untersuchungen zur Wirksamkeit unlöslicher Antischuppenwirkstoffe, Ärztl. Kosmetol. **15**, 421 – 435.

Hollenberg, D., Matzig, J. (1991), SÖWF 117, 9 – 13.

Nowak, G. A. (1986), Einige Wirkstoffe zur Haut- und Haarpflege, Parfüm. Kosmet. **67**, 80 – 90.

Scott, G. V., Robbins, C. R., Barnhurst, J. D. (1969), Sorption of Quaternary Ammonium Surfactants by Human Hair, J. Soc. Cosmet. Chem. **20**, 135 – 152.

Stüttgen, G. (1975), Forum-Diskussion „Haarwuchsmittel". Ärztl. Kosmetol. **4**, 171 – 174.

Weigmann, H. D., Ruetsch, S. B., Busch, P., Tesmann, H. (1990), Characterization of surface deposits on human hair. J. Soc. Cosm. Chem. **41**, 379 – 390.

Zahn, H. (1984), Feinbau und Chemie des Haares. Parfüm. Kosmet. **65**, 507 – 524.

Zahn, H. (1989), Das Haar aus der Sicht des Chemikers. Chem. Unserer Zeit **23,** 141 – 150.

Kap. 8.3 Haarverformungsmittel

Böllert, V. (1985), Haarbehandlung aus der Sicht des Chemikers, Parfümerie Kosmetik **66** (1), 18 – 26.

Breuer, M. M. (1976), Physico-Chemistry and Hairsetting, Nucleus **6,** 18 – 19.

Chiodi, F. (1989), Int. J. Cosmet. Sci. **11,** 283 – 292.

Corbett, J. F. (1976), The Chemistry of Hair-care Products, 285 – 303, ISDL.

Garcia, M. L:, Nadgoing, E. M., Wolfram, L. J. (1990), Physicochemical changes in hair during permanent waving, J. Soc. Cosmet. Chem. **41,** 123 – 139.

Greß, P., Hoch, D., Schmock, M. (1985), Die Umformung des Haares, Wella AG.

Iwasaki, A. (1994), Cysteine waving lotions, Cosmet. Toiletr. **109,** 69 – 78.

Lee, A. E., Bozza, J. B., Huff, S., Mettric, R. (1988), Permanent Waves: An Overview, Cosmet. Toiletr. **103** (5), 37 – 56.

Puri, A. K. (1979), Recent Trends in the Formulation of Permanent Waving Products for Hair, Int. J. Cosmet. Sci. **1,** 59 – 67.

Robbins, C. R. (1983), Load Elongation of single hair fiber coils, J. Soc. Cosmet. Chem. **34,** 227 – 239.

Robbins, C. R. (1980), Chemical and Physical Behaviour of Human Hair, 2nd Edition. Springer-Verlag, New York.

Salce, L. (1987), Reduction of hair in the presence of exogenous disulfide, J. Soc. Cosmet. Chem. **38,** 99 – 107.

Syed, A. N. (1993), Ethnic Hair Care, Cosmet. Toiletr. **108,** 99 – 107.

Umprecht, J. G., Patel, K., Bono, K. P. (1977), Effectiveness of Reduction and Oxidation in acid and alcaline permanent waving, J. Soc. Cosmet. Chem. **28,** 717 – 732.

Wickett, R. (1991), Disulfide Bond Reduction in Permanent Waving, Cosmet. Toiletr. **106** (7), 37 – 47.

Wortmann, F., Kure, N. (1990), Bending relaxation properties in human hair and permanent waving performance, J. Soc. Cosmet. Chem. **41,** 123 – 139.

Zviak, C. (1986), The Science of Hair Care. Marcel Dekker, New York, Basel.

Kap. 8.4 Frisurenfestigungsmittel

Berkhout, H. (1993), Hairspray, Aerosol Spray Report **32** (1), 27 – 35, (2), 71 – 82, (3), 122 – 128.

Böllert, V. (1985), Haarbehandlung aus der Sicht des Chemikers, Parfüm. Kosmet. **66,** 18 – 30.

Frosch, F. (1993), History and Future Development of European Hair Spray Polymers, Cosmet. Toiletr. **108** (4), 69 – 78.

Gottschalck, H., Hohm, G., Kaminski, H. (1975), Verteilung von haarfestigenden Polymeren auf Humanhaar. 5. Internationale Woll-Textil-Forschungskonferenz, Aachen, III, 349 – 358.

Hinz, W. (1993), Anwendungstechnische Eigenschaften von Polymeren in verschiedenen Spraysystemen für die Haarfestigung, Aerosol Spray Report **32** (5), 258 – 267.

Kiese, K., Reinhardt, R. D., Frosch, F. (1991), Die Problematik der Mitverwendung von Wasser als V. O. C.-Ersatz in Haarsprays, Aerosol Spray Report **30** (12), 671 – 682.

Wickett, R. R., Sramek, J. A., Trobaugh, C. M. (1992), Measurement of the Adhesive Strength of Hair Spray Junction, J. Soc. Cosmet. Chem. **43,** 169 – 182.

Kap. 8.5 Haarfarbänderungsmittel

Brown, K. (1982), Hair Colorants **33,** 375 – 383.

Casperson, S. (1994), Men's Hair Coloring – A review of Current Technology, Cosmet. Toiletr. **109** (2), 83–87.

Corbett, J. F. (1968), Recent Development in the Synthesis of Hair Dyes, J. Soc. Dyers Colourists **84,** 556–560.

Corbett, J. F. (1985), Hair Colouring, Rev. Prog. Color. Relat. Top. **15,** 52–65.

Corbett, J. F. (1991), Hair Coloring Processes, Cosmet. Toiletr. **106** (7), 53–57.

Ghilardi, G. (1983), Proceedings of the 1st International Multidisciplinary Colloquium of Cosmetology, IVth International Congress of Aesthetic Medicine, Rome, S. 179–189.

International Agency for Research on Cancer (1993), Occupational Exposures of Hairdressers and Barbers and Personal Use of Hair Colourants; Some Hair Dyes, Cosmetic Colourants, Industrial Dyestuffs and Aromatic Amines, IARC Monographs on the Evaluation of Carcinogenic Risks to Humans. Vol. 57. Lyon, France.

Nater, J. P., de Groot, A. C., Liem, D. H. (1983), Unwanted Effects of Cosmetics and Drugs Used in Dermatology, Excerpta Medica, Amsterdam, Oxford, Princeton.

Robbin, C. R. (1988), Chemical and Physical Behavior of Human Hair, 2. Aufl., S. 102–120, 171–194, Springer-Verlag, New York.

Thun, M. J. (1994), Hair Dye Use and Risk of Fatal Cancers in U. S. Women, J. Nat. Cancer Inst. **86,** 210–215.

Zviak, C. (1986), The Science of Hair Care, S. 213–308, Marcel Dekker Inc., New York, Basel.

9 Kosmetische Mittel für dekorative Anwendungen

Als kosmetische Mittel für dekorative Anwendungen werden in diesem Kapitel solche behandelt, deren Hauptanwendungsziel vornehmlich die „Verschönerung" ihrer (vorwiegend) Anwenderinnen ist, und zwar Gesichts-Make-up, Augen-, Lippen- und Nagelpflegemittel sowie Selbstbräunungs- und Depigmentierungsmittel.

9.1 Gesichts-Make-up, Augen-, Lippen- und Nagelpflegemittel

Der Wunsch, schön und attraktiv auszusehen, ist seit Tausenden von Jahren in den Menschen verwurzelt. Nur die Mittel, mit denen das erreicht wurde, und die Schönheitsideale haben sich immer wieder geändert. Beispielsweise galt in China das weiße Gesicht als Schönheitsideal, was sich in weiten Bereichen des asiatischen Raums bis in unsere Zeit erhalten hat. Die Ägypter schminkten sich, um gottähnlicher zu werden. Mehr als 1000 Jahre v. Chr. hatten ihre Herrscher bereits Spezialisten, die ihnen die Brauen nachzeichnen, Rouge auflegen oder die Haut tönen mußten. Die Griechen nannten die Kosmetik „Kallopizein", was man mit „Das Gesicht schön machen" übersetzen kann, und im Römischen Reich benutzte man dafür die Bezeichnung „decoratio" – das Hervorheben des Schönen –, wofür der heute übliche Begriff „Dekorative Kosmetik" geprägt wurde.

Aber auch die aus dem angelsächsischen Sprachraum kommende Bezeichnung Make-up (= Aufmachung) wurde in viele andere Sprachen übernommen, auch in die deutsche Umgangssprache.

Während man in der Zeit des Rokoko bei Verwendung von Bleiweiß, Zinnober und Ocker das Gesicht praktisch unter einer Maske versteckte, sind die heutigen Schönheitsideale und Schminkpraktiken von dem Bestreben geprägt, einen möglichst natürlichen und gesunden Eindruck des Gesichts zu vermitteln.

Alle dekorativen Körperpflegemittel enthalten einen mehr oder weniger großen Anteil an **Farbstoffen,** die das Gesicht, die Augenregion, die Lippen und die Nägel farblich verändern. Diese farblichen Veränderungen stellen den Hauptzweck dieser Produkte dar. Daneben üben spezielle Inhaltsstoffe zusätzliche hautpflegende und hautschützende Wirkungen aus.

Als **Farbstoffe** finden Weißpigmente wie Talkum, Zinkoxid, Kaolin, Titandioxid, anorganische Farbpigmente wie Eisenoxide, Chromoxide, Ultramarin, Manganviolett und organische Farbpigmente Anwendung. Außerdem werden häufig noch Pigmente wie Bismutoxychlorid, Glimmer, mit Titandioxid beschichteter Glimmer und Fischsilber eingesetzt, die einen Perlglanz erzeugen. Im Augenbereich dürfen nach dem Gesetz nur Farbstoffe verwendet werden, die an der Augenschleimhaut verträglich sind. In Lippenpflegeprodukten dürfen nur Farbstoffe eingesetzt werden, die für die Verwendung bei Kontakt mit den Schleimhäuten zugelassen sind. Reinheitsanforderungen an die Farbstoffe sind durch die Richtlinien der Farbstoffkommission der Deutschen Forschungsgemeinschaft und durch die EG-Kosmetikrichtlinie geregelt. Neben allgemeinen Reinheitsanforderungen im Hinblick auf den Schwermetall-Gehalt sind spezielle Reinheitsanforderungen für die Nebenfarbstoffe und Ausgangsverbindungen erlassen worden.

9.1.1 Gesichts-Make-up

Das Gesichts-Make-up soll der Gesichtshaut ein natürliches Aussehen verleihen, blasse Haut auffrischen und Unregelmäßigkeiten der Haut ausgleichen. Die für diesen Zweck geeigneten Farbstoffe sind entweder in einer Emulsion, in wasserfreien Lipidzubereitungen oder aber in Pudern in loser oder gepreßter Form eingearbeitet. Zur Entfernung des Gesichts-Make-up werden Reinigungsemulsionen und Gesichtswässer – je nach Hauttyp mit unterschiedlichem Alkohol-Gehalt – verwendet.

9.1.1.1 Zusammensetzung

Grundstoffe

Als **Weißpigmente** werden Talkum (ermöglicht eine gute Haftung und weiches Auftragen), Kaolin (verbessert die Adsorption), Zinkoxid, Titandioxid und Magnesiumsilicat (ergeben eine gute Abdeckung) sowie Calcium-, Magnesium- und Zinkstearat (verfügen ebenfalls über gute Hafteigenschaften) verwendet. Als **Farbpigmente** dienen hauptsächlich Eisenoxide, die je nach Behandlungsart unterschiedliche Korngrößen zeigen. Gelegentlich werden noch Perlglanzsustanzen zugesetzt. Beim Puderrouge finden für die Rottöne auch organische Farblacke Einsatz. Für die Anwendung und die Lagerstabilität ist eine gute Benetzung der Pigmente bedeutsam, die man durch Zusatz von Netzmitteln und durch spezielle Homogenisierung erreicht.

Hilfsstoffe

Zum Schutz gegen bakteriellen Verderb werden **Konservierungsmittel** und – zum Ausschluß oxidativer Veränderungen – **Antioxidantien** eingesetzt.

Die Sedimentation der verwendeten Pigmente muß beim Emulsions-Make-up durch spezielle **Verdickersysteme** verhindert werden. Hier haben sich vor allem Natrium-Magnesium-Silicate zusammen mit Hydroxypropylcellulose und Magnesium-Aluminium-Silicaten sowie Carboxymethylcellulose als gut geeignet erwiesen.

Die Bestandteile des gepreßten Puders werden durch **Bindemittel** wie Isostearylisostearat, Isopropylisostearat, Paraffinöl und Lanolinalkohol, Cetylacetat und acetyliertem Lanolinalkohol sowie Octyldodecylstearoylstearat zusammengehalten.

Spezielle Wirkstoffe

Neben den dekorativen Aspekten erwartet der Verbraucher auch pflegende und schützende Eigenschaften von Gesichts-Make-up-Produkten. So finden **feuchtigkeitsbindende Stoffe** wie Sorbit, Glycerin, Propylenglykol oder Proteine Einsatz. Um den Schutz vor UV-Strahlen zu verstärken, enthalten einige Produkte organische **UV-Filter-Substanzen. Vitamine** und spezielle **Lipide** wie Ceramide fungieren als Hautpflegestoffe.

Beispiele für die spezielle Zusammensetzung der unterschiedlichen Make-up-Typen sowie die zu ihrer Entfernung benötigten kosmetischen Mittel – Reinigungsemulsion, Gesichtswasser – geben die nachstehenden Rezepturen.

Gesichts-Make-up-Präparate

Rezepturbeispiel: Tagescreme (getönt)

	Inhaltsstoffe	*Massengehalt (%)*
A	Glycerinmonostearat	4,0
	Cetylalkohol	1,0
	Stearinsäure	2,0
	Paraffinöl	4,5
	Cetylstearyloctanoat	5,0
	Octylpalmitat	3,0
B	Talkum	4,0
	Titandioxid	1,5
	Eisenoxide	0,8
	Wasser	10,0
	Propylenglykol	5,0
	Polyethoxysorbitanmonolaurat	1,0
C	Xanthan	0,4
	Magnesium-Aluminium-Silicat	0,3
	Glycerin	5,0
	Konservierungsmittel	q. s.
	Wasser	ad 100,0
D	Parfümöl	0,5

Rezepturbeispiel: Emulsions-Make-up

	Inhaltsstoffe	*Massengehalt (%)*
A	Lanolinalkohol	4,0
	Paraffinöl	7,5
	Walrat, synthetisch	3,2
	Stearinsäure	3,5
	Glycerinmonostearat	1,8
B	Talkum	9,0
	Eisenoxide	1,1
	Titandioxid	4,0
	Wasser	10,0
	Propylenglykol	10,0
	Polyethoxysorbitanmonolaurat	0,7
C	Triethanolamin	1,0
	Magnesium-Aluminium-Silicat	1,0
	Carboxymethylcellulose	0,3
	Konservierungsmittel	q. s.
	Wasser	ad 100,0
D	Parfümöl	0,4

Rezepturbeispiel: Gesichtspuder (gepreßt)

	Inhaltsstoffe	*Massengehalt (%)*
A	Titandioxid	5,00
	Magnesiumstearat	3,00
	Magnesiumsilicat	33,00
	Glimmer	7,00
	Eisenoxide	2,00
	Konservierungsmittel	q. s.
	Antioxidans	q. s.
	Talkum	ad 100,00
B	Isopropylisostearat	2,00
	Paraffinöl	2,00
	Parfümöl	0,45

Rezepturbeispiel: Gesichtspuder (lose)

	Inhaltsstoffe	*Massengehalt (%)*
A	Magnesiumsilicat	15,0
	Kaolin	5,0
	Zinkstearat	2,0
	Glimmer	11,0
	Eisenoxide	0,5
	Konservierungsmittel	q. s.
	Talkum	ad 100,0
B	Parfümöl	1,0

Rezepturbeispiel: Rouge

	Inhaltsstoffe	*Massengehalt (%)*
A	Magnesiumsilicat	21,60
	Zinkstearat	4,50
	Glimmer	35,00
	Titandioxid	8,00
	Farbpigmente	4,00
	Konservierungsmittel	q. s.
	Antioxidans	q. s.
	Talkum	ad 100,00
B	acetylierter Lanolinalkohol	3,00
	Dimethylpolysiloxan	2,50
	Paraffinöl	2,50
	Parfümöl	0,35

Rezepturbeispiel: Creme-Make-up (wasserfrei)

	Inhaltsstoffe	*Massengehalt (%)*
A	Titandioxid	12,00
	Eisenoxide	2,58
B	Ricinusöl	4,50
	acetylierter Lanolinalkohol	5,00
	Paraffinöl	15,00
	Myristyllactat	12,00
	Sorbitanoleat	2,00
	Oleylalkohol	8,50
	Polyethoxysorbitanmonooleat	2,50
	Antioxidans	q. s.
	Konservierungsmittel	q. s.
C	Kaolin	ad 100,00
D	Bienenwachs	9,00
	Carnaubawachs	4,00
	Ozokerit	6,70
E	Parfümöl	1,00

Rezepturbeispiele: Reinigungsemulsion

	Inhaltsstoffe	*Massengehalt (%)*
A	Glycerinmonostearat	4,0
	Stearinsäure	1,0
	Paraffinöl	12,0
	Isopropylstearat	8,0
	Vaseline	3,0
	Lanolinalkohol	2,0
	Antioxidans	q. s.
B	Propylenglykol	5,0
	Polyacrylsäure	0,3
	Triethanolamin	0,4
	Konservierungsmittel	q. s.
	Wasser	ad 100,0
C	Parfümöl	0,5
	Fettsäureeiweißkondensat	2,0

Rezepturbeispiel: Gesichtswasser

Inhaltsstoffe	*Massengehalt (%)*
Ethylalkohol, 96%ig	15,00
Sorbitol	5,00
Hamamelisextrakt	5,00
Panthenol	0,20
Campher	0,05
Lösungsvermittler	1,00
Parfümöl	0,20
Wasser	ad 100,00

9.1.1.2 Herstellung und Verpackung

Tagescreme (getönt) und Emulsions-Make-up. Die Pigmente werden in Propylenglykol, dem Netzmittel Polyethoxysorbitanmonolaurat und einem Teil des Wassers dispergiert und gut homogenisiert. Die resultierende Dispersion (B) wird mit der aus den Komponenten Xanthan, Magnesium-Aluminium-Silicat, Glycerin, Konservierungsmittel und Wasser separat hergestellten wäßrigen Phase (C) vereinigt. Die anfallende Mischung wird auf 80 °C erwärmt und mit der ebenfalls auf diese Temperatur gebrachte Fettphase (A) versetzt. Danach wird homogenisiert und unter Rühren abgekühlt. Das Parfümöl (D) wird bei 40 °C zugefügt. Die auf Raumtemperatur abgekühlte Emulsion wird in den meisten Fällen in Kunststofftuben verpackt.

Gesichtspuder (lose). Alle Inhaltsstoffe, ausgenommen die Eisenoxide und das Parfümöl, werden in einem Pulvermischer gut gemischt. Die Eisenoxide werden dann mit der dreifachen Menge an Pulvermischung gemischt und in einer Pulvermühle gemahlen. Die Farbmischung wird der Pulvermischung zugesetzt und gut gemischt. Danach wird das Parfümöl zugesetzt, nochmals gemischt und in Puderdosen abgefüllt.

Gesichtspuder (gepreßt) und Rouge. Die Farbpigmente und Titandioxid werden mit gleichen Mengen Talkum gemischt und in einer Pudermühle homogenisiert. Danach werden die restlichen Komponenten der Gruppe A mit der Farbmischung vereint und gut gemischt. Sodann werden die Öle der Gruppe B zugefügt. Anschließend wird abermals gemischt. Die Pudermischung wird in Metallpfännchen gepreßt und anschließend in Scharnierdosen mit Spiegel konfektioniert.

Nach neuesten Verfahrensentwicklungen werden Rouge-Produkte bei Verwendung von Ethylen/Acrylat- bzw. Vinyliden-Copolymeren und bestimmten Ölen bei 75 °C in entsprechende Behältnisse gegossen.

Creme-Make-up (wasserfrei). Die Pigmente der Gruppe A werden in einer Pudermühle homogenisiert. Alle Komponenten der Gruppe B werden in einem Rührkessel aufgeschmolzen und dann mit der Pigmentmischung und Kaolin (C) versetzt. Diese Mischung wird in einer Kolloidmühle homogenisiert. Die Mischung wird wieder auf 75–80 °C erwärmt und mit den separat aufgeschmolzenen Wachsen der Gruppe D versetzt. Nach eingehender Homogenisierung wird das Parfümöl E zugefügt. Anschließend wird die Schmelze in Metallpfännchen gegossen und in Klappdosen konfektioniert.

Reinigungsemulsion. Fettphase A und Wasserphase werden separat hergestellt, auf 80 °C erwärmt und dann unter stetigem Rühren vereinigt. Nach Homogenisieren und Abkühlen auf 30 °C – Zusatz von Phase C bei 45 °C – wird die resultierende Emulsion in Kunststofftuben oder -flaschen abgefüllt.

Gesichtswasser. Panthenol wird in Wasser bei 50 °C, das Parfümöl im Lösungsvermittler bei 40 °C vorgelöst. Beide Lösungen werden zusammengegeben und das resultierende klare Gesichtswasser in Kunststoff- oder Glasflaschen abgefüllt.

9.1.1.3 Anwendung und Wirkung

Eine **getönte Tagescreme** wird dann verwendet, wenn man im Gesicht eine leichte farbliche Auffrischung erzielen möchte. Die Creme wird gleichmäßig auf das Gesicht aufgetragen und verrieben.

Vor Verwendung eines stärker deckenden **Emulsions-** oder eines **Creme-Make-up** wird meist eine Tagescreme als Unterlage verwendet, um die Gesichtshaut in allen Bereichen auf gleiche Konditionen wie Fett- und Feuchtigkeitsgehalt zu bringen. Um ein natürliches Aussehen zu erreichen, sollte ein Farbton gewählt werden, der etwas heller als die Hautfarbe ist.

Das Gesichts-Make-up wird abgeschlossen mit dem Aufbringen des **losen Gesichtspuders,** den man von oben nach unten aufträgt. Er fixiert die Pudercreme und verleiht den Konturen eine weichere Zeichnung.

Die **gepreßten Gesichtspuder** werden tagsüber für Korrekturen und zum Auffrischen des Make-up verwendet. Besondere optische Akzente und Veränderungen des Eindrucks der Gesichtsform werden mit **Rouge** erzielt. Es wird auf den Wangen bis hoch zur Schläfe und evtl. zur Verlängerung des Gesichts in schmalen, senkrechten Streifen auf der Stirn aufgetragen. Besondere Akzente setzt man mit Rouge auf Kinn und Stirn.

Die **Reinigungsemulsion** wird mit den Fingern auf die Haut aufgetragen, verrieben und mit Wasser entfernt.

Das **Gesichtswasser** wird nach der Reinigung mit einem Watte-Pad auf Gesicht und Hals verteilt.

9.1.1.4 Bewertung

Getönte Tagescreme, Emulsions- oder Creme-Make-up müssen sich gleichmäßig und leicht auftragen lassen. Der gewünschte Farbeffekt und die notwendige Abdeckung sollen direkt erkennbar sein. Nur mit fein gemahlenen, gleichmäßig verteilten und gut benetzten Weiß- und Farbpigmenten ist dieses Ziel zu erreichen. Der bei manchen Emulsionen auftretende „Weißel-Effekt“ ist hier sehr nachteilig. Der erzeugte Film darf nicht glänzen und soll möglichst bald trocken wirken.

Die gleichmäßige Haltbarkeit des Make-up während des Tages, die Häufigkeit des Nachschminkens und das Hautgefühl während des Tragens sind die wichtigsten Beurteilungskriterien des Verbrauchers. Im Fall des gepreßten Puders oder Rouges ist der Preßdruck für die Abgabe bzw. die Haltbarkeit der Pressung von Bedeutung. Ein zu großer Preßdruck bringt zwar eine gute Haltbarkeit im Metallpfännchen, erschwert aber die Entnahme.

Die Reinigungsemulsion muß sich leicht verteilen und mit Wasser gut entfernen lassen. Nach Anwendung des Gesichtswassers muß die Haut gereinigt, erfrischt und gepflegt erscheinen.

9.1.2 Augenpflegemittel

Schon seit Jahrtausenden war es in den alten Kulturen üblich, die Augen dekorativ herauszustellen, um das helle Auge farblich stärker zu betonen. Auch heute noch stellen die Augenpflegemittel überwiegend dekorative kosmetische Mittel dar. Da sie mit der Augenschleimhaut in Berührung kommen können, muß ihre Verträglichkeit für diesen Anwendungsbereich gesichert sein. Außerdem ist durch sorgfältige Konservierung hohe Keimfreiheit zu gewährleisten, damit keine Krankheitserreger auf das empfindliche Auge übertragen werden. Applikationsorte der dekorativen Augenpflegemittel sind die Augenbrauen, -lider und -wimpern. Zum Nachzeichnen und Kolorieren der Augenbrauen werden meist Stiftprodukte verwendet, bei denen die farbgebenden Pigmente in einer Wachs-/Öl-Basis eingelagert sind.

Für die Farbgebung an den oberen Augenlidern werden **Lidschattenpräparate** angewendet, bei denen die Farbstoffe in Emulsionen, wasserfreien Lipidzubereitungen oder vorzugsweise als gepreßte Puder vorliegen. In diesem Anwendungsbereich wird die breiteste Farbtonpalette eingesetzt.

Wimperntusche in den Traditionsfarben schwarz, braun und blau ist heute überwiegend als Creme- oder Emulsions-**Mascara** im Handel.

Eyeliner zum Ziehen des Lidstrichs sind entweder wäßrige Suspensionen von Farbstoffen mit Filmbildnern oder **Kajalstifte** auf Wachsbasis.

Das Augen-Make-up kann mit Ölen wie Paraffinöl oder aber mit schleimhautverträglichen Tensidprodukten entfernt werden.

Neben den dekorativen Produkten findet man **Augencremes,** die für die Pflege der zarten Haut um die Augen entwickelt wurden, und **Eyefounda-**

tion-Cremes als Unterlage für eine bessere Haltbarkeit und Verteilbarkeit des Lidschattens.

9.1.2.1 Zusammensetzung

Grundstoffe

Als **Weißpigmente** werden bei Lidschattenpuder Talkum, Zinkstearat, Zinkoxid und Kaolin eingesetzt. Als **Farbpigmente** finden neben wenigen organischen Farblacken anorganische Pigmente Einsatz. In den Augenlidprodukten werden größere Mengen Perlglanzsubstanzen eingearbeitet. Aus dem großen Bereich der **Wachse** sind Bienenwachs, Carnaubawachs, hydrierte Pflanzenfette und Paraffinwachse zu nennen. Beispiele für verwendete Öle sind Ricinusöl, Lanolinalkohole, Paraffinöle und Siliconöle.

Hilfsstoffe

Die Auswahl der **Konservierungsmittel** muß für Augenpflegemittel sehr sorgfältig getroffen werden, um eine bakterielle Kontamination und damit eine Gefährdung des Augenbereichs auszuschließen.

Filmbildner wie Vinylpyrrolidon-Copolymerisate oder Acrylat-Polymere verbessern die Wasserbeständigkeit der Produkte.

Bindemittel für gepreßte Lidschattenpuder stellen Isostearylisostearat, Isopropylstearat, Paraffinöl, Lanolinalkohol, Cetylacetat, acetylierter Lanolinalkohol oder Octyldodecylstearoylstearat dar.

Spezielle Wirkstoffe

Lidschattenprodukte und Augencremes enthalten teilweise UV-absorbierende Stoffe und feuchtigkeitsbindende Substanzen, z. B. Proteine.

Typische Zusammensetzungen von Augenpflegemitteln veranschaulichen die nachfolgenden Rezepturbeispiele.

Rezepturbeispiele: Lidschattenpuder (gepreßt)

	Inhaltsstoffe	*Massengehalt (%)*
A	Zinkstearat	2,00
	Kaolin	5,00
	Polyvinylpyrrolidon	0,50
	Konservierungsmittel	q. s.
	Antioxidans	q. s.
	Bismutoxychlorid	20,00
	Glimmer/Titandioxid	15,00

	Farbstoffe	14,88
	Talkum	ad 100,00
B	Paraffinöl	3,50
	Lanolinalkohol	0,50
	Isopropylisostearat	2,00

Rezepturbeispiel: Kajalstift

Inhaltsstoffe	*Massengehalt (%)*
Stearinsäure	14,0
Cetylpalmitat	8,0
Paraffinöl	4,0
hydriertes Pflanzenöl	22,0
Japanwachs	12,0
Talkum	5,0
Eisenoxide	35,0
Konservierungsmittel	q. s.
Antioxidans	q. s.

Rezepturbeispiel: Augen-Make-up-Entferner

Inhaltsstoffe	*Massengehalt (%)*
Methylhydroxyethylcellulose	1,8
Konservierungsmittel	q. s.
1,2-Propylenglykol	5,0
Panthenol	0,2
Myristylethersulfat, Natriumsalz	5,0
polyethoxyliertes, hydriertes Ricinusöl	5,0
Wasser	ad 100,0

Rezepturbeispiel: Wimperntusche (Mascara)

	Inhaltsstoffe	*Massengehalt (%)*
A	Glycerinmonostearat	6,0
	Stearinsäure	2,0
	Bienenwachs	16,0
	Carnaubawachs	3,0
	Candellilawachs	2,5
	α-Tocopherolacetat	0,2
	Antioxidans	q. s.
B	Wasser	ad 100,0
	Ammoniumacrylat-Copolymer	2,5
	Panthenol	0,2
	1,2-Propylenglykol	2,0
	Konservierungsmittel	q. s.
C	Farbstoffe	10,0

Rezepturbeispiel: Eyeliner

Inhaltsstoffe	*Massengehalt (%)*
1,2-Propylenglykol	5,0
Carboxymethylcellulose	1,5
Magnesium-Aluminium-Silicat	1,5
Triethanolamin-Schellack	2,0
Konservierungsmittel	q. s.
Farbstoffe	7,0
Wasser	ad 100,0

Rezepturbeispiel: Augenbrauenstift

Inhaltsstoffe	*Massengehalt (%)*
hydrierte Talgglyceride	13,5
Bienenwachs	9,0
Paraffinöl	4,0
Lanolin	3,0
Konservierungsmittel	q. s.
Eisenoxide	48,2
Japanwachs	ad 100,0

Rezepturbeispiel: Augencreme

	Inhaltsstoffe	*Massengehalt (%)*
A	Glycerinmonostearat	5,0
	Stearinsäure	1,0
	Cetylalkohol	2,0
	Bienenwachs	6,0
	Perhydrosqualen	4,0
	Isopropylstearat	7,0
	α-Bisabolol	0,2
	α-Tocopherolacetat	1,0
	3-(4-Methylbenzyliden)-campher	1,0
	Antioxidans	q. s.
B	Konservierungsmittel	q. s.
	1,2-Propylenglykol	5,0
	Panthenol	1,5
	Wasser	ad 100,0
C	Parfümöl	0,3
	Kollagen	5,0

Rezepturbeispiel: Eye-foundation-Creme

	Inhaltsstoffe	*Massengehalt (%)*
A	Sorbitanstearat	2,5
	ethoxylierter Cetylalkohol	1,5
	Cetylalkohol	3,0
	Bienenwachs	14,0
	Dimethylsiloxan	17,0
	Talkum	13,0
B	1,2-Propylenglykol	4,0
	Konservierungsmittel	q. s.
	Wasser	ad 100,0

9.1.2.2 Herstellung und Verpackung

Zur Herstellung der **gepreßten Lidschattenpuder** werden die Farbstoffe der Gruppe A mit der gleichen Menge Talkum gemischt und in einer Pulvermühle gemahlen. Die anderen Rohstoffe der Gruppe A werden zugesetzt und gut gemischt. Danach werden die Öle der Gruppe B eingesprüht und gut vermischt. Die Pudermischung wird in Metallpfännchen gepreßt und in Scharnierdosen mit Spiegel und Applikator konfektioniert.

Augencreme und **Eye-foundation-Creme** werden auf dem üblichen Weg der Emulsionsherstellung – Fettphase (A) und Wasserphase (B) getrennt auf 80 °C erwärmen, mischen, homogenisieren, abkühlen, Parfümölzusatz bei 40 °C – zubereitet. Sie werden meist in Kunststofftiegel oder -tuben abgefüllt und verpackt.

Für die Herstellung der **Wimperntusche** werden in die geschmolzene Ölphase (A) die Farbstoffe (C) dispergiert und in einer Kolloidmühle gemahlen. Die auf 75 °C erwärmte Wasserphase wird der Fettphase zugesetzt. Die Mischung wird homogenisiert, unter Rühren abgekühlt und in Fläschchen mit Abstreifer abgefüllt, deren Verschluß ein konisches, rundes Auftragebürstchen trägt.

Zur Herstellung des **Eyeliner** werden Carboxymethylcellulose und Magnesium-Aluminium-Silicat in warmem Wasser dispergiert; danach werden die anderen Inhaltsstoffe zugesetzt und mit einer Kolloidmühle homogenisiert. Das fertige Produkt wird in kleine Fläschchen abgefüllt, deren Verschluß den Auftragepinsel enthält.

Die für den **Augenbrauen- und Kajalstift** verwendeten Wachse und Öle werden klar aufgeschmolzen und mit den Eisenoxiden versetzt. Die Farbstoff-Wachsschmelze wird über einen Walzenstuhl oder eine Kolloidmühle bis zur gleichmäßigen Farbverteilung homogenisiert. Die fertige Masse wird als Mine extrudiert und in Stiften aus Rotzedernholz konfektioniert.

Für die **Augen-Make-up-Entfernerlotion** wird das Cellulose-Derivat im die Konservierungsmittel enthaltenden Wasser gequollen; danach werden die anderen Inhaltsstoffe zugesetzt und die Lotion in Flaschen abgefüllt.

9.1.2.3 Anwendung

Der gepreßte Lidschatten wird mit einem Applikator, der ein kleines Kunststoffschwämmchen trägt, oder einem Pinsel aufgetragen. Die Wimperntusche kann mit dem Auftragebürstchen in gleichmäßiger Form auf die Wimpernhärchen verteilt werden. Es ist wichtig, daß der Abstreifer gerade so viel Tusche am Bürstchen läßt, daß keine Knötchenbildung am Haar auftritt. Der Eyeliner-Strich kann direkt mit dem feinen Pinselchen gezogen werden. Die Eye-foundation-Creme appliziert man vor den Lidschattenprodukten am Augenlid. Bei der Verwendung des Augen-Make-up-Entferners muß vorsichtig vorgegangen werden, damit möglichst kein Make-up ins Auge gelangt. Die Augencreme wird um den Augenbereich aufgetragen und leicht in die Haut eingeklopft.

9.1.2.4 Bewertung

Der Verbraucher erwartet von den dekorativen Augenpflegeprodukten ein gutes und leichtes Auftragen und eine möglichst lange Haltbarkeit der Produkte auf der Haut. Dabei spielen sowohl die Abriebfestigkeit als auch die Wasserfestigkeit eine wichtige Rolle. Der Augen-Make-up-Entferner wird an seiner reinigenden Wirkung gemessen. Am empfindlichen Augenbereich wird die Verträglichkeit der Produkte besonders kritisch beurteilt.

9.1.3 Lippenpflegemittel

Charakteristisch für die Haut der Lippen ist eine sehr dünne Hornschicht. Die Lederhaut schiebt gut durchblutete Papillen bis dicht unter die Oberfläche; daher rührt die natürliche Farbe der Lippen. Schweißdrüsen sind an den Lippen nicht zu finden. Die Feuchtigkeit der Lippen rührt hauptsächlich vom Mundspeichel her. Da Talgdrüsen nur vereinzelt vorkommen, ist die Lippenoberfläche praktisch fettfrei. Sie neigt daher stark zum Austrocknen, besonders bei kaltem und trockenem Wetter. Lippenpflegemittel haben als vornehmliche Aufgabe, das Austrocknen und Rissigwerden der Lippen zu verhindern. Die Farbprodukte werden verwendet, um blasse Lippen anzufärben, die Form der Lippen zu korrigieren und den Lippen eine Farbe zu geben, die Kleidung und Haarfarbe angepaßt ist.

Zu den Lippenpflegemitteln gehören der Lippenstift (dekorativ oder pflegend), der Lippenkonturenstift und der Lip-Gloss.

9.1.3.1 Zusammensetzung

Bei den Lippenpflegemitteln handelt es sich meist um Mischungen von Wachsen und Ölen, die an Schleimhäuten gesetzlich zugelassene Farbstoffe und Perlsubstanzen enthalten. Daneben werden Konservierungsmittel, Antioxidantien und Pflegestoffe eingearbeitet.

Grundstoffe

Von den Wachsen und Fetten, die zum Einsatz gelangen, gibt **Bienenwachs** dem Stift Festigkeit und durch seine Klebrigkeit Haftung auf den Lippen. Seine Kontraktion beim Erkalten ist für die Entnahme aus der Gießform bedeutsam. **Carnaubawachs,** aus den Blättern der Carnauba-Palme stammend, erhöht durch seinen hohen Schmelzpunkt (80 °C) die Festigkeit des Stifts und gibt ihm nach dem Beflammen Glanz. **Candelillawachs,** aus den Blättern einer mexikanischen Wolfsmilchart gewonnen, hat ein gutes Ölbindevermögen. Es gibt dem Stift Oberflächenglanz.

Mikrokristalline Wachse und **Ozokerit** sind Paraffinkohlenwasserstoffe, die ein gutes Ölaufnahmevermögen zeigen. Trotz ihres hohen Schmelzpunkts (80 °C) sind sie recht weiche Wachse, die temperaturbeständige Stifte liefern. **Cetylalkohol** dient als Bindemittel zwischen polaren und unpolaren Bestandteilen. **Lanolin** gibt wegen seiner Zähigkeit dem Lippenstift eine gewisse Haftung und auf den Lippen einen glänzenden Film. **Isopropyllanolat** hat butterähnliche Konsistenz, dispergiert Pigmente gut und hat ein vorteilhaftes Aufschmelzvermögen. **Cetyllactat** und **Myristyllactat,** bei Raumtemperatur wachsartige Substanzen, schmelzen bei Körpertemperatur und verleihen dem Stift den „Softeffekt".

Ricinusöl wird in fast allen Lippenstiften verwendet, da es die Farbstoffe gut benetzt. Durch seine Dickflüssigkeit verleiht es dem Film auf der Lippenhaut gewisse Zähigkeit und stabilisiert die Konturen. **Paraffinöl** wirkt als Gleitmittel beim Auftragen und verleiht dem Film Glanz. **Oleylalkohol** zeigt ähnliche Eigenschaften wie Ricinusöl und löst besonders gut Eosinfarben. Darüber hinaus finden Lanolinöl, Lanolinalkohole, Fettsäureester natürlichen und synthetischen Ursprungs, Jojobaöl u. a. Einsatz in Lippenpflegemitteln.

Als **Farbstoffe** wurden in der Vergangenheit zur Herstellung von Lippenstiften größere Mengen an Eosinfarben verwendet, die sehr gut auf den Lippen hafteten und diese teilweise anfärbten („kußechte Lippenstifte"). Der Verbraucher bemängelte ein trockenes Gefühl und die Tatsache, daß Lippenstiftfarbe und Anfärbung der Lippen unterschiedlich waren. Die heutigen Cremelippenstifte enthalten unlösliche organische Pigmente und Eisenoxide neben geringen Mengen Eosinfarben. In Perllippenstiften werden neben den Farbstoffen noch Substanzen mit Perlglanzeffekt eingesetzt.

Hilfsstoffe

Konservierungsmittel schützen die Lippenstiftmassen gegen den Befall von Mikroorganismen. **Antioxidantien** stabilisieren ungesättigte Öle, Fette und Wachse gegen das Ranzigwerden durch Luftsauerstoff.

Spezielle Wirkstoffe

Als pflegende Komponenten werden Lippenpflegeprodukten Vitamin-A-palmitat, Vitamin-E-acetat, Allantoin, Panthenol, α-Bisabolol, Lecithin oder Ceramide zugesetzt. Um einen gesteigerten Lichtschutz zu erzielen, finden zusätzlich organische UV-Filter-Substanzen Verwendung. Praktisch alle Lippenstifte sind zur Überdeckung des Rohstoffgeruchs parfümiert bzw. aromatisiert.

Beispiele für Lippenpflegemittelrezepturen sind nachstehend aufgeführt.

Rezepturbeispiel: Lippenstift (dekorativ)

Inhaltsstoffe	*Massengehalt (%)*
Candellilawachs	2,0
Carnaubawachs	2,5
Ozokerit	2,0
Bienenwachs	2,7
Myristyllactat	6,0
Lanolin	5,0
Paraffinöl	2,0
Isostearinsäureisostearat	12,0
Farbstoffe	12,0
Glimmer/Titandioxid	8,0
α-Tocopherol	0,1
Konservierungsmittel	q. s.
Parfümöl	0,5
Ricinusöl	ad 100,0

Rahmenrezeptur: Lip-Gloss

Inhaltsstoffe	*Massengehalt (%)*
Bienenwachs	2,0
Ozokerit	2,0
Lanolin	45,0
Myristyllactat	10,0
Ricinusöl	15,0
Carnaubawachs	1,0
Polybutylen	17,0
Lanolinöl	5,0
Farbpigmente/Glimmer	3,0

Rahmenrezeptur: Lippenstift (pflegend)

Inhaltsstoffe	*Massengehalt (%)*
Lanolinalkohol	3,0
Carnaubawachs	3,0
Candellilawachs	7,0
Ozokerit	3,0
Bienenwachs	7,0
Lanolin	10,0
α–Bisabolol	0,1
D-Panthenol	0,5
Vitamin-E-acetat	2,0
Konservierungsmittel	q. s.
Parfümöl	0,7
Aloe-Extract lipoid	0,5
Antioxidans	q. s.
Stearoxydimethicone	1,0
Ricinusöl	ad 100,0

Rahmenrezeptur: Lippenkonturenstift

Inhaltsstoffe	*Massengehalt (%)*
hydrierte Talgglyceride	15,0
hydriertes Ricinusöl	8,0
Isopropyllanolat	3,0
Octyldodecanol	2,0
Paraffinöl	3,5
Talkum	3,0
Titandioxid	4,0
Farbpigmente	41,0
Konservierungsmittel	q. s.
Antioxidans	q. s.
Japan-Wachs	ad 100,0

9.1.3.2 Herstellung

Im Fall des **Lippenstifts (dekorativ)**, des **Lip-Gloss** und des **Konturenstifts** werden die Farbpigmente mit Ricinusöl versetzt und homogenisiert. Nach Erreichen einer gleichmäßigen Farbverteilung werden die resultierenden Mischungen auf ca. 70 °C erwärmt. Zwischenzeitlich werden die anderen Rezepturrohstoffe – ausgenommen das Parfümöl – durch Erwärmen auf ca. 80 °C geschmolzen. Die Farbstoffmischung wird nun dieser Schmelze zugesetzt, die Mischung wird mehrmals mit einem Walzenstuhl oder einer Kolloidmühle homogenisiert. Vor dem letzten Homogenisieren wird das Parfümöl zugegeben, danach wird die Mischung auf Raumtemperatur abgekühlt.

Zur Herstellung des **Lippenstifts (pflegend)** werden alle Rohstoffe – ausgenommen das Parfümöl – zusammengegeben und auf 80–85 °C unter Rühren erwärmt, bis alle Bestandteile gelöst sind. Bei ca. 70 °C wird das Parfümöl zugesetzt. Anschließend wird die Lippenstiftmasse abgekühlt.

9.1.3.3 Verpackung

Die fertige **Lippenstiftmasse** wird in Kesseln unter langsamem Rühren aufgeschmolzen und in Edelstahlformen gegossen, die nach dem Erkalten der Masse den Lippenstiftkörper in seiner Endform freigeben. Der Wachskörper wird in das Körbchen der Lippenstiftmechanik eingesetzt und beflammt, damit alle Unebenheiten verschmelzen und der Stift seinen Glanz erhält. Nach Zurückdrehen des Stifts in die Mechanik wird der Stift mit einer Kappe verschlossen und mit einem Etikett versehen, das neben anderen, teils gesetzlich vorgeschriebenen Angaben, die Farbbezeichnung trägt. Die Endverpakkung erfolgt in Faltschachteln oder Sammelfaltschachteln.

Die **Lip-Gloss**-Masse wird aufgeschmolzen, in Tiegel oder Scharnierdosen mit Spiegel gegossen oder in ein Fläschchen mit Applikatorschwämmchen gefüllt.

Konturenstifte befinden sich in einer Holzummantelung, die meist aus kalifornischem Rotzedernholz besteht. Die extrudierte Mine wird in eine vorgefertigte Holzmantelhälfte eingelegt und mit der zweiten Hälfte verklebend abgedeckt.

9.1.3.4 Anwendung und Wirkung

Der **Lippenstift** gehört zu den am meisten verwendeten dekorativen kosmetischen Mitteln. Mehr als 50% der Frauen in Deutschland verwenden ihn. Seine praktische Form erlaubt während des Tages ein mehrmaliges Auftragen und Erneuern der Farbe oder des Schutzfilms. Die heutigen Lippenstifte ergeben – leicht abhängig von der Lippenfarbe – meistens den gleichen Farbton auf den Lippen, wie ihn der Stift selbst hat.

Lip-Gloss wird zuletzt aufgetragen und verleiht den Lippen starken dekorativen Glanz.

Der **Lippenkonturenstift,** den man vor dem Auftragen des Lippenstiftes verwendet, rahmt die mit Lippenstift versehenen Lippen ein.

9.1.3.5 Bewertung

Der Verbraucher verlangt, daß der Stift oder das in Pfännchen oder Tiegel gegossene Produkt eine saubere, glatte und glänzende Oberfläche besitzt. Es dürfen sich weder Öltröpfchen noch Wachskristalle absetzen. Die Applikation muß problemlos möglich sein; der erzielte Film muß die Lippen gut abdecken, möglichst lange haltbar und nicht klebrig sein sowie den Lippen Glanz verleihen. Im Rahmen der Qualitätskontrolle werden diese Kriterien durch die Prüfung des Tropfpunkts, der Bruchfestigkeit, der Penetration, der Abgabefähigkeit und der Deckkraft der Lippenpflegemittel abgesichert.

9.1.4 Nagelpflegemittel

Die Nagelpflegeprodukte sollen die Finger- und Zehennägel reinigen und erhalten und ihnen eine ansprechende Form und Färbung geben. Bei dieser Produktgruppe spielen die **Nagellacke** die wichtigste Rolle. Die Beliebtheit des Nagellacks spiegelt sich in ähnlich hohen Verbrauchszahlen wider, wie dies beim Lippenstift der Fall ist. Die jeweiligen Farben werden dem Modetrend und der Lippenstiftfarbe angepaßt.

Zu den Mitteln zur Pflege der Nägel gehören neben dem Nagellack Nagelhärter, Nagellackentferner, Nagelhautentferner und Nagelpflegecremes.

9.1.4.1 Aufbau der Nägel

Die Nägel werden von hochspezialisierten Epithelzellen gebildet. Das Endprodukt – die Nagelplatte – stellt fest miteinander verkittete, verhornte Zellen dar. Der Fußpunkt der Nagelplatte ist die Nagelmatrix. Diese geht zum Nagelbett über (s. a. ◘ 9.1.**1**).

Die mitotische Aktivität der Matrixzone bedingt das Vorschieben der neugebildeten Nagelplatte, die Normdicken von 0,3 – 0,8 mm aufweist. Der Nagel schiebt sich bei hochgradiger Haftung auf dem Nagelbett vor. Das Wachstum der Nägel verläuft im Gegensatz zum Haarwachstum kontinuierlich. Der Fingernagel wächst 3 – 4 mm im Monat; der gesamte Nagel er-

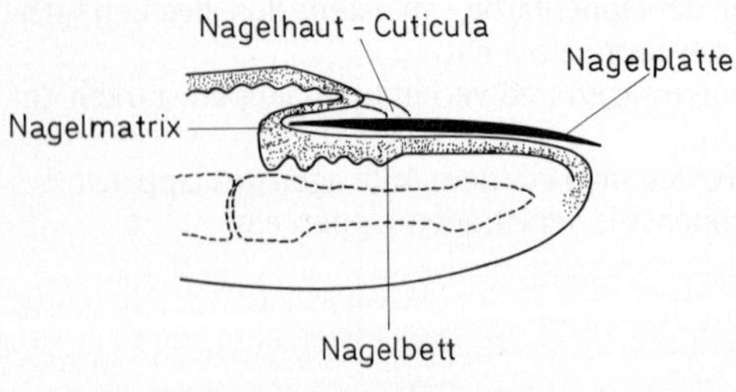

◘ 9.1.**1** Schematische Darstellung einer Fingerspitze (nach Fey, H., 1991).

neuert sich in 5 – 6 Monaten. Der Zehennagel wächst langsamer; seine Erneuerung erfolgt in 7 – 12 Monaten.

Die Nagelplatte ist weißgrau gefärbt. Durch die starke Durchblutung der Nagelmatrix und des Nagelbetts erscheint der Nagel rosa. Der hohe Gehalt an schwefelreichen Faserproteinen in der Zelle der Nagelplatte verleiht dieser die Festigkeit gegenüber externen Einflüssen.

9.1.4.2 Zusammensetzung

Grundstoffe

Nitrocellulose stellt noch immer die ideale filmbildende Grundlage für den Nagellack dar. Mittelviskose Nitrocellulose ist in Estern kolloidal löslich und bildet nach Verdampfen der Lösungsmittel einen transparenten und harten Film, der die verwendeten Lösungsmittel nur wenig festhält. Der applizierte Film schrumpft etwas und zeigt wenig Glanz.

Toluolsulfonamid-Formaldehyd- oder **Toluolsulfonamid-Epoxid-Harze** verstärken die Haftung des Films auf dem Nagel und geben Glanz. Dieser Effekt kann durch **Polyacrylsäureester** und **Polymethacrylsäureester** gesteigert werden, die auch die Haltbarkeit des Films positiv beeinflussen.

Dibutylphthalat, Campher oder **Acetyltributylcitrat** als Weichmacher reduzieren die Härte und damit die Sprödigkeit des Films. Sie geben dem Film mehr Elastizität und erleichtern das Verdampfen der Lösungsmittel.

Die **Lösungsmittel** sind für den Auftrag und die Trocknungszeit von entscheidender Bedeutung. Es werden immer Lösungsmittelgemische eingesetzt. Die häufigste Verwendung finden Methyl-, Ethyl-, Propyl- und Butylacetat, Isopropylalkohol und *n*-Butylalkohol.

Als **Farbstoffe** in Cremenagellacken werden meist Eisenoxide, Titandioxid und organische Pigmente angewendet. **Perlnagellacke** enthalten darüber hinaus noch Substanzen mit Perlglanzeffekt wie Bismutoxychlorid, Glimmer oder Fischsilber.

Bisher nur geringe Marktbedeutung haben Nagellacke auf Wasserbasis mit Polyurethanen und Polyacrylaten als Filmbildner.

Hilfsstoffe

Thixotropiermittel geben dem Nagellack die Eigenschaft, daß er im ruhenden Zustand eine höhere Viskosität als unter Scherdruck aufweist. Durch die höhere Viskosität wird das Absetzen der Pigmente verlangsamt. Durch

Schütteln wird der Lack in eine streichfähige Konsistenz gebracht. Chemisch handelt es sich bei den Thixotropiermitteln meist um Reaktionsprodukte aus Benzyldimethylstearylammoniumchlorid und Magnesium-Aluminium-Silicat (Hektorit).

Benzophenon-Derivate werden zur Verbesserung der Lichtstabilität von Bismutoxychlorid, Nitrocellulose und Farbstoffen zugesetzt.

Spezielle Wirkstoffe

Zur Härtung der Nägel wird neben filmbildenden Harzen Formaldehyd verwendet, der die freien Amino-Gruppen des Nagelkeratins vernetzt. Um die Nagelhaut zu erweichen, damit sie einfach entfernbar ist, werden alkalische Verbindungen wie Natrium- oder Kaliumhydroxid eingesetzt. Bei den Nagelpflegeprodukten spielen Öle und Proteine eine wichtige Rolle.

Typische Zusammensetzungen für Nagelpflegemittel sind nachstehend aufgeführt.

Rahmenrezeptur: Unterlack

Inhaltsstoffe	*Massengehalt (%)*
Isopropylalkohol	6,0
Methylacetat	16,0
Ethylacetat	18,0
Butylacetat	30,0
Polyesterharz	5,5
Nitrocellulose (feucht)	12,0
Dibutylphthalat	5,0
Acrylat-Copolymer	6,0
Titandioxid	0,5
Linolensäure	1,0

Rezepturbeispiel: Transparentlack

Inhaltsstoffe	*Massengehalt (%)*
Isopropylalkohol	7,00
Methylacetat	8,00
Ethylacetat	8,00
Propylacetat	14,00
Butylacetat	34,00
Nitrocellulose (feucht)	15,00

Toluolsulfonamid-Formaldehyd-Harz	7,00
Dibutylphthalat	4,50
Campher	2,40
Sudanrot	0,02

Rahmenrezeptur: Cremelack

Inhaltsstoffe	*Massengehalt (%)*
Methylacetat	10,00
Ethylacetat	9,00
Propylacetat	16,00
Butylacetat	23,00
Ethylacetat	9,00
n-Butylalkohol	1,00
Nitrocellulose/Isopropanol	19,00
Toluolsulfonamid-Formaldehyd-Harz	11,00
Polyacrylat	1,50
Dibutylphthalat	5,00
Stearalkoniumhektorit	1,00
Campher	1,50
Titandioxid	0,75
Farbstoffe	1,25

Rezepturbeispiel: Nagelhärter

Inhaltsstoffe	*Massengehalt (%)*
Ethylacetat	41,0
Butylacetat	29,0
Nitrocellulose/Isopropanol	19,0
Toluolsulfonamid-Formaldehyd-Harz	7,8
Formaldehyd	2,0
2,4-Dihydroxybenzophenon	0,2
Campher	1,0

Rezepturbeispiel: Perllack

Inhaltsstoffe	*Massengehalt (%)*
Methylacetat	8,0
Ethylacetat	8,0
Propylacetat	12,0
Butylacetat	25,0
Polyesterharz	7,5
Nitrocellulose / Isopropanol	21,0
Toluolsulfonamid-Epoxid-Harz	9,0
Campher	1,5
Dibutylphthalat	5,0
Stearalkoniumhektorit	1,0
Titandioxid	0,6
Farbstoffe	1,2
Bismutoxychlorid	0,2

Rezepturbeispiel: Nagelpflegecreme

	Inhaltsstoffe	*Massengehalt (%)*
A	Glycerinmonostearat	5,00
	Stearinsäure	3,00
	Cetylalkohol	2,00
	Bienenwachs	4,00
	Lanolin	5,00
	Sesamöl	4,00
	Methylphenylpolysiloxan	5,00
B	Wasser	60,20
	Imidazolidinylharnstoff	0,30
	Methylparaben	0,18
	Propylparaben	0,02
	Propylenglykol	5,00
C	Desamidokollagen	3,00
	Elastin	3,00
D	Parfümöl	0,30

Rezepturbeispiele: Nagellackentferner

Inhaltsstoffe	*Massengehalt (%)*
Aceton	53,0
Wasser	11,0
Ethylacetat	35,0
Diisopropyladipat	0,5
Parfümöl	0,5

Rezepturbeispiele: Nagelhautentferner

Inhaltsstoffe	*Massengehalt (%)*
Glycerin	14,0
Kaliumhydroxid	2,0
Lanolinalkohol, ethoxyliert	4,0
Wasser	80,0

9.1.4.3 Herstellung

Zur Herstellung von **Nagellacken** müssen außerordentliche Sicherheitsvorkehrungen getroffen werden. Nitrocellulose ist explosiv, und die verwendeten Lösungsmittel sind meist leicht entflammbar.

Dem Butylacetat wird unter starkem Rühren die mit ca. 30% Isopropanol angefeuchtete Nitrocellulose zugeführt; danach setzt man die einzelnen Lösungsmittel, Weichmacher, Thixotropiermittel und Harze zu. Der Rührprozeß wird so lange fortgesetzt, bis eine Lösung entstanden ist. Zur Ausbildung von Viskosität und Thixotropie läßt man die Mischung über Nacht stehen, bevor man den Grundlack filtriert.

Farbstoffe, Pigmente oder Perlsubstanzen werden dann als Pigmentpaste oder Farbkonzentrat dem Grundlack zugesetzt.

Für die Herstellung des **Nagellackentferners** und des **Nagelhautentferners** werden die Rohstoffe miteinander unter Rühren gemischt und die resultierende Lösung abschließend filtriert.

Bei der **Nagelpflegecreme** handelt es sich um eine Emulsion, die nach getrenntem Erwärmen der Öl- und Wasserphase in der üblichen Emulsionstechnik hergestellt wird.

9.1.4.4 Verpackung

Nagellack, Nagelhärter und Nagelhautentferner werden meist in Glasflaschen abgefüllt. Den pigmenthaltigen Lacken werden häufig zwei rostfreie Stahlkügelchen zugesetzt, um beim Schütteln sedimentierte Farbstoffe zu suspendieren und die bei thixotropen Lacken in der Ruhephase höhere Viskosität anwendungsgerecht zu erniedrigen.

Der Schraubverschluß trägt den Auftragepinsel. Menge sowie Qualität und Quantität der Härchen dieser Pinsel sind für das Lackierergebnis mitverantwortlich. Als Verpackung für Nagellackentferner dienen Glas- oder Kunststoffflaschen, die mit einer gut dichtenden Schraubkappe verschlossen werden. Nagelpflegecremes werden in Tuben oder Tiegeln angeboten.

9.1.4.5 Anwendung

Nagellacke und Nagelhärter werden mit dem Pinsel vom Nagelfalz aus zur Spitze hin im gleichmäßigen Strich auf die Nägel aufgetragen. Unterlack bzw. Nagelhärter werden nur einmal appliziert. Um die Haltbarkeit der Nagellacke zu verbessern, sollten möglichst zwei Schichten aufgetragen werden. Dabei ist jedoch zu beachten, daß beim Auftrag der zweiten Schicht die erste gut abgetrocknet ist. Keinesfalls darf zur schnelleren Trocknung der Nägel angehaucht werden.

Nagellackentferner werden mit Hilfe von Watte oder Papiertüchelchen aufgetragen.

9.1.4.6 Bewertung

Von einem guten Nagellack erwartet der Verbraucher nicht nur die Applikation der gewünschten Farbe, sondern auch gute Haftfestigkeit und Elastizität, hohen Glanz und Deckkraft, ausreichende Härte, Resistenz gegen Wasser und Waschmittel, gute Streichfähigkeit und eine kurze Trockenzeit. Der Nagellackentferner muß wirken, ohne den Nagel selbst auszutrocknen und porös zu machen. Der Nagelhärter verbessert die Festigkeit und Struktur des Nagelproteins, so daß der Nagel nicht so leicht bricht und splittert. Nagelpflegecremes geben dem Nagel und dem Nagelbett Festigkeit und Elastizität und gleichen Entfettung und Dehydratisation durch tensidhaltige Reinigungs- und Waschmittel aus.

9.2 Hautbräunungsmittel

Der Trend weg von der vornehmen Blässe hin zur „gesunden, sportlich braunen Haut“ ist seit Beginn dieses Jahrhunderts ungebrochen.

Angesichts vermehrter Freizeit und Massentourismus läßt sich dieser Wunsch am einfachsten durch zunehmende Sonnenexposition befriedigen

– zumindestens während der Urlaubszeit. Andererseits ist das Bewußtsein, daß mit der gewünschten Sonnenbräune auch lichtbedingte Hautalterung und Hautkrebs einhergehen, gerade in den letzten Jahren stark gestiegen und damit der Wunsch, auch ohne Sonne braun zu werden.

Braune Haut ohne Sonne läßt sich prinzipiell auf drei Wegen erreichen:

1. Durch dekorative kosmetische Mittel: Diese Methode wird meist nur für kleine Flächen (Gesicht) vorübergehend angewendet, da dekorative kosmetische Mittel leicht abgerieben werden (Verfärben der Kleidung!).
2. Einnahme von Carotin-Präparaten: Die für eine gleichmäßige Anfärbung der Haut benötigten Carotin-Mengen können nur über Arzneimittel eingenommen werden. Deshalb haben Carotin-Präparate in der Kosmetik eher als Radikalfänger Bedeutung erlangt, weniger als Hautfärbemittel.
3. Anfärben der Haut durch chemische Mittel mit sog. Selbstbräunern: Auf diese Methode soll im folgenden näher eingegangen werden.

9.2.1 Wirkstoffe und Wirkmechanismen von Selbstbräunern

Zur Bräunung der Haut werden traditionell Extrakte aus grünen Walnußschalen oder Henna eingesetzt. Diese enthalten als Bräunungswirkstoffe Naphthochinone, z.B. 5-Hydroxy-1,4-naphthochinon (Juglon; aus Walnußschalen) und 2-Hydroxy-1,4-naphthochinon (Lawson; aus Henna). Diese Verbindungen werden in geringem Maße Sonnenschutzölen zugesetzt, sind aber nicht sehr weit verbreitet, weil sie leicht wieder abgewaschen werden.

Der bei weitem wichtigste Selbstbräunerwirkstoff ist das **Dihydroxyaceton (DHA).** Er reagiert mit freien Amino-Gruppen der Haut in einer Maillard-Reaktion zu braungefärbten Substanzen des Stratum corneum. Diese Reaktion ist nach etwa 4–6 h abgeschlossen. Die erzielte Bräune ist nicht abwaschbar und wird erst mit der normalen Hautabschuppung entfernt, d.h., es vergehen ca. 10–15 Tage bis zur vollständigen Entfärbung der Haut.

Im Gegensatz zur natürlichen Hautbräunung durch Melanin wird mit der DHA-Bräunung keine Erythemschutzwirkung erreicht.

9.2.2 Anwendung

Bei der Anwendung von Selbstbräunern auf DHA-Basis sind, um ein befriedigendes Bräunungsergebnis zu erzielen, einige kritische Punkte zu beachten:

Je nach Durchblutung und -fettung der Haut und Dicke der Hornschicht können sich neben den gewünschten braunen auch eher rötliche oder gelbliche Farbtöne der Haut ausbilden.

Vor der Applikation der Selbstbräuner sollte die Haut sorgfältig gereinigt werden, da sonst Reste von Fett oder Hautschüppchen eine gleichmäßige Bräunung beeinträchtigen. Diese wird auch nur bei einer gleichmäßigen Verteilung des Bräuners erreicht.

Stärker verhornte und behaarte Körperstellen, z. B. Knie oder Augenbrauen, sollten sehr sparsam eingecremt werden.

Die Hände müssen nach dem Verteilen des Selbstbräuners sorgfältig gewaschen werden, um einer zu starken Bräunung der Handinnenflächen vorzubeugen.

Die Selbstbräuner können mitunter – angeblich bei 10–15% aller Anwender – völlig versagen und bei vielen Menschen zu einer eher gespannten Haut führen.

Die genannten Probleme und der ausgeprägte, parfümistisch nur sehr schwer zu kaschierende Eigengeruch des DHA sind ursächlich dafür, daß DHA enthaltende Bräuner trotz ihrer Vorteile noch immer relativ wenig verbreitet sind.

9.2.3 Zusammensetzung von Selbstbräunungspräparaten

Traditionelle Selbstbräunungsmittel haben einen Dihydroxyaceton-Gehalt von ca. 5 Gew.-%. Neuere Formulierungen, für Anwender mit heller, empfindlicher Haut entwickelt, enthalten ca. 3 Gew.-% DHA; sie müssen zwar häufiger appliziert werden, führen aber bei fast allen Konsumenten zu besseren Bräunungsergebnissen als Produkte mit höherer DHA-Konzentration.

Bei der Formulierung von DHA-Selbstbräunungsmitteln sind folgende Punkte zu beachten:

Das Stabilitätsoptimum dieser kosmetischen Mittel liegt im pH-Bereich von ca. 4–6, in dem auch Viskositätserniedrigungen relativ gering sind. Der pH-Wert kann bei langer Lagerung der Produkte auf 3 absinken; seine Stabilisierung auf ≥ 6 über den Einsatz von Puffersubstanzen scheint eine DHA-Zersetzung – bei der Formaldehyd in Spurenmengen abgespalten werden kann – eher zu beschleunigen.

Die als Cremes oder Milche angebotenen Präparate werden vorteilhaft mit Pigmenten eingefärbt, um die Gleichmäßigkeit ihrer Applikation besser kontrollieren zu können.

Als Hilfsstoffe eingesetzte Substanzen dürfen nicht mit DHA reagieren. Das gilt auch für Parfümöle, die nicht alle bei dem häufig sich einstellenden niedrigen pH-Wert der Selbstbräunungsmittel stabil sind.

Für Selbstbräunungsmittel charakteristische Zusammensetzungen veranschaulichen die folgenden Rezepturen.

Rezepturbeispiel: Bräunungsmittel auf Basis einer O/W-Emulsion

Inhaltsstoffe	*Massengehalt (%)*
Glycerin · 5 EO-Monostearat	1,50
Stearylalkohol · 5 EO-Stearat	2,20
Stearylalkohol · 10 EO	1,50

Paraffinöl	5,00
Kokosfettsäuren-Triglycerid	5,00
Sorbit	2,50
1,2-Propylenglykol	2,50
4-Hydroxybenzoesäuremethylester	0,20
Dihydroxyaceton	5,00
Parfümöl	0,50
Wasser	74,10

Rezepturbeispiel: Bräunungscreme auf O/W-Basis

Inhaltsstoffe	*Massengehalt (%)*
Kokosfettsäuren-Triglycerid	3,00
Isopropylmyristat	2,00
Paraffinöl	12,00
Hartparaffin	2,00
Emulgator E2155[1]	8,00
1,2-Propylenglykol	4,00
Sorbit	2,00
4-Hydroxybenzoesäuremethylester	0,10
Dihydroxyaceton	5,00
Parfümöl	0,50
Wasser	61,40

[1] Gemisch aus Stearylalkohol, Stearylalkohol · 7 EO und Stearylalkohol · 10 EO

9.2.4 Bewertung

Dihydroxyaceton ist zwar ein geeigneter Wirkstoff für kosmetische Mittel zur Selbstbräunung der Haut, ist aber sowohl bei der Herstellung als auch bei der Anwendung entsprechender Präparate nicht völlig unproblematisch. Deshalb stellen optimale Selbstbräunerrezepturen sowohl für den Kosmetikchemiker als auch für den Chemiker in der Forschung (Synthese neuer, besserer und vor allem verträglicher Selbstbräunerwirkstoffe) immer noch eine große Herausforderung dar.

9.3 Depigmentierungsmittel

Als Depigmentierungsmittel werden kosmetische Präparate bezeichnet, die zur **Hautbleichung** bzw. zur Aufhellung von Melanin-Flecken der Haut eingesetzt werden.

In Europa haben diese kosmetischen Mittel ein relativ geringes Verbraucherinteresse; sie werden hier u. a. zur Beseitigung sog. Altersflecken der Haut eingesetzt. Ein wesentlich größeres Marktvolumen haben sie als Mittel zur **Hautaufhellung** in Staaten mit farbiger Bevölkerung.

9.3.1 Wirkstoffe und Wirkprinzipien

In Depigmentierungsmitteln wird als Wirkstoff zur Hautbleichung fast ausschließlich **Hydrochinon** verwendet.

Hydrochinonether bzw. Resorcin und Peroxide, die eine Zerstörung der Melanocyten bzw. durch Oxidation und Reduktion von Melanin selbst bewirken, sind aus toxikologischen Gründen nicht mehr zugelassen. Retinsäure und Hydrocortison (häufig in Kombination mit Hydrochinon) dürfen nur unter ärztlicher Aufsicht eingesetzt werden. Von der erfolgreichen Anwendung von Ascorbinsäure-Derivaten als Wirkstoffe für Depigmentierungsmitteln wird in meist jüngeren Publikationen von insbesondere japanischen Arbeitsgruppen berichtet.

Für Hydrochinon beträgt die zulässige Höchstkonzentration für Hautbleichmittel 2%. Auf deren Verpackungen sind folgende Warnhinweise obligatorisch: Enthält Hydrochinon. Den Kontakt mit den Augen vermeiden. Nur auf kleinen Flächen auftragen. Bei Reizung die Verwendung beenden. Nicht bei Kindern unter 12 Jahren verwenden.

Die Wirkung von Hydrochinon wird darauf zurückgeführt, daß es leichter oxidiert wird als Tyrosin und dadurch dessen Oxidation zu 3,4-Dihydroxyphenylalanin als wichtigen Schritt der Melaninsynthese inhibiert.

Bereits gebildetes Melanin wird durch Hydrochinon nicht reduziert. Deshalb benötigt der Aufhellungsprozeß mit Depigmentierungsmitteln mehrere Wochen, in denen vorhandenes Melanin auf „natürlichem“ Weg, z. B. durch Hautabschilferung, entfernt wird. Die Depigmentierungsbehandlung muß nach dem Sichtbarwerden erster Erfolge kontinuierlich fortgesetzt werden.

In den im Kosmetikbereich zugelassenen Höchstkonzentrationen ist Hydrochinon nur sehr schwach wirksam.

9.3.2 Zusammensetzung

Depigmentierungsmittel werden als wäßrig/alkoholische Lösungen oder dünnflüssige bis cremeförmige O/W-Emulsionen formuliert.

Wäßrige Systeme müssen auf einen pH-Wert von ca. 4–6 eingestellt werden, da Hydrochinon in diesen Medien nur im schwach sauren pH-Bereich stabil ist.

Vorzeitige Oxidation des Hydrochinons kann durch Zusätze von Reduktionsmitteln, z. B. Natriumdisulfit, Natriumhydrogensulfit oder Ascorbinsäure, verhindert werden. Stabilisierend wirken auch Komplexbildner (Salze der Citronensäure oder der Ethylendiamintetraessigsäure).

Vorteilhaft ist die Verwendung von Präparaten mit hohen Lichtschutzfaktoren, die z. B. UV-Filter wie Salicylsäure-2-ethylhexylester enthalten.

Eine für ein Depigmentierungsmittel charakteristische Zusammensetzung wird deutlich aus dem folgenden Rezepturbeispiel.

Rezepturbeispiel: Gesichtswasser mit aufhellender Wirkung

Inhaltsstoffe	*Massengehalt (%)*
Ethanol, 95%ig	50,00
Propylenglykol · 8 EO-monococoat	1,00
2-Ethylhexylsalicylat	2,00
Thioglycerin	0,05
Hydrochinon	2,00
Natriumsulfit	0,10
Natriumhydrogensulfit	0,25
Aluminiumnitrat	0,50
Parfümöl	0,05
Wasser	44,05

9.3.3 Bewertung

Für den kosmetischen Anwendungsbereich stehen keine Depigmentierungsmittel zur Verfügung, die zu einer spontanen Hautaufhellung führen. Die Wirksamkeit hängt u. a. von der Präparategrundlage ab; meist ist eine Daueranwendung erforderlich. Häufig ist es günstiger, einer Bildung von Pigmentflecken durch stark wirksame Sonnenschutzpräparate (SF 10–20) vorzubeugen. Schwerwiegendere **Überpigmentierungen** sollten vom Dermatologen behandelt werden.

Literatur

Kap. 9.1.1 Gesichts-Make-up

Busche, F., Crary, D. (1994), Color in Liquid Make-up, Cosmet. Toiletr. **109** (4), 53–58.

Color Cosmetics Formulary (1994), Cosmet. Toiletr. **109** (4), 93–104.

Draclos, Z. D. (1994), Camouflage Cosmetics and Techniques, Cosmet. Toiletr. **109** (4), 75–84.

Emmert, R. (1989), Instrumentation Color Matching of Pearlescent Pigments, Cosmet. Toiletr. **104** (7) 57–62.

Faulkner, B. E. (1989), Formulating Decorative Cosmetics with Certifiable Colors, Cosmet. Toiletr. **104** (7) 29–37.

Foc, C. (1994), Advances in Cosmetic Science and Technology: I. Pigments and Make-up, Cosmet. Toiletr. **109** (4), 39–51.

Make-up Formulary (1989), Cosmet. Toiletr. **104** (7), 67–101.

Kap. 9.1.2 Augenpflegemittel

Cosmet. Toiletr. (1989), **104** (7), 29–101, (1994), **109** (3), 39–104.

Hempel, M. (1994), Dekorative Stiftkosmetik, SÖFW **120,** 262–264.

Patel, D., Frischmann, L. (1990), Pressed Eye Shadow-Binding Considerations, SÖFW **116,** 45–450.

Rutkin, P. (1975), Eye Make-up, in Navarre de, M. G., The Chemistry and Manufacture of Cosmetics, Bd. IV, S. 709–740, Continental Press, Orlando, Florida.

Schrader, K. (1989), Grundlagen und Rezepturen der Kosmetika, Hüthig-Verlag, Heidelberg.

Kap. 9.1.3 Lippenpflegemittel

Cosmet. Toiletr. (1989), **104** (7), 29–101, (1994), **109** (3), 39–104.

Hempel, M. (1994), Dekorative Stiftkosmetik, SÖFW **120,** 262–269.

Navarre de, M. G. (1975), Lipstick, in Navarre de, M. G., The Chemistry and Manufacture of Cosmetics, Bd. IV, S. 767–840, Continental Press, Orlando, Florida.

Kap. 9.1.4 Nagelpflegemittel

Fey, H. (1991), Wörterbuch der Kosmetik, S. 178, Wissenschaftliche Verlagsgesellschaft, Stuttgart.

Schlossmann, M. L., Wimmer, E. (1992), J. Soc. Cosmet. Chem. **43,** 331–337.

Schrader, K. (1989), Grundlagen und Rezepturen der Kosmetika, S. 851–866, Hüthig-Verlag, Heidelberg.

Wing, H. J. (1975), Nail Preparation, in Navarre de, M. G., The Chemistry and Manufacture of Cosmetics, Bd. IV, S. 983–1010, Continental Press, Orlando, Florida.

Kap. 9.2 Hautbräunungsmittel

Billek, D. E. (1984), Künstliche Hautbräunung und Hautbleichung, Dtsch. Apoth. Ztg. **124,** 1735–1737.

Charlet, E., Finkel, P. (1980), Braun ohne Sonne, Apoth. J. **2,** 30–34.

Domsch, A. (1994), Die kosmetischen Präparate, Bd. III, S. 443, Verlag f. chem. Industrie, H. Ziolkowsky GmbH, Augsburg.

Eichler, J. (1981), Prinzipien der Hautbräunung, Kontakte Merck, Heft **3,** 24–30.

Futterer, E. (1972), Theorie und Praxis der künstlichen Hautbräunung, Kosmetologie **2,** 97–99.

Greiter, F. (1986), Moderne Kosmetik, S. 265, Dr. Alfred Hüthig-Verlag, Heidelberg.

Kindl, G., Raab, W. (1988), Licht und Haut, 2., neubearb. Auflage, S. 83, 111, 273, 288, Govi-Verlag, Frankfurt am Main.

Kap. 9.3 Depigmentierungsmittel

Domsch, A. (1994), Die kosmetischen Präparate, Bd. 3, S. 475, Verlag f. chem. Industrie, H. Ziolkowsky GmbH, Augsburg.

Iijima, S., Watanabe, K. (1957), Studies on Dopa reaction, II. Effect of chemicals on the reaction, J. Invest. Dermatol. **28,** 1–4.

Jimbow, K. et al. (1974), Mechanism of Depigmentation by Hydrochinon, J. Dermatol. Invest. **62,** 436–449.

Raab, W. (1984), Sommersprossen: Erscheinungsform, Ursachen, Therapien, Kosmetik International **2,** 12–19.

Wokalek, H. (1992), Bleichmittel, in Niedner P., Ziegenmeyer, J., Dermatika, S. 168–171, Wissenschaftliche Verlagsgesellschaft, Stuttgart.

10 Kosmetische Mittel zur Beeinflussung des Körpergeruchs

10.1 Duftmittel

10.1.1 Die Bedeutung des Geruchssinns

Der Geruchssinn zählt zu den am wenigsten erforschten Sinnen, obwohl die Kommunikation durch chemische Signale entwicklungsgeschichtlich sehr alt ist.

Bereits bei Bakterien sind Signalaufnahme und -verarbeitung für das Finden geeigneter Lebensräume ausgebildet und biochemisch eingehend untersucht worden. Besonders eindrucksvoll ist die Empfindlichkeit der Pheromon-Systeme von Insekten, die seit den klassischen Arbeiten von Butenandt et al. Chemiker und Sinnesphysiologen beschäftigen.

Auch die Wirbeltiere stehen in dieser Hinsicht den Insekten nicht nach. Erinnert sei an die ausgeprägte Empfindlichkeit des Orientierungssinns mancher Fische und an den Spürsinn der Hunde.

Mit welchen Sinnen oder Sinnesstärken die frühesten Menschen ausgestattet waren, wissen wir nicht. Verschiedene Anzeichen lassen jedoch darauf schließen, daß die Sinne im Entwicklungsprozeß der Menschheit nicht gleichwertig waren, sondern sich in ihrer Bedeutung für das Zurechtfinden untereinander abwandelten. Nach allem was wir wissen, dürfen wir annehmen, daß der Geruchssinn der älteste aller Sinne ist. Die Entwicklung des Auges setzt, phylogenetisch gesehen, erst zu einem späteren Zeitpunkt ein.

Der Nase nach geht also der frühe, primitive Mensch in einer Zeit, in der Weisheit „Naseweisheit“ war und der Geruchssinn eine wichtige Rolle im Kampf um die Existenz und Erhaltung der Art spielte. Anhand des Geruchs orientiert er sich in seiner kleinen Welt. Es ist der Geruch, der ihn vor seinen natürlichen Feinden warnt und ihm zeigt, wo er Nahrung und seinen Partner finden kann.

Unsere Sprache kennt viele Redewendungen, die darauf hindeuten. Ausdrücke wie „jemand nicht riechen können“ oder „Unheil wittern“ gebrauchen wir heute im übertragenen Sinn, ohne daß uns die ursprüngliche Bedeutung bewußt wird.

In dem Maße, wie das alte Riechhirn im Laufe der Entwicklung allmählich von einem anderen Hirn mit komplizierteren Strukturen überlagert wurde, übernahm das Auge die Rolle der Nase.

Mit dem Erreichen einer höheren Entwicklungsstufe werden Gerüche zu integrierten Bestandteilen eines komplexen Kommunikationssystems, das nun auch auditive und visuelle Elemente mit einbezieht. Der heutige zivilisierte Mensch mit entwickeltem Intellekt und stärkerem Hervortreten der Verstandesfunktionen gegenüber dem instinktiven Triebleben ist in erster Linie „Augen- und Ohrenmensch". Mit der Entwicklung des aufrechten Gangs dominieren die sog. höheren Sinne. Und dennoch hat der in grauer Vorzeit für das Überleben so wichtige Geruchssinn auch heute noch eine große Bedeutung. Die durch ihn vermittelten Eindrücke sind jedoch in erster Linie durch ihre emotionale Qualität charakterisiert.

Durch Duftreize ausgelöste Erregungen werden im Gegensatz zu allen anderen sensorischen Bahnen nicht über die Zwischenstation des Thalamus zentripetal weitergeleitet, sondern relativ peripher in phylogenetisch alten Hirnteilen, den Bulbi olfactorii, verarbeitet. Diese und die zum limbischen System gerechneten Teile des Riechhirns gelten als Zentren emotionaler Empfindungen.

Man kann also sagen, daß Düfte unter Ausschluß des Verstandes direkt auf die Psyche wirken oder, wie es Rousseau in seinem Roman „Emile" ausdrückt, der Geruchssinn der Sinn der Einbildungskraft ist. Er vermittelt uns die Bekanntschaft mit einer Welt, die von den realen Bedingungen des Lebens und von der Notwendigkeit, sich in der Umwelt zurechtzufinden, weit entfernt ist.

Obwohl sich seit geraumer Zeit Biologen, Neurologen, Psychologen und Chemiker eingehend mit dem Riechsystem beschäftigten und mehrere Theorien des Riechvorgangs existieren, bestehen auf diesem Gebiet immer noch große Wissenslücken. Es gibt im Gegensatz zur Optik und Akustik auch keine Möglichkeit, Gerüche für spätere Zeiten zu konservieren. Gerüche lassen sich nicht filmen oder, wie Musik, aufnehmen und später wieder abspielen wie ein Film oder Tonband. Nase und Geruch gehören zu einem Fachgebiet der Sinneswahrnehmung, das über kein eigenes Idiom verfügt. Da unsere Sprache kein Adjektiv für „nicht riechen können" kennt, müssen wir uns verbaler Hilfsmittel aus anderen Sinnesbereichen bedienen und „geruchsblind" oder „olfaktorisch taub" sagen.

Unser Auge kennt die Farben des Spektrums und konkrete Begriffe wie Punkt, Linie oder Fläche. Unser Gehör unterscheidet die acht Grundtöne, in die jeder Akkord zerlegt werden kann. Mit Hilfe der Schwingungslehre ist es sogar möglich, ein genaues mathematisches Bild der Töne zu zeichnen. In der Geruchswelt hingegen fehlt der „olfaktorische Kammerton a", der Geruchsstandard, mit dem sozusagen jede Nase geeicht werden könnte. Dies erklärt auch die Tatsache, daß Düfte so unterschiedlich beurteilt werden.

Sicher ist das Sehen und Hören für uns heute wichtiger als das Riechen. Auge und Ohr gehören zu den Sinneswerkzeugen, mit denen wir in unserer Zeit mehr Informationen empfangen denn je. Optische und akustische Signale haben auf uns einen wesentlich stärkeren Einfluß als die ursprünglich in grauer Vorzeit so wichtigen olfaktorischen Reize. Obwohl unser Geruchssinn verkümmert ist und oft als das Aschenbrödel unserer fünf Sinne bezeichnet wird, wissen wir nur zu gut, daß Düfte in mannigfacher Weise dazu beitragen können, unser Verhalten zu beeinflussen. Dessen werden wir uns meist erst dann bewußt, wenn unser Geruchsempfinden durch Krankheit oder Unfall gestört oder geschädigt ist.

Man stelle sich nur einmal den Menschen ohne seinen Geruchssinn vor! Sein ganzes Leben würde sich ändern, denn die Welt ist erfüllt von Gerüchen. Gerüche, die unser Leben angenehmer machen, die unseren Geist stimulieren, die uns warnen, die appetitanregend sind, Gerüche, die erotische Gefühle wecken, und schließlich auch Gerüche, die wir gar nicht mehr bewußt wahrnehmen, weil sie vollkommen in unser tägliches Leben integriert sind.

Und doch sprechen Gerüche eine deutliche Sprache und können selbst weit zurückliegende Ereignisse in uns wachrufen. Sie sind die Pfadfinder unserer Vergangenheit. Marcel Proust stellt dies in seinem berühmten Werk „Auf der Suche nach der verlorenen Zeit" in sehr eindrucksvoller Weise dar. Es gelingt ihm nicht, sich an eine bestimmte Zeit seiner Jugend zu erinnern, so sehr er sich auch bemüht, gedanklich in die Vergangenheit zurückzublikken. Und dann, beim Essen eines Madeleinekuchens, den er wie damals gedankenverloren in den Tee getaucht hatte, spürte er urplötzlich einen Duft, aus dem die Vergangenheit hervortritt, als sei sie Gegenwart. Er sieht das alte Haus wieder und den Garten, und er riecht trockenes Stroh.

Gerüche können auch Vertrautheit mit der Umgebung vermitteln. Der Nasenkuß der Eskimos oder das schnüffelnde Nasereiben der jungen Mutter am Kopf ihres Kindes sind Beispiele instinktiver Handlungen, atavistische Relikte aus grauer Vorzeit.

So hat sich auch der wahre Gehalt des Ausdrucks „jemand nicht riechen können" in diversen Untersuchungen dadurch bestätigt, daß die Gründe für Akzeptanz oder Ablehnung eines Menschen durch einen anderen im wesentlichen in seinem unbewußt wahrgenommenen spezifischen Körpergeruch liegen. Der Geruch hat somit auch eine starke psychosoziale Bedeutung. Die Tatsache, daß die apokrinen Drüsen ihre Funktion erst in der Pubertät aufnehmen, läßt den Schluß zu, daß dem Geruch auch eine gewisse psychosexuelle Rolle zukommt.

Es ist bekannt, daß Krankheiten den durch verschiedene Faktoren wie Ernährungs- und Lebensweise geprägten Individualgeruch beeinflussen können, und es gibt Ärzte, die bestimmte Erkrankungen, wie Diabetes, Scharlach, Urämie oder Gelbfieber anhand des Geruchs, den der Patient verströmt, erkennen. Manche Psychiater behaupten sogar, Schizophrenie riechen zu können. Die Substanz, die das ermöglicht, wurde als *trans*-3-Methyl-2-hexensäure identifiziert. Umgekehrt werden auch Duftstoffe mit Erfolg bei der Behandlung psychosomatischer Leiden eingesetzt.

Aber nicht nur Krankheiten, auch unsere Gemütsverfassung und unser Seelenzustand spiegeln sich olfaktorisch im Körpergeruch wider. Denken wir nur an Hunde, die an fremden Personen sofort riechen, ob sie Angst vor ihnen haben.

10.1.2 Ursprung und Geschichte der Parfümerie

Die Geschichte der Parfümerie ist sehr alt. Sie läßt sich bis in die Anfänge der Menschheit zurückverfolgen und ist sehr eng mit der Geschichte unserer Zivilisation verbunden. Duftstoffe wurden zu allen Zeiten und zu den verschiedensten Zwecken angewendet. Man kann davon ausgehen, daß in der Umwelt des frühen Menschen bereits eine Vielzahl natürlicher Duftquellen existierte und er sich ihrer im Zusammenhang mit der Befriedigung primitiver Bedürfnisse auch bediente. Mit der Entdeckung des Feuers erhielt der Gebrauch von Duftstoffen starke Impulse und eine neue Dimension im Leben des Menschen. Der Rauch, der emporsteigt und, ohne eine Spur zu hinterlassen, verschwindet, ist für ihn ein Mysterium. Das Rauchopfer ist die älteste Form der Götterverehrung, das Verbrennen bestimmter Pflanzenteile eine der ältesten Methoden, um Wohlgeruch zu erzeugen. Der Duft entfaltet sich dabei „per fumum", durch den Rauch.

Obgleich sich unser heute gebräuchlicher Begriff Parfum davon ableitet, existiert auf der frühesten Kulturstufe noch kein Parfum in unserem Sinn. Wohlgeruch steht in der Frühzeit ausschließlich in magisch-sakralem Dienst. Das Räuchern gehört zum Handwerk des Magiers und Medizinmanns. Mit seiner Hilfe tritt man mit den Göttern in Verbindung, denn Gott ist Wohlgeruch. Gestank zieht das Teuflische an. Mit dem geweihten Rauch aber, mit Weihrauch, werden die Götter gnädig gestimmt.

Duft ist im Altertum oft Ausdruck einer animistischen Idee und stets mit den Riten eines bestimmten Kults verbunden. Hinweise darauf finden wir in allen Kulturkreisen der östlichen Hemisphäre, so z. B. in China bei den in Kompilationen erwähnten Riten Li-Ji und Zhou-Li oder in Indien in den Sutras. Auch in den alten Sanskrittexten und heiligen Schriften der Inder, den Veden, finden sich viele Aufzeichnungen über Duftstoffe. Im Ayur Veda werden bereits Rosen- und Kalmusöl erwähnt. In dem ca. 3000 v. Chr. von Ariern erstellten Rig Veda wird „soma rasha", ein Extrakt der Soma-Pflanze, als Lebenselixier gepriesen. Im Papyros Ebers finden wir Rezepte verschiedener Duftmischungen, die im alten Ägypten benutzt wurden. Das Kyphi, eine zur Zeit der Ptolemäer als Opferduft und zu anderen kultischen Zwekken verwendete Komposition, stellte eine besondere Duftessenz dar. Solche durch Zusammenmischen einzelner Naturprodukte hergestellten Präparate können als Vorläufer unserer Parfums angesehen werden.

Ägypter, Perser und Skythen benutzten Harze und mit Duftstoffen angereicherte Pflanzenöle zur Einbalsamierung ihrer Toten. Auch das Alte Testament, der Koran und die als Gita bekannte Hindu-Bibel beschreiben Räucherwerk und den Gebrauch von Duftstoffen. Das Hohe Lied schwelgt in Wohlgerüchen, und unter Exodus 30, im zweiten Buch Moses, finden wir sogar ein vollständiges Rezept für ein Salböl. Und daß Weihrauch und Myrrhe, die Geschenke der Heiligen Drei Könige, in einem Atemzug mit Gold genannt werden, zeigt, welcher Wert diesen Duftstoffen zukam.

Im Altertum waren bereits Stoffe bekannt, die wir heute als Fixateure bezeichnen. Dioskurides nannte sie „Stymmata". Ein solcher Fixateur war z.B. die getrocknete Wurzel des Zypergrases. Auch heute werden Extrakte aus verschiedenen Wurzeln wegen ihres langanhaltenden Duftes parfümistisch zu dieser Gruppe gezählt.

Die Entwicklung und der Handel mit wohlriechenden Spezereien vollzogen sich hauptsächlich im Orient, dem Herkunftsland der meisten Duftstoffe. Mit den Phöniziern gelangte die Parfümeriekunst lange vor unserer Zeitrechnung über Asien und Afrika in den Mittelmeerraum und erlebte hier eine Blütezeit. Auf der Insel Zypern entwickelte sich bereits ein Vorläufer einer entsprechenden „Industrie". Das demonstriert sich heute noch in dem parfümistischen Begriff „Chypre", einer Duftkomposition von bestimmtem Genre.

Griechen und Römer haben viele Schriften über Duftstoffe und deren Verwendung hinterlassen, obwohl vieles von den Aufzeichnungen beim Brand der Alexandrinischen Bibliothek verloren ging. Von Herodot und Hippokrates wissen wir, daß Duftstoffe in der Antike auch zu therapeutischen Zwecken eingesetzt wurden. Dieses Wissen wird heute in der Osmo- bzw. Aromatherapie genutzt. Der in der damaligen Zeit geläufige Ausdruck „iatralypte" bezeichnet einen Arzt, der mit wohlriechenden Salben heilt (iatros = Arzt, aleiphein = salben). In diesem Zusammenhang muß auch Galenus genannt werden, dessen Schriften mit denen des Hippokrates bis weit ins Mittelalter hinein maßgebend und richtungsweisend blieben.

Von starkem Einfluß auf das Abendland waren auch die naturwissenschaftlichen Leistungen der Araber. Die von der griechischen abweichende arabische Alchemie beherrschte jahrhundertelang die Wissenschaft des Abendlandes. So geht auch die Bezeichnung Alkohol, ursprünglich al kuhl bzw. al kohl, für den in der Parfümerie verwendeten Duftträger auf die Araber zurück.

In Europa wurde das Interesse an wohlriechendem Räucherwerk durch die aus dem Orient zurückkehrenden Kreuzritter geweckt, die bislang unbekannte Duftstoffe und Gewürze aus dem Morgenland mitbrachten.

Eine systematische Entwicklung der über Venedig und Südfrankreich in den abendländischen Kulturkreis gelangten Kenntnisse über Duftstoffe beginnt erst etwa ab dem 13. Jh., als sich die Apotheker mit der Herstellung und Untersuchung von Arzneiölen beschäftigten. Viele der noch heute verwendeten etherischen Öle wurden in der Zeit der Iatrochemie im 16. und 17. Jh. in Apotheken isoliert. Hier muß vor allem der Begründer der pharmazeutischen Chemie, Theophrast von Hohenheim, genannt Paracelsus, erwähnt werden.

Etwa zur gleichen Zeit breitet sich die Parfümerie von Venedig, einem wichtigen Handelszentrum für Duftstoffe, über Florenz weiter nach Frankreich aus. Grasse, ein Städtchen in der Provence, entwickelt sich zum französischen Duftzentrum.

Ein entscheidender Entwicklungsschritt war auch die Industrialisierung der Herstellung etherischer Öle zu Beginn des 19. Jh., die sich in Gründungen entsprechender Firmen niederschlug. Seit Mitte des vorigen Jahrhunderts werden nun auch chemisch einheitliche Riechstoffe in der Parfümerie verwendet, die man zunächst aus natürlichen Ölen isolierte, später aber auch vollsynthetisch herstellte.

Betrachtet man die Entwicklung der Parfümerie in ihrer Gesamtheit von den ersten Anfängen bis in die heutige Zeit, so zeigt sich, in welchem Maße sie mit der Anthropologie, der Mythologie, der Religion und der Medizin verbunden ist.

10.1.3 Duftstoffe und ihre Gewinnung und Herstellung

Die zahlreichen Elemente, die der Parfümeur zum Aufbau einer Duftkomposition benötigt, entstammen den verschiedensten Bereichen der Natur. Nicht nur das Pflanzen- und Tierreich liefern Grundstoffe, auch aus dem Reich der Mineralien werden mit Hilfe der Chemie wichtige Duftstoffe gewonnen.

Natürliche Duftstoffe

In der Parfümerie wurde zuerst mit Stoffen gearbeitet, die die belebte Natur bietet. Zu diesen zählen viele pflanzliche, aber auch einige tierische Duftstoffe.

Pflanzliche Duftstoffe. Die größte Gruppe dieser Duftstoffe bilden die **etherischen Öle,** die nicht mit den fetten Ölen, wie etwa Oliven- oder Sesamöl, verwechselt werden dürfen. Bei den etherischen Ölen handelt es sich um flüchtige, duftende Stoffwechselprodukte bestimmter Pflanzen, die in Drüsen bzw. entsprechenden Sekretzellen gebildet werden und in den Blüten, Blättern, Früchten, Stielen, Wurzeln, der Rinde oder dem Holz enthalten sein können. Die Gewinnung erfolgt meist durch Wasserdampf-Destillation des vorher entsprechend aufbereiteten Pflanzenmaterials. In einigen Fällen erfolgt nach der ersten Destillation noch eine zweite, die sog. Rektifikation der Öle.

Etherische Öle sind farblos bis gelblich-braun, von wenigen Ausnahmen abgesehen flüssig und stellen komplizierte Gemische verschiedener organischer Verbindungen dar, bei denen häufig eine Komponente mengenmäßig dominiert, wie z. B. Menthol im Pfefferminzöl oder Eugenol im Nelkenöl.

Ein einfaches Verfahren der Duftstoffgewinnung, das ausschließlich zur Gewinnung der empfindlichen Citrusöle angewendet wird, ist das Auspressen der Fruchtschalen. Dieses Verfahren hat gegenüber der Destillation den Vorteil, daß der Prozeß ohne Wärmeeinwirkung abläuft und die Duftstoffe relativ unverändert anfallen. Auf diese Weise werden die Öle der Zitrone, Orange und Bergamotte gewonnen. Zur Gruppe der Citrus- oder Agrumenöle

(Agrumi = ital. Südfrüchte) zählt man außerdem die Öle der Pampelmuse oder Grapefruit, der Mandarine und der Limette, einer kleinen Zitronenart, deren Öl auch durch Destillation gewonnen wird.

Die besonders empfindlichen Blütenduftstoffe werden durch die bereits im Altertum bekannte Extraktion mit Hilfe von Fetten erhalten. Bei diesem **Enfleurage** genannten Verfahren werden frisch gepflückte Blüten auf eine mit konserviertem, geruchsreinem Fett beschichtete und mit einem Holzrahmen umgebene Glasplatte gelegt und mehrere dieser Chassis genannten Rahmen zu einer Batterie aufeinander gestapelt.

Nach mehreren Tagen, in denen das Fett die Duftstoffe aus den Blüten aufgenommen hat, erfolgt die **Defleurage,** d. h., die jetzt „ausgelaugten" Blüten werden abgenommen. Danach wird der Vorgang so lange wiederholt, bis das Fett mit Duftstoffen gesättigt ist. Aus diesem, nunmehr **Pomade** genannten Duftstoff-Fett-Gemisch wird mit Hilfe eines den Duftstoff, nicht aber das Fett aufnehmenden Lösemittels, meist Alkohol, der reine Duftstoff, das **Absolu de Chassis,** herausgelöst, das nach Abtreiben (Destillieren) des Alkohols unter Vakuum bei einer den Duftstoff schonenden Temperatur von etwa 20 °C in konzentrierter Form zur Verfügung steht.

Dieses Verfahren ist sehr aufwendig und wird deshalb nur noch in speziellen Fällen und meist nur noch auf besonderen Wunsch einzelner Parfümhäuser eingesetzt. Immer häufiger werden die Blüten in großen Extraktoren mit flüchtigen Lösemitteln extrahiert, die anschließend unter vermindertem Druck abdestilliert werden. Als Lösemittel benutzte man häufig Benzol und Petrolether, später auch versuchsweise Butan und Kohlendioxid. Die nach diesem Prinzip gewonnenen Absolus wurden zur besseren Unterscheidung von den nach herkömmlicher Art hergestellten Produkten mit **Absolu Butaflor** bezeichnet. Bevorzugt wird jedoch nach wie vor die Petrolether-Extraktion. Anstelle der Pomade erhält man bei diesem Verfahren eine feste, butterartige Masse, das **Concrète,** ein Duftstoff-Wachs-Gemisch, da das verwendete Lösemittel nicht nur die Duftstoffe der Blüten sondern auch die in diesen enthaltenen Wachse aufnimmt.

Durch Auswaschen des Concrètes mit Alkohol und anschließendem Ausfrieren der Wachse erhält man nach Abtrennung des Alkohols das reine Absolu, das zur besseren Unterscheidung von dem vorhergenannten als **Absolu de Concrète** bezeichnet wird. Die Absolus zählen zu den wertvollsten Duftstoffen, weil einerseits ihre Ausbeute sehr gering und andererseits der zu ihrer Gewinnung erforderliche Arbeitsaufwand sehr hoch sind. So ergeben etwa 200 in den frühen Morgenstunden mühsam von Hand gepflückte Jasminblüten nur einen Tropfen Jasmin Absolu.

Ebenfalls unter Anwendung der Extraktion mit flüchtigen Lösemitteln, wie Alkohol, Hexan o. ä., werden die **Resinoide,** das sind Extrakte aus Balsamen und tropischen Harzen, wie z. B. Olibanum (Weihrauchharz) oder Benzoe, oder aus bestimmten Flechtenarten, wie Baum- oder Eichenmoos, gewonnen. Auch in diesem Fall handelt es sich um konzentrierte Duftstoffe, die frei von unerwünschten Verunreinigungen sind. Neben anderen Duftstoffen werden solche Extrakte häufig auch als **Fixateure,** d. h. den Geruch für längere Zeit festhaltende Stoffe, eingesetzt. Sie sind für den anhaltenden Duft einer Parfümkomposition verantwortlich.

Tierische Duftstoffe. Bei diesen Duftstoffen handelt es sich hauptsächlich um Drüsenausscheidungen, die von bestimmten Tieren zur Markierung ihres Territoriums benutzt werden. Da der Preis für diese Stoffe sehr hoch ist und die Stoffe selbst nur noch selten in ausreichenden Mengen angeboten werden, alternativ aber gute Syntheseprodukte existieren, werden sie nicht mehr häufig verwendet.

Der bekannteste tierische Duftstoff ist **Moschus.** Es handelt sich bei ihm um ein Sekret des männlichen Moschustiers, einer in China und Indien beheimateten, geweihlosen kleinen Hirschart. Das Sekret wird in einer Drüse, dem Moschusbeutel, abgesondert, der etwa die Größe eines Tischtennisballes hat.

Zibet ist ein stark fäkalisch riechendes, salbenartiges Sekret der Zibetkatze, einer in Asien und Afrika heimischen Schleichkatzenart. Die in freier Wildbahn lebenden Tiere stoßen das Sekret in regelmäßigen Abständen durch Muskelkraft aus. Den gezüchteten Tieren wird es etwa zwei- bis dreimal monatlich mit einem Hornlöffel entnommen.

Castoreum, ein Sekret zweier Drüsen des Bibers, ist in birnenförmigen, bei beiden Geschlechtern unter der Bauchhaut gelegenen Beuteln enthalten. Das ursprünglich pastöse, später fest werdende Sekret hat wie Zibet einen scharfen, penetranten Geruch.

Bei **Ambra** handelt es sich um ein krankhaftes Ausscheidungsprodukt des Pottwals, das im Magen-Darm-Trakt gebildet wird und gelegentlich im Meer schwimmend gefunden wird.

Alle vier tierischen Duftstoffe werden in Form von Tinkturen bzw. Infusionen verarbeitet und wegen ihrer olfaktorischen und fixierenden Eigenschaften eingesetzt.

Synthetische Duftstoffe

Die Zahl der natürlichen Duftstoffe ist begrenzt. Nur selten werden aus bisher unbekannten Pflanzen neue etherische Öle im industriellen Maßstab gewonnen. Weitaus größer ist die Zahl der chemisch einheitlichen Riechstoffe. Man versteht darunter im allgemeinen parfümistischen Sprachgebrauch nicht nur **vollsynthetische,** aus rein chemisch zugänglichen Materialien gewonnene Stoffe, sondern auch Verbindungen, die aus natürlichen Duftstoffen isoliert und chemisch umgewandelt werden.

Beispielsweise ist es möglich, aus dem Nelkenöl den Hauptbestandteil, das Eugenol, zu isolieren, diesen würzig riechenden Stoff in das blumig duftende Isoeugenol zu überführen und daraus schließlich Vanillin herzustellen, dessen süßer Geruch jedem bekannt ist. Solche aus einem Naturprodukt gewonnenen Duftstoffe werden **halbsynthetische Riechstoffe** genannt, wobei man zwischen **Isolaten,** in unserem Beispiel Eugenol, und deren chemisch umgewandelten Verbindungen, den **Derivaten,** also hier Isoeugenol und Vanillin, unterscheidet.

Darüber hinaus ist es auch möglich, Duftstoffe vollsynthetisch herzustellen, so z. B. das auch in der Geschmackstoffindustrie verarbeitete Vanillin aus Guajacol. Ein Großteil des Vanillins wird heute aus wirtschaftlichen Gründen aus Lignin gewonnen.

Unter den **vollsynthetischen Riechstoffen** gibt es viele, die in der Natur kein geruchliches Vorbild haben und es dem Parfümeur erlauben, reine Phantasiekompositionen zu schaffen. Grundsätzlich ist zu den synthetischen Riechstoffen zu sagen, daß sie aus parfümistischer Sicht den natürlichen gleichzustellen sind. So ist die perfekte Wiedergabe des natürlichen Flieder- und Maiglöckchendufts erst durch den Einsatz bestimmter künstlicher Duftstoffe möglich geworden. In vielen Damenparfums sind diese beiden Blumendüfte neben Jasmin und Rose die tragenden Duftelemente. Aber auch in vielen Seifenparfümölen bilden sie die Basis der Komposition.

Ein Flieder- und Maiglöckchen-Absolu existiert nicht, da sich nach der herkömmlichen Methode kein geruchlich befriedigendes Produkt erzielen läßt.

10.1.4 Der Parfümeur

Wenden wir uns nun dem Mann zu, der aus der Vielzahl der Duftstoffe das Parfümöl, den Grundstoff für die Duftwässer und Parfums komponiert.

Wichtigste Voraussetzung für die Ausübung seines Berufs ist ein überdurchschnittlich entwickelter Geruchssinn. Hinzu kommen ein gutes Geruchsgedächtnis, Vorstellungskraft, künstlerisches Empfinden, Phantasie und Gefühl für Ästhetik. Ebenso wichtig ist die umfassende Kenntnis der einzelnen Duftstoffe und deren Verhalten in einer Komposition, die sich der angehende Parfümeur erst im Laufe von mehreren Jahren erwirbt.

Die ersten Schritte in der Parfümerie macht er, meist unter der Obhut eines Seniorparfümeurs, in den Laboratorien spezieller Riechstoffabriken. Hier wird er zum ersten Mal an die vielen Duftstoffe herangeführt und lernt, sie geruchlich voneinander zu unterscheiden und ihre unterschiedliche Duftstärke und Haftfestigkeit zu bewerten. Dies ist sehr wichtig für die später zu schaffenden Kompositionen. Gleichzeitig werden ihm Kenntnisse über die Herstellung und Gewinnung der Duftstoffe vermittelt.

Die Ausbildung zum Parfümeur ist kein Lehrberuf im Sinne der Industrie- und Handelskammer. Der Parfümeur ist Autodidakt, er muß sich sein Wissen im Laufe der Jahre während seiner Arbeit und im Umgang mit den Duftstoffen selbst aneignen. Er ist im Gegensatz zu den heutigen „Augenmenschen“ mehr ein „Nasenmensch“. So wie ein Komponist eines Musikstücks die einzelnen Instrumentalstimmen des Orchesters zu einem Konzert zusammenfaßt, so läßt der Parfümeur in ähnlicher Weise aus den unterschiedlichen Duftstoffen ein kunstvoll verschmolzenes Ganzes entstehen, das vom Anfang bis zum Ende der Geruchswahrnehmung als harmonischer Duftakkord verklingt und keinen der darin enthaltenen Einzelduftstoffe mehr erkennen läßt.

Gefühl und Verstand müssen die Hand des Parfümeurs leiten, wenn sie über die vielen Fläschchen seiner **Duftorgel** gleitet und nach den richtigen Duftstoffen für den gewünschten Akkord sucht. Die Duftorgel, ein halbkreisförmiges Stufenregal, ähnlich einem kleinen Amphitheater, auf dem die Fläschchen mit den unterschiedlichsten Duftstoffen stehen, eine Feinwaage und der unvermeidbare Riechstreifen, ein aus festem Spezialpapier geschnittener dünner Streifen, mit dem er die Riechproben vornimmt, gehören zu seiner Ausrüstung.

Da die Zahl der Duftstoffe inzwischen sehr groß geworden ist und nicht mehr alle Fläschchen auf der Duftorgel untergebracht werden können, bedient man sich in letzter Zeit häufig sog. Ziehschränke, wie man sie von der Apotheke her kennt. Dies hat zusätzlich den Vorteil, daß die Duftstoffe dort lichtgeschützt aufbewahrt werden können.

Bei der Vielzahl der Duftstoffe und den vielen Kombinationsmöglichkeiten kann es manchmal Monate dauern, bis der Parfümeur die optimale, seiner Vorstellung entsprechende Duftmischung gefunden hat. Man kann den Parfümeur mit einem Künstler vergleichen, der feinnervig, sensibel und empfänglich für alles Schöne seine Empfindungen in den Duftkompositionen auszudrücken vermag.

Die Aufgabe, die er sich stellt, ist jedoch ungleich schwieriger als die des Musikers oder Malers. Da die höheren Sinne einen größeren Einfluß auf den modernen Kulturmenschen haben, ist es für den Laien nicht einfach, ein Parfum lediglich aufgrund der olfaktorischen Wahrnehmung zu beurteilen. Name, Ausstattung und die Präsentation einer neuen Kreation spielen dabei eine besondere Rolle. Diese Faktoren müssen bei der Lancierung eines neuen Duftes berücksichtigt werden, wenn das Produkt Erfolg haben soll.

10.1.5 Duftwässer und Parfums

10.1.5.1 Herstellung

Ursprünglich wurden die sog. Extraits oder Taschentuchparfums aus Tinkturen und Infusionen hergestellt, waren also, wie der Name sagt, Mischungen diverser Auszüge aus pflanzlichen und tierischen Duftträgern. Heutzutage wird das konzentrierte Parfümöl nach einer ausgearbeiteten Rezeptur gemischt und, je nach Art des Duftwassers oder Parfums, in einer Konzentration von 3–30% in geruchsreinem Ethylalkohol bestimmter Grädigkeit gelöst.

Ausgangspunkt einer jeden Parfümkreation ist also das Komponieren des **Parfümöls** unter Verwendung der bereits genannten Duftstoffe. Die Komposition ist so aufgebaut, daß der Geruchsablauf mit der sog. **Kopfnote** oder Spitze beginnt, einer Duftnote, die meist durch Verwendung von Citrusölen in Kombination mit Fettaldehyden, einer synthetischen Duftstoffgruppe, erzeugt wird. Den Übergang zur **Herznote** bildet eine Mischung aus verschiedenen Blütendüften, ohne die auch ein Phantasieparfum nicht auskommt. Dabei spielen die Absolus, vor allem von Rose und Jasmin, eine große Rolle. Aber auch etherische Öle, wie Ylang Ylang, Iris oder bestimmte Gewürzöle, können Leben und Wärme in die Komposition bringen.

Der **Fond** des Parfums ist bestimmend für den Charakter des Dufts. Häufig kombiniert man eine Edelholzbasis mit isolierten Geruchsträgern anderer Hölzer und – je nach Parfümtyp – mit Moosriechstoffen oder einem animalischen Komplex. Das ganze Duftbild muß in seiner Fixierung verankert sein. Dies wird nicht durch die Zugabe irgendeines Fixateurs erreicht, vielmehr müssen die einzelnen Phasen des Duftablaufs in sich fixiert sein. Die hierfür erforderlichen Fixateure sind dabei sowohl nach Menge als auch nach Geruchsstärke aufbauwichtige Geruchsträger.

Träger des Dufts bzw. Vehikel für das geschaffene Parfümöl ist **Ethylalkohol,** kurz Alkohol genannt. Alkohol besitzt nicht nur ein gutes Lösevermögen für Duftstoffe, sondern auch wie diese die Fähigkeit des Verdunstens und ist somit ein vorzügliches Vehikel. Es ist klar, daß bei den kostbaren, subtilen Düften nur geruchlich einwandfreier Alkohol verwendet werden darf, d. h., er muß vollkommen frei von schlecht riechenden Fuselölen und anderen fremdartigen Beigerüchen sein. Am gebräuchlichsten sind in Deutschland der aus Kartoffeln gewonnene, von der Bundesmonopolverwaltung für Branntwein vertriebene Primasprit bzw. der über Aktivkohle filtrierte eff-Sprit (eff = extra fein filtriert). Dieser hat eine Grädigkeit von 96,5 Vol.%. In einigen Ländern, vor allem in Südamerika, werden häufig auch andere Ausgangsstoffe wie Mais, Reis oder besonders Zuckerrohr zur Gewinnung von Alkohol verwendet. Ein solcher Alkohol ist nur in besonderen Ausnahmefällen verwendbar, weil die Feinheit und das Bouquet der Parfümkomposition durch die vom Ausgangsprodukt stammenden Beigerüche empfindlich gestört werden. Ist behördlicherseits für die Verarbeitung von Alkohol ein Vergällungsmittel vorgeschrieben und wird das Parfümöl selbst nicht als solches anerkannt, ist darauf zu achten, daß von den vielen Mitteln zur Denaturierung des Alkohols möglichst das verwendet wird, das den geringsten Eigengeruch besitzt.

Auch bei Verwendung des besten Alkohols läßt es sich nicht vermeiden, daß das frisch angesetzte Parfümöl-Alkohol-Gemisch anfänglich einen stechenden Geruch hat. Aus diesem Grund werden der alkoholischen Lösung häufig noch ein bestimmter Wasseranteil zugesetzt und der gesamte Duftwasseransatz, nachdem er intensiv gemischt wurde, einer mehrwöchigen Lagerung unterworfen. Diese **Reifezeit** kann als eine Art Läuterung des Duftwassers angesehen werden. Infolge chemischer Prozesse, wie Umesterung oder Acetal-Bildung, verliert sich allmählich die scharfe Spitze, und es bildet sich, ähnlich wie beim Wein, ein feines Bouquet, in dem die ursprünglich erkennbaren Komponenten zu einem abgerundeten Komplex verschmolzen sind. Nach abgeschlossener Reifezeit, während der sich unlösliche Ballaststoffe aus dem Parfümöl abgesetzt haben, kann das Duftwasser filtriert werden. Manche Duftwässer und Parfums, die aufgrund ihrer Inhaltsstoffe zu stärkerer Sedimentierung neigen, werden gelegentlich vor der **Filtration** gekühlt, damit sich später, vor allem in der kälteren Jahreszeit, keine Nachtrübung einstellt. Bevor die filtrierte Ware in die entsprechenden Flakons gefüllt wird, muß sie auf jeden Fall erst wieder auf Zimmertemperatur gebracht werden, da sich die Flüssigkeit bei Erwärmung ausdehnt und die Flaschen bersten können.

Zu beachten ist auch die **hydrolytische Klasse** des Flaschenglases. Sie ist ein Gütemaß für die Glasqualität und umfaßt fünf Stufen. Bei ungeeignetem Glas kann sich herausgelöstes Alkali negativ auf Farbe und Duft des Duftwassers oder Parfums auswirken. Im allgemeinen verwendet man für Parfümerieerzeugnisse Gläser der Klasse 3. Die beste Klasse 1 ist dem Ampullenglas vorbehalten.

10.1.5.2 Duftstoffgehalte, Produktklassen und Duftfamilien

Obwohl es in der Parfümerie aufgrund der historisch gewachsenen Bezeichnungen keine festen Regeln für die Duftstoffkonzentration in den einzelnen Duftwässern gibt, haben sich im Laufe der Zeit gewisse Begriffe eingebürgert, die heute auch international gebräuchlich sind.

Das bekannteste Duftwasser ist zweifellos das **Echt Kölnisch Wasser,** im Ausland auch als **Original Eau de Cologne** bekannt. Es nimmt in mehrfacher Hinsicht eine Sonderstellung unter den Duftwässern ein. Zum einen entwickelte es sich aus dem berühmten **Aqua mirabilis,** dem Wunderwasser, das sowohl innerlich wie äußerlich bei allerlei Gebrechen angewendet wurde, zum anderen existiert für dieses auch als Stimulansprodukt propagierte Duftwasser eine fest umrissene Begriffsbestimmung.

Danach muß es nach herkömmlicher Art unter Verwendung von Citrusölen hergestellt sein und einen Alkohol-Gehalt von mind. 70 Vol.% aufweisen. Zusätzliche Bezeichnungen, wie original oder echt, sind nur den Kölner Produkten vorbehalten.

Da höherprozentiger Alkohol mehr Duftstoffe aufnehmen kann, enthalten gute Kölnisch Wässer mehr als 70% Alkohol und demzufolge auch mehr Duftstoffe. So beträgt der Alkohol-Gehalt des bekannten **4711 Echt Kölnisch Wasser** sogar 86 Vol.%. Entsprechend hoch ist auch der Duftstoffanteil, daher auch die Bezeichnung „doppelt".

Die Basis dieses Ende des 17. Jh. in Köln eingeführten einmaligen Duft- und Erfrischungswassers bilden die schon genannten Citrusöle. Zu nennen sind hier vor allem das Zitronen-, Orangen- und Bergamottöl.

Sehr wesentlich sind auch der Neroli-Orangenblütenkomplex und die zur Nuancierung der Basis in kleineren Dosen eingesetzten Mengen Lavendel-, Rosmarin-, Muskateller-, Salbei- und Thymianöl.

Die Zusammensetzung und die ziemlich stark ausgeprägte bakterizide Eigenschaft der Inhaltsstoffe machen die in früheren Zeiten erfolgte Anwendung als Medizin aus heutiger Sicht verständlich.

Das Kölnisch Wasser hat wie kein anderes Duftwasser in den letzten 200 Jahren Geschichte gemacht. Bei keinem anderen Produkt wird Tradition so groß geschrieben. So ist es nicht verwunderlich, daß Köln bereits sehr früh Ausgangspunkt für einen kleinen, aber bedeutsamen Artikel wurde, der sich durch seinen natürlichen Duft und die belebende Frische eine eigene Identität verschaffte und sich in aller Welt größter Beliebtheit erfreut, denn kein Duft unterstreicht die erfrischende Sauberkeit und das Gepflegtsein so dezent, wie Kölnisch Wasser.

Die ursprünglich von den Franzosen stammende Bezeichnung **Eau de Cologne** steht heute, zusammen mit entsprechenden Zusatzbezeichnungen, wie Chanel Eau de Cologne oder Tosca Eau de Cologne, für ein leichtes Duftwasser der genannten Duftrichtung. Die Duftstoffkonzentration liegt dabei meist bei 3–5%, gelegentlich auch etwas höher. Um das Kölnisch Wasser hiervon eindeutig abzugrenzen, spricht man auch von dem klassischen Eau de Cologne, wenn man die ursprüngliche, erfrischende Duftnote meint.

Das **Eau de Toilette** ist als stärkere, duftintensivere Version des Eau de Cologne zu sehen. Der Duftstoffanteil kann hier bis zu 12% betragen. Dadurch ist auch die Dauer der Duftwahrnehmung gegenüber einem Eau de Cologne deutlich größer.

Viele der als **Eau de Parfum** oder **Parfum de Toilette** bezeichneten Duftwässer stellen, geruchlich betrachtet, eine Mischung aus einem Eau de Toilette und einem Parfum dar. Ihr Duftstoffgehalt liegt also über dem des Eau de Toilette und unter dem des jeweiligen Parfums.

Das **Parfum** schließlich ist mit 15–30% und manchmal auch noch höherem Duftstoffgehalt das konzentrierteste, somit auch das teuerste Parfümerieprodukt. Zu seiner Herstellung werden nur ausgesuchte, feinste Duftstoffe verwendet.

Vereinzelt werden an Stelle des Alkohols ein öliges Vehikel oder eine wachsig-cremige Grundlage zur Aufnahme der Duftstoffe verwendet. Entsprechende Produkte kommen unter der Bezeichnung **Parfümöl** oder **-creme** in den Handel.

Die in der Parfümerie verwendeten Duftstoffe lassen sich nach ihrem Eigengeruch bzw. nach Art ihrer Verwendung in die unterschiedlichsten Duftgruppen einteilen.

Die meisten Parfums bestehen aus blumigen, würzigen, sog. grünen, aldehydischen und orientalisch-schweren Duftkomplexen. Nachfolgend werden in der Parfümerie häufig gebrauchte Begriffe kurz erläutert.

Blumige Parfums. Diese Parfums gehören zur ältesten und größten Gruppe. Sie waren vor allem am Anfang des 20. Jh. sehr beliebt. Bekannte Namen wie Narcisse noir von Caron, Rose Jacqueminot von Coty oder Quelques Fleurs von Houbigant inspirieren auch heute noch so manchen Parfümeur. Hier spielen besonders die Jasmin-Rosen-Komplexe, kombiniert mit Flieder- und Maiglöckchennoten, eine wichtige Rolle.

Auch in den heutigen Phantasieparfums nimmt der blumige Duftkomplex einen wichtigen Platz ein. Bekannte Duftschöpfungen unserer Zeit sind Joy, Diorissimo, Anais-Anais und My Melody Dreams.

Würzig-aromatische Parfums. Auch diese Parfums haben, wie die blumigen, eine lange Tradition. Klassiker dieser Gruppe sind Düfte wie Eau de Lanvin von Lanvin oder Eau noble von Le Galion. In krautig-würzigen Parfums findet man, häufig geschickt versteckt, den Duft von Lavendel, Salbei, Moos, Zimt und Nelke, unterlegt mit dem von Zedern- und Sandelholz. Dieser Duftkomplex kann als Urahn der Herrenparfums angesehen werden. Bekannte Parfums dieser Kategorie sind Fougère Royal und Moustache.

Orientalische Parfums. Die orientalischen Parfums sind schwer, süß und stark. Als orientalisch bezeichnet der Parfümeur einen Duft, in dem sich frische Citrusöle und würzig-süße Elemente gegenüberstehen. Gemeinsam ist diesen Duftnoten ein besonders charakteristisch ausgeprägter Fond, der häufig mit tierischen Duftstoffen verstärkt bzw. modifiziert wird. Zu nennen sind hier Parfums wie Shalimar, Opium, Poison oder Amun.

Aldehydische Parfums. Die aldehydischen Parfums werden durch bestimmte Fettaldehyde geprägt, die den Duftkompositionen einen typischen Charakter geben. Die Fettaldehyde gehören zur Gruppe der synthetischen Duftstoffe. Sie riechen in konzentrierter Form fettig-seifig, in starker Verdünnung jedoch lieblich, blumig, strahlend, klar. Sie sind für die Gestaltung der Kopfnote eines Parfums von Bedeutung und prägen den Duft einer großen Gruppe von Parfums. Typische Vertreter dieser Aldehydparfums sind Chanel 5 und Tosca.

Grüne Parfums. Im Vergleich zu den anderen genannten Parfums sind die grünen verhältnismäßig jung. Der frische, grüne Duft wird meist von synthetischen Riechstoffen geprägt. Daneben werden aber auch natürliche Duftstoffe wie Galbanum, gewonnen aus einem tropischen Harz, oder Veilchenblätteröl mit anderen Stoffen kombiniert. Zu dieser Gruppe zählen Parfums wie Vent Vert oder Alliage.

Chypre. Der Begriff geht zurück auf eine Creation von Francois Coty, die vorwiegend aus Duftstoffen aus dem Mittelmeerraum geschaffen wurde. Er nannte seine Komposition nach der Mittelmeerinsel Zypern (Chypre). In dieser Duftnote ist vor allem ein Citrus-Bouquet neben Eichenmoos und Patchouly mit einer animalischen Note vereint. Später wurde dieser Chypre-Komplex durch verschiedene Varianten verfeinert und modifiziert; es entstanden Parfums wie Mitsouko, Femme und Miss Dior.

10.1.6 Individuelle Parfümwahl

Bei der Vielzahl der heute erhältlichen Duftwässer und Parfums ist es für Verbraucher/innen sicher nicht leicht, die richtige Duftnote zu finden, zumal verbale Werbeaussagen keine eindeutige Vorstellung über den Duft hervorzurufen vermögen. Lange Zeit sah man z. B. in der Zuordnung bestimmter parfümistischer Begriffe zur Haarfarbe der Trägerin des Parfums eine Möglichkeit. Auch wenn die Haarfarbe in gewisser Weise ein Indiz für das entsprechende Parfum sein kann, so ergibt sich doch eine umfassende Darstellung der Persönlichkeit erst aus der Summe vieler Faktoren, die unabhängig von der Farbe des Haares individuell verschieden in anderer Weise zu charakterisieren sind.

◘ 10.1.**1** (S. 358) zeigt in einer Art Duftkompaß den Aufbau und die Duftrichtung der Parfums, die am besten zu den genannten Persönlichkeitstypen passen.

Man sieht, daß der blumige Komplex eines Parfums für den romantischen Frauentyp etwas stärker ausgeprägt ist als der eines für die sportliche Frau, bei dem die würzig-grüne Note mehr im Vordergrund steht, während Kompositionen mit starkem orientalischen Einschlag besser zum sinnlich-weiblichen Typus passen. Der mondäne, extravagante Typ trägt Düfte, deren Charakter vor allem durch würzig-aromatische Komponenten bestimmt wird.

Bei der Suche nach einem neuen Parfum darf man aber nicht vergessen, daß Düfte das Gefühl ansprechen und deshalb oft nach der momentanen Stimmung ausgewählt werden. Deshalb kann man auch mehrere, durchaus unterschiedliche Parfums besitzen und diese, ebenso wie die Garderobe, je nach Stimmung und Laune wechselseitig verwenden. Nachfolgend seien nun die im Duftkompaß genannten Verwendertypen kurz skizziert.

Typ 1: Die romantische Frau. Sie ist verträumt, sensibel, gefühlsbetont und anlehnungsbedürftig. Sie ist idealistisch und sieht in ihrem Mann den Beschützer. Ihr Make-up ist vollendet, ihre Garderobe umfaßt wehende Kleider mit langen, bauschigen oder kurzen Puffärmeln, Rüschchenkleider, weiche, transparente Blusen mit Bordüren, Schleifen und Spitzen. Sie bevorzugt blumenreiche, zärtliche Düfte und fühlt sich durch sie in ihrer Weiblichkeit bestätigt.

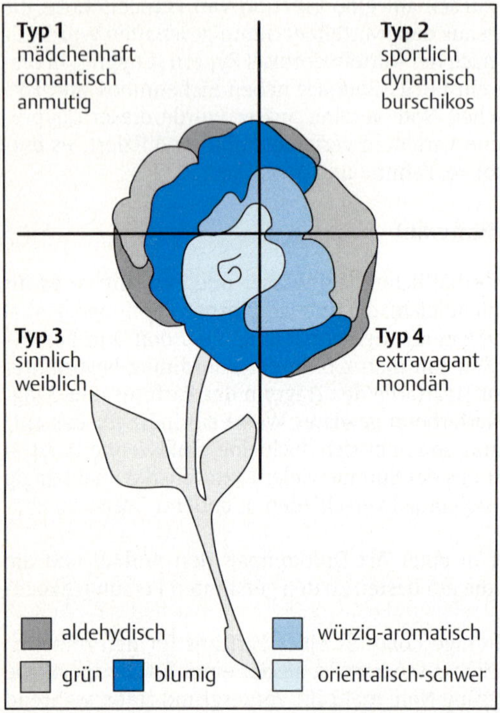

10.1.1 Duftkompaß

Typ 2: Die sportliche Frau. Sie ist natürlich und unbefangen, aufgeschlossen, kameradschaftlich und zuverlässig. Sie ist optimistisch und trägt ein Minimum an Make-up. Ihre Garderobe besteht aus schlichten Kleidern, Hemdblusen, sportlichen Röcken und langen Hosen mit kurzen Jacken. Sie verwendet gerne herb-frische, grüne Parfums.

Typ 3: Die damenhafte Frau. Sie ist selbstbewußt, kultiviert und anspruchsvoll. Ihre Garderobe ist vielseitig – für jede Gelegenheit das passende Kleid. Sie fällt durch ihre außergewöhnliche Eleganz auf. In großer Gesellschaft fühlt sie sich wohl. Zu ihr paßt ein elegantes, verführerisches Parfum.

Typ 4: Die extravagante Frau. Frauen dieses Typs sind eigenwillig und progressiv. In der Gruppe Gleichgesinnter werden sie aktiv und provozierend. Ihre Garderobe besteht aus ungewöhnlichen Kombinationen. Das Make-up zeigt starke Augen- und auffallende Lippenbetonung. Ihr Parfum ist herausfordernd.

Herrendüfte. Diese unterscheiden sich von den Damendüften dadurch, daß sie weniger blumige, dafür aber mehr würzig-holzige Duftkomponenten enthalten und im Duft herber sind. Außerdem kommen sie nicht als Parfum, sondern in Form von Eau de Cologne, neuerdings auch verstärkt als Eau de Toilette, auf den Markt. Früher dominierten würzig-frische Citrus-Lavendel-Noten oder holzig-ledrige Fougère-Chypre-Düfte. Heute kann man auch schon süß-feminine Akzente in den Herrendüften feststellen.

10.1.7 Aufbewahrung von Parfums

Der Duft eines Parfums ist wie ein zarter Hauch, der uns umschwebt: leicht, subtil und vergänglich. Geschaffen aus Produkten der Natur ist er, wie diese, dem Wandel unterworfen. So können Licht, Luft und Wärme den Duft eines Parfums stark verändern. Man sollte es also stets vor Licht geschützt an einem kühlen Ort aufbewahren und darauf achten, daß halbleere Fläschchen nicht allzulange unbenutzt bleiben.

10.1.8 Zukunftsaussichten der Parfümerie

Will man auf dem Gebiet der Parfümerie eine Prognose wagen, so muß man zunächst einmal die Entwicklung in der Vergangenheit betrachten. Dabei stellt man fest, daß in Zeiten wirtschaftlicher oder politischer Krisen eine gewisse Tendenz zu traditionelleren Parfums bestand, was wohl z. T. auf ein verständliches Sicherheitsdenken bezüglich der Rohstoffbeschaffung zurückzuführen war, während zu Zeiten allgemeiner Freiheit mit steigendem Lebensgefühl anspruchsvolle Phantasienoten dominierten. Dies hängt auch mit der in jüngster Zeit vermehrten Entwicklung neuer Riechstoffe zusammen. Die Frage ob letzteres oder sozioökonomische Faktoren einen größeren Einfluß auf künftige Duftnoten haben werden, läßt sich nicht eindeutig beantworten.

Auffallend hingegen ist, daß der Duftstoffanteil in den heutigen Duftwässern deutlich höher ist als in früheren Zeiten. Dies schlägt sich auch in den neuen Bezeichnungen wie Concentrated Cologne, Super Parfum etc. nieder. Duftwässer und Parfums stellen heute keine Luxusartikel mehr dar, sondern gehören zu den Dingen des Alltags. Benutzte man sie früher noch oft, um anderen gegenüber einen guten Duft auszustrahlen, so verwendet man sie heute zunehmend, weil man sich selbst an den Düften erfreut.

Betrachtet man die Duftlandschaft und den Wandel im Duftprofil, so wird man feststellen, daß dieser in gewisser Weise Hand in Hand mit den Veränderungen auf dem Rohstoffsektor geht und von verschiedenen Faktoren beeinflußt wird. Gesetzliche und dermatologische Überlegungen einerseits und Preisschwankungen bei etherischen Ölen wie Sandelholz, Galbanum oder Vetiver, um nur einige zu nennen, und viele neu hinzugekommenen Duftbausteine aus der Retorte mit bisher nicht bekannten Düften andererseits sind wohl die, die an erster Stelle zu nennen wären. Ob sich allerdings sog. marine Duftnoten oder solche mit kulinarischem Einschlag durchsetzen werden, ist zu bezweifeln.

Wie immer der Duft eines Parfums der Zukunft auch beschaffen sein mag, Akzeptanz und Erfolg werden nicht mehr wie früher allein von der Qualität des Duftes abhängen; vielmehr wird in viel größerem Umfang die Marketingstrategie über Erfolg oder Mißerfolg entscheiden.

10.1.9 Bewertung und Beurteilungskriterien für den Verbraucher

Kosmetikchemiker zählen Duftwässer und Parfums häufig nicht zu den sog. Funktionalprodukten wie Duschgele oder Cremes, obwohl sie doch als „olfaktorische Visitenkarte“ eindeutig eine Signalfunktion besitzen. Vielleicht liegt dies daran, daß sich der Wert eines Parfums im Unterschied zu anderen kosmetischen Produkten physikalisch-chemisch nur schwer erfassen läßt.

Andererseits erleichtert dies dem Verbraucher den Kauf eines solchen Erzeugnisses, denn meist genügt schon eine kurze geruchliche Prüfung, um zu wissen, ob es sich für ihn um einen interessanten, angenehmen Duft handelt. Allerdings muß dabei beachtet werden, daß die Nase ein relativ schnell ermüdendes Sinnesorgan ist und man daher nicht allzu viele Düfte nacheinander testen sollte.

Hat man schließlich sein Lieblingsparfum gefunden, kann man in den meisten Fällen auch die im Duft auf das Parfum abgestimmten kosmetischen Produkte dieser Duftserie auswählen, so daß es bei ihrer Anwendung keine Duftüberschneidungen gibt.

Parfum ist etwas Lebendiges, das erst auf der Haut seinen individuellen Duft entfaltet und so die persönliche Note der Trägerin zur Geltung bringt. Schon deshalb sollte man es nie mit etwas Leblosem, wie z.B. Textilien, in Verbindung bringen, ganz abgesehen davon, daß die z.T. stark färbenden Inhaltsstoffe, vor allem die der natürlichen Komponenten, auf hellen Kleidungsstücken dunkle Flecken hinterlassen können.

Auch ist zu bedenken, daß sich nach dem Genuß stark gewürzter Speisen oder nach Einnahme von Medikamenten und Vitaminpräparaten der Geruch der Haut und damit auch der Duft des Parfums verändern können. Wer diese einfachen Regeln beherzigt, wird sicher immer viel Freude an seinem Lieblingsparfum haben.

10.2 Deodorantien (Desodorantien, Deos, Deomittel)

Körpergerüche in ihrem ursprünglichen Sinn dienen der sozialen Kommunikation. Beispielsweise haben spezielle, von den Duftdrüsen abgesonderte Stoffe (**Pheromone**) in der Tierwelt einen wesentlichen Einfluß auf Sexual-, Territorial- und Aggressionsverhalten, oder sie sind ein Ausdruck von Individualität bzw. Rangordnung. Für den Menschen hat diese Art der Verständigung jedoch sehr stark an Bedeutung verloren, wie die vergleichsweise nur kümmerliche Leistungsfähigkeit des menschlichen Geruchssinns andeutet. Als klare Ausnahme muß dabei das Phänomen „Körpergeruch" gesehen werden: Dieser gewöhnlich sehr eindringlich wahrgenommene Geruch wird – obgleich aus biologischer Sicht wertneutral – in modernen, westlich geprägten Industriegesellschaften als aufdringlich, abstoßend und ungepflegt angesehen, was mit seiner offensichtlich ursprünglich sexuellen Bedeutung zusammenhängen mag. Die Anwendung von kosmetischen Deodorantien bietet eine Möglichkeit, unangenehmem Körpergeruch entgegenzuwirken.

10.2.1 Entstehung von Körpergeruch

Körpergeruch entsteht bei der Einwirkung von Hautbakterien auf apokrinen Schweiß, der diesen Mikroorganismen, insbesondere in den feuchten, warmen Achselhöhlen oder unter ähnlichen Bedingungen, beispielsweise an den Füßen beim Tragen enger Schuhe, ideale Lebensbedingungen bietet. Durch die gerade in diesen Bereichen der Haut besonders hohe Anzahl apokriner Schweißdrüsen wird den Bakterien ein gesteigertes Nahrungsangebot zur Verfügung gestellt, wodurch eine übermäßige Vermehrung dieser Keime ermöglicht wird.

Frisch gebildeter apokriner Schweiß ist völlig geruchsfrei und steril. Untersuchungen zeigten, daß die für den Schweißabbau verantwortlichen Bakterien zur Gruppe der sog. **grampositiven Bakterien** gehören, die den größten Teil der natürlichen Bakterienflora auf der Haut ausmachen. Hierbei ist eine nähere Zuordnung zu den von Kligman beschriebenen zwei unterschiedlichen Grundtypen des Körpergeruchs möglich. So wird der (schwächere) **„saure"** Typ mit **Mikrokokken** in Verbindung gebracht, die in der Hautflora aller gesunden Menschen in großen Anteilen zu finden sind. Dieser Typ findet sich besonders bei weiblichen Personen. Als charakteristische Geruchskomponente dieses Typs wurde **Isovaleriansäure** nachgewiesen. Der andere Geruchstyp, als **„stechend", „beißend"** (engl.: pungent) bezeichnet, wird von den **lipophilen Diphtheroiden** (hauptsächlich Corynebakterien) erzeugt. Diese Keime, die nicht notwendigerweise zur Hautflora gehören müssen, werden in deutlich stärkerem Maß bei männlichen Personen gefunden. Entsprechend tritt der „stechende" Geruch auch überwiegend bei Männern auf, wobei die Intensität von der Belegungsdichte der Keime abhängt. Somit sind Diphtheroide als eigentliche Verursacher des unangenehmen Körpergeruchs anzusehen.

Die Literatur nennt in diesem Zusammenhang die Steroide **5α-Androstenol** und **5α-Androstenon** als charakteristische Geruchsbildner. Diese Stoffe können als Abbauprodukte von männlichen Sexualhormonen, wie z. B. **Androsteron** und **Testosteron,** angesehen werden. Anhand von Versuchen mit Modellsubstanzen postuliert Eigen, daß (der Steroidalkohol) **5α-Androstenol** zunächst gebunden als (geruchsfreie) **Ester der Schwefelsäure** oder

Glucuronsäure mit dem Schweiß ausgeschieden wird. Enzyme (Esterasen) der Corynebakterien spalten diese auf der Haut und setzen so das flüchtige, geruchsintensive **5-α-Androstenol** frei, das enzymatisch partiell weiter zum **5-α-Androsteron** umgesetzt wird.

Andere Untersuchungen führten zu dem Schluß, daß **5α-Androstenol** und **5α-Androstenon** aus den im apokrinen Schweiß nachgewiesenen Verbindungen **Andostradienol** und **Andostradienon,** welche nicht sehr geruchsintensiv sind, gebildet werden. Hierbei wird der Keimspezies **Corynebacterium xerosis** eine besondere Bedeutung beigemessen.

Zu völlig anderen Resultaten kommt dagegen eine neuere Arbeit von Preti. Mit Hilfe gaschromatographischer und massenspektroskopischer Methoden in Verbindung mit organoleptischen Prüfungen konnte gezeigt werden, daß „stechender" Körpergeruch hauptsächlich auf der Anwesenheit von **geradkettigen, verzweigten** und **ungesättigten C_{6-11}-Carbonsäuren** beruht! Als wichtigste Verbindung wird hierbei die **3-Methyl-2-hexensäure** angegeben. Dagegen soll der Geruchsbeitrag von **Steroiden** nur gering sein.

Insgesamt ist die Entstehung von Körpergeruch sehr komplex und von einer genauen Aufklärung noch weit entfernt, wie die z. T. sehr widersprüchlichen Untersuchungsergebnisse andeuten.

Körpergeruch tritt nur bei Erwachsenen auf, da die apokrine Sekretion durch Sexualhormone gesteuert wird.

10.2.2 Zusammensetzung

Deodorantien enthalten Wirkstoffe, die als Geruchsüberdecker, Geruchsabsorber, keimhemmende Mittel, Enzyminhibitoren oder Antioxidantien unterschiedlich fungieren. Deren Effektivität hängt u. a. ab von der Rezepturgrundlage, in die sie eingearbeitet werden, und den bei der Herstellung der Deodorantien verwendeten Hilfsstoffen.

10.2.2.1 Wirkstoffe

Geruchsüberdecker. Die Verwendung von Parfum zur Überdeckung bzw. Kaschierung von Körpergeruch ist praktisch seit der Existenz der Parfümerie selbst üblich und kann daher als das „klassische" Verfahren angesehen werden. Auch bei modernen Deodorantpräparaten leistet die Parfümierung einen wesentlichen Beitrag zur Wirksamkeit dieser Produkte. Hierbei muß beachtet werden, daß körpereigene Geruchsbildner und der Duft des Parfümöls einen harmonischen Gesamteindruck ergeben, d. h., jeder Verwender muß „seine" Duftnote bei der Wahl eines Deos herausfinden.

Geruchsabsorber. Geruchsabsorber sind spezielle Stoffe, die geruchsbildende Verbindungen aufnehmen und weitgehend festhalten können. Sie senken den Partialdampfdruck der einzelnen Komponenten und verringern so auch ihre Ausbreitungsgeschwindigkeit. Wichtig ist, daß dabei Parfums unbeeinträchtigt bleiben müssen. Geruchsabsorber haben keine Wirksamkeit gegenüber Bakterien. Sie enthalten beispielsweise als Hautbestandteil ein komplexes Zink-Salz der Ricinolsäure oder stellen eine Mischung spezieller, geruchsneutraler Duftstoffe dar.

Keimhemmende Mittel. Eine wichtige Methode zur Bekämpfung von Körpergeruch ist der Einsatz antimikrobieller Wirkstoffe, die eine weitgehend selektive Wirksamkeit gegenüber den für diesen verantwortlichen Bakterien besitzen. Auf diese Weise kann ein übermäßiges Entstehen von geruchsbildenden Stoffen von vornherein unterbunden werden. Zu beachten ist, daß die Population der betroffenen Bakterien lediglich kontrolliert und ein zu starkes Wachstum verhindert werden soll (bakteriostatische Wirkung), diese jedoch keinesfalls vollständig abgetötet werden dürfen (keine bakterizide Wirkung). Dadurch würde das biologische Gleichgewicht der Hautflora stark beeinträchtigt, so daß sich Krankheitserreger ausbreiten könnten.

Zu den keimhemmenden Mitteln können generell alle geeigneten Konservierungsmittel mit spezifischer Wirkung gegen grampositive Bakterien gerechnet werden, z. B. **Irgasan DP 300** (Triclosan, 2,4,4'-Trichlor-2'-hydroxydiphenylether)[1], **Chlorhexidin** (1,1'-Hexamethylenbis[5-(4-chlorphenyl)-biguanid) sowie **TTC** (3,4,4'-Trichlorcarbanilid). Quartäre Ammonium-Verbindungen sind prinzipiell ebenfalls geeignet, werden jedoch bevorzugt für desinfizierende Seifen und Waschlotionen verwendet. All diesen Stoffen gemeinsam ist ihre hohe antimikrobielle Wirksamkeit. Sie werden deshalb nur in geringen Konzentrationen (ca. 0,1 – 0,3%) eingesetzt.

Weiterhin haben zahlreiche Riechstoffe antimikrobielle Eigenschaften. Spezielle Kombinationen mit besonderer Wirksamkeit gegenüber grampositiven Bakterien werden für die Komposition sog. Deoparfums eingesetzt. Auch eine große Anzahl etherischer Öle bzw. deren charakteristische Inhaltsstoffe, wie z. B. Nelkenöl (Eugenol), Minzöl (Menthol) oder Thymianöl (Thymol), zeigen eine ausgeprägte antimikrobielle Wirksamkeit. Sie sind jedoch wegen ihrer starken charakteristischen Eigengerüche nur sehr eingeschränkt einsetzbar.

Ein interessantes natürliches Deomittel ist der Terpenalkohol **Farnesol** (3,7,11-Trimethyl-2,6,10-dodecatrien-1-ol), der im Lindenblütenöl vorkommt und einen maiglöckchenähnlichen Geruch hat. Seine antibakteriellen Eigenschaften sind mit denen der bereits erwähnten Riechstoffe vergleichbar. Farnesol wird jedoch für den praktischen Einsatz synthetisch gewonnen. Ähnliches gilt für **Phenoxyethanol,** welches in der Natur beispielsweise im (antimikrobiell wirksamen) Grünen Tee vorkommt.

1 **Irgasan** ist seit langer Zeit der weltweit am meisten verwendete Wirkstoff in Deodorantien. Insbesondere in Europa und Japan kann heute jedoch eine **zunehmende Abkehr** hiervon beobachtet werden. So werden beispielsweise in Deutschland Irgasan und andere Organohalogen-Verbindungen als Deomittel praktisch nicht mehr eingesetzt!

In der Praxis wird ebenso **Glycerinmonolaurat** (**GML**) als Bakteriostatikum verwendet. GML ist ein nahezu geruchloser Stoff von wachsartiger Konsistenz.

Durch geschickte Kombination von Wirkstoffen können deren Einzelwirkungen im Sinne eines **Synergismus** gesteigert werden. Ein Beispiel hierfür ist „Farnesol plus", eine Mischung aus Farnesol, Phenoxyethanol und GML.

Neuere Untersuchungen ergaben, daß auch dem GML verwandte Carbonsäureester des Glycerins, Diglycerins und Triglycerins auffallende antimikrobielle Eigenschaften haben. Besonders wichtig in diesem Zusammenhang ist **Diglycerinmonocaprinat** (**DMC**), welches eine hohe, spezifische Wirksamkeit gegen Corynebakterien besitzt bei gleichzeitiger sehr guter Verträglichkeit für den Verbraucher und günstigem ökologischen Verhalten (Lebensmittelqualität).

Enzyminhibitoren. Enzyminhibitoren sind Stoffe, die biochemische Vorgänge unterbinden, indem sie die hierfür notwendigen Enzyme blockieren. Zahlreiche Substanzen können zu ihnen gerechnet werden. Der Einsatz von Enzyminhibitoren in Deodorantien zielt darauf, die für die Schweißzersetzung verantwortlichen Enzyme, namentlich die **esterspaltenden Lipasen,** zu inaktivieren, ohne hierbei die Bakterien, von denen sie gebildet werden, zu schädigen. Ein entsprechender Wirkstoff wird unter dem Namen **Hydagen Deo** angeboten, der als Hauptbestandteil Citronensäuretriethylester enthält. Seine Wirkungsweise wird so erklärt, daß die nach seiner Spaltung durch Lipasen auftretende freie Citronensäure den pH-Wert auf der Haut absenkt und hierdurch diese Enzyme blockiert. Nach der allmählichen Wiederangleichung des pH-Werts durch hauteigene Puffersysteme soll sich dieser Vorgang in unmeßbar kleinen Schritten wiederholen. Neuere Untersuchungen ziehen diesen Mechanismus allerdings in Zweifel.

Kürzlich konnten die esterasehemmenden Eigenschaften von **Zinkglycinat** – $(H_2N\text{-}CH_2\text{-}CO_2)_2Zn$ – nachgewiesen werden.

Antioxidantien. Die Verwendung von Antioxidantien basiert auf der Annahme, daß die Bildung von Körpergeruch im wesentlichen auf eine Oxidation von Bestandteilen des apokrinen Schweißes durch Luftsauerstoff zurückzuführen ist; das ist jedoch wissenschaftlich umstritten.

10.2.2.2 Hilfsstoffe und Rezepturgrundlagen

Um die Wirkstoffe auf eine dosierbare, sparsame, bequeme und kosmetisch ansprechende Weise auf die Haut applizieren zu können, müssen sie zunächst in sog. Rezepturgrundlagen eingearbeitet werden. Hierbei ist eine sorgfältige Abstimmung erforderlich, damit alle Inhaltsstoffe auch über längere Lagerzeiten stabil bleiben und keine unerwünschten Veränderungen eintreten. Auch ist es erforderlich, daß die Wirkstoffe nach der Applikation wieder in aktiver Form aus der Grundlage freigesetzt werden und eine Fixierung auf der Hautoberfläche erreicht wird. Als wichtigste Rezepturgrundlagen sind zu nennen: alkoholische und wäßrig/alkoholische Lösungen, Emulsionen, Gele, Öle, Wachs/Fett-Massen und Puder.

Auf die große Anzahl zusätzlicher Hilfsstoffe, wie z. B. Stabilisatoren, Konsistenzverbesserer, Schauminhibitoren oder Farbstoffe, kann hier nicht näher eingegangen werden. Ihre Verwendung ist vom Einzelfall abhängig. Ähnliches gilt für pflegende und schützende Zusätze sowie für natürliche Öle und Extrakte, die bei zu geringer Einsatzkonzentration mit dem eigentlichen Zweck eines Produkts oft wenig zu tun haben.

10.2.3 Applikationsformen und Rezepturbeispiele

Deodorantien werden in unterschiedlichen Applikationsformen angeboten, z. B. als Aerosole, Pumpsprays, Roller oder Stifte, und differieren naturgemäß hinsichtlich ihrer Zusammensetzung stark.

Aerosole. Bei den Aerosolen oder Sprays werden Wirkstofflösungen meist mit Flüssiggas als Treibmittel unter Druck in Spraydosen so eingefüllt, daß eine homogene Lösung entsteht. Während des Sprühvorgangs bei der Applikation verdampft das Treibmittel aufgrund der Druckminderung schlagartig, wodurch die Wirkstofflösung in feinste Tröpfchen zerrissen wird (Aerosolisierung).

Die meisten Deosprays basieren auf alkoholischen Wirkstofflösungen, die etwa 20–60% Massenanteil des Gesamtaerosols ausmachen. Als Treibgase verwendet werden meist Kohlenwasserstoffe wie **Propan, Butan** und **Isobutan.** Neuerdings wird auch **Dimethylether** eingesetzt. Fluorchlorkohlenwasserstoffe sind als Treibgase aus ökologischen Gründen nicht mehr erlaubt! Der Wirkstofflösung werden meist noch rückfettende bzw. fixierend wirkende Substanzen, wie z. B. höhere Alkohole, Ester langkettiger Fettsäuren oder Glykole, zugesetzt.

Eine für Deosprays typische Zusammensetzung veranschaulicht das nachstehende Rezepturbeispiel.

Rezepturbeispiel: Deospray

Inhaltsstoffe	*Massengehalt (%)*
Farnesol plus	1,0
2-Octyldodecanol	0,5
Ethylalkohol	38,5
Treibgas	60,0

Alkoholische Deosprays vermitteln über die Verdunstungskälte des Lösungsmittels bei der Applikation ein gewisses Frischeempfinden.

Neben den alkoholischen Deosprays gibt es solche mit öliger Wirkstoffbasis. Diese enthalten meistens einen hohen Treibgasanteil (mehr als 90%) und sind im „Mildesegment" angesiedelt. Bei den **Trockendeosprays** handelt es sich normalerweise um Antitranspirant-Suspensionssprays, die häufig noch einen antibakteriellen Zusatz enthalten (s. Kap. 10.3).

Pumpen. Formulierungen für Deopumpen, häufig auch Pumpsprays genannt, basieren gewöhnlich auf wäßrig/alkoholischen Lösungsgrundlagen (Wassergehalt etwa 10–70%). Da die Löslichkeit von Parfümölen und Wirkstoffen mit zunehmendem Wassergehalt des Alkohols abnimmt, müssen meist Lösungsvermittler und Emulgatoren zugegeben werden, um zu ausreichend homogenen Systemen zu gelangen. Als Fixateure werden aus Gründen der Löslichkeit häufig Glykole verwendet. Pumpen mit durchsichtigen oder durchscheinenden Glasflaschen als Behälter müssen Stabilisatoren gegen Lichteinwirkung enthalten. Für diese Produkte werden auch Behälter aus Aluminium oder Kunststoff verwendet. Aufgrund der Tatsache, daß bei Pumpen ein rein mechanisches Versprühen, ausgelöst durch Fingerdruck, stattfindet, besteht der Sprühnebel aus relativ großen Tröpfchen, wodurch im Vergleich zum Flüssiggasaerosol ein nasses Hautgefühl entsteht.

Eine für Pumpsprays typische Rezeptur hat folgende Zusammensetzung:

Rezepturbeispiel: Deopumpspray

Inhaltsstoffe	*Massengehalt (%)*
Deoparfümöl	2,5
Lösungsvermittler	0,5
Ethylalkohol	65,0
Wasser	30,0
Polyethylenglykol	2,0

Roller. Beim Roller- („Roll-on"-)Deodorant sind flüssige Rezepturgrundlagen erforderlich, die bestimmte rheologische Eigenschaften haben müssen, damit eine gute Übertragung und Verteilung mit Hilfe der Rollerkugel möglich ist. Das wird mit Grundlagen auf der Basis von **Gelen** und **Emulsionen** (O/W-Typ) erreicht. Die Gelgrundlagen können von den wäßrig/alkoholischen Wirkstofflösungen der Pumpsprays abgeleitet werden, denen spezielle Quellstoffe, wie z.B. modifizierte Cellulosen, synthetische Polymere oder Bentonite, zugesetzt werden.

Rezepturen für Gel- bzw. Emulsionsroller können wie folgt aufgebaut sein:

Rezepturbeispiel: Roller-Deogel

Inhaltsstoffe	*Massengehalt (%)*
Farnesol	0,3
Parfümöl	1,0
Lösungsvermittler	3,0
Hydroxyethylcellulose	0,5
Ethylalkohol	40,0
Wasser	55,2

Rezepturbeispiel: Roller-Deo-O/W-Emulsion

Inhaltsstoffe	*Massengehalt (%)*
Glycerinmonolaurat	1,0
Parfümöl	1,0
Glycerylstearat	4,0
Cetylstearylalkohol, ethoxyliert	3,0
2-Octyldodecanol	5,0
Ethylalkohol	10,0
Polyacrylat	0,7
Glycerin	5,0
Wasser	70,3

Stifte. Die Grundmasse von Deostiften muß einerseits eine bestimmte Härte und Formbeständigkeit besitzen, andererseits jedoch auch auf der Haut unter leichtem Andruck abgerieben werden können. Diese Konsistenzeigenschaften lassen sich gut mit Hilfe von **Seifen-Glykol-Gelen** erreichen. Niedere Glykole sowie Glycerin bilden in Gegenwart von Natriumstearat („Seife“) klare, transparente Gele, die zusätzlich Alkohol und Wasser aufnehmen können.

Rezepturbeispiel: Deostift

Inhaltsstoffe	*Massengehalt (%)*
Diglycerinmonocaprinat	1,0
Parfümöl	1,5
Natriumstearat	7,0
1,2-Propylenglykol	49,5
Lösungsvermittler	4,0
Ethylalkohol	31,0
Wasser	6,0

Sonstige Grundlagen. Als sonstige Grundlagen für Deodorantien sollen noch **Cremes** (O/W-Emulsionen oder Gele) und **Puder** (Talkum-Basis) erwähnt werden, in die üblicherweise synthetische Bakteriostatika eingearbeitet werden. Diese Darreichungsformen spielen nur eine unbedeutende Rolle. **Deoseifen** sind keine eigentlichen Deodorantien, sondern Seifen mit zusätzlicher Deowirkung.

10.2.4 Herstellung der Deodorantien

Aerosole. Die Wirkstofflösungen werden entweder chargenweise in Mischbehältern angesetzt und bis zur Abfüllung in Lagertanks aus VA-Stahl aufbewahrt oder aber unmittelbar vor der Abfüllung über kontinuierlich arbeitende Mischer hergestellt. Bei der Aerosolabfüllung werden zunächst die Wirkstofflösung eindosiert, anschließend die Dose mit dem Ventilträger verschlossen („Clinchung") und das flüssige Treibgas mit Hilfe eines Kolbendosierers über einen Adapter durch das Ventil hindurch zugegeben. Die Dosen werden hiernach bei 50 °C im Wasserbad auf Dichtigkeit geprüft und anschließend mit Sprühkopf und Schutzkappe versehen.

Pumpen. Die Wirkstofflösungen werden chargenweise hergestellt, etwa 2 Wochen gelagert („Reifung") und anschließend in der Kälte bei ca. 4 °C filtriert. Die Abfüllung erfolgt über Dosierer. Die Pumpe wird anschließend je nach Art der Behälteröffnung gecrimpt (Kapselverschluß), geclincht (Tellerverschluß), geschraubt oder geprellt (Kunststoffteller).

Roller. Bei Gelrollern wird das Füllgut in Mischbehältern hergestellt. Im Fall der Emulsionsroller werden zunächst Öl- und Wasserphase separat bereitet und anschließend im Homogenisator emulgiert. Die Abfüllung erfolgt über Dosierer.

Stifte. Zur Herstellung von Seifen/Glykol-Stiften werden die Rohstoffe in beheizbaren Rührkesseln unter Erwärmung zusammengegeben, wobei Natriumstearat durch Neutralisation von freier Stearinsäure mit einer genau berechneten Menge Natronlauge erhalten wird. Die bei 60–70 °C flüssige Masse wird in die Hülsen dosiert und anschließend in Über-Kopf-Stellung bei aufgeschraubter Verschlußkappe langsam abgekühlt, so daß sie unter Ausbildung der typisch abgerundeten Oberfläche erstarren kann. Stifte auf Basis einer Wachsgrundlage werden im Prinzip entsprechend produziert; dabei müssen die Rohstoffe z. T. vorher aufgeschmolzen werden.

10.2.5 Anwendung und Prüfmethoden

10.2.5.1 Anwendung

Deodorantien werden zweckmäßig nach dem Waschen bzw. Duschen angewandt, im Bedarfsfalle auch zwischenzeitlich. Bei Sprays und Pumpen erstreckt sich die Verwendung meist über die Achselhöhlen hinaus auf Brust-, Rücken- und Armpartien, insbesondere im Falle parfümistisch ausgeprägter Produkte. Man sollte nicht unmittelbar nach der Anwendung Kleidung anlegen, sondern kurze Zeit abwarten, damit Lösungsmittel verdunsten bzw. die Wirkstoffträger in die Haut einziehen können. Fußdeodorantsprays sind meist mit sog. „Up-and-down"-Ventilen ausgerüstet, die auch ein Sprühen mit abwärts gehaltener Dose ermöglichen.

10.2.5.2 Prüfmethoden

In vivo-Prüfung (Sniff-Test). Eine testmäßig angelegte Produktanwendung unter olfaktorischer Beurteilung des Körpergeruchs ist die sicherste Methode, die Wirksamkeit von Deodorantien zu überprüfen. Hierbei werden von jedem Probanden je zwei verschiedene Präparate bzw. ein Testprodukt und ein Placebo nach Vorschrift über einen gewissen Zeitraum (meist 1 Woche) benutzt (linke gegen rechte Achselhöhle). Nach bestimmten Testzeiten wird der Körpergeruch nach Intensität mit 1–6 benotet, wobei entweder direkt an der Achsel oder an während der Testzeit getragenen Baumwollpads gerochen wird. Aus den – z. T. deutlich streuenden – Einzelnoten werden Mittelwerte berechnet und statistisch ausgewertet.

Mikrobiologische Methoden. Mit Hilfe mikrobiologischer Methoden läßt sich die antimikrobielle Wirksamkeit von Deodorantien überprüfen. Obwohl sie nur ein Teilaspekt sind und keine Gesamtbeurteilung der Deowirksamkeit ersetzen können, liefern mikrobiologische Tests wertvolle Hilfe bei der Auswahl neuer Wirkstoffe und bei der Rezepturentwicklung. Üblicherweise werden **Diffusionsmethoden** wie der Hemmhof-Test oder die Bestimmung des **K**ontakt-**W**achstums-**I**ndex (KWI-Test), aber auch die Prüfung in **Suspension** angewandt, meist mit labormäßig angezüchteten Testkeimen, die für grampositive Hautkeime als repräsentativ angesehen werden können.

Durch Bebrüten von mit Wirkstoff behandelten Nährböden bzw. Lösungen wird das Wachstumsverhalten der Keime überprüft. Hierbei werden gewöhnlich Reihen mit abnehmenden Wirkstoffkonzentrationen angesetzt. Als Vergleich dienen Leermuster, d. h. wirkstofffreie Nährböden, sowie Proben mit Stoffen bekannter Wirksamkeit, wie z. B. Irgasan.

Messung der Dampfdruckerniedrigung von Geruchsbildnern durch Absorber (Head-space-Methode). Zur Überprüfung der dampfdrucksenkenden Wirkung von Geruchsabsorbern werden unter genau festgelegten Versuchsbedingungen Wirkstoff und Mischungen typischer übelriechender Stoffe (z. B. Buttersäure, Pyridin und Mercaptane) als Modellsubstanzen in einem geschlossenen Glaskolben zusammengegeben. Anschließend werden die Gleichgewichtsdampfdrucke der einzelnen Komponenten in der Gasphase (Head space) gaschromatographisch bestimmt und mit den Werten der unbehandelten, reinen Stoffe verglichen.

Panel-Test. Der Panel-Test ist ein breit angelegter Anwendungstest mit dem Ziel einer subjektiven Gesamtbeurteilung von Deodorantien, bei dem neben der Wirksamkeit auch die parfümistische Anmutung, Hautfreundlichkeit, Frische, pflegende Wirkung, kosmetische Anmutung, Funktionsfähigkeit usw. bewertet werden. Mit Hilfe eines Fragebogens oder per Interview werden die Einzelresultate von den Probanden abgefragt und statistisch ausgewertet.

Wirkstoffe, Hilfsstoffe und Lösungsmittel können qualitativ und quantitativ u. a. mit Hilfe chromatographischer (GC, DC, HPLC) und spektroskopischer Methoden bestimmt werden.

10.2.6 Anwendungstechnische Beurteilungskriterien

Bei der Bewertung der Leistungsfähigkeit von Deodorantien sollte stets bedacht werden, daß das Zustandekommen des Deoeffekts sowohl von den speziellen Eigenschaften des Produktes als auch im ähnlichen Maß von den durch die Person des Anwenders vorgegebenen Bedingungen beeinflußt wird. Bei einem gut formulierten Präparat sollte sich seine Gesamtwirksamkeit anteilig aus seinen antimikrobiellen Eigenschaften, seiner Parfümistik sowie aus seiner Fähigkeit, Gerüche zu fixieren, zusammensetzen. All diese Aspekte müssen im Sinne eines **Synergismus** gesehen werden und lassen sich nicht voneinander getrennt beurteilen. Auch die Rezepturgrundlage und die technischen Gegebenheiten bei der Anwendung sollten hier berücksichtigt werden. Für jeden Einzelfall spielen Art und Ausmaß des jeweiligen Körpergeruchs eine wesentliche Rolle. Dies hängt von der Zusammensetzung und Menge des apokrinen Schweißes sowie der Hautflora ab, die von Faktoren wie klimatische Verhältnisse, Ernährung, körperliche und psychische Umstände, Art der Kleidung und Häufigkeit ihres Wechsels sowie vor allem von individuellen Körperpflegegewohnheiten jedes einzelnen beeinflußt werden. **Nachdrücklich muß betont werden, daß die Verwendung von Deodorantien nicht das Waschen, Duschen oder Baden ersetzt, sondern nur der Verlängerung der hierbei gewonnenen Frische dient!** Insgesamt kann gesagt werden, daß kein Präparat für den Einzelfall eine ausreichende Wirksamkeit versprechen kann, sondern lediglich eine gewisse Wahrscheinlichkeit für ihr Eintreten bietet.

Ähnlich zu beantworten ist die Frage nach der zeitlichen Dauer der Deowirkung. Ob zu einem bestimmten Zeitpunkt die Wirksamkeit noch oder nicht mehr gegeben ist, ist abhängig vom Einzelfall. Letztendlich wird die Wirksamkeit der Deodorantien durch den Verbraucher rein subjektiv beurteilt, wobei die individuelle Sensitivität und Toleranzschwelle eine Rolle spielen.

Deodorantien müssen wie alle übrigen kosmetischen Mittel eine Mindesthaltbarkeit von 30 Monaten haben, wenn für sie kein Verfallsdatum angegeben ist. Im einzelnen bedeutet dies, daß volle Wirksamkeit, Parfümistik, Funktion, intakte Verpackung und unbeeinträchtigtes äußeres Erscheinungsbild für diesen Zeitraum gewährleistet sein müssen und sich keine schädlichen Stoffe bilden dürfen. Hierbei sollte jedoch immer berücksichtigt werden, daß chemische und physikalische Wechselwirkungen zwischen den Rezepturbestandteilen selbst sowie mit den Verpackungsmaterialien und der Umgebung (Oxidation durch Luftsauerstoff, Abdiffundieren flüchtiger Stoffe) zu einem langsamen, aber stetigen Qualitätsverlust führen, der jedoch nicht zwangsläufig bedeutet, daß ein Produkt nach Ablauf der garantierten Haltbarkeitsdauer unbrauchbar ist.

10.3 Antitranspirantien

10.3.1 Funktion von Antitranspirantien

Antitranspirantien, auch **Antiperspirantien** genannt, sind kosmetische Mittel, die durch Beeinflussung der Aktivität der ekkrinen Schweißdrüsen die **Schweißbildung reduzieren** und damit den den Schweiß zersetzenden Hautbakterien einen Teil der Nährstoffe entziehen. Sie bewirken damit ein geringeres Bakterienwachstum und eine **Verminderung des Körpergeruchs.** Antitranspirantien fungieren so indirekt auch als **Deodorantien.**

Die regulierende Wirkung von Antitranspirantien ist von besonderer Bedeutung für Personen mit übermäßiger, im Extremfall krankhafter (**Hyperhidrose**) Transpiration, bei deren Vorliegen bevorzugt die eher zu den medizinischen Mitteln zu rechnenden **Antihidrotika** verwendet werden.

Antitranspirantien werden vorzugsweise auf den Körperpartien angewandt, die eine besonders hohe Zahl an Schweiß sezernierenden ekkrinen Schweißdrüsen besitzen und einem überhöhten Wärmestau ausgesetzt sind, d. h. (s. Kap. 3.1) in den Achselhöhlen und an den Füßen (insbesondere beim Tragen von Schuhen aus „atmungsinaktivem" Material).

10.3.2 Zusammensetzung von Antitranspirantien

Wirkstoffe

Alle für Antitranspirantien üblichen Wirkstoffe gehören zu den sogenannten **Adstringentien.** Diese Stoffe bewirken ein Zusammenziehen der Haut durch Denaturierung von Proteinen und Schleimstoffen der Hautoberfläche und verengen so auch die Ausgangskanäle der ekkrinen Schweißdrüsen.

Aufgrund gesetzlicher Einschränkungen sowie geringer kosmetischer Akzeptanz werden als Adstringentien heute **Aldehyde, organische Säuren** und **Gerbstoffe** nicht mehr eingesetzt, zumal deren Wirksamkeit auch nur recht schwach ist.

Als besonders wirksame Adstringentien haben sich Salze drei- und vierwertiger Metalle erwiesen, von denen in der Praxis insbesondere die des **Aluminiums** und des **Zirkoniums** verwendet werden.

Von den zahlreichen untersuchten Verbindungen haben sich speziell **Aluminiumchlorohydrat (ACH)** und der **Aluminium-Zirkonium-tetrachloro-Glycin-Komplex (ZAG)** für den Einsatz in kosmetischen Antitranspirantien bewährt.

ACH ist ein basisches Aluminiumchlorid der Zusammensetzung $Al_2(OH)_5Cl \cdot 2-3H_2O$. Das feinkristalline weiße Produkt ist sehr gut in Wasser löslich. Die resultierenden Lösungen reagieren sauer; ihr pH-Wert ist aber nur wenig konzentrationsabhängig: 5 bzw. 15 gew.%ige Lösungen haben einen pH-Wert von 4,4 bzw. 4,2.

ZAG entspricht der Summenformel $Al_4Zr(OH)_{12}Cl_4 \cdot nH_2O \cdot 1$ Glycin. Seine physikalischen und chemischen Eigenschaften sind denen von ACH vergleichbar, seine Antitranspirantwirksamkeit soll dagegen stärker sein. ZAG darf nicht in Aerosolprodukten eingesetzt werden. Man findet ZAG bevorzugt in Produkten englischer und US-amerikanischer Hersteller.

Als weitere Wirkstoffe sollen noch die **Komplexe von basischen Aluminiumchloriden mit Propylenglykol** oder **Polyethylenglykol** sowie **Zink-** und **Aluminiumphenolsulfonat** erwähnt werden. Diese Stoffe sind in reinem Alkohol löslich und erlauben so die Formulierung spezieller wasserfreier Zubereitungen. Ihre Bedeutung ist jedoch insgesamt gering.

Hilfsstoffe, Rezepturgrundlagen, Applikationsformen

Auf die Bedeutung von **Hilfsstoffen** und **Rezepturgrundlagen** bei der Formulierung von Produkten wurde bereits im Kap. 10.2 näher eingegangen. Ebenso wurden dort die verschiedenen **Applikationsformen** und die hierbei auftretenden technischen Aspekte sowie die Erfordernisse bei der fabrikationsmäßigen **Herstellung** derartiger kosmetischer Mittel genauer beschrieben. Mögliche Besonderheiten bei den Antitranspirantien werden im Rahmen der nachfolgenden Rezepturbeispiele angesprochen.

Rezepturbeispiele

Da ACH und – wenn auch weniger – ZAG die mit Abstand am häufigsten eingesetzten Wirkstoffe sind, werden sie bei den Rezepturbeispielen ausschließlich berücksichtigt.

Generell lassen sich zwei grundsätzliche Rezepturfamilien unterscheiden:

Wasserfreie Suspensionen. Bei diesen werden die Wirkstoffe in geeigneten unpolaren Trägersystemen als feine Pulver suspendiert. Die Träger enthalten je nach Erfordernis Paraffinöle, Fettsäureester, höhere Fettsäuren, Öle, Fette, Siliconöle, Wachse u.a.; sie können auch zusätzlich unter dem Aspekt der Hautpflege gesehen werden. Bei **Aerosolen** („Trockensprays") und **Rollern** setzen sich die Feststoffe beim Stehen ab, so daß die Produkte vor Gebrauch aufgeschüttelt werden müssen.

Rezepturbeispiele: Antitranspirantspray (A) **und -puderspray** (B)

Inhaltsstoffe	*Massengehalt (%)* A	B
Aluminiumchlorohydrat	4,5	4,5
Isopropylpalmitat	5,0	5,0
flüchtiges Siliconöl	5,0	–
Isoparaffin	–	5,0
Talkum	–	2,0
Parfümöl	0,5	0,5
Treibgas*	85,0	83,0

* Propan/Butan/Isobutan

Zur Herstellung von Antitranspirantsprays werden die Feststoffe in der flüssigen Öl- und Parfümphase vorsuspendiert und in den Aerosolbehälter dosiert. Nach dem Verschließen wird das (verflüssigte) Treibgas durch das Ventil zugegeben, wobei sich Gas- und Flüssigphase mischen. Insofern spricht man hier auch von einem sog. 2-Phasenspray.

Rezepturbeispiel: Antitranspirant-Schüttelroller

Inhaltsstoffe	*Massengehalt (%)*
Aluminiumchlorohydrat	20,0
2-Octyldodecanol	1,0
Aerosil	1,0
flüchtiges Siliconöl	77,0
Parfümöl	1,0

Schüttelroller erfordern Trägersysteme von mittlerer Viskosität. Diese läßt sich durch geeignete Verdicker, wie hier z. B. Aerosil (modifizierte, amorphe Kieselsäure), einstellen.

Rezepturbeispiel: Antitranspirant-Stift

Inhaltsstoffe	*Massengehalt (%)*
ZAG	20,0
Stearylalkohol	20,0
Glycerylstearat + PEG-100-stearat	1,0
Talkum	1,5
Polyethylenglykol-20	5,0
Aerosil	1,5
flüchtiges Siliconöl	50,0
Parfümöl	1,0

Bei Antitranspirantstiften dieses Typs sind die Wirkstoffe in festen, wachsartigen Trägern suspendiert, welche einen Zusatz von wasserlöslichen und oberflächenaktiven Stoffen enthalten (hier: PEG-20, Glycerylstearat, PEG-100-stearat), um eine bessere Verteilbarkeit in Verbindung mit der Hautfeuchtigkeit zu erreichen.

In wasserfreien Suspensionsrezepturen werden seit einiger Zeit in zunehmendem Maße sog. **verkapselte Parfümöle** eingesetzt. Bei diesen sind Parfümöle in wasserlösliche, aber ölunlösliche Materialien (z. B. Dextrine) eingekapselt. In Gegenwart von Schweiß werden die Kapseln aufgelöst und das Parfümöl freigesetzt, so daß eine zeitverzögerte Zusatzwirkung eintreten kann (Depoteffekt).

Wasserhaltige Lösungen. ACH und ZAG werden üblicherweise als kommerziell erhältliche Lösungen eingesetzt. Als Rezepturtypen unterscheidet man bei den wasserhaltigen Antitranspirantienpräparaten einerseits **klare Lösungen,** welche meist noch Alkohol enthalten und – wenn erforderlich – mit Gelbildnern angedickt sind, sowie **Emulsionen** (zumeist vom O/W-Typ).

Die mit Abstand am häufigsten verwendete Applikationsform für wasserhaltige Antitranspirantienlösungen ist der **Roller** (oder Roll on).

Rezepturbeispiel: Antitranspirant-Rollergel

Inhaltsstoffe	*Massengehalt (%)*
Aluminiumchlorohydrat	8,0
Hydroxyethylcellulose	0,5
Lösungsvermittler	3,0
Ethylalkohol	25,0
Parfümöl	1,0
Wasser	62,5

Rezepturbeispiel: Antitranspirant-O/W-Emulsion

Inhaltsstoffe	*Massengehalt (%)*
Aluminiumchlorohydrat	10,0
PPG-15-Stearylether	5,0
Steareth-100	1,0
Steareth-2	4,0
Parfümöl	1,0
Methylparaben	0,3
Wasser	78,7

Rezepturbeispiel: Antitranspirant-Pumpspray

Inhaltsstoffe	*Massengehalt (%)*
Aluminiumchlorohydrat	10,0
Lösungsvermittler	1,0
Ethylalkohol	30,0
Polyethylenglykol	2,0
Parfümöl	1,0
Wasser	56,0

Als **weitere Applikationsformen** für Antitranspirantien haben noch **Cremes** und neuerlich auch **Gele** eine gewisse Bedeutung. Sie werden meist in Kunststofftuben aber auch in speziellen, z. T. recht aufwendigen Spendersystemen angeboten. Ein gewisses Kuriosum ist der sog. **Deostein.** Hierbei handelt es sich um Alaun ($KAl(SO_4)_2 \cdot 12H_2O$), aus welchem sich große, gut ausgebildete Einkristalle herstellen lassen.

Hingegen gibt es keine Antitranspirantienstifte auf Basis von **Seifen/Glykol-Gelen,** da die alkalische Grundlage einen Einsatz der sauren Aluminium- und Zirkonium-Salze verbietet. Ebensowenig gibt es entsprechende **Aerosol-Sprays auf wäßrig-alkoholischer Basis,** da bei diesen aufgrund des sauren pH-Wertes und der Gegenwart von Chlorid-Ionen eine rasche Korrosion der metallenen Aerosoldosen eintritt!

Auf Basis der Wirkstoffe **Zink-** und **Aluminiumphenolsulfonat** lassen sich jedoch alkoholische, dem Deospray vergleichbare Aerosole formulieren.

10.3.3 Anwendung und Wirkung

Auf die Bedeutung von Adstringentien als Antitranspirantwirkstoffe wurde bereits im Kap. 10.3.2 hingewiesen. Die besonders hohe Wirksamkeit von sauren Metallsalzen wie ACH und ZAG beruht darauf, daß die Lösungen in den oberen Bereich der Ausführungsgänge der ekkrinen Schweißdrüsen eindringen. Hierbei bilden die Metall-Ionen sowohl mit den Schleimstoffen (Mucopolysaccharide) der Innenwandung dieser Drüsen als auch mit deren oberster Zellschicht schwerlösliche, anhaftende Niederschläge als Pfropfen, welche den Drüsengang z. T. verstopfen und somit den Abfluß des Schweißes behindern. Da sich dieses im Bereich der Oberhaut abspielt, werden die Pfropfen im Zuge der Verhornung allmählich mitabgestoßen. In ◘ 10.3.1 wird der Vorgang der Schweißretention schematisch dargestellt.

Da saure Aluminium-Salze antibakteriell wirksam sind, erbringen sie noch einen Zusatzbeitrag im Sinne eines Deowirkstoffes.

Kommerzielle Antitranspirantien führen zu Schweißreduzierungen von ca. 20–60%. Hierbei gilt die Regel, daß die Wirksamkeit zunimmt, je höher die Wirkstoffkonzentration und je tiefer der pH-Wert dieser Mittel ist, was allerdings zu Lasten ihrer Verträglichkeit geht. Auch die jeweilige Rezepturgrundlage und Applikationsform haben einen gewissen Einfluß. Insoweit sind wasserhaltige Zubereitungen insgesamt als vorteilhafter anzusehen, da im Gegensatz zu ihnen bei den Suspensionen die Wirkstoffe erst aus den Trägern freigesetzt und von der Hautfeuchtigkeit aufgelöst werden müssen, bevor sie ihre Leistung entfalten können. Vor allem muß nachdrücklich darauf hingewiesen werden, daß Antitranspirantien keinesfalls das (physiologisch sinnvolle) Schwitzen verhindern, sondern vielmehr auf ein erträgliches Maß reduzieren sollen!

Bei ihrer Anwendung steigt die Wirkung über die ersten Tage merklich an und bleibt dann bei weiterer regelmäßiger Anwendung auf konstantem Niveau.

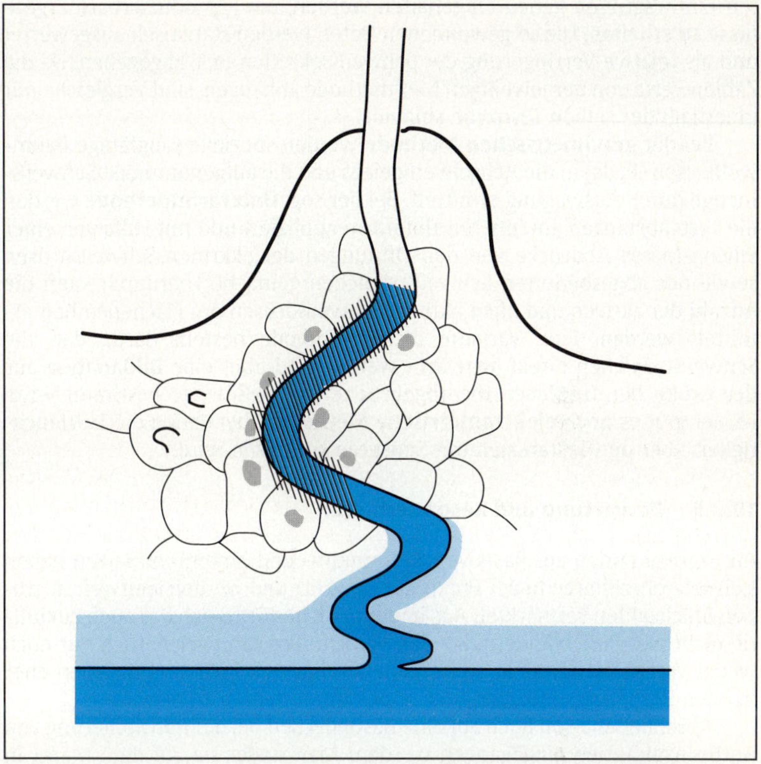

10.3.1 Schematische Darstellung der Schweißretention durch Metallsalz-Lösungen. Innerhalb der Oberhaut (Epidermis) kommt es zur Bildung von Metall-Mucopolysaccharid-Komplexen, die als amorphes Präzipitat (schraffierter Anteil) den Ausführungsgang der Schweißdrüswn ausfüllen. Ein Konglomerat aus diesem Präzipitat und den wandständigen degenerierten Epithelzellen formt schließlich einen festhaftenden Pfropf. (nach Hölzle, E., 1988).

10.3.4 Prüfmethoden

Zur Ermittlung der schweißreduzierenden Wirkung von Antitranspirantien gibt es eine Reihe verschiedener Prüfmethoden. In allen Fällen werden bei einer geeigneten Gruppe von Versuchspersonen die Testprodukte häufig über einige Tage unter genau kontrollierten Bedingungen einseitig appliziert. Danach müssen die Probanden in einer Klimakammer schwitzen, woraufhin der Transpirationseffekt der behandelten Stelle sowie der nichtbehandelten kontralateralen Fläche gemessen wird. Hierbei ist wichtig, daß alle relevanten Einflußgrößen genau eingehalten werden, um reproduzierbare Ergebnisse zu erhalten. Die so gewonnenen Daten werden statistisch ausgewertet und als relative Verringerung der Schweißsekretion in % angegeben. Da die Zahlenwerte von der jeweiligen Meßmethode abhängen, sind Vergleiche nur innerhalb der selben Testreihe sinnvoll!

Bei der **gravimetrischen Methode** werden spezielle saugfähige Baumwollkissen (Pads) in die Achseln eingelegt und die aufgenommene Schweißmenge durch Auswägung ermittelt. Bei der sog. **Unterarmmethode** werden die Testsubstanzen am inneren Unterarm appliziert und mit Hilfe von einer Silicon-Masse Abdrücke von den Öffnungen der ekkrinen Schweißdrüsen sowie der abgesonderten Schweißtröpfchen gemacht. Hierdurch kann die Anzahl der aktiven und nicht aktiven Schweißdrüsen pro Flächeneinheit ermittelt werden. Eine Variante dieser Methode besteht darin, daß die Schweißtröpfchen direkt angefärbt werden und über eine **Bildanalyse** aus der Größe der Tröpfchen die abgegebene Schweißmenge bestimmt wird. Ferner gibt es noch **elektrometrische Methoden,** bei denen die Luftfeuchtigkeit über den Testarealen mit Sensoren gemessen wird.

10.3.5 Bewertung und Besonderheiten

Antitranspirantien auf Basis von Aluminium- und Zirkonium-Salzen haben sich seit Jahrzehnten in der Praxis gut bewährt und werden weltweit in großen Stückzahlen vermarktet. Aus heutiger Sicht dürfte sich das auch zukünftig nicht wesentlich ändern. Bei den Wirkstoffen kann vermutlich nur noch wenig verbessert werden; weitergehende Innovationen sind dagegen eher bei den Rezepturgrundlagen und Applikatorsystemen zu erwarten.

Abschließend soll noch auf eine Besonderheit bei der Positionierung von Antitranspirantien eingegangen werden: Man findet sie auf dem Markt in verschiedenen Teilsegmenten. Dieses hängt damit zusammen, daß, wie schon erwähnt, Antitranspirantien gleichzeitig auch Deodorantien sind. So enthalten größere **Deosortimente** häufig Roller (Typ Gel), welche sich nach Parfümierung und äußerer Aufmachung nahtlos einfügen. Ebenso erscheinen Roller (Typ Emulsion) und Cremes bevorzugt im sog. **Mildesegment.** Die Wirkstoffgehalte bewegen sich bei diesen Produkten im unteren bis mittleren Bereich (ACH-Gehalt ca. 5 – 10%); auf eine spezielle Auslobung der Antitranspirantswirkung wird zumeist verzichtet. Das andere Extrem sind Produkte, welche eine **besonders hohe Leistung** versprechen. Sie enthalten bis zu 20% ACH oder ZAG und sind üblicherweise nur sehr schwach parfümiert oder parfümfrei. Ihre Aufmachung ist mehr medizinisch-technisch orientiert, wobei auch oft bei den Produkten selbst die kosmetische Anmutung weniger wichtig erscheint. Diese Produkte sollten bevorzugt von Personen mit starken Schwitzproblemen verwendet werden.

Literatur

Kap. 10.1 Duftmittel

Das H u. R Parfum (1991), Verlagsgesellschaft R. Glöss u. Co, Hamburg.

Jellinek, P. (1973), Die psychologischen Grundlagen der Parfümerie, Hüthig Verlag, Heidelberg.

Ohloff, G., Thomas, A. F. (1971), Gustation and Olfaction, Academic Press, London, New York.

Ohloff, G. (1990), Riechstoffe und Geruchssinn, Springer-Verlag, Berlin, Heidelberg, New York.

Van Toller, S., Dodd, G. H. (1992), The Psychology and Biology of Perfume, Elsevier Applied Science, London, New York.

Kap. 10.2 Deodorantien

Charig, A., Froebe, C., Simone, A., Eigen, E. (1991), Inhibitor of odor-producing axillary bacterial exoenzymes, J. Soc. Cosmet. Chem. **42,** 133 – 145

Froebe, C., Simone, A., Charig, A., Eigen, E. (1990), Axillary malodor production: A new mechanism, J. Soc. Cosmet. Chem. **41,** 173 – 185

Haustein, U.-F., Herrmann, J., Hoppe, U., Engel, W., Sauermann, G. (1991), Wachstumshemmung coryneformer Bakterien durch ein naturidentisches Dreistoffgemisch (Farnesol, Glycerinmonolaurat, Phenoxyethanol: HGQ), Akt. Dermatol. **17,** 359 – 361.

Holzner, G. W. (1986), Die Prüfung der Wirksamkeit von Körperdeodorantsprays, Aerosol Rep. **25,** 354 – 369.

Labows, J. N., McGinley, K. J., Kligman, A. M. (1982), Perspectives on Anaxillary Odor, J. Soc. Cosmet. Chem. **34,** 193 – 202.

Leyden, J. J., McGinley, K. J., Hölzle, E., Labows, J. N., Kligman, A. M. (1981), The Microbiology of the Human Axilla and its Relationship to Axillary Odor, J. Invest. Derm. **77,** 413 – 416.

Lukacs, A., Korting, H. C., Braun-Falco, O., Stanzl, K. (1991), Efficacy of a deodorant and its components: Triethylcitrate and perfume, J. Soc. Cosmet. Chem. **42,** 159 – 166.

Morries, J. A., Khettry, A., Seitz, E. W. (1979), Antimicrobial Activity of Aroma Chemicals and Essential Oils, J. Am. Oil. Chem. Soc. **56,** 595 – 603.

Rennie, P. J., Gower, D. B., Holland K. T. (1991), In-vitro and in-vivo studies of human axillary odor and the cutaneous microflora, Brit. J. Dermatol. **124,** 596 – 601.

Sturm, W. A. (1979), Deosafe Fragrances – Fragrances with Deodorizing Properties, Cosmet. Toiletr. **94** (2), 35 – 48.

Zeng, X.-N., Leyden, J. J., Lawley, H. J., Sawano, K., Nohara, J., Preti, G. (1991), Analysis of characteristic odors from human male axillae, J. Chem. Ecol. **17,** 1469 – 1492.

Kap. 10.3 Antitranspirantien

Deodorants and Antiperspirants Documentary (1985), Cosmet. Toiletr. **100** (12), 23 – 77.

Fiedler, H. P. (1991), Die Physiologie des Schweißes, TW Dermatologie **21,** 161 – 173.

Fox, C. (1984), Gels and Sticks – Review and Update, Cosmet. Toiletr. **99** (11), 19 – 54.

Geria, N. (1984), Formulation of Stick Antiperspirants and Deodorants, Cosmet. Toiletr. **99** (11), 55 – 66.

Hölzle, E., Kligman, A. M. (1979), Mechanism of antiperspirant action of aluminium salts, J. Soc. Cosmet. Chem. **30,** 279 – 295.

Hölzle, E., Neubert, U. (1982), Antimicrobial effects of an antiperspirant solution containing aqueous aluminium chloride hexahydrate, Arch. Dermatol. Res. **272,** 311 – 329.

Hölzle, E. (1988), Antiperspirantien – Wirkungsweise, Wirkungsprüfung und praktische Anwendung, Seifen, Öle, Fette, Wachse **114,** 249 – 253.

Lukacs, A., Korting, H. C. (1989), Antitranspirantien und Deodorantien – Wirkstoffe und Bewertung, Dermatosen **37** (2), 53 – 57.

Martin, R. (1987), Antitranspirantien, Seifen, Öle, Fette, Wachse **113,** 269 – 312.

Nelson, R. E. (1986), Wirkstoffe mit erhöhter Wirksamkeit für Aerosol-Antiperspirantien, Aerosol Report **25,** 248 – 255.

Sauermann, G., Hoppe, U., Kligman, A. M. (1992), The determination of antiperspirant activity of aluminium-chlorhydrate by digital image-analysis. Int. Cosmet. Sc. **14,** 32 – 38.

Tronnier, H., Rentschler, G. (1973), Experimentelle Untersuchungen zur Wirkungsweise aluminiumhaltiger Antiperspirantien, J. Soc. Cosmet. Chem. **24,** 281 – 290.

11 Hygienemittel

11.1 Historische Entwicklung

Die Geschichte des Menstruationsschutzes geht bis in das 2. Jahrtausend v. Chr. zurück. Die frühesten Überlieferungen zu seiner Anwendung sind ca. 3500 Jahre alt und stammen aus Ägypten. Sie wurden in verschiedenen Papyri der Pharaonen aufgezeichnet. Sie berichten über Tampons, die aus Flachsfäden bestanden und „in das Fleisch hineingesteckt wurden", um den Blutfluß zu stoppen.

Hippokrates (460–377 v. Chr.) beschrieb sowohl einen internen Menstruationsschutz aus aufgerolltem Leinen als auch einen solchen aus einem runden Holzstab, einer Art eingebautem Applikator, der mit einem absorbierenden Material überzogen war.

Cavanagh berichtet: „Die Ägypter, Assyrer und Babylonier hatten anscheinend eine Vorliebe für eine innerlich getragene Rolle, die für die wohlhabenden Frauen aus weichem Papyrus, für die armen aus eingeweichten Wassergräsern gemacht war. Die römischen Frauen bevorzugten eine innerlich getragene Rolle aus weicher Wolle, welche eingefettet oder leicht gewachst wurde. Im Partherreich und in Bithynien war eine äußerlich getragene Binde in Mode. Auf der Höhe der byzantinischen Zivilisation benutzten die Aristokratinnen und die vermögenden Frauen nur die feinste Wolle, die vom Kaukasus importiert und in der griechischen Kolonie von Cherson in Crimea speziell kardiert, gekämmt und als Tampon gerollt wurde. Während des Mittelalters, der Renaissance und des darauffolgenden Zeitabschnitts wurden innerlich getragene Tampons und äußerlich getragene Binden nebeneinander verwendet.

Die geringen Informationen, die zur Verfügung stehen, führen zu der Annahme, daß in der Vergangenheit der Vaginaltampon in Gegenden und zu Zeiten, in denen die Frauen ein aktives Leben zu führen hatten, favorisiert wurde und daß die Binde vorzugsweise verwendet wurde, wenn eher eine gesetzte, gemächliche und häusliche Form des Lebens vorherrschte. Eine solche Lebensart erlaubte eine komplizierte Kleidung; dadurch konnten die etwas auftragenden äußeren Vorrichtungen leichter verborgen werden. Es scheint, daß in allen Gruppen der Gesellschaft die Wahl ziemlich gleichmäßig in dieser Weise getroffen wurde. Dieser Gedanke mag durch die Beobachtungen in Äquatorialafrika bestätigt werden, wo die spärlich bekleideten, hart arbeitenden Frauen einen Tampon benutzen, der aus pflanzlichem Material wie Gras oder leichtem Schilf gemacht ist. Das Material wird manchmal durch Mazeration in lauwarmem Wasser aufgeweicht. Bei dem Hirtenvolk der Fulbe im Französischen Sudan wird ein Holzpflock benutzt, der mit feiner natürlicher Wolle überzogen ist. Die afroarabischen Frauen in Timbuktu, die ein sehr ruhiges Leben führen und eine voluminöse Kleidung tragen, benutzen dem Vernehmen nach eine dicke äußere Binde. In der Mongolei verwenden die Frauen der Nomadenstämme in der Gegend von Balkash einen wollenen Tampon, der um einen Kern von Pferdehaaren gewickelt wird. Die trägen Turkomanen-Frauen in den reichen Oasen der Ferghana bevorzugen einen äußerlichen Menstruationsschutz".

Die Ausführungen können noch durch Informationen über die Trumai-Frauen im südamerikanischen Chaco-Gebiet ergänzt werden, die eine Art Kombination von Verband und Pelotte bevorzugten. Sie bestand aus Bastschlingen und Rindenstreifen. Sie dienten dem ärztlichen Bemühen, „dem Blutverlust entgegenzuarbeiten".

Die Asiatinnen verwendeten als Menstruationsschutz feinstes Reispapier, aus dem die Japanerinnen nußförmige Kugeln kneteten und einführten, während die Chinesinnen es gefaltet als Vorlage benutzten.

Die Eskimofrauen legten Schneehasenfelle vor, mit deren Hilfe sie das Blut sammelten.

In Afrika verwendeten die Meta-Frauen in Kamerun Grasbüschel zum Auffangen des Menstruationsbluts, während die Azimba-Negerinnen die Scheide mit Pflanzenfasern tamponierten.

Eine besondere Methode zur Erleichterung des menstruellen Blutabflusses entwickelten die Frauen des Malaiischen Archipels: Sie rollten Koliblätter zu einem Rohr und schufen so eine Art Drainage.

Alle diese aus der Geschichte der Medizin stammenden Berichte zeigen, daß in der ganzen Welt seit Jahrtausenden interner und externer Menstruationsschutz gleichberechtigt nebeneinander verwendet wurden. Weder die Idee des intravaginalen Auffangens von Blut noch die Absorption der Menstruationsflüssigkeit durch Vorlagen sind neu.

Die ersten industriell gefertigten Wegwerfbinden kamen 1896 in den USA auf den Markt. Sie bestanden aus Wattekissen im Mulleinschlag, wurden von der Firma Johnson & Johnson hergestellt und unter der Marke „Lister's towels" vertrieben.

In Deutschland waren es die Vereinigten Papierwerke, die 1926 mit der Fertigung und dem Verkauf von Monatsbinden unter der Marke „Camelia" begannen. Camelia-Binden bestanden aus Lagenzellstoff im Netzschlauch, dessen Enden der Befestigung an einem Bindegürtel dienten. Sie ersetzten langsam die bis dahin verwendeten waschbaren Strickbinden.

So selbstverständlich uns heute die Verdrängung der wiederverwendbaren Vorlagen durch hygienische Einwegbinden erscheint, so schwierig war es in der ersten Hälfte des 20. Jh., diese Innovation bekanntzumachen und zu bewerben. Die Menstruation war ein Tabu. Die monatliche Blutung galt als „Reinigungsvorgang", über den man nicht sprach. Man zog sich in verdunkelte Räume zurück und mied Aktivitäten. Frauen durften während ihrer Regel weder baden noch ihre Haare waschen oder gar schwimmen. Der Kontakt mit Wasser war verpönt. Das Einwecken von Nahrungsmitteln erfolgte nur außerhalb der Zeit der Monatsblutung, weil sonst angeblich die Gläser aufgingen und die Ware verdarb. Blumen, die während „der Tage“ gegossen wurden, waren in Gefahr dahinzuwelken – so sah es jedenfalls im Verständnis der damaligen Zeit aus!

Alle diese Vorurteile und Tabus haben ihre Wurzeln in den Stammesbräuchen und Ängsten unserer Vorväter. Ihnen war die Menstruation etwas Unheimliches. Sie kam und ging alle vier Wochen wie der Mond. Sie bedeutete Verlust von Blut, was mit Krankheit und Schwäche in Verbindung gebracht wurde. Sie war mit Ausdünstungen verbunden, die als giftig galten. Und so isolierte man die menstruierenden Frauen in Hütten von allem, was für das Überleben des Stammes wichtig war: von Sonne, Wasser, Feldern, Nahrungsmitteln.

Die Tatsache, daß die Menstruation jetzt als völlig natürlicher Vorgang betrachtet wird, verdanken wir jahrzehntelanger Aufklärungsarbeit, an der die Hersteller von Frauenhygieneprodukten ganz wesentlich beteiligt waren. Dies trifft insbesondere auch auf die Hersteller von Tampons zu. Die Verwendung eines Tampons, der im Körper plaziert werden muß und dort „verschwindet“, setzt für den Umgang mit diesem Produkt schon ein wenig Kenntnis der weiblichen Anatomie und Physiologie voraus, während der Sprung von waschbaren Vorlagen zu Einwegbinden keine wesentliche Umstellung der Gewohnheiten erfordert.

1936 brachte die Firma Tampax in den USA den ersten kommerziellen Menstruationstampon der Welt auf den Markt. Der Tampax-Tampon benötigt zur Einführung einen Applikator.

1950 erschien in der Bundesrepublik Deutschland der o. b.-Tampon, der eine Einführung ohne Applikator erlaubt. Im gleichen Jahr kam auch Tampax in Deutschland auf den Markt. Weitere Marken folgten. Heute stellen Tampons in den entwickelten Ländern ca. 40% des Menstruationsschutzes dar, wobei Amerika ein vom Applikatortampon beherrschter Markt geblieben ist, während außerhalb dieses Kontinents der sog. Digitaltampon dominiert.

11.2 Medizinische Aspekte der Menstruation

Der weibliche Zyklus wird vom Hypothalamus, einem Teil des Zwischenhirns, gesteuert. Der Hypothalamus sondert ein Peptid ab, das über das Gefäßsystem die Hirnanhangdrüse (Hypophyse) erreicht. Dort bewirkt es unter anderem die Ausschüttung des Follikel stimulierenden Hormons (FSH), das wiederum im Eierstock die Reifung eines Eibläschens (Follikel) hervorruft. Der Follikel produziert Estrogen (Estradiol). Dieses Hormon, das u. a. dem Aufbau der Gebärmutterschleimhaut dient, gelangt auf dem Blutweg zum Hypothalamus und zur Hypophyse und bewirkt in dieser eine vermehrte

Ausschüttung des luteinisierenden Hormons (LH). Das LH veranlaßt die Ruptur des Eibläschens (Eisprung). Aus der im Eierstock verbleibenden Eibläschenhülle entwickelt sich der Gelbkörper (Corpus luteum), der Estrogen und vor allem aber Progesteron produziert. Dieses Gestagen bewirkt den Umbau der Gebärmutterschleimhaut zu einem dicken, gut durchbluteten, nährstoffreichen Gewebe, das der Einnistung einer befruchteten Eizelle dient. Findet keine Befruchtung statt, ist dieses „Nest" überflüssig. Eine ständige Rückkoppelung von Progesteron und Estradiol zum Hypothalamus und zur Hypophyse bewirkt, daß Zwischenhirn und Hirnanhangdrüse bei ausgebliebener Befruchtung ihre Impulse einstellen. Der Gelbkörper bricht zusammen, die Gebärmutterschleimhaut rollt sich ab und wird enzymatisch aufgelöst; die Blutung setzt ein.

Die Menstruationsdauer wird mit 4–5 Tagen angegeben. Die Ablösung der Schleimhaut im Uterus erfolgt jedoch schon innerhalb von ca. 2 Tagen. Wie lange die Menstruation in Erscheinung tritt, hängt von mehreren Faktoren ab. So ist z. B. bekannt, daß körperlich schwer arbeitende Frauen oder Sportlerinnen kürzer bluten als solche mit einer überwiegend sitzenden Tätigkeit. Offenbar fördern Muskelkontraktionen das Abrollen der Mucosa.

Ein Intrauterinpessar (IUP) wirkt beim Abrollen der Gebärmutterschleimhaut als Hindernis. Da es zur Verdickung der Mucosa führt, verlängert und verstärkt es die Blutung.

Die Höhe des Blutverlustes wird meistens überschätzt. Sie beträgt im Durchschnitt pro Menstruation nur 60 ml, wobei die Menstruationsflüssigkeit nicht nur aus Blut, sondern aus einer Mischung von Blut und Schleimstoffen besteht. In den beiden ersten blutungsstarken Tagen werden 75–80% der Gesamtmenge ausgeschieden, in den abklingenden Tagen nur noch wenige Milliliter.

Die erste Menstruation (Menarche) tritt heute im Durchschnitt bereits im 12.–13. Lebensjahr ein. Die letzte Blutung (Menopause) erfolgt etwa um das 52. Lebensjahr. Wenn man alle Menstruationstage im Leben einer Frau zusammenzählt, ergibt sich daraus ein Zeitraum von 6–7 Jahren! Noch vor 100 Jahren war die Situation völlig anders. Damals begannen die Frauen mit 17–18 Jahren zu menstruieren, ein Alter, in dem sie bereits heirateten. Da ihnen keine effektive Kontrazeption zur Verfügung stand, wurden sie bald schwanger. Lange Stillzeiten lösten bei den kinderreichen Frauen zahlreiche Schwangerschaften ab und verhinderten Menstruationen. Da die Menopause bereits um das 40. Lebensjahr eintrat, waren Blutungen die Ausnahme und nicht die Regel. So ist auch zu erklären, warum sich die Industrie erst im 20. Jh. der Herstellung von wegwerfbarem Menstruationsschutz annahm.

11.3 Intravaginaler Menstruationsschutz

11.3.1 Grundstoffe und Tamponaufbau

11.3.1.1 Saugkörper

Die ersten kommerziellen Tampons bestanden aus Stoffen, die als Verbandmaterial in der Medizin schon seit langem bekannt und gebräuchlich waren, d.h. aus Baumwolle, Zellwolle oder aus einer Mischung dieser Fasern.

Baumwolle ist eine pflanzliche Faser, die als wichtigste Bausubstanz Cellulose enthält. Zellwolle ist eine cellulosische Chemiefaser. Diese Fasern haben sich seit Jahrzehnten als Saugmaterialien in Tampons bewährt. Anfang der 70er Jahre dieses Jh. begannen in den USA verschiedene Tamponhersteller, dazu überzugehen, den Tampons weitere Stoffe zuzusetzen.

Ziel der Versuche war es in erster Linie, die Saugfähigkeit der Tampons zu erhöhen und den Frauen somit das häufige Wechseln zu ersparen. Durch verschiedene chemische Modifikationen der Ausgangsmaterialien wurde die Quellfähigkeit der Fasern erhöht und folglich eine höhere Flüssigkeitsaufnahme erreicht. Sog. Superabsorbentien wie Carboxymethylcellulose (CMC) oder Polyacrylat-Fasern fanden Verwendung, von denen heute nur noch CMC eingesetzt wird. Eine Tamponmarke (Playtex) wird auch in einer Deoversion angeboten, die als Zusatz ein Parfümöl enthält. Die Zusammensetzungen der bekanntesten Tamponmarken der Welt sind in ■ 11.**1** (s. S. 386) angegeben.

11.3.1.2 Umhüllung

Einige Tamponhersteller produzieren Tampons, deren Saugkörper umhüllt sind, um die Einführbarkeit und Entfernbarkeit zu erleichtern, aber auch um einem evtl. Faserverlust aus dem Tampon vorzubeugen.

Das Umhüllungsmaterial ist in der Regel ein „Vliesstoff". Die Vliesstoffe bestehen aus Fasern, die miteinander verfestigt werden. Faserwahl, eine Technologie, die die Ordnung der Fasern im Vliesstoff festlegt, sowie Verfestigungsmaßnahmen und -hilfsmittel bestimmen in erster Linie den Vliesstoff und seine Eigenschaften. Umhüllungen für Tampons bestehen aus Zellwolle oder Fasern aus synthetischen Polymeren. Durch Variation der Verfahren kann eine Vielzahl von Vliesstoffen verschiedenster Eigenschaften hergestellt und optimal dem Tampon angepaßt werden.

11.3.1.3 Aufbau der Tampons

Gepreßte Tampons haben im allgemeinen eine Länge von 40–60 mm und einen Durchmesser von 11–17 mm. Sie werden entweder mit dem Finger oder mit Hilfe eines Applikators (s. Absch. 11.3.1.4) in die Scheide eingeführt.

11.1 Größe, Zusammensetzung und Applikatormaterial der bekanntesten Tamponmarken der Welt (nach Mittag, H. C., 1986)

Marke	Größe	Zusammensetzung	Applikator-Material
Kotex	a, b	Baumwolle und Zellwolle mit einer Hülle aus Polypropylen oder Zellwolle und einem Polyesterfaden, Carboxymethylcellulose wurde bis September 1980 eingesetzt	Polyethylen / Pappstäbchen
o.b.	c	Baumwolle und Zellwolle	kein
Playtex	a, b, d	Baumwolle / Polyacrylat-Faser (bis Anfang 1985), Zellwolle; in den „Deodorant"-Versionen sind zusätzlich Duftstoffe enthalten	Polyethylen
Rely	a, b	Carboxymethylcellulose und Polyesterschaum	Polyethylen
Tampax	e f b d	Zellwolle Baumwolle Baumwolle und Zellwolle Polyacrylat-Faser (bis Anfang 1985), Zellwolle, Baumwolle, Carboxymethylcellulose	spiralig gewikkeltes Papier, mit wasserlöslichem Leim geklebt

[a] regular, [b] super, [c] mini, normal, extra, spezial, [d] superplus, [e] slender regular, [f] original regular

Die unterschiedlichen Tamponmarken unterscheiden sich z. T. beträchtlich in ihrem Aufbau. Dieser wird durch Herstellungsverfahren, Materialzusammensetzung, Art und Weise der Anordnung des Fasermaterials und Verformung durch den Preßvorgang bedingt.

Weltweit sind bislang hauptsächlich vier Tampondesigns eingesetzt worden. Sie sind in 11.1 dargestellt.

a: Tampon aus einem Wattewickel. Das rechteckige Vliesband wird von einem an den Enden verknoteten Rückholfaden umschlungen und asymmetrisch zu einem Wickel aufgerollt. In einem Preßvorgang erhält dieser Wickel mehrere Längsrillen. Bei Gebrauch dehnt der Tampon sich radial aus und paßt sich der Vaginalwand an. Tampons dieser Konstruktion benötigen keine Applikatoren (Beispiel: o. b., Tampona).

b: Tampon aus genähtem Zuschnitt. Ein rechteckiges Stück Vliesband wird in der Mitte vernäht. Der Zuschnitt wird anschließend gepreßt. Der verlän-

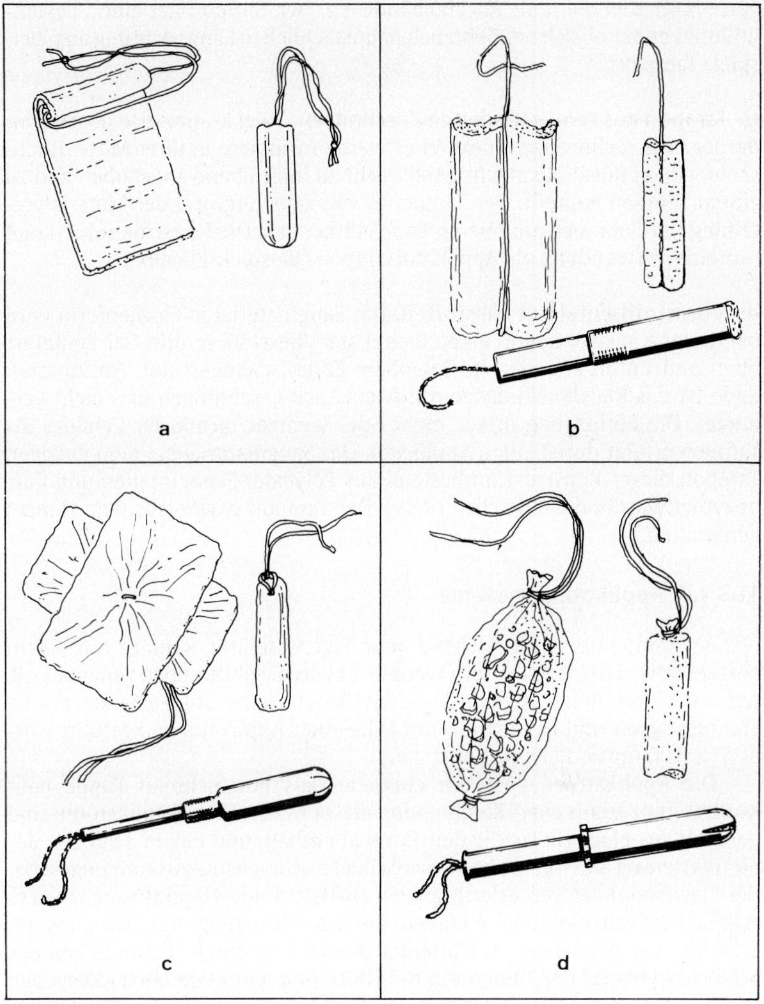

11.1 Designs verschiedener Tampons und jeweiliger Applikatoren. Tampon aus (a) Wattewickel, (b) genähtem Zuschnitt (c) genadelten Zuschnitten und (d) einem Vliesstoffbeutel mit Füllstoffen.

gerte Nähfaden dient als Rückholbändchen. Der Tampon hat eine Vliesumhüllung; er dehnt sich bei Gebrauch hauptsächlich in Längsrichtung aus (Beispiel: Tampax).

c: Tampon aus zwei genadelten Zuschnitten. Zwei kreuzweise übereinanderliegende rechteckige Stücke Vlies werden von dem in ihrer Mitte durchschlungenen Rückholbändchen senkrecht zu ihrer Ebene angehoben und zu einem Tampon gepreßt. Der Tampon dehnt sich aufgrund der Materialverteilung bei Gebrauch am oberen Ende stärker aus. Die Konstruktion erlaubt nur eine Verwendung als Applikatortampon (Beispiel: Playtex).

d: Vliesstoffbeutel mit Füllstoffen. Das Saugmaterial in Flockenform wird bei dieser Konstruktion in einen Beutel aus Vliesstoff gefüllt. Der Beutel ist oben und unten zugesiegelt. Das obere Ende ist eingestülpt. Am unteren Ende ist das Rückholbändchen durch ein Loch geschlungen und nicht verknotet. Die Einführung dieses mehr oder weniger formlosen Gebildes als Tampon erfolgt durch einen Applikator. Das Saugmaterial bei dem einzigen Tampon dieser Konstruktion bestand aus Polyester-Schaumteilen und Carboxymethylcellulose-Plättchen (Rely). Der Tampon wurde aus dem Handel genommen.

11.3.1.4 Applikationssysteme

Hat ein Tampon eine ausreichend hohe Eigenstabilität, kann er mit einem Finger in die Scheide eingeführt werden. Er wird Digitaltampon genannt (z. B. o. b. oder Tampona). Andere Tampons haben keine ausreichende eigene Standfestigkeit und können nur mit Hilfe eines Applikators eingeführt werden (z. B. Tampax, Playtex, Kotex, Rely).

Die Applikatoren bestehen entweder aus beschichteter Pappe oder Kunststoff bzw. aus einer Kombination dieser Materialien. Applikatoren sind generell aus einer Hülse, die den Tampon enthält, und einem Schieber, der die Plazierung des Tampons in der Scheide ermöglicht, zusammengesetzt. Bei Plastikapplikatoren erleichtert ein Griffstück die Handhabung. Neuere Applikatorkonstruktionen erlauben die Unterbringung des Tampons im Schieber, der wiederum im Hülsenteil steckt. Erst durch Herausziehen des Schiebers gelangt der Tampon in die Hülse und kann wie oben angegeben appliziert werden. Diese Art macht den Applikatortampon kleiner und handlicher, erfordert aber eine zusätzliche Manipulation vor seinem Gebrauch.

In Amerika sind ca. 90% der Tampons mit einem Applikator ausgestattet; in Europa hingegen dominieren die Digitaltampons, in Deutschland mit 95%.

11.3.1.5 Verpackung

Digitaltampons sind in einer Cellophan-Hülle verpackt, die üblicherweise am Rundkuppenende gezwirbelt und auf der Rückholfadenseite gefaltet ist. In der Mitte befindet sich ein Aufreißband, dessen außen liegendes Ende übersteht. Eine andere Form der Einzelverpackung ist der Blister. Applikatortampons sind in Hochglanzfolien oder Seidenpapier eingesiegelt. Verpackungsmaterialien und Verpackungsart sind so gewählt, daß sie allen Belangen der Hygiene, Handhabung und Unversehrtheit des Tampons genügen.

11.3.2 Herstellungstechnologie

11.3.2.1 Fertigungsverfahren

Die Faserrohstoffe werden üblicherweise in Ballen beim Tamponhersteller angeliefert, wo sie zunächst unter Beibehaltung einer bestimmten Raumtemperartur und relativen Luftfeuchte klimatisiert werden. Nach dem Mischen entsprechender Mengen von Baumwolle bzw. Zellwolle werden die Fasern zu Faserflocken geöffnet und noch inniger gemischt. Das von einer Krempel zur Einzelfaser aufbereitete Material wird als Flor zusammengerafft und zu einem Vliesband kalandriert. In der eigentlichen Tamponmaschine wird eine bestimmte Länge des Vliesbands entsprechend der Tampongröße abgetrennt.

Beim Wickeltampon wird das Rückholbändchen um das Vliesband geschlungen und an seinem Ende verknotet. Der vorgeformte Wickel, dem in Querrichtung ein Umhüllungsvlies aufgesiegelt sein kann, gelangt anschließend in die Tamponpresse, wo er durch Radialpressung seine charakteristische Form erhält. Ein Bügelprozeß kann anschließend erfolgen. Danach wird der Tampon in Cellophan gehüllt und in größerer Anzahl in eine Faltschachtel verpackt.

Beim Zuschnittampon wird das Vliesband in rechteckige Abschnitte geschnitten und in Längsrichtung vernäht. Diese Abschnitte werden anschließend lateral und axial gepreßt und erhalten auf diese Weise ihre endgültige Form. Eine Vliesumhüllung kann den Tampon in Längsrichtung oder in Querrichtung umlaufen und somit die Längsseiten oder die Spitze und Bändchenseite des Tampons unverhüllt lassen. Der Tampon wird mit einem Applikator versehen und kann zusätzlich eine Rundkuppe erhalten.

Beim Tampon aus einem genadelten Zuschnitt werden zwei Wattevliese von zwei Seiten so auf einen Formkopf zugeführt, daß sie im Formkopf gekreuzt im Winkel von 90° aufeinander zu liegen kommen. Auf den Zufuhrwegen werden die Wattevliese vor Erreichen des Formkopfes auf die entsprechende Länge geschnitten. Der Tampon wird in seine charakteristische Form gepreßt. Danach wird das Rückholbändchen durch den Tampon hindurchgestochen und verschlungen. Den Prozeßabschluß bildet das Einsetzen des Tampons in den Applikator.

Beim Tampon aus einem Vliesstoffbeutel wird bei der Herstellung der Vliesstoff zu einem Endlosschlauch geformt und verklebt. Dieser Schlauch wird mit besonderem Saugmaterial gefüllt; gleichzeitig werden definierte Abschnitte zu Beuteln geschnitten und die Enden verklebt. An dem einen Ende wird das Rückholbändchen durchgestochen und verschlungen. Das andere Ende wird eingestülpt. Der Tampon wird anschließend in den Applikator eingesetzt.

11.3.2.2 Betriebshygiene und Qualitätssicherung

Jeder verantwortungsbewußte Hersteller von Tampons gestaltet die innerbetrieblichen Abläufe bei der Herstellung und Kontrolle von Tampons in Anlehnung an die von der Weltgesundheitsorganisation (WHO) festgelegten allgemeinen Grundregeln zur ordnungsgemäßen Herstellung und Kontrolle von Arzneimitteln (Good Manufacturing Practice, GMP), s. a. Kap. 17, S. 493 f. Die großen europäischen Hersteller von Frauenhygieneprodukten, die im Verband EDANA (European Disposables and Nonwovens Association) organisiert sind, haben sich darüber hinaus freiwillig zur Einhaltung eigener Qualitätsregeln bei der Herstellung ihrer Produkte verpflichtet.

11.3.3 Tamponeigenschaften

11.3.3.1 Physikalische Eigenschaften und Produktleistung

Die Hauptaufgabe eines Tampons ist es, die Menstruationsflüssigkeit in der Vagina vollständig und schnell aufzunehmen. Wenn er vollgesaugt, d. h. gesättigt ist, soll er weitere Flüssigkeit durchlassen und wie eine Drainage wirken. Je nach Marke und Größe saugt ein Menstruationstampon bei Gebrauch ca. 5 bis 18 g Menstruationsflüssigkeit auf. Die Tampongrößen haben unterschiedliche Bezeichnungen, wie mini, normal (regular), extra (super), spezial usw. Sie unterscheiden sich in der Saugleistung und im allgemeinen in den Abmessungen. Da die Bezeichnung nicht einheitlich ist, kann ein amerikanischer super-Tampon durchaus einem deutschen normal- oder mini-Tampon in seiner Saugleistung entsprechen.

Neben der bloßen Saugleistung ist ein weiterer wichtiger Parameter die schnelle und zuverlässige Aufnahme der Flüssigkeit. Frühzeitig versagende Tampons drainieren bereits, bevor sie vollgesaugt sind, und sind folglich nicht zuverlässig. Sich radial ausdehnende Tampons sind besonders geeignet, das seitliche Vorbeilaufen der Menstruationsflüssigkeit zu verhindern.

Da es sich bei der Menstruation nicht um einen stetigen Menstruationsfluß, sondern um eine diskontinuierliche Flüssigkeitsabgabe aus der Gebärmutter handelt, muß ein Tampon auch in kürzester Zeit sehr schnell relativ viel Blut aufnehmen können. Folglich ist die Sauggeschwindigkeit eine wesentliche physikalische Eigenschaft des Menstruationsschutzes. Sie liegt bei Tampons bei etwa 0,4–1,5 ml pro Sekunde.

Auf die Bedeutung einer ausreichenden Stabilität der Tampons wurde bereits im Kap. 11.3.1.4 hingewiesen. Als selbstverständliche Eigenschaften sind eine möglichst glatte Oberfläche zur guten Einführbarkeit und Wiederentfernbarkeit anzusehen. Ferner muß der Tampon einen guten Faserzusammenhalt haben, um beim Entfernen nicht zu desintegrieren.

Die Leistungsüberprüfung erfolgt in Laborversuchen in der Syngina („Synthetische Vagina"). In vivo-Untersuchungen, bei denen die Probandinnen die Produkte unter definierten Bedingungen tragen, erbringen die besten und verläßlichsten Testergebnisse.

11.3.3.2 Reinheitsanforderungen

Wie in Kap. 11.3.2.2 angedeutet, sollen Tampons so hergestellt werden, daß sie keine Verunreinigungen enthalten. Durch geeignete Kontrollen werden Schmutzpartikel, Metallteile oder mikrobiologische Verunreinigungen enthaltende Tampons eliminiert. Die Qualität der Saugmaterialien wie Baumwolle und Zellwolle orientiert sich im allgemeinen an den relevanten Pharmakopöen. Diese schreiben vor, daß die Fasermaterialien keine oberflächenaktiven Stoffe, optische Aufheller, Sulfide oder Farbstoffe enthalten dürfen. Ihr Gehalt an Sulfat-Asche und ether- und wasserlöslichen Substanzen dürfen bestimmte Werte nicht überschreiten. Ihre Wasserretention und Benetzbarkeit müssen einen definierten Mindestwert erreichen. Die Materialien müssen frei von pathogenen Keimen sein.

Die in die Vagina eingeführten Tampons dürfen keine reizenden, gesundheitsschädlichen oder allergenen Stoffe enthalten. Der pH-Wert ist dem des Scheidenmilieus mit 3,5–6,5 angepaßt. Daß Tampons keinen negativen Einfluß auf die Gesundheit und das Scheidenmilieu der Verwenderin haben, muß in vorklinischen und klinischen Studien nachgewiesen werden.

11.3.4 Gesetzgebung bei Tampons

Tampons unterliegen in den verschiedenen Ländern unterschiedlichen gesetzlichen Bestimmungen. In der Bundesrepublik Deutschland werden Tampons, aber auch Monatsbinden und Windeln, im Lebensmittel- und Bedarfsgegenständegesetz (LMBG) definiert. Nach § 5, Abs. 1, Nr. 4 LMBG sind Bedarfsgegenstände im Sinne dieses Gesetzes u.a. „Gegenstände, die zur Körperpflege bestimmt sind, es sei denn, daß sie überwiegend dazu bestimmt sind, Krankheiten, Leiden, Körperschäden oder krankhafte Beschwerden zu lindern oder zu beseitigen". Da die Menstruation weder eine Krankheit noch ein krankhafter Zustand ist, wird die Menstruation durch die Aufnahme des Bluts mit Hilfe von Tampons weder gelindert noch beseitigt. Tampons und auch Binden sind demnach Körperpflegemittel; der Begriff der Körperpflege ist im LMBG allerdings nicht definiert. Er bedeutet in der Umgangssprache fürsorgliche Behandlung. Die Zweckbestimmung des Tampons, nämlich durch Aufnahme der Menstruationsflüssigkeit die Genitalregion sauber zu halten, liegt also im Rahmen eines weitgefaßten Pflegebegriffs, wobei das Pflegeobjekt der menschliche Körper ist. Demnach gehört die Monatshygiene zum Bereich der Körperpflege, d. h. zur Kosmetik.

Frauenhygieneprodukte sind auch nach zukünftigen europäischen Regulierungen als Gebrauchsgegenstände anzusehen.

11.4 Extravaginaler Menstruationsschutz

Bis zur Mitte dieses Jahrhunderts ist in der Bundesrepublik Deutschland ausschließlich und mit zunehmendem Erfolg der extravaginale Menstruationsschutz in Form von Binden bzw. Vorlagen verwendet worden. Mit Einführung der Tampons (s. Kap. 11.3, S. 385 ff.) ist die ursprüngliche Marktdominanz der Bindenprodukte zurückgegangen und hat sich in den letzten Jahren bei etwa 61 % Marktanteil stabilisiert. Ein ähnliches Verbraucherverhalten in der Bevorzugung der Verwendung von extravaginalem Menstruationsschutz wird auch in anderen Ländern festgestellt. Besonders auffällig ist der Unterschied zwischen romanischen und angelsächsischen Ländern: In romanischen Ländern wird – beeinflußt durch religiöse oder kulturelle Verhaltensweisen – der extravaginale Menstruationsschutz erheblich stärker bevorzugt als in angelsächsischen Ländern.

Die Verwendung von extravaginalem Menstruationsschutz schließt i. a. zusätzliche Hygiene- und Körperpflegemaßnahmen ein. Studien haben belegt, daß während der kritischen Tage das Hygieneverhalten und die Reinigungsgewohnheiten stärker ausgeprägt sind als im intermenstruellen Zeitraum. In besonderem Maße betonen junge Mädchen nach der Menarche die Notwendigkeit eines gesteigerten Hygieneverhaltens. Es kann angenommen werden, daß dies in einem unmittelbaren Zusammenhang mit einer erhöhten Sensibilisierung in bezug auf den eigenen Körper bei jungen Menschen und überlieferten Verhaltensregeln steht. Gynäkologen warnen jedoch vor einem übersteigerten Reinigungsverhalten und einer falsch verstandenen Körperpflege. So genügen im allgemeinen tägliches Duschen oder Waschen mit Wasser und allenfalls die Verwendung von milden, rückfettenden Seifen bzw. Lotionen.

11.4.1 Produktaufbau und Grundstoffe

Aus der in 11.2 dargestellten Blutungskurve im Menstruationsverlauf ergeben sich unterschiedliche Anforderungen an einen extravaginalen Menstruationsschutz. In den Tagen des größten Blutverlustes muß die **Saugfähigkeit** von Bindenprodukten an erster Stelle stehen, während an den aus-

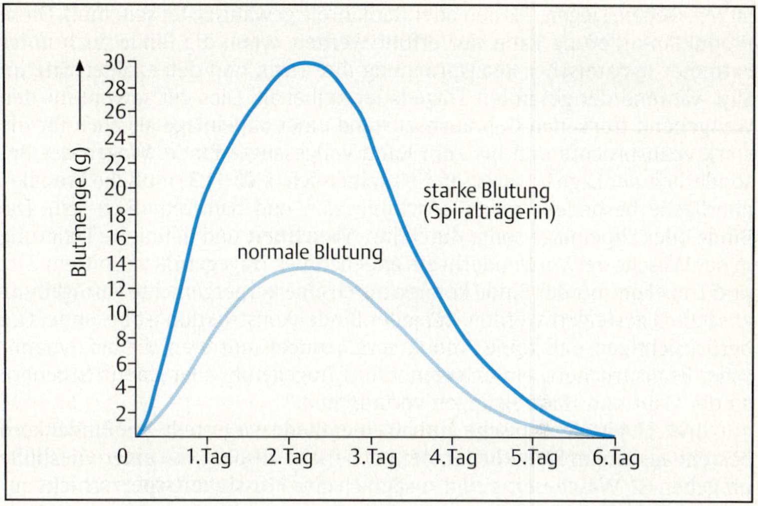

11.2 Abgeschiedene tägliche Blutmenge im Verlauf der Menstruation

klingenden Tagen keine so großen Anforderungen an das Saugvermögen gestellt werden. Die Forderung nach mehr oder weniger Saugfähigkeit führt zu Bindenprodukten, die in Größe, Gewicht und Formgebung stark variieren und auf die Blutungsmenge optimal abgestimmt sind. Insbesondere für die Tage mit minimaler Blutung oder als reiner Wäscheschutz in der intermenstruellen Zeit haben sich Slipeinlagen weltweit durchgesetzt.

Bei all den Möglichkeiten der Bindengestaltung muß die Saugleistung der Binde immer maßgeblich auf die Tragedauer abgestimmt sein. Beim heutigen Bindensortiment beträgt die mittlere Tragedauer im Tagegebrauch 5–6 h. Beim Einsatz in der Nacht bedingt dagegen die lange Tragedauer von 7–9 h eine überdurchschnittlich hohe Saugkapazität gerade dieser Binden. Obwohl auch Slipeinlagen tagsüber im Mittel 6 h getragen werden, benötigen sie nur ein minimales Saugvermögen und können deshalb deutlich dünner und kleiner als Binden konzipiert werden.

Neben der Saugfähigkeit ist der **Wäscheschutz** ein weiteres wichtiges Kriterium für den extravaginalen Menstruationsschutz. Dabei wird insbesondere von der Binde gefordert, daß auch bei großem Blutverlust, z. B. im Rahmen einer Schwallblutung, ein Durchsickern oder gar Überlaufen der Binde und damit eine Verunreinigung der Wäsche verhindert werden. Der Wäscheschutzanspruch ist umfassend und besonders hoch, da durch einen geeigneten Wäscheschutz die von der Verwenderin geforderte Sicherheit im täglichen Gebrauch und unter den verschiedensten Bewegungsabläufen, wie

Sitzen, Gehen, Liegen, Turnen oder Radfahren, gewährleistet sein muß. Diese Produktanforderung kann nur erfüllt werden, wenn die Binde auch unter extremer dynamischer Beanspruchung ihre Form und den exakten **Sitz** im Slip während der gesamten Tragedauer beibehält. Dies gilt sowohl für den weitgehend trockenen Gebrauchszustand einer Slipeinlage als auch für die stark beanspruchte und bis zum Rand vollgesaugte Binde. Wegen der Besonderheit der Lage im äußeren Genitalbereich (s. 11.**3**) muß die Produktoberfläche besonders weich, anschmiegsam und hautfreundlich sein. Die Binde oder Slipeinlage sollte durch ihre **Weichheit** und definierte Fixierung in der Wäsche der Verwenderin ein angenehmes Tragegefühl vermitteln. Sitz und Tragekomfort der Binde können durch eine körpergerechte Formgebung zusätzlich gesteigert werden. Bei jeder Bindenkonstruktion ist besonders zu berücksichtigen, daß keine Produktverhärtungen auftreten, die bei dynamischer Beanspruchung ein unangenehmes Tragegefühl oder gar ein Scheuern an der Haut und Hautreizungen verursachen.

In 11.**4** ist der typische Aufbau einer Binde dargestellt. Der Bindenkern besteht aus einem **Saugkörper,** der noch meist allseitig von einer Vlieshülle umgeben ist. Wäscheseitig sind zusätzlich eine **Flüssigkeitssperrschicht** angeordnet sowie ein **Haftsystem** zur Befestigung der Binde im Slip. Auch Slipeinlagen haben einen ähnlichen Produktaufbau.

11.4.1.1 Saugkörper

Wesentliche Komponente einer Binde oder Slipeinlage ist der **Saugkörper,** der das Menstrualblut schnell aufsaugt und auch bei Bewegung festhält. Er besteht aus Zellstoff- oder Cellulose-Fasern, bei einigen Produkten auch aus sog. Kunststoffasern, die mit Zellstoff vermischt sind. Seit einigen Jahren werden auch quellfähige Polymere, sog. Quellkörper („Superabsorber") – meist aus einem hochmolekular vernetzten Polyacrylat – zusätzlich eingetragen. Diese quellfähigen Polymere ermöglichen einen besonders dünnen Binden-Produktaufbau. Im Gegensatz zu Kinderwindeln haben sich jedoch bei Bindenprodukten quellfähige Polymerstoffe bisher nur in geringerem Umfang durchsetzen können.

Um die Saugkapazität des gesamten Saugkörpers optimal zu nutzen, muß die anfallende Blutmenge möglichst rasch in den Saugkörper eindringen und sich dort verteilen können. Der Flüssigkeitstransport wird im allgemeinen durch Kapillarwirkung im Saugkörper erreicht, zur Verbesserung der Verteilung des Menstruationssekrets ist eine Reihe von Binden mit Kanalprägungen versehen. Die Kapillarwirkung ist auch maßgebend für das Flüssigkeitsrückhaltevermögen, insbesondere unter dynamischer Beanspruchung und Druckbelastung. Infolge der lockeren Verbindung der eingesetzten Zellstoff-Fasern untereinander ist der Saugkörper zwar weich, aber auch leicht deformierbar, was sich ungünstig auf die Kapillarwirkung und damit auf die Saugfähigkeit auswirkt. Es ist deshalb besonders wichtig, die Form-

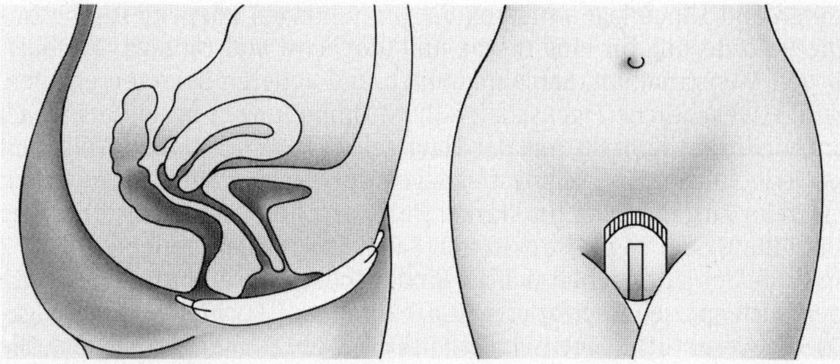

11.3 Positionierung des extravaginalen Menstruationsschutzes

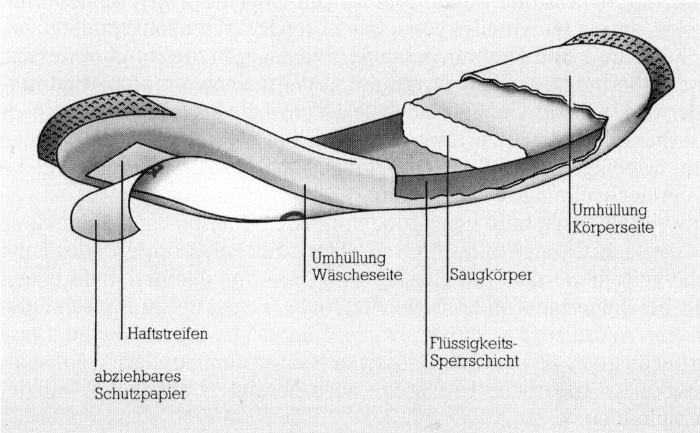

11.4 Typischer Produktaufbau einer Binde bzw. Slipeinlage

beständigkeit des Saugkörpers durch gezielte Maßnahmen, wie Faserfibrillierung und partielle Verpressung, Abmischung mit hochfesten und sehr langen Kunststoffasern oder auch durch punktuelle Verklebung der Fasern miteinander, zu verbessern. In den letzten Jahren konnte insbesondere für Slipeinlagen und dünne Binden die Saugkörperstabilität durch das gleichzeitige Einbringen von Kunststoffasern in noch geschmolzenem Zustand oder durch sonstige Bindemittelzusätze wesentlich gesteigert werden.

11.4.1.2 Umhüllung

Wegen der im allgemeinen nur leichten Bindung der Zellstoff-Fasern im Saugkörper muß dieser noch durch eine allseitige **Umhüllung** geschützt werden. Zur Umhüllung werden heute überwiegend Vliesstoffe verwendet.

Bei Binden und Slipeinlagen müssen die Umhüllungen **körperseitig** besonders die Anforderung für eine rasche und möglichst vollständige Durchlässigkeit von Menstrualblut, Schleimanteilen und anderen Sekreten erfüllen. Als weitere wesentliche Eigenschaft sollten Umhüllungen besonders weich und angenehm im Kontakt mit der Haut sein. Vliese mit hoher Weichheit müssen jedoch noch eine Mindestfestigkeit aufweisen, damit im trockenen und feuchten Zustand auch bei starker Beanspruchung keine Beschädigung der Umhüllung oder sogar Austritt von Saugkörperbestandteilen erfolgt.

Im Laufe der Jahre haben sich als Bindenabdeckung mehrere Vliesarten, daneben auch spezielle perforierte Kunststoffolien („Lochfolien"), durchgesetzt, deren wesentliche Eigenschaften in ▣ 11.2 zusammengestellt sind. Die angegebenen Vliesstoffe unterscheiden sich hauptsächlich durch die Art der Faserbindung bzw. der Verhaftungsmechanismen. Die Verfestigung erfolgt bei Bindemittelvliesstoffen durch Aufbringen einer wäßrigen Bindemitteldispersion, die ein punktuelles Verkleben in den Faserkreuzungspunkten bewirkt. Spinnvliese und Thermovliesstoffe sind dagegen thermisch verfestigt, wobei die thermoplastischen Fasern durch Wärmeeinwirkung partiell miteinander verklebt werden. Bei Nadelvliesen wird die Verfestigung durch einen mechanischen Nadelvorgang oder auch mittels feiner Wasserstrahlen erreicht, wobei die langen Fasern dreidimensional verhaftet werden und dadurch ein hochvolumiges Vlies bilden.

Aus verfahrenstechnischen Gründen müssen Thermo- und Spinnvliese überwiegend aus Kunststoffasern, z. B. solche aus Polypropylen oder Polyester, hergestellt werden. Die Vlieseigenschaften sind dadurch mehr eingeengt als bei Bindemittel- oder Nadelvliesen, bei denen bis zu 100% Cellulose-Fasern, Viskose oder auch Baumwolle, eingesetzt werden können. Diese Fasern begünstigen nicht nur die Flüssigkeitsabsorption, sondern werden als Cellulose- bzw. natürliche Faserstoffe auch besonders angenehm auf der Haut empfunden.

Spinnvliese weisen aufgrund ihrer Herstellung aus Endlosfasern eine hohe Festigkeit vor allem in Querrichtung und im nassen Zustand auf. Alle Vliesstoffe können zur Verbesserung des Flüssigkeitsdurchtritts noch mit zusätzlichen Öffnungen oder Lochstrukturen versehen sein. Die Weichheitsanmutung wird durch eingeprägte Linien, Punkte und sonstige Muster zusätzlich gesteigert.

Seit einigen Jahren werden auch Bindenumhüllungen in Form spezieller Kunststoffolien verwendet. Dabei handelt es sich um besondere Lochfolien aus Polyethylen mit überwiegend dreidimensionalen Porenstrukturen, die eine Rücknässung des aufgenommenen Blutes unter Belastung verringern und die Trockenheit und Sauberkeit der Oberfläche der Binden erhöhen. Die textilen Eigenschaften dieser perforierten Kunststoffolien erreichen jedoch nicht die Vliesstoffqualität.

11.2 Umhüllungen von Binden- und Slipeinlagen und ihre wichtigsten Eigenschaften

	Binde mittel-vlies	**Thermo-vlies**	**Nadel-vlies**	**Spinn-vlies**	**Loch-folie**
Flächengewicht (g/m^2)	14–17	15–20	25–35	14–17	20–30
Faserarten	Cellulose, Polyester	Poly-propylen, Polyester	Polyester, Cellulose	Poly-propylen	Polyethylen
Faserlänge (mm)	30–60	30–60	40–80	endlos	
Faserdurchmesser (µm)	ca. 15	ca. 15	ca. 15	ca. 10	
Verfestigung	Kunst-stoffdis-persion (z. B. Polyacrylat-disper-sionen	therm. Fixierung	mech. Vernadlg. oder Was-serstrahl	therm. Fixierung	
Dicke (mm)	0,1–0,3	0,1–0,3	0,2–0 ,4	0,1–0,2	0,3–0,5
Trockenfestigkeit längs (N/50 mm) quer (N/50 mm)	 20–40 2– 5	 20–40 2– 5	 80 –120 10– 20	 10–40 10–30	 15–20 5– 8
Technische Bewertungen unter Labortest-bedingungen:					
Flüssigkeits-aufnahme	sehr gut	gut	sehr gut	gut	weniger gut
optische Blut-kaschierung	weniger gut	weniger gut	gut	weniger gut	sehr gut
Weichheit	gut	gut	sehr gut	gut	weniger gut
Hautkontakt	angenehm	angenehm	angenehm	angenehm	weniger angenehm

Wäscheseitig weisen alle Binden und Slipeinlagen eine **Sperrschicht** gegen Flüssigkeitsdurchtritt auf. Meist werden dafür sehr dünne Kunststoffolien von 12–15 µm Dicke verwendet, die eine hervorragende Dichtigkeit auch unter Druckbelastung haben. Als geeignete Materialien haben sich hierfür Polyethylen-Folien wegen ihrer Weichheit und Flexibilität erwiesen. Bei Binden ist diese Folie oft auch an den Saugkörperseiten hochgezogen, um das seitliche Austreten von Blut zu verhindern. Dabei wird die Kunststoffolie überwiegend zwischen Saugkörper und Umhüllung angeordnet, um den direkten Kontakt mit der Haut zu vermeiden. Seit einiger Zeit sind auch Binden mit einer besonderen neuartigen Ausführung des Wäscheschutzes auf dem Markt. Bei diesen Binden überragt die wäscheschützende Kunststoffolie den Bindenkörper seitlich in Form von Flügeln, die im Gebrauch um den Zwickel des Slips gelegt und von unten am Slip befestigt werden. Als weitere, neuartige Verbesserung des Wäscheschutzes gibt es neuerdings in den USA auch Binden, die eine elastische Rüschung an den Längsseiten des Bindenkörpers aufweisen.

Die Dichtigkeitsanforderung führt bei den Kunststoffolien auch zu einer Luftdichtigkeit. Insbesondere für Slipeinlagen gibt es auch luftdurchlässige Sperrschichten, die zwar keine absolute, aber eine für Slipeinlagen ausreichende Flüssigkeitsbarriere aufweisen. Dies sind im einfachsten Fall hydrophobe Vliesstoffe, bei besonders hoher Anforderung an die Sperrwirkung aber Feinstfaservliese, die nach dem sog. Melt-blow-Verfahren hergestellt werden.

11.4.1.3 Haftsystem

Das Haftsystem der Binden und Slipeinlagen besteht im allgemeinen aus Haftstreifen. Um eine sichere Fixierung im Slip zu gewährleisten, müssen Mindestanforderungen hinsichtlich der Größe und Anordnung der Haftstreifen sowie der Haftkraft erfüllt werden. Es gibt heute eine Vielzahl von Haftstreifenanordnungen, die von einem schmalen Haftstreifen über mehrere schmale bis zu sehr breiten, großen Haftflächen reichen. Eine weitere wichtige Eigenschaft für ein Haftsystem ist, daß dieses auch nach längerer Lagerdauer die notwendige Haftkraft aufweist, also alterungsbeständig ist.

Als Haftstreifen werden auf die Wäscheseite der Binde bzw. Slipeinlage Haftschmelzkleber aufgebracht, die auch bei Raumtemperatur noch eine permanente Klebewirkung besitzen.

Für die Fertigung und den Transport des Menstruationsschutzes bis zum Zeitpunkt der Verwendung ist es erforderlich, die Haftstreifen vollständig abzudecken. Dazu werden heute siliconisierte Papiere oder klebstoffabweisende Kunststoffolien verwendet.

11.4.1.4 Hilfsstoffe

Zur Stabilisierung des gesamten Produktaufbaus und zum sicheren Verschließen der Umhüllung in Längsrichtung sowie an den Bindenenden werden vielfach Schmelzklebstoffe fadenförmig eingebracht. Im Gegensatz zu den für das Haftsystem eingesetzten Permanentklebern müssen diese **Schmelzklebstoffe** nur im geschmolzenen Zustand eine hohe Klebewirkung aufweisen.

Bei einem kleinen Marktanteil von Binden und Slipeinlagen werden auch **Duftstoffe** zur Parfümierung bzw. Geruchsüberdeckung eingesetzt. Als Duftstoffe werden Parfümöle verwendet, an die ähnliche Anforderungen hinsichtlich Haut- und Schleimhautverträglichkeit gestellt werden müssen wie allgemein an kosmetische Mittel. Es gibt auch geruchlose **Deostoffe,** die die Blutzersetzung verhindern und damit eine Geruchsbildung vermeiden. Hierbei handelt es sich meist um bakteriostatisch wirkende Stoffe oder Desinfektionsmittel. Diese werden heute aber weitgehend durch Duftstoffe ersetzt.

11.4.2 Herstellungstechnologie

Binden und Slipeinlagen sind Hygieneprodukte, die millionenfach verwendet werden. Die Herstellung solcher Massenprodukte erfordert deshalb rationelle Fertigungsverfahren, die eine hohe Maschinenleistung aufweisen und weitgehend automatisiert sind. Mit modernen Fertigungsanlagen werden je nach Produktaufbau bis etwa 1000 Binden pro Minute produziert, wobei jede Maschine im Durchschnitt von zwei bis drei Facharbeitern bedient wird. Bei besonders einfach konzipierten Slipeinlagen kann die Produktionsleistung auch 1200 und mehr Slipeinlagen pro Minute überschreiten. Diese extremen Maschinenleistungen bedingen eine spezielle Fertigungstechnologie, die weltweit nur von wenigen Maschinenherstellern angeboten wird und oft vom Hersteller der Binden und Slipeinlagen auch selbst entwickelt werden muß.

11.4.2.1 Fertigungsverfahren

In ◘ 11.**5** (s. S. 400) sind die wichtigsten Verfahrensschritte einer Bindenfertigung schematisch dargestellt. Der Verfahrensablauf gliedert sich in die **Zellstoff-Zerfaserung** und **Saugkörperformierung,** die **Bindenkonfektionierung** sowie die **Verpackung.**

Der in großen Rollen angelieferte Zellstoff wird in schnellaufenden Hammer- oder Scheibenmühlen so weit zerfasert, daß möglichst viele Einzelfasern mit Fibrillen entstehen. Die erzeugten Fasern werden aerodynamisch auf einem luftdurchlässigen Sieb abgelegt und dabei zu einer Flockenbahn oder auch zu einzeln gelegten Flockenkissen formiert.

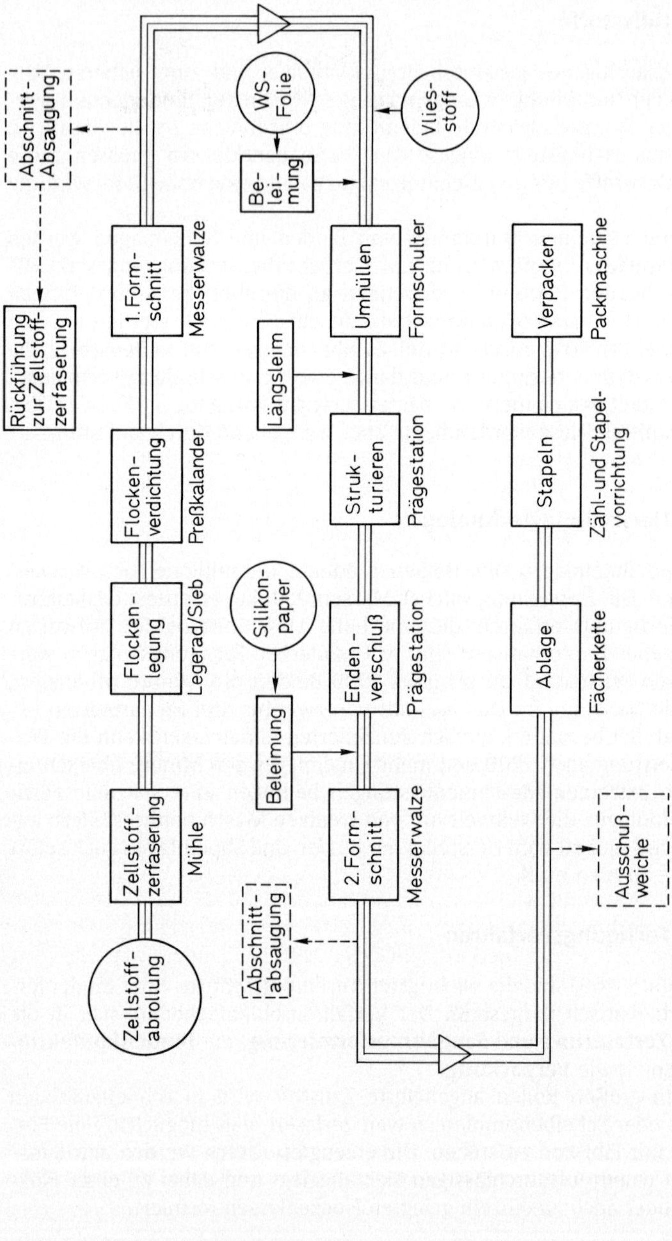

11.5 Wesentliche Verfahrensschritte bei der Bindenfertigung

Die Dichte und Gleichmäßigkeit der Flockenbahn oder der einzelnen Flockenkissen wird im allgemeinen durch ein Vakuumsystem unterhalb des Siebs gesteuert. Durch Anordnung des Siebs am Umfang eines Rads und entsprechende Formgebung bzw. Vertiefungen im Sieb können die Flockenbahn und die einzelnen Flockenkissen nicht nur in der Kontur, sondern auch in der Flockenverteilung gezielt verändert werden. Dabei entstehen dann im Extremfall aus der zusammenhängenden Flockenbahn auch einzelne, profilierte Flockenkörper.

Bei neuartigen, vor allem bei dünnen Binden wird anstelle der eben beschriebenen Flockenbahn ein vorverfestigtes Flockenbahnmaterial in Rollenform eingesetzt. Der Eintrag von Superabsorbern kann auf dieses Bahnmaterial erfolgen; eine Längsfaltung des Bahnmaterials schützt den Superabsorber vor seitlichem Austreten aus dem Saugkörper. Der Weitertransport in der Maschine wird durch Übergabe der Flockenkörper auf ein Transportband sichergestellt.

Die Bindenkonfektionierung beginnt mit der Verdichtung des Flockenkörpers auf eine definierte Saugkörperdicke. Dadurch werden die Verhaftung der Fasern untereinander verstärkt und die Stabilität des Saugkörpers erhöht. Die Verdichtung erfolgt meist durch Preßwalzen, die auf geringen Abstand eingestellt sind. Der erste Formschnitt ist nur bei einer zusammenhängenden Flockenbahn erforderlich. Dabei wird mit einer schnellaufenden Messerwalze die Saugkörperkontur auf der Bahn ausgestanzt; die Flockenreste und -abschnitte werden abgesaugt und wieder der Zerfaserung zugeführt. Die mit Formschnitt oder schon bei der Faserlegung konturierten Flokkenkörper werden im nächsten Verfahrensschritt mit der vorher beleimten Wäscheschutzfolie (WS) abgedeckt und dann mit einer Umhüllung allseitig versehen.

Der direkte Leimauftrag auf die Wäscheschutzfolie ist technisch einfacher und gleichmäßiger zu realisieren als auf dem Flockenkörper, bedingt jedoch eine genaue Regelung der Leimtemperatur auch bei unterschiedlichen Produktionsgeschwindigkeiten. Mit der Längsverleimung wird die Umhüllung fixiert und verschlossen. Bevor die Binde an den Enden durch beheizte Prägewalzen verschlossen wird, kann man die körperseitige Oberfläche noch mechanisch strukturieren. Bei vielen Bindenfertigungen wird das Haftsystem indirekt auf den Bindenkörper appliziert, indem man die Klebstoffschicht zuerst auf das siliconisierte Schutzpapier aufstreicht und den beleimten Streifen dann auf die wäscheseitige Bindenoberfläche preßt. Bei dieser Transferverleimung muß der Klebstoff noch genügend Klebkraft und Fließverhalten aufweisen, damit er in das Hüllmaterial der Binde eindringen und sich dort verankern kann. Mit der Fixierung des Haftsystems ist der Produktaufbau so weit abgeschlossen, daß sich der Bindenstrang durch einen weiteren Formschnitt kontinuierlich in Einzelbinden unterteilen läßt; die ausgeschnittenen Verbindungsabschnitte werden mit Luftdüsen abgesaugt.

Bevor die fertigen Binden verpackt werden können, müssen sie einzeln in eine Fächerkette abgelegt werden. Vor dieser Ablage ist noch eine Ausschußweiche integriert, durch die fehlerhafte Binden ausgeschleust werden. Die Fächerablage übergibt die Binden in eine Stapelvorrichtung, aus der die Bindenstapel in Schachteln oder Beutel verpackt werden.

Bei Herstellung der Binden in einem kontinuierlichen Verfahrensablauf ist im Vergleich zur taktweise arbeitenden Fertigung ein erheblicher Meß- und Regelungsaufwand erforderlich, um die verschiedenen Rohstoffe maßgerecht zusammenzufügen. 11.**6** gibt einen Eindruck vom Aufbau und den Abmessungen einer modernen Bindenfertigungsanlage. Bei Produktionsgeschwindigkeiten über 200 m pro Minute müssen die Bindenkörper zwischen Transportbändern geführt und von einem Verfahrensschritt zum andern betriebssicher übergeben werden. Dabei stehen für jeden Verfahrensabschnitt nur Bruchteile einer Sekunde zur Verfügung, in welchen der Vorgang abgeschlossen sein muß. Selbst bei kompakter Bauweise erreichen solche Fertigungsanlagen leicht 20–30 m Länge. Um diese Maschinen mit wenig Personal fahren zu können, müssen viele Betriebs- und Bedienungsvorgänge automatisiert ablaufen. So werden beispielsweise die Enden der Vlies- oder Folienrollen automatisch und ohne Betriebsunterbrechung mit dem Anfang einer neuen Rolle verbunden. Auch nach einer Störung erreicht die Anlage mit den vielen Nebenaggregaten in kurzer Zeit wieder ihre Nenngeschwindigkeit, wobei mangelhafte Produkte automatisch aussortiert werden.

Die Fertigung von Slipeinlagen ist weitgehend mit der Bindenfertigungstechnologie vergleichbar. Bei sehr einfachem Produktaufbau aus wenigen, bahnförmigen Rohstoffen werden jedoch die Verarbeitungsschritte deutlich reduziert und dadurch die Produktionsleistung gesteigert.

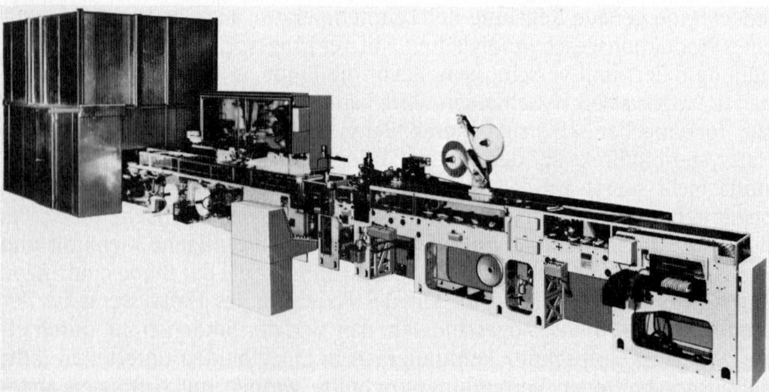

11.**6** Produktionsanlage für Binden

11.4.2.2 Betriebshygiene und Qualitätssicherung

Bei allen Hygieneprodukten, so auch bei Binden und Slipeinlagen, werden besondere **Hygieneanforderungen** an die Fertigung gestellt. Diese Anforderungen beinhalten u. a. staubfreie Produktionsräume und Maschinen, bei denen keine Schmierstoffe oder sonstige Verschmutzungen auf das Produkt übertragen werden. Dazu tragen Absaugungen, Filteranlagen und Kapselungen von Maschinenteilen bei. Die Betriebshygiene setzt auch häufiges Reinigen von Räumlichkeiten und Produktionsmaschinen voraus.

Trotz der Massenproduktion gelten für Binden und Slipeinlagen hohe Qualitätsanforderungen und besondere Qualitätssicherungsmaßnahmen.

11.4.3 Produkteigenschaften

Die Produkteigenschaften des extravaginalen Menstruationsschutzes umfassen nicht nur die *physikalischen* Eigenschaften, sondern auch *mikrobiologische, dermatologische* und *physiologische.*

11.4.3.1 Physikalische Eigenschaften/Produktleistung

In ▣ 11.**3** (s. S. 404) sind die Daten für die wichtigsten Produkteigenschaften führender Markenartikel auf dem Sektor Binden und Slipeinlagen zusammengestellt. Die Tabelle enthält in etwa das am Markt befindliche Produktsortiment verschiedener Größen. Entsprechend dem Anforderungsprofil des extravaginalen Menstruationsschutzes nehmen **Gewicht, Abmessungen** und **Saugkapazität** der Binden von der Minibinde bis zur Extra-Maxi-Binde stetig zu.

Slipeinlagen haben entsprechend ihrem Anforderungsprofil wesentlich niedrigere Gewichte und Saugfähigkeiten als die kleinsten Binden. Aus anatomischen Maßgründen differiert die Bindenbreite bei allen Größen nur wenig. Die verschiedenen Bindengrößen liegen im wesentlichen auf zwei unterschiedlichen Dickenniveaus, die sich bis etwa um den Faktor 5 unterscheiden. Bei dicken Binden ist eine Längsprofilierung vorteilhaft, die zu einer Abflachung an den Enden führt. Bei vergleichbarer Dicke haben die Nachtbinde bzw. die Extra-Maxi-Binde eine größere Länge als die Normalbinde, um auch beim Liegen ausreichenden Wäscheschutz zu erreichen. Zur Beurteilung der Saugleistung ist nicht nur die Saugkapazität der gesamten Binde maßgebend, sondern auch die Saugkapazität im Mittelteil der Binde. Die angegebenen Saugkapazitäten sind unter einer definierten Belastung ermittelt worden, die insbesondere beim Sitzen auftritt. Es handelt sich dabei um maximal erreichbare Werte, die bei normaler Verwendung jedoch nie ausgenutzt werden. Bei allen Binden sind außerdem unter dem Saugkörper dünne Wäscheschutzfolien angeordnet, die einen Flüssigkeitsdurchtritt sicher verhindern.

11.3 Binden und Slipeinlagen, Produkteigenschaften führender Markenartikel

	Slip-einlage	Mini-binde	dünne Binde	extra-dünne Binde (mit Superabsorber)	Normal-binde	Nacht-binde	Extra-Maxi-binde
Gewicht (g)	2,2 – 2,6	4,9 – 5,0	6,5 – 7, 5	5,0 – 7,0	9,0 – 11,0	14,0 – 20,0	16,0 – 19,6
Länge (mm)	148 – 180	178	209 – 225	200 – 285	226 – 246	252 – 306	327 – 337
Breite (mm)	50 – 62	52 – 62	63 – 64	70 – 95	61 – 66	66 – 77	72 – 78
Dicke (mm)	1,1 – 3,5	6,0 – 8,6	5,7 – 6,0	2,0 – 5,0	15 – 17	15 – 18	13 – 17
Saugkapazität (belastet)							
Bindenmittelteil (g/10 cm)	5 – 10	18 – 22	20 – 30	18 – 30	36 – 45	44 – 55	58 – 72
gesamte Binde (g/Binde)	8 – 16	24 – 30	40 – 45	38 – 55	66 – 75	90 – 120	126 – 154
Ansaugzeit (s)	2,0 – 3,3	2 – 4	3,0 – 11,0	5,0 – 20	3,0 – 7,8	3,0 – 4,9	2 – 4
Rücknässung, Menge (g)	0,01 – 0,6	0,4 – 0,8	0,4 – 0,8	0,2 – 0,9	0,2 – 0,7	0,2 – 0,7	0,1 – 0,4
Rücknässung, Fläche (cm^2)	0,8 – 10,5	8,6 – 12,2	6,7 – 10,0	2 – 12	11,1 – 24,9	5,9 – 18,3	3,2 – 5,8
Haftkraft (N)	0,6 – 2,0	0,9 – 2,0	0,8 – 2,0	0,8 – 2,0	0,1 – 2,0	0,05 – 2,0	1,0 – 3,0

Ein Maß für die Blutdurchlässigkeit der Bindenoberfläche ist die **Ansaugzeit.** Sie wird maßgeblich durch die Bindenumhüllung beeinflußt. Die Oberflächentrockenheit einer Binde nach Blutaufnahme kann durch die **Rücknäßwerte** in Menge und Fläche beschrieben werden. Die Befestigung der Binden und Einlagen im Slip wird durch **Haftkraft**-Messungen an Baumwolltextilien geprüft.

Trotz labortechnischer Produktprüfungen kann eine umfassende Beurteilung der Produkteigenschaften nur durch einen repräsentativen **Verbraucherinnentest** erhalten werden. Dabei gewinnt man nicht nur Aussagen zur Saugfähigkeit und Haftung, sondern auch Angaben zu physikalisch nicht meßbaren Eigenschaften wie Tragekomfort, Haltbarkeit, Paßform und Wäscheschutz. Diese produktspezifischen Gebrauchseigenschaften werden im allgemeinen noch durch Verbraucherinnenmeinungen zur optischen Produktanmutung und zur Beduftung ergänzt.

11.4.3.2 Mikrobiologische Eigenschaften

Für Hygieneartikel wie Binden und Slipeinlagen werden grundsätzlich nur Rohstoffe eingesetzt, die aufgrund ihrer maschinellen Herstellung und der Prozeßbedingungen einen unbedenklichen Gehalt an aeroben Sporenbildnern aufweisen, die als Keime überall und ständig in der Umwelt vorhanden sind.

Die verwendeten Rohstoffe sind auch wegen ihrer hohen Trockenheit kein Nährboden für Keimwachstum. Durch die Betriebshygiene während der Fertigung und eine entsprechend hygienische Verpackung der Bindenprodukte, z. T. auch in Form von Einzelverpackungen der Binden und Slipeinlagen, wird der keimarme Zustand bis zum Gebrauch sichergestellt.

Während des Gebrauchs verändert sich der mikrobiologische Zustand des Menstruationsschutzes, weil Keime aus der natürlichen Bakterienbesiedlung des äußeren Genitoanalbereichs auf das Produkt übertragen werden und dort durch absorbiertes Menstrualblut oder Sekret einen geeigneten Nährboden vorfinden. Das Keimwachstum wird insbesondere durch das feucht-warme Klima der Applikationsorte und die lange Tragedauer der Produkte begünstigt. Deshalb ist gerade bei Slipeinlagen versucht worden, die luft- und flüssigkeitsdichte Wäscheschutzfolie durch luftdurchlässige Sperrschichten zu ersetzen und damit das Schwitzklima zu reduzieren. Für die bakterielle Besiedlung des äußeren Vaginalbereichs sind nicht zuletzt auch die Hygienegewohnheiten von wesentlicher Bedeutung. Gynäkologische Studien haben belegt, daß bei Verwendung von extravaginalem Menstruationsschutz in keinem Fall eine Beeinflussung der Scheidenflora auftritt.

11.4.3.3 Dermatologische und physiologische Eigenschaften

Binden und Slipeinlagen sind Hygieneprodukte, die meist über Stunden mit der Haut bzw. Schleimhaut in direktem Kontakt stehen. Deshalb muß der extravaginale Menstruationsschutz auch entsprechende dermatologische und bekleidungsphysiologische Anforderungen erfüllen. So dürfen die verwendeten Rohstoffe, insbesondere die Umhüllung und evtl. vorhandene Duftstoffe, grundsätzlich keine toxischen Bestandteile und keine Allergene enthalten. Die **physiologische Unbedenklichkeit** ist deshalb Qualitätsbestandteil der Rohstofflieferungen und wird in den meisten Fällen schon durch den Lieferanten garantiert. Aus dermatologischer Sicht sind auch mechanische Hautreizungen unbedingt zu vermeiden. Solche Reizungen können durch harte und rauhe Produkte oder Produktkomponenten sowie durch verhärtete Schnittkanten der Produkte hervorgerufen werden. Die Weichheit von Binden bzw. Slipeinlagen hat somit auch Einfluß auf die Hautverträglichkeit.

Die **bekleidungsphysiologischen** Forderungen nach Trocken- und Luftighalten des Genitoanalbereichs werden von den heutigen Binden und den meisten Slipeinlagen nur teilweise erfüllt. Beispielsweise werden durch die Verwendung von flüssigkeitsdichten Folien die Luftzirkulation und der Transport von Wasserdampf unterbunden. Zur Verbesserung der Oberflächentrockenheit der Binden tragen zwar auch Kunststoffasern im Vliesstoff und spezielle, perforierte Kunststoffolien bei, die sich aber im Hautkontakt nicht so angenehm anfühlen wie Baumwollfasern.

11.4.3.4 Ökologische Fragen

Bei einer jährlichen Menge von ca. 18 Millionen t häuslicher Abfälle in der Bundesrepublik Deutschland entfällt rund 0,1% auf Produkte des extravaginalen Menstruationsschutzes. Durch Verbraucherumfragen wurde ermittelt, daß etwa 80% dieser Erzeugnisse in den Hausmüll gelangen. Etwa 15–20% der Binden und Slipeinlagen werden über die Toilette entsorgt.

Die Entsorgung von Bindenprodukten über die Kanalisation belastet die kommunalen Kläranlagen, da einige der verwendeten Rohstoffe, z.B. Wäscheschutzfolien, Kunstfaservliese und perforierte Kunststoffolien, nicht zerfallen und biologisch nicht abgebaut werden. Auch beim Deponieren verrotten diese Bindenbestandteile nicht, wohl aber der Saugkörper aus Zellstoff- bzw. Cellulose-Fasern oder auf Papierbasis. Eine Deponierung wird mittelfristig aufgrund der Technischen Anleitung (TA) Siedlungsabfall nicht mehr möglich sein. Obwohl Binden und Slipeinlagen zum größten Teil aus Zellstoff bestehen, der grundsätzlich wiederverwendet werden könnte, ist ein Recycling dieser Produkte aus Hygienegründen nicht zu empfehlen. Versuche haben gezeigt, daß eine Kompostierung oder eine Vergärung unter gleichzeitiger Biogasgewinnung möglich ist. Voraussetzung dafür ist allerdings, daß entsprechende Anlagen und Sammelsysteme geschaffen werden. Unter hygienischen und ökologischen Aspekten hat die Verbrennung von Binden und Slipeinlagen die meisten Vorteile, weil alle Rohstoffkomponenten auf diese Weise schadstofffrei, ohne nennenswerte feste Reststoffe und unter Energiegewinnung entsorgt werden können.

11.4.4 Gesetzgebung

Die gesetzlichen Vorschriften für Binden und Slipeinlagen und der Status dieser Hygieneprodukte entsprechen weitestgehend denen der Tampons (s. Kap. 11.3.4).

Literatur

Bergler, R. (1984), Psychohygiene der Menstruation, S. 119–123, Henkel KGaA, Düsseldorf.

Bergler, R. (1989), Körperhygiene und Sauberkeit im internationalen Vergleich, Zbl. Bakt. Hyg. **187 B,** 422–507.

Cavanagh, J. (1960), Fundamental Marriage Counseling, S. 49 ff., The Bruce Publishing Company, Milwaukee.

Deutsches Arzneibuch (1986) 9. Ausgabe. Deutscher Apotheker Verlag, Stuttgart, Govi-Verlag GmbH, Stuttgart.

Grützmacher-Sawicka, I. (1980), Kritisch betrachtet: Menstruationshygiene, Sexualmedizin **10,** 420–423.

Hanke-Baier, P., Johannigmann, J., Levin, R. J., Wagner, G. (1994), Evaluation of vaginal and perineal area during the use of external sanitary protection throughout the menstrual cycle, Acta. Obstet. Gynecol. Scand. **73,** 486–491.

Hempel, J. G. (1778), Eigene Erfahrung und Wahrnehmungen vom Schaarbokke nebst einem Schreiben die monatliche Reinigung der Grönländerinnen betreffend, S. 37–40, Brummer-Verlag, Leipzig, Kopenhagen.

Huber, B., Lentz, R. (1993), Biologische Entsorgung von Hygieneprodukten, Hygiene aktuell **1** (1), 31–32, 35–37.

Jenny, J. (1985), Menstruationshygiene: Einfluß auf das Scheidenepithel und die Scheidenflora, Dtsch. Ärztebl. Ausg. **22 C,** 1701–1709.

Lebensmittelrecht (1993), C. H. Beck'sche Verlagsbuchhandlung, München.

Lünenschloß, J., Albrecht, W. (1982), Einleitung und Rohstoffe, In Lünenschloß, J., Albrecht, W., (Hrsg.): Vliesstoffe, S. 1–66, Georg Thieme Verlag, Stuttgart, New York.

Mittag, H.-C. (1986), Staphylokokkentoxikosen unter besonderer Berücksichtigung des Toxic-Shock Syndroms, S. 133, Schattauer-Verlag, Stuttgart, New York.

Ploss, H., Bartels, M. (1902), Das Weib in Natur und Völkerkunde. Anthropologische Studien, Bd. I, S. 426 f., Grieben-Verlag, Leipzig.

Sigerist, H. E. (1963), Anfänge der Medizin von der primitiven und archaischen Medizin bis zum goldenen Zeitalter in Griechenland, S. 257, Europa-Verlag, Zürich.

Voss, A., Wallrauch-Schwarz, C., Milatovic, D., Braveny, I., Johannigmann, J., Hanke-Baier, P. (1993), Quantitative Untersuchung der Vaginalflora im Verlauf des Menstruationszyklus, Geburtsh. u. Frauenheilk. **53,** 543–546.

12 Parfümierung kosmetischer Mittel

12.1 Aufgaben und Kosten

Überdeckung des Eigengeruchs. Die zur Herstellung kosmetischer Mittel verwendeten Inhaltsstoffe weisen häufig einen mehr oder weniger starken Eigengeruch auf. Die Überdeckung dieser Gerüche stellt den Parfümeur oft vor ernste Schwierigkeiten. Seine Arbeit wird zusätzlich durch den Wunsch nach einer ganz bestimmten Duftnote erschwert, da diese nicht immer mit dem Eigengeruch des Präparates harmoniert und das Produkt in der gewünschten Duftrichtung praktisch unparfümierbar macht. In vielen Fällen gelingt es jedoch dem Parfümeur, einen dem Produkt anhaftenden Fremdgeruch so geschickt in die Parfümierung einzubauen, daß ein harmonischer Duft resultiert.

Hiller weist aus diesem Grunde eindringlich auf die Notwendigkeit einer intensiven Zusammenarbeit zwischen dem Produktentwickler und dem Parfümeur hin, die so früh wie möglich beginnen sollte.

Ästhetik. Die Riechstoffindustrie, in der weltweit mehrere hundert Parfümeure kreativ tätig sind, ist heute in der Lage, technisch ausgereifte, dermatologisch und toxikologisch unbedenkliche und harmonische Parfümierungen zu entwickeln. Der Wunsch nach einer Parfümierung, die zum Trendsetter wird, ist jedoch mit der Suche nach dem „Stein des Weisen“ vergleichbar. Ein Duft kann auch aus anderen Gründen, die nicht unmittelbar mit der Parfümierung zusammenhängen, zum Trendsetter werden. Dies ist dann der Fall, wenn das Produkt aufgrund anderer Eigenschaften und Fakten, wie z. B. einer neuartigen Verpackung, besserer Produkteigenschaften oder einer herausragenden Werbung, ein Erfolg wird.

Bei der Wahl einer geeigneten Parfümierung müssen unter anderem auch das Duftempfinden der angesprochenen Zielgruppe und national bedingte Geschmacksunterschiede berücksichtigt werden.

Wirtschaftlichkeit. Der prozentuale Anteil der Parfümierungskosten einiger kosmetischer Mittel an deren Verkaufspreisen ist in ◘ 12.1 dargestellt. Bemerkenswerterweise liegen die Parfümierungskosten für Seifen und Schaumbäder prozentual weitaus höher als die für Luxusparfums. Bezogen auf den Fabrikabgabepreis können die Parfümierungskosten bei einigen Produkten sogar bis zu 25% betragen. Es ist einleuchtend, daß besonders bei diesen eine Reduzierung der Parfümierungskosten notwendig ist, was den

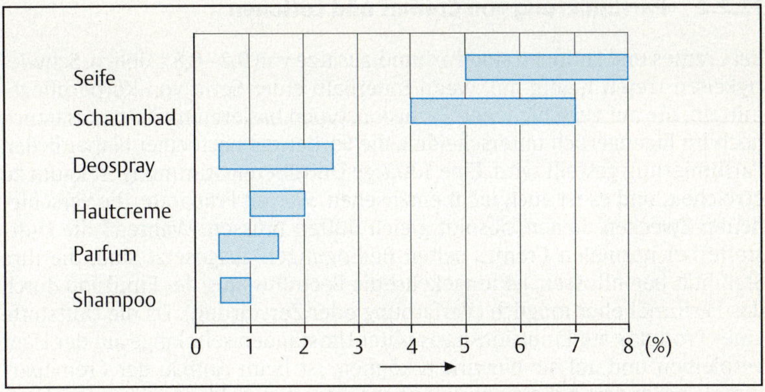

12.1 Prozentualer Anteil der Parfümierungskosten am Verkaufspreis kosmetischer Mittel

Parfümeur oft vor eine schwierige Aufgabe stellt. Durch eine enge und vertrauensvolle Zusammenarbeit zwischen Produktentwickler, Marketingfachmann und Parfümeur sollte es möglich sein, das Preislimit für eine gute Parfümierung nicht zu niedrig anzusetzen. Dafür sollte man eher auf den Einsatz kostspieliger Pseudowirkstoffe verzichten.

12.2 Parfümierung einzelner Produktgruppen

12.2.1 Parfümierung von Seifen

Der Riechstoffgehalt von Toiletteseifen liegt z. Z. bei ca. 0,8 – 2,5%. Seit Jahren läßt sich eine zunehmende Tendenz nach stärkeren Parfümierungen erkennen, die meistens mit einer höheren Parfümöldosierung erreicht werden.

Nicht alle der zur Verfügung stehenden Parfümölrohstoffe können zur Parfümierung von Seifen verwendet werden. Einige kommen aus dermatologischen/toxikologischen Gründen nicht in Frage. Auf ca. 35% der Riechstoffe muß der Parfümeur aus Gründen ihrer unzureichenden Beständigkeit in Seifen verzichten. Soll das Parfümöl für weiße Seifen geeignet sein, reduziert sich die Anzahl geeigneter Riechstoffe um weitere 25%.

Eine weitere Einschränkung der zur Parfümierung von Seifen verwendbaren Riechstoffe ergibt sich aufgrund ihres Preis-/Leistungsverhältnisses. Riechstoffe mit einem Kilopreis von mehr als 500,– DM sind nur dann geeignet, wenn man mit ihnen in Form einer 1 – 10%igen Lösung merkbare Effekte erzielen kann.

12.2.2 Parfümierung von Cremes und Lotionen

Bei Cremes und Lotionen sind Parfümölzusätze von 0,2–0,8% üblich. Schwierigkeiten treten häufig auf, wenn innerhalb einer Serie von Körperpflegemitteln, die auf verschiedenen Emulsionstypen basieren und sich zusätzlich noch im Eigengeruch unterscheiden, die Forderung nach einer einheitlichen Parfümierung gestellt wird. Eine 100%ige Duftübereinstimmung ist kaum zu erreichen, und es ist auch nicht einzusehen, warum Präparate, die verschiedenen Zwecken dienen, absolut gleich duften müssen. Während die Duftstoffe bei normalen Cremes selten Bedingungen ausgesetzt sind, die ihre Stabilität beeinflussen, ist umgekehrt die Beeinflussung der Emulsion durch das Parfümöl eher möglich (Verfärbung oder Zerstörung). Da die Duftstoffe eines Produkts auf Emulsionsbasis unter Umständen sehr lange auf der Haut verbleiben und auf sie einwirken können, ist beim Aufbau der Cremeparfümöle besonders auf die physiologische Unbedenklichkeit der verwendeten Duftstoffe zu achten.

12.2.3 Parfümierung wäßriger Produkte

Badepräparate. Badepräparate gehören hinsichtlich ihrer Parfümierung, zumindest was ihre Stabilität betrifft, zu den problemarmen Produkten. Die Mehrzahl der Schaum- und Duschbäder weist pH-Werte auf, bei denen nur selten Stabilitätsprobleme auftreten. Bei schwach sauer eingestellten Schaumbädern, mit denen sich aufgrund der Einfärbung mit Indikatorfarbstoffen optisch wahrnehmbare Farbumschläge während der Anwendung erzielen lassen, kann es allerdings zur Verseifung von Duftstoffen auf Ester-Basis kommen.

Die Qualität der verwendeten waschaktiven Substanzen, die heute keinen starken Eigengeruch mehr aufweisen, erlaubt es, auch zartere Duftnoten zur Parfümierung zu verwenden. Dies wird jedoch oft durch Zusätze an „Wirkstoffen" wieder unmöglich, die häufig infolge ihres Eigengeruchs das Schaum- oder Duschbad zu einem parfümistischen Problemfall werden lassen.

In den letzten Jahren läßt sich eine Tendenz zu immer geringeren Parfümöldosierungen feststellen. Während Markenschaumbäder früher 4–5% Parfümöle enthielten, liegen die Parfümölzusätze bei der Mehrzahl der Produkte heute bei 1,5–3%.

Bei der Kreation eines Schaumbad- oder Duschbadparfümöls muß der Parfümeur die geplante Einfärbung des Produkts beachten. So können Riechstoffe mit phenolischer Hydroxy-Gruppe Einfärbungen stark beeinflussen. Das gleiche gilt für Schiffsche Basen, die nicht nur in reiner Form eingesetzt werden, sondern sich von selbst bilden, wenn Riechstoffe mit Amino-Gruppen, z.B. Indol oder Anthranilsäuremethylester, gemeinsam mit Carbonyl-Gruppen enthaltenden Riechstoffen verwendet werden. Wenn die geplante

Verpackung des Endprodukts lichtdurchlässig ist, sollte auf jeden Fall die Lichtbeständigkeit des Produkts überprüft werden.

Betrachtet man die Duftrichtungen der letzten Jahre, so läßt sich ein deutlicher Wandel feststellen. Während das erste auf dem europäischen Markt erfolgreiche Schaumbad mit seiner aldehydischen, anboukettierten Nadelholzparfümierung einen Trend setzte und viele Nachahmer fand, wurden einige Jahre später Kölnisch-Wasser-Noten mit Moschuszusätzen populär. Derzeit werden Duftnoten immer beliebter, deren Vorbilder sowohl in der maskulinen als auch in der femininen Feinparfümerie zu finden sind.

Flüssige Seifen. Die Ausführungen im vorstehenden Abschnitt über die Parfümierung von Schaum- und Duschbädern gelten im wesentlichen auch für die Parfümierung von flüssigen Seifen. Schwierigkeiten können sich ergeben, wenn diese Produkte so alkalisch sind, daß Stabilitätsminderungen und Verfärbungen auftreten. Wenn der Parfümeur in diesem Fall bei der Kreation jedoch auf Duftstoffe zurückgreift, die ihm aus anwendungstechnischen Untersuchungen mit festen Feinseifen als stabil und nicht verfärbend bekannt sind, dürften keine Schwierigkeiten auftreten. Die Parfümölkonzentration von Flüssigseifen liegt bei 0,5–2%.

Haarwasch- und Pflegemittel. Bei Shampoos richtet sich die Parfümöldosierung nach dem Verwendungszweck. Babyshampoos enthalten im allgemeinen bis zu 0,5% einer „kosmetischen" Parfümölkomposition. Normalen Shampoos werden 0,3–0,6% Parfümöle zugesetzt. Shampoos mit spezifischer Wirkung müssen aufgrund ihres intensiveren Eigengeruchs häufig stärker parfümiert werden.

Die neuerdings in Mode kommenden Duschshampoos enthalten etwa 0,8–2% Parfümöl. Da die meisten Shampoos keine extremen pH-Werte aufweisen, gibt es hinsichtlich der Stabilität der eingesetzten Riechstoffe im allgemeinen keine Probleme. Insbesondere bei höheren Riechstoffkonzentrationen kann es aber zur Beeinflussung der Viskosität und zur Verfärbung, auch unter Lichteinfluß, kommen.

Bei anderen wasserhaltigen Haarpflegemitteln, wie z. B. Haarkuren, ist zu bedenken, daß sie of längere Zeit auf dem Haar verbleiben und daher dem Haar einen länger anhaltenden Duft vermitteln können. Daher enthalten derartige Produkte meist nur 0,3–0,5% Parfümöl. Diese sind im allgemeinen nicht zu stark fixiert und weisen dezentere Duftnoten auf als die von Shampoos, die während der Anwendung ein Dufterlebnis vermitteln sollen.

12.2.4 Parfümierung von Aerosolen

Die 1974 aufgestellte Hypothese amerikanischer Wissenschaftler über die Beeinflussung der Ozon-Schicht durch Fluorchlorkohlenwasserstoffe (FCKW) hat weltweit zu einer Elimination dieser Treibmittel geführt. Stabilitätsprobleme bei Aerosolen, die auf die Bildung von Säuren durch Hydrolyse der FCKW zurückzuführen sind, haben daher heutzutage keine Bedeutung mehr.

Deodorantien. Die Parfümölkonzentration bei den meisten Deosprays liegt bei 0,5 – 1 %, bei den sog. Parfümdeos bei 1 – 2%, jeweils bezogen auf die Gesamtformulierung. Die verwendeten Duftrichtungen sind sehr unterschiedlich. Es ist Mode geworden, sich die Duftnoten erfolgreicher maskuliner und femininer Couturierparfums zum Vorbild zu nehmen. Durch den unmittelbaren Kontakt mit der Haut, noch dazu in Anwesenheit von Alkohol und oft ohne schützende Fettstoffe, ist bei dem Aufbau von Deoparfümölen besonders sorgfältig auf die Verwendung dermatologisch/toxikologisch unbedenklicher Riechstoffe zu achten.

Antitranspirantien. Hier gilt generell das im vorigen Abschnitt über Deosprays Gesagte mit der Einschränkung, daß die meisten in Antitranspirantien verwendeten Wirkstoffe die Stabilität vieler Duftstoffe ungünstig beeinflussen und somit die Anzahl der einsetzbaren Duftstoffe vermindert ist. Angaben darüber findet man z. B. bei Appell (s. Lit., S. 417).

Haarsprays und Haarfestiger. Bei der Parfümierung von Haarsprays und Haarfestigern ist zu berücksichtigen, daß die Parfümöle einen weichmachenden Effekt auf die haarfestigenden Wirkstoffe ausüben können. Aber nicht nur aus diesem Grund ist man bestrebt, die Parfümöldosierung mit 0,1 – 0,2% möglichst gering zu halten. Die filmbildenden Rohstoffe stellen gute Parfümölfixateure dar und bewirken eine langanhaltende Beduftung des Haares. Dies könnte zu einer Disharmonie mit einem gleichzeitig verwendeten Extraitparfum führen. Aus diesem Grund sollten Parfümöle für Haarsprays nicht zu haftfest sein und zudem mit möglichst vielen anderen Düften harmonieren.

12.2.5 Parfümierung von Pudern, Lippenpflege-, Intimpflege-, Lichtschutz- und Haarwellmitteln

Puder. Die Entwicklung geeigneter Puderparfümöle erfordert wesentlich mehr Erfahrung als die von Parfümölen für andere kosmetische Mittel. Eine tabellarische Auflistung von Riechstoffen und deren Verhalten in Gesichtspudern findet man bei Appell (s. Lit., S. 417). Die Parfümöldosierungen bei Pudern richten sich nach dem Verwendungszweck. Babypuder enthalten meistens nur bis zu 0,3%, Körperpuder 0,2–1% und Gesichtspuder 0,5–3% Parfümöl.

Bei der Parfümierung von Pudern hat man mit Verfärbungen, Stabilitätsminderungen, Verflüchtigungen und Hautirritationen zu rechnen. Beispielsweise können viele Riechstoffe mit einzelnen Produktbestandteilen zu einer Verfärbung des Puders führen, manchmal erst bei Lichteinwirkung. Ebenso sind durch die große Oberfläche der meisten Puderrohstoffe die eingearbeiteten Riechstoffe – abgesehen von katalytischen Effekten, die ebenfalls nicht auszuschließen sind – verstärkt dem Luftsauerstoff ausgesetzt. Sie werden hier schneller oxidiert als in anderen Medien. Das führt nicht nur zu einer Veränderung des Dufts, sondern auch zu Reaktionsprodukten, die die Haut in stärkerem Maß irritieren können als ein reiner unveränderter Riechstoff. Nicht zuletzt bewirkt die große Oberfläche des Puders eine stärkere Verflüchtigung der Duftstoffe.

Lippenpflegemittel. Eine tabellarische Übersicht über Riechstoffe für die Lippenstiftparfümierung findet man ebenfalls bei Appell (s. Lit., S. 417). Lippenstifte werden mit etwa 1% Duftstoffen parfümiert. Beim Aufbau geeigneter Kompositionen muß man beachten, daß die Duftstoffe nicht nur riechen, sondern auch einen Geschmack aufweisen. Dies ist ein Grund dafür, daß zur Aromatisierung von Lippenstiften oft Fruchtnoten, z.B. Erdbeere, Himbeere oder Cassis, als solche oder in Verbindung mit einigen Blütennoten verwendet werden. Daß einige zur Verfärbung neigende Riechstoffe die Lippenstiftfarben verändern können, muß besonders beachtet werden.

Intimpflegemittel. Für die Parfümierung von Intimpflegemitteln gilt das im Kap. 12.2.4 für Deodorantien Gesagte. Nur sollte bei diesen Präparaten noch stärker auf die dermatologische/toxikologische Unbedenklichkeit der verwendeten Duftstoffe geachtet werden. Die Dosierung in den ausnahmslos trockenen Sprays liegt bei 0,2–0,3%.

Lichtschutzmittel. Zur Parfümierung von Lichtschutzmitteln können mit wenigen Ausnahmen auch alle für Cremeparfümöle geeigneten Duftstoffe verwendet werden, ihre Dosierung beträgt 0,2–0,3%. Es ist unumgänglich, das Parfümöl und das parfümierte Produkt auf evtl. phototoxische Eigenschaften zu prüfen. Die von einigen Fachleuten ausgesprochene Warnung vor der Verwendung von blumigen Noten, da diese Insekten anlocken könnten, scheint nicht gerechtfertigt zu sein.

Haarwellmittel. Eigens sei betont, daß eine befriedigende Kaltwellparfümierung bisher nicht möglich ist. Nicht die Unbeständigkeit der Duftstoffe, sondern der Eigengeruch der Kaltwelle macht eine befriedigende Parfümierung unmöglich. Um für ein solches Problem bei der Parfümierung eine annehmbare Lösung zu finden, kann der Parfümeur in langen Versuchsreihen alle ihm zur Verfügung stehenden Duftstoffe auf ihre Eignung untersuchen, die mercaptanartigen, ammoniakalischen Gerüche der Haarwellmittel zu kompensieren.

Angaben über geeignete Duftstoffe sind in der Literatur zu finden (z. B. bei Appell, s. Lit., S. 417). Der Parfümeur muß versuchen, Parfümöle zu kreieren, die möglichst gut die Eigengerüche dieser Produkte überdecken oder kompensieren. Die Parfümöldosierung liegt in diesem Fall i. a. bei 1 – 2%, wobei zu berücksichtigen ist, daß die meisten Kaltwellen aufgrund ihres hohen Wassergehalts den Einsatz von Emulgatoren zur homogenen Verteilung der Parfümöle erforderlich machen.

12.3 Anwendungstechnik: Aufgaben, Tests und Testmethoden

12.3.1 Aufgaben

Unter anwendungstechnischen Aufgaben wird in erster Linie die Überprüfung aller Duftstoffe auf ihre Eignung in den jeweiligen zu parfümierenden Produkten verstanden. Man spricht deshalb von Eignung, da verschiedene Kriterien geprüft werden müssen: Beständigkeit oder Stabilität, Überdekkung des Produkteigengeruchs, Verfärbung, Haftfestigkeit und Löslichkeit bzw. Emulgierbarkeit. Die anwendungstechnischen Aufgaben sind wegen der Vielzahl der in Frage kommenden Duftstoffe und wegen der großen Anzahl von zu parfümierenden Produkten außerordentlich komplex. Vorhersagen über die Eignung der einzelnen Duftstoffe in dem zu parfümierenden Produkt, das z. B. ein reduktives oder alkalisches Medium darstellen kann, sind aufgrund ihrer chemischen Konstitution nur relativ selten möglich. Oft haben schon geringfügige Rezepturänderungen des Produkts erheblichen Einfluß auf die Eignung eines Duftstoffs. Häufig ist es von Vorteil, die Untersuchungen selbst durchzuführen und sich nicht auf Literaturangaben über die Eignung von Duftstoffen zu verlassen. In den letzten Jahren hat sich die Qualität der verwendeten Produktrohstoffe wesentlich verbessert, und heutzutage lassen sich manche Duftstoffe einsetzen, die früher als unbeständig angesehen wurden. Ein Beispiel hierfür ist Eugenol, das nach Angaben vieler Autoren zur Verfärbung weißer Seifen führt, in nach modernen Verfahren hergestellten Seifen aber farblos bleibt.

Es ist bekannt, daß sich die Stabilität einiger Riechstoffe durch Zusatz von Antioxidantien deutlich verbessern läßt. Der sicherste Weg zur Bestimmung der Eignung eines Duftstoffs ist daher die Durchführung von Tests.

12.3.2 Tests und Testmethoden

Bei allen Stabilitätstests parfümierter Produkte ist generell ein unparfümiertes Produktmuster mitzulagern, denn nicht immer ist der Duftstoff für Veränderungen des Produkts, wie beispielsweise im Geruch oder in der Farbe, verantwortlich. Folgende Tests werden durchgeführt:

Jahrestest. Der beste Test ist zweifellos der Jahrestest, der möglichst immer durchgeführt werden sollte. Nach einer Lagerdauer von 1 Jahr bei Raumtemperatur wird entsprechend den Testkriterien das parfümierte und unparfümierte Produkt im Vergleich zu einem frisch hergestellten Muster beurteilt.

Kurzzeitlagertest. Um rasch Hinweise auf die Beständigkeit eines Duftstoffs in einem kosmetischen Mittel zu erhalten, wird der Jahrestest oft um einen beschleunigten Lagertest bei erhöhter Temperatur erweitert, den sog. Kurzzeitlagertest. Dabei werden die zu untersuchenden Produkte i.a. ca. 2–12 Wochen bei 40 °C in Glasgefäßen gelagert.

Lichttest. Aussagen über die Lichtbeständigkeit parfümierter Produkte werden durch Lagerung im Sonnenlicht (bis zu 6 Wochen) bzw. verkürzt im Xenotest-Gerät (bis zu 1 Woche) erhalten. Dies ist bei lichtdurchlässigen Verpackungen von Schaumbädern, Shampoos usw. von Bedeutung.

Produkttest. Für neuentwickelte Produkte wird vor der Markteinführung ein zusätzlicher Lagertest in der Originalverpackung durchgeführt. Er dauert bis zu 6 Monate bei Prüftemperaturen bis zu 50 °C. Gegebenenfalls werden die Produkte auch dem Lichttest unterworfen.

Hauttest. Der Duft der Haut, z.B. nach dem Waschen mit Seife oder nach dem Eincremen, wird in bestimmten zeitlichen Abständen beurteilt, wodurch auch Hinweise auf die Haftfestigkeit der Duftstoffe erhalten werden.

Als Ergebnis anwendungstechnischer Untersuchungen ist festzuhalten, daß für die Parfümierung der einzelnen Produktgruppen kosmetischer Mittel jeweils nur ein Teil der insgesamt zur Verfügung stehenden Duftstoffe geeignet ist (s. ◘ 12.**2**, S. 416). So können z.B. in Haarwellmitteln max. nur ca. 30%, in Eaux de Toilette und Parfums dagegen bis zu 90% der bekannten Duftstoffe eingesetzt werden.

12.4 Duftauswahl

Ein großes Problem ist die Auswahl des für ein Produkt optimalen Dufts aus einer Vielzahl von Parfümierungsvorschlägen. Die Auswahl sollte nicht von einer Einzelperson und schon gar nicht vom Parfümeur selbst vorgenommen

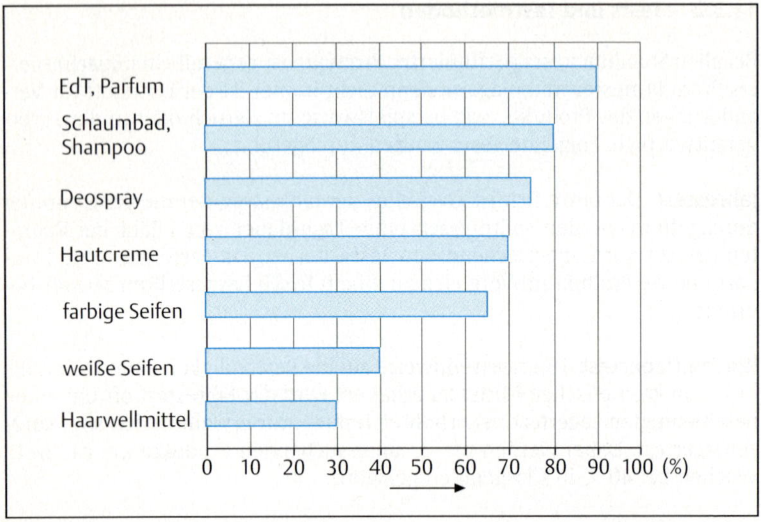

12.2 Einsatzspektrum von Riechstoffen in ausgewählten kosmetischen Produktgruppen (EdT = Eau de Toilette)

werden, denn er wird naturgemäß seine eigenen Vorschläge bevorzugen. Zweckmäßig ist es, die Entscheidung für einen Duft durch ein Experten- und anschließend durch ein Verbraucherpanel herbeizuführen.

Expertenpanel. Die erste Einengung der Parfümierungsvorschläge wird durch ein Expertenpanel, dem sog. OEB (**O**dour **E**valuation **B**oard) durchgeführt. Dies ist eine Gruppe von etwa 6–15 in Duftfragen geschulten Personen, die auf ihr Riechvermögen getestet wurden. Das OEB beurteilt unter Praxisbedingungen die Parfümierungen sowohl im Produkt selbst als auch bei der Anwendung, z. B. Seifen auf der Haut oder Schaumbäder im Wasser. Wichtig ist, daß bei der Ermittlung der „Akzeptanz des Dufts" auch Marketingvorgaben wie Produktnutzen, Verpackung, Farbe, Zielgruppe usw. berücksichtigt werden.

Verbraucherpanel. Die vom OEB präferierten Parfümierungsvorschläge werden anschließend von Verbrauchern in einem Abriechtest („Sniff-Test", etwa 100 verschiedene Haushalte) in Originalverpackung getestet. Danach werden in einem Home-use-Test bei mehreren hundert Haushalten die Duftvorschläge unter Gebrauchsbedingungen geprüft. Falls erforderlich, werden noch zusätzliche Marktforschungstests durchgeführt, wie z. B. TESI, ein **Te**st-

Simulations-Modell, bei dem mit dem Testprodukt die Kaufsituation im Konkurrenzumfeld getestet wird. Vor der endgültigen Markteinführung kann zur weiteren Absicherung noch ein Test auf einem regional begrenzten Markt durchgeführt werden.

12.5 Sicherstellung der Unbedenklichkeit von Parfümölen

Natürlich müssen alle Duftstoffe auf dermatologische/toxikologische Unbedenklichkeit überprüft werden. Beispielsweise gibt es hautschädigende phototoxische Substanzen, z.B. die im Bergamottöl vorkommenden Furocumarine, die für alle Produkte, die mit der Haut in Berührung kommen und dem Sonnenlicht ausgesetzt sein können, nicht geeignet sind. Deshalb darf Bergamottöl z.B. für Kölnisch Wasser, Cremes und insbesondere Lichtschutzmittel nur furocumarinfrei verwendet werden.

Alle dermatologischen/toxikologischen Riechstoffdaten werden seit Jahren vom **R**esearch **I**nstitute for **F**ragrance **M**aterials (RIFM/USA) ermittelt und fortlaufend publiziert. Empfehlungen für die Verwendung von Riechstoffen werden von der **I**nternational **Fr**agrance **A**ssociation (IFRA) ausgesprochen. Diese Empfehlungen werden von der gesamten Riechstoffindustrie übernommen. Natürlich gilt für Riechstoffe auch das Chemikaliengesetz.

Literatur

Appell, L. (1982), Cosmetics, Fragrances and Flavors, S. 352–356, Novox Inc., Whiting, N.J.

Hiller, J. J. (1984), The Future for Fragrance in Mass Marketed Products, Cosmet. Toiletr. **99** (4), 35–39.

International Fragrance Association (IFRA) (1973), Code of Practice for the Fragrance Industry, Geneva; einschließlich 27th Amendment of the first edition of the Code December 1992.

Opdyke, D. L. J. (1979), Monographs on Fragrance Raw Materials, Food Cosmet. Toxicol. **17**, 241–275, 357–390, 509–533.

Ford, R. A., Api, A. M., Letizia (1992), Monographs on Fragrance Raw Materials, Food Chem. Toxic. **30** (Supplement), 1 S–138 S.

13 Mikrobiologische Qualitätssicherung

13.1 Mikrobieller Verderb von kosmetischen Mitteln

Beim mikrobiellen Verderb kosmetischer Mittel ist zwischen primären Produktkontaminationen, die im Rahmen der Herstellung verursacht werden, und sekundären Kontaminationen durch Mikroorganismen, die beim Gebrauch des Produktes erfolgen, als Ursache zu unterscheiden.

Mikroorganismen sind Kleinstlebewesen, die nur mit Hilfe eines Mikroskops zu erkennen sind. Zu ihnen zählen Bakterien, Pilze und Protozoen. Traditionellerweise werden auch Viren und virusähnliche Partikel hinzugezählt, obwohl man sie heute im allgemeinen nicht zu den Lebewesen rechnet und sie auch lichtmikroskopisch nicht zu erkennen sind. Der weitaus größte Teil der Mikroorganismen ist nicht gesundheitsschädlich. Nur relativ wenige gelten als humanpathogen, von denen wiederum nur eine kleine Anzahl obligat pathogen ist. Daneben gibt es eine größere Gruppe von fakultativ pathogenen Erregern, die ein Gefährdungspotential für abwehrschwache (z. B. Babies, alte Menschen) oder in ihrer Abwehr geschwächte (kranke) Personen darstellen und auch bei Gesunden durch Kontamination etwa von Schleimhäuten oder offenen Wunden in höherer Zellzahl infektiös wirken können. Die meisten Krankheitserreger gehören zu den Bakterien und Viren, nur relativ wenige zu den Pilzen oder Protozoen.

Die Widerstandsfähigkeit der Mikroorganismen gegenüber physikalischen oder chemischen Einflüssen ist sehr unterschiedlich. Die widerstandsfähigsten Formen unter ihnen sind die Endosporen der grampositiven Bakterien, die ohne weiteres die Siedetemperatur von Wasser überleben. Da sie ähnlich wie die nicht hitzeresistenten Schimmelpilzsporen auch sehr austrocknungsresistent sind, kommen sie überall im Staub, Schmutz und Erdreich vor. Viele gramnegative Bakterien dagegen, insbesondere die Pseudomonaden, sind ausgesprochene Feuchtraumbewohner. Sie können zum Schutz vor Austrocknung Schleimhüllen bilden, die den Zutritt von antimikrobiellen Substanzen erheblich erschweren, so daß solche Bakterien häufig eine erhöhte Widerstandsfähigkeit gegen Konservierungsstoffe aufweisen.

Die Vermehrungsgeschwindigkeit von Mikroorganismen, insbesondere die von Bakterien, kann unter geeigneten Bedingungen sehr hoch sein und Generationszeiten im Stundenbereich und noch darunter annehmen. Dadurch können auch ursprünglich geringe Keimgehalte zu einem raschen Produktverderb führen.

13.1.1 Funktioneller Verderb und Verderbsorganismen

Mikroorganismen sind in der Lage, aufgrund ihrer Stoffwechselleistungen die funktionellen Eigenschaften kosmetischer Mittel wahrnehmbar zu verändern, ohne daß damit eine Gesundheitsgefährdung für den Anwender verbunden sein muß. Sie benötigen dazu bestimmte physikalische und chemische Lebensbedingungen, können sich jedoch auch leicht extremen Verhältnissen anpassen oder durch sie selektiert werden.

Wasserreiche Medien bieten ihnen generell bessere Vermehrungsmöglichkeiten als wasserarme; daher sind O/W-Emulsionen mehr gefährdet als feinstteilige W/O-Emulsionen. Entscheidend für die Vermehrung der Mikroorganismen ist aber nicht der absolute Wassergehalt, sondern die Wasseraktivität (a_w) der kosmetischen Mittel als Maß für das frei verfügbare Wasser. Die Wasseraktivität entspricht dem Quotienten aus dem Dampfdruck des Wassers über dem kosmetischen Mittel und dem Dampfdruck von reinem Wasser bei der gleichen Temperatur.

Im allgemeinen sind Wasseraktivitäten von > 0,9 erforderlich für das Wachstum von Mikroorganismen; a_w-Werte < 0,6 bieten für sie keine Vermehrungsmöglichkeiten mehr. Mit Ausnahme der Sporen sterben bei diesen niedrigen Werten die meisten Mikroorganismen sogar ab. Proteine begünstigen generell ihr Wachstum. Die pH-Werte, die üblicherweise in kosmetischen Mitteln gegeben sind, erlauben einer Vielzahl von Mikroorganismen, deren Toleranzbereich bei pH-Werten von ca. 3–9 liegt, das Wachstum. **13.1** gibt unter den Grundannahmen einer etablierten mikrobiologischen

13.1 Mikrobiologisches Verderbrisiko kosmetischer Mittel in Abhängigkeit vom a_W- und pH-Wert bei etablierter GMP und ausreichender Produktkonservierung (nach Curry, J., 1991)

Für gramnegative Bakterien			
minimales Risiko bei	a_W = < 0,92	*oder*	pH < 2,5 bzw. > 10
	a_W = 0,92–0,95	*und*	pH < 5,5
geringes Risiko bei	a_W = 0,92–0,95	*oder*	pH = 2,5–3 bzw. 9–10
	a_W = 0,92–0,95	*und*	pH > 5,5
	a_W = 0,95–0,98	*und*	pH < 5,5
	a_W = 0,95–0,98	*und*	pH = 5,5–8
hohes Risiko bei	a_W = > 0,98	*und/oder*	pH = 3,5–8
Für Pilze			
minimales Risiko bei	a_W = < 0,70	*oder*	pH < 2 bzw. > 10
geringes Risiko bei	a_W = 0,70–0,80	*oder*	pH = 2–3 bzw. 9–10
mäßiges Risiko bei	a_W = 0,80–0,90	*oder*	pH = 3–3,5 bzw. 8–9
hohes Risiko bei	a_W = > 0,90	*und/oder*	pH = 3,5–8

Qualitätssicherung bei der Herstellung und einer ausreichenden Produktkonservierung das Verderbsrisiko durch verschiedene Mikroorganismen bei unterschiedlichen a_w- und pH-Werten an. Tensidgehalte ab etwa 10% können das Wachstum beeinträchtigen, unterdrücken es jedoch nicht völlig. Die luftdichte Verpackung der Gebinde erschwert aeroben Mikroorganismen die Entwicklung. Viele können ihren Stoffwechsel jedoch auch anaeroben Bedingungen anpassen. Die Lagerungstemperatur spielt eine wesentliche Rolle: Unter 0 °C findet keine, bis etwa 15 °C nur eine recht langsame Entwicklung statt, so daß Kühlung durchaus einem mikrobiellen Verderb entgegenwirkt.

Bei ihrem Wachstum ernähren sich die Mikroorganismen von den Inhaltsstoffen der kosmetischen Mittel. Sie scheiden dabei Enzyme aus, die außerhalb der Zelle einen Abbau von polymeren Nährstoffen zu Oligomeren und Monomeren bewirken. Dadurch werden die physikalisch-chemischen Bedingungen in Emulsionen stark verändert, so daß es zu Entmischungen von wäßriger und öliger Phase kommen kann. Mit dem Verlust an Polymeren verringert sich auch die Viskosität der Präparate. Ungewöhnliche Dünnflüssigkeit ist daher ein Hinweis auf einen möglichen mikrobiellen Verderb. Manche Exoenzyme sind verhältnismäßig stabil, so daß sie auch nach Abtötung oder Eliminierung der Mikroorganismen weiterhin noch aktiv bleiben können. Durch Nachkonservierung läßt sich dann ggf. noch die Entkeimung eines Produktes erreichen, jedoch kann damit nicht immer auch ein weiterer, enzymatischer Verderb gestoppt werden. Bei der intrazellulären Verwertung der Nährstoffe kann es zunächst aufgrund des Sauerstoff-Verbrauchs im Inneren des Gebindes zu Einziehungen von Emballagen und bei Sauerstoff-Mangel leicht zu Gärprozessen kommen. Dabei werden organische Säuren oder Gase gebildet. Die Säurebildung gibt sich im Produkt durch eine Absenkung des pH-Wertes zu erkennen, die Gasbildung durch Blasen- oder Schaumbildung, ggf. mit Bombagen der Emballagen. Aufgrund der Produktparfümierung sind geruchsintensive Gärungsprodukte meistens nicht unmittelbar wahrnehmbar, sondern bewirken oft nur eine Geruchsveränderung des Produktes, aber keinen Gestank. Farbveränderungen werden meistens durch Oxidationsreaktionen an Produktbestandteilen oder durch Bildung von Sulfiden hervorgerufen. Weitere sichtbare mikrobielle Produktveränderungen können die Bildung von Schleim oder Schimmelflecken sein.

Funktionelle Verderbsvorgänge lassen sich nicht bestimmten mikrobiologischen Erregergruppen zuordnen; lediglich die Viren sind wegen des Fehlens eines eigenen Stoffwechsels daran nicht beteiligt. Vielfach sind Pseudomonaden und Enterobacteriaceen, Sporen bildende Bakterien der Gattungen *Bacillus* oder *Clostridium* sowie lipolytische Hefen die Hauptverursacher.

13.1.2 Gesundheitsgefährdender Verderb und Verderbsorganismen

Bei einer Produktkontamination mit Krankheitserregern liegt zusätzlich zu einem möglichen funktionellen Verderbspotential auch ein Gesundheitsrisiko für den Anwender vor. Welche Gefährdung durch dieses Risiko gegeben ist, hängt außer von der Menge und Pathogenität des Erregers wesentlich auch von den vorgesehenen Anwendungsbedingungen des Produktes und der Immunitätslage des Anwenders ab und macht immer eine Beurteilung des Einzelfalles erforderlich. In der Fachliteratur finden sich relativ wenige Hinweise auf Kontaminationen kosmetischer Mittel mit pathogenen Keimen und nur selten Fallbeispiele, die einen Zusammenhang zwischen Kontamination und einer bestimmten Erkrankung zumindest vermuten lassen. In der Regel handelt es sich dabei um Beispiele von Körperpflegemitteln aus dem klinischen Anwendungsbereich, die als Quelle von Hospitalismusinfektionen identifiziert wurden, und nur in wenigen Einzelfällen um normale Gebrauchsbedingungen bei gesunden Verwendern. Insgesamt kann in der Europäischen Union der Schutz des Verbrauchers kosmetischer Mittel unter hygienischen Kriterien als ausreichend und im Vergleich zu dem beim Verzehr von Lebensmitteln als deutlich besser bezeichnet werden.

▦ 13.**2** (s. S. 422) faßt potentiell pathogene Erreger, die zur Beurteilung der gesundheitlichen Qualität kosmetischer Mittel aus mikrobiologischen Gesichtspunkten relevant sein können, zusammen. Deren Pathogenität und die erforderlichen Infektionsdosen sind sehr unterschiedlich und verlangen daher eine individuelle Beurteilung. Der Infektionsweg spielt für die hygienische Relevanz eine wesentliche Rolle: Clostridien infizieren bevorzugt schlecht durchblutete Wunden und sind daher in Pudern, Rasierwässern, Zahncremes und Wundverbänden von besonderer Bedeutung. *Staphylococcus aureus, Streptococcus pyogenes* oder *Pseudomonas aeruginosa* können bereits bei Mikrotraumata (Rasierverletzungen!) zu Vereiterungen führen. Enterobacteriaceen und andere Enteritiserreger setzen die orale Aufnahme voraus; die erforderliche Infektionsdosis kann bei normalem Gebrauch von Zahncreme aber kaum erreicht werden.

Einigen dieser Keime wird im Rahmen einer gesetzlichen Beurteilung (s. Kap. 13.2) eine besondere Schlüsselfunktion eingeräumt, weil ihr Nachweis in kosmetischen Mitteln aufgrund ihres dermalen Infektionsweges von besonderer Bedeutung wäre. Dabei ist zu berücksichtigen, daß *Staphylococcus aureus* im Nasenschleimhautbereich auch von etwa 25% der gesunden Erwachsenen vorkommen kann und sogar etwa 50% von abwehrgeschwächten Personen mit *Candida albicans* infiziert sein können.

Viren und virusähnliche Partikel scheinen als Krankheitserreger in kosmetischen Mitteln keine nennenswerte Rolle zu spielen. Aufgrund ihres obligaten Parasitismus in geeigneten Wirtszellen würden sie sich in kosmetischen Mitteln auch nicht vermehren können. Orientierende Untersuchungen über das Vorkommen relevanter Viren in Rohstoffen blieben ohne Befund.

13.2 Potentiell krankheitserregende Mikroorganismen in kosmetischen Mitteln

Erreger	potentielle Erkrankung
Grampositive Bakterien	
Staphylococcus aureus	Eitern, Sepsis, toxisches Schocksyndrom (TSS)
Streptococcus pyogenes	Eitern, Sepsis, toxisches Schocksyndrom (TSS)
Clostridium tetani	Tetanus
Clostridium perfringens	Gasbrand
Gramnegative Bakterien	
Pseudomonas aeruginosa	Eitern, Sepsis, Pyodermien, Otitis, Konjunktivitis
Klebsiella-Arten	Konjunktivitis, Wundinfektionen
Enterobacteriaceen (enterophatogene Stämme)	Enteritis, Wundinfektionen
Pilze	
diverse Dermatophyten	Mykosen der Haut
Candida albicans	Soor, Dermatitis
Candida parapsilosis	Konjunktivitis
Aspergillus-Arten	Allergien, Intoxikationen durch Mykotoxine
Fusarium-Arten	Allergien, Konjunktivitis, Intoxikationen durch Mykotoxine

Die Persistenz der meisten Viren ist in kosmetischen Mitteln nur kurz, so insbesondere die der *Herpes simplex*-Viren, die in einem Einzelfall im Verdacht standen, über Gemeinschaftsgebrauch einer Zahncreme verbreitet worden zu sein. Eine Ausnahme bilden diesbezüglich die unbehüllten Enteroviren, die auch in konservierten Produkten lange persistieren können.

Eine Sonderstellung nimmt der BSE-(Rinderwahnsinn-)Erreger ein, dessen humanpathogenes Potential derzeit noch nicht einzuschätzen ist. Er kann über seinen Ursprung Rind, Schaf oder Ziege in entsprechenden tierischen Rohstoffen vorkommen. Zur Vermeidung unnötiger Risiken für den Menschen müssen kosmetische Mittel einer speziellen Risikobewertung unterzogen werden. Dabei werden Herkunft, mögliche Abreicherungen während der Verarbeitung und die vorgesehene Anwendung des Endproduktes einem Punkteschema unterzogen und damit das Risiko einer BSE-Übertragung durch ein bestimmtes Produkt bewertet (nach Empfehlungen des Bundesgesundheitsamtes).

Ein Sonderfall der Gesundheitsgefährdung ist die Bildung mikrobieller Toxine in kosmetischen Mitteln. Ähnlich wie Enzyme können Toxine auch nach dem Absterben der Mikroorganismen noch aktiv sein. Drei Gruppen von Toxinen kommen hier prinzipiell in Betracht: Pyrogene, TSS-auslösende Toxine grampositiver Bakterien und Mykotoxine.

Pyrogene sind Zellwandbestandteile gramnegativer Bakterien, die beim Eindringen in die Blutbahn Fieber hervorrufen. Die erforderlichen Intoxikationsdosen können selbst bei hochgradig kontaminierten kosmetischen Mitteln bei normalem Produktgebrauch kaum erreicht werden. Allerdings eignen sich diese Stoffe aufgrund ihrer hohen thermischen und chemischen Beständigkeit potentiell zum nachträglichen Nachweis einer schlechten und durch Konservierung kaschierten Produktionshygiene, da sie als Bestandteile abgestorbener Bakterien noch lange nachweisbar bleiben.

Von *Staphylococcus aureus* und *Streptococcus pyogenes* sind Exotoxine bekannt, die das toxische Schocksyndrom (TSS) auslösen. Dieses Syndrom wurde erstmals 1978 bei Frauen in zeitlichem Zusammenhang mit der Benutzung von bestimmten hoch saug- und quellfähigen, inzwischen vom Markt zurückgenommenen Tampons beobachtet und auf die Toxinbildung in situ, bedingt durch Massenentwicklung von *Staphylococcus aureus*, zurückgeführt und belegt, daß das Eindringen bakterieller Exotoxine über die Schleimhaut möglich ist. Ein Eindringen krankheitsrelevanter Toxinmengen ist auch über kleinere Hautverletzungen möglich, wie Fälle von Wundtoxininfektionen gezeigt haben.

Viele Pilze scheiden toxische Sekundärmetabolite aus, die man allgemein Mykotoxine nennt. Die bekanntesten sind wohl die Aflatoxine, die aber wegen ihrer, wenn überhaupt, dann nur sehr langsamen Hautresorption für kosmetische Mittel nur eine untergeordnete Rolle spielen, trotzdem aber schon Anlaß zu amtlichen Beanstandungen gegeben haben. Anders ist hingegen die Kontamination mit Trichothecenen zu sehen, die insbesondere von der Gattung *Fusarium* gebildet werden, da diese Schimmelpilzgifte dermal sehr gut resorbiert werden und neben hormonellen Störungen vor allem für ihre hautreizende Wirksamkeit bekannt sind. Die verursachenden Pilze kommen im Erdboden und verrottenden Pflanzen vor; daher werden Trichothecene auch in Cerealien und ihren Folgeprodukten, wie Weizenkleie, nachgewiesen. Eine gesundheitliche Beurteilung der dabei gefundenen Trichothecengehalte ist jedoch schwierig, da die Intoxikationsdosen beim Menschen für die Anwendungsform kosmetischer Mittel nicht bekannt sind. Es wurden aber in Weizenkleie Konzentrationen beispielsweise an Deoxynivalenol gefunden, die aufgrund der Einsatzmenge dieses Rohstoffes in bestimmten kosmetischen Mitteln beim Tier dermal wirksam wären. Es ist deshalb empfehlenswert, bei der Auswahl von bestimmten Rohstoffen auch die Kontamination mit Mykotoxinen zu berücksichtigen. Eine Bildung von Trichothecenen in konservierten Produkten hingegen ist kaum anzunehmen, da die Fusarien keine besondere Widerstandsfähigkeit gegen übliche Konservierungsstoffe aufweisen. In Modellversuchen konnte darüber hinaus gezeigt werden, daß auch bei Persistenz der Pilze in kosmetischen Mitteln keine Toxinbildung stattfindet. Damit ist also eine Kontamination kosmetischer Mittel mit Trichothecenen im wesentlichen über die Kontrolle der eingesetzten Rohstoffe beherrschbar.

13.2 Grundlagen zur Bewertung der mikrobiologischen Qualität kosmetischer Mittel

13.2.1 Gesetzliche Bewertungsgrundlagen

Der Gesetzgeber stellt bisher nur relativ allgemein gehaltene Anforderungen an die mikrobiologische Qualität kosmetischer Mittel, die sich im wesentlichen aus den §§ 24 und 27 des Lebensmittel- und Bedarfsgegenstände-Gesetzes (LMBG) herleiten (s. a. Kap. 2) und den Schutz des Verbrauchers vor Gesundheitsschäden bzw. vor Täuschung zum *alleinigen* Bewertungsmaßstab machen. Kosmetische Mittel dürfen danach nicht nur bei bestimmungsgemäßem, sondern auch bei vorauszusehendem Gebrauch keine gesundheitlichen Schäden verursachen. Die mikrobiologische Beurteilung der Verkehrsfähigkeit kosmetischer Mittel ist also nach § 24 LMBG aus dem *gesundheitsschädlichen* Gehalt eines Produktes an Mikroorganismen oder dem an sonstigen Inhaltsstoffen, z. B. Toxinen oder Konservierungsstoffen, heraus vorzunehmen. Das setzt in jedem Falle die individuelle gesundheitliche Bewertung eines Befundes voraus.

Von seiner Ermächtigung, nach § 26(1)2 LMBG normative Mindestanforderungen an die mikrobiologische Beschaffenheit kosmetischer Mittel zu stellen, hat der Bundesminister bisher keinen Gebrauch gemacht. Es ist jedoch zu erwarten, daß dazu die EU in absehbarer Zeit Kriterien zur amtlichen Bewertung schaffen wird. Es wird erwartet, daß diese dann auf einen bisher nicht umgesetzten EG-Vorschlag aus dem Jahre 1976 zurückgreifen werden, der in ▣ 13.**3** wiedergegeben ist.

Zur Beurteilung der Gesundheitsschädlichkeit eines Produktes nach dem zweiten oben genannten mikrobiologischen Parameter, seinem Gehalt an gesundheitsschädlichen Inhaltsstoffen, liefert bezüglich der Konservierungsstoffe § 3 a der Kosmetik-Verordnung (KVO) scheinbar genaue Vorschriften, weil die Verwendung auf zugelassene Stoffe und bestimmte Höchstkonzentrationen beschränkt ist. Im Einzelfall können sich aber durchaus Schwierigkeiten ergeben bei der Beurteilung, ob ein antimikrobiell wirksamer Inhaltsstoff als Konservierungsstoff zu werten ist oder nicht. Dabei ist ausschließlich die *überwiegende* Zweckbestimmung seines Einsatzes im betreffenden Produkt ausschlaggebend, wobei als Einsatzzweck von Konservierungsstoffen gilt, „die Entwicklung von Mikroorganismen in diesem Erzeugnis zu hemmen".

Das Ziel einer Konservierung – die mikrobiologische Produktstabilisierung – kann auf verschiedenen Wegen erreicht werden, die für die verschiedenen Produkttypen unterschiedlich gangbar sind (s. a. Kap. 13.3.1). Der Zu-

13.3 Beurteilung der mikrobiologischen Beschaffenheit kosmetischer Mittel in Abhängigkeit vom Keimgehalt (nach einem EG-Vorschlag, der die Untersuchung von 5 Proben einer Charge eines kosmetischen Mittels vorsieht)

kosmetisches Mittel	Zahl der Keime/ g od. ml	Zahl der Proben	Beurteilung
allgemeine Produkte	$< 10^3$	5	in Ordnung
	$10^3 - 10^5$	> 2	nicht in Ordnung
	$> 10^5$	1	nicht in Ordnung
	$10^3 - 10^5$	1 – 2	Prüfung auf spezifische Keime[1]
Produkte für Babys oder Anwendungen in Augennähe	$< 10^3$	5	in Ordnung
	$10^3 - 10^5$	> 1	nicht in Ordnung
	$> 10^5$	1	nicht in Ordnung
	$10^3 - 10^5$	1	Prüfung auf spezifische Keime[1]

[1] Allgemeine kosmetische Mittel bzw. Mittel für Babys oder Anwendungen in Augennähe sind nur dann in Ordnung, wenn bei ihnen in Probenmengen von 0,001 g oder 0,001 ml bzw. 0,01 g oder 0,01 ml keine spezifischen Keime – *Staphylococcus aureus, Pseudomonas aeruginosa* und *Candida* albicans – nachweisbar sind

satz chemischer Konservierungsstoffe stellt dabei nur einen, wenn auch häufig beschrittenen Weg dar. In diesem Sinne erscheint es zweckmäßig, streng zwischen „unkonservierten" Produkten und solchen, die „frei von Konservierungsstoffen" sind, zu differenzieren. Während man nach § 3 a KVO der Meinung sein könnte, daß als Konservierungsstoffe nur solche Stoffe aufzufassen sind, die dem Produkt zum Zwecke der Konservierung *zugesetzt* worden sind, geht die Verbrauchermeinung allerdings dahin, darunter alle Stoffe, also auch solche in Spurenmengen, zu verstehen, die in einem Produkt *enthalten* sind. Das hat Folgen für die Auslobung von Produkten als „frei von Konservierungsstoffen", weil dabei auch sichergestellt sein muß, daß nicht über die Vorkonservierung von Rohstoffen Konservierungsstoffe mit in das Produkt eingeschleppt werden.

Zum Gesundheitsschutz kommt als weiterer Aspekt der Schutz des Verbrauchers vor Täuschung. Allerdings scheint sich der zunächst vor allem auf die dem kosmetischen Mittel in seinen Auslobungen zugeschriebenen Wirkungen zu erstrecken, da es nach § 27(1) LMBG verboten ist, „kosmetische Mittel unter irreführenden Bezeichnungen, Angaben oder Aufmachungen in den Verkehr zu bringen". Eine solche Irreführung wäre aber sicherlich gegeben, wenn die nach § 5 KVO deklarierte Haltbarkeit bzw. Mindesthaltbarkeit nicht gegeben ist. Insofern ist auch ein nicht gesundheitsschädlicher Keimgehalt innerhalb der Haltbarkeit/Mindesthaltbarkeit dann und nur dann zu beanstanden, wenn durch mikrobiellen Verderb eine Schädigung der funktionellen Eigenschaften des Produktes eingetreten und damit eine Wertminderung gegeben ist, die den Schutz des Verbrauchers vor Täuschung berührt. Im Gegensatz zu Lebensmitteln endet bei kosmetischen Mitteln die Sorgfaltspflicht des Herstellers nach §§ 24, 27 LMBG auch nicht bei Ingebrauchnahme/Packungsanbruch, sondern erstreckt sich über den gesamten Zeitraum der angegebenen Haltbarkeit bzw. gesetzlich vorgeschriebenen Mindesthaltbarkeit. Das hat erhebliche Konsequenzen für die Entwicklung und die Kennzeichnung kosmetischer Mittel: Zwar verlangt der Verbraucher zunehmend unkonservierte oder konservierungsmittelfreie Produkte, und der Gesetzgeber schreibt auch nirgendwo vor, daß kosmetische Mittel konserviert sein müssen, jedoch verlangen unkonservierte Produkte wegen der zu erwartenden Sekundärkontaminationen entweder einen anderen mikrobiologischen Gebrauchsschutz oder die Information des Verbrauchers über ihre nur begrenzte Haltbarkeit nach Packungsanbruch. Das verlangt auf seiten sowohl der Verbraucher als auch der Hersteller noch einen Lernprozeß.

13.2.2 Qualitätsstandards seitens des Herstellers kosmetischer Mittel

Die gesetzlichen Bewertungsgrundlagen sind als Minimalanforderungen für die amtliche Überwachung gedacht und für den Hersteller nur bedingt geeignet. Er ist aber aufgrund § 7a der 6. Änderungsrichtlinie zur EG-Kosmetikrichtlinie erstmals gezwungen, für seine Produkte und die Ausgangsstoffe, aus denen sie hergestellt werden, mikrobiologische Spezifikationen und Methoden zu ihrer Kontrolle festzulegen. Dabei wird ihm freie Hand gelassen. Die gesetzlichen Mindestanforderungen müssen natürlich erfüllt sein, meistens gehen aber die herstellerseitig festgelegten Standards darüber hinaus. Es ist empfehlenswert, sich am Beispiel der Lebensmittel zu orientieren, bei denen inzwischen für viele Typen Richt-, Warn- und Grenzwerte eingeführt wurden. Dabei stellen Richtwerte die Keimgehalte dar, die technologisch machbar und herstellerseitig für den jeweiligen Verwendungszweck bzw. das jeweilige Produkt gewünscht sind. Warnwerte sind die Keimgehalte, die hygienisch noch vertretbar sind, aber bereits deutliche Normabweichungen erkennen lassen. Grenzwerte schließlich sind Keimgehalte, bei deren Überschreitung die Verarbeitungsfähigkeit eines Rohstoffes bzw. die Verkehrsfähigkeit eines Fertigproduktes nicht mehr gegeben sind. Zur Orientierung können dabei Werte aus Pharmacopöen oder von wissenschaftlichen Fachgesellschaften, wie der CTFA, CTPA oder Colipa, festgesetzte dienen. Generell werden dabei Grenzwerte für die (aerobe) Gesamtkeimzahl und Ausschlußgrenzen für spezifische Indikatorkeime unterschieden und oft nach allgemein kosmetischen Mitteln und solchen zur Babypflege oder zur Anwendung in Augennähe differenziert. Bei der Festlegung seiner Qualitätsstandards muß sich der Hersteller am individuellen Gefährdungspotential eines jeden einzelnen Produktes und seiner Herstellungsbedingungen orientieren. Dabei sind Anwendungsort, Anwendungsart, Anwendungsmenge und gegebenenfalls zu erwartende Vorschädigungen des Anwenders zu berücksichtigen (s. 13.4).

Bei der Festlegung mikrobiologischer Qualitätsstandards ist der Hersteller aber auch gut beraten, sich von den ihm gegebenen Möglichkeiten zur praktischen Produktionskontrolle leiten zu lassen: Die Definition hoher Grenzwerte für die Gesamtkeimzahl würde von ihm zumindest den separaten Nachweis der gesundheitlichen Unbedenklichkeit dieser Keime und evtl. auch der Produktstabilität erfordern. Das bedingt neben zusätzlichem Aufwand und Zeitverzögerungen aber auch die dafür nach Bundes- oder Tierseuchengesetz erforderliche Erlaubnis zum Arbeiten mit Krankheitserregern. An diese Erlaubnis sind personelle und räumliche Anforderungen geknüpft, die nicht jedes Betriebslabor erfüllt.

13.3 Elemente einer mikrobiologischen Qualitätssicherung kosmetischer Mittel

Primäres Ziel eines modernen Qualitätssicherungssystems muß es sein, Fehler zu vermeiden und sich nicht nur auf die Fehlerfeststellung bei der Endproduktkontrolle zu beschränken. Die Prozeßkontrolle bekommt damit als Instrument zur Fehlerkostensenkung erhöhte Priorität vor der Produktkontrolle. Es würde zu weit führen, hier die einzelnen Elemente einer systemimmanenten Qualitätssicherung aufzuzählen (s. dazu Kap. 17), da die mikrobiologische Produktqualität im wesentlichen von der Rezeptur und der Herstellung bestimmt wird.

13.4 Potentielle Primärkontaminanten von kosmetischen Einsatzstoffen

Einsatzstoff	zu erwartende Primärkontaminanten
Wässer	Pseudomonaden und Enterobacteriaceen
native pflanzliche Rohstoffe	Pseudomonaden, Enterobacteriaceen, Milchsäurebakterien, aerobe und anaerobe Sporenbildner, Hefen und Schimmelpilze, Mykotoxine
native tierische Rohstoffe	Pseudomonaden, Enterobactericeen, Enterococcen, Staphylococcen, Clostridien, Viren
native mineralische Rohstoffe	aerobe und anaerobe Sporenbildner, Schimmelpilze
Tenside (WAS-Gehalt < 30%)	wie bei Wässern
Milchfolgeprodukte	Pseudomonaden, Enterobacteriaceen, Milchsäurebakterien
Emballagen	aerobe und anaerobe Sporenbildner, Schimmelpilze

13.3.1 Konservierung kosmetischer Mittel

Abgesehen von speziellen Fällen, in denen der Nachweis mikrobiologischer Wirksamkeitsaussagen eines Produktes erforderlich wird, ist für die meisten kosmetischen Mittel die Absicherung ihrer mikrobiologischen Stabilität die wichtigste Maßnahme zur Qualitätsabsicherung der Rezeptur. Zur Gewährleistung der Stabilität eines Produktes kommen prinzipiell seine Konservierung oder seine sterile Herstellung, verbunden mit einer rekontaminationssicheren Anbietungsform, in Frage. Primäres Ziel der Konservierung sollte die Gewährleistung des Gebrauchsschutzes und nicht der Ausgleich einer schlechten Produktionshygiene sein. Da aber kosmetische Mittel im allgemeinen nicht steril produziert werden, ist mit der Konservierung natürlich auch bezweckt, produktionsbedingte Primärkontaminationen in geringem Maße beherrschen zu können.

Die Konservierung ist durch Zusatz chemischer Konservierungsstoffe oder alternative Maßnahmen in der Zusammensetzung des Produktes zu gewährleisten. Als Beispiele für alternative Konservierungen seien die Einstellung niedriger a_w-Werte in wasserarmen oder gar wasserfreien Systemen, die Einstellung extremer pH-Werte oder die Auswahl von Inhaltsstoffen mit antimikrobiellem Potential, die dem Produkt nicht zur Konservierung, sondern zu anderen Zwecken zugesetzt werden müssen. Der Wahl extremer a_w- oder pH-Werte sind natürliche Grenzen hinsichtlich der Produktverträglichkeit gesetzt.

Für die Konservierung mit chemischen Mitteln dürfen nur die im Anhang VI der KVO bzw. der EG-Richtlinie 76/768 genannten Stoffe eingesetzt werden. Dabei sind die in diesen Verordnungen genannten Einschränkungen bzw. Deklarationspflichten zu beachten. Derzeit sind 48 Stoffe/Stoffgemische endgültig und 4 zeitlich begrenzt als Konservierungsmittel zugelassen. Bezüglich der Wirksamkeitsspektren dieser Stoffe wird auf ihre Monographien in der im Anhang zitierten Fachliteratur verwiesen. Ihre Auswahl für ein bestimmtes Produkt richtet sich aber nicht nur nach ihrer mikrobiologischen Charakteristik, sondern auch nach ihren chemischen Eigenschaften, wie z. B. Löslichkeit, Verteilungskoeffizient in wäßriger und öliger Phase, und dem pH-Optimum ihrer Wirksamkeit. Besondere Aufmerksamkeit verdienen Wechselwirkungen mit anderen Rezepturbestandteilen, von denen exemplarisch genannt seien:

1. Beeinflussung der chemischen Stabilität des Konservierungsstoffs durch
   - Hydrolyse (pH-abhängig insbesondere bei organischen Säuren und PHB-Estern),
   - Oxidation (z. B. bei Sorbinsäure, Benzylalkohol),
   - Reduktion (z. B. bei Wasserstoffperoxid oder Bronidox durch Eisen(II)-Ionen, Thiole oder Sulfite) oder
   - Aussalzungen (z. B. kationaktiver Verbindungen wie Chlorhexidin oder quartäre Ammonium-Verbindungen durch Aniontenside).

2. Adsorption des Konservierungsstoffes und damit Wirkstoffentzug aus der wäßrigen Phase. Zu berücksichtigen sind hier Feststoffe mineralischen oder pflanzlichen Ursprungs, z.B. Polysaccharide (Alginate, Agar, Cellulose-Derivate), Polyacrylate sowie Verpackungs- und Dichtungsmaterialien (PVC, Gummi).
3. Mizellbildung bzw. Solubilisierung der Wirkstoffe in Mizellen und damit ebenfalls partieller Wirkstoffentzug.

Die Lagerungstemperatur der kosmetischen Mittel hat wesentlichen Einfluß auf deren Stabilität, die gelegentlich, z.B. bei Sorbinsäure, Bronopol und Triclosan, auch lichtabhängig ist.

Um die Vorzüge der einzelnen Substanzen besser nutzen zu können, verwendet man meistens Kombinationen verschiedener Konservierungsstoffe. Die Kapazität des Konservierungssystems eines Produktes wird wesentlich durch dessen produktionsbedingten Primärkeimgehalt beeinflußt, da durch die chemische Reaktion der Mikroorganismen mit Konservierungsstoffen letztere verbraucht werden können. Insbesondere Mikroorganismen, die sich durch Schleimbildung an wäßrige Biotope adaptiert haben, können dabei eine besondere Widerstandsfähigkeit aufweisen.

Aufgrund der Komplexität dieser Bedingungen muß die Wirksamkeit der Konservierung in jedem Einzelfall experimentell validiert werden; die Möglichkeiten einer computergestützten Bewertung liegen noch in weiter Ferne, da noch zu viele Einzeldaten fehlen. Diese experimentelle Validierung erfolgt durch einen Konservierungs-Belastungs-Test oder einen Gebrauchstest. Bei beiden Prüfungen ist der Hersteller frei in der Wahl der Methodik und Bewertung der Ergebnisse; Details sind der Fachliteratur zu entnehmen. Beim Konservierungs-Belastungs-Test werden Produktmuster künstlich mit Bakterien und Pilzen inokuliert und ihr weiteres Verhalten beobachtet. Man kann sich dazu an den methodischen Vorgaben verschiedener Pharmacopöen oder wissenschaftlicher Fachgesellschaften orientieren. Bei der Bewertung ist allerdings zu beachten, daß bei kosmetischen Mitteln im Gegensatz zu Arzneimitteln eine nur mikrobistatische Wirkung i.a. nicht hinreichend ist. Auch für den Gebrauchstest, mit dem Ergebnisse von Konservierungs-Belastungs-Tests in der Praxis verifiziert werden können, gibt es keine verbindlichen Richtlinien, so daß der Hersteller sich seine Standards entsprechend seinen Anforderungen selbst schaffen muß.

13.3.2 Mikrobiologische Absicherung der Herstellung kosmetischer Mittel

Für die Herstellung kosmetischer Mittel wird nach Art. 7a (Abs. 1c) der 6. Änderungsrichtlinie der EG-KRL erstmals die Einhaltung von europäischen oder ersatzweise nationalen Richtlinien zur „Guten Herstellpraxis" (Good Manufacturing Practice, GMP) verlangt. Derzeit existieren solche verbindlichen Richtlinien nicht, aber auch hier liefert das Lebensmittelrecht in Form

13.5 Mikrobiologische Einteilung und Entkeimungsverfahren für kosmetische Einsatzstoffe (verändert und ergänzt nach K. H. Wallhäußer)

Einsatzstoffe	Beispiele	mögliche Entkeimungsverfahren
Wässer	frisches Trinkwasser gem. TVO	i. a. nicht erforderlich
	Brauchwässer, Stapelwässer, aufbereitete (VE, Aktivkohle) Wässer	Sterilfiltration, Erhitzen, Behandlung mit UV-Licht, Chlor, Ozon und H_2O_2
synthetische Produkte, die aufgrund ihres Herstellverfahrens im allgemeinen keimarm sind	Tenside, Emulgatoren, Öle, Fette, Wachse	Konservierung, Erhitzen
	Alkohole	Sterilfiltration, Behandlung mit H_2O_2
synthetische Produkte und natürliche Rohstoffe, die aufgrund ihres Herstell-/Gewinnungsverfahrens i. a. keimhaltig sind	Farbstoffe	Konservierung, Sterilfiltration
	Pigmente, Talkum, Kreide	Erhitzen
	Agar, Gelatine, Honig	Erhitzen
	pflanzliche/tierische Extrakte	Konservierung, Erhitzen
	Wirkstoffe	Sterilfiltration je nach Eignung
Verpackungsmaterialien	Kunststoff, Glas, Metall, Papier, Pappe	Erhitzen und Behandlung mit H_2O_2 bzw. H_2O_2/UV-Licht

der EG-Richtlinie 93/43 zur Lebensmittelhygiene Vorbilder. Hier wird als Konzept zur prospektiven und systematischen Absicherung eines Produktionsprozesses gegen Herstellfehler, die gesundheitsrelevant sein können, das HACCP-Konzept zwingend vorgeschrieben und bei amtlichen Betriebskontrollen überprüft. Mit diesem Prinzip hat man in der Lebensmittelindustrie jahrelange Erfahrungen in der Fehlervermeidung gesammelt; man kann es heute als das modernste Instrument einer Produktionsabsicherung im GMP-Rahmen bezeichnen.

HACCP ist das Kürzel für „**H**azard-**a**nalysis-and-**c**ritical-**c**ontrol-**p**oint"-System. Hazards sind nicht akzeptable Produktfehler, die insbesondere zu einer Gesundheitsgefährdung des Verbrauchers führen können. Zunächst gilt es, diese „hazards" zu identifizieren und die Risikobeiträge der einzelnen Prozeßschritte für die Entstehung dieser „hazards" zu beschreiben. Danach werden kritische Punkte (CCP) im Gesamtprozeß identifiziert oder eingerichtet, durch deren Kontrolle diese Risiken vermieden (CCP1) oder vermindert (CCP2) werden. Die Qualitätskontrolle konzentriert sich vorrangig auf die Kontrolle dieser kritischen Punkte und weniger auf die Qualität des Fer-

13.6 Mikrobiologische Elemente eines HACCP-Konzepts für die Herstellung kosmetischer Mittel

CCP	Hazard	Maßnahmen	Kontrollen
Rezeptur	Konservierung unzureichend	Rezepturverbesserung	Validierung der Konservierung
Einsatzstoffe	Keimgehalt	Entkeimung	Richt-, Warn-, Grenzwerte mikrobiologische Kontrollen (mit Schnellverfahren)
	Toxine	Lieferantenaudit	Grenzwerte, Analysen
Entkeimungsverfahren	Wirkung unzureichend	Validierung	Kontrollen (phys., chem., mikrobiologische Schnellverfahren)
rezepturkonforme Herstellung	Menge des Konservierungsmittels nicht ausreichend	Dokumentation	chemische Analysen, Mengenbilanzen
Hygiene	Verkeimungen	Reinigung und Entkeimung, CIP-Verfahren	Hygieneplan, Schulungen, Hygienebeauftragter, Untersuchungen
Anlage	schlechte Reinigungsfähigkeit	Anlagenoptimierung	Hygienevalidierung
	nachträgliche Veränderungen	Anlagenoptimierung	Hygienebeauftragter
Qualitätskontrolle	falsche Ergebnisse	Validierung von Geräten und Methoden	Standardarbeitsanweisungen
Logistik	Auslieferung fehlerhafter Produkte	Systemüberprüfung	Positivfreigabesystem oder geordneter Rückruf

CCP = kritischer Punkt

tigproduktes. Dabei sind physikalische, chemische oder mikrobiologische Schnellmethoden zu bevorzugen, um eine unmittelbare Prozeßsteuerung zu gewährleisten, was mit klassischen mikrobiologischen Methoden immer nur mit großer Zeitverzögerung möglich ist.

Ein typisches Beispiel für einen CCP1 wäre ein Entkeimungsschritt, der, wenn er im Endgebinde erfolgen kann (Beispiel: Konserve), sogar die mikrobiologische Qualität des Endproduktes bestimmt. Wenn dazu ein thermisches Verfahren gewählt wird, bieten sich über Druck- und Temperaturmessung kontinuierlich abgreifbare und dokumentierbare (GMP-Forderung!), direkte Steuerungsparameter an. Bei der Herstellung kosmetischer Mittel ist ein solcher CCP1 nicht immer gegeben, aber die Qualität bestimmter Einsatzstoffe, insbesondere die des Wassers, läßt sich mit geeigneten Aufbereitungsverfahren (thermisch, Filtration, UV-Bestrahlung) entsprechend kontrollieren (s. ▣ 13.**5**, S. 430). Typische Beispiele für CCP2 wären die Konservierung des Produktes oder ein Hygieneplan des Herstellbetriebes. Beide sollten validiert sein, können aber trotzdem nicht alle möglichen Verkeimungen vorwegnehmen.

▣ 13.**6** (s. S. 431) macht den Versuch, die möglichen mikrobiologischen Elemente eines HACCP-Konzeptes in der Herstellung kosmetischer Mittel zusammenzufassen. Die Realisierung eines solchen Konzeptes setzt die Zusammenarbeit eines Teams aus Entwicklung, Technik und Mikrobiologie voraus.

Literatur

Bülow, P. (1990), Kennzeichnungsrecht und Produktwerbung für Lebens-, Genuß-, Arzneimittel und Kosmetika, Bd. 4: Arzneimittel und Kosmetika, Carl Heymanns Verlag, Köln.

Bundesgesundheitsamt (1994), Empfehlungen für Sicherheitsanforderungen an kosmetische Mittel aus Körperbestandteilen von Rind, Schaf oder Ziege zur Vermeidung des Risikos einer Übertragung von BSE bzw. Scrapie, Bundesanzeiger, Nr. 96 vom 25.5. 1994, 5500–5503.

Curry, J. (1991), Microbiological aspects of cosmetics and toiletry manufacturing, in: Cosmetics and toiletries manufacture, S. 202–208, Century Press.

Deutsche Gesellschaft der Kosmetik-Chemiker e.V. (1987), Konservierung kosmetischer Mittel. Kreuznacher Symposium 1986. Verlag f. chem. Industrie, Augsburg.

Eigener, U. (1994), Mikrobiologische Kriterien, in: Kosmetik und Recht, Eigenverlag Industrieverband Körperpflege- und Waschmittel e.V., Frankfurt.

Europäische Gemeinschaft (1993), Ratsrichtlinie 93/43 vom 14.7.1993 über Lebensmittelhygiene.

Heinzel, M. (1993), Mikrobiologische Qualität kosmetischer Mittel. Behr's Verlag, Hamburg.

Natl. Advisory Comm. Microbiol. Criteria for Food (1992), Hazard analysis and critical control point system, Int. J. Food Microbiol. **16,** 1–23.

Wallat, S., Heinzel, M. (1993), Herstellung konservierungsmittelfreier Kosmetika, Pharmazeut. Ztg. – Dermo Pharmazie **138,** 11–15.

Wallhäußer, K. H. (1972), Die mikrobielle Kontamination von Kosmetika. Rohstoffe – Produktion – Konservierung, Parfüm. Kosmet. **53,** 305–319.

Wallhäußer, K. H. (1988), Praxis der Sterilisation, Desinfektion, Konservierung; 4. Aufl. Thieme Verlag, Stuttgart.

14 Infektionsprophylaxe in Kosmetik-, Fußpflege- und Frisiersalons

Die Infektionsprophylaxe in Kosmetik-, Fußpflege- und Frisiersalons bei Maniküre und Pediküre, Haar- und Bartpflege, einschließlich der spezifischen Problematik des Ohrlochstechens beinhaltet zwei prinzipielle Zielsetzungen: den Infektionsschutz des Kunden und den Infektionsschutz des Berufstätigen (Verantwortung für den Eigenschutz und insbesondere für den Schutz der Mitarbeiter).

Die Prophylaxe von durch Blut oder andere Körperflüssigkeiten übertragbaren Infektionskrankheiten ist in den meisten Bundesländern Deutschlands bereits durch Verordnungen geregelt; Anlaß hierfür war in erster Linie, dem Risiko einer möglichen Weiterverbreitung von AIDS entgegenzuwirken. Über dieses spezifische Anliegen hinaus sind in den Verordnungen die allgemeinen hygienischen Grundprinzipien zur Verhinderung einer Infektionsübertragung in den o. g. Einrichtungen mehr oder weniger detailliert geregelt. Sofern derartige Länderverordnungen existieren, besitzen diese nicht nur eine gesetzliche Verbindlichkeit für die in der Verordnung definierten Berufsgruppen, sondern unterliegen zugleich der Überwachung durch das Gewerbeaufsichtsamt oder das Gesundheitsamt. Bei der Überwachung ist einschränkend feststellbar, daß speziell Ohrlochstecher und insbesondere Tätowierer häufig kein Gewerbe angemeldet haben und damit schwer in die Überwachung einzubeziehen sind.

14.1 Infektionsrisiken

14.1.1 Risiken einer Erregerübertragung mittels Blut oder anderen Körperflüssigkeiten (Inokulationsinfektion)

Derartige Risiken ergeben sich entweder bei

- unbeabsichtigten Verletzungen der Haut,
- Kontamination, insbesondere von Wunden, wobei kleine Bagatellverletzungen als Eintrittspforte für die Krankheitserreger ausreichen, aber auch bei Kontamination von Schleimhäuten bzw. dem Auge und
- beabsichtigter Durchtrennung bzw. Verletzung der Haut (Ohrlochstechen, Tätowieren).

Insbesondere bei Maniküre und Pediküre, aber auch bei der Rasur ergeben sich vielfältige Möglichkeiten für unbeabsichtigte Verletzungen. Die Erregerübertragung in die Wunde kann dabei in erster Linie durch erregerhaltige Blutreste entweder am Instrumentarium oder an den Händen der Berufsausübenden auf den Kunden erfolgen. Umgekehrt ist der Mitarbeiter in gleicher Weise infektionsgefährdet, wenn er sich im Rahmen seiner Berufsausübung verletzt. Dabei ist zu berücksichtigen, daß in Krankenhäusern Beobachtungen vorliegen, wonach bereits durch eine Nadelstichverletzung AIDS übertragen werden kann, d. h., kleine, oft kaum wahrnehmbare Verletzungen können bereits eine Eintrittspforte für Krankheitserreger werden.

Die Problematik der Infektionsgefährdung ergibt sich dadurch, daß es praktisch immer unbekannt ist, ob ein Kunde eine ansteckende Krankheit hat oder nicht.

Daher sind die Schutzmaßnahmen zur Verhinderung einer Infektionsübertragung immer wieder zu überdenken, ohne Ausnahme ernst zu nehmen und im Arbeitsprozeß sorgfältig einzuhalten.

Durch Blut und andere Körperflüssigkeiten (z. B. Speichel, Tränenflüssigkeit) werden nicht nur der Erreger von AIDS, sondern auch der von Virushepatitis (Virushepatitis B, C und Delta-Typ) übertragen. Für die Risikobeurteilung sind vier Sachverhalte zu berücksichtigen:

- Etwa 0,1 – 0,5% der deutschen Bevölkerung sind Träger des HBsAg, dem Oberflächenantigen des Hepatitis-B-Virus, das in der Inkubationszeit, der Frühphase der Erkrankung, im akuten Krankheitsstadium, in der Spätphase und bei klinisch gesund erscheinenden Trägern nachweisbar ist und damit einen wichtigen Durchseuchungsparameter darstellt. Die kumulativen Infektionsraten, zusammengesetzt aus den Werten für HBsAg, anti-HBc (d. h. Antikörper gegen das sog. core-Antigen als Ausdruck der Immunantwort) und weiteren Markern für die Virusinfektion, variieren zwischen etwa 5% im 3. und sogar 10 – 12% im 6. Lebensjahrzehnt.
- Zur Auslösung einer klinischen Hepatitis genügt der Bruchteil eines Blutstropfens (etwa in 100facher Verdünnung).
- Hepatitis-B-Virus-haltiges Blut verliert seine Infektiosität erst nach Tagen bzw. Wochen. Nach neuesten Erkenntnissen kann auch das Infektionsrisiko für den AIDS-Erreger in geronnenem Blut noch nach Tagen gegeben sein.
- Die Inkubationszeit, d. h. die Zeit zwischen Infektion und Erkrankungsausbruch, kann abhängig von der Zahl übertragener Viren bis zu 26 Wochen (durchschnittlich 2 – 3 Monate) betragen. Deshalb bleibt die Infektionsquelle i. a. unbekannt, was letztlich zu einer Unterschätzung realer Infektionsrisiken – z. B. in Einrichtungen zur Körperpflege – beiträgt.

Weitere durch Blut übertragbare Krankheiten sind Herpes und Syphilis.

Das Wissen um die Übertragungsmöglichkeiten von Krankheitserregern mittels Blut ist die Voraussetzung für eine angepaßte Infektionsprophylaxe.

14.1.2 Möglichkeiten der Übertragung von Krankheitserregern

Sofern bei einem Kunden der Verdacht oder das Wissen um eine ansteckende Krankheit vorliegen, die durch Kontakt mit kontaminierten Händen und Flächen (sog. Schmutz- oder Schmierinfektion) oder Instrumenten auf den nächsten Kunden übertragbar ist, müssen Desinfektionsmaßnahmen durchgeführt werden. Das betrifft insbesondere jede Verunreinigung mit Eiter oder Blut, das Vorliegen eitriger oder nässender Hauterkrankungen und das Vorliegen von Pilzerkrankungen. Falls Läusebefall festgestellt wird, ist das vom Friseur benutzte Instrumentarium thermisch zu behandeln (z. B. 15 min Auskochen in 0,5 %iger Soda-Lösung), mit speziellen Insektiziden zu behandeln oder auszusondern.

Sofern die Haut mit Instrumenten durchtrennt wird, z. B. beim Ohrlochstechen, muß in jedem Fall steriles Instrumentarium eingesetzt werden, um eine Infektionsmöglichkeit sicher auszuschließen. Besteht erhöhte Verletzungsgefahr (z. B. durch Instrumente zur Maniküre oder Pediküre), ist zumindest eine Desinfektion der benutzten Geräte durchzuführen.

14.1.3 Infektionsgefährdung durch die körpereigene Mikroflora

Die Haut ist von Natur aus stets mit Mikroorganismen besiedelt (sog. Standortflora). Zusätzlich finden sich auf der Haut zeitweilig Keime aus der Umgebung mit kürzerer oder längerer Persistenz (sog. Transientflora oder zeitweilige Flora). In Abhängigkeit von der Körperregion variiert die Besiedelungsdichte zwischen 10^2 – 10^6 koloniebildenden Einheiten/cm^2.

Aus diesem Grund ist die Haut vor jeder beabsichtigten Durchtrennung (z. B. beim Tätowieren, Durchstechen von Ohrläppchen oder bei Aknebehandlung) sorgfältig antiseptisch vorzubereiten. Die Hände des Ausübenden sind vor dem Eingriff zu desinfizieren. Danach sind sterile Einmalhandschuhe anzulegen.

14.1.4 Risiken durch vorliegende übertragbare Krankheiten bei den Mitarbeitern

Personen, die als Kosmetiker, in der Maniküre und Pediküre oder als Friseur tätig sind, müssen frei von übertragbaren Krankheiten sein, die die Kunden unmittelbar gefährden oder bei diesen den Eindruck einer Gefährdung hervorrufen können.

Das trifft z. B. zu bei einer offenen Lungentuberkulose innerhalb der etwa ersten 4 Wochen nach begonnener Chemotherapie. HIV- und HBV-positive Personen sollten keine Maßnahmen bei Kunden durchführen, die mit einer Verletzungsgefahr verbunden sind. Andernfalls muß der Kunde über das potentielle Infektionsrisiko informiert werden. Beschäftigte mit übertragbaren Hauterkrankungen sollten ihre Tätigkeit für die Dauer der Infektiosität nicht ausüben.

Mitarbeiter mit einer akuten Infektionskrankheit oder dem begründeten Verdacht auf sie sollten ihren Vorgesetzten informieren, damit dieser u. U. eine ärztliche Untersuchung veranlaßt und sie ggf. erst nach Vorlage eines ärztlichen Attestes weiterbeschäftigt.

14.2 Bauliche Voraussetzungen und Innenausstattung der Arbeitsstätten

Eine klare bauliche Struktur und eine unter hygienischen Gesichtspunkten adäquate Innenausstattung sind Voraussetzungen für die Durchführung antimikrobieller Maßnahmen und den Schutz vor einer Weiterverbreitung von Krankheitserregern innerhalb der Einrichtung. Zugleich trägt eine geeignete Innenausstattung zum Wohlbefinden des Kunden und der Mitarbeiter bei.

Die Behandlungsräume sollen natürlich beleuchtet und belüftet sein. Ihre Lage in Kellerräumen und fensterlosen Räumen ist nur statthaft, wenn diese für den Daueraufenthalt von Menschen zugelassen sind. In diesem Fall sind künstliche Beleuchtung sowie Be- und Entlüftung entsprechend den gültigen Normen zu gewährleisten.

Es müssen ein Warteraum bzw. eine Wartefläche und getrennte Toiletten für Mitarbeiter und Kunden vorhanden sein. Anzahl und Ausstattung der Sanitärräume sind gemäß der Arbeitsstättenverordnung vorzusehen. Für jeweils 5 Arbeitnehmer ist eine Waschstelle erforderlich. Es muß ein Waschen unter fließendem Wasser, möglichst mit Bedienbarkeit der Zapfstelle mit dem Handrücken oder Ellenbogen (Schwenkarm), gewährleistet werden. Es empfiehlt sich, den Waschplatz dem Umkleideraum zuzuordnen, wobei eine räumliche Trennung nicht unbedingt erforderlich ist. Die Garderobenschränke sind getrennt für Berufs- und Alltagskleidung auszulegen. Im Vorraum zum WC ist eine Handwaschmöglichkeit vorzusehen, die gleichermaßen vom Arbeitnehmer und Kunden benutzt werden kann.

In gleicher Weise ist jeder Arbeitsraum mit mindestens einem Handwaschbecken auszustatten. Zur Gewährleistung der Händehygiene sind ein Desinfektionsmittelspender, ein Spender für flüssige Seife, möglichst auch ein Spender für eine Hautpflegelotion und ein Handtuchspender zu installieren. Da sich Handtücher bereits nach einmaliger Benutzung massiv mit Mikroorganismen beladen, müssen sie nach jeder Benutzung gewechselt werden. Das ist durch Papierhandtuchspender oder retraktive Textilhandtuchspender erreichbar. Letztere arbeiten in der Weise, daß manuell oder automatisch ein Handtuchabschnitt von einer 40-m-Rolle freigegeben wird. Der benutzte Abschnitt wird auf eine zweite Rolle aufgezogen, ohne daß es zum Kontakt mit der unbenutzten Rolle kommt. Diese Systeme sind dem Papierhandtuch aus folgenden Gründen überlegen:

- bessere Trocknungswirkung und Entfernung von Restschmutz einschließlich anhaftender Mikroorganismen,
- höhere Verträglichkeit für die Haut und damit bessere Akzeptanz durch den Benutzer,
- günstigere Ökobilanz, d. h. in der Summe eine bessere Umweltverträglichkeit, sowie
- etwa um 60% niedrigere Kosten (berechnet pro Tag und Person) im Fullservice für textile Handtuchspender.

Behandlungs- und, falls vorhanden, Warteräume dürfen nicht außerhalb der Arbeitszeit zweckentfremdet (z. B. als Wohnraum) genutzt werden. Ebenso dürfen keine Haustiere in den Betriebsräumen gehalten werden (mögliche Quelle von Allergenen und Krankheitserregern). Das Rauchen ist in Betriebsräumen nicht zu gestatten.

Bei der Flächengestaltung ist auf einen trittsicheren, fugenlosen, leicht zu reinigenden und ggf. desinfizierbaren Fußboden Wert zu legen. Im Spritzbereich von Arbeitsplätzen müssen die Wände bis etwa 2 m hoch naß abwaschbar sein. Es empfiehlt sich, den Übergang vom Fußboden zur Wand als Hohlkehle zu gestalten, um Schmutzansammlungen insbesondere von organischen Partikeln (Reste von Haut, Nägeln und Haaren) zu vermeiden.

Behandlungskabinen sind optisch möglichst voneinander zu trennen. Bei vollständiger Trennung sollte jede Kabine mit einem separaten Waschplatz ausgerüstet sein.

Bezüge von Behandlungsstühlen bzw. -liegen müssen abwaschbar und desinfizierbar sein.

Speziell in Fußpflegesalons müssen Fußbadewannen bzw. -becken eine unbeschädigte, glatte und desinfizierbare Oberfläche aufweisen. Die Verwendung von Holzbadegefäßen und Holzrosten ist insbesondere wegen des Risikos einer Pilzbesiedelung abzulehnen.

Als apparative Ausstattung sind für die Maßnahmen der Keimzahlreduktion je nach dem Aufgabenprofil ein Desinfektionsreinigungsautomat und ein Sterilisator erforderlich. Bei der Auswahl der Automaten sind Geräte auszuwählen, die in der BGA (Bundesgesundheitsamt)-Liste der geprüften und anerkannten Desinfektionsmittel und -verfahren gelistet sind, bzw. Geräte mit dem Prüfzeichen der Deutschen Gesellschaft für Krankenhaushygiene. Die Verwendung von Sterilisationsgeräten ist wegen der Notwendigkeit einer mindestens halbjährlichen biologischen Wirksamkeitskontrolle dem zuständigen Gesundheitsamt anzuzeigen.

14.3 Maßnahmen der prophylaktischen und gezielten Keimbekämpfung

14.3.1 Allgemeine Verhaltensprinzipien

Die Infektionsprophylaxe wird maßgeblich vom persönlichen Hygieneverhalten bestimmt, das eine sorgfältig durchdachte Arbeitsorganisation in Form eines Hygieneplans als organisatorische Grundlage voraussetzt.

Berufskleidung. Die Arbeitnehmer haben saubere, weiße oder hellfarbige Hygienekleidung zu tragen. Die Oberbekleidung einschließlich des Kittels soll kurzärmelig oder ärmellos sein, weil es beim langärmeligen Kittel zwangsläufig zu einer zunehmenden Verschmutzung und Keimbeladung kommt. Im Unterschied dazu können die Unterarme problemlos in die Händehygiene vor der Betreuung eines neuen Kunden einbezogen werden.

Sofern in den Einrichtungen Eingriffe mit Verletzungsgefahr bzw. gewollter Durchtrennung der Hautbarriere durchgeführt werden, sollte die Berufskleidung im Desinfektionswaschverfahren behandelt werden. Blutverunreinigte Textilien sind in jedem Fall einer Desinfektion zuzuführen bzw. vor Ort zu desinfizieren (30 min kochen unter Zusatz von Waschmitteln oder einlegen in eine Lösung eines von der Deutschen Gesellschaft für Hygiene und Mikrobiologie [DGHM] gelisteten Wäschedesinfektionsmittels).

Es empfiehlt sich ein täglicher Kittelwechsel.

Armbänder, Ringe und Uhren behindern die Händereinigung und -desinfektion; ihr Tragen ist daher abzulehnen.

Bei einer möglichen Kontamination mit Blut und anderen Körperflüssigkeiten sind Einmalhandschuhe anzulegen. Bei hautdurchtrennenden Eingriffen müssen diese in steriler Qualität eingesetzt werden. Der Arbeitgeber ist für die Bereitstellung der Handschuhe in ausreichender Anzahl (Entsorgung nach einmaliger Benutzung) verantwortlich.

Kundenwäsche. Für jeden Kunden ist saubere, frisch gewaschene Wäsche zu verwenden. Diese ist getrennt von der benutzten aufzubewahren. Die in Kosmetik- und Fußpflegesalons verwendete Wäsche ist beim Waschvorgang zu kochen oder einem Desinfektionswaschverfahren zuzuführen. Sofern Schutzumhänge an der Haut des Kunden anliegen, sind Einmalmaterialien zu verwenden, sofern nicht für jeden Kunden frische Textilien (Kochwäsche) bereitgestellt werden.

Hilfsmittel. Die Verwendung von Schwämmen ist unzulässig, weil diese zu einem unkontrollierbaren Keimreservoir werden können. Auf den Einsatz von Maskenpinseln ist möglichst zu verzichten.

Watte und Zellstoff sind in geschlossenen Behältnissen aufzubewahren.

Kabinettware ist in dicht schließenden Gefäßen dunkel, kühl und staubfrei zu lagern. Die Entnahme von Kabinettware aus den Gefäßen muß mit einem Spatel erfolgen, der nur zur Entnahme benutzt wird. Dieser ist nach jeder Entnahme zu desinfizieren oder durch einen neuen zu ersetzen.

Die Verwendung von Maskenresten aus einer vorangegangenen Behandlung für einen anderen Kunden ist wegen des Risikos einer Übertragung von Krankheitserregern nicht gestattet.

Überwachung von Infektionsgefährdungen. Zu Beginn einer Behandlung sind die entsprechenden Hautpartien des Kunden, einschließlich z. B. zu behandelnder Nägel, einer gründlichen Inspektion zu unterziehen. Besteht der Verdacht einer behandlungsbedürftigen Hauterkrankung oder eines Ungezieferbefalls, sollte ein Arzt schriftlich die Unbedenklichkeit der friseurtechnischen, kosmetischen oder fußpflegerischen Behandlung bescheinigen.

Bei Feststellung oder Verdacht eines Läusebefalls ist in jedem Fall das zuständige Gesundheitsamt zu informieren. Für behördlich angeordnete Bekämpfungsmaßnahmen sind die dazu angewandten Mittel der BGA-Liste der geprüften und anerkannten Entwesungsmittel und -verfahren zu entnehmen.

Entsteht erst während der Behandlung der Verdacht einer notwendigen ärztlichen Behandlung der Hauterkrankung, ist die Arbeit ggf. abzubrechen. Die Hände und die Arbeitskleidung der behandelnden Personen sowie die benutzten Materialien und Instrumente sind danach zu desinfizieren.

Analoge Restriktionen ergeben sich für die Arbeitnehmer (vgl. Kap. 14.1.4). Personen, die eine Tätigkeit als Kosmetiker oder Fußpfleger aufnehmen wollen, sollten sich vorher einer ärztlichen Untersuchung auf physische Eignung (Einstellungsuntersuchung) unterziehen.

14.3.2 Reinigungsmaßnahmen

Die sorgfältige regelmäßige Reinigung ist eine elementare hygienische Voraussetzung, nicht nur als ästhetisches Erfordernis, sondern auch im Hinblick auf eine ständige Keimzahlverminderung.

Hände. Vor Kontakt mit einem neuen Kunden sind die Hände unter fließendem warmen Wasser sorgfältig zu reinigen. Dabei sind Syndets auf der Basis hautverträglicher Tenside mit einem der Hautphysiologie angepaßtem schwach saurem pH-Wert und rückfettenden sowie hautpflegenden Zusätzen Seifen bezüglich Hautverträglichkeit und keimzahlvermindernder Wirksamkeit überlegen (▣ 14.**1**, s. S. 440).

Flächen. Fußboden und Arbeitsflächen sind täglich, Waschbecken und angrenzender Spritzbereich mehrmals täglich zu reinigen.

14.1 Wirkung von Seifen und Syndets auf die Haut

Wirkung	Seifen	Syndets
Kalkseifenbildung	ja	nein
Quellung	ausgeprägt	gering
Austrocknung	mäßig (starke Abhängigkeit von der Expositionsdauer)	je nach Tensid mäßig bis stark (weniger abhängig von der Expositionsdauer)
Entfettung	ausgeprägt	ausgeprägt entsprechend ihrem Gehalt an waschaktiver Substanz (je nach Tensid und/oder Zusätzen Rückfettung möglich)
Verschiebung des Haut-pH-Wertes zum Alkalischen	je nach Expositionsdauer mäßig bis stark	vermeidbar (durch entsprechende pH-Einstellung der Tensidseife)
Alkalineutralisationsvermögen	deutlich verzögert	wenig verzögert
Haut-pH-Regeneration	stark beeinträchtigt	wenig beeinträchtigt
Spreitung	nein	möglich

Der abwaschbare Teil der Wände und Türen ist mindestens wöchentlich gründlich zu reinigen.

Ausstattung und Instrumentarium. Schüsseln, Schalen und sonstige Gefäße, die bei kosmetischen Behandlungen verwendet werden, sind gründlich zu reinigen.

Das bei kosmetischen Behandlungen unmittelbar angewendete Instrumentarium ist zu reinigen.

Füße. Vor jeder Behandlung im Fußpflegesalon ist ein Reinigungsbad der Füße von etwa 5 min Dauer vorzunehmen. Danach sind die Füße kurz mit Wasser abzuspülen und zu trocknen.

14.3.3 Desinfektionsmaßnahmen

Zielsetzung der Desinfektion ist die Abtötung von Krankheitserregern auf Flächen und Instrumenten bzw. an der Hand, um eine Übertragung von Infektionen zu verhindern.

Hände. Vor Eingriffen mit Durchtrennung der Haut bzw. erhöhter Verletzungsgefährdung des Kunden ist vorher eine Händedesinfektion durchzuführen. Hierfür sind ausschließlich Präparate auf alkoholischer Basis aus der sog. DGHM-Liste der wirksam befundenen Desinfektionsverfahren mit deklarierter Viruswirksamkeit einzusetzen.

Falls es während der Arbeit zu einer Kontamination der Hände mit Blut, Eiter oder anderen Se- und Exkreten kommt, ist sofort eine sog. hygienische Händedesinfektion durchzuführen.

Für die Durchführung der Desinfektion sind folgende Gesichtspunkte zu beachten:

- Einreiben des Desinfektionsmittels in die trockene Hand,
- Feuchthalten für die Dauer der Einwirkungszeit gemäß DGHM-Liste (30 oder 60 s),
- besondere Berücksichtigung der Fingerkuppen,
- bei grober Verunreinigung Entfernung mit desinfektionsmittelgetränktem Einmaltuch, Zellstoff o. ä.,
- ggf. nachfolgend Händewaschung.

Das Durchstechen der Ohrläppchen ist einem kleinen chirurgischen Eingriff gleichzusetzen und erfordert eine intensivere Form der Händehygiene mit folgenden Teilschritten:

- mind. 1 min Waschen der Hände und Unterarme bis zum Ellenbogen bei nach oben gerichteten Fingerspitzen mit Seife,
- gründliches Abspülen von den Fingerspitzen zu den Ellenbogen,
- sorgfältiges Abtrocknen mit keimarmem textilen Handtuch oder Papierhandtuch sowie
- Desinfizieren von Händen und Unterarmen mit einem alkoholischen Desinfektionsmittel in 3 Arbeitsschritten in folgender Weise:
  1. Hände und Unterarme einschließlich Ellenbogen desinfizieren,
  2. Desinfektion von Händen und Unterarmen sowie
  3. Desinfektion von Händen einschließlich Handgelenken, Hände über Ellenbogenniveau halten.

Während der gesamten Einwirkungszeit des Desinfektionsmittels (3 bzw. 5 min je nach DGHM-Listung) müssen Hände und Unterarme vollständig mit Desinfektionslösung benetzt sein. Eine Händetrocknung ist mit dem Risiko der Rekontamination verbunden (auf jeden Fall nur mit sterilem Tuch zur einmaligen Benutzung) und nicht unbedingt erforderlich, allerdings soll die Hand lufttrocken sein, um Hautschäden vorzubeugen.

Generell sind für den Arbeitnehmer folgende Voraussetzungen für die Gewährleistung einer effektiven Händehygiene einzuhalten:

- kurze, rundgeschnittene Fingernägel ohne Nagelbettverletzungen oder entzündliche Prozesse,
- gepflegte, glatte Haut (keine traumatisierte Haut durch Belastung z. B. im Freizeitbereich),

– ggf. Säubern der subungualen Spatien mit Holzstäbchen; Bürsten der Nägel und Nagelfalze mit weicher (!), desinfizierter (thermisch) Kunststoffbürste und flüssigem Handwaschmittel; kein Bürsten der Hände und Unterarme wegen einer möglichen Hautirritation und damit verbundener höherer Keimabgabe!

Instrumente. Instrumentarium bzw. Geräte, die zu einer Verletzung der Haut führen können, wie Manikür- und Pedikürgeräte, Rasiermesser und Scherköpfe, sind nach jeder Anwendung zu desinfizieren und zu reinigen. Als Alternative können Einwegartikel benutzt werden. Das empfiehlt sich z.B. für Rasiermesser.

Demzufolge müssen z.B. Scheren, wenn es zu einer blutenden Verletzung gekommen ist, desinfiziert werden. Demgegenüber ergibt sich für Bürsten, Kämme u.ä. im Normalfall nicht die Notwendigkeit einer Desinfektion. Falls es jedoch zu einer Kontamination mit infektiösem Material bzw. Blut gekommen ist, sind auch mehrfach verwendbare Geräte zu desinfizieren, von denen im Normalfall keine Infektionsgefahr ausgeht.

Zur Desinfektion von Instrumentarium bzw. Geräten dürfen nur virusinaktivierende Verfahren, die in der Liste der vom Bundesgesundheitsamt geprüften und anerkannten Desinfektionsmittel und -verfahren für die Instrumentendesinfektion in Reinigungsautomaten aufgeführt sind, oder bei Anwendung der Eintauchdesinfektion für die Instrumentendesinfektion gelistete Präparate auf der Wirkstoffbasis Aldehyd, die in der DGHM-Desinfektionsmittelliste aufgeführt sind, verwendet werden.

Aus Gründen des Personalschutzes ist in jedem Fall der Aufbereitung in Desinfektionsreinigungsautomaten im Vergleich zur herkömmlichen Eintauchdesinfektion der Vorzug zu geben, weil es bei der manuellen Aufbereitung immer wieder zu Verletzungen mit dem damit verbundenen Infektionsrisiko kommt.

Falls noch die Eintauchdesinfektion durchgeführt wird, ist zu beachten, daß die Desinfektionslösung bei sichtbarer Verschmutzung bzw. Trübung, mindestens jedoch täglich, zu wechseln ist.

Flächen. Sofern Blut oder infektionsverdächtiges Material auf Flächen gelangt, ist eine Desinfektion des entsprechenden Areals mit einem Flächendesinfektionsmittel auf Aldehyd-Basis aus der DGHM-Liste indiziert.

Sofern die Desinfektion z.B. mit Zellstoff oder Wattebausch durchgeführt wird, sind vorher Schutzhandschuhe anzulegen. Wegen des ständig gegebenen Kontaminationsrisikos in Arbeitsräumen zur Maniküre bzw. Pediküre empfiehlt sich für diese Räume am Arbeitsende eine tägliche Flächendesinfektion. Für diese ist die Zugrundelegung der in der DGHM-Liste für eine vierstündige Einwirkungszeit vorgeschriebenen Anwendungskonzentration des Desinfektionsmittels ausreichend. Im Falle einer sichtbar stattgefundenen Kontamination ist die Anwendungskonzentration für den

1-Stunden-Wert zugrunde zu legen. In allen übrigen Bereichen, z. B. in Friseur- und Kosmetiksalons, ist die Reinigung der Flächen ausreichend.

Bei der Lagerung bzw. Aufstellung der Desinfektionsmittel ist zu beachten, daß diese gekennzeichnet und mit einer Anwendungsvorschrift versehen sein müssen. Bei Nichteinhaltung dieser Vorgehensweise ist es zu folgenschweren Verwechslungen gekommen.

14.3.4 Sterilisationsmaßnahmen

Instrumente bzw. Geräte, die zu Anwendungen mit Verletzung der Haut vorgesehen sind, müssen bei der Anwendung steril sein.

Das bedeutet, daß z. B. Ohrlochstecher, Tätowierer und Fußpfleger über Sterilisatoren verfügen oder ausschließlich sterile Einwegmaterialien benutzen müssen. Im Unterschied dazu müssen Friseure und Kosmetiker/innen nicht über ein Sterilisiergerät verfügen.

Benutzte Geräte sind, falls sie mehrfach verwendet werden, nach jedem Gebrauch zu desinfizieren, zu reinigen und anschließend in einer Verpakkung zu sterilisieren, die eine keimfreie Aufbewahrung bis zur nächsten Anwendung gewährleistet. Dabei sind gemäß DIN 58 953, Teil 8, die Lagerfristen zu beachten.

Die Sterilisation ist vorzugsweise mittels Dampf nach dem Stand der Technik durchzuführen. Die Heißluftsterilisation bringt den Nachteil einer größeren Unsicherheit des Sterilisationserfolges mit sich und ist aufgrund der höheren Sterilisiertemperaturen (meist 184 °C) im Vergleich zur Dampfsterilisation (meist 121 °C) mit einer höheren Materialbelastung verbunden. Die Sterilisatoren sind mindestens halbjährlich auf ihre Sterilisationssicherheit zu überprüfen. Die Benutzung von „Heißluftkugelgeräten für Kosmetik- und Fußpflegesalons" (früher als „Kugelsterilisatoren" bezeichnet) entspricht nicht dem Stand der Technik und ist daher abzulehnen.

Für jeden Sterilisator ist eine Dokumentation (Kontrollbuch) mit folgenden Angaben zu führen:

- Hersteller, Typ, Baujahr, Gerätenummer, laufende Nummer,
- Bedienungsanleitung,
- Prüfanforderungen und Prüfergebnisse der halbjährlichen Kontrolle,
- festgestellte Mängel am Gerät,
- Reparaturanforderungen und durchgeführte Reparaturen sowie
- technische Überprüfung.

Für jede Sterilisation sind zu dokumentieren:

- Datum,
- Sterilisiergut,
- Verfahrensparameter,
- Beginn und Ende der Sterilisierzeit,
- Chargennummer und -kontrolle, wobei der Einsatz von Sicherheitsindikatoren zu empfehlen ist, sowie

– Unterschrift des Ausführenden.

Schreiberaufzeichnungen gelten als Dokumentation. Die Dokumentationen sind 10 Jahre aufzubewahren.

Die Prüfung mit Bioindikatoren (Sterilisationsindikatoren) erfolgt

– vor Erstinbetriebnahme (Prüfung nach Aufstellung),
– nach Reparaturen an Meß-, Steuer- und Regeleinrichtungen,
– bei Verdacht auf Mängel (außerordentliche Prüfung) und
– periodisch in festgelegten Abständen, mindestens aber halbjährlich.

Schränke oder Schübe zur Aufbewahrung von Sterilgut sind vor jeder Neubeschickung einer Wischdesinfektion zu unterziehen, allerdings nicht häufiger als einmal täglich.

14.3.5 Antiseptische Maßnahmen

Vor jeder hautdurchtrennenden Maßnahme (Ohrlochstechen) muß eine Antiseptik im Bereich des betreffenden Hautareals durchgeführt werden.

Als Einwirkungszeit sind für das Antiseptikum 5 min bei dreimaligem Auftragen zu empfehlen. Für die Durchführung sind folgende Grundsätze zu beachten:

– Verwendung alkoholischer Präparate aus der DGHM-Desinfektionsmittelliste (Rubrik Hautdesinfektion),
– evtl. vorausgehende Reinigung bei sichtbarer Verschmutzung,
– Benutzung steriler Tupfer und
– Überwachung der Anwendungslösungen auf mikrobielle Kontamination.

Falls anatomische Gegebenheiten bei einer Maniküre bzw. Pediküre für ein erhöhtes Verletzungsrisiko sprechen, empfiehlt sich gleichfalls die Durchführung einer vorausgehenden Hautantiseptik, z. B. mit alkoholischen Präparaten in Sprayform.

Sofern alkoholische Präparate mit dem Polyvinylpyrolidon-Iod-Komplex als Wirkstoff angewendet werden, ist durch Befragung auszuschließen, daß beim Kunden eine Schilddrüsenerkrankung bzw. -funktionsstörung vorliegen. Andernfalls kann es zu u. U. schwerwiegenden Beeinträchtigungen der Schilddrüsenfunktion kommen.

14.4 Beseitigung von Abfällen

Nach jeder kosmetischen Behandlung sind alle anfallenden Abfälle (Tupfer, Maskenreste, abgeschnittene Nägel, Haare usw.) sorgfältig zu beseitigen. Der Arbeitsplatz ist wieder in einen hygienisch einwandfreien Zustand zu versetzen.

Spitze, scharfe oder zerbrechliche Instrumente und Geräteteile mit potentiellem oder sichtbarem Blutkontakt dürfen mit dem Hausmüll nur beseitigt werden, wenn sie sich in Behältern, die eine Verletzungsgefahr ausschließen, befinden oder wenn sie vor der Beseitigung wirksam desinfiziert worden sind. Für die Abfälle sind verschließbare, feste Behälter aus z. B. stabilem Karton oder Kunststoff ausreichend; Spezialbehälter werden nicht benötigt.

Mit Blut behaftete Tupfer oder blutige Verbände können in mit Kunststoff- oder Papierbeuteln ausgekleideten geschlossenen Abfallbehältern (z. B. Pendeldeckeleimer) entsorgt werden.

Abfallrechtliche Regelungen in anderen Rechtsvorschriften bleiben davon unberührt.

14.5 Impfprophylaxe

Schutzimpfungen dienen in erster Linie dem Schutz des Arbeitnehmers vor Erkrankungen, für die durch den jeweiligen Impfstoff eine Immunität erreichbar ist. Aufgrund der unterschiedlichen Übertragungsrisiken empfehlen sich Schutzimpfungen sowohl für durch Blut und Körperflüssigkeiten als auch durch direkten Kontakt bzw. auf dem Luftweg übertragbare Infektionen, in erster Linie für Virushepatitis B, Diphtherie, Tuberkulose und Poliomyelitis.

Für alle Berufsgruppen, die Behandlungen an Kunden mit dem Risiko einer Übertragung von Krankheitserregern durch Blut durchführen (z. B. Ohrlochstechen, Maniküre, Pediküre, Tätowieren, Bartpflege), empfiehlt sich die Hepatitis-B-Schutzimpfung als wirksamste Maßnahme gegen eine Infektion. Die Grundimmunisierung wird in der Regel nach drei oder vier Impfungen erreicht. Je nach verwendetem Impfstoff variiert das Impfschema. Es sollten möglichst gentechnisch hergestellte Impfstoffe verwendet werden. Die Serokonversionsrate beträgt nach Abschluß der Grundimmunisierung 90–95%. Ergibt die Antikörperkontrolle nach dreimaliger Impfung keinen oder nur einen unzureichenden Antikörpertiter, wird sofort eine vierte Impfung vorgenommen. Die voraussichtliche Dauer der Immunität hängt von der Anti-HBs-Konzentration ab.

Spätestens 5 Jahre nach erfolgter Hepatitis-B-Schutzimpfung ist eine erneute Kontrolle und, je nach Höhe des Titers, eine Auffrischungsimpfung erforderlich.

Die Hepatitis-B-Schutzimpfung gewährleistet keinen Schutz vor anderen durch Blut übertragbaren Hepatitisformen, so daß schon allein wegen der AIDS-Gefährdung alle Schutzmaßnahmen bei Blutkontakt stets sorgfältig eingehalten werden müssen.

Durch den engen Kontakt mit den Kunden empfiehlt sich ferner ein Impfschutz gegen folgende Erkrankungen: Diphtherie, Tuberkulose, Poliomyelitis und Virusgrippe. Für seronegative gebärfähige Frauen empfiehlt sich zusätzlich der Impfschutz gegen Masern, Mumps und Röteln.

Aus prinzipiellen Überlegungen (Verletzungsgefahr im Alltag) ist in gleicher Weise ein Impfschutz gegen Tetanus zu empfehlen.

Auch bei vollständig durchgeführter Impfung ist zu beachten, daß der Impfschutz nicht lebenslang erhalten bleibt. Gegen Tetanus, Diphtherie und Poliomyelitis sollte im Abstand von höchstens 10 Jahren eine Auffrischimpfung vorgenommen werden. Da sich die zirkulierenden Virusgrippeerreger verändern, wird jedes Jahr ab September ein aktualisierter Impfstoff angeboten.

14.6 Maßnahmen bei Verletzungen

Verletzen sich Arbeitnehmer mit Instrumenten, die durch Eingriffe am Kunden mit hoher Wahrscheinlichkeit mit Blut behaftet sind, ist die Wunde sofort und ausreichend lange durch Pressen zum Bluten zu bringen. Unmittelbar danach ist ein alkoholhaltiges Hautantiseptikum mit bestätigter viruzider Wirkung mind. 30 s einwirken zu lassen.

Nur wenn es weh tut, ist mit einer Tiefenwirkung zu rechnen! Am besten wird der mit dem Hautantiseptikum getränkte Tupfer auf die Wunde gelegt und dort fixiert. Danach ist der Arbeitnehmer dem Hausarzt zu überweisen, damit dieser evtl. notwendige weitere Schutzmaßnahmen einleiten kann.

Wird bei einer Verletzung des Kunden eine Blutstillung erforderlich, soll diese unter Verwendung eines verpackten Einmaltupfers mit Druck auf die Wunde erreicht werden, wobei Blutkontakt vermieden werden muß. Alaunsteine dürfen aus hygienischen Gründen nicht von mehreren Personen gemeinsam verwendet werden.

14.7 Anleitung und Überwachung

Die Verantwortung für die Durchführung der in der Hygieneordnung der Einrichtung festgelegten Maßnahmen obliegt dem Arbeitgeber.

Es empfiehlt sich, die Arbeitnehmer in Verbindung mit dem Arbeitsschutz mind. einmal jährlich sowie bei Neueinstellung aktenkundig über die vorliegende Hygieneordnung zu belehren.

Die Anleitung erfolgt durch die Beauftragten des Gesundheitsamtes in enger fachlicher Abstimmung mit den Ärzten dieser Institution. Die Beauftragten haben zugleich folgende Überwachungsbefugnisse:

- Während der üblichen Betriebs- oder Geschäftszeit können sie Grundstücke, Räume und Einrichtungen betreten, Gegenstände untersuchen sowie Bücher und sonstige Unterlagen einsehen und hieraus Ablichtungen oder Auszüge anfertigen.
- Sie können vom Personal Auskünfte verlangen, die über Tatsachen im Sinn des § 10, Abs. 1 des Bundesseuchengesetzes Auskunft geben können.

Die Arbeitnehmer sind verpflichtet, die

- o. g. Maßnahmen zu dulden,

- zur Überwachung befugte Personen zu unterstützen, insbesondere ihnen auf Verlangen die Räume, Einrichtungen und Geräte zu bezeichnen, Räume und Behältnisse zu öffnen, die Entnahme von Proben zu ermöglichen sowie Bücher und Unterlagen vorzulegen sowie
- verlangten Auskünfte zu erteilen.

Der zur Auskunft Verpflichtete kann die Beantwortung von Fragen verweigern, wenn diese ihn selbst oder einen der in § 383, Abs. 1, Nr. 1 – 3 der Zivilprozeßordnung bezeichneten Angehörigen der Gefahr strafrechtlicher Verfolgung oder eines Verfahrens nach dem Gesetz über Ordnungswidrigkeiten aussetzen würde. Entsprechendes gilt für die Vorlage von Büchern und sonstigen Unterlagen.

14.8 Ordnungswidrigkeiten

In den Länderverordnungen werden sog. Ordnungswidrigkeiten definiert. Danach handelt im Sinne von § 69, Abs. 2 des Bundesseuchengesetzes ordnungswidrig, wer entgegen den eingangs genannten Regeln vorsätzlich oder fahrlässig

- seine Hände oder die zu behandelnde Hautoberfläche nicht oder nicht ausreichend desinfiziert,
- Eingriffe nicht mit sterilen Geräten vornimmt,
- Instrumente oder Geräte nicht oder nicht ausreichend desinfiziert, reinigt und ggf. sterilisiert,
- scharfe oder spitze Abfälle unbehandelt oder ungeschützt in den Hausmüll gibt, sowie
- einer Duldungs-, Unterstützungs- oder Auskunftspflicht zuwiderhandelt.

Falls durch eine der o. g. Zuwiderhandlungen eine der in § 3, Abs. 1 oder 2 des Bundesseuchengesetzes bezeichneten Krankheiten verbreitet wird, kann – soweit die Tat nicht in § 63 des Bundesseuchengesetzes mit Strafe bedroht ist – nach § 70 des Bundesseuchengesetzes eine Freiheitsstrafe von bis zu 5 Jahren oder eine Geldstrafe verhängt werden.

Literatur

Desinfektionsmittel-Liste der Deutschen Gesellschaft für Hygiene und Mikrobiologie (DGHM-Liste) (1994), 4. Aufl. mhp, Mainz.

Erteilung von Prüftestaten über die hygienische Sicherheit eines Produktes. Informationsbl. Nr. 1 der Fachkommission Hygienische Sicherheit medizintechnischer Produkte und Verfahren der DGKH (1993), Hyg. Med. **18**, 75 – 76.

Gesetz zur Verhütung und Bekämpfung übertragbarer Krankheiten beim Menschen (Bundes-Seuchengesetz) v. 18. 07. 1961 i. d. F. der Bekanntmachung vom 18.12.1979, BGBl. I, S. 2262, ber. 1980 I, S. 151; zuletzt geändert durch Art. 7 des Gesetzes vom 12. 09. 1990, BGBl. I, S. 2002.

Kramer, A., Hingst, V., Hoffmann-Lalé, A., Meffert, H., Mestwerdt, W. (1993), Körperhygiene. In: Kramer, A., Gröschel, D., Heeg, P., Hingst, V., Lippert, H., Rotter, M., Weuffen, W. (Hrsg.), Klinische Antiseptik, S. 121 – 145, Springer, Berlin, Heidelberg, New York, London, Paris, Tokyo, Hong Kong, Barcelona, Budapest.

Kramer, A., Schmidt, T., Hoffmann-Lalé, A., Straube, W., Koch, S. (1993), Textilhandtuch oder Papierhandtuch? Ergebnisse eines Akzeptanzvergleichs unter den Bedingungen einer Universitätsklinik, Hohensteiner Rep. Nr. **51,** 25 – 35.

Kuwert, E. K. (1982) Transmission der Hepatitis-Viren. mph, Mainz.

Landesverordnung zur Verhütung von Blutkontaktinfektionen (Blutklnf VO) v. 10. 08. 1993, GS Meckl.-Vorp. Gl. Nr. B 2126 – 1-3, S. 766 – 767.

Liste der vom Bundesgesundheitsamt geprüften und anerkannten Desinfektionsmittel und -verfahren (1994), (12. Ausg.); BGBl. 37, S. 127 – 142.

Liste der vom Bundesgesundheitsamt geprüften und anerkannten Entwesungsmittel und -verfahren zur Bekämpfung tierischer Schädlinge (Gliedertiere / Arthropoden) (1986). BGBl. 29, S. 216 – 225.

Verordnung der Landesregierung zur Verhütung übertragbarer Krankheiten (Hygiene-Verordnung) v. 19. 10. 1987, GS Baden-Württemberg Nr. 16, S. 454.

Verordnung über Arbeitsstätten (ArbStättV) v. 20. 03. 1975, BGBl. I, S. 729.

Verordnung zur Verhütung übertragbarer Krankheiten (Infektions-Hygieneordnung) v. 30. 09. 1987, Gesetz- und VO-Bl. Hessen, Nr. 17, I, 14. 10. 1987.

15 Verträglichkeit kosmetischer Mittel

15.1 Toxikologie

Die Toxikologie ist die Lehre von den Giften und Vergiftungen. Giftwirkungen sind gesundheitsschädliche Folgen biologischer Wechselwirkungen von chemischen Stoffen mit lebenden Organismen. Die Toxikologie in der kosmetischen Industrie hat die Aufgabe, mögliche lokale und systemische Unverträglichkeiten und Nebenwirkungen kosmetischer Inhaltsstoffe und kosmetischer Mittel zu erkennen und zu verhindern. Dies bedeutet, gesundheitliche Risiken bei deren Anwendung müssen ermittelt und bewertet werden, um gesundheitliche Schäden abwenden zu können.

15.1.1 Notwendigkeit toxikologischer Prüfungen

15.1.1.1 Rechtliche Anforderungen

Kosmetische Mittel müssen wirksam und sicher sein. Diese Forderung entspricht nicht nur der Verbrauchererwartung, sondern ergibt sich unter anderem aus § 24 (Verbot zum Schutz der Gesundheit) und aus § 27 (Verbot zum Schutz vor Täuschung) des Lebensmittel- und Bedarfsgegenständegesetzes (LMBG) und der EG-Kosmetik-Richtlinie (EG-KRL). Daneben sind neue kosmetische Inhaltsstoffe, für die Positivlisten existieren (Farbstoffe, Konservierungsmittel, UV-Filter), zulassungspflichtig.

Außerdem werden nach dem Chemikaliengesetz für neue chemische Substanzen, und dies gilt auch für neue kosmetische Inhaltsstoffe, je nach der produzierten Menge umfangreiche toxikologische Prüfungen verlangt. Die Notwendigkeit, kosmetische Mittel und ihre Inhaltsstoffe auf gesundheitliche Unbedenklichkeit zu prüfen, ergibt sich aus der unkontrollierbaren breiten Verwendung dieser Produkte und den Belangen des Arbeits- und Umweltschutzes.

15.1.1.2 Tierschutz, Ersatz- und Ergänzungsmethoden für Tierversuche

Tierversuche im Sinne des deutschen Tierschutzgesetzes dürfen nur dann durchgeführt werden, wenn die gesundheitliche Unbedenklichkeit der zu untersuchenden kosmetischen Mittel für den Menschen das unerläßliche Ziel der Prüfung ist. Tierversuche zur Entwicklung von kosmetischen Mitteln sind grundsätzlich verboten. Nach dem 6th Amendment der EG-KRL dürfen ab 01. 01. 1998 keine Inhaltsstoffe oder Kombinationen dieser Inhaltsstoffe in kosmetischen Mitteln eingesetzt werden, sofern sie nach diesem Datum in Tierversuchen geprüft werden.

Das Verbot kann für einen Zeitraum von mind. 2 Jahren ausgesetzt werden, wenn bis dahin keine wissenschaftlich validierten Alternativmethoden zu Tierversuchen zur Verfügung stehen.

Das Hauptproblem in der wissenschaftlichen Akzeptanz von Ersatz- und Ergänzungsmethoden besteht überwiegend in ihrer fehlenden Standardisierung und Validierung. Standardisierung bedeutet die Festlegung bestimmter Versuchsbedingungen, so daß bei Ringversuchen gleichartige Ergebnisse erhalten werden. Unter Validierung versteht man die Klärung der Frage, welchen Aussagewert Versuchsergebnisse aus Ersatz- und Ergänzungsmethoden für Tierversuche für den Menschen haben. Die Schwierigkeit ergibt sich dabei nicht nur aus der Tatsache, daß häufig Erfahrungswerte fehlen, sondern auch daraus, daß bei den Ergänzungs- und Ersatzmethoden Einzelparameter gemessen werden, die das Zusammenspiel physiologischer Regelmechanismen nicht erkennen lassen, und daher der Bezug zum Tierversuch und besonders zu den Anwendungsbedingungen am Menschen erschwert wird.

15.1.1.3 Wissenschaftliche Notwendigkeit von Tierversuchen

Da mögliche Schadwirkungen nicht vorhersehbar, nicht sicher abschätzbar und nicht eingrenzbar sind, müssen Prüfsubstanzen den komplexen physiologischen Wechselwirkungen eines intakten Organismus ausgesetzt werden, um direkte oder indirekte Schadwirkungen zu erkennen. Schadwirkungen (Giftung) einer Substanz entstehen z. B. oft erst nach der Verstoffwechselung. Nach dem derzeitigen Stand der Wissenschaft sind toxikologische Prüfungen von kosmetischen Inhaltsstoffen im Tierversuch nicht völlig unverzichtbar, da sie z. Z. noch nicht alle ersetzbar sind.

Für die Bewertung von Ergebnissen aus Tierversuchen ist es wichtig, daß Unterschiede im physiologischen Stoffwechsel, in anatomischen Besonderheiten sowie in ökologischen und verhaltensbiologischen Funktionen zwischen Versuchstier und Mensch berücksichtigt werden. Eine direkte Übertragung dieser Resultate auf den Menschen führt gewöhnlich zu Fehldeutungen, die den Tierversuch abwerten. Vergleichbar sind nur Ähnlichkeitsmerkmale, die unter dem Einfluß der Prüfsubstanz verändert werden können.

15.1.2 Toxische Wirkungen

Für die toxikologische Charakterisierung einer chemischen Substanz muß geklärt werden, welche Wirkungen sie im Organismus verursacht, wie die Wirkung zustande kommt und welches Schicksal die Substanz im Organismus erfährt.

Eine toxische Wirkung kann nur dann zustande kommen, wenn ein Wirkstoff in den Organismus eindringt. Die Aufnahme in den Organismus kann durch Resorption durch die Haut, durch perorale Aufnahme oder durch Einatmen erfolgen. Die Aufnahme des Wirkstoffs hängt von seiner Konzentration, seiner Verweildauer auf/an den resorbierenden Flächen und seinen physikalisch-chemischen Eigenschaften ab. Normalerweise werden resorbierte Stoffe über das Blut durch den Organismus transportiert. Anreicherungen von Wirkstoffen in bestimmten Geweben (Fettgewebe) oder in Organen beruhen auf den physikalisch-chemischen Eigenschaften des Wirkstoffs und einer besonderen Affinität der Gewebe zum Wirkstoff. In der Leber werden die eingedrungenen Wirkstoffe häufig durch enzymatisch katalysierte chemische Reaktionen, z. B. Hydrolyse, Oxidation und Reduktion, sowie Anlagerung an körpereigene Stoffe entgiftet (Entgiftungsreaktion). Durch diese biochemischen Reaktionen können im Einzelfall auch Stoffwechselprodukte entstehen, die biologisch schädlicher sind als die Ausgangssubstanzen (Giftungsreaktion). Die **Ausscheidung** erfolgt überwiegend mit dem Urin oder mit der Galle.

Je größer seine Wasserlöslichkeit ist, um so schneller wird der Wirkstoff ausgeschieden und um so kürzer ist seine Wirkdauer. Erfolgt die Ausscheidung langsamer als die Aufnahme, so besteht die Gefahr einer Wirkstoffanreicherung im Organismus.

Die Wirkung eines Wirkstoffs auf den Organismus wird durch die Art und Häufigkeit der Exposition, den Angriffsort und den Substanztyp charakterisiert.

Expositionen, d. h. Kontakte mit dem Wirkstoff, können einmalig oder wiederholt erfolgen. Danach können toxische Wirkungen der Exposition entsprechend ▦ 15.1.**1** (s. S. 452) zugeordnet werden.

Für die Beurteilung des Schweregrads einer toxischen Wirkung ist es unter anderem wichtig zu ermitteln, wie der Organismus die Schadwirkung verarbeitet. Sofern der Organismus den Schaden repariert oder vollständig aufhebt, spricht man von einer *reversiblen* toxischen Wirkung. Wenn Schäden bestehen bleiben oder sekundäre Schäden auftreten, so liegt eine *irreversible* toxische Wirkung vor. Nach dem Angriffsort eines Wirkstoffs (Prüfsubstanz) kann die toxische Wirkung als lokal-toxisch (Schädigung der Haut/ Schleimhaut) oder systemisch-toxisch (Schädigung der Organe) charakterisiert werden.

▣ **15.1.1** Einstufung der Toxizität von Wirkstoffen in Abhängigkeit von ihrer Expositionshäufigkeit und -dauer

Toxische Wirkung nach Expositions- Häufigkeit	 Dauer	Toxizitäts-Einstufung
einmal	bis 24 h	akut toxisch
mehrfach	bis 28 Tage	subakut toxisch
mehrfach	bis 90 Tage	subchronisch toxisch
mehrfach	länger als 6 Monate	chronisch toxisch

15.1.3 Art und Umfang toxikologischer Prüfungen

Die Art und der Umfang der toxikologischen Untersuchungen, die für kosmetische Rohstoffe zur Abwendung gesundheitlicher Gefahren durch kosmetische Mittel durchgeführt werden müssen, ergeben sich aus den toxikologischen Guidelines of the Scientific Committee on Cosmetology (SCC) der Europäischen Union. Der Prüfumfang ist abhängig von den Anwendungsbedingungen, der chemisch-physikalischen Charakterisierung und der Resorption der Inhaltsstoffe. Die bei den erforderlichen Prüfungen zu wählenden Methoden ergeben sich aus internationalen wissenschaftlich anerkannten Richtlinien, wie z. B. OECD-Guidelines for Testing of Chemicals oder EEC-Methods for the Determination of Toxicity.

15.1.4 Prüfung kosmetischer Inhaltsstoffe

Zur Risikoabschätzung bei kosmetischen Inhaltsstoffen müssen im einzelnen die in ▣ 15.1.2 angegebenen toxikologischen Informationen verfügbar sein. Der Umfang der Einzelprüfungen wird von den bereits vorliegenden chemisch-physikalischen und toxikologischen Daten sowie der beabsichtigten Verwendung der Prüfsubstanzen vorgegeben. Die umfassende toxikologische Charakterisierung kosmetischer Inhaltsstoffe ist die Grundvoraussetzung für die nach der EG-KRL verlangte Sicherheitsbewertung kosmetischer Mittel.

Unter dem Aspekt des Tierschutzes und des Tierversuchsverbotes in der EU empfiehlt es sich daher, nur die kosmetischen Inhaltsstoffe einzusetzen, für die langjährige Erfahrungen und ausreichende Untersuchungen vorliegen. Sicherheitsdaten sind Literaturrecherchen, Rohstoffdatenblättern und amtlichen Einstufungen und Bewertungen zu entnehmen. Rohstoffhersteller, die zukünftig kosmetische Inhaltsstoffe ohne ausreichende Sicherheitsdaten anbieten, dürften kaum Vermarktungschancen für ihre Produkte haben. Dies gilt auch für die Parfümölhersteller. Es ist Aufgabe des fachkompetenten

15.1.2 Notwendige toxikologische Informationen über kosmetische Inhaltsstoffe

- lokale Verträglichkeit (Haut-/Schleimhautverträglichkeit, Sensibilisierung, Phototoxizität/Photosensibilisierung)
- kutane Resorption, Stoffwechsel, Ausscheidung
- akute Toxizität
- subakute bzw. subchronische Toxizität
- chronische Toxizität
- Genotoxizität
- Reproduktionstoxizität/Embryotoxizität
- Cancerogenität

Toxikologen, von Fall zu Fall zu entscheiden, welche Daten unabdingbar notwendig bzw. verzichtbar sind.

15.1.4.1 Untersuchungen zur lokalen Verträglichkeit

Daten zur Haut- und Schleimhautverträglichkeit sowie zur Sensibilisierung sind für kosmetische Inhaltsstoffe, die bei bestimmungsgemäßem oder vorhersehbarem Gebrauch mit der Haut und der Schleimhaut in Berührung kommen, unentbehrlich. Es gibt derzeit zahlreiche Bemühungen, durch in vitro-Methoden Tierversuche für Lokalverträglichkeitsprüfungen zu ersetzen. Diese Methoden basieren auf Reaktionsveränderungen von Zellkulturen, isolierten Organen bzw. Organteilen und bebrüteten Hühnereiern sowie auf biochemisch-analytischen Parametern. Für viele dieser Methoden gilt, daß sie in der Lage sind, direkt oder indirekt stark irritative Wirkungen von Rohstoffen aufzuzeigen. Zur Zeit werden diese Untersuchungen von nationalen und internationalen Gesundheitsbehörden noch nicht anerkannt, weil der Aussagewert umstritten ist. Die Klärung des Wirkungsmechanismus in vitro ist Grundvoraussetzung einer wissenschaftlichen Akzeptanz, weil erst damit eine Vergleichbarkeit mit in vivo-Vorgängen möglich wird. Dessen ungeachtet werden verfügbare Alternativmethoden zum Screening, zur Inhaltsstoffauswahl und zur Vorprüfung von kosmetischen Mitteln von der Körperpflegemittelindustrie routinemäßig erfolgreich eingesetzt.

Hautverträglichkeitsprüfungen. Diese können an Kaninchen, Meerschweinchen, Ratten oder an haarlosen Mäusen durchgeführt werden. Zu unterscheiden sind der geschlossene und der offene repetitive Reizwirkungstest. Die Entscheidung, welcher Test gewählt wird, hängt vom physikalisch-chemischen Charakter, vom Penetrationsverhalten und der voraussichtlichen Verwendung des Rohstoffs ab. Zweckmäßigerweise sollte bei diesen Tests die Konzentration der Prüfsubstanz gewählt werden, die auch im kosmetischen Mittel vorliegt. Nach den zitierten SCC-Richtlinien sind OECD-Methoden zu verwenden. Diese schreiben die Spezies (Kaninchen) und die Applikationsart (semiokklusiv) und -dauer (4 h) vor. Eine wiederholte Applikation ist nicht vorgesehen. Inhaltsstoffe sollen unverdünnt untersucht werden. Es gibt z. Z. ernsthafte Diskussionen, Hautverträglichkeitsprüfungen von Rohstoffen am Menschen durchzuführen, um Tierversuche zu ersetzen.

Dies ist aus ethischen Gründen nur dann gerechtfertigt, wenn durch Voruntersuchungen in vitro das irritative Potential sicher abschätzbar ist und Informationen zu chemischen/physikalischen Eigenschaften eine gesundheitliche Gefährdung des Menschen ausschließen.

Schleimhautverträglichkeitsprüfung. Die Schleimhautverträglichkeitsprüfung wird in der Regel in Form eines okulären Reizwirkungstest am Kaninchen durchgeführt (Draizetest). Eine Prüfung am Kaninchenauge gibt aber nicht nur Auskunft über die Schleimhautverträglichkeit, sondern auch über die mögliche reversible und irreversible Schadwirkung des Rohstoffs am Auge. Es kommt deswegen darauf an, im Tierversuch mögliche Veränderungen am Auge (Hornhaut, Regenbogenhaut, Augenhintergrund) mitzuerfassen. Aus tierschützerischen Gründen empfiehlt es sich, durch Prüfungen in vitro (Neutralrot/HET-CAM-Test) das irritative Potential einer Substanz abzuklären. Zeigt sich z. B. eine Substanz als stark reizend, so sind eine chemikalienrechtliche Einstufung und Kennzeichnung bereits möglich und weitere Tierversuche überflüssig.

Sensibilisierungsprüfung. Im Rahmen der Lokalverträglichkeitsprüfung muß auch die Frage einer möglichen **sensibilisierenden Wirkung** des kosmetischen Inhaltsstoffes geklärt werden. Diese Prüfung wird nach verschiedenen Standardmethoden ausschließlich an Meerschweinchen durchgeführt. Es sind hauptsächlich offene oder geschlossene epikutane Sensibilisierungstests von intrakutanen bzw. subkutanen Tests zu unterscheiden. Das Behandlungsprinzip besteht darin, die durch wiederholte Applikation mit der Testsubstanz nach einer Ruhepause möglicherweise eingetretene Vorsensibilisierung durch eine Provokationsbehandlung nachzuweisen. Die Sensibilisierungsfähigkeit (Sensitivität) des Meerschweinchenstamms muß vor der Prüfung mit einem bekannten Allergen (z. B. mit Nitrochlorbenzol) nachgewiesen werden. Zur Verbesserung der Sensibilisierungsfähigkeit wird die Testsubstanz mit komplettem Freundschen Adjuvans in einem Intrakutantest appliziert. Ersatzmethoden für die Sensibilisierungsprüfung gibt es z. Z. nicht.

Phototoxizität und Photosensibilisierung. Als Sonderuntersuchungen können die Prüfungen zur **Phototoxizität** und **Photosensibilisierung** angesehen werden. Derartige Prüfungen sind dann angezeigt, wenn die Inhaltsstoffe bzw. die kosmetischen Mittel auf der Haut verbleiben und eine Sonnenexposition möglich ist. Untersuchungen zur Phototoxizität werden an Kaninchen, Meerschweinchen oder haarlosen Mäusen durchgeführt. Das Prüfprinzip besteht darin herauszufinden, ob ultraviolettes Licht mit dem zu untersuchenden kosmetischen Inhaltsstoff toxische Reaktionen auf der Haut auslöst. Die Strahlendosis muß so gewählt werden, daß sie unterhalb der Erythemschwelle liegt. Untersuchungen auf photosensibilisierende Wirkung können nur an Meerschweinchen durchgeführt werden. Die Behandlung besteht in einer offenen epikutanen Applikation bei nachfolgender Bestrahlung mit ultraviolettem Licht. Die Auslösung wird nach entsprechender Vorsensibilisierung durch Behandlung und Bestrahlung an einer anderen Hautstelle vorgenommen.

Zur Abschätzung lichtinduzierter phototoxischer Reaktionen bietet sich inzwischen eine weitgehend wissenschaftlich anerkannte Ersatzmethode an. Sie basiert auf Untersuchungen zur Cytotoxizität an Zellkulturen (Neutralrottest) in Kombination mit selektiver UV-A- bzw. UV-B-Bestrahlung.

15.1.4.2 Resorption, Stoffwechsel, Ausscheidung

Zur toxikologischen Bewertung kosmetischer Inhaltsstoffe, die mit der Haut oder Schleimhaut in Berührung kommen, sind Informationen zum resorptiven Verhalten der Substanzen notwendig. Die Kenntnis der Resorptionsrate kann unter Berücksichtigung der Einsatzkonzentration und der Anwendungsbedingungen ein Wegweiser für nachfolgende Prüfungen sein. Beispielsweise kann auf weitreichende toxikologische Prüfungen dann verzichtet werden, wenn nachgewiesen werden kann, daß der kosmetische Inhaltsstoff nicht resorbiert wird.

Es gibt verschiedene wissenschaftlich anerkannte Methoden, die Resorption einer Substanz zu überprüfen. Zu unterscheiden sind hauptsächlich Isotopenmethoden (Arbeiten mit radioaktiv markierten Testsubstanzen), Substanzanalysen (chemisch-analytische Nachweise, z. B. per HPLC) und biochemische Analysen.

Zur ersten Abschätzung der perkutanen Permeation einer Testsubstanz wurden verschiedene in vitro- und in vivo-Testmethoden entwickelt, die teilweise auf der Verwendung isolierter Human- und Tierhaut, auf Blutspiegelmessungen und/oder Urinanalysen bei Mensch und Tier und Hornschichtabrißanalysen der Humanhaut basieren. Derartige Methoden sind dann brauchbar, wenn die Resorptionsrate von bekannten Referenzsubstanzen einbezogen wird und Resorptionsunterschiede innerhalb einer Substanzklasse überprüft werden sollen. Untersuchungen der perkutanen Permeation an isolierter Human- und Tierhaut werden inzwischen wissenschaftlich anerkannt.

Untersuchungen zum Stoffwechsel geben nicht nur Auskunft über den Verbleib einer in den Organismus eingedrungenen Substanz, sondern ermöglichen auch die Bewertung toxikologischer Daten aus dem Tierversuch in bezug auf den Menschen. Untersuchungen zur Ausscheidung bzw. zur Verteilung in den Organen lassen Rückschlüsse auf ein mögliches kumulatives Verhalten und/oder auf die Organspezifität der Substanz zu. Für Stoffwechsel- und Kinetikstudien können von Fall zu Fall Untersuchungen am Menschen herangezogen werden, sofern keine ethischen Bedenken dagegen stehen.

Einzelne Metabolisierungsschritte können enzymatisch in vitro untersucht werden. Auch die Betrachtung der physikalisch-chemischen (z.B. Molmasse) und toxikologischen (Vergleich der oralen und dermalen Toxizität) Substanzeigenschaften kann wertvolle Informationen geben.

15.1.4.3 Kurzzeit-, Langzeittoxizitätsstudien

Akute Toxizität. Bei der klassischen Prüfung auf akute Toxizität muß herausgefunden werden, wo die mittlere Dosis letalis (LD_{50}) der in der Regel peroral, inhalativ oder dermal *einmalig* applizierten Testsubstanz, vorwiegend bei Mäusen oder Ratten, liegt und welche toxikologischen Symptome dabei auftreten. Eine derartige Prüfung ist unter tierschützerischem Aspekt nur zu rechtfertigen, wenn eine toxikologische Klassifizierung von hoch bzw. extrem toxischen Substanzen vorgenommen werden muß. Kosmetische Inhaltsstoffe liegen meistens in einem Wirkungsbereich von harmlos bis mäßig toxisch, daher ist die Feststellung einer approximativen Toxizität zur Charakterisierung des kosmetischen Inhaltsstoffs ausreichend.

Es kommt bei der approximativen akuten Toxizitätsprüfung darauf an, die möglichen **Vergiftungssymptome** zu ermitteln und einen **toxischen Grenzwert** zu bestimmen. Es muß die Frage beantwortet werden, ob die Testsubstanz relativ harmlos ist oder ob in einem Dosisbereich tödliche Vergiftungen auftreten können. Die Bestimmung der approximativen akuten Toxizität ergibt Anhaltspunkte für mögliche Vergiftungsfälle bei Mensch und Tier und hilft so, entsprechende Maßnahmen, z.B. Konzentrationsbegrenzungen oder Einsatzverbote für bestimmte Anwendungsgebiete, abzuleiten. Nicht zuletzt fordert das Chemikaliengesetz die Einstufung in Toxizitätsklassen für das In-den-Verkehr-bringen.

Subakute, subchronische und chronische Toxizitätsstudien. Der Zweck dieser Prüfungen besteht darin, die durch *wiederholte* meist perorale (selten dermale oder inhalative) Applikationen in der Regel an drei verschiedenen Dosisgruppen und einer Kontrollgruppe hervorgerufenen reversiblen oder irreversiblen Schädigungen am Säugerorganismus zu ermitteln. Je nach Applikationsdauer sind **Kurzzeittests** (28/90 Tage, subakut/subchronisch) und **Langzeittests** (länger als ein halbes Jahr, chronisch) zu unterscheiden. Als Versuchstier wird überwiegend die Ratte verwendet, weil ihre Stoffwechselverhältnisse am besten erforscht und mit denen des Menschen sehr gut vergleichbar sind. Um mögliche systemisch-toxische Wirkungen einer Testsubstanz an einem Zielorgan zu erkennen, müssen die nachstehend aufgeführten Einzelparameter regelmäßig geprüft werden:

- klinisch-chemische und klinische Untersuchungen:
  allgemeines physiologisches Verhalten, Bestimmung der Körpergewichtsentwicklung, Futter- und Wasseraufnahme, Leber- und Nierenfunktionsprüfungen.
- hämatologische Prüfungen:
  Untersuchung des roten und weißen Blutbilds, Hämoglobin- und Blutgerinnungsbestimmung, Untersuchung des blutbildenden Knochenmarks.
- Harnuntersuchungen:
  Volumen, pH-Wert, Eiweiß, Glucose, Elektrolyte, Blut, Sediment und spezifisches Gewicht.
- pathologische Untersuchungen:
  anatomisch-pathologisch, Bestimmung der Organgewichte und histopathologische Organuntersuchungen.

Sofern in die Dosisgruppen Reversalgruppen einbezogen werden, lassen sich auch Fragen nach der möglichen Reversibilität der toxischen Wirkung beantworten. Meistens genügen zur Bewertung von kosmetischen Inhaltsstoffen Kurzzeittests. Wesentlich ist, daß bei der Wahl der Dosis das Mehrfache der Anwendungsdosis eingesetzt wird, um einen genügend hohen Sicherheitsabstand berechnen zu können.

Prüfung der Inhalationstoxizität. Diese Prüfungen sind Spezialuntersuchungen, die als Kurz- und Langzeittoxizitätsstudien dann anzuraten sind, wenn der kosmetische Inhaltsstoff inhaliert werden kann. Unverzichtbar sind Inhalationsprüfungen, wenn beim Einatmen die Kinetik der Prüfsubstanz sich wesentlich von jener bei normaler Verabreichung unterscheidet oder zu erwarten ist, daß das eingeatmete Mittel eine direkte Wirkung auf die Luftwege haben kann. Die Inhalationsfähigkeit wird im wesentlichen durch den Dampfdruck bzw. bei Aerosolen durch die Partikelgröße der Formulierung bzw. des Inhaltsstoffs bestimmt. Aus diesem Grund sind zur gesundheitlichen Beurteilung neben der toxikologisch-dermatologischen Charakterisierung auch chemisch-physikalische Informationen, z. B. zum aerodynamischen Durchmesser der Partikel, notwendig.

15.1.4.4 Genotoxische Untersuchungen

Der Zweck dieser Untersuchungen besteht darin, Veränderungen (Mutationen) der in der DNA der Chromosomen gespeicherten Erbinformationen zu erkennen. Es lassen sich verschiedene Typen von Mutationen unterscheiden:

- **Punktmutationen** (kleinste Veränderungen im molekularen Aufbau der DNA),

- **Chromosomenmutationen** (strukturelle, nur während der Zellteilung erkennbare Veränderungen der Chromosomen) und
- **Genommutationen** (Veränderungen der Chromosomenzahl).

Es kommt daher bei einer genotoxischen Untersuchung darauf an, Methoden zu wählen, die mögliche genetische und chromosomale Schäden aufzeigen. Bei der Prüfung auf Genotoxizität wird ein stufenweises Vorgehen empfohlen, bei dem jeweils verschiedene biologische Endpunkte zu berücksichtigen sind.

Zur Erfassung von Punktmutationen wird am häufigsten der Ames-Test durchgeführt. Es handelt sich bei ihm um Prüfungen an Stämmen von *Salmonella typhimurium.* Eine Mutation ist daran zu erkennen, daß die histidinabhängigen Bakterien in einem histidinfreien bzw. -armen Nähragar plötzliches Wachstum zeigen. Um eine mögliche Verstoffwechselung der Testsubstanz im Säugerorganismus zu berücksichtigen, wird dem Agar zusätzlich ein Leberhomogenat zugesetzt. Dadurch werden auch Mutationen durch mögliche Metabolite der Testsubstanz miterfaßt.

Zur Erkennung von Chromosomen- und Genommutationen müssen cytogenetische Untersuchungen durchgeführt werden. Das Prinzip der Methode besteht darin, daß die Testsubstanz auf isolierte Zellinien oder Versuchstiere einwirkt. Anschließend erfolgt eine Behandlung mit einem Spindelgift (Colchicin), wodurch die Zellteilung in dem Stadium der Metaphase festgehalten wird. Auf diese Weise lassen sich mögliche Chromosomenschäden (Translokationen, Brüche, Ringchromosomen) feststellen. Da Mutationen, die an der DNA der Keimzellen eintreten, auf die folgende Generation übertragen werden können, muß bei Verdacht auf eine Mutation auch der Frage nachgegangen werden, ob eine keimzellschädigende Wirkung vorliegt. Derartige Fragen lassen sich durch Prüfungen an Keimzellen in vitro (meistens an Ovarialzellen) oder im dominanten Letaltest beantworten.

Genotoxische Prüfungen in vitro werden wissenschaftlich und behördlich anerkannt. Dessen ungeachtet sind jedoch von Fall zu Fall auch zusätzliche Prüfungen im Tierversuch notwendig, um bereits vorliegende Befunde aus in vitro-Tests unter den physiologischen Stoffwechselbedingungen eines Versuchstieres weiter abzuklären. Bei einer sachgerechten Auswahl von in vitro- und in vivo-Methoden kann je nach Substanzklasse eine relativ sichere Voraussage zum möglichen krebserzeugenden Potential einer Prüfsubstanz gegeben werden, jedoch nur unter der Voraussetzung, daß genotoxische Ursachen das Krebsgeschehen bedingen.

15.1.4.5 Reproduktionstoxische Prüfung und Embryotoxizität

In allen Phasen der Fortpflanzung können theoretisch Schäden durch chemische Substanzen hervorgerufen werden. Untersuchungen möglicher Wirkungen auf die Fortpflanzung sind daher immer dann angezeigt, wenn Inhaltsstoffe resorptiv, inhalativ oder peroral aufgenommen werden bzw. in den Organismus eindringen können. Ziel der Untersuchung ist es, mögliche Auswirkungen der Prüfsubstanz auf das Paarungsverhalten, auf die Embryonal- und Fetalentwicklung sowie auf mögliche Schädigungen der Nachkommenschaft zu erkennen. Bei der Prüfung im Tierexperiment kommt es darauf an, die empfindlichen Entwicklungsperioden, insbesondere die Organentwicklung bei der Substanzapplikation, zu berücksichtigen. Praktisch geschieht dies durch Applikation der Prüfsubstanz (meist peroral) an trächtigen Mäusen oder Ratten, selten an Kaninchen. Der Applikationszeitraum ergibt sich durch die relevanten Tage der Organentwicklung der jeweiligen Spezies (Maus 6.–12., Ratte 6.–15. und Kaninchen 6.–18. Tag). Unter „embryotoxisch" faßt man alle Schäden am Embryo zusammen, die auf die Applikationen einer Substanz am Muttertier zurückgeführt werden. Unter „teratogen" werden embryotoxische Substanzwirkungen verstanden, die sich in Mißbildungen bei den Nachkommen auswirken.

In den meisten Fällen sind embryotoxische Wirkungen dosisabhängig. Deswegen kommt es darauf an, im Tierexperiment verschiedene Dosisgruppen einzubeziehen. Sofern sich aus der Untersuchung zur Genotoxizität und Kurzzeittoxizität Anhaltspunkte für Fruchtbarkeitstörungen ergeben, muß die Applikation zusätzlich an männlichen und weiblichen Tieren lange genug vor der vorgesehenen Paarung erfolgen, um mögliche Auswirkungen auf die Reifung der Geschlechtszellen erkennen zu können.

Für die Beurteilung der Ergebnisse von Reproduktionsprüfungen ist es wesentlich, daß Schäden am Muttertier, die sich auf die Nachkommen auswirken können (maternell toxische Wirkungen), gegen direkte Schadwirkungen (embryotoxisch/fetotoxische) an den Nachkommen abzugrenzen sind. Aufgetretene Mißbildungen (teratogene Wirkung) müssen mit der spontanen Mißbildungsrate des Tierstamms verglichen werden. Brauchbare wissenschaftlich anerkannte Ersatzmethoden zum Tierversuch gibt es für diese Prüfungen z. Z. nicht.

15.1.4.6 Prüfung auf krebserzeugende Wirkungen

Derartige Prüfungen sind zeitaufwendig, teuer und erfordern eine große Anzahl von Versuchstieren. Nach dem Chemikaliengesetz müssen neue chemische Rohstoffe in der Regel erst auf mögliche krebserzeugende Wirkungen geprüft werden, wenn Mengen von mind. 1000 t pro Jahr hergestellt bzw. importiert werden. Aus wissenschaftlicher Sicht sind Cancerogenitätsprüfungen dann notwendig, wenn die chemische Struktur eines neuen Stoffes auf ein krebserzeugendes Potential schließen läßt oder vorausgegangene Untersuchungen über den Stoffwechsel und zur Genotoxizität den Verdacht auf krebserzeugende Wirkungen begründen.

In der Prüfung ist zu klären, ob eine chemische Substanz Tumoren auslösen kann. Da die Entstehung von Tumoren eine unterschiedliche Zeitdauer von der DNA-Schädigung bis zur Tumorbildung haben kann und mögliche

Summationswirkungen der chemischen Substanz zu berücksichtigen sind, muß die Prüfung über die Lebenszeit der Versuchstiere angelegt sein. Dies bedeutet, daß die Prüfsubstanz über das Futter, das Trinkwasser oder auf die Haut in verschiedenen Dosierungen 18 Monate an Mäusen und 2 Jahre an Ratten appliziert werden muß. Bei der Auswertung der Versuchsresultate kommt es darauf an, mit Hilfe statistisch mathematischer Verfahren substanzbedingte Tumoren von Spontantumoren der jeweiligen Spezies bzw. vom Tierstamm abzugrenzen. Zur Klärung der Frage, ob die Tumoren gut- oder bösartig sind, müssen histopathologische Organuntersuchungen vorgenommen werden.

Bei genotoxischen Stoffen geht man davon aus, daß durch Veränderungen an der DNA Krebs ausgelöst werden kann. Da die Krebsbildung als irreversible Wirkung betrachtet wird, muß für diese Stoffe eine Null-Toleranz angestrebt werden. Diese genotoxisch wirksamen Stoffe dürfen jedoch nicht generell mit krebserzeugenden Stoffen gleichgesetzt werden. Hier muß das Datenmaterial von Experten sorgfältig für eine entsprechende Bewertung geprüft werden.

15.1.5 Prüfung auf die Verträglichkeit kosmetischer Mittel

Bei den Prüfungen der gesundheitlichen Unbedenklichkeit kosmetischer Mittel stehen dermatologische Fragen, bei denen die Anwendungsbedingungen besonders zu berücksichtigen sind, im Vordergrund. Untersuchungen zur Haut- und Schleimhautverträglichkeit und zur Sensibilisierung können im Einzelfall angezeigt sein, insbesondere, um die Gesamtwirkung einer Formulierung zu überprüfen und mögliche Wechselwirkungen einzelner kosmetischer Inhaltsstoffe in einer Formulierung mitzuerfassen. Die Prüfmethoden für kosmetische Mittel unterscheiden sich prinzipiell nicht von den Methoden zur Überprüfung der Verträglichkeit von kosmetischen Inhaltsstoffen. Wesentlich ist, daß bei der Prüfung der kosmetischen Mittel der bestimmungsgemäße und vorherzusehende Gebrauch berücksichtigt werden. Aus praktischen Gründen werden kosmetische Inhaltsstoffe und kosmetische Mittel zur Abschätzung des Prüfumfangs nach Verweildauer und dem Applikationsort in der Weise klassifiziert, wie es ▣ 15.1.3 zeigt.

Es ist selbstverständlich, daß neben der Berücksichtigung der Verweildauer und des Applikationsorts darüber hinausgehende Kriterien, wie Häufigkeit der Anwendung, Sonnenexposition, Behandlungsareal oder Art der Formulierung, in die Sicherheitsüberprüfung von kosmetischen Mitteln einbezogen werden müssen.

Der Industrieverband Körperpflege- und Waschmittel (IKW) hält Tierversuche zur Überprüfung von kosmetischen Mitteln grundsätzlich für verzichtbar und hat unter der Voraussetzung, daß eine ausreichende toxikologische Charakterisierung der Inhaltsstoffe vorliegt, folgende Teststrategie vorgeschlagen:

15.1.3 Klassifizierung kosmetischer Mittel nach Verweildauer und Applikationsort

– „Mucous-membranes"-Produkte
  kosmetische Mittel, die im gesamten Bereich der Kosmetik zur Anwendung gelangen können, sowohl auf der Haut als auch an Schleimhäuten
– „Non-rinse-off"-Produkte
  kosmetische Mittel, die auf der Haut und deren Anhangsgebilden, jedoch nicht auf den Schleimhäuten verbleiben können
– „Rinse-off"-Produkte
  kosmetische Mittel, die bestimmungsgemäß nur kurzfristig mit der Haut in Berührung kommen können

1. Prüfung auf rechtliche Zulässigkeit der Formulierung unter Berücksichtigung der Regelungen im Vertriebsland.
2. Chemisch-physikalische Bewertung des Fertigproduktes mit den Kriterien:
   – Produktart,
   – Zubereitungsart,
   – prozentualer Anteil toxikologisch-dermatologisch relevanter Inhaltsstoffe,
   – pH-Wert und
   – physikalisch-chemische Prüfkriterien.
3. Mikrobiologische Prüfung.
4. Ist die irritative Wirkung aus der Rezeptur nicht abschätzbar, empfiehlt sich eine Vorprüfung mit verfügbaren Ersatzmethoden.
5. Danach erfolgt eine Prüfung am Menschen (s. Kap. 15.2).

15.1.6 Risikoabschätzung und Sicherheitsbewertung

Aus pragmatischen und rechtlichen Gründen empfiehlt es sich, zwischen einer Risikoabschätzung nach dem Gefahrstoffrecht und der Sicherheitsbewertung für kosmetische Mittel nach der EG-KRL zu unterscheiden. Die Risikoabschätzung muß alle konkreten Gefahren am Arbeitsplatz beim Umgang mit Gefahrstoffen (Rohstoffe und gefährliche Zubereitungen) und alle Auswirkungen für die Umwelt berücksichtigen, während die Sicherheitsbewertung nach der EG-KRL alle Umstände bewerten muß, die eine sichere Verwendung des kosmetischen Mittels beeinträchtigen könnten, und durch zusätzliche Informationen (Warn- und Anwendungshinweise) zur Verbrauchersicherheit beitragen soll. Ganz abgesehen davon sind kosmetische Mittel definitionsgemäß keine Gefahrstoffe bzw. gefährliche Zubereitungen. Der Arbeitsschutz unterscheidet sich mit den Möglichkeiten technischer und persönlicher Schutzmaßnahmen grundlegend vom Verbraucherschutz.

Die im Tierexperiment ermittelten Schadwirkungen weisen den Prüfer auf mögliche gesundheitliche Risiken hin. Die Ereigniswahrscheinlichkeit für eine tatsächliche gesundheitliche Schadwirkung hängt jedoch von sehr verschiedenen Faktoren ab, die einer Risikoabschätzung bzw. Sicherheitsbewertung vorbehalten bleiben. Es gehört zum Prinzip der Toxikologie, in die Prüfungen übersteigerte Versuchsbedingungen einzubeziehen, um einerseits Wirkungen deutlicher werden zu lassen und andererseits eine breite Sicherheitsspanne zu gewährleisten. Es ist daher bei der Risikoabschätzung erforderlich, die im Tierversuch ermittelten Dosis/Wirkungs-Beziehungen mit den vorgesehenen Anwendungsbedingungen in bezug zu setzen.

Dosis/Wirkungs-Beziehungen bilden u.a. auch die Grundlage für gesetzliche Regelungen zum Schutz des Menschen am Arbeitsplatz oder gegen die versehentliche Aufnahme von Rückständen und Verunreinigungen mit der Nahrung. Die Schadwirkung hängt von der aufgenommenen Menge ab, die auf das Körpergewicht bezogen werden muß. So ergibt sich für verschiedene Substanzen eine unterschiedliche Klassifizierung. In ◘ 15.1.**4** sind die Klassifizierungen nach dem Chemikaliengesetz aufgeführt.

Klassifizierung	**LD_{50} peroral (mg/kg Körpergewicht)**
sehr giftig	< 25
giftig	25 – 200
gesundheitsschädlich	200 – 2 000
nicht kennzeichnungspflichtig	> 2 000

◘ 15.1.**4** Akute Toxizität chemischer Substanzen: Klassifizierung nach LD_{50}-Werten bei peroraler Aufnahme

Für die moderne Toxikologie spielt neben der Dosis/Wirkungs-Beziehung die Zeit/Wirkungs-Beziehung eine zunehmend wichtigere Rolle. Für chronische „Vergiftungen" ist die Expositionsdauer, die durch das Alter mit der beträchtlich gestiegenen Lebenserwartung vorgegeben ist, ein mitentscheidender Faktor.

Der Einfluß bestimmter Expositionen auf das Krankheitsgeschehen läßt sich durch zusätzliche epidemiologische Untersuchungen klären (Epidemiologie = Lehre des Krankheitsgeschehens in der Bevölkerung).

Bei der Bewertung krebserzeugender Stoffe muß der Wirkungsmechanismus berücksichtigt werden. Während für krebserzeugende Stoffe mit genotoxischer Wirkung keine Schwellenwerte festgesetzt werden können, kann für krebserzeugende Stoffe ohne genotoxisches Potential ein Schwellenwert etabliert werden. Auch hierbei ist der im Tierversuch ermittelte „no effect level" mit einem zusätzlichen Sicherheitsfaktor von 100 oder 1000 Basis der Festsetzung einer gesundheitlich unbedenklich duldbaren Dosis.

Zum Arbeits- und Umweltschutz müssen die Rohstoffe vom Hersteller in den Sicherheitsdatenblättern hinsichtlich ihres Gefahrenpotentials eingestuft und gekennzeichnet sein. Diese bilden u.a. die Grundlage zur Sicherheitsbewertung kosmetischer Mittel.

Bei der **Sicherheitsbewertung** kosmetischer Mittel für die menschliche Gesundheit gemäß EG-KRL sind das allgemeine **toxikologische Profil der Inhaltsstoffe,** ihr **chemischer Aufbau** und der **Grad der Exposition** zu berücksichtigen. Dazu empfiehlt sich wie folgt vorzugehen:

Der prozentuale Gehalt toxikologisch relevanter Inhaltsstoffe in der Formulierung muß ermittelt und bewertet werden. Dies setzt umfassende toxikologisch-dermatologische Informationen über die kosmetischen Inhaltsstoffe voraus.

Zum Schutz des Verbrauchers wird für toxikologisch/dermatologisch relevante Inhaltsstoffe ein 100facher Sicherheitsabstand von der im subchronischen Toxizitätstest ermittelten unwirksamen Höchstdosis (max. no effect level) verlangt.

Für die zugelassenen toxikologisch relevanten Inhaltsstoffe (Positivlistenstoffe und eingeschränkt zugelassene Stoffe) hat das SCC unter Berücksichtigung der Einsatzkonzentration und vorliegenden Penetration die Sicherheitsabstände bereits berechnet, so daß darauf Bezug genommen werden kann. Wenn sie nicht vorliegen, muß für die relevanten Inhaltsstoffe eine eigene Berechnung durchgeführt werden.

Hilfsweise können für die Sicherheitsbewertung auch die nach der EG-Zubereitungsrichtlinie vorgegebenen konzentrationsabhängigen Einstufungen herangezogen werden.

Sofern die Einsatzkonzentration von reizenden/ätzenden Inhaltsstoffen die kennzeichnungspflichtige Schwelle nach Zubereitungsrichtlinie erreicht, müßte nachgewiesen werden, daß diese Eigenschaft dem kosmetischen Mittel nicht zukommt, oder durch geeignete Anwendungs- und Warnhinweise für eine sichere Verwendung Sorge getragen werden. Krebserzeugende, erbgutverändernde und fruchtschädigende Stoffe dürfen in kosmetischen Mitteln nicht eingesetzt werden.

Im nächsten Schritt müssen mögliche physikalisch-chemische Gefahren, die sich aus der Formulierung und Anwendung ergeben, ermittelt und bewertet werden, z.B. Entzündbarkeit und pH-Wert.

Ein weiteres Kriterium ist die Menge des kosmetischen Mittels, die resorbiert, eingeatmet und/oder verschluckt werden kann. Dies ist von den vorgesehenen Anwendungsbedingungen abhängig. Folgendes müßte deshalb geklärt werden:

1. Handelt es sich um ein „Rinse-off"- oder um ein „Non-rinse-off"-Produkt?
   Ist ein Schleimhautkontakt möglich?
   Welche Produktmenge wird wie und wie oft angewandt?

2. Für welche Konsumenten ist das Produkt bestimmt? Hierbei ist zu berücksichtigen, daß auch Kleinkinder, Schwangere, hautempfindliche und alte Personen kosmetische Mittel gefahrlos benutzen sollten.
3. Neben dem bestimmungsgemäßen Gebrauch muß auch der vorherzusehende Gebrauch einbezogen werden. Z. B. sollte bei einem Shampoo immer davon ausgegangen werden, daß es nicht nur zum Haarewaschen, sondern auch zur Ganzkörperwäsche benutzt wird und auch ein versehentlicher Augenkontakt mit ihm vorhersehbar ist.
4. Ein anderes Kriterium ist, ob das Produkt gewerblich oder nicht gewerblich genutzt wird. Bei einer gewerblichen Verwendung kann im Einzelfall auf eine weitgehende Instruktion dann verzichtet werden, wenn die Verwender (Friseur oder Kosmetikerin) über die berufsbedingten Risiken informiert sind und bereits durch andere Vorschriften, z. B. durch die TRGS 530 für das Friseurhandwerk, zum sicheren Umgang mit kosmetischen Mitteln verpflichtet sind. Bei einem Konsumenten ist grundsätzlich davon auszugehen, daß er über alle Gefahren umfassend informiert werden muß.

Wenn Gefahren aus den Produktdaten erkennbar sind, muß auf sie durch entsprechende Anwendungs- und Warnhinweise hingewiesen werden. Der Hersteller ist verpflichtet, vor jeder konkreten Gefahr, die bei bestimmungsgemäßen und vorauszusehendem Gebrauch droht, klar und allgemeinverständlich zu warnen (Produkthaftungsrecht).

Nach der EG-KRL müssen den zuständigen Behörden Name und Anschrift der Personen, die für die Sicherheitsbewertung verantwortlich sind, mitgeteilt werden. Diese Personen müssen ein Diplom im Sinne des Artikels 1 der Richtlinie 89/48 EWG auf dem Gebiet der Pharmazie, der Toxikologie, der Dermatologie, der Medizin oder einer verwandten Disziplin vorweisen.

Ferner sind nach der EG-KRL und nach dem Produkthaftungsrecht Daten über unerwünschte Nebenwirkungen für die menschliche Gesundheit, die durch die Anwendung des kosmetischen Mittels bekannt werden, zu sammeln und in der Sicherheitsbewertung zu berücksichtigen. Dies setzt eine ständige Produktbeobachtung am Markt und eine Ursachenklärung von Reklamationen voraus.

Zur Abwehr von Gefahren hat die Kosmetikindustrie den Giftinformationszentren der EU alle sachdienlichen Informationen zur Zusammensetzung ihrer Produkte zu melden, so daß im Vergiftungsfall die behandelnden Ärzte das gesundheitliche Risiko abschätzen und geeignete Gegenmaßnahmen einleiten können.

15.2 Dermatologie

Die **Haut** (s. a. Kap. 3.1) stellt eine allseitige Grenzschicht zwischen dem System Körper und seiner Umwelt dar. Mit durchschnittlich etwa 2 m^2 Oberfläche beim Erwachsenen kommt ihr eine herausragende Rolle als Schutz-

und Sinnesorgan zu, zu der sich als weitere Funktion ihr Aussehen als wichtiges Vehikel für das menschliche **Sozial-** und **Kommunikationsverhalten** gesellt. Aufgabe dieses Organs ist es, mechanische, thermische, aktinische, chemische und biologische Reize zu vermitteln und abzuwehren. Außerdem kommt ihr eine bedeutende Rolle als Regulations- und Zielorgan im menschlichen Stoffwechsel zu. Sie baut sich aus drei Schichten auf, der Epidermis (Oberhaut), der Dermis (Lederhaut), auch Corium oder Cutis genannt, und der Subcutis (Unterhaut).

15.2.1 Barrierefunktion des Hautorgans

Die physiologischen **Barrierefunktionen** des Hautorgans sind das Resultat des komplexen Zusammenwirkens hochdifferenzierter Einzelfunktionen, wobei den physikalischen, physikalisch-chemischen und mechanischen Eigenschaften seiner drei Hautschichten eine besondere Bedeutung zukommt.

Auf die einzelnen Schutzfunktionen der Haut wird detailliert in Kap. 3.1.2, S. 32 ff., eingegangen.

Die Wirkungen von Körperpflegemitteln und dekorativen kosmetischen Mitteln sollen sich überwiegend auf Schutz und Pflege sowie Parfümierung oder Verbesserung des optischen Eindrucks der Haut und ihrer Anhangsgebilde beschränken. Da diese Präparate an und in der Epidermis (und der Dermis) ihre physikalisch-chemische, chemische und biochemische Wirkungen entfalten sollen, erhebt sich die Forderung, daß aus ihrer Anwendung unter Bedingungen des bestimmungsgemäßen und vorhersehbaren Gebrauchs an der Haut keine inakzeptablen Intoleranzreaktionen resultieren. Jede Verträglichkeitsprüfung eines Grundstoffes für kosmetische Mittel oder des Fertigpräparates selbst muß also gewährleisten, daß sie nach Art und Durchführung geeignet ist erkennen zu lassen, ob und in welchem Umfang unerwünschte Nebenreaktionen auftreten können.

15.2.2 Epidermale Intoleranzreaktionen

Die Formenkreise der akuten und chronischen **Dermatitiden** (Hautentzündungen) werden unabhängig von ihrer Pathogenese unter dem Oberbegriff der epidermalen Intoleranzreaktionen zusammengefaßt. Es handelt sich dabei um entzündliche, nicht infektiöse und somit nicht kontagiöse Dermatosen, die den Schwerpunkt ihrer pathologischen Veränderung in der Epidermis haben, jedoch je nach Schweregrad der Läsion auch die obere Dermis mit einbeziehen. Desquamation, Erythem, Ödem, Papeln, Vesikeln, Exsudation und Krustenbildung bestimmen das klinische Bild der akuten Dermatitis. Mehr chronische Verläufe sind charakterisiert durch Akanthose (Epidermisverdickung), Lichenifikation, Desquamation und auch Erythem. In der Regel sind beide Verläufe durch mehr oder weniger ausgeprägten Juckreiz gekennzeichnet. Ursache dieser Erkrankungen können exogene oder auch endogene Noxen sein. Die individuelle Reaktionsbereitschaft spielt neben der Exposition zum nicht tolerierten Agens oft eine entscheidende Rolle für das Auftreten einer Intoleranzreaktion. Im Zusammenhang mit kosmetischen Mitteln, also exogen auf die Haut einwirkenden Präparaten, beschränken sich die zu erwartenden epidermalen Intoleranzreaktionen auf die akute Kontaktdermatitis toxischer oder allergischer Genese sowie auf die chronische Kontaktdermatitis (das chronische Kontaktekzem) als Folge kumulativ toxischer oder allergischer Schädigung.

Der Formenkreis der akuten Kontaktdermatitiden läßt sich in drei wesentliche Untergruppen gliedern: in akute toxische Kontaktdermatitiden, akute allergische Kontaktdermatitiden und in Photodermatitiden, die in phototoxische und photoallergische Reaktionen zu unterteilen sind.

15.2.2.1 Akute toxische Kontaktdermatitis

Unter akuter toxischer Kontaktdermatitis (**Primärirritation**) versteht man Reaktionen, die durch einmaligen exogenen Kontakt mit einem primär hautreizenden Stoff oder einer Zubereitung bei normal empfindlicher Reaktionslage der Haut bei nahezu allen Exponierten zu einer toxischen Schädigung der Haut führen. Für das Auftreten dieser obligat toxischen Schädigung spielen genetische Faktoren im Sinne einer Disposition nur eine untergeordnete Rolle. Sie können lediglich zu einer unterschiedlich starken Ausprägung der Entzündung als Antwort auf den toxischen Reiz führen. Ganz allgemein ist die Intensität der Hautreaktion abhängig von der Konzentration der Noxe, deren Einwirkungsdauer, der Pufferkapazität der Haut, aber auch der Lokalisation am Körper, da die Hautdicke und damit ihre Barrierefunktion körperregionalen Schwankungen unterliegt.

Entscheidendes Merkmal für die akute Kontaktdermatitis ist die Begrenzung der epidermalen Intoleranzreaktion auf die Kontaktstelle. Sobald der Kontakt mit der schädigenden Noxe unterbrochen ist, heilt die Läsion ohne Rezidiv ziemlich rasch ab. Kommt es jedoch zu wiederholten Kontakten mit einer toxischen Noxe in geringen, die Haut primär nicht oder nur gering schädigenden Konzentrationen und über einen längeren Zeitraum hinweg, so kann sich bei individueller Reaktionsbereitschaft auch ohne vorheriges Auftreten einer akuten Kontaktdermatitis ein chronisch kumulativ-toxisches Kontaktekzem (chronische Kontaktdermatitis) entwickeln.

15.2.2.2 Akute allergische Kontaktdermatitis

Unter akuter allergischer Kontaktdermatitis (**Kontaktallergie**) der Haut faßt man von der klinischen Morphologie her recht unterschiedliche Hautmanifestationen zusammen, denen gemeinsam eine von der oberen Dermis ausgehende, lokalisierte entzündliche Hautreaktion zugrunde liegt, einhergehend mit typischen epidermalen Veränderungen. Pathogenetische Grundlage der akuten allergischen Kontaktdermatitis ist eine zellvermittelte allergische Reaktion vom Spättyp (Typ-IV-Reaktion nach Gell und Coombs).

Die Manifestation in der Epidermis ist entscheidend von der papulovesikulösen Reaktion mit Infiltration und Erythem geprägt, wobei die Reaktion im Gegensatz zur akuten toxischen Kontaktdermatitis nicht auf die Kontaktstelle scharf begrenzt bleibt, sondern diese häufig fließend überschreitet. Voraussetzung für eine akute kontaktallergische Reaktion ist, daß der Patient durch vorherigen Kontakt mit der Noxe (Kontaktallergen) sensibilisiert wurde und damit die Grundlagen für die Überempfindlichkeitsreaktion bei erneutem Kontakt erworben hat. Hier scheinen genetisch determinierte Dispositionsfaktoren als Grundlage für die individuelle Bereitschaft zur Primärsensibilisierung eine nicht unerhebliche Rolle zu spielen, da bekanntermaßen bei gleicher Exposition durchaus nicht alle exponierten Personen eine Sensibilisierungsreaktion durchlaufen.

Akute allergische Kontaktdermatitiden sind meist nur von begrenzter Dauer; nach Unterbrechung des Kontaktes mit dem Allergen heilen die akut entzündlichen Hautveränderungen rasch ab. Das chronisch allergische Kontaktekzem, ist es einmal aufgetreten, heilt dagegen protrahiert und oft unter Auftreten von akuten Rezidiven nach neuerlichem Allergenkontakt ab. Erschwerend wirkt hier, daß für den Betroffenen die als Allergene festgestellten Stoffe im Alltag dennoch nicht sicher vermieden werden können, da ihr Vorhandensein in Gegenständen des täglichen Bedarfs einschließlich kosmetischer Mittel in vielen Fällen für Arzt und Patienten nicht leicht erkennbar ist.

15.2.2.3 Photodermatosen

Das breite Spektrum der Photodermatosen unterteilt man primär in zwei wesentliche Gruppen, nämlich **primäre** und **sekundäre Lichtdermatosen**. Die primären Lichtdermatosen sind Erkrankungen, bei denen insbesondere die UV-B-Anteile des Sonnenlichts (Wellenlänge: 280–320 nm) eine hervorragende Rolle spielen. Je nach Energiegehalt der elektromagnetischen Strahlungen kommt es zu mehr oder weniger ausgeprägten direkten Schädigungen von Zellen im Sinne einer phototoxischen Reaktion, wie sie am besten vom Sonnenbrand her bekannt ist.

Dem gegenüber sind unter sekundären Lichtdermatosen Entzündungsreaktionen an der Haut zusammengefaßt, die nur beim Einwirken eines Stoffes und zusätzlicher Sonnenlichteinwirkung (UV-Strahlung) auftreten.

Vor dem Hintergrund möglicher Nebenwirkungen kosmetischer Mittel an der Haut im Zusammenhang mit Sonnenlicht sind gerade diese sekundären Lichtdermatosen durch photosensibilisierend wirkende körperfremde Substanzen von Bedeutung. Die unter dem Erscheinungsbild einer Dermatitis ausgelösten Entzündungsreaktionen lassen sich dabei in zwei große

Gruppen, die *phototoxischen* und die *photoallergischen* Reaktionen, unterteilen.

Voraussetzung für eine photoxische und mit großer Wahrscheinlichkeit auch für eine photoallergische Kontaktdermatitis ist die Fähigkeit der Noxe, im langwelligen UV-Bereich (UV-A, Wellenlänge: 320–400 nm) elektromagnetische Wellen zu absorbieren.

Phototoxische Reaktionen laufen in Analogie zu toxischen Kontaktdermatitiden ohne Beteiligung des Immunsystems ab. Voraussetzung dafür ist das Vorhandensein eines Photosensibilisators, der in Gegenwart von Licht, meist im langwelligen UV-Bereich (UV-A), eine phototoxische Schädigung der Haut bewirkt, wie sie sonst bei quantitativer Strahlenüberdosierung auftritt. Ähnlich wie bei den kontakttoxischen Noxen handelt es sich hier um eine obligate Reaktion mit dem Bild einer akuten Kontaktdermatitis der lichtexponierten Hautareale.

Photoallergische Kontaktdermatitiden finden sich ebenfalls an lichtexponierten Körperstellen und werden durch direkten Kontakt mit einem Photoallergen und dem langwelligen UV-A-Anteil des Lichtes ausgelöst. Nach direktem Kontakt mit dem Photoallergen über möglicherweise größere Zeiträume hinweg kommt es zu einer Sensibilisierung im Sinne einer Immunreaktion in der Epidermis. Bei erneutem Kontakt mit dem Photoallergen unter gleichzeitiger Einwirkung von Licht wird dann die photoallergische Reaktion ausgelöst. Bei fortgesetzter Allergenzufuhr kann sich eine chronische Photokontaktallergie entwickeln mit allen Zeichen des chronisch-allergischen Kontaktekzems. Nach Ausschalten des Photoallergens und unter Anwendung von adäquatem Lichtschutz durch entsprechende Kleidung oder Lichtschutzmittel, die auch im UV-A-Bereich wirken, heilen die dermatischen Hautveränderungen ab.

15.2.3 Dermatologische Prüfungen

Da kosmetische Präparate bestimmungsgemäß in der Regel langfristig und mehr oder weniger großflächig wiederholt auf die Körperoberfläche aufgebracht werden, längere Zeit dort einwirken und dies je nach der Zweckbestimmung mehr im feuchtwarmen Milieu (z. B. in Hautumschlagsfalten) oder unter Strahleneinwirkung (z. B. im Gesicht), bedarf es einer sorgfältigen Prüfung hinsichtlich möglicher unerwünschter Nebenwirkungen bei ihrem bestimmungsgemäßen oder auch vorhersehbaren Gebrauch. Während beim Arzneimittel die Nebenwirkungen als unvermeidbarer Effekt der Hauptwirkung akzeptiert und im Rahmen einer Nutzen-/Schadens-Relation zu bewerten sind, muß von einem kosmetischen Mittel gefordert werden, daß auch die typischen unvermeidbaren Nebenwirkungen ohne praktische Bedeutung bleiben. Wichtig ist es hierbei, die falsche Nebenwirkung von der echten zu trennen, d. h. zu unterscheiden, inwieweit die Nebenwirkung lediglich Folge einer Fehlanwendung des Erzeugnisses ist – beispielsweise als

Folge einer exzessiven Anwendung eines entfettenden, für fettiges Haar bestimmten Shampoos auf trockener Kopfhaut bzw. das Aufbringen einer stark fettenden Creme auf fettige Gesichtshaut – oder ob es sich z. B. bei einer beobachteten Hautreizung um eine obligate Nebenwirkung handelt, die aufgrund einer falsch eingestellten Rezeptur praktisch bei jedem Verwender auftritt.

Weiterhin bedarf es einer sorgfältigen Prüfung, inwieweit kontaktallergische Intoleranzreaktionen von einem kosmetischen Präparat ausgelöst oder sogar verursacht werden können. Schließlich muß auch abgeklärt werden, inwieweit an sich wesentlich seltener beobachtete toxische oder allergische Reaktionen aus dem Bereich der Photodermatitiden zu erwarten sind. Neben dieser präventiven und prädiktiven dermalen Testung muß aber auch das weite Feld der diagnostischen Hauttestungen berücksichtigt werden, wenn es abzuklären gilt, inwieweit eine beobachtete Hautreaktion Nebenwirkung eines verwendeten kosmetischen Erzeugnisses ist oder auf andere Faktoren aus dem täglichen Milieu zurückgeführt werden muß.

Dermatologische Prüfungen am Menschen sind grundsätzlich sowohl für Rohstoffe als auch für Fertigerzeugnisse in Betracht zu ziehen. Namentlich für neue Rohstoffe ist dabei zu fordern, daß vor einer Prüfung am Menschen eine hinreichende Vorprüfung im Tierexperiment oder in aussagekräftigen in vitro-Untersuchungen stattgefunden hat. Eine Prüfung am Menschen ohne entsprechende Vorkenntnisse über das zu erwartende Schädigungsrisiko erscheint nicht nur aus haftungsrechtlichen Gründen bedenklich, sondern bleibt insbesondere bei einem möglichen Risiko auf Sensibilisierung oder bleibende Schäden (z. B. Narben) als Folge einer ausgeprägten kontakt-toxischen Reaktion in der Regel auch ethisch schwer vertretbar.

Vor Einarbeitung eines neuen Wirk- oder Grundstoffs in eine kosmetische Zubereitung ist eine Prüfung auf sein Irritations- und Sensibilisierungspotential erforderlich, beim Einsatz des Fertigerzeugnisses an belichteten Körperstellen oder in Übergangsbereichen zu belichteten Körperstellen auch eine Untersuchung hinsichtlich möglicher phototoxischer oder photoallergischer Eigenschaften. Vor der Durchführung solcher Untersuchungen sollte im Rahmen einer Literaturrecherche geprüft werden, ob bereits bei verwandten oder ähnlichen Substanzen dermale Photointoleranzreaktionen beobachtet wurden. Bei der Fertigproduktprüfung wird es sich in der Regel darum handeln, entweder sicherzustellen, daß ein neu eingearbeiteter Wirkstoff in einer bewährten Matrix nicht zu unerwarteten, aufgrund der Rohstoffvorprüfung nicht vorhersehbaren Intoleranzreaktionen an der Haut führt, oder daß eine alte, bewährte Substanz als Zusatz zu einer neuen, für verträglich befundenen Matrix ihre Verträglichkeitseigenschaften behält bzw. die aufgrund der vorliegenden Rohstoffdaten zu erwartende Hautverträglichkeit einer neuen Matrix auch tatsächlich zutrifft.

Wie für einen neuen Rohstoff sind auch für diese Präparate Untersuchungen über dermale Intoleranzreaktionen toxischer und allergischer Natur zu fordern; bei Präparaten mit überwiegendem oder vorhersehbarem Einsatz auf lichtexponierten Körperstellen ist auch die Frage nach möglichen phototoxischen oder -allergischen Nebenwirkungen abzuklären. Die Absicherung eines Fertigerzeugnisses wird in der Regel zuerst unter Bedingungen der erhöhten Exposition und danach in Untersuchungen über sein Verträglichkeitsverhalten unter typischen Gebrauchsbedingungen vorgenommen.

15.2.3.1 Prüfung auf akute toxische Kontaktintoleranzreaktionen

Zur Prüfung der akuten toxischen Kontaktintoleranzreaktionen kann für Rohstoffe mit insbesondere Tensideigenschaften der **Duhring-Kammer-Test** in Erwägung gezogen werden. Mit Hilfe der Duhring-Kammer wird die zu prüfende Substanz entweder über 5 Tage ohne oder über 3 Tage mit oberflächiger Skarifizierung appliziert, je nach der aufgrund von Voruntersuchungen zu erwartenden Reiznebenwirkung. Die Bewertung der Testreaktion erfolgt auf einer fünfstufigen Skala. Die Hautreizung wird unter dem Gesichtspunkt Erythem, Desquamation und Fissurbildung beurteilt.

Von Bedeutung bei allen Untersuchungen auf Reiznebenwirkungen ist die gleichzeitige Mitprüfung eines Stoffes oder einer Zubereitung mit bekanntem Reizverhalten. In der Regel, besonders aber bei zweifelhaftem Testausfall, d. h. bei unklar erhöhtem Irritationsrisiko durch das Prüfpräparat, sollte eine weitere Abklärung der Testergebnisse bezüglich ihrer Relevanz für den Verbraucher im klinisch kontrollierten Gebrauchstest erfolgen.

15.2.3.2 Prüfung auf akute allergische Kontaktintoleranzreaktionen

Die Prüfung auf eine durch einen kosmetischen Rohstoff oder ein Fertigprodukt am Menschen induzierbare kontaktallergische Intoleranzreaktion bleibt bezüglich ihrer ethischen Rechtfertigbarkeit umstritten. In der Bundesrepublik Deutschland ist für kosmetische Erzeugnisse im Rahmen der Gesetzgebung eine sichere Grundlage dafür nicht vorhanden. Dagegen wird z. B. in Großbritannien oder den Vereinigten Staaten von Amerika einer solchen Prüfung auf ein bestehendes Sensibilisierungspotential durchaus stattgegeben. Als Test wird dabei der sog. **Repeated-insult-patch-Test** (**repetitiver Epikutantest**) zur Anwendung gebracht. In diesem werden freiwilligen Probanden Testpräparat und geeignete Kontrollpräparate sowie ggf. kritische Rohstoffe aus dem Testpräparat in nicht oder minimal reizender Konzentration 3 Wochen lang zwischen einmal täglich und dreimal pro Woche an der gleichen Stelle, üblicherweise an der Außenfläche des Oberarmes, appliziert. Nach einer ca. vierwöchigen Latenzphase wird dann durch erneute Applikation der Testmaterialien sowohl an der ursprünglichen Teststelle als auch kontralateral am bisher nicht exponierten Oberarm auf eine möglicherweise induzierte allergische Reaktion geprüft.

Viel häufiger stellt sich jedoch in der Praxis die Frage, inwieweit eine vom Verbraucher nach Verwendung eines bestimmten kosmetischen Präparates beobachtete dermale Intoleranzreaktion in der Tat auf dieses Präparat zurückzuführen ist und inwieweit es sich dabei um eine akut toxische oder allergische Kontaktdermatitis handelt. Eine sehr ähnliche Fragestellung ist es, ob eine an sich alte Chemikalie, die aber als neuer Inhaltsstoff für kosmetische Erzeugnisse in Betracht kommt, durch nicht sicher eruierbaren Einsatz in Bedarfsgegenständen möglicherweise zu einer latenten Sensibilisierung in der Bevölkerung geführt hat, die nach intensiverem und ausgeprägterem Kontakt mit diesem Stoff über ein kosmetisches Erzeugnis als manifeste allergische Kontaktdermatitis zum Tragen kommen kann. Für beide Fragestellungen ist eine sorgfältige Abklärung der Immunreaktionslage im **diagnostischen Epikutantest** angezeigt. Seine verschiedenen Modifikationen als offener oder okklusiver Epikutantest, letzterer als **AI-Test** oder **Finn-Chamber-Test,** haben sich hierbei allgemein bewährt. Im Epikutantest werden die als Allergene verdächtigen Substanzen oder Zubereitungen standardisiert auf die Haut aufgebracht. Der entsprechende Testsubstanzträger, heute in aller Regel die **Finnkammer,** wird nach 48 h abgenommen und die Reaktion nach einer Adaptationszeit von etwa 1 h erstmals abgelesen, dann nach weiteren 24 und 48 h. Die Bewertung erfolgt gemäß den Empfehlungen der internationalen **Kontaktdermatitis-Forschungsgruppe** (ICDRG). Da es bisweilen schwierig ist, eine toxische Reaktion von einer kontaktallergischen sicher zu unterscheiden, sollte die Epikutantestung in der Regel dem Dermatologen vorbehalten bleiben. Bei einigen Kontaktallergenen, die bei epikutaner Applikation nicht immer in ausreichender Menge penetrieren, kann ausnahmsweise eine Intrakutantestung empfehlenswert sein. Daneben kommen gelegentlich auch der **Provokationstest** und der **Reibetest** mit gutem Erfolg zur Anwendung. Auch der **repetitive offene Applikationstest** (ROAT) mit dem Fertigpräparat auf der Volarseite des Unterarms in der Nähe der Ellenbeuge hat sich als nützlich erwiesen.

15.2.3.3 Prüfung auf phototoxische Intoleranzreaktionen

Eine phototoxische Reaktion ist dadurch gekennzeichnet, daß sie nur dann auftritt, wenn nach Einwirkungen eines chemischen Stoffes und nachfolgender UV-Exposition eine Reizwirkung an der Haut ausgelöst wird, die bei der Einwirkung eines der beiden Faktoren alleine nicht auftritt.

Zur Prüfung auf eine entsprechende Intoleranzreaktion wird eine definierte Menge eines zu untersuchenden Stoffes oder Fertigproduktes in nicht reizauslösender Konzentration am Oberarm oder Rücken an zwei benachbarten Stellen, die anschließend mit für UV-Strahlen undurchlässigen Pflastern abgedeckt werden, aufgetragen. Nach 24–48 h werden die Pflaster abgenommen; die Haut unter ihnen muß reizfrei geblieben sein. Eine der behandelten Hautstellen wird wieder mit Pflaster abgedeckt. Die andere wird mit einer definierten, unterhalb der Erythemschwelle liegenden Dosis UV-A-Strahlung behandelt. Nach 24 h wird das Pflaster von der abgedeckten Hautstelle abgenommen.

Im Falle einer phototoxischen Reaktion zeigt sich am Testort (bestrahlte Stelle!) ein sonnenbrandähnliches Erythem, ggf. mit leichter ödematöser Schwellung. Beide Hautstellen werden nach weiteren 24 und 48 h auf mögliche Spätreaktionen kontrolliert.

15.2.3.4 Prüfung auf photoallergische Intoleranzreaktionen

Als immunologischer Prozeß läuft eine **Photokontaktallergie** erst nach vorhergegangener Sensibilisierung ab. Photoallergische Reaktionen werden fast ausschließlich durch langwelliges Ultraviolett-Licht (UV-A) ausgelöst. Bei Verdacht auf eine manifeste oder latente Photosensibilisierung durch eine Substanz oder eine Zubereitung wird nach dem Prinzip der Testung auf phototoxische Kontaktintoleranzreaktionen vorgegangen.

Zur Beurteilung der Reaktionen werden die gleichen morphologischen Kriterien angewandt, die auch bei der Beurteilung einer allergischen Kontaktintoleranzreaktion gelten. Da sich die Differentialdiagnose photoallergischer und phototoxischer Dermatitiden in der Regel schwierig gestaltet, ist auch hier, wie bereits für den allgemeinen Epikutantest ausgeführt, das Mitwirken eines erfahrenen Prüfers, in der Regel eines Dermatologen, unverzichtbar.

15.2.3.5 Spezielle Prüfungen auf akute dermale Intoleranzreaktionen

Außer den erwähnten, üblicherweise angewendeten Untersuchungsverfahren auf akute dermale Kontaktintoleranzreaktionen gibt es noch eine ganze Reihe weniger häufig eingesetzter Verfahren. Im wesentlichen sind sie darauf ausgerichtet, Hautreizungen im Sinne einer toxischen Kontaktdermatitis auszuschließen bzw. die Nebenwirkungen von Rohstoffen und Fertigpräparaten unter diesem Gesichtspunkt zu bestimmen. In diesem Zusammenhang erscheint der **Test auf subjektive Mißempfindung (facial stinging test)** nach Frosch und Kligman erwähnenswert. Er soll insbesondere Auskunft darüber geben, inwieweit kosmetische Präparate auch auf empfindlicher Haut vertragen und subjektiv reizfrei empfunden werden.

Eine weitere Untersuchung zur Bestimmung des toxischen Intoleranzreaktionspotentials an der Haut ist der „21-Tage-**kumulative-Epikutantest**". Der Test soll es ermöglichen, eine bessere Unterscheidung zwischen verschiedenen Rohstoffen bezüglich ihres Hautreizungspotentials zu treffen. Dabei ist allerdings das Risiko einer aktiven Sensibilisierung durch diese Art der Exposition zu berücksichtigen. Sie zeigt sich darin, daß bei einer erneuten, einmaligen und reizfrei vertragenen Applikation der Prüfsubstanz an bisher nicht exponierten Stellen mehrere Wochen nach Beendigung der eigentlichen Prüfung eine ekzematöse Hautreaktion auftritt. In Anbetracht dieser Tatsache wird der kumulative Epikutantest gelegentlich auch eingesetzt, um nach vorhergegangenem (negativen) Tierexperiment auf Sensibilisierung das Fehlen eines Risikos einer kontaktallergischen Reaktion beim Menschen nach wiederholter Anwendung einer bestimmten neuen Substanz oder Zubereitung zu bestätigen.

15.2.3.6 Klinisch kontrollierte Gebrauchsprüfung

Nach erfolgreichem Abschluß der Prüfungen im Hautlabor sollte vor der breiten Vermarktung eines neuen Präparates, besonders wenn es sich um eine gänzlich neue Komposition oder um eine Zubereitung mit im wesentlichen bisher in kosmetischen Mitteln nicht eingesetzten, neuen Rohstoffen in einer nicht unbedeutenden Konzentration handelt, das Ausbleiben unerwünschter Nebenwirkungen bei typischer Verwendung durch den Verbraucher überprüft werden. Dazu plaziert man das Prüfpräparat und ein geeignetes, von seinen Nebenwirkungen im täglichen Gebrauch her bekanntes Kontrollpräparat bei einer repräsentativen Gruppe von Verbrauchern zur freien Verwendung unter Alltagsbedingungen. Test- und Kontrollgruppe sind bezüglich des ursprünglichen Hautzustandes im Beobachtungsfeld (z.B. Gesicht, Hände, Rücken) sowie nach Alter, Geschlecht und Hauttyp zu spezifizieren. Dabei wird beim Hauttyp in der Regel zwischen dem exquisiten sebostatischen, dem exquisiten seborrhoischen und dem mehr oder weniger unauffälligen Hauttyp unterschieden. Der Hautbefund im Untersuchungsgebiet wird vor Plazierung der Testpräparate von einem Dermatologen erhoben und dokumentiert, desgleichen in ein- oder zweiwöchigem Abstand zum Verwendungsbeginn, je nach Dauer der Expositionsphase. Neben möglichen objektiven Veränderungen des Hautzustandes sind die Verwender auch hinsichtlich während des Gebrauchs beobachteter subjektiver Mißempfindungen, wie Juckreiz, Spannungsgefühle oder Wärmeempfindungen, zu befragen. Einschlägige Beobachtungen sind zu dokumentieren. Während der Dauer des Tests sollte auf die Verwendung anderer Körperpflegemittel, die die gleichen Pflegeeigenschaften besitzen oder die zu prüfenden Pflegeeigenschaften beeinflussen können, völlig verzichtet werden. Das Prüfergebnis wird durch geeignete statistische Analysenverfahren für nicht parametrische Daten ausgewertet. Gegebenenfalls lassen sich solche klinischen Verträglichkeitsprüfungen auch durch direkt meßbare physikalische Größen, wie z.B. die Hydratation der Haut, quantifizieren und einer statistischen Analyse zuführen.

15.2.4 Häufigkeit kontaktallergischer Intoleranzreaktionen

Gesicherte epidemiologische Erhebungen über allergische Reaktionen auf kosmetische Mittel liegen kaum vor. Die einzigen zur Zeit verfügbaren und verwertbaren Angaben stammen aus prospektiven und retrospektiven Untersuchungen, wie sie im Auftrag der Food & Drug Administration von einer Arbeitsgruppe der American Academy of Dermatology und der North American Contact Dermatitis Group erhoben wurden. Darüber hinaus geben Analysen des Patientenkollektivs einiger größeren Hautkliniken Auskunft über die Häufigkeit solcher kontaktallergischer Intoleranzreaktionen auf kosmetische Mittel. Verbraucherkommentare über angebliche allergische Reaktionen auf solche Präparate sind praktisch wertlos, da diese erfahrungsgemäß unter dem Begriff „Allergie" jede Reaktion der Haut subsummieren, ohne zwischen unspezifischer, d.h. toxischer, und spezifischer, d.h. allergischer, Intoleranzreaktion differenzieren zu können.

Eine kritische Wichtung der gesicherten Daten über die Häufigkeit von Kontaktdermatitiden, die durch kosmetische Mittel ausgelöst oder verursacht wurden, läßt erkennen, daß kein außergewöhnliches Risiko für den Verwender besteht. Mit einem Gesamtanteil von ca. 5% aller behandelten Kontaktdermatitisfälle in Amerika – ähnliche Häufigkeiten werden auch von führenden deutschen Hautkliniken angegeben – ist eine Größenordnung erreicht, mit der sich sicherlich aus dermatologischer Sicht leben läßt. Braun-Falco et al. geben bei einem Gesamtaufkommen von 15–25% epidermaler Intoleranzreaktionen beliebiger Ursache einen Anteil von 5–15% allergischer Kontaktdermatitiden am Patientengut von Hautkliniken an. Auf vergleichbarer Basis findet Blondeel 5% durch kosmetische Mittel ausgelöste bzw. 2% durch diese Präparategruppe verursachte kontaktallergische Reaktionen. Ausgehend von diesen Befunden ergibt sich, daß nur etwa 2–8‰ aller Patienten einer größeren Hautklinik an einer durch kosmetische Mittel ausgelösten bzw. 1–3‰ an einer durch sie verursachten allergischen Kontaktdermatitis leiden. Darüber hinaus sind es nur wenige, gut bekannte Substanzen, die für solche durch Körperpflegemittel bedingte oder ausgelöste Kontaktdermatitiden verantwortlich sind. Dennoch bleibt aus dermatologischer Sicht die Forderung nach Deklaration aller Inhaltsstoffe eines kosmetischen Erzeugnisses. Nur so kann bei der Suche nach dem auslösenden Agens beim Patienten mit akuten kontaktallergischen Intoleranzreaktionen eine gezielte, möglichst wenig belastende Diagnostik sichergestellt und ihm die Möglichkeit gegeben werden, den Kontakt mit einer für ihn allergologisch relevanten Substanz zu vermeiden.

Literatur

Kap. 15.1 Toxikologie

Ashby, J. (1986), The Prospects for Simplified and Internationally Harmonized Approach to the Detection of Possible Human Carcinogens and Mutagens, Mutagenesis **I,** 3 – 16.

Bartnik, F., Pittermann, W., Mendof, N., Tillmann, U., Künstler, K. (1990), Skin organ culture for the study of skin irritancy, Toxic. in Vitro **4,** 293 – 301.

Borenfreund, E., Puerner, J. A. (1985), Toxicity determined in vitro by morphological alterations and neutral red absorption, Toxicology Letters **24,** 119 – 124.

Bruner, L. H., Miller, K. R., Owicki, J. C., Parce, J. W., Muir, V. C. (1991), Testing ocular irritancy in vitro with the silicon microphysiometer, Toxic. in Vitro **5,** 277 – 284.

Gesetzentwurf des Bundesrates zur Änderung des Tierschutzgesetzes vom 18. 05. 1994. Drucksache 12/4869.

Fiebelkorn, J., Lagoni, N. (1981), Tierschutz und Tierexperimente; Durchführung, Bewertung und Aussage von Tierversuchen und alternativen Verfahren, BGA-Berichte 3.

Forth, W., Henschler, D., Rummel, W. (1975), Allgemeine und spezielle Pharmakologie und Toxikologie, S. 13 – 83, Bibliographisches Institut Mannheim, Wien, Zürich.

Gueniche, A., Ponec, M. (1993), Use of human skin cell cultures for the estimation of potential skin irritants, Toxic. in Vitro **7,** 15 – 24.

Grunow, W., Schleusener, A., Vivell, K. (1986), Notwendigkeit von Tierversuchen zur gesundheitlichen Beurteilung von kosmetischen Mitteln, Bundesgesundheitsblatt **29,** 1 – 6.

Kalweit, S., Besoke, R., Gerner, I., Spielmann, H. (1990), A National Validation Project of Alternative Methods to the Draize Rabbit Eye Test, Toxic. in Vitro **4,** 702 – 706.

Kemper, F. H., Lüpke, N. P. (1985), Wirkstoffe in kosmetischen Mitteln, Ärztl. Kosmetol. **15,** 184 – 197.

Lewis, R. W., McCall, J. C., Botcham, P. A. (1993), A comparison of two cytotoxicity tests for predicting the ocular irritancy of surfactants, Toxic. in Vitro **7,** 155 – 158.

Loprieno, N. (1992), Guidelines for safety evaluation of cosmetic ingredients in the EC countries, Fd. Chem. Toxic. **30,** 809 – 815.

NCI Technical Report Series No. 1 (1976), Guidelines for Carcinogen Bioassay in Small Rodents, DHEW Publication No. (NIH), 76 – 801.

Noser, F. K., Faller, C., Bracher, M. (1988), In vitro permeation with pig skin: Instrumentation and comparison of flow-through versus static-diffusion protocol, J. Appl. Cosmetol. **6,** 111 – 122.

OECD Guidelines for Testing of Chemicals (1981), OECD Paris, ISBN 92-64-12221-4.

Parish, W. E.: Relevance of in vitro Tests to in vivo Acute Skin Inflammation (1985), Potential in vitro Applications of Skin Keratome Slices, Neutrophils, Fibroblasts, Mast Cells and Macrophages, Food Chem. Toxicol. **23,** 275 – 285.

Richtlinie 93/35 EWG des Rates vom 14. Juni 1993 zur 6. Änderung der Richtlinie 76/768 EWG zur Angleichung der Rechtsvorschriften der Mitgliedstaaten über kosmetische Mittel, L 151/32 – 37 vom 23. Juni 1993.

Richtlinie 93/18 EWG des Rates zur Angleichung der Rechts- und Verwaltungsvorschriften der Mitgliedstaaten für die Einstufung, Verpackung und Kennzeichnung gefährlicher Zubereitungen an den technischen Fortschritt, L 104/46 (29. 04. 1993).

Spengler, J. (1993), Aspekte der Sicherheitsbewertung, Parfüm. Kosmet. **74,** 767 – 769.

Spengler, J. (1994), Sicherheitsbewertung von Kosmetika in der praktischen Anwendung, Parfüm. Kosmet. **75,** 13 – 15.

Spielmann, H., Gerner, I., Kalweit, S., Moog, R., Wirnsberger, T., Krauser, K., Kreiling, R., Kreuzer, H., Lüpke, N.-P., Miltenburger, H. G., Müller, N., Mürmann, P., Pape, W., Siegemund, B., Spengler, J., Steiling, W., Wiebel, F. J. (1991), Interlaboratory Assessment of Alternatives to the Draize Eye Irritation Test in Germany, Toxic. in Vitro **5,** 539 – 542.

Stüttgen, G., Schäfer, H. (1974), Funktionelle Dermatologie. Springer-Verlag, Berlin, Heidelberg, New York.

Kap.15. 2 Dermatologie

Adams, R. M., Maibach, H. I. (1985), A Five-Year Study of Cosmetic Reactions, J. Am. Acad. Dermatol. **13,** 1062 – 1069.

Bandmann, H.-J., Fregert, S. (1982), Epicutantestung, S. 15 – 18, Springer-Verlag, Berlin, Heidelberg, New York.

Blondeel, A. (1983), L'Allergie en Cosmétologie. Ann. Dermatol. Venereol. **110,** 513 – 522.

Braun-Falco, O., Plewig, G., Wolff, H. H. (1984), Akute allergische Kontaktdermatitis und chronisches allergisches Kontaktekzem, in: Dermatologie und Venerologie, S. 285 – 303, Springer-Verlag, Berlin, Heidelberg, New York.

Fink, E. (1994), Die Prüfung photosensibilisierender Eigenschaften kosmetischer Ergebnisse, Parfüm. Kosmet. **75,** 890 – 894.

Frosch, P. J. (1981), Hautverträglichkeitstestungen für neue kosmetische und dermatologische Stoffe mittels Epikutan-Testungen (During-Kammer-Test), Aktuel. Dermatol. **7,** 166 – 170.

Frosch, P. J., Kligman, A. M. (1977), A Method for Appraising the Stinging Capacity of Topically Applied Substances, J. Soc. Cosmet. Chem. **28,** 197 – 209.

Gronemeyer, W., Debelic, W. M. (1967), Der sog. Reibetest, seine Anwendung und klinische Bedeutung, Dermatologica **134,** 208.

Hannuksela, M., Salo H. (1986), The repeated open application test (ROAT), Contact Dermatitis **14** (4), 221 – 227.

Jung, E. G. (1981), Die belichtete Epikutantestung, Aktuel. Dermatol. **7,** 163 – 165.

Phillips, L. et al. (1972), A comparison of rabbit and human skin responses to certain irritants, Toxicol. Appl. Pharmacol. **21,** 369 – 382.

Shelanski, H. A., Shelanski, M. V. (1953), A New Technique of Human Patch Tests, Proc. Sci. Sect. Toilet Goods Assoc. **19,** 46 – 49.

16 Verpackungen für kosmetische Mittel

Die Entscheidung des Verbrauchers für den Kauf eines Produktes aus dem breiten Wettbewerbsfeld kosmetischer Mittel hängt maßgeblich von dessen Verpackung ab; d.h., sein Verkaufserfolg wird ganz wesentlich durch seine Verpackung mitbestimmt. Die in verschiedenen Farben und Formen ausgewählten Verpackungen werden häufig als „Luxusverpackung" betrachtet, besonders dann, wenn der Inhalt verbraucht ist und sich Sinn und Zweck der Verpackung erübrigt haben. Da es nicht möglich ist, Produkte, die Pflege und Schönheit versprechen, in einer unscheinbaren Verpackung zu präsentieren, wird klar, in welchem Spannungsfeld sich Kosmetikverpackungen befinden, die mit ihrer Form und Aufmachung für das Produkt werben sollen. Die Auswahl der geeigneten Verpackung ist nur möglich, wenn eine Analyse aller an die Kosmetikverpackungen gestellten Aufgaben erfolgt ist.

16.1 Anforderungsprofil und Aufgaben

Die Anforderungen an die Funktionen einer Verpackung sind für alle Anwendungsgebiete gleich, egal ob es sich um Nahrungs- und Genußmittel, um langlebige Verbrauchsgüter oder um Kosmetikprodukte handelt (s. ◼ 16.**1**, S. 478). Allerdings werden bei Verpackungen in der Kosmetik der Luxus und die Ästhetik stärker in den Vordergrund gestellt als bei Verpackungen für Produkte für andere Anwendungsgebiete und somit sind die Schwerpunkte der Anforderungen festgesetzt. Das Produkt, d.h. der Inhalt der Verpackungen stellt zunächst die größte Anforderung an das Packmittel. Von der Herstellung bis zum Verbrauch muß das kosmetische Mittel vor allen schädlichen Einflüssen geschützt sein.

Witterungseinflüsse, wie Wärme, Kälte oder Feuchtigkeit, können manche Produkte erheblich schädigen. Den Schutz vor diesen Beeinträchtigungen übernimmt, z.T. über einen langen Zeitraum, die Verpackung. Nicht nur Duftwässer und Parfums, sondern nahezu alle Kosmetikprodukte sind mit leichtflüchtigen Parfümölen bzw. Aromen versetzt. Die Verpackung hat die Aufgabe, diese bis zum vollständigen Verbrauch im Produkt zu halten. Diese Barriereeigenschaften der Verpackung wirken nicht nur nach innen, sondern auch als Schutz nach außen, z.B. gegen bakteriellen Einfluß auf die Haltbarkeit des Produkts.

Die Verpackung hat jedoch nicht nur die Aufgabe, den wertvollen Inhalt zu schützen, sondern sie muß auch so ausgelegt sein, daß die Ware problemlos vom Hersteller bis zum Kunden gelangen kann. Die zwischenge-

16.1 Anforderungen an die Verpackungen

Anforderer	Anforderungsschwerpunkt	Anforderungen
Verbraucher	Produktqualität	Stabilität, chemische Beständigkeit, Klimaschutz
	Anwendungshilfen	Originalitätsverschluß, Öffnungs- und Dosierhilfen, Wiederverschließbarkeit
	Umverpackung	informelle Dekoration (Inhalts- und Warnhinweise), problemlose Entsorgung
Handel	Warenpräsentation	Werbewirksamkeit, EAN(europäische Artikelnummer)-Codierung, Kennzeichnung von Inhalt und Menge
	Transport	Fall- und Bruchfestigkeit, Stapelstauchwiderstand, Feuchte- und Kälteschutz, geringes Volumen
	Lager	palettengerechte Moduleinheiten, Diebstahlsicherung
Hersteller	Packmittelproduktion	gängige Materialien, optimale Losgrößen, einfache Herstellung
	Abfüllbetrieb	Maschinengängigkeit, Standardformate, Kratz- und Scheuerfestigkeit, geringe Einsatzgewichte
Staat	Eichgesetz/Fertigpackungsverordnung	Füllmengen/Mogelpackungsregelung
	Kosmetikverordnung	Inhaltsdeklaration,
	Verpackungsverordnung	Vermeiden – Verringern – Verwerten

schalteten Lager- und Handelsketten fordern dabei ausreichende Stapel- und Bruchfestigkeit, leichte Transporthandhabung und möglichst palettengerechte Abmessungen.

Eine sehr wichtige Aufgabe der Verpackung ist es, den Verbraucher anzusprechen und ihm den Kaufanreiz zu geben. Die Marketingabteilungen der Hersteller haben erkannt, daß das Packmittel einen wichtigen Kommunikationsträger zwischen Produkt und Verbraucher darstellt. Seine Form und sein Design spielen dabei eine sehr wesentliche Rolle.

Wenn das Produkt aufgebraucht ist und die Verpackung als Abfall zurückbleibt, erhebt sich das Problem ihrer Entsorgung. Für diese ist dann der Aufwand am geringsten, wenn alle vorhergenannten Aufgaben der Verpackung mit einem möglichst geringen Materialeinsatz recyclingfähiger Packstoffe erfüllt werden.

16.2 Verpackungsmaterialien und Behältnisse

16.2.1 Verpackungsmaterialien

Zum Verpacken von kosmetischen Produkten kommen je nach Produktart viele aus dem Alltag bekannten Verpackungsmaterialien zum Einsatz (s. ▣ 16.**2**, S. 480). Den größten Anteil mit ca. 40% haben Verpackungen aus Papier, Karton oder Wellpappe. Aus diesen Materialien können besonders gute Transportverpackungen hergestellt werden, die gleichzeitig als Informationsträger für den Verbraucher dienen.

Die Faltschachtel ist dabei das ideale Packmittel, weil sie in vielen Konstruktionen und in allen Größen hergestellt werden kann. Schachteln kommen flachliegend und raumsparend in den Abpackbetrieb, werden dort aufgerichtet und mit dem Packgut bestückt. Sie lassen sich sehr gut für den Weitertransport stapeln. Die Faltschachtel erfüllt einen großen Teil der bereits erwähnten Anforderungen an Packmaterialien. Sie kann kostengünstig im Verlauf des Herstellprozesses dekoriert werden, wobei sich alle Druckverfahren einsetzen lassen und der Farbenvielfalt keine Grenzen gesetzt sind.

In der Gebrauchskosmetik kann die Faltschachtel dort, wo sie nur eine sekundäre Umhüllung darstellt, ersatzlos aus Gründen der Müllvermeidung wegfallen (Beispiel: Zahncreme). Sie wird noch dort eingesetzt, wo mehrere Verpackungskomponenten zu einem Produkt zusammengefaßt werden, vor allem in der Hochpreis- und Depotkosmetik.

Wellpappschachteln werden üblicherweise nur einfarbig mit den notwendigen Distributionsangaben, wie Inhalt, Firmierung und Artikelnummer, im Flexoverfahren bedruckt. Dagegen dekoriert man Faltschachteln, z. B. solche für Haarfärbeprodukte, mit einem brillanten 4-Farbenbild, das exakt die gewünschte Haarfarbe wiedergibt. Der Schachtelfond wird in diesem Fall mit mehreren Schmuckfarben vervollständigt, um die Werbewirksamkeit im Regal hervorzuheben.

An zweiter Stelle, mit einem Anteil von ca. 38%, sind bei den Verpackungsmaterialien die Kunststoffe vertreten. Sie werden hauptsächlich für Primärverpackungen eingesetzt, d. h., sie umgeben das Produkt direkt. Ihr Anteil ist in den letzten 30 Jahren konstant gestiegen; es kommen nicht nur Polyolefine zum Einsatz, sondern auch Spezialkunststoffe, die sich durch be-

16.2 Verpackungsmaterialien und Packmittel

Rohstoff-material	Halbzeugmaterial	Packmittel
Glas	Behälterglas	Flaschen
	Röhrenglas	Flakons, Tiegel, Ampullen
Metall	Blech	Aerosoldosen
Aluminium	Folien	Tuben, Verschlüsse, Folien
Kunststoff (PE, PP, PET)	Granulat	Flaschen, Verschlüsse, Sticks – Tiegel – Tuben
	Folien	Beutel – Tuben
	Verbundmaterial	Blisterpackung, Sammelpackung, Tiefziehpackung
Zellstoff	Papier	Etiketten
Altpapier	Karton	Faltschachteln
Fasern	Wellpappe	Transportschachteln, Tüten, Säcke
Holz	Latten, Bretter Spanplatten	Displays Kisten Paletten

sondere Eigenschaften, wie Barriereschutz, Transparenz oder Glanz, auszeichnen. Kunststoffe kommen bei fast allen Verpackungsarten zum Einsatz, wenn auch manchmal nur in geringen Mengen.

Glas bzw. Metall haben einen Anteil von 8 bzw. 12% an den Verpackungsmaterialien. Glas dominiert nach wie vor bei den Duftwässern und im Hochpreissegment. Metall kommt vor allem bei Tuben, Cremetiegeln und Aerosoldosen zum Einsatz.

16.2.2 Behältnisse

16.2.2.1 Dosen und Tiegel

Dosen und Tiegel sind die gebräuchlichsten Verpackungsarten für alle Sorten von Cremes. Bis Mitte der 60er Jahre kannte man nur Blechdosen als ideale Verpackung für Massencremes, während Glastiegel als hochwertige und anspruchsvolle Verpackungen für Depotcremes benutzt wurden. Nachdem sich Kunststoffe als alternative Verpackungsmaterialien mehr und mehr durchgesetzt hatten, wurden neue Tiegelkonstruktionen entwickelt. Die Kunststoffdose besitzt das attraktive Aussehen des Glastiegels und kann nahezu so preiswert wie eine Blechverpackung hergestellt werden, wobei hinsichtlich ihrer Dekoration bessere Möglichkeiten bestehen. Daher wurde der Glastiegel durch doppelwandige Kunststofftiegel verdrängt. Innen- und Außentiegel wurden nun aus Polystyrol hergestellt und in einem Arbeitsgang miteinander verschweißt oder verklebt. Mit dieser Technik konnten Tiegel ohne überstehenden Deckelrand hergestellt werden, die eine attraktive Form besaßen. Auch die Depotkosmetik übernahm diese preiswerteren Tiegelformen und stellte von Glas auf Kunststoff um. Der Werkstoff Polystyrol ermöglichte die Herstellung hochglänzender Oberflächen, die brillant bedruckt oder geprägt werden konnten und den Eindruck von wertvollem Glas vermittelten.

Die technische Weiterentwicklung des Spritzgußverfahrens führte zur Ablösung der Polystyrol-Innentiegel durch solche aus Polypropylen.

Die Außen- und Innentiegel werden nun verriegelungssicher ineinandergesteckt. Die Abdichtung erfolgt über innenliegende Polypropylen-Scheiben, geschäumte Alveolit-Scheiben oder mit kunststoffbeschichtetem Aluminiumband.

Hochwertige Cremes werden zum größten Teil in diese Doppelwandtiegel gefüllt, die von den Herstellern in Standardserien von 5 – 250 ml Inhalt angeboten werden. Für Allzweckcremes kommen fast nur noch einwandige Tiegel aus Metall oder Kunststoff zum Einsatz. Spezielle Entformungstechniken beim Spritzgießen von Polypropylen erlauben, die Tiegel mit Hinterschnitt zu fertigen, d. h., die Dosen werden im Gewindebereich nach innen gezogen. Dadurch gelingt es, Deckel und Unterteil beim Einwandtiegel ohne überstehenden Rand zu konzipieren.

16.2.2.2 Flaschen und Flakons

Die älteste Form der Kosmetikverpackung ist die Glasflasche. Schon im Altertum wurden wohlriechende Essenzen in Glas- und Keramikgefäßen aufbewahrt. Der Glasflakon ist bis heute die gängigste Verpackungsform für Duftwässer und Parfums, weil Glas die besten Barriereeigenschaften besitzt und in künstlerisch attraktiven Formen verarbeitet werden kann.

Bei seiner Herstellung werden Kieselsäure, Soda und Kalkstein bei hoher Temperatur aufgeschmolzen, in teigigem Zustand tropfenweise in die Form gegeben und mit Hilfe von Luft aufgeblasen. Danach wird der Flakon spannungsfrei geglüht und in separaten Arbeitsgängen dekoriert. Glasflaschen als Verpackungsform in der Kosmetik vereinen die Attribute der Ästhetik mit der praktischen Anwendbarkeit.

Bei einer Vielzahl von flüssigen kosmetischen Pflegeprodukten, die als Massenartikel angeboten werden, wurde der Glasflakon längst durch geblasene Kunststoffhohlkörper abgelöst. Die Formen zur Herstellung von Kunststoffflaschen sind denen der Glasflasche ähnlich; als Ausgangsmaterial dient an Stelle von Glastropfen ein teigiger Kunststoffschlauch. Dieser Schlauch wird im Extruder unter dem Einfluß von Wärme und Friktion gebildet, stückweise in die Formen übernommen und zur endgültigen Flaschenform ausgeblasen. Diese Vorgänge laufen in der Massenfertigung vollautomatisch ab. Als Rohstoff dient an erster Stelle Polyethylen (PE) als preiswerter Massenkunststoff, jedoch findet auch Polyethylenterephtalat (PET) wegen seiner Transparenz und seines attraktiven Glanzes in der Kosmetik häufig Verwendung. In jüngster Zeit werden auch mehrschichtige (Coex-) Flaschen eingesetzt, um z. B. die unterschiedlichen Barriereeigenschaften verschiedener Kunststoffe auszunutzen oder in einer Mittelschicht Recyclingmaterial aufzubrauchen.

Bei der Herstellung von Kunststoffflaschen sind der Formgebung und Färbung nahezu keine Grenzen gesetzt. Außerdem ist es möglich, diese Flaschen in vielfältiger Weise attraktiv zu dekorieren.

Als Verschlüsse dienen gewöhnlich Schraubkappen, die zum größten Teil im Spritzgußverfahren hergestellt werden. Da zum Füllen der Flaschen eine große Öffnung notwendig ist, Kosmetikprodukte jedoch oft nur tropfenweise entnommen werden, wird unter der Verschlußkappe häufig ein zusätzlicher „Spritzeinsatz" angebracht. Zur Vermeidung von Leckagen müssen zwischen den Abmessungen des Flaschenhalses und dem Innenteil des Verschlusses sehr enge Maßtoleranzen eingehalten werden.

16.2.2.3 Tuben

Eine typische Verpackung für kosmetische Produkte, speziell für Cremes und Pasten, ist die Tube. Schon im vorigen Jahrhundert wurde die Bleitube entwickelt. Sie ist längst von der Aluminiumtube abgelöst worden. Das klassische Anwendungsgebiet für Tuben ist die Zahncreme, die seit 5 Jahrzehnten in Aluminiumtuben angeboten wird. Aber auch viele andere kosmetische Produkte mit viskoser oder pastöser Konsistenz werden in Tuben abgefüllt, wobei heute als Herstellungsmaterialien neben Aluminium entweder Kunststoffe oder eine Kombination von Folienlaminaten (**Laminattube**) Verwendung finden.

Aluminiumtuben werden mit Hilfe von Fließpressen aus einer runden Scheibe (Butze), deren Durchmesser ungefähr dem Außendurchmesser der späteren Tube entspricht, aus einem Ringspalt herausgepreßt. Dabei fließt das Aluminium an der Stempelmatritze entlang und wird anschließend abgestreift. Durch Waschen und Glühen werden die Schmiermittelreste entfernt und die erforderliche Plastizität zum leichten Ausdrücken portionierter Mengen des späteren Füllgutes erreicht. Danach werden die Tuben mit einem flexiblen Innenschutzlack versehen. Anschließend wird auf Trockenoffset-Maschinen die graphische Gestaltung der Tubenoberfläche vorgenommen. Nach dem Endtrocknen werden automatisch die Verschlüsse aufgeschraubt. Auf speziellen Maschinen können die Tuben noch konifiziert werden, so daß der Transport zum Abfüller raumsparend erfolgen kann. Diese Art der Lagerung in Stangen bietet zusätzlich den Vorteil, daß die Innenflächen sauber und frei von Staub bleiben. Nach dem Einfüllen der Creme oder Paste werden Aluminiumtuben ganz einfach durch mehrfaches Umfalzen des Tubenendes dicht verschlossen.

Kunststofftuben finden, nicht zuletzt wegen ihres ästhetischen Aussehens, sehr häufig Verwendung in der Kosmetik. Sie bestehen zum überwiegenden Teil aus Polyethylen, wobei der Mantel separat als Rohr hergestellt wird. Auf die einzelnen Rohrabschnitte wird die Tubenschulter mit Austrittsgewinde direkt aufextrudiert oder angeschweißt. Die Dekoration erfolgt ähnlich wie bei den Aluminiumtuben. Bei der Kunststofftube gibt es keine Korrosionsprobleme; allerdings muß die mangelhafte Diffusionsdichte gegen Parfümöle in Kauf genommen werden. Dies führte zur Entwicklung der sog. Coex-Tube, bei der das Kunststoffrohr aus mehreren übereinander extrudierten Schichten besteht. Aromaverluste können dadurch auf ein Minimum reduziert werden. In den Abfüllmaschinen werden Kunststofftuben nach dem Füllprozeß einfach am Ende verschweißt; das kann unter Einfluß von Ultraschall, Hochfrequenz, Warmluft oder Strahlungswärme erfolgen .

Bei der Mehrschicht- oder Laminattube werden ein Aluminiumfilm von beiden Seiten mit Polyethylen-Schichten kaschiert und dieses Laminat auf speziellen Herstellmaschinen zum Tubenmantel längs verschweißt. Die Tubenschulter wird, wie bei den Kunststofftuben, angespritzt oder angeschweißt. Laminattuben haben den Vorteil der Diffusionsdichte des Aluminiums und sind durch die innenliegende Kunststoffschicht nahezu korrosionsbeständig. Bei der Mehrschichttube werden entweder vorab die äußere Polyethylen-Schicht im Kontertiefdruck dekoriert oder das fertige Ausgangslaminat im Flexodruck bedruckt. Da AL-PE-Verbunde in der Entsorgung und Wiederaufbereitung nicht unproblematisch sind, wurden reine Kunststoff-Laminate auf der Basis von Polyethylen/Poly(ethylen-co-vinylalkohol) entwickelt, die nahezu gleich gute Barriereeigenschaften aufweisen. Diese Kunststoff-Laminat-Tuben werden vorzugsweise mit Heißluft, Aluminium-Laminat-Tuben eher mit Hilfe der Hochfrequenztechnik verschweißt.

16.2.2.4 Stifte

Stifte sind Handhabungsgeräte und Packmittel in einem. In der Kosmetik gibt es vorwiegend zwei Anwendungsgebiete (Lippenpflege und Deodorantien) und zwei unterschiedliche Konstruktionsarten für Stifte. Die bekannteste und älteste Art ist der Lippenstift, der schon im Altertum gebraucht wurde. Eine fetthaltige, meist purpurne Farbmasse wurde in eine Hülse gesteckt und zur Applikation nach und nach herausgeschoben. Diese einfache Art, der „Schiebestift", wird heute als preiswerte Variante im Deobereich eingesetzt. Beim Deostick wird das Produkt meist im warmen, flüssigen Zustand in die Stifthülse abgefüllt. Die Flüssigkeit erstarrt bei Raumtemperatur in der Hülse zur fertigen Stickmasse. Bei Lippenstiften wird die Rohmasse zur Stiftform gegossen und danach in die Hülse eingesteckt.

Um die Handhabung zu vereinfachen, wurde eine Drehhülse entwickelt, bei der die Stiftmasse über eine Drehspindel aus der Hülse herausbefördert und danach wieder zurückgeschraubt wird. Neben den einfachen runden Sticks werden heute auch anwendungsfreundlichere Ovalhülsen angeboten, die von unten durch die unterbrochene Spindel gefüllt werden.

Bei den Deosticks werden meist Standardhülsen mit 40, 50 und 75 ml Inhalt eingesetzt, bei Lippenstiften dagegen gibt es zahlreiche Konstruktionsvarianten.

Für eine problemlose Entsorgung werden bei Sticks vorzugsweise alle Teile aus Polyproylen hergestellt.

Deodorants werden nicht nur als Stifte oder Sprays angewandt, sondern auch als Cremes oder „Roll-on". Beim Cremestift bleibt die Masse in teigigem Zustand, die Stifthülse ist allseitig geschlossen und besitzt nur am oberen Ende eine kleine Austrittsöffnung, durch welche die Creme mit Hilfe des Drehspindelkolbens an die Oberfläche befördert und mit der Stiftkuppel auf der Haut verrieben wird. Die Roll-ons arbeiten nach dem Prinzip des Kugelschreibers; die dickflüssige Deodorantlösung wird mit Hilfe einer großen Kunststoffkugel appliziert.

16.2.2.5 Sprühdosen

Sprühdosen, sog. Aerosoldosen, sind Einwegbehälter, die mit einem Gemisch aus Wirkstofflösung und Treibgas gefüllt sind. Sie besitzen ein unlösbar verbundenes Ventil, das gleichzeitig als Verschluß- und Entnahmevorrichtung dient. Die klassische Anwendung in der Kosmetik sind Haarsprays, Deoprodukte und in Sonderfällen Schaumprodukte. Die Aerosoldose hat den großen anwendungstechnischen Vorteil, daß ihr Inhalt in feinste Partikel zerstäubt werden kann.

In der Bundesrepublik Deutschland gibt es seit Mitte der 50er Jahre Aerosole in ein- und zweiteiligen Aluminiumdosen.

Aluminiummonoblockdosen werden wie Aluminiumtuben hergestellt. Sie werden nach dem Fließpressen nicht weich geglüht, sondern direkt innen und außen lackiert. In einem separaten Arbeitsgang wird der obere Rand der Dose in mehreren Stufen eingeengt und schließlich zu einem Rollrand umgebördelt.

Neben den Aluminiumdosen werden, insbesondere für Haarsprays, auch Weißblechdosen eingesetzt, die ähnlich wie Konservendosen hergestellt werden. Die Bleche werden in großen Tafeln flachliegend bedruckt und auf die Größen des Dosenmantels zugeschnitten und längs verschweißt. Danach werden Kopf und Boden auf Spezialmaschinen aufgebördelt.

Die Verschlußventile sind so konzipiert, daß sie auf Federdruck einen kleinen Spalt frei lassen, durch den das Gemisch aus Treibgas und Wirkstofflösung durch die Austrittsdüse schnell entweichen kann. Der Ventilkörper ist über eine Dichtung mit dem Ventilteller verbunden. Dieser Ventilteller wird nach der Abfüllung mit dem Rollrand der Dose verclincht. Durch die geeignete Auswahl von verschiedenartigen Ventilen und Sprühköpfen kann, je nach Anwendungsgebiet, mit jedem Produkt das optimale Sprühbild erreicht werden.

Als Treibgase werden u.a. Propan/Butan, Kohlendioxid oder Distickstoffmonoxid eingesetzt. Aufgrund freiwilliger Vereinbarungen bzw. gesetzlicher Bestimmungen werden Fluorchlorkohlenwasserstoffe nicht mehr verwendet.

Die Fluorchlorkohlenwasserstoff-Gesetze in den USA führten zur Entwicklung von alternativen Sprühsystemen. Es wurden spezielle Spraypumpen entwickelt, die entweder als Fingerdruckpumpe arbeiten oder mit einer Art Pistolengriff ausgerüstet sind. Diese Pumpzerstäuber, bei denen die Wirkstofflösung in einer Dosierkammer komprimiert und durch eine Düse herausgepreßt wird, führen zu einer schlechteren Vernebelung des Produkts und sind teurer in ihrer Herstellung. Bei Verwendung von alternativen Treibgasen werden die Aerosoldosen aufgrund ihrer anwendungstechnischen Vorteile in der Kosmetik ihren Platz behaupten.

16.3 Dekoration von Kosmetikverpackungen

Der Verbraucher verspricht sich von der Anwendung kosmetischer Produkte eine Verbesserung, Pflege oder Verschönerung seines Äußeren. Dementsprechend müssen kosmetische Mittel präsentiert werden, was mit Hilfe einer angemessenen Verpackungsdekoration möglich ist. Es existieren Marktuntersuchungen, daß Käufer von kosmetischen Mitteln in ihrer Kaufentscheidung zu 50% von deren Verpackung beeinflußt werden. Aus diesem Grund ist es gerechtfertigt, daß die Verpackungen in der Kosmetik mit ihrer Form, Farbe und Gestaltung den Eindruck der Kostbarkeit vermitteln.

Bei der Betrachtung der Dekoration fallen zuerst die Sekundärverpackungen auf. Dies sind meist Faltschachteln, die als Transport- und Präsentationshilfen dienen. Wie schon erwähnt, bietet gerade die Faltschachtel den Vorteil, daß sie mit einfachen herkömmlichen Mitteln ideal dekoriert werden kann. Bei Faltschachteln für die Kosmetikindustrie, vor allem wenn es um den dekorativen Bereich geht, benutzt man hochwertige Verpackungsmaterialien, d. h. Zellstoffkarton oder gußgestrichenen Karton. Meist genügt nicht der einfache Vierfarbendruck für sie. Er wird häufig noch durch Schmuckfarben ergänzt, um damit die Hochwertigkeit des Produktes zu unterstreichen. Um den höchsten Glanz bei Faltschachteln zu erreichen, werden die Oberflächen am Schluß heiß kalandriert oder cellophaniert.

Bei den Primärverpackungen, die direkt das Produkt schützen, werden zur Dekoration im wesentlichen folgende Verfahren angewendet: Direktbedruckung im Sieb-, Offset- oder Tampondruck, Etikettierung mit Naßetiketten, Haftklebeetiketten bzw. Schrumpfetiketten oder das „in-mold-labeling" und die Transferverfahren, wie Therimage oder Prägedruck. Die Art des praktizierten Verfahrens hängt zum einen davon ab, welche technische Ausrüstung beim Hersteller vorhanden ist und welches qualitative Ergebnis erzielt werden soll, und zum anderen, welche Mittel dafür insgesamt ausgegeben werden dürfen.

Beim Direktdruck ist der Siebdruck das am meisten durchgeführte Verfahren. Die Farbe wird bei ihm durch eine Siebschablone auf die Dekorationsfläche gedrückt, wodurch sich ein sehr satter Farbauftrag erzielen läßt. Die Vorbereitungskosten für den Druck sind ausgesprochen gering, d. h., kleine Serien lassen sich sehr wirtschaftlich im Siebdruck dekorieren. Da jede Farbe einzeln aufgebracht werden muß, sind der Farbenanzahl aus wirtschaftlichen Gründen Grenzen gesetzt. Halbtöne sind nur schwer zu erzielen, daher beschränkt man sich bei dieser Technik auf plakative Flächendekoration.

Beim Trockenoffsetdruck, der hauptsächlich bei runden Behältnissen Anwendung findet, werden bis zu fünf Farben in einem Arbeitsgang ohne Passerprobleme aufgebracht. Deckkraft und Brillanz der Farben sind geringer, zur Verbesserung wird das Druckbild meistens überlackiert.

Der Tampondruck bietet den großen Vorteil, daß auch nichtplane Flächen dekoriert werden können. Die Farben werden mittels eines Weichgummiballs aus den geätzten, mit Farben gefüllten Klischees entnommen und auf das Dekorationsbehältnis übertragen. Die Deckkraft liegt zwischen der des Offset- und Siebdrucks. Da der Tampondruck universell einsetzbar ist, konnte er seinen Anteil in den letzten Jahren deutlich vergrößern.

Die vielseitigste Möglichkeit für die Dekoration von Behältnissen ist jede Art der Etikettierung. Durch den Einsatz aller bekannten Druckverfahren sind bei Etiketten dem zu erzielenden Druckergebnis keinerlei Grenzen gesetzt. Als Etikettenmaterialien werden neben dem traditionellen Papieretikett heute zunehmend Folienetiketten eingesetzt. Besonders wenn Kosmetikprodukte im Naßbereich (Dusche, Bad) angewandt werden, zeigt das Kunststoffetikett seine Vorteile, denn es ist gegen Angriff von Wasser oder

Fett völlig beständig. Folienetiketten passen sich bei Kunststoffhohlkörpern leicht der Verformung der Wand an, ohne störende Knitterfalten zu werfen.

In jüngster Zeit setzt sich immer stärker die Verwendung von transparenten Folienetiketten durch, die mit einem durchsichtigen Spezialhaftkleber ausgerüstet sind. Diese Etiketten vermitteln auf transparenten Flaschen den Eindruck, als ob das Behältnis direkt bedruckt wäre, wobei bei Verwendung mehrerer Farben beim Bedrucken der Etiketten eine kostengünstige Dekoration möglich ist.

Beim eingangs erwähnten „in-mold-labeling“ wird das Etikett beim Blasen des Hohlkörpers in die Werkzeugform eingelegt. Es verbindet sich harmonisch mit der Kunststoffwand. Flasche und Etikett bestehen aus einer unlösbaren Einheit. Dieses Verfahren ist jedoch nur bei sehr hohen Auflagen wirtschaftlich anwendbar.

Beim sog. Schrumpffolienetikett wird ein gereckter PET-Film im Kontertiefdruck bedruckt und anschließend durch eine Längsverklebung zu einem Schlauch verformt. Solche Schlauchabschnitte werden über das zu dekorierende Behältnis mit Applikationsautomaten gestülpt und danach im Schrumpftunnel aufgeschrumpft. Durch den Konterdruck erzielt man einen hohen Glanz und absolute Beständigkeit gegen äußere Einflüsse.

Mit diesem Verfahren kann der zusätzliche Effekt der Originalitätssicherung erzielt werden, indem das Schlauchfolienetikett auch über die Verschlußkappe aufgeschrumpft wird. Als Öffnungshilfe kann der Folienschlauch an der entsprechenden Stelle dekoriert werden.

Ein Transferdruckverfahren wie „Therimage“ bietet die Möglichkeit, einen vielfarbigen Tiefdruck auf Verpackungsbehältnisse aufzubringen. Das Druckbild wird zunächst auf einer Spezialwachsschicht aufgebracht, die mittels Hitze auf das Behältnis übertragen wird. Da beim Tiefdruck hohe Druckvorbereitungskosten entstehen, wird dieses Verfahren nur bei großen Auflagen eingesetzt.

Besonders das Heißfolien-Prägeverfahren wird für die Dekoration von Kosmetikverpackungen, und zwar sowohl für die von Kunststoffbehältnissen als auch für die von Faltschachteln, sehr häufig eingesetzt. Bei diesem Verfahren werden Gold- oder Silberfolien mit Hilfe von heißen Stempeln auf das Trägermaterial übertragen. Es eignet sich speziell, um Schriftzüge hervorzuheben oder durch Verzierungen und Ornamente den optischen Eindruck zu verbessern.

16.4 Zukunftsaspekte unter Berücksichtigung ökologischer und ökonomischer Anforderungen

Verbraucher, Handel, Hersteller und Staat, die bisher den Anforderungskatalog an Verpackungen bestimmen, werden auch die künftigen Entwicklungen bei den Packmitteln für kosmetische Mittel beeinflussen. Noch komplexer wird die Situation, wenn sich die ökonomischen und ökologischen Anforderungen überlagern. Es gibt praktisch keine Verpackung, die alle Anforderungen zur absoluten Zufriedenheit erfüllt, so daß die Notwendigkeit besteht, den optimalen Kompromiß zu finden. Der Wertewandel unserer Zeit wird diesen beeinflussen.

Der Handel wird mit seinem Konzentrationsbestreben und den damit verbundenen Rationalisierungen zunehmend Einfluß auf die Packungsformen nehmen. Er wird fordern, daß die Waren displaystark und leicht in der Handhabung präsentiert werden können, die Versandeinheiten möglichst in modulgerechte Systeme passen und Lagerung und Transport auf genormten Palettensystemen möglich sind. Mehrwegsysteme werden teilweise an die Stelle der Einwegversandpackung treten; der Materialeinsatz bei Verkaufspackungen wird auf ein Minimum beschränkt, und die Hauptabmessungen werden durch Flächen- und Raumoptimierung bestimmt.

Der Kostendruck, der auf den Verpackungsherstellern und Abfüllbetrieben lastet, wird zwangsweise dazu führen, daß die Verpackungen weiter abgemagert werden. Großer Wert wird künftig auch auf ihre Maschinengängigkeit gelegt werden. Dies kann bei Massenprodukten aus dem Haut-, Haar- und Zahnpflegebereich zu normungsfähigen Einheitsverpackungen führen, die sich nur noch durch ihre Gestaltung unterscheiden. Anfänge dieser Entwicklung sind bereits jetzt schon erkennbar, wenn wir Packmittel wie Tuben oder Stifte und Aerosolpackungen betrachten. Die Produzenten werden versuchen, die Losgrößen anzuheben, um wirtschaftlicher zu fertigen. Dies geht sicher auf Kosten der individuellen Gestaltung. Der Verbraucher wird dies erkennen und zwischen den Massenprodukten für den täglichen Bedarf und den Luxusartikeln unterscheiden. Hochwertige kosmetische Mittel müssen sich über die Verpackung aus dem Umfeld abheben, um dem Verbraucher den kostbaren Inhalt zu signalisieren. Produkt- und Verpackungsentwickler werden mit innovativen Verpackungen neue Produkte bei ihrer Markteinführung unterstützen.

Ökologische Aspekte werden in den nächsten Jahren den größten Einfluß auf die Verpackungen haben. Sogenannte „umweltverträgliche Verpackungssysteme“ werden gefordert. Um diese ökologischen Forderungen zu beurteilen, werden Verpackungen mit Hilfe von Ökobilanzen bewertet, wobei Ressourcenschonung, Energiebedarf und Beeinflussung von Luft, Wasser und Boden von ausgewählten Verpackungssystemen verglichen werden. Je detaillierter diese Untersuchungen durchgeführt werden, um so komplexer wird die Betrachtungsweise. Der Staat hat mit der Verpackungsverordnung von 1991 ganz gravierend eingegriffen, um Lösungswege für die Abfallproblematik zu schaffen: demnach müssen Verpackungen nach Volumen und Gewicht auf das unmittelbar notwendige Maß beschränkt werden und so beschaffen sein, daß sie unter Umständen wiederbefüllt werden können oder stofflich wieder verwertbar sind. Der Prozeß der Abmagerung von Verpackungen wird demnach weiter voranschreiten; mehr und mehr werden Recyclingmaterialien eingesetzt, und bei einfachen Flüssigprodukten werden Refillsysteme auf den Markt kommen. Der Aspekt der Wiederverwertbarkeit bedeutet, daß möglichst wenig unterschiedliche Materialien bei einer Verpackung eingesetzt werden; d. h., der Verpackung aus einem einzigen Material wird der Vorzug gegeben. Das zunehmende Umweltbewußtsein der Verbraucher kann dazu führen, daß im Bereich der Konsumartikel eine Vereinfachung der Verpackungen akzeptiert bzw. sogar gewünscht wird, dagegen im Bereich der hochwertigen Luxusartikel auch weiter ästhetische und kostbare Verpackungen gefordert werden.

Literatur

Derksen, K. (1992), Verpackungen von Creme – Märkte im Wandel, Parfüm. Kosmet. **63,** 577–580.

Hoffmann, P. (1986), Tuben – Metall, Plastik, Laminate – für kosmetische Produkte, Parfüm. Kosmet. **67,** 630–634.

Keller, H., Kohl, E., Schricker, G. (1975), Verpacken in Aluminium, in Prast, H. (Hrsg.), Verpackungswesen im letzten Viertel des zwanzigsten Jahrhunderts, S. 393 f., Econ-Verlag, Düsseldorf.

17 Allgemeine Qualitätssicherung kosmetischer Mittel

17.1 Entwicklungslinien in der Qualitätssicherung

Der Inhalt des Begriffs „Qualitätssicherung" hat sich in den letzten Jahrzehnten stark verändert von dem einer fehlerentdeckenden Qualitätskontrolle zu dem einer fehlerverhütenden Qualitätssicherung. Dieser Prozeß befindet sich noch voll im Fluß, was ablesbar ist an dem gerade in den letzten Jahren erschienenen zahlreichen Publikationen zu diesem Thema. In der Wertschöpfungskette eines Unternehmens spielt die Integration dieses Prozesses eine zunehmende Rolle.

Die Entwicklung zu den heutigen Qualitätssicherungssystemen ist durch einzelne Stationen bestimmt:

1950: Endkontrolle. Überwiegend manuelle Arbeit bzw. langsamer Maschinenlauf ließen es zu, sich auf Beurteilen und Sortieren der Fertigung zu konzentrieren.

1960: Acceptable Quality Level (AQL). Durch statistische Verbesserung und exaktere Fehlerbewertung versuchte man, die Aussagesicherheit zu steigern. Dies war die Zeit der klassischen Stichprobenpläne (Military Standard 105 D, DGQ-Stichprobenpläne, DIN 40 080) mit allen bekannten Unzulänglichkeiten, wie Durchschlupf, Inhomogenität der Anlieferung bzw. des Fertigungsloses und mangelnde Repräsentanz der Stichprobe aus einer Grundgesamtheit.

1970: In-process-control (IPC). Die Mängel der Stichprobenprüfung und die Erhöhung der Durchlaufgeschwindigkeit machten auch die durch statistische Verfahren verbesserte Endkontrolle unwirtschaftlich. Die Veredelungskosten, die bei einer Sortierung und auch bei einer Nacharbeit anfielen, waren zu hoch. Zur Vermeidung dieser Kosten mußte früher angesetzt werden, d. h. durch Integration der Prüfung in die einzelnen Schritte des Produktionsprozesses (In-Prozeß-Kontrolle, IPC).

Entwicklungen seit 1980: Inspektion → Prävention → Qualitätsmanagementsysteme. Auch die Verfeinerung der IPC stieß bei steigender Durchsatzgeschwindigkeit im Herstellprozeß an ihre Grenzen bezüglich der Wirksamkeit zur Absicherung des Endproduktes. Weiterhin existiert in der gesamten Industrie die Tendenz zur Verringerung der Fertigungstiefe („lean production"), d. h., mit Perfektionierung der Inspektions- und Prüfsystematik wird der Hersteller den Anforderungen der Zukunft nicht gerecht werden. Dieser Zwang führt zu einer völligen Änderung der Qualitätsstrategie, bei der Inspektion und Prüfung nur noch Teilinstrumente im Rahmen der Qualitätssicherung darstellen können (s. ◘ 17.**1**, S. 492).

17.2 Heutige Trends in der Qualitätssicherung

17.2.1 Gesamtindustrie

Für die gesamte industrielle Produktion – natürlich auch für die der kosmetischen Mittel – sind heute folgende Kriterien von maßgebender Bedeutung:
- geringer Lagerbestand,
- hohe Lieferbereitschaft,
- Just-in-time-Anlieferungen,
- möglichst Just-in-time-Produktion,
- Verringerung der Durchlaufzeit,
- Reduzierung des Prüfaufwandes,
- hohe Sicherheit und Qualität der Produkte,
- optimale Verarbeitbarkeit bei steigender Maschinengeschwindigkeit und
- immer kürzere Innovationszyklen.

Diese Aufzählung ist nicht vollständig. Die genannten Zielsetzungen haben auch ganz deutlich zu Verschiebungen der Aktivitäten in Qualitätsprüfung und -sicherung geführt.

Um diese Ziele zu erreichen, kann die Strategie nur lauten:
- so viel Inspektion wie nötig und
- so viel Prävention wie möglich.

Erfahrungen anderer Industriezweige zeigen, daß vor allem die Intensivierung der Prävention, d. h. der Maßnahmen zur Fehlerverhütung, und – damit verbunden – eine Reduzierung von Prüfaufwand, Nacharbeit, Kapazitätsverlust und Vernichtungen zu einer Erniedrigung der Qualitätskosten führen.

Die Bedeutung verstärkter Aktivitäten zur Qualitätssicherung im Vorfeld der Produktion in den Phasen von Konzeption und Entwicklung veranschaulicht ◘ 17.**2** (S. 492).

Aus den Kurvenverläufen der ◘ 17.**2** wird deutlich, daß die Einflußmöglichkeiten auf durch Fehler verursachte Kosten, insbesondere in den Phasen Produktkonzeption und -entwicklung, und auf die Kosten zur Fehlerbeseitigung in den Phasen Fertigung und Vertrieb sehr hoch sind.

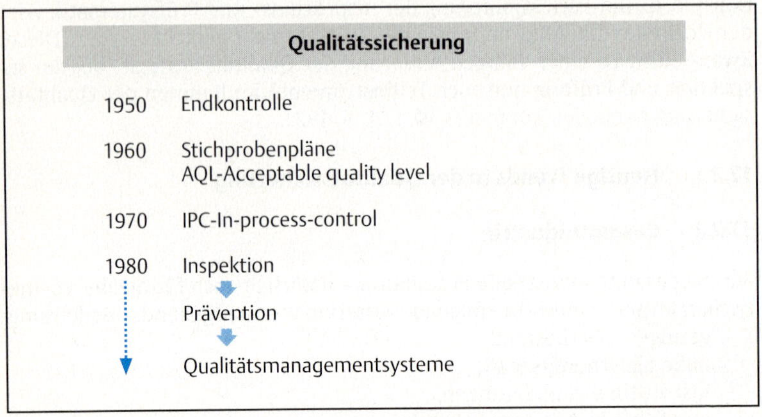

17.1 Entwicklung der Qualitätssicherungssysteme

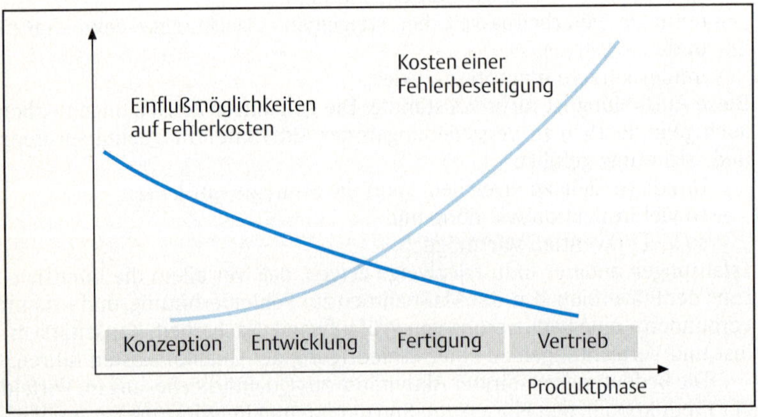

17.2 Qualität und Wirtschaftlichkeit

17.2.2 Kosmetikindustrie

Neben in die für die gesamte Industrie geltenden Prinzipien ist die Kosmetikindustrie in eine Reihe spezifischer Gesetze, Verordnungen und Richtlinien eingebunden, wie z. B. in

- das Lebensmittel- und Bedarfsgegenständegesetz,
- die Kosmetik-Verordnung,
- GLP-Regeln,
- GMP-Regeln und
- die 6. Änderung der EG-Kosmetik-Richtlinie (93/35/EWG).

Von den genannten Regularien haben die GMP-Regeln für das Thema der Qualitätssicherung die größte Bedeutung. GMP-Regeln wurden lange Zeit als ein Spezifikum zur Herstellung von Arzneimitteln betrachtet. Ausgehend von Vorfällen in Schweden erstellte die Weltgesundheitsorganisation (WHO) 1968 die ersten GMP-Regeln überhaupt.

Die ersten GMP-Richtlinien auf dem Pharmasektor und sämtliche Weiterentwicklungen bis zum heutigen Tage besitzen international einen sehr ähnlichen Aufbau wie diese und haben sich weltweit sehr schnell verbreitet.

Im Unterschied dazu wird erst in jüngster Zeit der Begriff GMP mit der kosmetischen Industrie von offizieller Seite in Verbindung gebracht, so enthält die 6. Änderung der EG-KRL die Forderung nach GMP-gerechter Herstellung kosmetischer Produkte. Die ◨ **17.1** zeigt eine Übersicht der Entwicklung der GMP-Regeln in der kosmetischen Industrie:

◨ **17.1** Die Entwicklung der GMP-Regeln in der kosmetischen Industrie.

Jahr	Land	Maßnahmen
1971	USA	1. Ausgabe von GMP-artigen Regeln durch die CTFA
1981	USA	Technical guidelines der CTFA
	Japan	Technical guidelines for manufacturing and quality control of cosmetics (japanischer Verband)
	BRD	Grundsätzliche Hinweise für hygienische Herstellungspraktiken in der Körperpflegemittelindustrie (IKW)
1988	EG	Advisory notes to manufacturers of cosmetics and toiletries (Colipa)
1990	BRD	Grundsätzliche Hinweise zur Herstellung kosmetischer Mittel (IKW)
1991	F	1. Vorschlag über GMP (franz. Verband)
1992	BRD	Kosmetik-GMP (IKW)
1993	EG	6. Änderung der EG-KRL (GMP ist Bestandteil)

Eine offizielle EG-weit gültige GMP-Richtlinie für kosmetische Produkte ist in Vorbereitung.

GMP-Regeln sind keine detaillierte Arbeitsanweisung, sondern stellen eine Strategie dar, deren Ziel auf unterschiedlichen Wegen zu erreichen ist. Prinzip bei der Umsetzung der GMP-Regeln muß sein, Vorgänge eindeutig zu beschreiben und mit eindeutiger Rückverfolgbarkeit zu dokumentieren.

Aus ◼ 17.**1** geht hervor, daß die Entwicklung der GMP-Regeln in der kosmetischen Industrie relativ langsam und mehrheitlich auf nationaler Ebene verlief. Als Richtlinie hat der IKW 1992 die Broschüre „Kosmetik-GMP" herausgegeben, um den Kosmetikfirmen Hinweise zur Umsetzung der in der 6. Änderung der EG-KRL im Artikel 7 a geforderten Beachtung einer „Guten Herstellungspraxis" zu geben.

17.3 Qualitätssicherung in Konzeption und Entwicklung

Erfahrungen in verschiedenen Industriezweigen zeigen, daß in der Herstellung und/oder während der Lagerung auftretende Fehler an einem Produkt bei selbstkritischer Betrachtungsweise ihre Ursache zu einem großen Teil in den Phasen von Konzeption und Entwicklung haben; nur z. T. ist die Ursache in nachfolgenden Stufen, wie Herstellung, Abfüllung oder Versand, zu suchen. Die Phase Konzeption und Entwicklung umfaßt den Bereich von der ersten Idee für ein Produkt bis zu dessen in Produktionsversuchen abgesicherter Serienreife. Folgende Elemente kennzeichnen beispielhaft den qualitätsgesicherten Ablauf einer Entwicklung:

- Produktziele ermitteln (Lastenheft/Briefing),
- Produktmerkmale ableiten (Pflichtenheft, Projektkonzept),
- Personal, Zeit und Kosten planen,
- Qualitätsparameter festlegen (Qualitätsplanung),
- „Meilensteine" für Entwicklung setzen (Projektüberprüfung),
- Einflußgröße auf Produkt und Prozesse untersuchen (Qualitätsparameter),
- Machbarkeit prüfen und vorbereiten (Prozeß-FMEA[1]),
- Überprüfung der Zwischenergebnisse vorsehen (Entwicklungs-FMEA[1]),
- Prüfverfahren vorbereiten (Prüfplanung) und
- Erstmuster beurteilen, freigeben (Freigabeverfahren).

Diese Aufstellung läßt erkennen, daß im Rahmen eines derartigen Projektes auch Organisationseinheiten außerhalb des Entwicklungsbereiches mitwirken müssen. Insbesondere um diese sachgerecht und effektiv in die Entwicklungstätigkeit einzubinden, kommt es darauf an, alle Tätigkeiten frühzeitig zu planen, sie den jeweiligen Organisationseinheiten zuzuordnen und Verantwortlichkeiten für sie festzulegen.

[1] FMEA = Failure Mode and Effects Analysis

Eine wesentliche Rolle für die Entwicklung ist dem „Lastenheft/Briefing" zuzuordnen, in dem möglichst eindeutig und klar die Ziele einer Entwicklung zu beschreiben sind, um dagegen das entwickelte Produkt bewerten zu können.

Dieses Lastenheft ist anschließend in ein „Pflichtenheft (Projektkonzept)" zu übersetzen, in dem soviele wie möglich objektivierbare und meßbare Kriterien für Produkt- und Packungsentwicklung beschrieben sind. Hierzu kann gegebenenfalls als Werkzeug das Instrument „Quality Function Deployment (QFD)" eingesetzt werden. QFD ist eine methodische Unterstützung an der Schnittstelle zwischen kundenorientiertem Lastenheft und technikorientiertem Pflichtenheft. QFD dient dazu, die Erwartungen des Kunden/Marketing in seiner qualitativ beschreibenden Sprache stufenweise in einen technikorientierten Anforderungskatalog zu übertragen. Dabei werden sowohl die Anforderungssituation als auch das technische Realisierungsrisiko ausgewogen berücksichtigt. QFD wird in interdisziplinär zusammengesetzten Teams eingesetzt, in deren Zusammensetzung sollte das gesamte Querschnittwissen des Unternehmens zur jeweiligen Aufgabenstellung erfaßt werden. QFD dient dazu, bereits im Rahmen des Konzeptes und der Entwicklung dem Prinzip der Fehlerverhütung Vorrang vor späterer Fehlerbeseitigung einzuräumen.

Am Ende der Entwicklung muß eine Bewertung des Ergebnisses im Vergleich zu den Vorgaben erfolgen. Hierzu gehören nicht nur die Bewertung des Labormusters, sondern auch der Nachweis der technischen Machbarkeit im Produktionsmaßstab („Produktionsversuche"). Wichtig ist die Zusammenstellung aller durchgeführten und dokumentierten Prüfungen mit deren Bewertung und Entscheidung. Hierzu gehören im wesentlichen die Ergebnisse der Bewertung

- der eingesetzten Rohstoffe,
- der Stabilität (organoleptische, physikalische, chemisch-analytische Parameter),
- mikrobiologischer Belastungstests,
- der Packmittelverträglichkeit,
- dermatologischer Verträglichkeitsprüfungen in Abhängigkeit von vorgesehener Anwendung sowie
- Technikums- und Produktionsversuche.

Diese Punkte gehören zu den qualitätssichernden Maßnahmen im Rahmen von Konzeption und Entwicklung und sind Voraussetzung für die qualitativ einwandfreie Umsetzung des Konzeptes in Produktion und Markt. Die Sicherheitsbewertung eines kosmetischen Produktes erfolgt künftig gemäß der 6. Änderung der EG-KRL im Safety Assessment und ist wesentlicher Bestandteil der Produktinformation. Am Ende der Entwicklung müssen ferner festgelegt sein die Spezifikationen für Rohstoffe, Packmittel und Fertigprodukte sowie die Verfahrensanweisungen für die Herstellung. Auf diese Punkte wird noch später eingegangen.

17.4 Qualitätssicherung der Ausgangsmaterialien

17.4.1 Allgemeines

Chemische Rohstoffe und Packmittel stellen die wesentlichen Ausgangsmaterialien der Produkte der Kosmetikindustrie dar. Die Stärken und das Know-how der kosmetischen Firmen liegen im wesentlichen in der Konzeption, Entwicklung, Herstellung und Vermarktung kosmetischer Produkte, nicht in der Eigenherstellung von Rohstoffen und Packmitteln. Dies bedeutet, daß der Zulieferer in der Qualitätsstrategie eine bedeutende Rolle spielt und hierin intensiv integriert werden muß. Wenn der Hersteller kosmetischer Mittel auch nicht die Ausgangsmaterialien selbst herstellt, so ist er doch als derjenige in der Vertriebskette, der das Produkt auf den Markt bringt, juristisch voll verantwortlich. Dieser Aspekt bedeutet für den kosmetischen Unternehmer eine besondere Sorgfaltspflicht bei der Auswahl und laufenden Überwachung von zugelieferten Materialien, einschließlich der Lieferanten selbst.

Die klassische Art der Beziehung zwischen Auftraggeber und Lieferant ist durch eine reine Schnittstellenbeziehung gekennzeichnet. Dabei übergibt der Auftraggeber dem Lieferanten mit der Bestellung die Spezifikationen, das Mengengerüst und die Terminvorgaben und erhält zum vereinbarten Termin die gewünschte Ware. Diese wird in der Wareneingangsprüfung des Auftraggebers auf Einhaltung der spezifizierten Werte geprüft. Eine Rückkopplung erfolgt in der Regel nur im Reklamationsfall.

In dem geschilderten Ablauf kommt der Wareneingangsprüfung eine Schlüsselrolle zu. Die Praxis zeigt jedoch, daß die Wareneingangsprüfung die ihr zugedachte Aufgabe, die Qualität umfassend zu sichern, nicht in vollem Umfang erfüllen kann. Ursache hierfür sind vor allem Mengenprobleme und Informationsdefizite.

Mengenprobleme. Material wird in der Regel diskontinuierlich und mit kritischen Terminen angeliefert. Prüfungen werden an Stichproben durchgeführt gemäß Stichprobenplänen und AQL-Werten, mit denen Fehlernester aber nicht erkannt werden können.

Informationsdefizite. Da der kosmetische Hersteller den Produktionsprozeß der Ausgangsmaterialien nicht selbst steuert, hat er keine detaillierte Kenntnis und Erfahrung darüber, welchen Einflüssen das Material während der Herstellung ausgesetzt sein kann.

Der Lösungsansatz für diese Problematik kann nur darin bestehen, daß Abnehmer und Lieferant die Qualitätssicherung von Zulieferungen zur gemeinsamen Aufgabe machen. Den heutigen Anforderungen an die Qualitätssicherung von Zulieferungen wird die klassische Schnittstellenbeziehung zwischen Lieferant und Abnehmer nicht mehr gerecht. Die hohe Komplexität und Vielfalt der Technologien sowie moderne Logistikkonzepte erfordern ein Zusammenwirken der Qualitätssicherungssysteme von Auftraggeber und Lieferant.

Derartige Partnerschaften können sich optimal nur entwickeln, wenn sie möglichst langfristig angelegt sind, so daß auch dieser Aspekt bei Lieferantenwechsel jeweils bedacht werden muß. Dies bedeutet:

- Die Lieferanten sind sorgfältig hinsichtlich Qualitätspotential, Zuverlässigkeit und Beherrschungsgrad der eingesetzten Prozesse auszuwählen. Qualitätsprobleme müssen gemeinschaftlich geklärt werden.
- Der Auftraggeber sollte eine längerfristige Bindung an den Lieferanten anstreben, damit dieser sich auf dessen spezifischen Anforderungen (Qualität, organisatorische Abwicklung u. a.) einstellen kann. Diese Strategie bedarf intensiver Zusammenarbeit mit der Einkaufsabteilung.
- Die Beurteilung der Anlieferungsqualität muß sich neben der Erfassung der spezifizierten Kriterien auch stärker auf die Prozeßqualität beim Hersteller abstützen können, d. h. auf das Qualitätssystem des Lieferanten.
- Organisationsabläufe sind miteinander abzustimmen, vor allem Informationen über Verfahrensänderungen, Wechsel des Produktionsstandortes, Störmeldungen u. a.

17.4.2 Chemische Rohstoffe

Chemische Rohstoffe sind die Ausgangsstoffe für Kosmetikprodukte und stammen aus einer Vielzahl chemischer Stoffklassen; sie werden in Größenordnungen vom kg- bis zum t-Maßstab eingekauft.

Die wenigsten Rohstoffe werden maßgeschneidert für eine bestimmte Firma oder ein bestimmtes Endprodukt hergestellt. Der überwiegende Teil der Rohstoffe wird von den Entwicklungsabteilungen aus dem Angebot der verschiedenen Hersteller chemischer Grundstoffe ausgesucht und für den vorgesehenen Einsatzzweck unter Berücksichtigung der Herstellerempfehlungen erprobt. Bereits in diesem Stadium beginnt die Qualitätsplanung für einen Rohstoff; die Erfahrung zeigt, daß meist durch die im Datenblatt angegebenen Kriterien ein Rohstoff in seinen Eigenschaften nicht eingehend beschrieben ist. Hier gilt es, das erwähnte Informationsdefizit in Gesprächen zwischen Lieferant und Abnehmer zu beseitigen, denn nur der Hersteller kennt im Detail seine Ausgangsstoffe zur Herstellung des kosmetischen Grundstoffes und kennt dessen Herstellungsprozeß. Diese beiden Punkte spielen eine wesentliche Rolle, wenn über geringe Mengen von Nebenprodukten aus der Synthese oder über Belastungen gesprochen wird, die von Ausgangsstoffen in den kosmetischen Rohstoff eingeschleppt werden. Diese detaillierten Informationen können erst durch gezielte Diskussion und Nachfrage erarbeitet werden und finden Niederschlag in einer gemeinsam vereinbarten Lieferspezifikation.

Die Erarbeitung dieser detaillierten Informationen ist mühsam. Beim ersten orientierenden Test eines neuen Rohstoffes in einer neuen Rezeptur reichen zunächst allgemeine Angaben zu Zusammensetzung, Wirkungsweise und anwendungstechnischen Eigenschaften. Sobald sich jedoch im Rahmen der Entwicklung ein möglicher Einsatz des Rohstoffs abzeichnet, so ist das Einholen detaillierter Angaben erforderlich, um im fortgeschrittenen Entwicklungsstadium nicht von neuen Erkenntnissen, z. B. bezüglich Schadstoffen u. ä., überrascht zu werden.

Hilfreich zur Einholung von Informationen über einen Rohstoff ist eine strukturierte Checkliste; denn allgemeine Fragen führen nicht zu den notwendigen detaillierten Auskünften. In einer derartigen Checkliste für kosmetische Rohstoffe werden im wesentlichen folgende Punkte angesprochen:

1. Bezeichnung des Rohstoffes
2. Lieferant
3. Hersteller (sofern nicht mit Lieferant identisch)
4. Produktunterlagen:
   - Sicherheitsdatenblatt
   - Produktdatenblatt
   - Prüfmethoden
5. Lagerbedingungen
6. CTFA- bzw. INCI-Bezeichnung
7. Qualitätsangaben, z. B. Hinweis auf Arzneibuch- oder ähnliche Spezifikationen
8. Herstellung:
   - Herkunft der Basisrohstoffe
   - Herstellungsprozeß
9. Zusätze zur Stabilisierung, z. B.:
   - Konservierungsstoffe
   - Antioxidantien
10. Produktionshilfsmittel (verblieben im Produkt) z. B.:
    - Katalysatoren
    - Bleichmittel
    - Lösemittel
    - Neutralisationsmittel
11. Schadstoffe, z. B.:
    - Schwermetalle
    - 1,4-Dioxan, Ethylenoxid
    - Monomere
12. Ergebnisse toxikologischer und dermatologischer Prüfungen
13. mikrobiologischer Status; Ergebnisse mikrobiologischer Belastungstests.

Das Arbeiten anhand einer derartigen Checkliste hat für Lieferant und Abnehmer Vorteile. Gemeinsam kann festgestellt werden, wo noch Informationsdefizite bestehen, die der Hersteller gegebenenfalls noch abbauen kann; der Abnehmer kann rechtzeitig den Rohstoff bewerten unter dem Aspekt des vorgesehenen Einsatzes und der Sicherheitsbewertung.

Kommt der Rohstoff zum Einsatz in ein für die Produktion vorgesehenes kosmetisches Mittel und soll dann laufend bezogen werden, dienen die Informationen der Checkliste zur Erstellung einer Lieferspezifikation, die gemeinsam vereinbart wird. In dieser Lieferspezifikation wird der Rohstoff durch die aufgeführten Kriterien eingehend beschrieben.

Es ist jedoch bekannt, daß bei Stoffgemischen, wie sie im Kosmetikbereich weitgehend vorliegen, durch festgelegte Kriterien allein die anwendungstechnischen Eigenschaften nicht gewährleistet werden können, sondern daß die Gleichmäßigkeit des Herstellungsprozesses eine wesentliche Rolle spielt. Daher ist in einer Schlußerklärung zu vereinbaren, daß der Lieferant rechtzeitig über geplante Änderungen des Herstellverfahrens eine Verlagerung der Produktionsstätte oder andere wesentliche Änderungen informiert; dies ist notwendig, denn die Beibehaltung der vereinbarten Spezifikationen allein stellt nicht die Eignung eines Rohstoffs für den vorgesehenen Einsatz sicher.

Im Rahmen der Lieferspezifikation wird ebenfalls festgelegt, welche Angaben im mitzuliefernden Analysenzertifikat enthalten sein müssen. Das Ziel muß sein, grundsätzlich mit jeder Lieferung ein Zertifikat des Lieferanten zu erhalten, und zwar pünktlich beim Eingang jeder Lieferung. Diese mitgelieferten Analysenzertifikate dienen vor allem zwei Zielen, der

– Verpflichtung des Lieferanten und
– Reduzierung des Prüfaufwandes, d. h. der Vermeidung von Doppelarbeit.

Hierin kommt zum Ausdruck, daß die Qualitätssicherung von Zulieferungen eine gemeinsame Aufgabe von Lieferant und Besteller ist.

Zur Integration der Zertifikate in das eigene Qualitätssicherungssystem ist es notwendig, eine Reihe von Lieferungen bezüglich der Übereinstimmung der Zertifikatswerte und der eigenen Werte zu überprüfen und in einem festgelegten Rhythmus jeweils eine Vollprüfung durchzuführen, um die Gleichmäßigkeit der Lieferungen und die Zuverlässigkeit des Lieferanten sicherzustellen.

Dieser Weg muß mit Konsequenz weiterverfolgt werden um die

– Qualität der chemischen Rohstoffe unter Einbeziehung des Lieferanten sicherzustellen,
– Rohstoffbestände zu senken durch schnelleren Durchlauf sowie
– Personalkapazität umzulenken von Qualitätsprüfung zu Qualitätsplanung und -sicherung.

17.4.3 Packmittel

Packmittel sind ein wesentlicher Bestandteil der Produkte der Kosmetikindustrie, da sie dem potentiellen Käufer die ersten Eindrücke von ihnen vermitteln. Zusätzlich spielen sie im Ablauf der Produktion eine wesentliche Rolle für die Effizienz der Konfektionierung. Unter diesen Gesichtspunkten ist es eminent wichtig, Packmittel zum richtigen Zeitpunkt qualitativ einwandfrei bei möglichst geringer Lagerhaltung bereitzustellen.

Am Beispiel der Packmittel läßt sich besonders deutlich der Wandel der Qualitätsstrategie darstellen.

In den 50er und 60er Jahren war das wesentliche Steuerelement zur Sicherstellung einer einwandfreien Packmittelqualität die nach Stichprobenplan unter Anlegung vereinbarter AQL-Werte durchgeführte Eingangskontrolle. Die damals existierende Arbeitsgemeinschaft für statistische Qualitätskontrolle (ASQ), der Vorläufer der heutigen Deutschen Gesellschaft für Qualität (DGQ), führte den Schwerpunkt der Aktivitäten bereits in ihrem Titel.

Wegen heute einzuhaltender geringer Lagerbestände und kurzer Lagerzeiten, der schnell laufenden Konfektioniermaschinen und zu vermeidender Maschinenstillstandszeiten infolge inhomogen verteilter, durch Stichproben nicht erfaßbarer Anteile fehlerhafter Packmittel kann die Eingangskontrolle nur noch eins von verschiedenen Elementen zur Sicherung der Qualität von Packmitteln sein.

Wesentliche Elemente für die Sicherstellung einwandfreier Packmittel sind die

- Entwicklung der Packmittel,
- Erstmusterprüfung,
- Lieferantenqualifikation,
- Eingangsprüfung und
- konsequente Rückmeldung von Mängeln in der Produktion.

Entwicklung. Im Rahmen der Packmittelentwicklung vom Designentwurf bis zur Serienreife werden Packungsentwicklung, technische Betriebsfunktionen sowie Einkauf und Qualitätssicherung frühzeitig eingeschaltet, um die technische Machbarkeit eines Packmittels zu bewerten und deren Verwirklichung zu begleiten und zu gewährleisten. Die Technik der FMEA wird eingesetzt, um Schwachstellen möglichst frühzeitig erkennen und beseitigen zu können.

Die **FMEA** = **F**ailure **M**ode and **E**ffects **A**nalysis (**F**ehler-**M**öglichkeits- und **E**influß-**A**nalyse) umfaßt die **Analyse potentieller Fehler** hinsichtlich

- Wahrscheinlichkeit des Auftretens,
- Wahrscheinlichkeit der Entdeckung und
- Bedeutung für den Kunden,

die Festlegung von Abstellmaßnahmen mit dem Ziel,

– Schwachstellen im Produktionsprozeß zu erkennen,
– Parameter für die Prüfplanung abzuleiten und
– eine Planungsgrundlage für Verbesserungsmaßnahmen zu schaffen.

Im Rahmen der Konstruktions- oder Prozeß-FMEA werden einzelne Merkmale eines Packmittels bewertet bezüglich
– potentieller Fehler,
– potentieller Folgen des Fehlers und
– potentieller Fehlerursachen.

Aus der Bewertung hinsichtlich der
– Wahrscheinlichkeit des Auftretens,
– Bedeutung für Produktion und Kunden und
– Wahrscheinlichkeit der Entdeckung

wird eine Risikoprioritätszahl (RPZ) berechnet. Je höher diese Zahl ist, um so größere Bedeutung hat der Fehler und um so wichtiger sind Maßnahmen zur Fehlervermeidung. So läßt sich nach dieser RPZ eine Prioritätssetzung bezüglich Abstellmaßnahmen durchführen.

Eine derartige FMEA wird durchgeführt in einer Gruppe aus unterschiedlichen Bereichen (z. B. aus Entwicklung, Qualitätssicherung, Betriebstechnik, Produktion und Marketing) unter Einbringen des gesamten Sachverstandes der Gruppenmitglieder durch strukturiert gelenkte Diskussion. Aufgrund des damit verbundenen Aufwandes wird man sie nur durchführen für die Entwicklung wichtiger und komplex zusammengesetzter Packmittel.

Erstmusterprüfung. Die nächste Stufe in der Entwicklung eines Packmittels ist die Beurteilung von Erstmustern in Form eines Erstmusterprüfberichtes. Hierin trägt einerseits der Lieferant seine Werte ein, die dann verglichen werden mit den selbst ermittelten Werten; notwendige Korrekturmaßnahmen werden abgesprochen.

Ein Probelauf mit dem endgültigen Packmittel (gegebenenfalls aus Probewerkzeug) ist notwendig, da nur hier die endgültige Maschinengängigkeit des Packmittels beurteilt werden kann. Dieser Probelauf ist in den Zeitplan der Entwicklung eines neuen Packmittels oder auch eines geänderten Packmittels (bei Formänderung) einzubeziehen.

Lieferantenqualifikation, -inspektion. Neue Lieferanten werden zugelassen nach Durchführen eines Audits durch die Qualitätssicherungsabteilung des Abnehmers in Abstimmung oder zusammen mit Einkauf und Packungsentwicklung. Ein Lieferant ist qualitätsfähig, wenn er die personellen, technischen und organisatorischen Voraussetzungen nachweist, um Qualitätsprodukte liefern zu können. Derartige Audits (Lieferantenqualifikationen) erfolgen anhand einer Checkliste, die im wesentlichen folgende Punkte umfaßt:
– QS-System, Organisation,
– Fertigung, Planung,
– Betriebsmittel,

- Beschaffung,
- Fehlerverhütung,
- Qualitätsprüfung,
- Rückverfolgbarkeit und
- Dokumentation.

Die einzelnen Fragen werden mit Punkten benotet, so daß aus der Summe der Punkte eine Einstufung der Lieferanten vorgenommen werden kann. Erkannte Schwachstellen werden mit dem Lieferanten besprochen und ein Termin für die Verbesserung vereinbart. Bei jedem Lieferanten-Audit sollte so sensibel und flexibel wie möglich auf den Verlauf des Gespräches oder einer Betriebsbesichtigung reagiert werden. Jedes Audit ist mit einer Ortsbegehung des produzierenden Betriebes verbunden. Selbstverständlich sind unbedingt jeglicher Vertrauensbruch zu vermeiden und spezifisches Betriebsknow-how als solches zu behandeln.

Derartige Audits sind ein Instrument, um dem Lieferanten die Qualitätsstrategie zu erläutern und im Gespräch zu verdeutlichen. Hilfreich und informativ ist der Hinweis auf die IKW-Schriften „Qualitätsförderung bei der Packmittelbeschaffung" und „Qualität und Just-in-time". Diese Schriften beschreiben, wie heute Packmittelbeschaffung gesehen wird mit den Aktivitäten im eigenen Hause, beim Lieferanten und in der Zusammenarbeit zwischen Abnehmer und Lieferant.

Neben der diskutierten Lieferantenqualifikation für neue Lieferanten werden regelmäßige Lieferanteninspektionen bei zugelassenen Lieferanten durchgeführt, um die Einhaltung vereinbarter Maßnahmen zu überprüfen.

Dieses System der Lieferantenqualifikationen und -inspektionen richtet sich natürlich bezüglich seiner Dichte nach der Bedeutung des Lieferanten. Es hat sich nach anfänglicher Skepsis bei den Lieferanten gut eingespielt und wird auch ihrerseits als ein gutes Instrument für eine vertrauensvolle und partnerschaftliche Zusammenarbeit anerkannt.

Eingangsprüfung. Die Eingangsprüfung ist noch immer ein wesentlicher Baustein der Qualitätssicherung zugelieferter Packmittel; der Umfang dieser Eingangsprüfung wird jedoch variiert und minimiert je nach Fortschritt der Qualitätsfähigkeit des Lieferanten.

Die klassische Wareneingangsprüfung erfolgt nach mit dem Lieferanten abgesprochenen speziellen technischen Lieferbedingungen, in denen auf Stichprobenpläne und Fehlerbewertungslisten verwiesen wird. In Verbindung mit der Lieferantenbewertung, der Kenntnisse des QS-Systems des Lieferanten und der Datenhistorie wird bei zuverlässigen Lieferanten aus wirtschaftlichen Gründen der Stichprobenumfang reduziert (Dynamisierung des Stichprobenumfangs in Abhängigkeit von Datenhistorie und Skip-lot-Stichprobenprüfung). Im günstigsten Fall wird die Eingangsprüfung bis zur Identitätsprüfung reduziert.

Diese Zuverlässigkeit ist notwendig, wenn man bestimmte Artikel in das Just-in-time-Verfahren (JIT) integrieren will, da bei diesem die Anlieferung kurzfristig nach Eingang in der Produktion eingesetzt wird. Eine Identitätsprüfung ist in jedem Falle notwendig.

Zur Beurteilung eines Packmittels gehört weiterhin seine störungsfreie Verarbeitbarkeit in der Produktion. Insofern ist die Information über Verarbeitbarkeit in der Produktion ein wesentlicher Bestandteil der Bewertung. Diese Rückmeldungen aus der Produktion erfolgen an Qualitätssicherung bzw. Einkauf, die ggf. eine Rückstufung der Lieferantenbewertung in der Qualitätskennzahl (QKZ) bzw. finanzielle Ansprüche, z.B. wegen anfallendem Sortieraufwand, durchsetzen.

Die QKZ dient zur Beurteilung der Qualitätslage einer Anlieferung. Die Zusammenstellung der Entwicklung der QKZ eines Lieferanten ist u.a. Grundlage für Qualitätsgespräche mit den wichtigsten Lieferanten. Dabei sind wiederum nicht Vergangenheitsbetrachtung und Suche nach dem Schuldigen der wesentliche Inhalt, sondern das Absprechen von Maßnahmen für die Zukunft.

Konsequente Reklamation. Fehler, die sich erst in der Produktion bemerkbar machen, führen zu Kapazitätsausfall, Umrüstzeiten, Aussortieren und ähnlichen Aktivitäten. Diese Störungen schlagen um so mehr zu Buche, wenn sie an Hochleistungsfüllzügen auftreten. Die damit verbundenen Kosten müssen eindeutig erfaßt und gegebenenfalls dem Lieferanten in Rechnung gestellt werden. Dies erfordert eine ganz enge Kooperation zwischen Produktion, Qualitätssicherung und kaufmännischen Abteilungen.

Alle geschilderten Aktivitäten dienen dem gemeinsamen Ziel, den steten Verbesserungsprozeß voranzutreiben. Die aus den Erfahrungen gezogenen Erkenntnisse müssen Niederschlag finden in der mittelfristigen Einkaufsstrategie.

17.5 Fertigprodukte

Auch firmenintern existieren Kunden-Lieferanten-Verhältnisse zwischen den Bereichen Entwicklung – Produktion – Planung – Qualitätsprüfung/Qualitätssicherung – Logistik u.a. Auch hier führt nur ein partnerschaftliches Umgehen miteinander zum gemeinsamen Ziel, dem Verbraucher termingerecht und kostengünstig qualitativ einwandfreie Ware zur Verfügung zu stellen.

In dieser Kette spielt die Herstellung kosmetischer Produkte eine wesentliche Rolle. Für sie gilt in besonderer Weise die Beachtung der GMP-Regeln. GMP-Regeln beginnen beim fertig entwickelten Produkt. Bei einem Arzneimittel stände am Ende des Entwicklungsprozesses der Zulassungsantrag, bei einem Kosmetikprodukt wird gemäß der 6. Änderung der EG-KRL die Sicherheitsbewertung („safety assessment") stehen. Mit Inkrafttreten dieser Änderung gelten die GMP-Regeln, die eine zuverlässige Reproduktion des während der Entwicklung konzipierten Modells gewährleisten sollen.

Ein integraler Bestandteil der GMP-Regeln sind alle qualitätssichernden Maßnahmen; diese betreffen sowohl technologische, chemisch-physikalische als auch mikrobiologische Anforderungen. Je nach Größe und Struktur des Produktionsbetriebes werden diese Maßnahmen unterschiedlich organisiert sein:

In-process-control. Diese umfaßt alle Maßnahmen, die zur Steuerung und Korrektur eines Prozesses notwendig sind, wie z. B. die Kontrolle der Viskosität und des pH-Werts des Produktes sowie der Füllmengen und ähnlicher Kenngrößen.

Qualitätsprüfung der Bulkware. Diese bedeutet die Prüfung aller festgelegten Kriterien vor der Abfüllung des Produktes. Sie ist sinnvoll unter dem Aspekt, bei Abweichungen noch Korrekturen anbringen zu können oder bei nicht verkaufsfähiger Ware die Folgekosten der Abfüllung zu vermeiden.

Qualitätsprüfung der abgefüllten Fertigware. Als weitere Kriterien werden zur Freigabe für den Verkauf wichtige, z. B. Identität des Füllgutes, Chargennummer und mikrobiologischer Status, geprüft. Zu diesem Zeitpunkt müssen alle Ergebnisse zur endgültigen Beurteilung zusammengeführt werden, unabhängig davon, in welchen Laboratorien sie erstellt wurden (chemische, physikalische, mikrobiologische Prüfungen).

Wichtig ist eine eindeutige Festlegung der Spezifikationen, der Abläufe und Entscheidungswege. Zur Sicherstellung gleichmäßiger Qualität ist eine konsequente und eindeutige Dokumentation bezüglich sowohl der eingesetzten Materialien als auch der Herstellvorgänge, einschließlich aller Reinigungs- und Desinfektionsmaßnahmen, erforderlich. Die Dokumentation muß eine Rückverfolgung aller Vorgänge während der Herstellung und auch die eindeutige Zuordnung der eingesetzten Ausgangsmaterialien zu den jeweiligen Herstellungschargen erlauben. Diese Dokumentation ist notwendig unter dem Aspekt des Nachvollziehens von Abläufen bei internen oder externen Reklamationen und der Produzentenhaftung, um ggf. einen Entlastungsbeweis antreten zu können (Beweislastumkehr).

Das Ziel der regelmäßig durchgeführten Chargenprüfungen im Rahmen der Qualitätsprüfung während und nach der Herstellung muß auch hier sein, Fehlerverhütung zu betreiben, d. h. bei aufgetretenen Mängeln primär festzulegen, was künftig geändert werden muß, um in Zukunft den Fehler zu vermeiden. Dies bedeutet nicht immer nur Lösungen im Rahmen der Produktion, sondern kann auch Auswirkungen haben, u. a. auf Rezepturgestaltung in der Entwicklung bzw. die Variation oder eindeutigere Fassung der Herstellanweisung. Erfahrungen verschiedener Industriezweige zeigen, daß bei ernsthafter und selbstkritischer Betrachtungsweise mehr als die Hälfte aller am Ende sichtbar werdenden Fehler ihre Ursache in einem vor der Serienproduktion liegenden Stadium haben. Die Ergebnisse der Qualitätsprüfung dienen demnach einer zweifachen Zielsetzung, der

- Freigabe der aktuell hergestellten Ansätze und Fertigprodukte und
- Auswertung und Zusammenfassung der Ergebnisse, z. B. in monatlichen oder quartalsweisen Zusammenstellungen.

Aus diesen Zusammenstellungen sind Schwerpunkte oder immer wiederkehrende Effekte zu erkennen, so daß daraus Maßnahmen zur Verbesserung gemeinsam abgeleitet werden können. Derartige Übersichten sollen nicht den Anstrich einer „schwarzen Liste" erhalten; hier spielt die Art, in dem diese Berichte abgefaßt sind, eine wesentliche Rolle für die Akzeptanz der Aussagen und ggf. der gemachten Verbesserungsvorschläge.

17.6 Mikrobiologische Qualitätssicherung

Die Aspekte der mikrobiologischen Qualitätssicherung sind integraler und wichtiger Bestandteil aller Qualitätssicherungsaktivitäten. Sie werden entsprechend ihrer Bedeutung in Kap. 13 separat behandelt.

17.7 Audits

Audits haben in den letzten Jahren verstärkt Eingang gefunden in den Bereich der Qualitätssicherung. Sie sind wertvolle Instrumente, um die Wirksamkeit des Qualitätssicherungssystems und der damit verbundenen Aktivitäten aufzunehmen, zu bewerten, ggf. Schwachstellen zu erkennen und Abhilfemaßnahmen festzulegen. Derartige Audits werden künftig mehr Bedeutung bekommen, wird es doch immer stärker darauf ankommen zu bewerten und nachzuweisen, daß installierte Verfahren und Arbeitsanweisungen wie vorgesehen praktiziert und angewendet werden. Die prüfenden Tätigkeiten werden stärker als früher so weit wie möglich prozeßnah durchgeführt, und die Aufgaben einer Abteilung „Qualitätssicherung" oder „Qualitätsmanagement" werden sich intensiver verlagern zu Aufgaben von Audits, um die Wirksamkeit des Systems zu überwachen und um gemeinsam mit allen Beteiligten Verbesserungen durchzuführen. Die auditierende Abteilung darf niemals ein derartiges Audit als Machtinstrument einsetzen; es ist ein Kommunikationsinstrument.

Prinzipiell werden drei Auditvarianten unterschieden, das Produkt-, das Verfahrens- und das Systemaudit. Meist wird das Systemaudit angewandt. Ein derartiges Audit wird durchgeführt von einem Auditteam, das der Aufgabenstellung und dem Umfang des Audits angepaßt ist. Derartige Audits werden einerseits bei Zulieferern (s. Kap. 17.4.3), andererseits in eigenen Produktionsstätten durchgeführt, und zwar anhand einer Checkliste, die z. B. für ein GMP-Audit Fragen zu folgenden Bereichen umfaßt:

- Gebäude und Einrichtungen,
- Personal,
- Wasser,
- Herstell- und Abfüllmaschinen,
- Rohwaren/Packmittel/Lagerung,
- Ablauf/Materialfluß,
- Lohnhersteller/-abfüller und
- Qualitätslabor.

Je nach Größe und Umfang des zu auditierenden Bereiches beträgt die Dauer des Audits 1–2 Tage. Für jedes Audit wird ein Abschlußbericht erstellt, anhand dessen ein Terminplan für erforderliche Verbesserungsmaßnahmen festgelegt wird.

17.8 Kundenreklamationen

Eine der wichtigsten Informationen über Qualitäts- und Akzeptanzprobleme eines Produktes unter Marktbedingungen stellen die Beanstandungen dar, die eine Firma von außen erreichen. Die Verantwortlichkeit der Qualitätssicherungsabteilung sollte hierbei nicht nur auf die analytische Untersuchung etwaiger Produktfehler beschränkt sein, sondern auch die Dokumentation aller eingehenden Beanstandungen sowie die Verfolgung der Maßnahmen umfassen, die zur Korrektur erkannter Fehlerquellen ergriffen worden sind.

Jede einzelne Beanstandung muß umgehend bearbeitet und beantwortet werden. Dabei sind folgende Fragen zu überprüfen:

- Ist die Beanstandung berechtigt oder unberechtigt?
- Welche Ursachen haben zu der Beanstandung geführt?
- Welche Konsequenzen müssen gezogen werden?
- Welche Maßnahmen können zur Verhinderung ähnlicher Beanstandungen getroffen werden?

Das Erfassungssystem muß so beschaffen sein, daß Häufungen von Fehlern bei einem Produkt kurzfristig erkannt werden, um Verbesserungsmaßnahmen gemeinsam mit beteiligten Fachabteilungen zu veranlassen.

In bestimmten Zeitabständen sind Auflistungen der Reklamationen zu erstellen, um den beteiligten Bereichen eine benutzerfreundliche Übersicht zur Verfügung zu stellen. Für derartige Listen sind folgende beispielhafte Ordnungskriterien sinnvoll:

Produkt: Stabilität,
Aussehen,
Geruch und
Konsistenz/Viskosität.

Verpackung: Füllmenge,
Funktion und
Dichtigkeit.

Verträglichkeit: allergische Reaktionen,
Haut- und Schleimhautreizung.

Unter der Rubrik „allergische Reaktionen" sollten nur von einem Facharzt bestätigte Fälle aufgeführt werden.

Zur Bewertung ist eine produktbezogene Auswertung mit Angabe einer Reklamationsquote in bezug auf die verkauften Einheiten sinvoll.

Ferner empfiehlt es sich, allgemeine Anfragen, die keine Reklamation im eigentlichen Sinne sind, systematisch zu erfassen, z. B. Fragen zu Inhaltsstoffen, Packmitteln und Umweltfragen. Die Anzahl und die Art der Anfragen lassen Rückschlüsse zu auf Trends des Verbraucherinteresses.

17.9 Ausblick

Maßnahmen zur Qualitätssicherung werden auch zukünftig weiterentwikkelt und verbessert werden. Qualitätssicherung ist im Prinzip nicht der Name einer Abteilung, sondern die Bezeichnung der Denkweise für alle Abläufe eines Unternehmens. Daher findet der Begriff „Qualitätsmanagement" stets mehr Anwendung, um das Ziel einer ständigen Optimierung der Geschäftsprozesse zum Ausdruck zu bringen. Als Katalysator und Integrator für diese Aktivitäten in einem Unternehmen zu wirken und diese Aktivitäten voranzutreiben, wird künftig die Aufgabe des Qualitätsmanagements sein.

Literatur

DGQ + SAQ-Schrift (1990), 16-03, Skiplot-Stichprobenprüfung, Deutsche Gesellschaft für Qualität e. V., August-Schanz-Str. 21 A, 60433 Frankfurt/Main, (Bezugsquelle: Beuth-Verlag GmbH, 10772 Berlin).

Feltkamp, H., Fuchs, P., Sucker, H. (1983), Pharmazeutische Qualitätskontrolle. Georg Thieme Verlag, Stuttgart, New York.

Fehlerbewertungslisten, Qualitätssicherung von kosmetischen und pharmazeutischen Packmitteln. Edito Cantor-Verlag, Aulendorf.

Gaster, D. (1993), Systemaudit. DGQ-Schrift 12-63, Deutsche Gesellschaft für Qualität e. V., August-Schanz-Str. 21 A, 60433 Frankfurt/Main (Bezugsquelle: Beuth-Verlag GmbH, 10772 Berlin).

Gesell, H. (1992), Die Bedeutung von GMP in der kosmetischen Industrie, Vortrag bei Concept-Symposion 9./10. April 1992 in Darmstadt: GMP Aspekte in der Kosmetik-Industrie.

Henckels, I. (1991), Von AQL zu TQM, QZ **36,** 564–565.

IKW-Schrift (1995), Qualität und Kosten bei Packmitteln. Industrieverband Körperpflege- und Waschmittel, Karlstr. 21, 60329 Frankfurt/Main.

IKW-Schrift (1992), Kosmetik-GMP: Leitlinien zur Herstellung kosmetischer Artikel. Industrieverband Körperpflege- und Waschmittel, Karlstr. 21, 60329 Frankfurt/Main.

IKW-Schrift (1993), Qualitätssicherungssysteme: Leitfaden für die kosmetische Industrie. Industrieverband Körperpflege- und Waschmittel, Karlstr. 21, 60329 Frankfurt/Main.

IKW-Schrift (1989), Qualitätsförderung bei der Packmittelbeschaffung. Industrieverband Körperpflege- und

Waschmittel, Karlstr. 21, 60329 Frankfurt/Main.

IKW-Schrift (1992), Qualität und Just in time (JIT). Industrieverband Körperpflege- und Waschmittel, Karlstr. 21, 60329 Frankfurt/Main.

Masing, W. (1994), Handbuch Qualitätsmanagement, 3. Aufl., Hauser, München, Wien.

Qualitätskontrolle in der Automobilindustrie, Verband der Automobilindustrie e.V. (VDA), Westendstr. 61, 60325 Frankfurt/Main.

Spitzner, W. (1991), Defizite in der Eingangsprüfung, QZ **36,** 627–630.

Teichert, K. (1993), Fehlerverhütung statt Fehlerentdeckung, Parfümerie und Kosmetik **74,** 290–306.

18 Allgemeine Grundprinzipien zur Herstellungstechnologie kosmetischer Mittel

18.1 Definitionen

18.1.1 Technische Methoden zur Stoffvereinigung

Bei der Herstellung kosmetischer Produkte werden verschiedene Verfahren angewendet, mehrere Stoffe möglichst innigst zu vermischen. Je nach der erforderlichen Mischintensität werden ein oder mehrere Verfahren der Stoffvereinigung eingesetzt, die hintereinander oder parallel ablaufen können. Im folgenden werden wichtige Begriffe der Stoffvereinigung erläutert.

Mischen. Grundoperation der chemischen Verfahrenstechnik, die der weitestgehenden Homogenisierung von Stoffen dient. Die Stoffströme sollen so vereinigt werden, daß in Teilvolumina eine möglichst gleichmäßige Zusammensetzung der einzelnen Komponenten gegeben ist.

Homogenisieren. Verändern des Verteilungszustands und der Teilchengröße der inneren Phase von Emulsionen und Suspensionen, so daß mikroskopisch betrachtet ein homogenes System entsteht und sich die verteilte Phase ohne Einwirkung äußerer Kräfte nicht absetzt oder aufrahmt.

Dispergieren. Vermischen eines aus zwei (oder mehreren) Phasen bestehenden Stoffsystems, bei dem ein Stoff (disperse Phasen) in einem anderen (Dispersionsmittel) in feinster Form verteilt (dispergiert) wird. Sowohl die Teilchen der dispersen Phase als auch das Dispersionsmittel können fest, flüssig oder gasförmig sein. Beispiele für Dispersionen sind Aerosole, Emulsionen, Suspensionen und Kolloide.

Emulgieren. Vermischen von zwei nicht oder nur wenig ineinander löslichen Flüssigkeiten, von denen die eine in der anderen fein verteilt wird. Die äußere Phase bezeichnet man als die kontinuierliche Phase bzw. als Dispersionsmittel, die darin verteilte Flüssigkeit als die innere, diskontinuierliche oder disperse Phase. Kosmetische Emulsionen bestehen meistens aus einer wäßrigen polaren Phase und einer unpolaren Ölphase.

Suspendieren. Verteilen sehr kleiner, jedoch nicht molekularer Teilchen eines festen Stoffes in einer Flüssigkeit. Die Suspensionen sind wie Emulsionen meist optisch trüb und neigen dazu, sich unter Einfluß der Schwerkraft abzusetzen.

18.1.2 Emulgierprozesse

Bei der Herstellung einer Emulsion werden zwei ineinander unlösliche Stoffe, nämlich Fett und Wasser, vermischt. Zur Erzielung einer haltbaren Emulsion müssen Fett- und Wasserphase mechanisch unter 10 µm (Mikron) zerkleinert und anschließend mit Hilfe eines Emulgators stabilisiert werden. Grobdisperse Emulsionen (s. **18.1**) zeichnen sich durch eine niedrige, feindisperse Emulsionen (s. **18.2**) durch eine hohe Stabilität aus.

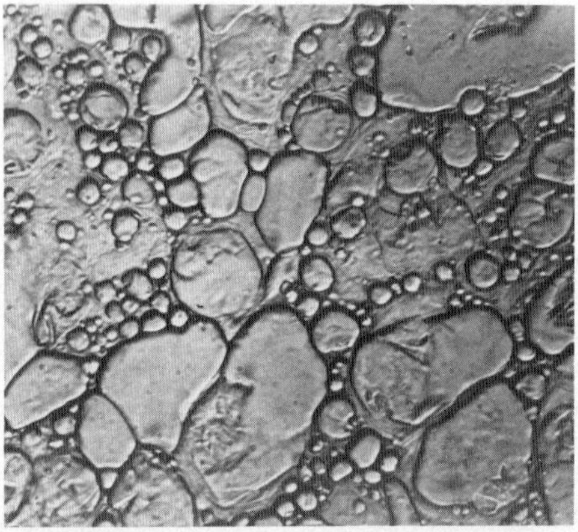

18.1 Grobdisperse Emulsion

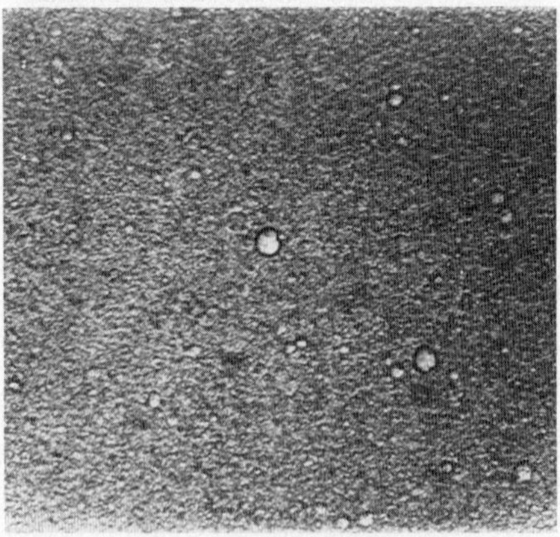

18.2 Feindisperse Emulsion

Üblicherweise werden Öl- und Fettphase getrennt vorgelegt, auf 50–70 °C erwärmt und anschließend voremulgiert. Alle wasserlöslichen Stoffe befinden sich dabei in der Wasserphase, alle fettlöslichen Anteile in der Fettphase.

Die nach dem **Hot/Hot-Prozeß** (beide Phasen werden getrennt auf 50–70 °C erwärmt) hergestellte Voremulsion wird vor der Zugabe von Parfümöl und Farbstoff bis auf Zimmertemperatur abgekühlt und anschließend nachemulgiert. In einigen Fällen der Emulsionsherstellung kann von einer 20–30 °C warmen Wasserphase ausgegangen werden. Bei diesem **Hot/Cold-Prozeß** kann auf Kühlen vor der Parfümöl- und Farbstoffzugabe verzichtet werden. Handelt es sich bei der Fettphase um ein bei Zimmertemperatur dünnflüssiges Öl, so können beide Phasen mit einer Temperatur von 20–30 °C vorgelegt und emulgiert werden (**Cold/Cold-Prozeß**).

18.1.3 O/W- und W/O-Emulsion

Soll eine Emulsion aus Wasser und einem Öl hergestellt werden, so können zwei Emulsionstypen resultieren. Ist das Öl in Tröpfchenform in Wasser verteilt, so handelt es sich um eine **O/W-Emulsion** (Öl-in-Wasser-Emulsion), ist dagegen das Wasser in Tröpfchenform im Öl verteilt, liegt eine **W/O-Emulsion** (Wasser-in-Öl-Emulsion) vor.

Beide Emulsionstypen lassen sich durch mechanische Zerkleinerung der Öl- und Wasserphase herstellen (s. ◘ 18.**3**, S. 512). Um ein Zusammenfließen (Koaleszieren) der erzeugten Öl- bzw. Wassertröpfchen zu verhindern, müssen der Emulsion zur Stabilisierung Emulgatoren zugesetzt werden. Diese überziehen die Flüssigkeitströpfchen mit einem stabilen, meist hochviskosen Film, setzen die Grenzflächenspannung herab und stabilisieren auf diese Weise die Emulsion.

Bei den Emulgatoren handelt es sich um polare Stoffe, die in ihrem Molekül hydrophile (wasserlösliche) und hydrophobe (öllösliche) Gruppen enthalten. Die Löslichkeit des Emulgators in den beiden Phasen bestimmt praktisch den Emulsionstyp (s. ◘ 18.**4**, S. 512). Diejenige der beiden Phasen, in der der Emulgator besser löslich ist, wird zur äußeren Phase. Ist der Emulgator besser in Wasser löslich, so erhält man eine O/W-Emulsion. Hat der Emulgator dagegen eine bessere Löslichkeit in Öl, entsteht unter sonst gleichen Herstellbedingungen eine W/O-Emulsion.

18.2 Misch- und Homogenisiersysteme

18.2.1 Statische und dynamische Mischer

Für das Vermischen verschiedener Komponenten, die ineinander löslich oder unlöslich sein können, werden statische oder dynamische Mischer eingesetzt. Die bekanntesten in der Verfahrenstechnik benutzten dynamischen

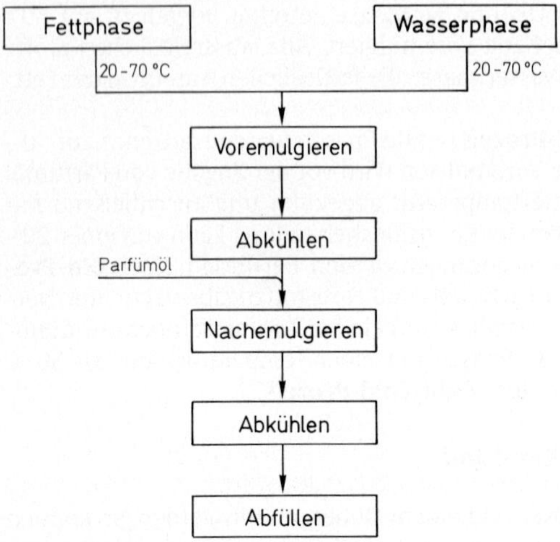

18.3 Schematische Darstellung des Emulgierprozesses

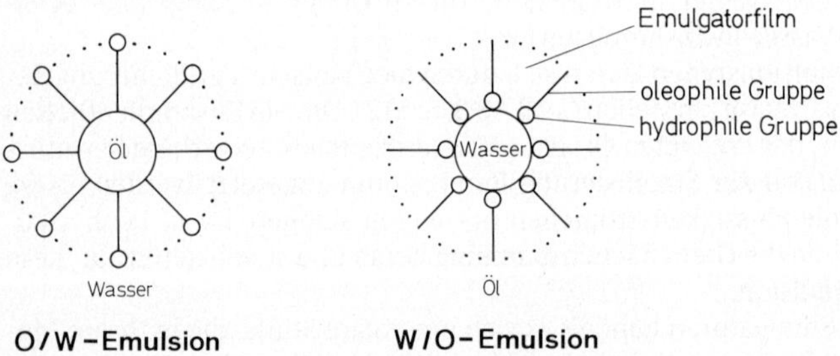

18.4 Schematische Darstellung der Emulsionstypen

Mischer sind die verschiedenen Rührertypen und die nach dem Rotor-/Stator-Prinzip arbeitenden Geräte (Einzelheiten dazu werden in den beiden folgenden Abschnitten erläutert).

Bei kontinuierlich betriebenen Großanlagen werden Flüssigkeiten oft in den Rohrleitungen vermischt. Eine ausreichende Mischgüte wird dann erzielt, wenn die Rohrlänge mind. dem 100fachen Rohrdurchmesser entspricht. Um eine ausreichende Mischintensität auch bei zähen Komponenten und kurzen Mischstrecken zu erzielen, werden in die Rohrleitungen oft feste Schikanen eingebaut. Derartige statische Mischer oder Inline-Mischer enthalten keine beweglichen Teile. Das Mischgut wird allein durch Druckdifferenz transportiert, wobei die Leitungseinbauten den Massenstrom zunächst aufteilen und anschließend in geänderter Anordnung wieder zusammenführen. Die Mischgüte statischer Mischer ist abhängig von der Geometrie der Einbauten (Bauart), der Anzahl der Einbauten (Zahl der Elemente) und von den physikalischen Eigenschaften der Stoffströme.

Als Beispiel für statische Mischer seien der Kenics-Mischer (s. 18.**5**, S. 514) und der Sulzer-Mischer (s. 18.**6**, S. 514) genannt. Beide Ausführungen haben sich vorzugsweise beim Vermischen niedrigviskoser und gut mischbarer Komponenten (z.B. bei der Herstellung von Lotionen) bewährt. Der Sulzer-Mischer kann darüber hinaus auch beim Vermischen mittel- bis hochviskoser Komponenten eingesetzt werden.

18.2.2 Rührersysteme

Das Mischen durch Rühren zählt zu den wichtigsten Grundoperationen der Verfahrenstechnik. Zur Lösung von Rühraufgaben stehen die unterschiedlichsten Rührerformen zur Verfügung. Die gebräuchlichsten Rührertypen sind in 18.**7** (S. 514) abgebildet.

Meistens wird in Behältern gerührt, wobei der Rühreffekt vom Rührertyp, von der Behälterform sowie von den Einbauten im Behälter bestimmt wird. Die verschiedenen Rührertypen lassen sich oft nur in ganz bestimmten Viskositätsbereichen wirtschaftlich einsetzen. Die Auswahl des Rührers muß speziell auf den Rührkessel und auf das zu rührende Medium abgestimmt sein. Beispielsweise sind der Propeller- und der Scheibenrührer hauptsächlich für dünnflüssige Medien geeignet, nicht jedoch für zähe Produkte. Bei zähen Produkten werden Anker-, Gitter-, Blatt-, Kreuzbalken- und MIG-Rührer eingesetzt. Der MIG (Mehrstufen-Impuls-Gegenstrom)-Rührer der Firma

18.**5** Prinzip Kenics-Mischer

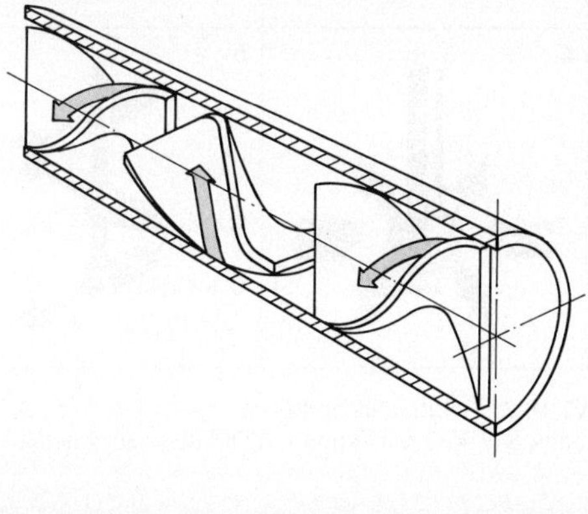

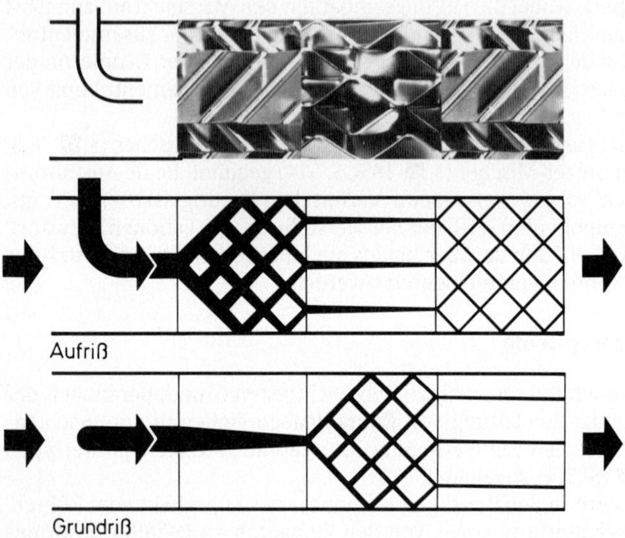

18.6 Prinzip Sulzer-Mischer

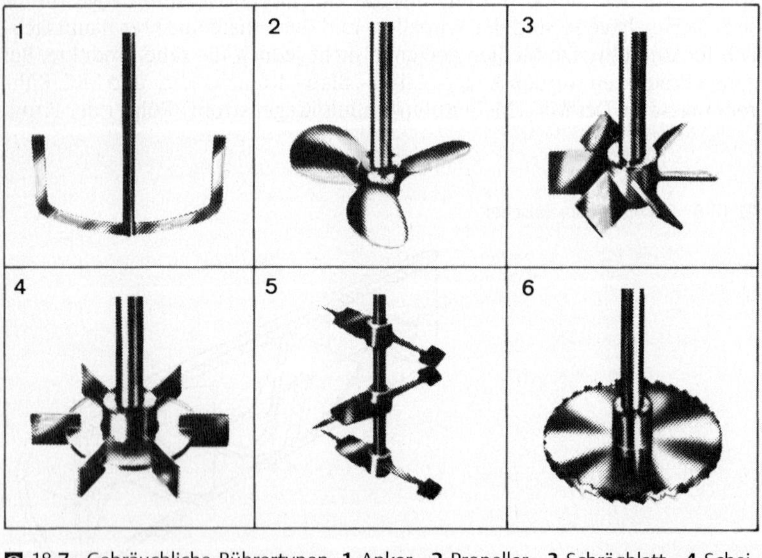

18.7 Gebräuchliche Rührertypen. **1** Anker-, **2** Propeller-, **3** Schrägblatt-, **4** Scheiben-, **5** EKATO-MIG-Rührer, **6** EKATO-Mizerscheibe

EKATO, ein besonders universeller Rührertyp, ist ein langsam laufender Kreuzbalkenrührer, der zum Homogenisieren, Suspendieren und Dispergieren geeignet ist. Für besonders hochviskose Flüssigkeiten werden meistens Wendelrührer bevorzugt.

18.2.3 Rotor-/Stator-Geräte

An kosmetische Emulsionen und Suspensionen werden hinsichtlich Aussehen und Haltbarkeit höchste Ansprüche gestellt, die oft nur mit sog. Rotor-/Stator-Geräten erzielt werden können. Diese bestehen prinzipiell aus einem ringförmigen Stator und einem sich im Innern des Stators drehenden Rotor. Durch die Zentrifugalwirkung des drehenden Rotors wird das Vorgemisch durch einen im mm-Bereich variierbaren Spalt geschleudert und dabei zerkleinert.

Die Zerkleinerung der Partikelchen im Rotor-/Stator-Gerät stellt eine hydromechanische Stoffverteilung dar, die im wesentlichen von der Drehzahl des Rotors, dem Durchmesser und der Spaltbreite abhängt.

Die Geräte werden allein oder öfter in Kombination mit verschiedenen Rührertypen eingesetzt. Die bekanntesten nach dem Rotor-/Stator-Prinzip (s. 18.**8**, S. 516) arbeitenden Homogenisiergeräte sind der Ultra-Turrax und der Dispax-Reaktor (Janke und Kunkel), der Disho (Koruma) sowie die Zahnkolloid-Mühle MZ (Fryma) (s. 18.**9**, S. 516).

18.2.4 Hochdruck-Homogenisatoren

Neben den klassischen Methoden der Homogenisierung (statische und dynamische Mischer, Rotor-/Stator-Systeme) stellt die sog. Hochdruckhomogenisierung in der Chemie, Pharmazie und Kosmetik eine äußerst interessante Variante dar. Emulsionen und Dispersionen, die hohen Stabilitätsanforderungen und glattem Aussehen genügen müssen, sind oft nur unter Einsatz von Hochdruck-Homogenisatoren herstellbar.

Grundsätzlich können alle fließfähigen Medien, auch nichtmischbare Flüssigkeiten und Suspensionen, bearbeitet werden. Bei Flüssig/Flüssig-Dispersionen erhält man nach dieser Methode Tröpfchengrößen im Nanometerbereich (10^{-9} m), bei Fest/Flüssig-Dispersionen Partikelgrößen im Mikrometerbereich (10^{-6} m).

Physik der Hochdruck-Homogenisierung. Die Hochdruck-Homogenisierung ist ein Vorgang der Stoffdispergierung, bei dem eine Voremulsion oder eine Suspension unter Anwendung von Drücken von 10^7 – 10^8 Pa durch einen engen Spalt gepreßt werden und anschließend gegen einen Prallring prallen (s. 18.**10**, S. 516). Beim Durchgang durch diese Anordnung ergeben sich starke Turbulenzen und Kavitationen mit zusätzlicher Scherbeanspruchung der Dispersion. Druckdifferenz, Spaltweite und Prallring beeinflussen im we-

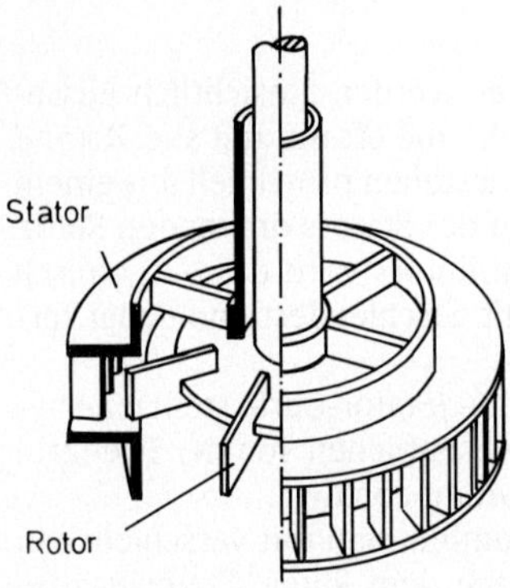

18.8 Rotor-/Stator-Prinzip

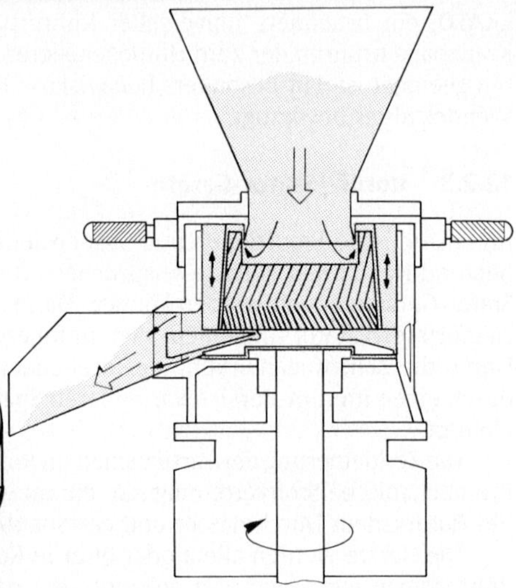

18.9 Zahnkolloid-Mühle

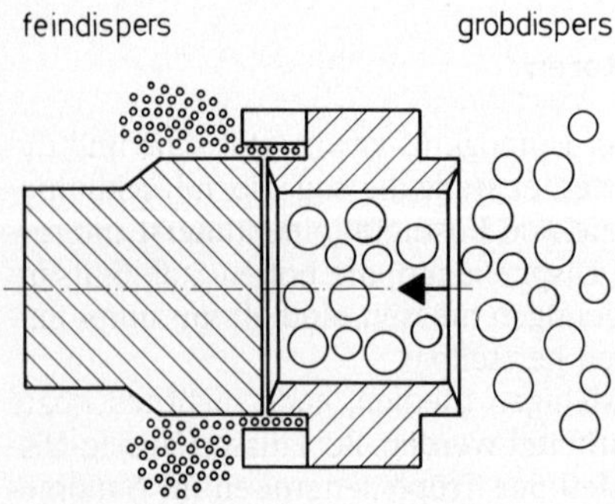

18.10 Prinzip der Hochdruck-Homogenisierung

sentlichen den Homogenisier- bzw. Dispersionsgrad und damit das äußere Aussehen (Glätte) und die Stabilität der resultierenden Emulsionen bzw. Dispersionen.

Die für diesen Mischvorgang verwendeten Maschinen können batchweise oder kontinuierlich betrieben werden. Bei besonders kritischen Dispersionen werden Mehrfach-Hochdruck-Homogenisatoren mit Zwischenentspannung eingesetzt. Hauptanbieter von Hochdruck-Homogenisatoren sind die Firmen Bran & Lübbe und APV Schröder.

18.3 Herstellverfahren

18.3.1 Auswahlkriterien

Kosmetische Emulsionen und Dispersionen lassen sich prinzipiell in kontinuierlichen und diskontinuierlichen Anlagen herstellen. Von Fall zu Fall muß geprüft werden, welchem dieser beiden Verfahren der Vorzug gegeben werden soll. Ein Vergleich dieser beiden Prozesse zeigt folgende charakteristischen Merkmale:

Diskontinuierliche Prozesse sind vorteilhaft, wenn

- viele verschiedene Produkte in relativ kleinen Mengen produziert werden sollen (d. h. häufiger Produktwechsel),
- Rezepturen mit vielen Komponenten zur Anwendung kommen,
- Komponentendosierungen gravimetrisch erfolgen sollen,
- während der Herstellung geheizt/gekühlt werden soll,
- die Anlage manuell oder halbautomatisch betrieben werden soll und
- die Nachbehandlung bzw. Weiterbehandlung erst nach vorliegender Laboranalyse erfolgen kann.

Kontinuierliche Prozesse sind vorteilhaft, wenn

- relativ große Mengen produziert werden sollen (wenig Produktwechsel),
- die Rezepturen der verschiedenen Produkte sich nur wenig voneinander unterscheiden,
- die Emulgier- oder Dispergieranlage mit kontinuierlichen Wärmetauschern (Kühlern) kombiniert werden kann,
- die Produktionsanlage mit einer kontinuierlichen Abfüll- und Verpakkungsanlage betrieben werden soll,
- die Produktionsanlage mit einer Prozeßsteuerung (Rechner) gefahren werden soll und
- gleichmäßige Qualität bei geringen Qualitätsschwankungen erforderlich ist.

Die diskontinuierlichen Anlagen werden für Chargengrößen von 2 l (Labormaßstab) bis 4 000 l Nutzvolumen (Produktionsmaßstab) gebaut. Kontinuierliche Anlagen werden für Produktströme ab 500 l/h bis max. 15 000 l/h angeboten. Die Erfahrung hat gezeigt, daß bei Leistungen unterhalb 500 l/h die Chargenherstellung wirtschaftliche Vorteile bietet.

Neben diesen beiden klassischen Verfahrensalternativen (kontinuierlich/diskontinuierlich) haben sich auch halbkontinuierliche Prozesse durchgesetzt. Das Wesensmerkmal dieser Prozesse besteht darin, daß die Wasser- und Ölphasen diskontinuierlich zubereitet und anschließend kontinuierlich durch das 1- bzw. 2stufige Dispergiergerät und den Kühler gefördert werden.

18.3.2 Diskontinuierliche Verfahren

Die diskontinuierliche bzw. chargenweise Herstellung kosmetischer Produkte spielt bei der Produktvielfalt und den oft relativ kleinen Mengen eine bedeutende Rolle. Entsprechend groß ist das Angebot an Apparaturen bzw. Anlagen. Aus ihrer Vielzahl werden einige nachfolgend vorgestellt.

Homogenisiermischer der Fa. Becomix. Die Homogenisiermaschine der Fa. Becomix (s. 18.**11**) dient der diskontinuierlichen Herstellung von Salben, Emulsionen, pastenähnlichen Produkten und Cremes. Sie besteht aus einem doppelwandigen Behälter (zum Heizen und Kühlen) mit verschiedenen Mischwerkzeugen. Als Mischwerkzeuge sind ein nach dem Rotor-/Stator-Prinzip arbeitender Homogenisator mit außenliegender Umlaufleitung und ein Ankerrührwerk mit speziellen Kesselwandabstreifern eingebaut. Durch die besondere Anordnung der Mischwerkzeuge ist eine intensive, dreidimensionale Bewegung des Mischgutes bei niedrig- bis hochviskosen Produkten gewährleistet. Die Standardhomogenisiermaschine wird für 2,5 l (Laborbedarf) – 5 000 l (Produktion) angeboten.

Frymix-Prozeßanlage der Fa. Fryma. Die Frymix-Prozeßanlage stellt eine sehr vielseitige Maschine zur diskontinuierlichen Herstellung verschiedenster Produkte wie Gels, Cremes und Zahnpasten dar (s. 18.**12**, S. 520). Sie ist eine Vakuum-Misch- und Homogenisieranlage, in der der gesamte Herstellprozeß unter Vakuum abläuft. Durch Unterdruck können die zu verarbeitenden flüssigen und pulverförmigen Stoffe über Zuführventile eingesaugt werden.

Das Kernstück der Anlage besteht aus einem heiz- und kühlbaren Doppelmantelbehälter, einem nach dem Rotor-/Stator-Prinzip arbeitenden Homogenisator und einem speziellen Abstreifrührwerk, wodurch ein Anhaften des Produktes an den Wärmetauscherflächen und am Deckel verhindert wird. Durch Drehzahl- und Spaltbreitenänderung lassen sich die gewünschten Teilchendurchmesser der homogenisierten Stoffe erreichen. Bei Bedarf kann die Anlage mittels des Prozeßautomatisierungssystems Frymatic vollautomatisch gesteuert werden. Die Frymix-Prozeßanlage wird in verschiedenen Baugrößen von 12 – 3 000 l Nutzvolumen angeboten.

Unimix-SR-System der Fa. Haagen & Rinau. Für die diskontinuierliche Herstellung kosmetischer Produkte der verschiedensten Viskositätsbereiche, wie Shampoos, Gele, Salben, Zahnpasten u. a., stellt der Unimix-Hochleistungsproduktionsmischer der Fa. Haagen & Rinau eine interessante und bewährte Verfahrensalternative dar (s. 18.**13**, S. 521).

Die Anlage besteht aus einem vakuum- und druckfesten Doppelmantelbehälter (Heizen/Kühlen), einem stufenlos regelbaren Rührwerkzeug, dem Unimix-Hochleistungshomogenisator und diversen vollautomatischen

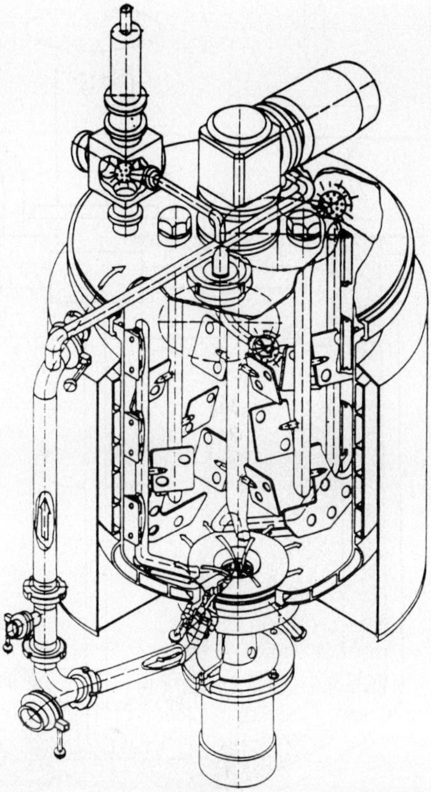

18.11 Schematische Darstellung des Becomix-Homogenisiermischers

Dosieranschlüssen für Flüssigkeiten und Pulver. Durch mehrmaliges Rezirkulieren über eine außenliegende Umlaufleitung läßt sich der Homogenisierungsgrad der Mischungen weiter verbessern. Die Anlage wird in verschiedenen Baugrößen von 1 l (Labormischer) – 6 000 l Nutzvolumen (Produktionsmischer) angeboten.

Disho V der Fa. Koruma. Eine weitere interessante Alternative zur chargenweisen Herstellung von kosmetischen Produkten stellen die von der Fa. Koruma entwickelten Anlagen zum Dispergieren und Homogenisieren dar. Die Anlagen, gebaut für Chargengrößen von 7 – 3 000 l, haben sich bestens bewährt bei der Herstellung von nieder- bis hochviskosen Produkten, wie z. B. Lotionen, Salben, Cremes und Suspensionen.

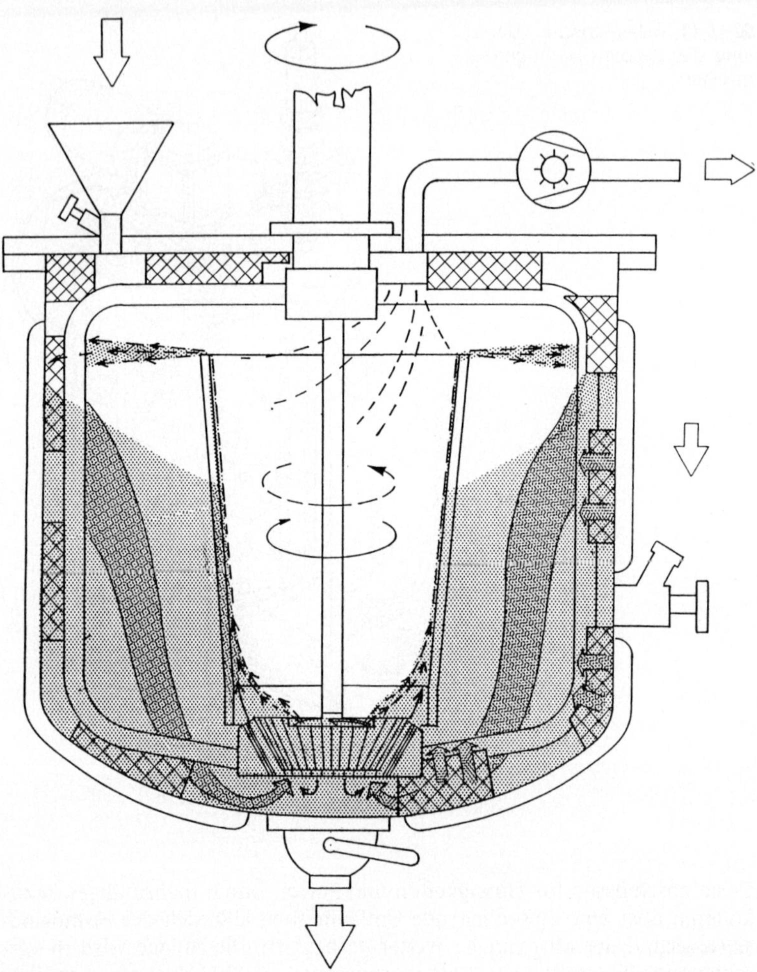

18.12 Arbeitsprinzip der Frymix-Prozeßanlage

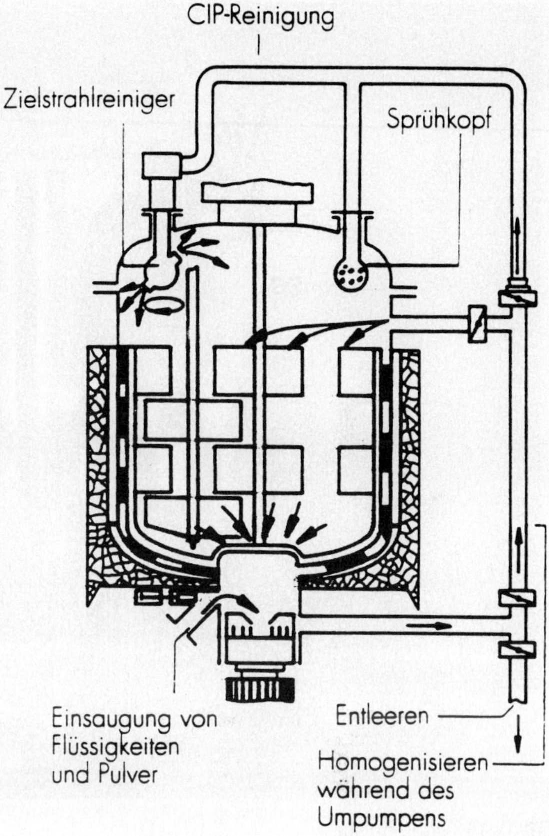

18.**13** Schematische Darstellung des Unimix-Hochleistungsproduktionsmischers

Die wesentlichen Bestandteile der Anlage sind ein vakuumdichter Arbeitsbehälter mit einem Rührwerk mit Wandabstreifer und ein am Boden des Behälters befindliches Dispergier- und Homogenisiergerät (Disho-System) (s. 18.**14** u. 18.**15**, S. 522 u. 523). Die einzelnen Komponenten werden über das Homogenisiersystem in die evakuierte Anlage eingesaugt, intensiv gemischt (Rotor-/Stator-Prinzip) und über eine Rezirkulationsleitung in den Arbeitsbehälter zurückbefördert. Nach mehrmaligem Umlauf wird eine gleichmäßige Verteilung der Phasen miteinander und damit ein homogenes Endprodukt erzielt.

Turbomischer TE.3 der Fa. Pressindustria. Der Turbomischer TE.3 (s. 18.**16**, S. 524), eine vielseitige Mischanlage für mittel- bis hochviskose

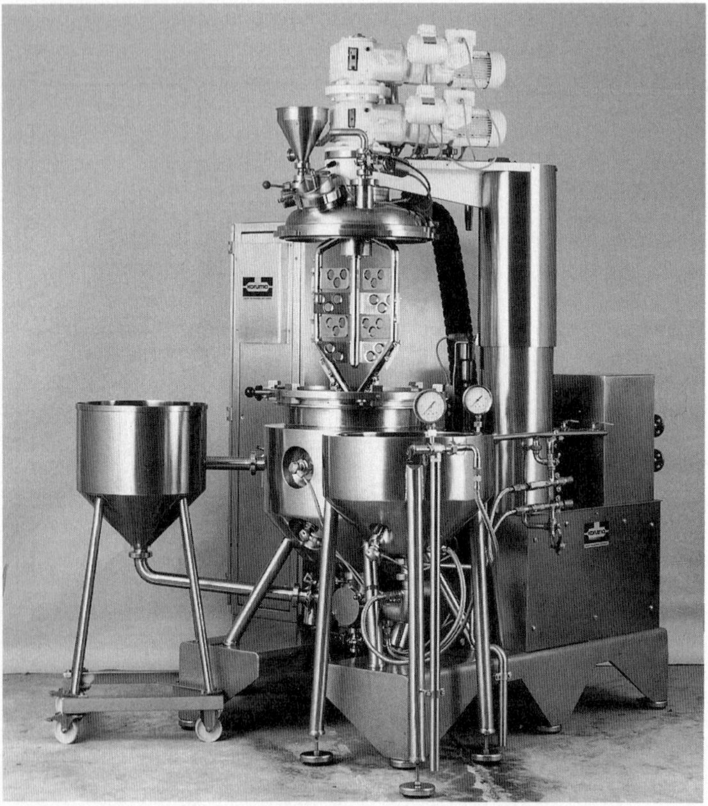

18.**14** Disho-Anlage

Produkte, wird hauptsächlich zur Herstellung von Emulsionen, Cremes und Lotionen verwendet. Die Standardmaschine wird für 100–4 000 l Nutzinhalt gebaut.

Der Turbomischer ist mit einem Heiz- und Kühlmantel ausgerüstet und kann unter Vakuum oder Druck (Dampfsterilisation) betrieben werden. Das Rührsystem der Mischanlage besteht aus drei Rührelementen, einem Anker- und Balkenrührer sowie einer hochtourigen Turbine.

Alle drei Rührelemente sind am Deckel des Mischers befestigt und werden durch drei konzentrische Wellen angetrieben. Der mit Teflonschabern ausgerüstete Ankerrührer und der Balkenrührer rotieren gegenläufig. Die hochtourige Turbine wird gewöhnlich nur zur Herstellung von Emulsionen oder zum Dispergieren von Feststoffen in viskosen Phasen verwendet.

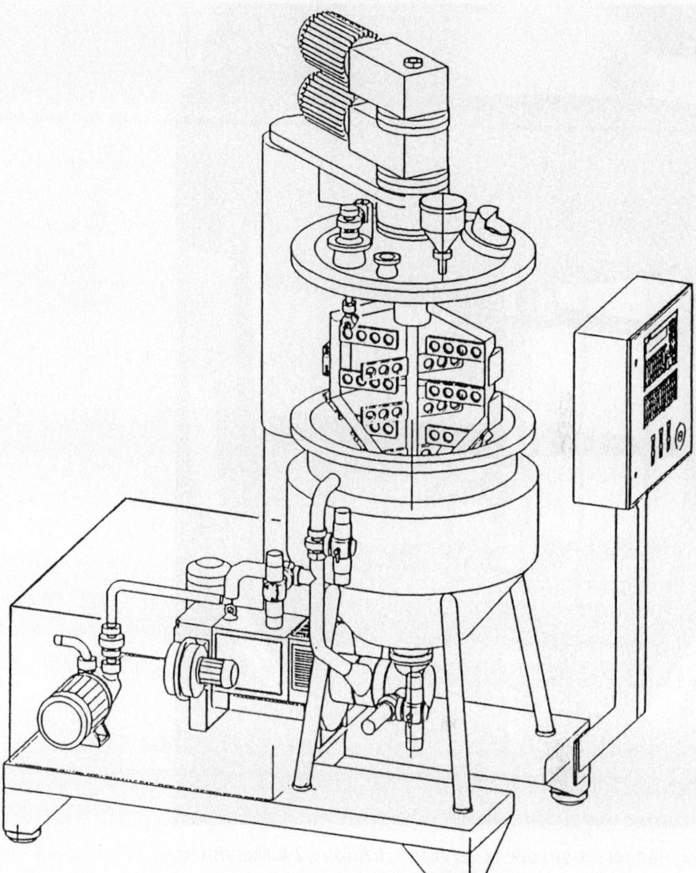

18.15 Schematische Darstellung der Disho-Anlage

Weitere Anlagen. Neben den fünf vorgestellten Homogenisierungssystemen zur chargenweisen Herstellung kosmetischer Produkte haben sich in neuester Zeit weitere Systeme durchgesetzt bzw. bewährt, von denen der **Molto-Mat** der **Fa. Krüger** sowie die **VLT-Prozeßanlage** der **Fa. Probst u. Class** erwähnt werden sollten.

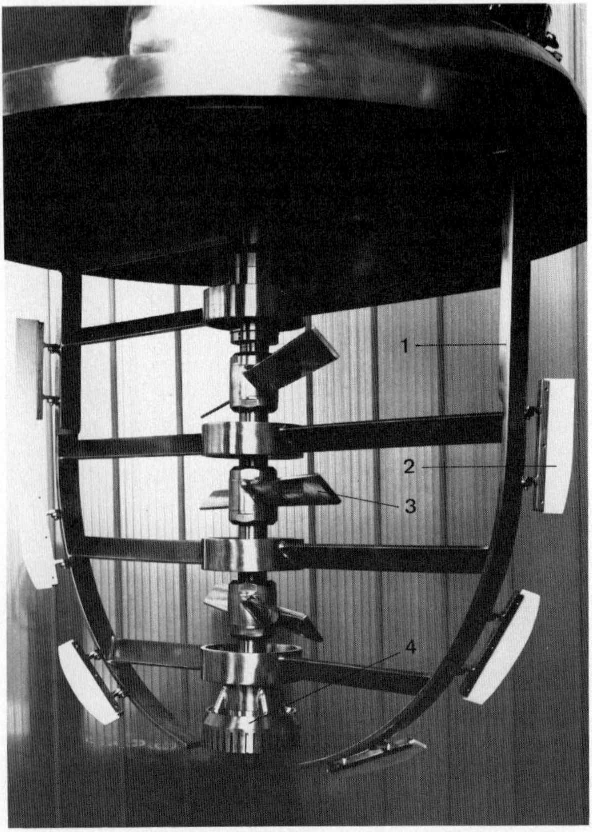

18.16 Rührersystem der TE.3-Anlage. **1** Anker-, **2** Balkenrührer, **3** Turbine.

18.3.3 Kontinuierliche Verfahren

Es wurde immer wieder versucht, die Herstellung kosmetischer Produkte kontinuierlich durchzuführen. Diese Verfahren haben sich jedoch im wesentlichen nur dort durchgesetzt, wo bei geringem Produktwechsel große Mengen hergestellt werden. Bei kontinuierlichen Prozessen kann das Fertigprodukt mit Hilfe eines nachgeschalteten Schabkühlers auf die Lager- bzw. Abfülltemperatur heruntergekühlt und direkt an einen Abfüllautomaten angeschlossen werden. Die Anlagen sind wahlweise mit oder ohne Prozeßsteuerung ausgestattet.

Als Beispiele für Anlagen für kontinuierliche Prozesse werden die folgenden zwei beschrieben:

Konti-Creme-Anlage der Fa. Bran & Lübbe. Für die kontinuierliche Herstellung von Cremes und Emulsionen haben sich die B&L-Dosier- und Mischanlagen bestens bewährt. Sie bestehen im wesentlichen aus den Ansatzbehältern, einer B&L-Mehrkopf-Dosierpumpe, einem Multifrequenzvormischer bzw. einem statischen Mischer und dem eigentlichen Homogenisator. Das Herzstück der Anlage ist die aus mehreren Köpfen bestehende Dosierpumpe in horizontaler (wahlweise auch vertikaler) Anordnung. Für jede Komponente ist ein Pumpenkopf vorhanden, dessen Fördermenge sich aus dem Kolbendurchmesser und der Hublänge ergibt. Nach der Voremulgierung im statischen Mischer oder im Multifrequenzvormischer erfolgt die eigentliche Homogenisierung im Pentax-Mischer, einem nach dem Rotor-/Stator-Prinzip arbeitenden Mischsystem. Der Durchsatz der Anlage hängt im wesentlichen von der Pumpleistung ab und liegt im Kosmetikbereich bei 500–15 000 l/h.

Konti-Creme-Anlage der Fa. Lewa. Eine weitere Variante zur kontinuierlichen Herstellung von Cremes und Emulsionen stellt das von der Fa. Lewa entwickelte Verfahrenskonzept dar. Kernstück dieser Anlage ist eine Dosierpumpe mit mehreren Köpfen (pro Komponente ein Dosierkopf) in horizontaler Reihenbauweise. Ihr gemeinsamer Antrieb ermöglicht die gleichzeitige Dosierung aller Rezepturbestandteile und die stufenlose Änderung der Gesamtleistung unter Einhaltung der Rezeptur.

Die Voremulgierung der einzelnen Komponenten erfolgt wahlweise in einem statischen oder einem dynamischen Mischer, die anschließende Homogenisierung kann unter Einwirkung von Scherkräften, z. B. in einer Kolloidmühle, vorgenommen werden.

Literatur

Berents A. GmbH, Firmenprospekt.

Bran & Lübbe GmbH, Firmenprospekt.

Dinkel, W. (1985), Emulgiertechnik, in: Kosmetik-Jahrbuch 1985, S. 139 – 146, Verlag für chemische Industrie H. Ziolkowsky AG, Augsburg.

Fey, G., Otte, I. (1991), Wörterbuch der Kosmetik, 3. Aufl. Wissenschaftliche Verlagsgesellschaft mbH, Stuttgart.

Fryma-Maschinen AG, Firmenprospekt.

Haagen u. Rinau GmbH, Firmenprospekt.

Jellinek, J. S. (1967), Kosmetologie. Dr. Alfred Hüthig Verlag, Heidelberg.

Koruma Maschinenbau, P. Hauser KG, Firmenprospekt.

Lerch, G. (1985), Technologie der Emulsionen, in: Kosmetik-Jahrbuch 1985, S. 129 – 132, Verlag für chemische Industrie, H. Ziolkowsky KG, Augsburg.

Lewa Herbert Otto GmbH & Co., Firmenprospekt.

Möller, C. P. (1985), Kosmetische Emulsionen kontinuierlich hergestellt, in: Kosmetik-Jahrbuch 1985, S. 132 – 139, Verlag für chemische Industrie, H. Ziolkowsky KG, Augsburg.

Osteroth, D. (1982), Hautcremes und -lotionen. Dragoco-Report, S. 63 – 72, Holzminden.

Schröder APV GmbH, Firmenprospekt.

Technologie und Abfüllung (1979), in: Kosmetik-Jahrbuch 1979, S. 179 – 195, Verlag für chemische Industrie, H. Ziolkowsky KG, Augsburg.

Zlokarnik, M. (1972), Stirring, in: Ullman-n's Encyclopedia of Industrial Chemistry, 5. Aufl., Bd. B2, S. 25-1 – 25-33.

19 Aspekte des Umweltschutzes

19.1 Allgemeine Aspekte

Wirtschaftliches Wachstum und erfolgreicher Umweltschutz hängen eng zusammen. Die Erfordernisse für ein „Sustainable Development“, eine individuelle und gesellschaftliche Entwicklung unter Erhaltung der Umwelt, gehören zu den großen Herausforderungen unserer Generation. Die Lebensqualität zu verbessern ohne Verschlechterung der Perspektiven für die Umweltqualität zukünftiger Generationen, erfordert kreative Formen der Zusammenarbeit zwischen allen Sektoren in der Gesellschaft.

Körperpflegemittel gehören nicht zu den Produkten mit besonders hoher Umweltrelevanz. Sie sind zum einen vom Grundsatz her für den menschlichen Körper verträglich, zum anderen sind die angewandten Volumina und damit die Belastung der Umwelt vergleichsweise niedrig.

Allerdings, wie im folgenden dargestellt, haben Umweltfragen für Körperpflegemittel ständig an Bedeutung gewonnen. Denn neben der gesundheitlichen Unbedenklichkeit unter empfohlenen und vorhersehbaren Anwendungsbedingungen spielt deren Verträglichkeit für die Umwelt sowohl bei der Herstellung als auch während des Gebrauches und bei der Entsorgung im Spektrum der Verbrauchererwartungen eine wichtige Rolle. Die wichtigsten Gründe dafür sind:

1. Die wissenschaftlichen Kenntnisse über die ökologischen Zusammenhänge in den Umweltkompartimenten Wasser, Luft und Boden wachsen stetig. Dadurch ist es möglich, die Umweltqualität von Körperpflegeprodukten besser zu bewerten und diese Kriterien bei der Produktentwicklung noch intensiver zu berücksichtigen.
2. Nationale Regierungen, vor allem aber die Kommission der Europäischen Union, haben eine Reihe von Umweltschutzgesetzen und Richtlinien erlassen, unter denen für Körperpflegemittelhersteller insbesondere die folgenden europäischen Initiativen von Bedeutung sind:
   - EG-Vertrag, Artikel 130 r – t (1987),
   - EG-Umwelt Aktionsprogramme (1975 – 1992),
   - EG-Umweltzeichen (1992),
   - EG-Direktive für Verpackungsabfall (Entwurf 1994) und
   - EG-Schema für Öko-Audit (1993).
3. Die Erwartungen der Verbraucher an die Umweltqualität von Körperpflegemitteln und deren Verpackungen sind gewachsen. Fortschritte in der Umweltqualität können zu Wettbewerbsvorteilen werden.

Wie verhält sich der „umweltbewußte" Verbraucher heute? Eine im Jahre 1993 veröffentlichte Studie des Umweltbundesamts zeigt, daß dem Umweltschutz eine sehr hohe Bedeutung beigemessen wird:

- Vier von fünf Bundesbürgern sagen, daß sie zum Umweltschutz aktiv beitragen und umweltfreundliche Produkte bevorzugen.
- Knapp die Hälfte aller Befragten ist allerdings nicht bereit, einen höheren Preis für solche Produkte zu bezahlen.
- Eine deutliche Mehrheit (72%) der Befragten sieht die Industrie als die Institution, die am ehesten in der Lage ist, die Umwelt zu verbessern.

Allerdings wird bei dieser Art von Umfragen eine Diskrepanz zwischen behauptetem und tatsächlichem Verhalten deutlich. Auch bei Körperpflegeprodukten wird das Kaufverhalten der Verbraucher von anderen Parametern beeinflußt, die z.T. höher in der Hierarchie der Kaufentscheidung stehen. Unter anderem haben dies manche Hersteller bei ihren wenig erfolgreichen Versuchen feststellen müssen, ihre Produkte ausschließlich auf der Basis einer besonderen Umweltfreundlichkeit auf den Markt zu bringen.

Aber genauso steht außer Frage, daß der Verbraucher das Engagement der Hersteller zu kontinuierlichen Fortschritten und die Information über die Umweltqualität der Produkte wünscht. Traditionelle Umweltzeichenprogramme haben sich als nicht erfolgreich gezeigt. Sie berücksichtigen weder die Tatsache, daß Umweltfortschritte nicht „in großen Sprüngen", sondern kontinuierlich erfolgen, noch ist die mit ihnen verbundene Bürokratie mit den Realitäten einer schnellebigen Produktinnovationsfolge und eines intensiven Wettbewerbs vereinbar.

Umweltbewußte Unternehmen müssen ihre Initiativen zur wirksamen Verbesserung der relativen ökologischen Qualität ihrer Produkte fortsetzen und intensivieren. Dabei sind alle Phasen, die ein Produkt während seiner Lebenszeit durchläuft, zu berücksichtigen (Life Cycle Inventory; Life Cycle Assessment). Die wichtigsten Umweltschutzaspekte in bezug auf kosmetische Mittel werden im folgenden an ausgewählten Beispielen (Verpackungen und feste Abfälle, oberflächenaktive Substanzen und flüchtige Stoffe) diskutiert.

19.2 Verpackungen und feste Abfälle

Bei einer Beleuchtung der Umweltaspekte von Körperpflegemitteln spielt die Verpackung, wie auch bei einer Vielzahl anderer Produktgruppen, eine wesentliche Rolle. (Primär-)Packmittel für Körperpflegemittel wurden schon im Altertum als ein wesentlicher, integraler Bestandteil des Produktes angesehen. An dieser Betrachtung hat sich nicht viel geändert, wenn sich auch heute die Gruppe der Körperpflegemittel nicht in hochpreisigen, dekorativen kosmetischen Mitteln mit einem gewissen Luxuscharakter erschöpft, sondern eine Reihe von Produkten des täglichen Bedarfs abdeckt. Die funktionale und optimierte Verpackung ist eine Grundvoraussetzung nicht nur für die Verfügbarkeit der gewünschten Produktmenge zu jedem Zeitpunkt in unseren Distributionssystemen, sondern auch für den notwendigen Produktschutz, die Lagerfähigkeit, die Erfüllung von Hygieneanforderungen und vielfach ebenso für die optimale Produktanwendung.

Produkt und Packmittel als Einheit – hohe gesetzliche Regelungsdichte. Die bekannt hohe Regelungsdichte für die Produkt/Packmittel-Kombination kosmetischer Mittel resultiert aus der Tatsache, daß Körperpflegemittel zur Anwendung am Menschen bestimmt sind. Die Gesetzgebung umfaßt naturgemäß z.T. auch die entsprechenden Packmittel. Beispielhaft seien genannt: das Lebensmittel- und Bedarfsgegenständegesetz (LMBG) und die Kosmetik-Verordnung, für Teilbereiche das Wasch- und Reinigungsmittelgesetz (WRMG) sowie die EG-KRL. Daneben werden Körperpflegemittel natürlich auch vom Geltungsbereich des deutschen Eichgesetzes mit der Fertigpakkungsverordnung und den entsprechenden deutschen und europäischen Richtlinien erfaßt.

Während der überwiegende Teil der Regelungen Verbraucherschutz sowohl im Sinne von Humanverträglichkeit der Produkte als auch im Sinne von Markttransparenz beinhaltet, sind Umweltaspekte spezifisch im WRMG und in der Abfallgesetzgebung, die für Packmittel besonders relevant ist, angesprochen. Zur letzteren zählen sowohl das deutsche Abfallgesetz mit der Verpackungsverordnung als auch die entsprechenden europäischen Richtlinien.

„More from less". Der Grundsatz „more from less" (mehr von weniger!) hat sowohl in die öffentliche Diskussion als auch in die Gesetzgebung und erfolgreiche Produktentwicklung Eingang gefunden. Engagierte Vertreter von Umweltverbänden haben in einer oft kontrovers geführten Diskussion für viele Produktgruppen weitreichende packmittelspezifische Forderungen erhoben, die Packstoffverbote ebenso einschließen wie die obligatorische Verwendung von Mehrwegverpackungen. Bislang ist diese Diskussion im Körperpflegemittelbereich ohne überzogene Forderungen und mit Augenmaß geführt worden. Die Körperpflegemittelindustrie ihrerseits nimmt die Verantwortung für den Abfallbereich ernst. Auf einige prägnante Beispiele der Reduzierung des Packmitteleinsatzes wird später noch eingegangen.

Unabhängig davon ist festzuhalten, daß die relevante Umweltgesetzgebung den Körperpflegemittelbereich nicht ausspart. Einzelheiten der gesetzlichen Regelungen müssen der Natur der Sache nach selbstverständlich den jeweils gültigen Fassungen der entsprechenden Richtlinien, Gesetze und, Verordnungen bis zu kommunalen Satzungen hin entnommen werden. Auf eine Reihe von grundsätzlichen Punkten sei jedoch an dieser Stelle hingewiesen. Der Grundsatz „more from less" findet sich als mehr oder weniger stark ausgeprägtes **Minimierungsgebot** in der Gesetzgebung wieder. Darüber hinaus wird immer ein **Verwertungsgebot** für entstandenen Abfall allgemein und für gebrauchte Verpackungen im besonderen postuliert. Solche Regelungen sind sinnvoll und werden von allen verantwortungsbewußten Kreisen unterstützt. Allerdings werden leider häufig die Grundsätze eines **integrierten Abfallwirtschaftssystems** außer acht gelassen. Unter einem integrierten Abfallwirtschaftssystem soll ein koordinierter Ansatz verstanden werden, der die abfallrelevanten Aspekte unter Einschluß von z. B. Stoffstromreduzierung, Recycling, Kompostierung, Verbrennung mit Energiegewinnung und geordneter Deponierung behandelt. Die anzuwendenden Methoden müssen dabei optimiert auf die Notwendigkeiten einer gegebenen Region zugeschnitten sein. Sowohl die zwingende Verpflichtung für eine geordnete Entsorgung als auch wissenschaftlich abgesicherte Umweltaspekte und wirtschaftliche Prinzipien sollten Berücksichtigung finden, um zu politischer und gesellschaftlicher Akzeptanz zu führen. In solchen Abfallwirtschaftssystemen bleibt es die Verantwortung der Hersteller, die Umweltqualität ihrer Produkte kontinuierlich zu verbessern, und die der öffentlichen Hand, integrierte Abfallbehandlungs- und Entsorgungssysteme bereitzustellen und zu genehmigen. Aus ökologischen und ökonomischen Gründen sollten solche Systeme auf die Bewältigung des Gesamtabfallstromes und nicht nur auf die von Teilabfallströmen ausgerichtet sein. Die Öffentlichkeit (der Verbraucher) sollte dabei sowohl über die Behandlungsmöglichkeiten des Abfalls als auch über die spezifischen Kosten informiert werden. Richtungsweisend in positivem Sinne könnte hierbei die **TA Abfall** sein. Sie ist am Ergebnis orientiert, geht von einem gesamthaften Ansatz aus, berücksichtigt im Prinzip alle möglichen Abfallbehandlungsmethoden und fordert für einen gegebenen geographischen Bereich die Auswahl der geeigneten Behandlungsmethoden für Abfälle in Abhängigkeit von Einflußfaktoren, wie z. B. Märkte für die resultierenden Sekundärrohstoffe, die Stoffströme allgemein, die Arbeitskräftesituation, die Flächenbelastung und ähnlichen Kriterien.

Ökologie und Ökonomie – kein Widerspruch. Die häufig geäußerte Vermutung, aus Gründen der Gewinnmaximierung werde die Ökologie vernachlässigt, hält insbesondere für Packmittel einer ernsthaften Analyse nicht stand. Alle wirtschaftlich geführten Unternehmen, so auch die der Kosmetikindustrie, sind auf Gewinn ausgerichtet. Langfristig läßt sich dieses Ziel nur erreichen, wenn durch die Geschäftstätigkeit Verbraucher- und Kundenbedürfnisse erfüllt und damit einhergehend kontinuierlich die Umweltqualität der vermarkteten Produkte weiter verbessert werden. Führende Hersteller von kosmetischen Produkten haben das frühzeitig erkannt und handeln danach. Sie bedienen sich dabei in aller Regel u. a. auch unterschiedlicher Techniken der Verbraucherbefragung als Informationsquelle zur Festlegung von Entwicklungsrichtungen. Während traditionell der Gedanke des „more from less“ in einer Optimierung des Packmitteleinsatzes, und damit unter Umweltaspekten in einer Schonung von Ressourcen, umgesetzt wurde, haben progressiv ausgerichtete Unternehmen mit guter Kenntnis der Verbraucherwünsche weitergehende Konzepte entwickelt. Ein wesentlicher Gedanke war dabei die Optimierung der Packmittelfunktionen, z. B. die direkte Steigerung der Regalflächenproduktivität als wichtiges Kriterium des Handels gemeinsam mit anderen Markterfordernissen. U. a. wurde hierdurch für bestimmte Produktgruppen der Weg für Nachfüllkonzepte frei. Es bleibt allerdings anzumerken, daß die Verbraucher dem Nachfüllen im Haushalt im Vergleich zu einer Wiederbefüllung im Handel den Vorzug geben. Nachfüllsysteme werden u. a. für Shampoos, für flüssige Badezusätze oder auch für flüssige Seifen angeboten. Die Distribution erfolgt dabei z. B. typischerweise in Laminatkartons oder Kunststoffbeuteln, die im Fall von Schaumbädern im Haushalt in eine herkömmliche Flasche umgefüllt oder im Fall von flüssiger Seife in einen Spender eingesetzt werden können. Für wiederbefüllbare „Pump-and-spray"-Behälter, die an die Stelle von Aerosoldosen getreten sind und als Treibmittel Luft verwenden, werden einfache Nachfüllflaschen angeboten. Andere Ansätze zielen auf die Wiederverwendung von Anwendungshilfen wie Sprühpumpen für Deodorantien oder Haarpflegeprodukte. Desweiteren ist eine Reihe von Entwicklungen bekannt, die durch innovative Umgestaltung von Primärpackmitteln zur ersatzlosen Eliminierung von Umverpackungen geführt haben. Insbesondere haben sich Standtuben für Zahnpasten ohne zusätzliche Faltschachteln durchgesetzt. Trends dieser Art können bei entsprechender Akzeptanz durch die Verbraucher zu signifikanten Packmitteleinsparungen führen, die in aller Regel – darstellbar mit Hilfe von Ökobilanzen und „Lifecycle Inventories" – zu deutlichen Fortschritten in der Umweltqualität der eingesetzten Packmittel beitragen. Sie erfordern jedoch häufig erhebliche Umstellungsinvestitionen auf der Herstellerseite und in der Distributionskette.

Verwertung und / oder Entsorgung. Aus Gründen des primären Produktnutzens und häufig auch aufgrund gesetzlicher Anforderungen haben die eingesetzten Packmittel einen hohen Qualitätsstandard und werden oft aus Packstoffen mit besonders hohem Reinheitsgrad hergestellt. Die Verwertung und/oder Entsorgung von gebrauchten Verpackungen aus dem Körperpflegemittelbereich erscheint daher relativ einfach zu sein. Mengenmäßig spielen diese gebrauchten Verpackungen im Abfallstrom aber nur eine untergeordnete Rolle: gewichtsmäßig tragen sie zu weniger als 1 % zum Hausmüllaufkommen bei. Einschränkungen müssen dennoch für den Verwertungsweg gemacht werden. Aufwendige Dekoration, Produktrückstände in den gebrauchten Packmitteln und die häufig relativ geringen Abmessungen lassen ihren Wert als Einsatzmaterial für Recyclingprozesse sinken.

Unter Umständen wird der hohe Aufwand für die Vorbehandlung zum Recycling eine Verbrennung mit Energierückgewinnung oder eine direkte Entsorgung ökologisch vernünftiger erscheinen lassen als ein Material-Recycling. Detaillierte gesetzliche Vorgaben für das Ziel von Rücknahmesystemen oder den Weg (z. B. nur Recycling) der Entsorgung bzw. die Festlegung von Quoten können daher in vielen Fällen zu ökologisch (und ökonomisch) suboptimalen Lösungen führen.

Zukünftige Entwicklung. In der Entwicklung von kosmetischen Mitteln haben Umweltaspekte einen dauerhaften Platz eingenommen; insbesondere gilt dieses auch für die eingesetzten Packmittel. Die Optimierung vom Packmitteln für kosmetische Produkte unter Umweltaspekten wird daher kontinuierlich fortschreiten. Bei der Bewertung müssen aber zwingend immer auch die Funktion und die Verbraucherakzeptanz berücksichtigt werden. Ein „Hauch von Luxus“ für zahlreiche kosmetische Artikel, aber auch die verbraucherfreundliche Einfachheit der Anwendung gehören untrennbar dazu.

19.3 Tenside und Gewässerschutz

Unter den Aspekten des Gewässerschutzes sind vorrangig diejenigen kosmetischen Mittel zu betrachten, die – in ihren Lebensphasen von der Herstellung bis nach dem Gebrauch – tatsächlich in Gewässer gelangen können. Dies sind vor allem alle sog. „Rinse-off“-Präparate, wie Wasch- und Reinigungsmittel, Dusch- und Badepräparate, Haarwaschmittel, einige Rasiermittel, Zahn- und Mundpflegemittel sowie Prothesenreiniger. Im Vergleich zu anderen im Haushalt, Gewerbe oder der Industrie eingesetzten Produkten, die ebenfalls ins Abwasser gelangen, wie insbesondere Wasch- und Reinigungsmittel für Textilien, sind allerdings die Mengen an kosmetischen Mitteln weitaus geringer. Dies betrifft insbesondere auch die in praktisch allen oben erwähnten kosmetischen Mitteln eingesetzten oberflächenaktiven Substanzen (Tenside).

Ermittlung der Umweltkonzentrationen. Der Umstand, daß die meisten kosmetischen Mittel eine regelmäßige Anwendung finden, ist ein für die wissenschaftliche Bewertung ihrer Umweltverträglichkeit in Gewässern wesentliches Charakteristikum: hierdurch können weitgehend verläßliche Voraussagen über die zu erwartenden Konzentrationen, z. B. im Abwasser, gemacht werden. Ebenso sind für alle wesentlichen in das Abwasser gelangenden Inhaltsstoffe verläßliche analytische Methoden verfügbar. Eine wichtige Schlußfolgerung hieraus ist, daß die zur Beurteilung der Umweltverträglichkeit dieser Produkte unerläßliche Kenntnis ihrer Umweltexposition, also ihrer Konzentrationen im Abwasser, mit einem hinreichenden Maß an Verläßlichkeit gewonnen werden kann. In die Ermittlung der beobachteten oder möglichen Verteilungswege eines bestimmten Stoffes müssen alle diejenigen Ergebnisse ökologischer Untersuchungen eingehen, die diese Wege – und damit die in den verschiedenen Umweltbereichen resultierenden Konzentrationen – entscheidend beeinflussen: die biotische und abiotische Abbaubarkeit im Wasser oder Sediment und Absorptionsvorgänge zählen hierzu ebenso wie mögliche biologische bzw. physikalische Anreicherungen.

Erst die Kenntnis all dieser Daten, deren Ermittlung insbesondere für die in größeren Mengen eingesetzten Inhaltsstoffe von kosmetischen Mitteln zunehmend zum Stand der Wissenschaft gehört, erlaubt Aussagen zum Profil der Umweltkonzentrationen mit dem jeweiligen Bezug zu Umfang und Effizienz der vorhandenen Abwasserbehandlung (Anschlußgrad der Bevölkerung und Kapazität, eingesetzte Technologien der Abwasseraufbereitung, Wirkungsgrad usw.).

Ermittlung der Umweltwirkungen. Wie bei jeder Risikobewertung müssen diese Kenntnisse zur Umweltexposition in Relation zu den Wirkungen der Stoffe in der belebten Umwelt gesehen werden. Abhängig von spezifischen Stoffeigenschaften werden hierfür Untersuchungen erforderlich, die von einfachen Laborexperimenten bis hin zu aufwendigen Langzeitfeldversuchen reichen können. Im Falle von Haushaltsprodukten und kosmetischen Mitteln, die vorwiegend über das Abwasser in die Umwelt gelangen, konzentrieren sich diese Untersuchungen selbstverständlich auf eben diesen Bereich: mögliche Wirkungen auf die Abwasserbehandlung, z. B. Bakterientoxizität, Ermittlung der akuten und chronischen Toxizität gegenüber den unterschiedlichen trophischen Stufen aquatischer Organismen, falls erforderlich Studien über das Verhalten im Klärschlamm bzw. über spezifische Anreicherungen (Bioakkumulation, Biomagnifikation oder Geoakkumulation), Beeinflussung aquatischer Nährstoffkreisläufe.

Bewertung der Umweltverträglichkeit. Das Ziel dieser für alle ökologisch relevanten Inhaltsstoffe von Haushaltsprodukten bzw. kosmetischen Mitteln durchgeführten Untersuchungen ist eine wissenschaftlich fundierte Bewertung ihrer Umweltverträglichkeit im Abwasser bzw. ihrer Folgekompartimente. Die Voraussetzung für den Einsatz eines Inhaltsstoffes ist, daß irreversible Störungen und Beeinträchtigungen von Gewässern nicht zu erwarten sind.

Für in größeren Mengen verwendete kosmetische Mittel sind unter dem Gesichtspunkt eines verläßlichen Gewässerschutzes vor allem zwei Eigenschaften zu sehen: gute biologische Abbaubarkeit und/oder Unschädlichkeit für belebte und unbelebte Ökosysteme. Eine rasche und vollständige biologische Abbaubarkeit, wie sie in kosmetischen Mitteln u. a. von der Inhaltstoffgruppe der Tenside selbstverständlich erfüllt wird, ist immer dann ein offensichtlicher direkter Vorteil, wenn die entsprechenden Abwässer in biologischen Behandlungsanlagen geklärt werden. Natürlich ist diese Eigenschaft auch ein großer Vorteil bei der „Selbstreinigung" von Flüssen und Seen, d. h. bei der Fortsetzung des biologischen Abbaus in den Vorflutern.

Gesetzgebung – einer der ersten Regelungsbereiche. Für Tenside in Haushaltsprodukten bestehen in der Bundesrepublik Deutschland bereits seit den frühen 60er Jahren konkrete gesetzliche Anforderungen an die biologische

Abbaubarkeit. Während das Ziel seinerzeit in allererster Linie in der Vermeidung der z. B. im trockenen Jahre 1959 beobachteten Schaumberge auf den Flüssen gesehen wurde, weitete sich der gesetzliche Rahmen bereits mit der nächsten Generation der Waschmittelgesetzgebung in der Bundesrepublik Deutschland deutlich aus.

In dem seit 1975 bestehenden Gesetz über die Umweltverträglichkeit von Waschmitteln (novelliert am 1. Januar 1987 als „Gesetz über die Umweltverträglichkeit von Wasch- und Reinigungsmitteln") werden die im Sinne des Gesetzes zu erfassenden Produkte definiert u. a. als Erzeugnisse, „die zur Reinigung bestimmt sind oder bestimmungsgemäß die Reinigung unterstützen und erfahrungsgemäß nach Gebrauch in Gewässer gelangen können". Die kosmetischen Mittel, auf die diese Definition zutrifft, sind zwar in den Folgeparagraphen von einigen speziellen Anforderungen des Gesetzes ausgenommen, wie z. B. von bestimmten Deklarationsvorschriften oder Informationsverpflichtungen gegenüber Behörden. Wichtig ist jedoch, daß der Grundsatz des Gesetzes sowie die stoffspezifischen Vorschriften auch für diese Gruppe der kosmetischen Mittel gelten. Nach § 1 dieses Gesetzes, der die zentralen gewässerrelevanten ökologischen Forderungen erhebt, dürfen diese kosmetischen Mittel nur so in den Verkehr gebracht werden, „daß nach ihrem Gebrauch jede vermeidbare Beeinträchtigung der Beschaffenheit der Gewässer, insbesondere im Hinblick auf den Naturhaushalt und die Trinkwasserversorgung, und eine Beeinträchtigung des Betriebes von Abwasseranlagen unterbleibt".

Abbaubarkeit der Tenside. Eine weitere gesetzliche Anforderung für die ins Abwasser gelangenden kosmetischen Mittel ergibt sich aus § 3 des Gesetzes, der die Abbaubarkeit organischer Stoffe regelt. Bislang wurde auf der Basis dieser Vorschrift in zwei Rechtsverordnungen die biologische Abbaubarkeit von anionischen und nichtionischen Tensiden vorgeschrieben. Nach einer festgelegten, im einzelnen normierten Analysenmethode – methylenblauaktive Substanz (MBAS) für anionische und wismutaktive Substanz (BiAS) für nichtionische Tenside – sowie einem zweistufigen Prüfsystem (der sog. „Auswahltest" simuliert hierbei den Abbau in Oberflächengewässern und der sog. „Bestätigungstest" den Abbau in Abwasserbehandlungsanlagen) muß für die Tenside im Prüfzeitraum eine Mindestabbaubarkeit von 80% nachgewiesen werden. Bei dieser Test- und Analysenmethodik handelt es sich strenggenommen nicht um die Prüfung der tatsächlichen biologischen Abbaubarkeit, sondern vielmehr um den Nachweis des Verlustes der oberflächenaktiven Eigenschaften der Tenside – die z. B. für das Schaumverhalten oder andere Wirkungen im Wasser verantwortlich sind –, die sog. „Primärabbaubarkeit". Mit modernen Meßmethoden kann aber die tatsächliche biologische Abbaubarkeit, d. h. die energetische Verwertung der Tensidmoleküle durch Mikroorganismen, nachgewiesen werden.

Ökologisch verträgliche Tenside. Die für die anwendungstechnischen Eigenschaften und das Leistungsspektrum reinigender kosmetischer Mittel in Frage kommenden anionischen und nichtionischen Tenside erfüllen ohne Ausnahme nicht nur alle Forderungen hinsichtlich der „Primärabbaubarkeit“, sondern sie sind auch rasch und vollständig biologisch abbaubar. Aus dem Bereich der anionischen Tenside sind dies Fettalkoholethersulfate (z. B. in Haarshampoos, Duschbädern und Badezusätzen), Fettalkoholsulfate und α-Olefinsulfonate, Alkylamidethersulfate sowie Fettsäurekondensationsprodukte in speziellen Shampoos, z. B. in Babyshampoos oder Antischuppen-Präparaten. Nichtionische Tenside mit einem ähnlich günstigen ökologischen Profil werden in reinigenden Körperpflegemitteln vorwiegend zusammen mit anionischen Tensiden eingesetzt, z. B. für die Schaumstabilisierung von Shampoos, Duschgelen oder reinigenden Badepräparaten. Wichtige Vertreter sind hier die Fettalkoholpolyglykolether sowie Ester verschiedener Fettsäuren, z. B. der Laurin-, Palmitin- oder Stearinsäure.

Zu den rasch und vollständig biologisch abbaubaren nichtionischen Tensiden zählen auch verschiedene Fettsäurealkanolamide, deren anwendungstechnische Eigenschaften, insbesondere ihre Hydrophilie, durch Ethoxylierung zusätzlich optimiert werden können und Alkylpolyglycoside (APG).

Zusammenfassend bleibt festzuhalten, daß die für ein günstiges ökologisches Verhalten in Gewässern wichtige rasche und vollständige biologische Abbaubarkeit der in Körperreinigungsmitteln eingesetzten Tenside eingehend untersucht und bestätigt und Gegenstand zahlreicher Originalabhandlungen sowie Übersichtsbeiträge in der wissenschaftlichen Literatur ist. Die genauen und verläßlichen Kenntnisse über die ökologischen Eigenschaften dieser Tenside resultieren allerdings weniger aus ihrer Verwendung in kosmetischen Mitteln, da die hier eingesetzten Mengen ökologisch nur von nachrangiger Bedeutung sind. Vielmehr stammen häufig die benötigten Daten und Erfahrungen aus Untersuchungen aus dem weiten Umfeld der Wasch- und Reinigungsmittel, die in bedeutend größerer Menge eingesetzt werden. Obgleich daher das Wasch- und Reinigungsmittelgesetz sicherlich primär für die volumenmäßig bedeutenderen Produkte außerhalb des Kosmetiksektors geschaffen wurde (bezeichnend ist z. B., daß der Gesetzgeber in seiner Begründung zur Waschmittelgesetznovelle von 1987 die Körperpflegemittel erst gar nicht erwähnt hat), so kann doch davon ausgegangen werden, daß der Grundsatz der Verträglichkeit für den Naturhaushalt und die Gewässernutzungen von kosmetischen Mitteln in gleicher Weise eingehalten wird.

19.4 Flüchtige Stoffe und Luftemissionen

Die Belastung der Atmosphäre durch flüchtige organische Verbindungen (VOC = volatile organic compounds), unabhängig ob anthropogenen oder biogenen Ursprungs, hat zwei potentielle Konsequenzen:

- eine mögliche Abnahme der Konzentration des Ozons in der Stratosphäre und
- eine potentielle Zunahme der Ozonkonzentration in der Troposphäre.

Quellen der VOC sind überwiegend anthropogen, aber auch natürliche Quellen können eine wichtige Rolle spielen. Maßnahmen zum Schutz der stratosphärischen Ozon-Schicht wurden im sog. „Montreal Protokoll" der Vereinten Nationen von 1985 vereinbart. In vielen Ländern wurden die erzielten Übereinkünfte daraufhin, z. B. durch eine stufenweise Einschränkung des FCKW-Verbrauches, umgesetzt.

Die troposphärische Luftqualität, nicht zuletzt bezüglich ihrer Ozon-Konzentration, genießt heute eine hohe Priorität in der öffentlichen Diskussion über Maßnahmen des vorbeugenden Umweltschutzes. Potentielle Probleme für die menschliche Gesundheit und die Landwirtschaft haben Regierungen in einigen Ländern veranlaßt, Emissionsgesetze zu erlassen. In Deutschland sind z. B. Restriktionen der Emissionen aus industriellen Anlagen oder dem Straßenverehr seit einiger Zeit etabliert, wobei vorwiegend Luft-Reinigungstechnologien (Katalysator, Gaswäscher) im Mittelpunkt stehen. Neuere legislative Überlegungen konzentrieren sich zunehmend auf den Stoffbereich, und daher auf die Quellenvermeidung, z. B. auf VOC, Lösungsmittel und Kraftstoffe.

Obwohl die kosmetische Industrie und deren Produkte nur in geringem Maße zu diesen Emissionen beitragen, sind weitere pro-aktive Schritte auch für die Hersteller von Körperpflegeprodukten angezeigt, um zur Lösung dieser Probleme beizutragen.

Definition von VOC. International anerkannt ist die allgemeine Definition der UNECE (United Nations Economic Commission for Europe): „VOC sind organische Verbindungen, außer Methan, die in der Lage sind, photochemische Oxidantien (Ozon) durch Reaktion mit Stickoxiden in Gegenwart von Sonnenlicht zu generieren". Die kalifornische Kommission für Luftressourcen in den Vereinigten Staaten (CARB) definiert VOC spezifischer als: „Organische Verbindungen mit einem Dampfdruck von mehr als 0,1 mmHg bei 20 °C oder, wenn der Dampfdruck nicht bekannt ist, Verbindungen mit 1–12 Kohlenstoff-Atomen".

Innerhalb der VOC-Gruppen unterscheidet man zwischen Verbindungen mit – gemessen jeweils bei 20 °C – niedrigem (low, < 2 mm Hg) bzw. mittlerem (medium; 2–80 mm Hg) bzw. hohem (high, > 80 mm Hg) Dampfdruck als LVOC bzw. MVOC bzw. HVOC.

Aus ökologisch-wissenschaftlicher Sicht ist es allerdings vorzuziehen, bei der Definition von VOC das Ozon-Bildungspotential (POCP = photochemical ozone creation potential) zu berücksichtigen, das als ein quantitatives Kriterium für die Menge an Ozon, die unterschiedliche VOC-Komponenten in der Troposphäre bilden können, hilfreich ist, um ökologisch sinnvolle Prioritäten für den Einsatz von Lösungs- oder Treibmitteln zu setzen.

Die POCP-Werte einzelner VOC-Komponenten können aber noch nicht eindeutig bestimmt werden. Zahlenangaben erfolgen u. a. in Relation zu dem POCP-Wert des Ethylens, das als Olefin schnell Ozon „produziert", mit 100 als Basis.

VOC-Emissionen der Körperpflegeindustrie. In Europa beträgt die gesamte VOC-Emission – außer Methan – jährlich 10 Mil. t. Davon entfallen auf die verschiedenen Quellen folgende Anteile:

- Transport 49%,
- Lösungsmittel 34%,
- industrielle Prozesse 5%,
- Kraftstoffverteilung 4%,
- Ölraffinerien 2%,
- andere 6%.

Auf Prozesse und Produkte der Körperpflegeindustrie entfallen etwa 2% der gesamten VOC-Emissionen. Die Angaben schwanken je nach Berechnungsgrundlage von < 1–3,3%.

Berücksichtigt man, daß ein Teil der eingesetzten Lösungsmittel nicht in die Luft, sondern in das Abwasser emittiert wird, wie z. B. ein Teil des in Körperpflegeprodukten eingesetzten Alkohols, trägt die Körperpflegeindustrie nur gering zur gesamt VOC-Emission bei.

In Körperpflegeprodukten werden VOC vorwiegend als Lösungs- und Treibmittel eingesetzt. Einige der wichtigsten Vertreter sind in ■ 19.**1** unter Angabe ihrer Dampfdrucke und POCP-Werte aufgelistet.

■ 19.**1** Dampfdruck und POCP-Werte* kosmetisch relevanter VOC-Inhaltsstoffe

Inhaltsstoff	**Dampfdruck (mmHg/20 °C)**	**POCP-Wert***
Ethanol	42	25
Propan	6247	40
Butan	1596	
Dimethylether	3625	20
Isopropanol	32	15

* Photochemisches Ozon-Bildungspotential, relative Skala zur Charakterisierung des Potentials einer Verbindung zur Bildung von Ozon in der Troposphäre. Als Index dient Ethylen, dem ein POCP von 100 zugeordnet wird (nach Derwent, R. G.).

Fluorchlorkohlenwasserstoffe (FCKW) wurden in der Vergangenheit wegen ihrer grundsätzlich guten Gebrauchseigenschaften weit verbreitet als Treibmittel in kosmetischen Aerosolprodukten eingesetzt. Beginnend Mitte der 70er Jahre und parallel zu der Diskussion über die ökologischen Bedenken, hat sich die Industrie intensiv mit Möglichkeiten der Reduktion von FCKW als Treibmittel befaßt. In einer freiwilligen Selbstbeschränkung wurde die Menge der in kosmetischen Produkten eingesetzten FCKW seit Beginn der 80er Jahre ständig reduziert. Seit Beginn der 90er Jahre wurden in Deutschland praktisch keine FCKW-haltigen Körperpflegeprodukte mehr angeboten.

Gesetzgebung. Das von der UNECE koordinierte „VOC-Protokoll" wurde 1991 von 21 Staaten, einschließlich der EU-Staaten, unterzeichnet. Das wichtigste Ergebnis dieser Initiative ist die Zustimmung der Unterzeichnerstaaten, die VOC-Emissionen bis zum Jahre 1999 gegenüber 1988 um 30% zu reduzieren.

In den Umweltschutzprogrammen der EU, insbesondere im „5th Environmental Action Program", wird unter den Zielen des Programms „Sustainable Development" VOC als Stoffgruppe genannt, deren Emission zu senken ist.

Im Oktober 1993 wurde die Lösungsmittel-Direktive der EU entworfen, um die Emissionen organischer Verbindungen, die in organischen Lösungsmitteln enthalten sind oder bei industriellen Prozessen entstehen, zu limitieren. Kosmetische Produkte selbst sind in dem vorgelegten Entwurf nicht erfaßt. Rechtsverbindliche Beschlüsse über konkrete Ziele bei Körperpflegeprodukten gibt es in einigen Staaten der USA. So beschränkt die CARB-Vorschrift in Kalifornien die VOC-Konzentration in Verbraucherprodukten. Für Haarsprayprodukte darf z.B. ab. 01. 01. 1993 nur ein max. VOC-Gehalt von 80% eingesetzt werden. Ab 01. 01. 1998 ist eine weitere Absenkung auf 50% festgeschrieben. Für Aerosoldeodorantien gelten nach CARB folgende Regelungen: ab 01. 01. 1993 max. 20% HVOC und 20% MVOC; ab 01. 01. 1995 0% HVOC und 10% MVOC.

Verantwortung der Körperpflegemittelindustrie. Beim Ersatz der FCKW-Treibgase hat die Körperpflegemittelindustrie Anfang der 80er Jahre eine „Vorreiter-Rolle" übernommen. Seither werden keine FCKW-haltigen Körperpflegesprays mehr hergestellt. Der gesamte private und industrielle FCKW-Verbrauch in Deutschland ist in den letzten Jahren um 90% zurückgegangen. Damit wurden die Ziele des Montrealer Abkommens erreicht. Die heute eingesetzten Treib- und Lösungsmittel spielen im Rahmen der VOC-Problematik eine untergeordnete Rolle, sowohl wegen der Gesamtmenge der aus Körperpflegeprodukten resultierenden VOC-Emissionen als auch wegen deren geringen Ozon-Bildungspotentials.

Die Körperpflegeindustrie unterstützt die Maßnahmen zur Reduktion der VOC-Emissionen. Da Luftemissionen nicht durch nationale Grenzen limitiert werden, sollten nach Auffassung der Industrie die Strategien zur VOC-Reduktion grundsätzlich auf europäischer Basis harmonisiert werden.

Die z. T. schon beschrittenen Wege zur VOC-Reduktion in Körperpflegeprodukten reichen von einem zunehmenden Einsatz solcher Lösungsmittel, die nicht zu den VOC zählen oder ein geringeres Ozon-Bildungspotential besitzen, über Produktkonzentrate bis hin zu Anwendungsformen oder Applikationssystemen mit geringerer VOC-Emission. Produkte wie Deoroller, Pumpsprays oder Spraysysteme, die mit Druckluft betrieben werden, sind seit langem im Markt verfügbar.

Bei künftigen Produktentwicklungen zur weiteren Senkung der VOC-Anteile muß aber auch berücksichtigt werden, daß Treib- und Lösungsmittel die essentielle Basis für die Leistung und Qualität vieler kosmetischer Mittel und damit für den Verbraucher seit Jahrzehnten fester Bestandteil dieser Produkte sind.

19.5 Kommunikation mit dem Verbraucher zur Optimierung der Umweltqualität

Allen Meinungsumfragen der späten 80er und frühen 90er Jahre nach rangiert der Bereich „Umweltschutz“ sehr hoch auf der Skala der gesellschaftlichen und politischen Themen, die die Menschen bewegen. Die zunehmende Versachlichung der öffentlichen Diskussion und die zunehmende Popularisierung holistischer Betrachtungsweisen führen dazu, daß kosmetische Mittel oder andere Haushaltsprodukte nicht mehr im Mittelpunkt ökologischer Forderungen stehen. Vielmehr werden die gesellschaftlichen und wissenschaftlichen Herausforderungen – dem Wissenszuwachs in den ökologischen Wissenschaften entsprechend – zunehmend in globalen Zusammenhängen (häufig unter dem Stichwort „Sustainable Development“) gesehen. Aber dessen ungeachtet werden auch kosmetische Mittel in der Kommunikation zu Umweltthemen nicht ausgenommen: sei es in der Produktwerbung zu tatsächlichen oder manchmal auch nur vermeintlichen ökologischen Fortschritten, sei es bei der Erstellung staatlicher oder halbstaatlicher Instrumente, wie Umweltzeichen oder Umweltzertifikate, oder in der Nutzung bestimmter kosmetischer Produkte für die Propagierung von ökologisch mehr oder weniger „wünschenswertem“ Verbraucherverhalten.

„Umweltwerbung“. In der Werbung verwenden die Marketingstrategen die ökologischen Argumente weniger als zentrales Element der Produktpositionierung, sondern vorwiegend zur Darstellung eines Zusatznutzens. Typische Beispiele sind

– im Bereich der Verpackung: Ressourcenschonung bzw. Abfallminderung durch neue Konzepte, wie Nachfüllpackungen, verbesserte Trennbarkeit und damit Recyclingfähigkeit oder generelle Verbesserung des ökologischen Profils durch kompaktere Packmittelangebote, und

- in der Auslobung von bestimmten Inhaltsstoffklassen: insbesondere die „leichte und rasche biologische Abbaubarkeit" von Tensiden, aber auch die Werbung mit dem Verzicht auf bestimmte Inhaltsstoffgruppen, wie Treibmittel.

Mit einer Ausnahme (FCKW-freie Sprays) spielten bislang Umweltzeichen, wie z. B. der „Blaue Engel" in der BRD oder der „Nordic Swan" in Skandinavien, keine Rolle bei Körperpflegeprodukten. Nach einer im Jahre 1992 verabschiedeten Direktive der EU zur Schaffung eines „Europäischen Umweltzeichens" soll sich dies allerdings zukünftig ändern. Auf der Prioritätenliste der EU-Kommission stehen einige Produkte aus dem Umfeld der Körperpflegemittel weit oben: Haarsprays, Shampoos, Produkte der Damen- und Babyhygiene. Es ist wahrscheinlich, daß sich hierzu noch weitere Produktgruppen gesellen werden – es sei denn, die zunehmenden Warnungen vor einer Überbewertung der Bedeutung von Umweltzeichen gewinnen weiterhin an Gewicht. Gerade im Bereich schnellebiger Haushaltsgüter, zu denen kosmetische Produkte in der Regel gehören, bergen überbürokratisierte und dirigistische Umweltzeichenkonzepte die Gefahr, den tatsächlichen Umweltschutzgedanken zu konterkarieren. Dem heftigen Wettbewerb um die tägliche Gunst eines kritischen und informierten Verbrauchers unterliegende Märkte, und auch hierzu zählen kosmetische Mittel an erster Stelle, können sich auf neue Herausforderungen nicht nur wesentlich rascher und flexibler einstellen, als es die Kriterien eines Umweltzeichens jemals ermöglichen würden, sondern sie erzielen auch im Regelfall eine ungleich höhere Verbraucherakzeptanz. Neben diesen generellen Einschränkungen, die wohl für alle staatlich sanktionierten Umweltzeichen und Zertifikate gelten, spielt die Frage der Wahl der Kriterien selbst eine wichtige Rolle. Kaum eines der verschiedenen Umweltzeichenmodelle, weder der „Nordic Swan" in Skandinavien noch die Programme „Environmental Choice" oder „Green Seal" in Nordamerika, verzichtet auf den Anspruch „allumfassende Kriterien nach Ökobilanzen" (oder den entsprechenden „Lebenszyklus-Analysen") zu berücksichtigen. Die Realität zeigt jedoch schnell, daß die Komplexität und Vielzahl der Kriterien und ihre relative Gewichtung diesem Anspruch in aller Regel rasch eine Grenze setzen. Und selbst wenn es gelingt, im Konsens der Beteiligten einen Satz an ökologisch sinnvollen und wissenschaftlich belastbaren Kriterien zu erstellen, ist damit noch nicht der Erhaltung des Gebrauchswertes die gebührende Beachtung beigemessen. Denn: nur diejenige ökologische Innovation wird auch tatsächlich ihren angestrebten Zweck einer Umweltentlastung erzielen, die vom Verbraucher angenommen wird.

Literatur

Californian Air Resources Board 19.

Calogero, A. V. (1992), Antiperspirant and Deodorant Formulation, Cosmet. Toiletr. **107** (4), 63–69.

Commission of the European Communities (1992), Towards Sustainability. An European Community Program of Policy and Action in Relation to the Environment and Sustainable Development. Vol. II COM, 23, Brussels.

Council Directive 76/768/EEC on the approximation of the laws of the Member States relating to cosmetic products (plus amendments).

Council Regulation (EEC) No. 880/92 of March 23, 1992, on a Community Eco-Label Award Scheme. Official Journal of the European Communities 35 (April 1992).

Derwent, R. G., Grennfelt, G., Hov. O. ,Photochemical Oxidants in the Atmosphere. Status report prepared for the Nordic council of Ministers. Nord 1991, 7.

Derwent, R. G. (April 1991), U. K. Department of the Environment Air Quality Division.

Explanatory Memorandum (October 1993), Proposal for a Council Directive (EC) on the limitation of economic measures to reduce emissions of organic solvents in certain processes and industrial installations.

Gesetz über die Umweltverträglichkeit von Wasch- und Reinigungsmitteln.

Proposal for a Council Directive (EC) in the limitation of the emissions of organic compounds due to the use of organic solvents in certain processes and industrial installations. XI/240/93, Brussels.

Swisher, R. D. (1987), Surfactant Biodegradation. Marcel Dekker, New York, Basel.

Umweltbezogene Produktkennzeichnung (Oktober 1993), Symposium des Bundesverbandes der Deutschen Industrie, Köln.

VOC Protocol of the United Nations Economic Commission for Europe (November 1991).

20 Volkswirtschaftliche Aspekte

20.1 Märkte

Nach Schätzungen des Industrieverbands Körperpflege- und Waschmittel e.V. (IKW) erreichte der Markt für Körperpflegemittel in den Ländern der Europäischen Union ein Volumen von ca. 59 Mrd. DM (Endverbraucherpreise). Die Bundesrepublik Deutschland hatte daran mit wie im Vorjahr ca. 15,8 Mrd. DM den größten Anteil, gefolgt von den Ländern Italien, Frankreich, Großbritannien und Spanien.

Erstmals seit vielen Jahren stagnierten damit in der Bundesrepublik Deutschland die Pro-Kopf-Ausgaben für Körperpflegemittel bei ca. 195 DM, obwohl sich der Werbeaufwand für diese von ca. 1,7 Mrd. DM (1993) auf ca. 2 Mrd. DM erhöhte (IKW-Schätzungen).

Eine Übersicht über die einzelnen bundesrepublikanischen Teilmärkte der Körperpflegemittel, die sich 1994 unterschiedlich entwickelten, gibt die 20.1.

20.1 Körperpflegemittel in der Bundesrepublik Deutschland 1994: Teilmärkte zu Endverbraucherpreisen (nach Schätzungen des IKW)

Teilmarkt	Mio. DM
Hautpflegemittel	3 375
Haarpflegemittel	3 320
Zahn-/Mundpflegemittel	1 860
Herrenkosmetik	1 415
dekorative kosmetische Mittel	1 365
Damenparfums/Düfte	1 175
Bade-/Duschzusätze	1 095
Deodorantien	1 080
Seifen und Syndets	425
sonstige Körperpflegemittel	670
Total	15 780

Unter Einbeziehung des Umsatzvolumens für Damenhygieneprodukte (ca. 1,24 Mrd. DM) erreichte der Gesamtmarkt für kosmetische Mittel in der Bundesrepublik Deutschland 1994 einen Umfang von ca. 17,2 Mrd. DM.

Im Gegensatz zu anderen stark exportorientierten Branchen betrug die Exportquote bei den Körperpflegemitteln nur 27%; sie konnte die deutliche Abflachung der Inlandsnachfrage nicht ausgleichen.

20.2 Produktionswerte und -mengen

Wie sich der Produktionswert (Fabrikabgabepreise) der Körperpflegemittelindustrie der Bundesrepublik Deutschland in den Jahren 1989–1994 entwickelte, veranschaulicht die ◘ 20.**1**. Er erreichte 1992 mit ca. 10 Mrd. DM einen Höchststand, stagnierte im Folgejahr auf diesem hohen Niveau und nahm 1994 auf ca. 9,4 Mrd. DM deutlich ab.

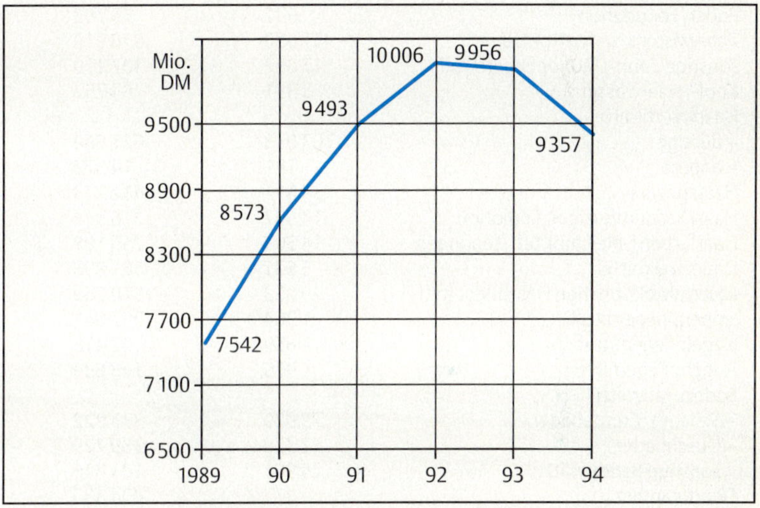

◘ 20.**1** Produktionswerte der Körperpflegemittel in der Bundesrepublik Deutschland im Zeitraum 1989–1994 (IKW-Tätigkeitsbericht 1994/95).

Die Aufteilung der Produktionswerte auf die einzelnen Teilmärkte der Körperpflegemittel veranschaulichen die ◘ 20.**2** (S. 545) und – detaillierter – die ▣ 20.**2** (S. 544), die auch Angaben zu den Produktionsmengen enthält.

Letztere lagen mit 617 798 t geringfügig (+ 0,7%) über denen von 1993. Dem steht eine Abnahme der Produktionswerte von ca. 5,5% gegenüber.

20.2 BRD-Produktionsmengen und -werte von Körperpflegemitteln 1994 (nach Erhebungen des Statistischen Bundesamtes und IKW-Berechnungen)

Teilmarkt	Produktions-Menge (t)	Produktions-wert (1000 DM)
Kölnisch-, Lavendel- und andere Duftwässer	3 207	287 221
Gesichtswässer	3 050	68 478
Rasierwässer	2 841	173 563
Parfums	1 440	248 539
Sonnenschutzmittel	6 593	220 383
sonstige Hautpflegemittel		
– cremeförmige	38 026	1 126 439
– andere	35 531	777 896
Puder/Foundation	691	58 792
Zahnpasten/-seifen/-pulver	57 558	876 917
sonstige Zahn-/Mundpflegemittel	17 002	307 179
Kopf-/Haarwässer	3 351	64 752
Haarwaschmittel		
– flüssige	103 083	671 660
– andere	791	14 372
Haarsprays	34 813	412 273
Haar/Schaumfestiger, Fönlotion	14 562	216 374
Haarfarben/-bleichmittel/-tönungen	18 504	755 198
Dauerwellmittel	5 831	161 856
Fixiermittel/sonstige Haarpflegemittel	29 053	570 759
Lippenpflegemittel	1 364	257 641
Nagelpflegemittel	1 659	142 418
Augenpflegemittel	976	146 639
Badezusatzmittel		
– Schaum/Cremebäder,	79 929	333 922
– Duschbäder,	52 370	389 729
– sonstige Badezusätze	24 961	103 016
Deodorantien		434 330
Rasiercremes, auch Aerosolform	5 096	61 318
sonstige Körperpflegemittel		101 035
Feinseifen	64 667	314 882
Rasierseifen	682	6 437
Flüssigseifen	10 168	53 331
Total		9 357 349

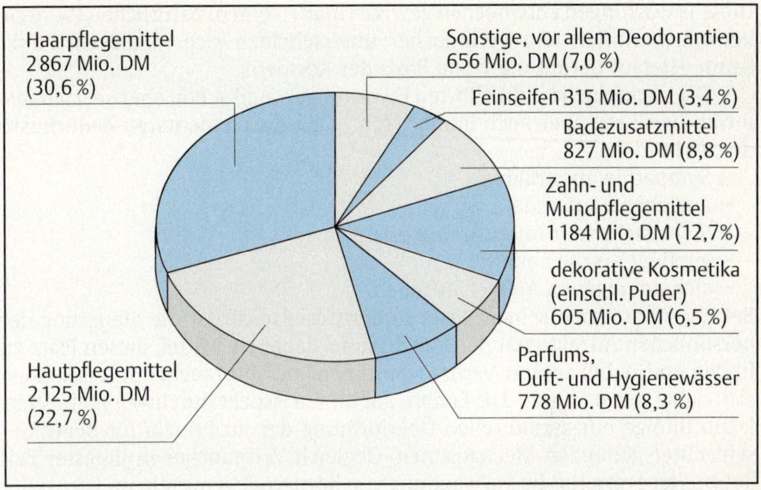

20.2 Produktionswerte der Körperpflegemittel in der Bundesrepublik Deutschland 1994; Aufteilung nach Teilmärkten (IKW-Tätigkeitsbericht 1994/95).

20.3 Verbrauchermeinungen und -erwartungen

20.3.1 Subjektiver und objektiver Nutzen kosmetischer Mittel

Körperpflege und Kosmetik werden emotional hoch bewertet; ihre Nützlichkeit wird so fraglos akzeptiert, ihre Notwendigkeit ist so tief verankert, daß nur eine Minderheit der Verbraucher bereit ist, Konsequenzen aus subjektiv erlebten Fragwürdigkeiten zu ziehen. Man kennt zwar die einschlägigen „Wenn und Aber“, für die Verwendungsentscheidung für kosmetische Mittel im Alltag spielen sie indes nur eine untergeordnete Rolle.

Das Festhalten an Gewohnheiten in der Kosmetik erklärt sich leicht aus der vitalen Verankerung der wesentlichen Motive und Emotionen, die mit der Körperpflege verbunden sind. Diese sind sicherlich teilweise sozial erlernt, z. T. sind sie aber schon anthropologisch vorgegeben.

An der Spitze der Nutzenerwartung stehen

- Gesunderhaltung von Haut und Haaren,
- Gefühl von Wohlbefinden,
- Gefühl von Frische und Spannkraft und
- Schutz vor Umwelteinflüssen.

Diese Erwartungen entsprechen gewissermaßen einem natürlichen Wunsch. Verbraucherinnen und Verbraucher unterscheiden sich in diesem Punkt kaum. Hierauf beruht die vitale Basis der Kosmetik.

Die nachfolgend aufgeführten Erwartungen sind schon eher sozial überformt, berühren aber noch immer recht nahe die elementaren Bedürfnisse der Verbraucher:

- Sympathie ausstrahlen,
- anziehend auf andere wirken,
- Selbstsicherheit im Auftreten erlangen,
- gepflegt erscheinen und
- sich am eigenen Anblick erfreuen.

Bei der Suche nach seinem Platz in der Gesellschaft ist die Steuerung der persönlichen Attraktivität des Individuums dabei ein Mittel, diesen Platz zu finden und zu behaupten. Verbraucherinnen und Verbraucher unterscheiden sich dabei nur dadurch, daß Erstere auf diesen Aspekt durchweg mehr Wert legen infolge einer kulturellen Überformung der im Prinzip für beide Geschlechter geltenden Mechanismen. Obgleich Verbraucher in jüngster Zeit auf breiter Front für die Verwendung von Körperpflegemitteln im Dienst der Selbstdarstellung gewonnen werden konnten, sind es immer noch die Verbraucherinnen, die erheblich deutlicher auf diesen Nutzen abheben.

Nutzenerwartungen, wie u. a.

- mit der Mode gehen,
- das berufliche Fortkommen unterstützen und
- beruflichen Pflichten genügen,

die rein sozialer Natur sind, unterliegen am ehesten einem Wandel.

Motive und Nutzenerwartungen der Verwendung von kosmetischen Mitteln – beginnend auf der breiten Basis der fast allgemein geteilten (Gesundheits-)Pflege und endend bei der nicht von jedem akzeptierten Verfeinerungsform des Einsatzes zur Erreichung sozialer Ziele – entsprechen der Bereitschaft, auf das eine oder andere kosmetische Mittel ggf. auch zu verzichten.

Die an kosmetische Mittel gestellten Nutzenerwartungen scheinen von der Kosmetikindustrie weitestgehend erfüllt zu werden.

Von befragten Verbrauchern hatten 90% noch nie Probleme mit Körperpflegemitteln. Sie halten sie für unbedenklich und vertrauen den Qualitätskontrollen der Hersteller.

20.3.2 Kosmetische Mittel und Verpackungen

Bei entsprechenden Erhebungen sahen nur weniger als 10% befragter Verbraucher in den Verpackungen kosmetischer Mittel ein gravierenderes Umweltproblem.

Aufwendige Verpackungen – u. a. solche für hochwertige Produkte und aus dem Bereich der Mittel für dekorative Anwendungen – werden durchaus für wünschenswert erachtet. Auch die bewußt ästhetische und dekorative Gestaltung von Geschenkverpackungen wird als Argument für einen gewissen Verpackungsaufwand gesehen.

20.3.3 Kosmetik und Umwelt

Die Umweltproblematik ist, wie Umfragen ergaben, nur eine marginale Größe für die Beurteilung kosmetischer Mittel durch die Verbraucher.

Bei der Nennung von potentiellen Umweltbelastern allgemein erwähnten nur 6% der Befragten spontan Körperpflegemittel. Die Verbraucher haben demnach weitgehend erkannt, daß kosmetische Mittel – wie in Kap. 19 „Aspekte des Umweltschutzes" beschrieben – ökologisch weitestgehend unbedenklich sind.

Ausnahmen werden bei Sprayprodukten gesehen, die auch nach dem Verzicht auf Treibmittel auf FCKW-Basis zu Unrecht noch immer in der Kritik stehen.

20.4 Entwicklungsprognosen

Zukunft und Kosmetik. Unter diesem Aspekt veranstaltete der IKW am 1. 12. 1993 anläßlich seiner 25jährigen Bestehens eine Podiumsdiskussion.

Diese führte zu folgenden Aussagen:

Körperpflege hat auch weiterhin eine Zukunftsperspektive; sie befindet sich jedoch in einem Prozeß der Veränderung. Der Wertewandel in der Konsumgesellschaft wird tiefgreifende Einflüsse auf die Markenpolitik, die Marketinginstrumente und Innovationsstrategien haben, die sich neue Domänen erobern müssen, um Wirkung erzielen zu können. Der Marke kommt als Orientierungshilfe dabei eine immer größere Bedeutung zu. Besonders wichtig sind in diesem Zusammenhang die Funktionen Authentizität, Dauerhaftigkeit und Vertrauensbildung.

Marken dienen damit der Wertverpflichtung gegenüber dem Verbraucher, beinhalten Service und haben sogar eine soziale Dimension.

Die Beziehungen zum Verbraucher, so war sich die Podiumsrunde einig, müssen auf eine neue Basis gestellt werden. Seine Anforderungen seien stärker als bisher in die Produktentwicklung einzubeziehen. Künftige Verbraucher werden ihre Bedürfnisse nach Wellness und Vitalität ausleben, was zu einer weiteren Marktsegmentierung und Individualisierung der Produkte führen dürfte.

Convenience und gutes Gewissen sind heute kein Widerspruch mehr. Das Conveniencekonzept der 90er Jahre setzt sich aus unterschiedlichen Facetten zusammen und bedeutet u. a. den schnellen, klaren, übersichtlichen Zugang zu den Produkten, bezeichnet aber auch Aktivitäten, die dem Verbraucher die Auswahl erleichtern, der nach Sinn und Umweltschutz sucht. Convenience bedeutet ferner, daß die Produkte so gestaltet werden, daß sie den Lebensbedingungen der Verbraucher entsprechen. Damit hat sich der Begriff Convenience über die „problemlose Anwendung" deutlich hinaus entwickelt.

Literatur

Bergler, R. (1984): Körperpflege, Attraktivität und Lebensqualität; repräsentative Studie zur subjektiven Nutzeneinschätzung der Verbraucher. Institut der Stiftung für Sozialforschung, Nürnberg.

Haase, H. (1992): Produktnutzen-Studie Körperpflegemittel, Institut für Strategische Marktforschung der Universität Frankfurt am Main.

Industrieverband Körperpflege- und Waschmittel e. V., Tätigkeitsberichte 1993/94 und 1995/95, Frankfurt.

Industrieverband Körperpflege- und Waschmittel e. V. (1993), Körper und Pflege – Subjektiver und objektiver Nutzen der Körperpflege, Frankfurt.

Meixner, J. (1994): Einstellungen und Verhaltensweisen von Jugendlichen bei der Körperpflege. Institut für Jugendforschung (IJF), München.

Abkürzungs- und Akronymverzeichnis

ACH	Aluminiumchlorohydrat
AHA	Fruchtsäuren (α-hydroxyacids)
AHP	Azacycloheptandiphosphonat
AMG	Arzneimittelgesetz
APG	Alkylpolyglycoside
AQL	Acceptable Quality Level
BSE	Rinderwahnsinn (bovine spongiforme enzephalopathy)
CTFA	Cosmetic, Toiletry and Fragrance Association
DEET	*N,N*-Diethyl-*m*-toluamid (*N,N*-Diethyl-3-methyl-benzamid)
DHA	Dihydroxyaceton
DOPA	3-(3,4-Dihydroxyphenyl)-alanin
EDANA	European Disposables and Nonwoven Association
EG-KRL	EG-Kosmetik-Richtlinie
FCKW	Fluorkohlenwasserstoffe
FMEA	Failure Mode and Effect Analysis
GLP	Good laboratory praxis
GMP	Good manufacturing praxis
HAACP	Hazard-analysis-and-critical-point
HLB	Hydrophobic lipophilic balance
HVOC	High volatile organic compound
ICT	Intraoral cariogenicity test
IFRA	International Fragrance Association
IKW	Industrieverband Körperpflege- und Waschmittel
INCI	International Nomenclature of Cosmetic Ingredients
KWI	Kontakt-Wachstums-Index
KVO	Kosmetik-Verordnung
LMBG	Lebensmittel- und Bedarfsgegenständegesetz
LSF	Lichtschutzfaktor
LOVC	Low volatile organic compound
MED	Erythemschwellendosis (minimum erythemal dose)
MFP	Monofluorphosphat
NMF	Natural moisturizing factor
QFD	Quality function development
QKZ	Qualitätskennzahl
q. s.	quantum sufficit, quantum satis (in Rezepturen)
RDA	Radiation dentin abrasion
REA	Radiation enamel abrasion

RIFM	Research Institute for Fragrance Materials
ROS	Reactive oxygen species
SBI	Sulcus-Blutungs-Index
SCC	Scientific Committee on Cosmetology
SPF	Sun protection factor
SFFR	Sulcus fluid flow rate
UNECE	United Nations Economic Commission for Europe
VOC	Volatile organic compound
ZAG	Zirkonium-Aluminium-tetrachloro-Glycinkomplex

Sachverzeichnis

A

Abbaubarkeit, biologische 21, 533 f.
Abrasivseifen 98
Abrasivmittel 201
Absolu Butaflor 349
Absolu de Chassis 349
Absolu de Concrète 349
Abwehrreaktionen 34
Abziehen 294
Abziehmittel 294
Adhäsivmittel s. Epilierwachse
Adstringentien 372
Aerosoldosen s. Sprühdosen
Aerosole, Parfürmierung 412
Aerosolrichtlinie 21
After-shave-Präparate 175 f.
– Balsame 176
– Gele 175 f.
– Lotionen 175
– Rasierwässer 175
AI-Test 471
Alaun 375 f.
Albinohaar 51
Alkylpolyglycoside (APG) 109, 137, 535
Allergiereaktionen 34
Altersflecken 82
Aluminiumchlorhydrat (ACH) 372 ff.
Aluminium-Zirkonium-tetrachloro-Glycinkomplex (ZAG) 322 ff.
Ambra 350
Ames-Test 458
Aminfluoride s. Antikarieswirkstoffe
Aminohydrochinon s. Haarfärbemittel, selbstoxidierende Farbstoffe
Aminoresorcin s. Haarfärbemittel, selbstoxidierende Farbstoffe
Aminosäuren, Haarkeratine 263
Anagenstadium s. Haar, Wachstumsphasen
Anastosomen 30
Androsterol 361
Androsteron 361
Antihidrotika 371
Antikariesuntersuchungen 92
Antikarieswirkstoffe 196 ff.
– Aminfluoride 197
– Dinatriummonofluorphosphat (MFP) 197
– Fluorid-Wirkstoffe 196 ff.
– Natriumfluorid 197
– Zinn(II)-fluorid 197
Antikörper 34
Antioxidantien 95, 112, 229
Antischuppenwirkstoffe 233 f.
Antitranspirantien 371 ff.
– Anwendung 376 f.
– Applikationsformen 372 ff.
– Bewertung 378
– Funktion 371
– Hilfsstoffe 372
– Parfümierung 412
– Prüfmethoden 377 f.
– Rezepturbeispiele 373 ff.
– Zusammensetzung 372 ff.
Antitranspirantien, Produkttypen 373 ff.
– Creme 375
– Deostein (Alaun) 375 f.
– O/W-Emulsion 375
– Puderspray 373
– Pumpspray 375
– Rollergel 375
– Schüttelroller 374
– Stift 374
Antitranspirantien, Wirkstoffe 372
– Adstringentien 372
– ACH 372
– ZAG 372
Antizahnsteinsubstanzen, Wirkungsweise 91
Antizahnsteinwirkstoffe, 196 ff.
Antizahnsteinwirkung, Bestimmung 93

Anwendungsgebiete kosmetischer Mittel 25 ff.
– Haar 46 ff.
– Haut 25 ff.
– Mundhöhle 37 ff.
Apatit 196
APG s. Alkylpolyglycoside
Aqua mirabilis 355
Arianorfarbstoffe 302
Aromaöle 203 f.
Arzneimittel, Definition 60
Arzneimittelgesetz (AMG) 60
Augenbrauenstift 322, 324
Augencreme 323
Augen-Make-up-Entferner 321, 324
Augenpflegemittel 319 ff.
– Anwendung 324
– Bewertung 325
– Grundstoffe 319
– Herstellung, Verpackung 323
– Hilfsstoffe 319
– Rezepturen 320 ff.
Augenpflegemittel, Produkttypen 319 ff.
– Augenbrauenstift 322, 324
– Augencreme 323
– Augen-Make-up-Entferner 321, 324
– Eyefoundation-Creme 319, 323
– Eyeliner 319, 322, 324
– Kajalstift 319, 321
– Lidschattenpräparate 319 f., 323
– Mascara 319, 322
– Wimperntusche 319, 322, 324
Audits 505 f.
Avivagemittel, Haare 76
Avocadoöl 94
a_w s. Wasseraktivität
Azacycloheptandiphosphonat (AHP) 199

B

Babyseifen 18
Babyshampoos 226, 233 f., 236
Backenzähne 38
Badekristalle 107
Badepräparate 106 ff.
– feste 107
– flüssige s. Hautreinigungsmittel
– Herstellung 117 ff.
– Produktkategorien 106 ff.
– Umsatzzahlen 106
– Zusammensetzung 106 ff.
Badetabletten 107
bakterizide Wirkung 363
bakteriostatische Wirkung 363
Balsame 122
Barrierelipide 32
Bart 168 f.
Barthaare 169
Bartwuchs 168 f.
Basalmembran 27
Basalschicht s. Stratum basale
Becomix-Homogenisiermischer 518 f.
Behältnisse 481 ff.
Benefit-Risk-Verhältnis 66 f.
Binden, Slipeinlagen 392 ff.
– Ansaugzeit 405
– Betriebshygiene 403
– Bindenabdeckung 396
– Deostoffe 399
– Duftstoffe 399
– Entsorgung 406 f.
– Fertigungsverfahren 399 ff.
– Gesetzgebung 406
– Grundstoffe 392 ff.
– Haftkraft 405
– Haftsysteme 398
– Herstellungstechnologie 394 ff.
– Hilfsstoffe 399
– Hygieneanforderungen 403
– Marktanteile 392
– Ökologie 406 f.
– Positionierung 395
– Produktaufbau 392 ff., 395
– Produkteigenschaften 403 ff.
– Qualitätssicherung 403
– Rücknäßwerte 405
– Saugfähigkeit 392 f., 394, 403
– Saugkörper 394 ff.
– Saugkörpermaterialien 394
– Sperrschicht 398
– Tragedauer 393
– Tragekomfort 394
– Verbraucherinnentest 405
– Wäscheschutz 393
Biopolymere 129, 202
α-Bisabolol 200
Blauer Engel s. Umweltzeichen

Blaue Liste 15, 67
Blondiermittel 288 ff.
– Anwendung 293 f.
– aufhellendes Shampoo 291
– Breie 290
– Cremes 289 f.
– Entwickleremulsionen 291 f.
– Entwicklerlösungen 292
– Öle 290
– Pulver 290
– Rezepturen 291 ff.
– Verträglichkeit 294
– Zusammensetzung 288 ff.

C

Calciumcarbonat s. Putzkörper
Calciumhydrogencarbonat s. Putzkörper
Calciumhydrogenphosphatdihydrat s. Putzkörper
Camouflage-Produkte 83
Castoreum 350
Cavum oris s. Mundhöhle
Cementum s. Wurzelzement
Ceramide 27
Chinondiimin s. Oxidationsfarbstoffe
Chinonimin s. Oxidationsfarbstoffe
Chromosomenmutationen 458
Chypre s. Parfums
Climbazol s. Antischuppenwirkstoffe
COLIPA 152
Combars (Halbsyndets) 100 f.
Concrète 349
Corium (Dermis, Lederhaut) 25, 28 f.
Corneometer 87
Cortex 48
– Feinstruktur 51 f.
Cosmeceuticals, Definition 60
– Bewertung 60
Cosmetic, Toiletry and Fragrance Association (CTFA) 15
Cremehaarfarben 298
Cremelack s. Nagelpflegemittel, Produkttypen
Cremeseifen 98

D

Damenparfums 350
Dauerwellmittel 266 ff.
– alkalische 268
– Analytik 276
– für geschädigtes Haar 269
– für normales Haar 269
– Hertellung 275
– mildalkalische 261
– neutrale 261
– Rezepturbeispiele 269 f.
– saure 268
– schäumende 269
– selbsterwärmende 269
– Stabilität 276
– sulfithaltige 268 f.
– technologische Aspekte 275 f.
– Verpackung 276
– zweiphasige 269 f.
Dauerwellmittel, Inhaltsstoffe 266 ff.
– Alkalisierungmittel 266 f.
– Emulgatoren 267
– Duftstoffe 267
– Farbstoffe 267
– Kämmbarkeitsverbesserer 267
– Oxidationsmittel 270 f.
– Reduktionsmittel 266
– Tenside 267
– Trübungsmittel 267
Dauerwellfixiermittel 270 f.
Dauerwellverformung 265 ff.
– praktische Durchführung 273 f.
– Verfahrensschritte 273 f.
Defleurage s. Duftstoffe, natürliche
Demineralisation, Zahnschmelz 199
dekorative kosmetische Mittel 311 ff.
– Augenpflegemittel 319 ff.
– Depigmentierungsmittel 339 ff.
– Gesichts-Make-up 312 ff.
– Hautbräunungsmittel 336 ff.
– Lippenpflegemittel 325 ff.
– Nagelpflegemittel 330 ff.
Dentalfluorose 196
Dentes s. Zähne
– incisivi 38
– molares 38
– praemolares 38
Dentin s. Zahnbein

Dentinum s. Zahnbein
Deomittel s. Deodorantien
Deodorantien (Desodorantien, Deomittel, Deos) 360 ff.
– Anwendung 369 ff.
– Applikationsformen 365 ff.
– Beurteilungskriterien 370 f.
– Herstellung 368 f.
– Hilfstoffe 364 f.
– KWI-Test 369
– Rezepturgrundlagen 364 f.
– Rezepturbeispiele 365 ff.
– Zusammensetzungen 362 ff.
Deodorantien, Produkttypen 365 ff.
– Aerosole 365, 368
– Pumpsprays 366, 368
– Roller 366 f., 368
– Stifte 367 f.
– Trockendeospray 366
Deodorantien, Wirkstoffe 362 ff.
– Antioxidantien 364
– Enzyminhibitoren 364
– Geruchsabsorber 362
– Geruchsüberdecker 362
– Keimhemmer 364
Deos s. Deodorantien
Deoseifen 97 f.
Depigmentierungsmittel 339 ff.
– Bewertung 341
– Definition 339 f.
– Rezepturbeispiel 341
– Wirkprinzipien 340
– Zusammensetzung 340 f.
Depigmentierungsmittel, Wirktoffe 340
– Ascorbinsäure-Derivate 340
– Hydrochinon 340
– Hydrocortison 340
– Retinsäure 340
Depilation s. Haarentfernung, chemische
Depilatorien s. Haarentfernungsmittel, chemische
Depiliercremes 181
Depilierlotionen 182
Depilierschaum 182
Dermatologie 464 ff.
Dermis s. Corium
Desmodont s. Wurzelhaut
Desmosomen 28
Desodorantien s. Deodorantien
DFS-Zuwachs 92
Diaminophenol s. Haarfärbemittel, selbstoxidierende Farbstoffe
Digitaltampons 388
Dihydroxyaceton (DHA) 337 ff.
Dihydroxyphenylalanin (DOPA) 35, 150
Dinatriummonofluorphosphat (MFP) 177
5,6-Dihydroxyindol s. Haarfärbemittel, selbstoxidierende Farbstoffe
Disho-Mischer 515, 519, 522 f.
Dispax-Reaktor 515
Dispergieren 509
DLVO-Theorie 125
DMFS-Zuwachs 92
Doppelwand-Tiegel 481
Dosen 481
Dosis/Wirkungs-Beziehung 462
Drüsen, holokrine 32
Druckknopfprothesen 211
Druckverfahren 485 f.
Duftbild 353
Duftfamilien 354 ff.
Duftkompaß 357 f.
Duftmittel 343 ff.
Duftorgel 352
Duftstoffe 348 ff.
– Familien 354 ff.
– Gehalt 354 ff.
– Gewinnung 348 ff.
– halbsynthetische 351
– Herstellung 348 ff.
– Isolate 351
– natürliche 348 ff.
– pflanzliche 348 ff.
– Produktklassen 354 ff.
– synthetische 350 f.
– tierische 350
– vollsynthetische 351
Duftwässer 352 ff.
Duhring-Kammer-Test 470
Duschbäder, Eigenschaften 113
– Rezepturen 114
– Schaumvermögen 116
Duschpräparate, flüssige s. Hautreinigungsmittel, flüssige

E

Eau de Cologne 355
Eau de Parfum 355
Eau de Toilette 355
Efficacy s. Wirksamkeit
EG-Kosmetik-Richtlinie (EG-KRL) 10 ff., 60, 429
– Änderungsrichtlinien 10
– Anpassungsrichtlinien 10
– Definition kosmetischer Mittel 11
– Kennzeichnungsvorschriften 14 f.
– Regelung, BRD 17 ff.
– – EU 10 f.
– Stofflisten 12 f.
– Umsetzung in Mitgliedstaaten 10
– und Kosmetikverordnung 17 ff.
Eiweißhydrolysate 227
Ekzem, atopisches 33
Elastinfasern 28
Elektrorasur s. Trockenrasur
Embryotoxizität 458 f.
Emulgatoren 125, 127
– amphotere 127
– anionische 127
– HLB-Wert 127
– ionische 127
– kationische 127
– nichtionische 127
Emulgieren 509
Emulgierprozesse 510 f.
Emulsionen 121 ff., 510 f.
– Aufbau 122
– Definition 121 f.
– diskontinuierliche (innere) Phase 122
– feindisperse 510
– grobdisperse 510
– Grundlagen, physikalische 122 f.
– Herstellung 510 ff.
– kontinuierliche (äußere) Phase 122
– Ladungs-/Potentialverhältnisse 125
– Stabilität 123 ff.
– Tröpfchengröße 120 f.
– Tröpfchengrößenverteilung 122 ff.
– Zetapotential 125
Emulsionen, Typen
– multiple 122
– O/W 122 ff., 511
– Polyphasen 122
– W/O 122 ff., 511
– W/O/W 122 ff.
Enamelum s. Zahnschmelz
Enfleurage s. Duftstoffe, natürliche
Entgiftungsreaktionen 451
Enthaarung s. Haarentfernung
Enthaarungswachse 180
– Zusammensetzung 180
Entkeimungsverfahren 430
Entkräuselungsmittel s. Haarglättungsmittel
Entwickler s. Oxidationsbasen
Enzym-Dauerwelle 260
epidemiologische Untersuchungen 307, 474
Epidermis 25 ff.
Epilation s. Haarentfernung, physikalische
Epiliersonden 179
Epilierwachse 179 f.
Erythemschwellendosis (MED) 151 f.
Erythemwirkungen 84
etherische Öle 348, 353
Etikettierung 486 f.
Eumelanine 288
European Disposables and Nonwovens Association (EDANA) 390
Eyefoundation-Cremes s. Augenpflegemittel, Produkte
Eyeliner s. Augenpflegemittel, Produkte

F

Facial stinging test 472
Färbecreme 304
Färbemittel s. Haarfärbemittel
Färbepflanzen 301
Färbeshampoos 300
Failure Mode and Effect Analysis (FMEA) 494 f., 500 f.
Farbstoffe 111, 204
Farnesol 363
FCKW s. Fluorchlorkohlenwasserstoffe
Feinseife 94
Fettgewebe, subkutanes 30
Fettsäuren 95 f.
– ungesättigte 96
– Verseifung 103

Feuchthaltemittel 128, 227
Finn-Chamber-Test 471
Finnkammer 471
Fixateure 350, 353
Fixiermittel 270 f.
– Bromatbasis 271
– Inhaltsstoffe 270
– Oxidationsmittel 270 f.
– Waserstoffperoxidbasis 270 f.
Flakons 481 f.
Flaschen 481 f.
Flüssigzahncremes 193
Fluorid-Prophylaxe 196
Fluorid-Wirkstoffe s. Antikaries-wirkstoffe
Fluorkohlenwasserstoffe (FCKW) s. Umweltschutz
Fluor-Verbindungen s. Zahnpflegemittel, Wirkstoffe
Follikel 31 f.
Follikelapparat 31 f.
Follikelinhalt 117
Frisiercremes 242, 248
Frisiergele 242, 248 f.
Frisierlotionen 248
Frisurfestigungsmittel 276 ff.
– Haarfestigungsmittel 276 ff.
– Haarsprays 281 ff.
Fruchtsäuren (AHA) 129
Frymix-Prozeßanlage 518, 520
Fußbäder 141
Fußbalsame 140, 145
Fußbeschwerden 140
Fußpflegemittel, kosmetische 140 ff.
– Anwendung 140 ff.
– Rezepturbeispiele 145 ff.
– Wirkung 140 ff.
– Zusammensetzung 144 ff.
Fußpflegemittel, kosmetische, Produkte
– desodorierende 142 f., 147
– Fußbadesalz 145
– Fußbäder 141
– Fußbalsame 140, 145
– Fußcremes 140, 145
– Hautentfernungsprodukte 141
– Nagelpflegeprodukte 141
– Fußpflegeflüssigbad 146
– Fußpuder 143, 147
– Rubbelcremes 142, 146
Fußpflegemittel, medizinische
– Anwendung 143 f.
– Hühneraugenmittel 143 f.
– Nagelfalztinkturen 144
– Wirkung 143 f.
Fußschäden 140

G

Galenik 66
Gaumen 38
Gebißreiniger s. Prothesenreinigungsmittel
Gebrauchsprüfung, klinisch kontrollierte 473 f.
Gefäßsysteme s. Haut
Gelbildner 109
Gele 122
Gelnetzwerke 125 f.
Gelphasen 125 f.
Gelstrukturen 125
Gelzahncreme 305
Genommutation 458
Genotoxische Untersuchungen 457 f.
Geruchsabsorber 362 f.
Geruchssinn, Bedeutung 343 ff.
Geruchsträger 353
Geruchsüberdecker 362
Geschmacksknospen 37
Gesetzgebung 10 ff.
Gesetzgebung, deutsche 17 ff.
– biologische Abaubarkit 21
– Definition kosmetischer Mittel 18
– Empfehlungen 20
– Kennzeichnungsvorschriften 20
– Kosmetikverordnung (KVO) 20
– Lebensmittel- und Bedarfsgegenständegesetz (LMBG) 17 f.
– mikrobiologische Grenzwerte 21
– Schutz vor Täuschung 19
– Verbot verschreibungspflichtiger Stoffe 19
– Verbraucherschutz 18
– Vorschriftenüberwachung 19
Gesetzgebung, Europäische Union 10 ff.
– Codierung 15
– Definition kosmetischer Mittel 11
– EG-Kosmetikrichtlinie (EG-KRL) 10 ff.

– eingeschränkt zugelassene Stoffe 12
– Inhaltsstoffangaben 15
– Inventar 15
– Kennzeichnungsvorschriften 14 f.
– Negativliste 12
– Positivliste 12
– Produktangaben 16
– Sicherheisanforderungen 11 f.
– Stofflisten 12 f.
– Tierversuchsregelungen 16
– Umweltzeichen 22
Gesichts-Make-up 311 ff.
– Anwendung 318 f.
– Bewertung 319
– Herstellung 317 ff.
– Rezepturbeispiele 313 ff.
– Verpackung 317 ff.
– Wirkstoffe 313
– Wirkung 318 f.
– Zusammensetzung 312 ff.
Gesichts-Make-up, Produkttypen
– Creme-Make-up 316, 318
– Emulsions-Make-up 314, 317
– Gesichtspuder, gepreßt 314, 317
– Geschtspuder, lose 315, 317
– Reinigungsemulsion 316, 318
– Rouge 315, 317
– Tagescreme, getönt 313, 317
Giftungsreaktion 451
Gingiva s. Zahnfleisch
Gingiva marginale s. Zahnfleischsaum
Gingivitis s. Zahnfleischentzündung
Glanzschicht s. Stratum lucidum
GLP-Regeln 493 f.
Glykoproteine 44
GMP-Regeln 390, 429, 493 f., 506
Green Seal s. Umweltzeichen
Gute Herstellungspraxis s. GMP-Regeln
Gute Laborpraxis s. GLP-Regeln

H

Haar 46 ff., 71 ff.
– Aufbau 46 ff.
– Aufrichtemuskel 49
– Eigenschaften 71 ff.
– elektrostatische Aufladung 77
– Embryonalentwicklung 49
– ethnische Unterschiede 53, 71
– Funktionen 46
– keratinisierter (toter) Teil 51 ff.
– lebender Teil 46 ff.
– Pigmente 53
– Struktur 46 ff.
– Wachstumsphasen 49 ff.
– Wachstumsgeschwindigkeit 51
Haar, Untersuchungsmethoden 71 ff.
– Abrasionsschäden 72
– Aufladung 77
– chemische Schädigungen 72 f.
– Glanzbestimmung nach Maeda 80
– Naßkämmbarkeit 74 f., 239
– Trockenkämmbarkeit 75 f., 239
Haar, Wachstumsphasen 49 ff.
– Wachstums- oder Anagenstadium 49
– Ruhe- oder Telogenstadium 49
– Übergangs- oder Katagenstadium 49
Haaranomalien 53 ff.
– Bajonetthaare 54
– Bambushaare 54
– Glaswollhaare 54 f.
– Knötchenhaare 54
– Pili multigemini 55
– Ringelhaare 55
– Spindelhaare 54
– verdrehte Haare 54
Haarbalg 31
Haarbalsam s. Haarspülungen
Haarbehandlungsmittel 220 ff.
Haarbleiche s. Haarblondierung
Haarblondierung 288 ff.
– Mechanismus 288
– Produkttypen s. Blondiermittel
– Spezialeffekte 293
Haarbruch 78
Haardiagnose 272
Haareinzelfasern 71 ff.
– Abrasionsschädigungen 76
– Biegemodul 73 f.
– Dicke 71
– Elastizitätsmodul 73 f.
– Hook'scher Bereich 72
– Interaktionsverhalten 75 f.
– Zugdehnungseigenschaften 71 f.
Haarentfernung 189 ff.
– chemische (Depilation) 180 f.
– physikalische (Epilation) 179 f.

– enzymatische 183
Haarentfernungsmittel 179 ff.
– Depilatorien 180 ff.
– Depiliercremes 181
– Depilierlotion 182
– Depilierschaum 182
– Enthaarungswachse 179 f.
– Nachbehandlungscreme 183
– Rezepturbeispiele 180 ff.
– Wirkstoffe 180 ff.
– Zusammensetzung 181 ff.
Haarentkräuselungsmittel s. Haarglättungsmittel
Haarfarbe, antürliche 51
Haarfarbänderungsmittel 287 ff.
– Blondiermittel 288 ff.
– Haarfärbemittel 294 f.
Haarfärbecremes 304
Haarfärbegele 298 f., 305
Haarfärbemittel 294 ff.
– allergische Reaktionen 307 f.
– Anwendungsbedinungen 306
– carcinogenes Potential 307 f.
– direktziehende 295 f.
– Entwickler 297
– epidemiologische Studien 307
– Farbstoffbildung, Mechanismus 298 f.
– Farbstoffe 296 ff.
– – natürliche 301
– – selbstoxidierende 300
– – synthetische 302
– Formulierung 296, 298 f.
– Herstellung 307
– Krebsrisiko 308
– Kuppler 297
– natürliche 300 f., 303
– Nuancierer 297
– Oxidationsbasen 297
– Oxidationsfarbstoffe 297 f.
– permanente 297 ff.
– Rezepturbeispiele 301 ff.
– semipermanente 295 f.
– sensibilisierende Wirkung 307
– Stabilität 306 f.
– temporäre 295 f.
– toxikologische Aspekte 307
– Zusammensetzung 301 ff.
Haarfärbemittel, Produkttypen
– Färbecreme 304 f.
– Färbegel 305
– pulverförmige natürliche 303
– Tönungsfestiger 301
– Tönungslotion 303
Haarfestiger 248, 276 ff.
– Anwendung 279 f.
– Bewertung 280 f.
– Filmbildner 277
– flüssige 277 f.
– für fettiges Haar 278 f.
– für Fönfrisuren 278 f.
– für normales Haar 278
– für trockenes Haar 279
– Herstellung 279
– Hilfsstoffe 277
– Lösemittel 277
– Parfümierung 412
– Prüfmethoden 281
– Rezepturbeispiele 278 f.
– Schaumhaarfestiger 278
– Wirkung 279 f.
– Zusammensetzung 277 ff.
Haargele 248 f.
Haargenese 49
Haarglanz 80
– Bestimmung nach Maeda 80
Haarforschung, Methoden 56
– chemische 56
– klinische 56
– physikalische 56
Haarglättungsmittel 273 ff.
– Produkte auf Hydroxid-Basis 273, 275
– Produkte auf Thioglykolat-Basis 274 f.
Haarkanal 48
Haarkeratine 55 ff.
– Aminosäurenzusammensetzung 261 f.
– enzymlösliche 56
– schwerlösliche 55
– vernetzende Bindungen 263
Haarkollektive 74 f.
– elektrostatische Aufladung 76 f.
– Schwingungsverhalten 79
Haarknospe 49
Haarkolben 49, 51
Haarkonditionierer s. Haarspülungen
Haarlack 283
Haarmark (Medulla) 47 f.
Haarondulation 260
Haarpapille 46 f.

Haarpflegemittel 241 ff.
- Analytik 259
- Antischuppen-Wirkstoffe 246
- Anwendung 253 ff.
- Anwendungstechnik 258 f.
- auszuspülende 250
- Bewertung 258 f.
- Emulgatoren 244
- Grundstoffe 243 f.
- Herstellung 251 ff.
- Hilfsstoffe 245 ff.
- Parfümierung 411
- polymere quartäre Ammonium-Verbindungen 245
- Proteinhydrolysate 246
- quartäre Ammonium-Verbindungen 245, 255 f.
- Rezepturbeispiele 246 ff.
- Säuren 246, 256
- Vitamine 246
- Vorbehandlungsmittel 242, 247
- Wirkung 253 ff.
- Zusammensetzung 242 ff.
Haarpflegemittel, Produkttypen (s. a. Einzelstichworte)
- Frisiercremes 248
- Haargele 249
- Haarkuren 250
- Haarspülungen 250
- Haarwässer 248
- Pomaden 249
- Schaumkuren 249
- Wet-Look-Gele 249
Haarschaft 31
- Aufbau 52
Haarspliß 77 f.
- Genese 77
Haarsprays 281 ff.
- Analytik 286 ff.
- Anwendung 284 f.
- Filmbildner 282
- für fettiges Haar 283
- für Fönfrisuren 283
- für Haarlack 283
- für normalen Haarhalt 283
- Halbseitenversuche 286 f.
- Herstellung 284 f.
- Inhaltstoffe 282
- Parfümierung 412
- Prüfmethoden 286 f.
- Rezepturbeispiele 283
- spezielle Wirkstoffe 282
- Stabilität 282
- Treibmittel 282
- Wirkstofflösungen 284
- Wirkung 284 f.
- Zusammensetzung 282 ff.
Haarspülungen 250
Haarsträubemuskel 48
Haartyp, europider 53
- mongolider 53
- negroider 53
Haarverformung, chemisch-physikalische Vorgänge 262 ff.
- Mechanismen 260 ff.
- Dauerwellverformung 265 ff.
- Haarentkräuselung 273 f.
- Wasserwellverformung 264
Haarverformungsmittel 259 ff.
- Dauerwellmittel 265 ff.
- Historisches 259 f.
- Parfümierung 412
- Wasserwellmittel 264
Haarvolumen 76
- Bestimmung 76
Haarwäsche 220
Haarwaschmittel 220 ff.
- Analytik 238
- Antioxidantien 229
- Anwendung 237
- Bewertung 237 ff.
- Dispergiermittel 229
- Farbstoffe 229
- Halseitenvergleiche 239 f.
- Herstellung 229 f.
- Hilfsstoffe 226 ff.
- Komplexierungsmittel 228 f.
- Konservierungsmittel 228
- Lösunsvermittler 229
- Parfümierung 411
- Parfümöle 229
- Perlglanzmittel 229 f.
- Puffer 229
- Rezepturbeispiele 235 ff.
- Stabilitätsprüfungen 236
- UV-Absorber 230
- Waschrohstoffe s. Shampootenside
- Wirkstoffe, spezielle 230 ff.

– Zusammensetzung 211 ff.
Haarwaschmittel, Produkte s. Shampoos
Haarwässer 242, 247 f.
Haarwurzel 31, 46, 48
– Aufbau 47 f.
Haarzwiebel 47
Haarzwiebelzapfen 49
Halbsyndets s. Combars
Handwaschlotion 112
Handwaschpaste 102
Harrap-Index s. Plaque-Index
Haut 25 ff., 80 ff., 464 ff.
– Anhangsgebilde 31 f.
– Gefäßsysteme 30
– Glanz 83
– mechanische Eigenschaften 85 f.
– Oberflächeneigenschaften 80 ff.
– Pigmentation 83
– Topographie 81 f.
– Untersuchungsmethoden 80 ff.
– Wasserhaushalt 87
Haut, unreine 117 ff.
– Behandlung 118
– Ercheinungsbild 117
– Pflegeprodukte 118 f., 120 f.
– Reinigungsprodukte 118, 120
– Ursachen 117
– Wirkstoffe, gegen 119
Hautalterung 150
Hautaufbau 25 ff.
– Anhangsgebilde 31 f.
– Basalschicht 27
– Corium 28 f.
– Epidermis 25 f.
– Follikelapparat 31
– Gefäßsysteme 30
– Glanzschicht 27
– Nervensysteme 30
– Subkutis 29 f.
Hautaufhellung s. Depigmentierungsmittel
Hautbarriere 27
Hautbleichung s. Depigmentierungsmittel
Hautbräunungsmittel (s. a. Selbstbräuner) 336 ff.
– Anwendung 337 f.
– Bewertung 339
– Bräunungsmöglichkeiten 337
– Produkttypen 338 f.
– Rezepturbeispiele 338 f.
– Wirkmechanismus 337
– Wirkstoffe 337
– Zusammensetzung 338 f.
Hautfarbe 82 f.
– Bestimmung 82 f.
– Einflußfaktoren 82
Hautfasern, Elastinfasern 28
– Kollagenfasern 28
– Retikulinfasern 28
Hautfelderung 80 f.
Hautfett, Zusammensetzung 31
Hautfunktionen 32 ff.
– Barrierefunktion 32 f., 465
– Bestimmungsmethoden 80 ff.
– Depotfunktion 36
– Immunawehr 34 f.
– mechanischer Schutz 39
– Metabolismus 36
– Sinnesfunktionen 36
– soziale Funktionen 36
– Schutzfunktionen 32 ff.
– Wärmeregulation 35 f.
Hautkrebs, Risiko 148
Hautpflegemittel 121 ff.
– Hautverträglichkeit 131
– Inhaltsstoffe 127 ff.
– Produktleistung 131 f.
– Rezepturbeispiele 132 ff.
– Stabilitätstests 132
– Wirkstoffe 129
– Zusammensetzung 133 ff.
Hautpflegemittel, Produkttypen 132 ff.
– Hautpflegehydrogel 135
– Hautpflegeöl 135
– Hydrodispersionsgel 135
– Oleogel 136
– O/W-Creme 133
– O/W-Lotion 132
– W/O-Creme 134
– W/O-Lotion 134
Hautpigmentierung 150 f.
Hautquellung 88
– Betimmung 88
– Tensideinfluß 88
Hautreinigung 23 f.
Hautreinigungsmittel, feste s. Seifen

Hautreinigungsmittel, flüssige 106 ff. (s. a. flüsige Wasch-, Dusch- und Badepräparate)
- Antioxidantien 112
- Feuchtigkeitsspender 110
- Hautkonditioniermittel 110
- Herstellung 116 f.
- Komplexierungsmittel 112
- Konservierungsstoffe 111
- Inhaltsstoffe 107 ff.
- Inhaltsstoffe, Funktion 107
- Parfümöle 110
- Perlglanzmittel 111
- Rezepturbeispiele 112 ff.
- Rückfettungsmittel 109
- Tenside 107 ff.
- Umsatzzahlen 106
- Verdicker/Gelbildner 109 f.
- Zusammensetzung, allgemeine 106 ff.
- Zusammensetzung, spezielle 112 ff.

Hautschutzseifen 98
Hauttemperatur 84 f.
- Messung 85

Hautturgor 28, 85
Hauttyp 31 f.
- seborrhoischer 32
- sebostatischer 32

Hautwaschmittel s. Hautreinigungsmittel
Hazard-analysis-and-critical-control-point-System (HAACP) 430 f.
Heißwelle 260
Henlesche Schicht 48
Henna s. Haarfärbemittel, natürliche
Herrendüfte 359
Herstellverfahren 516 ff.
- Auswahlkriterien 516 ff.
- diskontinuierliche 516 ff.
- kontinuierliche 517, 524 ff.

Herstellungstechnologie, Grundprinzipien 509 ff.
HLB-Wert 127
Hochdruck-Homogenisatoren 515 f.
Hochdruckhomogenisierung, Prinzip 515 ff.
Homogenisieren 509
Homogenisiersysteme 511 f.
Hornhautentfernung 141 f.
Hornhautentfernungsmittel 141 f.
- Hornhautfeile 141
- Hornhauthobel 141
- Rubbelcreme 142, 146

Humectants 128
Huxleysche Schicht 48
Hybridprothesen 211
Hydrochinon s. Selbstbräuner, Wirkstoffe
Hydrocortison, s. Selbstbräuner, Wirkstoffe
Hydrodispersionsgele 122
Hydroxylapatit 91
2-Hydroxy-1,4-naphthochinon s. Selbstbräuner, Wirkstoffe
5-Hydroxy-1,4-naphtohochinon s. Selbstbräuner, Wirkstoffe
Hygienemittel 381 ff.
- historische Entwicklung 381 ff.
- Binden/Slipeinlagen 392 ff.
- Menstruationsschutz 385 ff.
- Tampons s. 385 ff.

Hyperhidrose 371

I

ICT-Test s. Antikarriesuntersuchungen
Immunabwehr, Haut 33 f.
Immunität, sekretorische 44
In-vitro-Methoden s. toxikologische Prüfungen
In-process-control (IPC) 490 ff.
Infektion, paradontale 46
Infektionsprophylaxe (in Kosmetik-, Fußpflege- und Frisiersalons) 433 f.
- Abfallbeseitigung 444 f.
- antiseptische Maßnahmen 444
- bauliche Vorausetzungen 436 f.
- Desinfektionsmaßnahmen 440 f.
- Impfprophylaxe 445 f.
- Infektionsrisiken 433 ff.
- Inokulationsinfektion 433 f.
- Keimbekämpfung 438 f.
- Maßnahmen bei Verletzungen 446
- Ordnungswidrigkeiten 447
- Reinigungsmaßnahmen 439 f.
- Sterilisationsmaßnahmen 443 f.
- Überwachung 446 f.

– Übertragung von Krankheitserregern 435
Inhalationstoxizität, Prüfung 459
Initialkaries 90, 196
Insektenabwehrende Mittel (Repellents) 164 ff.
– Anbietungsformen 167
– Anwendung 168
– Repellent-Lösung 167
– Repellent-Pumpspray 167
– Repellent-Spray 167
– Wirkstoffe 164, 166
– Wirkungsweise 165 f.
– Wirkungsspektrum 168
Intensivhaarkuren 250
International Fragrance Association (IFRA) 417
International Nomenclature of Cosmetic Ingredients (INCI) 15
Intimpflegemittel 136 ff.
– Angebotsformen 136 f.
– Anwendung 138 f.
– Bewertung 139
– Hilfsstoffe 137
– Keimhemmer 136
– Parfümierung 412
– Rezepturen 137 f.
– Wirkstoffe 136 f.
– Zusammensetzung 136 ff.
Intimkosmetik 136 ff.
Intimspray 138
Intimwaschlotion 137
Intimwaschtücher 138
Intoleranzreaktionen 465 ff.
– dermale 469 f., 472 f.
– epidermale 465
– kontaktallergische 466, 470 f., 474
– photoallergische 468, 472
– phototoxische 468, 47 f.
Intrauterin-Pessar (IUP) 384
Isolate s. Duftstoffe

J

Jojobaöl 82
Juglon 337

K

Kalkseifen 99
Kaltwachs s. Haarentfernungsmittel
Kaltwelle 260
Kamille s. Haarfärbemittel, natürliche
Karies 44, 92, 189 ff.
– Anfälligkeit 44
– Bekämpfung 195 ff.
– DFS-Zuwach 92
– DFMS-Zuwachs 92
– DMFT-Index 189 f.
– Test 92
Kariesrate 189
Kenics-Mischer 513
Keratine s. Haarkeratine
Keratinfasern 27
Keratinocyten 27
Kernseifen 94, 97
– Rezepturbeispiel 97
– Zusammensetzung 97
Kieselsäuren s. Putzkörper
Kölnisch Waser s. Eau de Cologne
Körpergeruch 361 f.
– Entstehung 361 f.
Körperpflegemittel, Märkte 542
– Produktionsmengen 543 f.
– Produktionswerte 543 f.
– Verbrauchererwartungen 545 ff.
– Verbrauchermeinungen 545 ff.
– volkswirtschaftliche Aspekte 542
– Werbeaufwand 542
Kollagen, Struktur 29
Kollagenfasern 28
Kolbenhaar 49
Komedonen (Mitesser) 117
Komedonenhaut 117
Komplexierungsmittel 95, 112, 228
Konditioniermittel, Akkumulationseffekt 74 f.
– Haare 74 f.
– Haut 110
Konservierungsmittel 111, 128, 428 f.
– Gesetzgebung 428 f.
– Wirksamkeitsspektrum 428
– Wirkung 428 f.
– Wirkungsbeeinflussungen 428 f.
Konsistenzregulatoren 227
Kontaktallergie s. Kontaktdermatitis

Kontaktdermatitis 466 ff.
– akute allergische 466 f.
– akute toxische 466
– photoallergische 468
– Häufigkeit 474
Kontaktekzem 466 f.
Kontaktintoleranzreaktionen 470 f.
Kontakt-Wachstums-Index s. Deodorantien, KWI-Test
Konti-Creme-Anlage 525
Kopfnote (Parfums) 353
Korneocyten 27, 32
Kosmetik, Entwicklungsprognosen 547 f.
– Gesetzgebung 10 ff.
– historische Entwicklung 1 ff.
– in einzelnen Kulturepochen 3 ff.
– kulturelle Einflüsse 1 ff.
– religiöse Einflüsse 1 ff.
– und Medizin 6 f.
– und Pharmazie 3 f.
– und Wissenschaft 7 f.
– Zukunft 547 f.
Kosmetik-Verordung (KVO) s. Gesetzgebung, deutsche
Kosmetische Einsatzstoffe, Entkeimungsverfahren 430
– mikrobiologische Einteilung 430 f.
Kosmetische Industrie, Produktionsmengen 543 f.
– Produktionswerte 543 f.
Kosmetische Inhaltsstoffe, Codierung 67
– toxikologische Informationen 453
Kosmetische Mittel, Ausscheidung 455 f.
– Beurteilungsschema zur mikrobiologischen Beschaffenheit 425
– Definition 11, 18
– dekorative, s. dekorative kosmetische Mittel
– funktioneller Verderb 419 f.
– Gesetzgebung 10 ff.
– gesundheitlicher Verderb 421 ff.
– Herstellungstechnologie 509 ff.
– Klassifizierung nach LD_{50}-Werten 462
– Klassifizierung nach Verweildauer u. Applikationsort 461
– Konservierung 428 ff.
– mikrobieller Verderb 418
– mikrobielle Toxine 422 f.
– mikrobiologische Herstellungsabsicherung 429 f.
– mikrobiologische Qualität 424 ff.
– mikrobiologische Qualitätssicherung 418 ff.
– mikrobiologisches Verderbsrisiko 419
– Mikroorganismen, potentiell krankheitserregende 422 f.
– Nutzen, objektiver 545 f.
– Nutzen, subjektiver 545 f.
– Resorption 45 f.
– Risikoabschätzung 461 f.
– Sicherheitsbewertung 461 f.
– Spreitgeschwindigkeit 81 f.
– Spreitwerte 81 f.
– Stoffwechsel 455 f.
– Verderbsorganismen 419 f.
– Verpackungen 477 ff.
– Verträglichkeit 449 ff., 460 ff.
– Wirksamkeitsbestimmung 71 ff.
– zwischenmenschliche Beziehungen 68
Kosmetische Wirkstoffe 59 ff.
– Definition 62
– Nebenwirkungen 66 ff.
– Wirksamkeit / Wirkung 59 ff.
– Wirkungsweisen 64 ff.
Kosmetische Wirkung, Nachweis 63 ff.
kumulativer Epikutantest 472 f.
Kuppler s. Nuancierer
Kurpackungen 250
Kutikula 48
– Feinstruktur 52 f.
KWI-Test s. Deodorantien

L

Lamellarkörper 27, 32
Lamina propria mucosa 43
Lamina submucosa 43
Laminattuben 482
Langerhanszellen 34
Lauratseife 95
Lawson 301, 337
Lebensmittel- und Bedarfsgegenständegesetz (LMBG) 17 ff., 63, 391
Lederhaut s. Corium
Lichtdermatosen 467 f.

Lichtschutzfaktor (LFS) 148 f.
- Bestimmung 83, 151 f.
- Definition 151 f.
- Deklarierung 148
Lichtschutzfilter 129
Lichtschutzmittel 147 ff.
- Anbietungsformen 156 ff.
- Anwendungen 161 ff.
- Bewertung 163
- historische Entwicklung 147
- Parfümierung 413
- Rezepturbeispiele 159 ff.
- Wirkung 161 ff.
- Zusammensetzung 159 ff.
Lichtschutzmittel, Produkttypen 156 ff.
- Aftersun-Präparate 158 f.
- Sonnenschutzcremes 156 f.
- Sonnenschutzgele 158, 160
- Sonnenschutzlotionen 159 f.
- Sonnenschutzmilche 156 f.
- Sonnenschutzöle 156, 160
- Sonnenschutzstift 161
- Sunblocker 158
- Tropicals 158
Lichtschutzstoffe 152 ff.
- Antioxidantien 155
- Mikropigmente 153 f.
- Pigmente 153 f.
- primäre 153
- sekundäre 153
- UV-Filter 153
Lichtschwiele 35
Lidschattenpräparate, s. Augenpflegemittel, Produkttypen
Lip-Gloss s. Lippenpflegemittel, Produkttypen
Lipiddoppelschicht, Zusammensetzung 27
Lipidstruktur 27
Liposomen 129 f.
Lippenkonturenstift, s. Lippenpflegemittel, Produkttypen
Lippenpflegemittel 325 ff.
- Anwendung 329 f.
- Bewertung 330
- Farbstoffe 326
- Grundstoffe 325 f.
- Herstellung 328 f.
- Hilfsstoffe 326
- Parfümierung 412
- Rezepturbeispiele 327 ff.
- spezielle Wirkstoffe 326
- Verpackung 329
- Wirkung 329 f.
- Zusammensetzung 325 ff.
Lippenpflegemittel, Produkttypen
- Lip-Gloss 327
- Lippenkonturenstift 328 ff.
- Lippenstift, dekorativ 327
- - pflegend 328
Liquidzahncremes 193
Locken s. Haarkollektive
Lotionen 121 f.
Luftemissionen 535
Luxusseifen 97 f.
Lymphocyten 34
- cytostatische 34

M

Märkte 542
Mahlzähne 38
Make-up s. Gesichts-Make-up
Makroemulsionen 123
Makrophagen 34
Mascara, s. Augenpflegemittel, Produkttypen
Medulla 51
- Feinstruktur 51
Mehrphasenemulsionen s. multiple Emulsionen
Mehrschichttube s. Laminattube
Melanin 35, 150 f.
- Bildung 83, 150 f.
Melanosomen 35, 49
Melanocyten 28, 49, 51
Menarche s. Menstruation
Menopause s. Menstruation
Menstruation 381 ff.
- abgeschiedene Blutmengen 384, 393
- Blutungskurve 392 f.
- Dauer 384
- medizinische Aspekte 383 f.
- Menarche 384, 392
- Menopause 384
- Schwallblutung 393

Menstruationsschutz (s. a. Hygienemittel)
- Binden / Slipeinlagen 392 ff.
- extravaginaler 392 ff.
- intravaginaler 385 ff.
- Tampons 385 ff.

Merkel-Zellen 28
Meßmethoden 71 ff.
- für Haareigenschaften 71 ff.
- für Hauteigenschaften 80 ff.
- für Mund-/Zahnpflegeprodukte 89 ff.

Metabolismus, Haut 36
MIG-Rührer 513 f.
Mikroemulsionen 123
Mikroradiographie 90
Milche 121 f.
Milchgebiß 39
Mildwelle 268
Mischen 509
Mischer, dynamische 511 f.
- statische 511 f.

Miswak 188
Moisturizer 128
Molto-Mat-Homogenisator 523
Monatsbinden 391
Monatshygiene 392
Montreal-Protokoll s. Umweltschutz
Moschus 350
Mucous-membranes-Produkte 461
Multiple (W/O/W-)Emulsionen 122 ff.
Mund 37 ff.
Mundboden 37
Mundgeruch 193
Mundhöhle (Cavum oris) 37 ff.
- Geschmacksknospen 37
- Lebensraum für Bakterien 44 f.
- Ohrspeicheldrüse 37
- Speicheldrüsen 37
- Topographie 37 f.

Mundpflegemittel 187 ff.
- Angebotsformen 193 ff.
- historisches 187 ff.
- Rezepturbeispiele 206 f.
- Wirkstoffe 195 ff.
- Zusammensetzung 194 ff.

Mundvorhof 37
Mundwasser 193 ff., 207
- antibakterielle Wirkstoffe 199

Mundwasserkonzentrat 206
MVOC 53
Mykotoxine 423 f.

N

Nachtcremes 128
Nägel 31, 330 f.
- Aufbau 330 f.
- Wachstumsgeschwindigkeit 330 f.

Nagelbett 330 f.
Nagelhärter 333
Nagelhautentferner 335
Nagellackentferner 335
Nagelpflegecreme 334
Nagelpflegemittel 331 ff.
- Anwendung 336
- Bewertung 336
- Filmbildner 331
- Grundstoffe 331
- Herstellung 335
- Hilfsstoffe 331
- Rezepturbeispiele 331 ff.
- Verpackung 336
- Wirkstoffe 332
- Zusammensetzung 331 ff.

Nagelpflegemittel, Produkttypen 332 ff.
- Cremelack 334
- Nagelhärter 333
- Nagelhautentferner 335
- Nagellackentferner 335
- Nagelpflegecreme 334
- Perllack 334
- Transparentlack 337
- Unterlack 332

Nanoparts 130
Naphthochinon s. Haarfärbemittel, natürliche
Naßkämmbarkeit 75
Naßrasur 169 ff.
Natriumaluminiumsilicate s. Putzkörper
Natriumfluorid, s. Zahnpflegemittel, Wirkstoffe
Natriummonofluorphosphat (MFP) s. Zahnpflegemittel, Wirkstoffe
Natural Moisturizing Factor (NMF) 128
Natriumseife 98 f.
Naturkosmetik 22 f.
Naturkosmetika 22 f.

- Definition 23
- Emulgatoren 23
- gesetzliche Regelungen 22 f.
- Inhaltsstoffe 23
- Konservierungsstoffe 23
- Riechstoffe 23
- UV-Filter 23

Nebenwirkungen 66 f.
Negativliste 12
Nekrokosmetik 1
Nerven, autonome 30
- sensorische 30

Nervensystem 30 f.
- vegetatives 35

Neutralfette, Fettsäureanteile 95
Neutralfette, Verseifung 103
Niosomen 130
Nitroaminophenole s. Haarfärbemittel, semipermanente
Nitrocellulose 331 f.
Nitrophenylendiamine s. Haarfärbemittel, semipermanente
Non-rinse-off-Produkte 461, 463
Nordic Swan s. Umweltzeichen
Nuancierer 297

O

Oberflächenfilm der Haut 122 f.
Oberflächenlipide 33, 87 f.
- Bestimmung 87 f.

Oberflächenprofilometrie 90
Odontoblasten s. Zahnbeinbildner
Odour Evaluation Board (OEB) s. Parfümierung, Expertenpanel
Ölbäder 107, 116
Öle 122
- pflanzliche 96

Öl-in-Wasser-(O/W-)Emulsionen 122 ff.
Ohrspeicheldrüse 37
Oleogele 122
Oxidationsbasen 297
Oxidationsfarbstoffe 297 ff.
Ozon 535 ff.
Ozon-Bildungspotential (POCP) 536 ff.
Ozon-Konzentration, Troposphäre 536

P

Packmittel s. Verpackungen
Panel-Test, s. Deodorantien, Prüfmethoden
Parfümecreme 355
Parfümeur, Aufgaben 351 f.
Parfümerie 346 ff.
- Geschichte 346 ff.
- Ursprung 346 ff.
- Zukunftsaussichten 359 f.

Parfümierung kosmetischer Mittel 408 ff.
- Ästhetik 408
- Anwendungstechnik 414 ff.
- Aufgaben 408
- Duftauswahl 415 f.
- Eigengeruchsüberdeckung 408
- einzelner Produktgruppen 409 ff.
- Expertenpanel 416
- Kosten 408 f.
- Tests, Testmethoden 415
- Verbraucherpanel 416 f.
- wäßriger Produkte 410 f.
- Wirtschaftlichkeit 408 f.

Parfümöle 110, 353, 355
- Unbedenklichkeit 417

Parfümwahl 357 ff.
Parfums 352 ff.
- aldehydische 356
- Aufbewahrung 359
- Beurteilungskriterien 360
- Bewertung 360
- blumige 356
- Chypre 357
- Filtration 354
- Fond 353
- grüne 356
- Herstellung 352 ff.
- Herznote 353
- Kopfnote 353
- orientalische 356
- Reifezeit 353 f.
- würzig-aromatische 356

Parfum de Toilette 355
Parodontium s. Zahnhalteapparat
Parodontopathie 64, 212
Partialprothesen (Teilprothesen) 212
Peelingmasken 118

Peelingpräparate 121
Perlglanzmittel 111
Pellicle 44 f.
Perllack s. Nagelpflegemittel, Produkttypen
Pfefferminzöle 203 f.
– Zusammensetzung 203
Pharmazeutische Mittel 60
Pheromone 360
Photoallergene 468
Photoallergische Kontaktdermatosen 467 f.
Photochemical ozone creation potential (POCP) s. Ozonbildungspotential
Photodermatosen 467 f.
Photokontaktallergie 472
Photosensibilisierung 454 f.
Phototoxische Reaktionen 468
Phototoxizität 454 f.
Pigmente 153 ff., 352
– Farbpigmente 312
– Gesichts-Make-up 312
– Haut 28, 150 f.
– Lichtschutzmittel 153 ff.
– Weißpigmente 312
Pigmentierung, Haut 147
– direkte 147
– indirekte 147
Piroctton Olamin s. Antischuppenwirkstoffe
Placebo-Effekt 63, 66
Plaque, s. Zahnbelag
Plaque-Bestimmung 92
Plaque-Index, nach Harrap 92
– nach Quigley-Hein 92
– nach Silness-Löe 92
Plaqueentfernung 192
Plattenepithel 43
POCP-Werte 537
Poliermittel s. Putzkörper
Polymethylmethacrylat s. Putzkörper
Pomaden 242, 249, 349
Positivlisten 12
Preshave-Lotionen 178
Preshave-Präparate 174
Primärkontaminanten 427
Primärirritation 466
Primärverpackungen 486
Produktionsmengen 543 f.
Produktionswerte 543 f.
Profilometer, s. Zahncremes, Putzkörper
Profilometrie s. Hautfelderung
Prothesen, Belagsbildung 211
– Keimwachstum 211
Prothesenbasis 211
Prothesenhaftmittel 217 f.
– Anforderungsprofil 217 f.
– Angebotsformen 217
– Anwendungen 218
– gesetzlicher Status 217
– Hilfsstoffe 218
– natürliche Quellstoffe 218
– synthetische Quellstoffe 218
– Wirkstoffe 218
– Zusammensetzung 217 f.
Prothesenmaterialien 211
Prothesenreinigungsmittel 211 ff.
– Anwendung 215 f.
– Bewertung 216 f.
– Herstellung 215
– Langzeitreinigungsprodukte 215
– Rezepturbeispiel 214
– Wirkstoffe 212 ff.
– Zusammensetzung 217 f.
Prothesenreinigertabletten 214 f.
Provokationstest 471
Prüfungen, dermatologische 468 ff.
– Hautverträglichkeit 453
– krebserzeugende Wirkung 459
– lokale Verträglichkeiten 453
– Photosensibilisierung 454 f.
– Phototoxizität 454 f.
– reproduktionstechnische 458 f.
– toxikologische 452
pseudoallergische Reaktion 34
Pulpa s. Zahnmark
Pumphaarsprays 283
Punktmutationen 458
Putzkörper 201
Pyrogene 423

Q

Qualität, mikrobiologische 424 ff.
– Bewertung 424 ff.
– gesetzliche Bewertungsgrundlagen 424 ff.

– kosmetischer Einsatzstoffe 427 f.
– Qualitätsstandards 426 ff.
– Sicherung 427 f.
Qualitätskennzahl (QKZ) 503
Qualitätsicherung, allgemein 490 ff.
– Entwicklungslinien 490 f.
– Failure Mode and Effects Analysis (FMEA) 494, 500 f.
– in Konzeption und Entwicklung 494 ff.
– Pflichtenhefte 495
– Quality Function Deployment (QFD) 495
– Zahn- und Mundpflegemittel 207 ff.
Qualitätssicherung, mikrobiologische 418 ff.
– Elemente 427
– HAACP-Konzept 430 ff.
– Herstellungsabsicherung kosmetischer Mittel 429 ff.
– Konservierung kosmetischer Mittel 428 f.
Qualitätssicherungssysteme, Acceptable Quality Level (AQL) 490 f.
– Endkontrolle 490
– In-process-control (IPC) 491 f., 504

R

Rasiercremes 170 f.
Rasiergele 173
Rasiermittel 168 ff.
– Anwendung 178
– Elektrorasur (Trockenrasur) 174
– Herstellung 177 f.
– Nachrasurmittel 175 f.
– Naßrasiermittel 169 ff.
– Rezepturbeispiele 170 ff.
– Trockenrasiermittel 174
– Verpackung 177 f.
Rasiermittel, Produkttypen
– Aerosol-Rasierschaum 172
– After-shave-Balsam 176
– After-shave-Gel 176
– Rasiercreme, schäumend 170
– – nichtschäumend 171
– Pre shave 174
– Rasiergel 173
– Rasierlotion 176
– Rasieröl 174
– Rasierseife 170
– Rasierwasser 175
REA-Methode 90
reaktive Sauerstoffspezies (ROS) 154
RDA-Methode 90
Reibetest 471
Relaxer s. Haarglättungsmittel
Remineralisation, Zahnschmelz 44
remineralisierende Stoffe s. Zahncremes, spezielle Wirkstoffe
Repeated-insult-patch-Test 470
Repellents s. insektenabwehrende Mittel
repetitiver Epikutantest 470
Research Institute for Fragrance Materials (RIFM) 417
Resinoide 349
Resorption 455 f.
Retikulinfasern 28
Retinsäure s. Selbstbräuner, Wirkstoffe
Rezepturbeispiele, Antitranspirantien 372 ff.
– Augenpflegemittel 320 ff.
– Blondiermittel 291 ff.
– Combars 100
– Dauerwellmittel 269 ff.
– Deodorantien 365 ff.
– Depigmentierungsmittel 341
– Duschbäder 114
– Fußpflegemittel 145 ff.
– Gesichts-Make-up 313 ff.
– Haarentfernungsmittel 180 ff.
– Haarfärbemittel 301 ff.
– Haarfestiger 278 f.
– Haarpflegemittel 246 ff.
– Haarsprays 283
– Haarwaschmittel 235 ff.
– Hautbräunungsmittel 338 f.
– Hautpflegemittel 132 ff.
– Hautreinigungsmittel, flüssige 112 ff.
– insektenabwehrende Mittel (Repellents) 167
– Intimpflegemittel 137 f.
– Kernseife 97
– Lichtschutzmittel 159 ff.
– Lippenpflegemittel 327 ff.
– Mundpflegemittel 206 f.

– Nagelpflegemittel 331 ff.
– Prothesenreinigungsmittel 214
– Rasiermittel 170 ff.
– Schaumbäder 115
– Seifen 97
– Shampoos 235 ff.
– Syndets 100
– Zahncremes 205 ff.
Rinderwahnsinn (BSE) 21, 422
Rinse-off-Produkte 461, 463
Rohstoffkontamination 427
Rotor/Statorgeräte 515
Rotor/Statorprinzip 515 f.
Rouge s. Gesichts-Make-up
Rückfetter s. Rückfettungsmittel
Rückfettungsmittel 110, 137, 227
Rührersysteme 513 ff.

S

Salben 122
Schattenbildmethode, s. Haarvolumen, Bestimmung
Schaumbäder 107, 115 f.
– Badetemperatur und Dauer 115
– Rezepturbeispiel 115
– Schaumvolumen 115
Schaumkuren 249
Schleimhaut 43
Schleimhautverträglichkeitsprüfung 454
Schmierseife 101
Schutz vor Täuschung 19
Schuppenschicht s. Cortex
Schweißdrüsen, apokrine 32
– ekkrine 32
Schwimmseifen 98
Scientific Committee on Cosmetology (SCC) 452
Scrubpräparate 107, 116
Seborrhoe 117
Sebum 31
Sebumeter, s. Oberflächenlipide, Bestimmung
Sebumproduktion 81
Seifen 94 ff.
– Alkalität 99
– feste Zubereitungen 101
– Feuchthaltemittel 96
– flüssige Zubereitungen 101
– Gebrauchsverhalten 104 f.
– Herstellung 102 f.
– Konfektionierung 104
– Konservierung 96
– Parfümierung 411
– pastöse Zubereitungen 101 f.
– Produktionsmengen 94
– Reinigungsleistung 104 f.
– Rezepturbeispiele 97
– Schaumkraft 104
– Trocknung 104
– Zusammensetzung 95 ff.
Seifen, Produkttypen
– Abrasivseifen 98
– Babyseifen 98
– Cremeseifen 98
– Deoseifen 98
– Hautschutzseifen 98
– Kernseifen 97
– Luxusseifen 97 f.
– marmorierte 104
– Schwimmseifen 98 f.
– Toiletteseifen 96 f.
– Transparentseifen 97
Sekundärverpackungen 485
Selbstbräuner, Wirkstoffe 337 ff.
– Dihydroxyaceton (DHA) 337 f.
– Hydrocortison 340
– 2-Hydroxy-1,4-naphthochinon (Lawson) 337
– 5-Hydroxy-1,4-naphthochinon (Juglon) 337
– Retinsäure 340
Selbstbräunungscreme 339
Selbstbräunungsemulsion 338 f.
selbstoxidierende Farbstoffe s. Haarfärbenmittel
Selendisulfid s. Antischuppenwirkstoffe
Sensibilisierungsprüfung 460
Sequestrantien s. Komplexierungsmittel
Sera 127
SFFR-Index s. Zahnfleisch
Shampoos (s. a. Haarwaschmittel)
– Antischuppen 233, 237
– aufhellende 289, 291
– Bewertung 240 f.
– für Babies 233 f., 236
– für geschädigtes Haar 232

– für normales Haar 230, 235
– für schnell fettendes Haar 231, 235
– für täglichen Gebrauch 232
– für trockenes Haar 231 f., 235
– Herstellung 240 f.
– Marktbedeutung 220 f.
– Produktkomfort 229 f.
– Produktleistung 240 f.
– Rezepturbeispiele 235 ff.
– Wirkstoffe, spezielle 230
– Zwei-in-Eins 233, 237
– Zusammensetzung 231 ff.
Shampootenside
– amphotere 224 f.
– Anforderungsprofil 221 f.
– anionische 224
– biologische Abbaubarkeit 232
– Hautverträglichkeit 222
– nichtionische 225 f.
– pH-Empfindlichkeit 222
– Reinigungskraft 222
– Schaumvermögen 222
– technische Verarbeitbarkeit 223
– Verdickbarkeit 222
– Verfügbarkeit, Preis 222 f.
– Verträglichkeit 222
– Wasserhärteunempfindlichkeit 222
– Wirkung am Haar 222
Shampootenside, Produktklassen
– Alkansulfonate 224
– Alkylbetaine 224
– Alkylethercarboxylate 223 f.
– Alkyletherphosphate 224
– Alkylethersulfate 223 f.
– Alkylpolyglycoside 225 f.
– Alkylsulfate 223 f.
– Amidopropylbetaine 225 f.
– Aminoxide 225
– Amphoacetate 225 f.
– Eiweiß/Fetsäure-Kondensate 223 f.
– Olefinsulfonate 224
– Sorbitanetherester 225 f.
– Sulfobernsteinsäureester 224, 226
Siliconöle, Spreitgeschwindigkeit 82
Silness-Löe-Index s. Plaque-Index
Slipeinlagen s. Binden/Slipeinlagen
Sommersprossen 82
Sonnenbrand 149 f.
Sonnenschutzmittel s. Lichtschutzmittel
Speichel 42 ff.
– Gleitspeichel 44
– muköser 44
– seröser 44
– Schutzfaktor 42
– Spülspeichel 44
Speicheldrüsen 37, 43 f.
Speichelfluß 44
Speichelmenge 44
Sprühdosen 484 f.
Stechmücken 165
Stifte 484
Stoffe, verschreibungspflichtige 19
Stoffvereinigung, Methoden 509 ff.
Stookey-Methode, s. Zahncremes, Putzkörper
Stratum basale 25 ff.
– corneum 25, 33
– germinativum 27
– granulosum 25 ff.
– lucidum 25 ff.
– spinosum 25
Stückseifen, Herstellung 102
– Zusammensetzung 95 ff.
subkutanes Fettgewebe s. Subkutis
Subkutis 30 f.
Süßstoffe 204
Sulcus-Blutungs-Index (SBI) 192
Sun protection factor (SPF) 147
Sustainable Development s. Umweltschutz
Syndets 94 ff.
– Gebrauchsverhalten 104 f.
– Hautverträglichkeit 99, 105
– Herstellung 102 ff.
– Rezepturen 100
– Rohstoffkosten 99
– Tenside 99
– Zusammensetzung 99 f.
Syngina (synthetische Vagina) 391

T

TA Abfall 530
Talg (Sebum) 49
Talgdrüsen 31 f., 49, 117
– Überproduktion 117

Tampons 385 ff.
- Applikatoren 388
- Applikationssysteme 388
- Aufgaben 392
- Aufbau 385 ff.
- aus genadelten Zuschnitten 388
- aus genähten Zuschnitten 386
- aus Vliesstoffbeuteln 388
- aus Wattewickeln 386
- Betriebshygiene 390
- Design 386 f.
- Drainagewirkung 390
- Eigenschaften 390 f.
- Einführbarkeit 388
- Fertigungsverfahren 389 f.
- Gesetzgebung 391 f.
- Größen 385, 390
- Hertellungstechnologie 389 f.
- Marken, Zusammensetzung 385 f.
- pH-Wert 391
- physikaliche Eigenschaften 390 f.
- Produktleistung 390 f.
- Qualitätssicherung 390
- Quellfähigkeit 385
- Sauggeschwindigkeit 388, 391
- Saugkörper 385
- Saugleistung 390
- Stabilität 388, 391
- toxisches Schocksyndrom (TSS) 422 f.
- Umhüllungsmaterialien 385
- Verpackung 389
Technische Regel Druckgase 21
Telogenstadium s. Haare, Wachstumsphasen
Teilprothese, s. Partialprothese
Tenside, biologisch abbaubare 535
- für Shampoos 221 ff.
- für Syndets 99
- für Wasch-, Dusch- und Badepräparate 107 f.
- ökologisch verträgliche 535
Tensidklassen 107 f.
Thixotropiermittel 331
Tiegel 481
Tierschutz 449 f.
Tierschutzgesetz 22
Tierversuche 16, 449 f.
- Ersatz-, Ergänzungsmethoden 449 f.
- Regelung 16 f.
- Verbote 450
- wissenschaftliche Notwendigkeit 459
Toiletteseifen 94, 96 f.
- Parfümierung 409 f.
- Rezeptur 97
- Riechstoffgehalt 409
- Zusammensetzung 96
toxisches Schocksyndrom (TSS) 422 f.
Toxizität, akute 452, 456
- chronische 452, 456 f.
- subakute 452, 456 f.
- subchronische 452, 456 f.
Toxizitätsuntersuchungen 456 f.
Transparentlack, s. Nagelpflegemittel, Produkttypen
Transparentseifen 97
Treibgase 485, 536 ff.
Trockenkämmbarkeit 76
Trockenrasiermittel 174
Trockenrasur 174
Trockenshampoos 234, 237
Tropicals s. Lichtschutzmittel
Tuben 481 f.
Turbomischer TE.3 521, 524
Tyrosin 35, 150 f.
Tyrosinase 35, 51

U

Überempfindlichkeitsreaktionen 67
Überfettungsmittel 96
Überpigmentierungen 341
Ultra-Turrax 515
Umweltqualität, Optimierung 539
Umweltschutz 527 ff.
- Aspekte, allgemeine 527 f.
- Entsorgung 531 f.
- feste Abfälle 529 ff.
- flüchtige organische Verbindungen (VOC) 535 ff.
- flüchtige Stoffe 535 ff.
- Fluorkohlenwasserstoffe (FCKW) 536 ff.
- Gesetzgebung 533 f., 538
- Gewässerschutz 532 ff.
- Luftemissionen 535 ff.
- Montreal-Protokoll 531

– Ökologie/Ökonomie 530 f.
– Sustainable Development 539
– Tenside 532 ff.
– Verpackungen 528 ff.
– VOC-Protokoll 537
– zukünftige Entwicklungen 532
Umweltverträglichkeit 533
Umweltwerbung 539 f.
Umweltwirkungen 533
Umweltzeichen, europäisches 540
– Blauer Engel 540
– Green Seal 540
– Nordic Swan 540
Unimix-SR-System 518, 521
United Nations Economic Commission for Europe (UNECE) 536
Unterlack s. Nagelpflegemittel, Produkttypen
UV-Exposition 148
UV-Filter 341
UV-Strahlung 35, 147 ff.
– physikalische Grundlagen 147
– Schutzmöglichkeiten der Haut 35
– Wirkung auf die Haut 148 ff.

V

Vagina, synthetische s. Syngina
Verbraucherschutz 18
Verderbsorganismen 419 ff.
– Bakterien 419
– gesundheitsgefährende 421 ff.
– Pilze 419
– produktschädliche 419 f.
– Viren 421 f.
Verdickungsmittel 109 f.
Verpackungen (Packmittel) 477 ff.
– Anforderungsprofil 477 f.
– Aufgaben 447 f.
– Behältnisse 481 ff.
– Dekoration 485 ff.
– Etikettierung 486 f.
– Materialien 479 f.
– Ökologie 487 f.
– Ökonomie 487 f.
– Qualitätssicherung 500 ff.
– Verbrauchermeinungen 545 ff.
– Zukunftsaspekte 487 ff.
Verseifung 95 f., 103 f.
Viruskontaminationen 421 f.
VLT-Prozeßanlage 523
VOC, Definition 536
– Emisionen 537 f.
Volatile organic compounds s. VOC
volkswirtschaftliche Aspekte 542 ff.
– Verbrauchererwartungen 545 ff.
– Verrauchermeinungen 545 ff.
Volpe-Manhold-Index 93
Vorlagen (Binden) 392

W

Wärmeregulation, der Haut 35
Warmwachse s. Haarentfernungsmittel, Haarentfernungswachse
Waschlotionen 112 f.
Waschpasten 101 f.
Waschpräparate s. Badepräparate
Wasseraktivität (a_W) 419 f.
– Einfluß auf Mikroorganismenwachstum 419 f.
Wasserstoffperoxid in Blondiermitteln 288 ff.
– in Fixiermitteln 270 f.
Wasserwelle 264
Wasserwellfrisur, Stabilisierung 264
Wasserwellverformung 264
Wellmittel s. Dauerwellmittel
Wet-Look-Gele 248 f.
Wimperntusche, s. Augenpflegemittel, Produkttypen
Wirksamkeit 59 ff.
– Definition 61
– Meßmethoden 71 ff.
Wirkstoffaufnahme 451
Wirkstoffausscheidung 451
Wirkstoffe s. kosmetische Wirkstoffe
Wirkstoffkosmetik 59 ff., 69
– Aufgaben 60
– Ziele 60
Wirkstofftoxizität, Einstufung 452
Wirkung 59 ff., 451 f.
– akut toxische 451 f.
– cancerogene 459
– chronisch toxische 451 f.
– Definition 61

- embryotoxische 458 f.
- fetotoxische 459
- genotoxische 457 f.
- intersubjektivierbare 67
- irreversibel toxische 451
- kosmetischer Nachweis 63 f.
- lokal-toxische 451
- maternell-toxische 459
- nicht tolerierbare 66
- reproduktionstoxische 458 f.
- reversibel toxische 451
- subakut toxische 451 f.
- subchronisch toxische 451 f.
- sytem-toxische 451
- teratogene 459
- tolerierbare 66
- toxische 451 ff.

Wirkungsweisen 64 f.
- objektiv meßbare 64 f.
- subjektive 65

Wurzelhaut (Desmodont) 42 f.
Wurzelscheide (Haar) 48
Wurzelzement (Cementum) 42 f.

X

Xerostomie 44

Z

Zähne (Dentes) 38 ff.
- Aufbau 39 ff.
- Oberflächenrauhigkeit 90

Zahnbein (Dentin, Dentinum) 41 f.
- Zusammensetzung 42

Zahnbeinbildner (Odontoblasten) 42
Zahnbelag s. Plaque
- bakterieller 45, 92, 189 ff.

Zahnbettentzündungen s. Zahnbetterkrankungen
Zahnbetterkrankungen 39, 189 ff.
- Prophylaxe 189 ff.
- Ursachen 189 ff.

Zahnbürstenbaum 188
Zahncremes 193 ff.
- Abrasivwirkung 201
- Angebotsformen 193 f.
- Anwendung 193 f.
- Aromaöle 203 f.
- Bindemittel 202
- Farbstoffe 205 f.
- Feuchthaltemittel 203
- Fluorid-Gehalt 90, 197 f.
- Fluorid-Wirkstoffe 196 ff.
- Fluorid-Verfügbarkeit 89
- gegen Zahnstein 206
- Herstellung 210
- Konservierungsmittel 205
- Konsistenzgeber 203
- mehrfarbige 204 f.
- Polierwirkung 91, 201
- Produktentwicklung 208 f.
- Putzkörper (Polier-, Abrasivmittel) 90, 201
- Qualitätssicherung 207 ff.
- Rezepturbeispiele 205 ff.
- Tenside 201
- Zusammensetzung 194 ff.

Zahnerkrankungen 189 ff.
- Prophylaxe 189 ff.
- Ursachen 189 ff.

Zahnfleisch (Gingiva) 27
Zahnfleischbluten 93, 192
- Sulcus fluid flow rate (SSFR) 93
- Sulcus-Blutungs-Index (SBI) 93, 192

Zahnfleischentzündung (Gingivitis) 191 f.
Zahnfleischsaum (Gingiva marginale) 43, 191
Zahngele 193
Zahnhalteapparat (Parodontium) 43
Zahnhärte, Bestimmung 90
Zahnhartgewebe 38 ff.
Zahnkolloidmühle 515
Zahnkrone 39
Zahnmark (Pulpa) 42
Zahnpasten s. Zahncremes
Zahnpflegemittel 187 ff. (s. a. Zahncremes)
- Antikariesuntersuchungen 89 f.
- Historisches 187
- klinische Untersuchungen 92 f.
- Labortests 89 ff.
- Qualitätssicherung 207 ff.
- Wirksamkeitsbestimmung 88 ff.
- Wirkstoffe 195 ff.

– Zusammensetzung 194 ff.
Zahnprothesen s. Prothesen
Zahnpulver 193
Zahnreinigung 46
Zahnschmelz (Enamelum) 40 ff.
– Demineralisation 90, 191
– Remineralisation 44, 90, 196
– Zusammensetzung 42
Zahnstatus 39 f.
Zahnstein 45 f.
– Bildung 45, 195
Zahnverluste 191
Zahnwurzel 39
Zecken 165
Zeit/Wirkungs-Beziehung 462
Zellproliferation 35
Zeolithe s. Putzkörper
Zetapotential 125
Zinnfluorid s. Zahnpflegemittel, Wirkstoffe